灾难医学

Disaster Medicine

主　编　曹广文

副主编　王美堂　史成和

编　者　（按姓氏笔画排序）

丁一波　王美堂　牛喆昀　申晓军　史成和　朱小琼

乔媛媛　刘　岩　刘文斌　刘　妹　江　磊　李冠东

李小攀　李　萍　吴　婷　沈佳莹　张宏伟　张文军

陈一凡　范君言　林剑生　柳东红　周　雄　赵　沛

赵　岳　胡　明　徐海洲　殷建华　曹广文　常文军

蒋栋铭　韩一芳　蒲　蕊　谭晓契　魏志敏

学术秘书　陈一凡

復旦大學 出版社

前　　言

　　近几十年,全球地震、海啸和水灾等自然灾害频繁发生,生物恐怖和核泄漏等人为灾难,以及 2019 冠状病毒病(corona virus disease 2019,COVID-19)、禽流感、寨卡病毒病及严重急性呼吸综合征(severe acute respiratory syndrome,SARS)等公共卫生突发事件和疫病流行等生物灾难直接威胁着人类的生存和发展。灾难医学是研究在灾难条件下维护人民群众的身体健康和生命安全、开展伤病预防和救治的组织工作与技术措施的医学学科,是集公共卫生、急诊医学和灾难管理于一体的一门新兴交叉学科。灾难救援需要科学的组织指挥,尤其需要政府有关部门与相关机构的密切配合、统一指挥、协同运作,充分利用现有资源,使灾难救援工作顺利进行。因此,灾难医学救援实际上是一项社会系统工程,需要全社会多方参与。

　　我国是一个多灾的国家,自然灾难频发且强度逐渐升级,人为灾难也在不断衍生和发展,需要提高全民的抗灾、防灾意识,更需要对医务人员进行灾难医学专业教育。新世纪合格的医学人才必须接受灾难医学的专业培训,掌握灾难事故的特征与规律、各项卫生防疫应急处理的基本技能及急救的基本知识,从而提高医务人员对各种灾难和突发事件的应急反应能力和医疗救援水平。

　　本书旨在介绍灾难医学基本知识和发展现状,主要内容包括灾难医学概述、灾难的风险评估、减灾计划、灾难救援基本要素和应急救援程序、灾后防疫、心理救援及灾难救援中的法律和道德问题等方面,并结合典型案例介绍各种灾难的发生规律和救援特点。

　　本书结合了编者参与 COVID-19、SARS 防控、抗震救灾的真实救援经历,注重体现现实性和实用性,力求帮助广大医学生、医务工作者及医疗相关行业人群了解并掌握灾难医学救援程序和各类灾难的具体救援措施。本书主要面向高等医学院校的本科生和研究生,也适合医务人员及灾难救援相关人员的在职培训。

　　本书的出版得到了大学同仁们的大力支持,在此表示由衷的感谢!

　　由于时间和经验有限,书中定会存在不足之处,敬请各位同仁和读者批评指正。

编　者

2023 年 3 月 18 日

目　　录

第一章　灾难医学概论

第一节　灾难的定义与分类

一、灾难的定义

灾难是指对社会功能造成严重破坏，导致大范围人口、物质或环境损失，而且这种损失超过受影响及社会用自身资源去应对的能力范围，需要外援的伤害事件。

给全部的灾难下一个统一、精确的定义是十分困难的。人们很难从不同的角度就抓住它的内涵和外延，这就是目前有很多灾难定义的原因。Gunn 等在 1990 年提出：灾难是在人类与其生态环境之间，由于自然或是人为的力量，造成了巨大的冲击，而使得该社区必须采取异于平常的作为，且需要外来的资源才能应付的事件。

世界卫生组织（World Health Organization，WHO）对灾难所下的定义为：任何能引起设施破坏、经济严重损失、人员伤亡、健康状况及卫生服务条件恶化的事件，如其规模已超出事件发生社区的承受能力而不得不向社区外部寻求专门援助时，就可称其为灾难。

联合国"国际减少自然灾害十年"专家组对灾难所下的定义则更为简洁，即：灾难是一种超出受影响社区现有资源承受能力的人类生态环境破坏。

从灾难的定义中可知，灾难是相对的，即：由于不同社区的承灾能力不同，相同的破坏性事件对某些发展中国家可以构成灾难，但对另外一些发达国家则可能不构成灾难。

另外，不同的灾难定义都包括了两个共同的要素：①灾难必须是自然或人为的破坏性事件，大多数具有突发性的特点；②其规模和强度应超出受灾社区的自救或承受能力。缺少其中的任何一条都不能称之为灾难。

二、灾难的分类

按照大多数国家的常规分类，灾难分为两大类，即自然灾难和人为事故或破坏事件。我国将各种突发灾难分为四大类，分别是自然灾难、技术性灾难、人为灾难和区域性灾难，但也有些国家将灾难的分类更具体化。

（一）自然灾难

自然灾难的主要类型有地震、火山爆发、洪水、旱灾、酷热、雪崩、严寒、暴风雨与飓风、山崩与泥石流、传染病和海啸等。据 1949—1996 年我国各类灾难经济损失统计，气候灾害与洪水、农业灾害、森林灾害与虫害三部分的损失占经济损失总额（2.6 万亿元）的 85%。在近代灾难史上，地震灾难是世界上造成死亡人数最多的自然灾难。20 世纪，全世界因地震灾难造成的死亡人数达 260 万人，占各种自然灾难死亡总人数的 58%，而受伤人数可达死亡人数的 3 倍。2004 年 12 月 26 日印度洋发生 8.9 级地震引发海啸，瞬间造成印度洋沿岸国家 24 万人死亡，5万人失踪，数百万人无家可归。2010 年 1 月 12 日海地首都太子港突发 7.3 级地震，造成约 30

万人死亡。

（二）技术性灾难

技术性灾难主要类型有航空事故、放射性事故、交通与铁路事故、海难事故、溃坝、火灾和爆炸、通信/卫星故障、环境灾难，严重的水、空气、土壤污染，群体食物中毒，工业、电力和公共设施故障、事故等。1986 年 4 月 26 日凌晨，世界上最严重的核事故在苏联切尔诺贝利核电站发生，主要是第 4 机组进行停机检查时，电站人员多次违反操作规程，导致反应堆能量增加，反应堆熔化燃烧，引起爆炸，冲破保护壳，使厂房起火，放射性物质源源不断泄出。官方 4 个月后公布，共死亡抢险人员 31 人；患急性放射病者 203 人；从危险区撤出 13.5 万人。1992 年乌克兰官方公布，已有 7 000 多人因本次事故的核污染而死亡。2002 年 7 月 28 日在乌克兰航空展上，俄罗斯 2 名飞行员驾驶苏-27 战斗机在空中做复杂滚翻动作时失控，飞机坠毁于观展人群中，造成 88 人死亡，116 人受伤。

（三）人为灾难

人为灾难主要类型有纵火、暗杀、劫持人质、核生化恐怖袭击、金融崩溃、难民潮、社会暴乱等。2002 年 10 月 12 日印度尼西亚巴厘岛遭恐怖分子袭击，全岛多处同时发生大爆炸，造成 190 人死亡、320 人受伤；2002 年 11 月 24 日俄罗斯莫斯科文化宫遭车臣恐怖分子偷袭，共劫持人质 1 000 多人，经反恐部队全力解救，人质死亡 139 人；2004 年 9 月 1 日俄罗斯联邦北奥塞梯别斯兰中学千余名中学生被恐怖分子劫持，俄特种部队强攻解救人质，致学生死亡 338 人；2008 年 11 月 26 日印度孟买市突遭恐怖分子袭击，造成 188 人死亡、327 人受伤。

（四）区域性灾难

区域性灾难可由自然灾难引起，也可由人为、技术灾难引起，或由多种综合因素引起。2003 年 8 月 16 日美国纽约爱迪生联合公司旗下的康埃迪森电站遭雷击起火，一个主要电网级联供电中断，使 9 座核电站被迫停止运转，导致美国北部和加拿大南部地区大面积区域受到影响，受灾人口达到 5 000 万人，24 h 的停电经济损失超过 300 亿美元。

三、灾难的分级

从灾难的定义可知，灾难的严重程度或等级应与受灾社区的承受或自救能力相关联，故要对灾难进行严格的分级是比较困难的。目前，国际上尚无统一的灾难分级标准。对于灾难等级的评定，大多数国家采用单种灾度评估和综合灾度评估两种方法来确定社区的受灾严重程度。

（一）单种灾度评估法

根据我国国情，我国的灾度分级主要参考人口的直接死亡数和经济损失程度，对每种灾难制定相应的分级等级。

1. 地震的灾度分为 5 个等级

E 级：死亡十人以下或损失十万元以下者为微灾。

D 级：死亡十人至百人或损失十万元至百万元者为小灾。

C 级：死亡百人至千人或损失百万至千万元者为中灾。

B 级：死亡千人至万人或损失千万元至亿元者为大灾。

A 级：死亡万人以上或损失亿元以上者为巨灾。

2. 海难的灾度分为 4 个等级

（1）Ⅰ级：特大海上突发事件。

1）造成 30 人以上死亡（含失踪）的海上突发事件。

2）载员 30 人以上的民用航空器在海上发生突发事件，或客船、化学品船发生严重危及船舶或人员生命安全的海上突发事件。

3）1 万总吨以上船舶发生碰撞、触礁、火灾等对船舶及人员生命安全造成威胁的海上突发事件。

4）急需国务院协调有关地区、部门或军队共同组织救援的海上突发事件等。

（2）Ⅱ级：重大海上突发事件。

1）造成 10 人以上、30 人以下死亡（含失踪）的海上突发事件。

2）载员 30 人以下的民用航空器在海上发生突发事件，或 3 000 总吨以上、1 万总吨以下的非客船、非危险化学品船发生碰撞、触礁、火灾等对船舶及人员生命安全造成威胁的海上突发事件。

3）其他可能造成严重危害、重大社会影响和国际影响的海上突发事件等。

（3）Ⅲ级：较大海上突发事件。

1）造成 3 人以上、10 人以下死亡（含失踪）的海上突发事件。

2）500 总吨以上、3 000 总吨以下的非客船、非危险化学品船舶发生碰撞、触礁、火灾等对船舶及人员生命安全造成威胁的海上突发事件。

3）其他造成或可能造成较大社会影响的险情等。

（4）Ⅳ级：一般海上突发事件。

1）造成 3 人以下死亡（含失踪）的海上突发事件。

2）500 总吨以下的非客船、非危险化学品船发生碰撞、触礁、火灾等对船舶及人员生命安全构成威胁的海上突发事件。

3）造成或可能造成一般危害后果的其他海上突发事件。

其他的灾难，如洪灾、雪灾、矿难、热带风暴、火灾、重大铁路交通事故的灾度另有单项评定标准。

（二）综合灾度评估法

近年来，国外的一些专家提出了 2 种新的适用于各类灾难事件严重程度评估的方法，得到了灾难医学专家的认可。

1. 潜在伤害事件分级法　潜在伤害事件（potential injury creating event，PICE）分级方法，由美国 Kristi Koenig 等在 1994 年提出，用于代表所有的人为或是自然的意外事件，再依照其等级，评估是否达到灾难的程度（表 1-2）。

表 1-2　PICE 分级方法

A	B	C	PICE	外来资源需求	外来援助状态
稳定	足以应付	地区性	0	不需	互动
发展中	需特别程序	局部性	Ⅰ	小	警戒
	崩溃	全国性	Ⅱ	中	准备
		国际性	Ⅲ	大	启动

PICE 主要考虑的因素有以下 3 个：

1）事件已经稳定（static）或是还正在发展中（dynamic）。

2）地区的资源状况是否足以应付（controlled）或是需要特别的程序来应付（disruptive），甚至是崩溃的（paralytic）。

3）影响程度是地区性的（local）、局部性的（regional）、全国性的（national）或是国际性的（international）。

2. 灾难严重度评分分级法 灾难严重度评分（disaster severity score，DSS）分级法由 Boer 及 Rutherford 等在 1990 年前后提出，其主要的概念是把灾难分为以下 7 个项目。

（1）对于社区的影响（灾难冲击地点及其周边）：社区结构（如医院、行政区等）完整的为 1 分；如有损害，则为 2 分。

（2）原因：人为灾难为 0 分，自然灾难为 1 分。

（3）时间：冲击时间小于 1 h 为 0 分；0～24 h 为 1 分；24 h 以上为 2 分。

（4）灾难范围半径：小于 1 km 为 0 分；1～10 km 为 1 分；10 km 以上为 2 分。

（5）伤员数目：伤员数目 25～100 人为 0 分；100～1 000 人为 1 分；大于 1 000 人为 2 分。

（6）存活伤员的严重度：如果大部分的伤员不需要住院为 0 分；一半伤员需要住院为 1 分；大多数伤员需要住院为 2 分。

（7）救援所需的时间：包括搜救、紧急处置与后送。在 6 h 内为 0 分；6～24 h 为 1 分；24 h 以上为 2 分。

以此分类，所计算出的灾难总分为 1～13 分。如 1988 年的亚美尼亚地震为 12 分，而一般重大车祸，可能为 1～2 分。

有些 DSS 系统，将第 2 项自然或是人为灾难的给分取消，而以死亡人数取代，小于 100 人的死亡为 0 分，大于 100 人的为 1 分，总分仍为 1～13 分。

四、灾难的周期

自然灾难作为大自然活动中的一种形式，其发生、发展及结束都服从于"周期性"的自然规律。尽管多年来，人类对大自然的认识在不断地深化，积累了大量的科学知识和信息，但是人类对赖以生存的自然支持系统仍然是知之不多、知之不深，甚至无法做到完全预知，特别是对重大的群死、群伤自然灾难的发生，在认识和科学技术支持上仍然存在着非常大的局限性。

自然灾难的危机过程一般划分为 5 个阶段：①灾难潜伏期或征兆期；②灾难发生期或突发期；③灾难迅速蔓延期或高峰期；④灾难衰减期或延续期；⑤灾难终止期或恢复期。但是，自然灾难的类型不仅多种多样，而且千差万别。不同自然灾难的发生可能存在不同的（准）周期性特征。

人为灾难形成规律与自然灾难不同，前者可分为两类：一类是由技术设计或技术操作失误所造成的重大灾难，它不是由人的故意或恶意行为所致；另一类是指那些由少数人的恶意行为直接导致的严重灾难，如恐怖袭击事件，其产生可由社会矛盾激化、意识形态领域激烈冲突、边界领土归属矛盾和国内外力量间对抗性冲突等原因所致。人为灾难的成因复杂，影响因素众多，受灾目标各异，成灾方式多样，灾难的发生、发展有一定的规律但不表现出明显的周期性特征。

（一）我国自然灾难区域的脆弱性评价

中国科学院地理科学与资源研究所刘毅等运用数据包分析（data envelopment analysis，

DEA)模型对我国自然灾难的区域脆弱性水平进行了研究,结果表明:总体来说,我国区域自然灾难的脆弱性水平较高,平均成灾率为 0.84,这与我国自然灾难系统的地区分布特征密切相关。我国自然灾难系统的基本格局是:区域灾难危险性东部＞中部＞西部,区域承灾体暴露性东部＞中部＞西部,而区域灾难损失度中部＞西部＞东部。我国区域自然灾难系统表现出明显的地区分布特征:东部地区为高危险性、高暴露性和低损失度;中部地区为中危险性、中暴露性和高损失度;而西部地区为低危险性、低暴露性和中损失度。因而,从区域自然灾难系统的投入产出角度来看,东部地区明显表现出自然灾难成灾的低脆弱性,而中西部地区明显表现出自然灾难成灾的高脆弱性。

(二)气候极端变化

极端天气是指天气、气候的状态严重偏离其平均态,是几十年甚至百年一遇的小概率事件。对于导致全球气候极端变化的原因、未来极端气候的发展趋势,各国专家运用不同的研究方法从不同角度表达了各自的观点,有时甚至论点相悖。下面对此做一简单介绍。

全球政府间气候变化专门委员会(Intergovernmental Panel on Climate Change,IPCC)出版的《气候变化2007综合报告》指出,近百年(1906—2005年)来,全球温度普遍升高,温度线性趋势为 0.74℃,北半球高纬度地区温度升幅较大。海平面的逐渐上升与变暖一致,自1961年以来,全球平均海平面上升的速率为每年 1.8 mm,而1993年以来平均速率为每年 3.1 mm。卫星资料显示,北极年平均海冰面积从1978年开始已经以每10年 2.7% 的速率减少。由于人类活动,全球大气二氧化碳、甲烷、氧化亚氮浓度已明显增加,2005年大气中二氧化碳 379 ppm 和甲烷 1774 ppb 的浓度远远超过过去65年自然变化的范围。

IPCC认为,全球气候的变化是大气中温室气体排放、地表覆盖率和太阳辐射的变化使得气候系统能量发生了新的动态平衡。从总体上说,气候变暖后,海平面上升,影响温带风暴的路径和温度场,极端天气和气候事件发生频率和强度增大,极端热夜、冷夜和冷昼的发生风险增加,干旱区域的面积扩大,强降水事件频率增多,自然和生物系统出现变化,某些疾病传播媒介重新分布,亚洲和非洲的大三角地区贫困人群处于更高的患病风险之中。

世界气象组织(World Meteorological Organization)在评价全球诸地区出现极端气候状况的报告中认定,这些事件由全球变暖所致,而且未来会出现更极端的气候事件。

丁一汇等采用最新的器测时期资料和代用温度资料对中国地区近50年、100年的温度和降水变化规律进行再分析,结果表明:近百年中国气候增暖的幅度为 0.50～0.80℃,气温升高以东北、华北、西北和青藏高原北部为主,并远大于北半球平均的升温速率;升温最显著的季节在冬季和春季。中国气候变化的主要特征与全球气候变化的趋势一致。中国雨型的年代际变化明显,西部和西北地区从20世纪80年代中期起降水明显增多,以新疆最为显著;东部则由70年代末以前的北涝南旱型转为以后的南涝北旱型。

张新宇等认为,20世纪晚期古气候研究的最大突破在于证实了地球轨道参数变动造成的冰期回旋,即"米兰科维奇周期"。它不仅决定了地球不同纬度接受太阳辐射的变化,而且控制了南北极臭氧层的漏能效应和地球内核南北震动导致的地球内能释放过程,而这些因素又对气候的变化产生重要的影响。例如,地球轨道偏心率 e 和黄赤交角的周期性变化将引起太阳辐射能的变化。当 e 值最大时,地球上接受的太阳能量将增加 0.8%,黄赤交角的变化能使冬季和夏季之间的入射阳光改变 10% 左右,导致地球在近日点比远日点接受太阳的能量增加 6.6%,并且在 e 值最大时可增加 24%,这时集中在北半球中高纬度大陆上的冰盖将逐步融化。

反之,当地球轨道偏心率 e 为最小值时则导致冰期的到来。"米兰科维奇周期"变化是一个漫长的过程,地球轨道偏心率 e 的变化周期约为 10 万年,黄赤交角的变化周期约为 4 万年。其次,地核南北震动导致地球南北半球内能释放的强弱、臭氧洞的漏能效应、地磁场强度变化、行星退行与地球膨胀均可能对气候的变化产生重大影响。

由于全球气候变率的增大,极端冷事件发生的可能性也在增加,而且在特定地区和条件下,暖背景下的极端冷事件影响可能会更严重。江品先等提出对于气候可能出现突然变冷的可能性要有充分的估计。有证据表明,太阳活动极小值期(如 14—17 世纪)时曾给人类带来寒冷、饥荒和鼠疫,紫外线过少导致的微生物暴发性繁殖也会对人类造成危害。太阳活动将在 2000—2050 年达到最大值。

中国气象局的矫梅燕指出,从目前监测情况来看,"厄尔尼诺"现象已经结束,赤道中、东太平洋进入"拉尼娜"状态,并有可能维持发展成一次"拉尼娜"事件。与"厄尔尼诺"事件相反,"拉尼娜"事件是指赤道中、东太平洋海表面温度大范围持续异常偏冷的现象。还有科学家认为,2000 年以后"拉马德雷"进入"冷位相"的现象再次提醒人们,全球变暖的势头将逐渐减弱,一个寒冷多震时期将在未来 30 年内发生。海洋巨震将深海冷水翻到表面,吸收二氧化碳,减弱温室效应,是气候变冷的放大器。也就是说,气候周期是冷暖交替运行的。从总体来看,全球气候变暖,证据确凿。然而,气候变冷也已经不容置疑。无论总体趋寒还是趋暖,极端性天气屡次出现已是事实。

联合国环境规划署(United Nations Environment Programme, UNEP)创始人莫里斯·斯特朗(Maurice Strong)用这样的话来评价目前的气候变化:"极端、反常的气候事件始终存在,但是人类正在使这样的气候事件发生得更加严重和频繁。"在全球气候变化的大背景下,极端气候事件频发,应对极端气候灾难将成为人类减灾活动的常态。当极端的气候变化与地形、地震、酷热、暴雨、洪涝、山火、严寒和干旱等多种因素叠加在一起时,灾难暴发的结果将会极其严重。

(三)干旱

侯威等通过对河北、山西、黄河中下游、江淮和西北东部地区近 531 年极端干旱事件的概率进行了研究,采用古里雅冰芯稳定氧同位素($\delta^{18}O$)含量和 500 年来太平洋年代际涛动指数进行了对比分析,发现 4 个地区的极端干旱事件概率和古里雅冰芯 $\delta^{18}O$ 含量均存在 350 年左右的准周期,且 4 个地区近 500 年来极端干旱事件概率的变化与古里雅冰芯 $\delta^{18}O$ 含量的变化相反,在 $\delta^{18}O$ 含量较高的时期,发生极端干旱事件的概率较低,反之亦然。对太平洋年代际涛动指数进行小波变换,发现 80 年尺度的准周期在逐渐衰弱,而 50 年尺度的准周期却在逐渐增强。在 80 年或 50 年尺度的准周期处于控制地位时,4 个地区处于极端干旱事件多发期,而在另一地区处于交替时期,即它的周期性处于较弱时期,极端干旱事件出现的概率偏少。

从短期气候预测来说,根据全球气候现象循环记录,杨学祥指出加拿大平原干旱、美国大平原干旱、中国北部干旱具有 18.6 年周期,与月亮赤纬角变化周期相对应。

(四)洪涝灾难

方修琦等研究了中国近 360 年来洪涝受灾面积资料,经过去趋势标准化处理后,采用滑动功率谱和 Butterworth 滤波器进行分析,总结出了 1644—2004 年中国洪涝受灾范围标准化序列的周期性变化,结论如下:

1)1644—2004 年中国洪涝受灾范围呈现显著的 80 年世纪周期变化。

2)在这些年间,中国洪涝受灾范围变化的主周期在不同时段内存在明显的变化。19 世纪

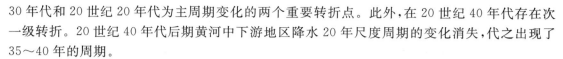

30 年代和 20 世纪 20 年代为主周期变化的两个重要转折点。此外,在 20 世纪 40 年代存在次一级转折。20 世纪 40 年代后期黄河中下游地区降水 20 年尺度周期的变化消失,代之出现了 35~40 年的周期。

3) 中国的特大洪水大多发生在洪涝多发期。根据文献统计,1901—2000 年,中国 29 个重大洪水灾难年份有 24 个年份位于 1909—1917 年、1931—1939 年、1947—1964 年和 1983—1998 年的洪涝多发期中。

中国气象局气候变化中心主任罗勇认为,如干旱、洪涝、低温、雨雪这些气象灾难,或者称极端天气气候事件,它们发生的总体变化规律与气候变化有着密切的联系。例如,在过去的 100 年或者是 50 年里,在全球变暖的大背景下,有 4 种主要的气象灾难变多变强,也有 2 种变少变弱。强度和频率趋多趋强的 4 种气候灾难是干旱、强降水、高温热浪和台风。变少变弱的气象灾难主要是寒潮和霜冻。在过去 50 年中,我国东经 105°以东的大部分地区降水最明显的特征是淮河以北地区降水明显减少,近 20 年华北地区干旱尤其严重;而长江以南降水明显增多,这就形成所谓的"南涝北旱"现象。它与东亚地区夏季降水多雨带位置的年代际变化有关。多雨带的位置有一个 60 年左右的自然变化周期。有的专家认为到了 2040 年前后,"南涝北旱"的现象可能逆转,多雨带的位置将重新回到北方地区,形成北方降水增多,南方降水偏少的"南旱北涝"现象。

(五) 滑坡与泥石流

我国有灾难性泥石流沟 1 万多条,滑坡数万处,崩塌数 10 万处,广泛分布在川滇山地、秦岭、云贵高原、黄土高原、燕山、太行山、长白山、天山和青藏高原等高原、山地和丘陵地区。北川县城是汶川大地震中损失最为惨重的县城,而导致这一巨大损失的直接原因除了地震之外,还有一个极其重要的因素是滑坡。

滑坡是中国最主要的自然灾难类型之一。国土资源部地质灾难专家已指出,高位发生、滑动距离长、滑后冲击力大的"高速远程滑坡"造成的群死、群伤特大地质灾难在中国呈逐渐增加趋势。

黄润秋收集 20 世纪以来发生在中国大陆的典型大型滑坡与泥石流灾难实例,并重点对其中的 11 例进行深入分析,认为大型滑坡的产生涉及不同的地质环境条件和坡体地质结构,具有不同诱发机制和触发因素:①中国大陆大型滑坡发育最根本的原因是具有有利的地形、地貌条件,约 80% 的大型滑坡发生在环青藏高原东侧的大陆地形第一个坡降带范围内。②该地区是世界上板内构造活动最为活跃的地区,其地壳内、外动力条件强烈的交织与转化,促使高陡边坡发生强烈的动力过程,从而也促进大型滑坡灾难的发生。③强震、极端气候条件和全球气候变化是构成大型滑坡发生的主要触发和诱发因素。④中国南方暴雨强度达到 200~300 mm/d 时就易于触发大滑坡的发生。中国西北地区春季冻结层融化,也是大规模黄土滑坡发生的诱因。⑤近年来全球气候变化导致气温上升、雪线上移、冰川后退、冰湖溃决,也是特定地区大型滑坡灾难发生的诱发和触发因素。

当降雨、洪水和地震的活动周期叠加时,常常形成一个泥石流活动周期性高潮。黄润秋认为 70% 以上大型滑坡的发生与人类活动有密切关系。

(六) 地震

据地震仪的记录统计,世界上每年发生的地震约有 500 万次,其中有感地震仅为 5 万多次,那些造成破坏性较大的 7 级以上地震,平均每年有十几次,而 8 级以上的特大地震平均每年只有 1～2 次。可见地震强度越高，发生的概率越低；地震强度每增加 1 级，地震发生的概率约减少 90%。

中国不是世界上地震最多的国家，却是地震最严重的国家。自有地震记录以来，全世界发生死亡人口达到 20 万的 4 次巨大灾难性地震中，中国就占了 3 次：1556 年陕西华县 8.5 级地震死亡 80 万人；1920 年宁夏海源 8.6 级地震死亡 23 万人；1976 年唐山 7.8 级地震死亡 24 万人。20 世纪全球地震造成的人口死亡总数，中国就占了 1/2。

世界现有三大地震带：环太平洋火山地震带、地中海-喜马拉雅地震带和大洋海岭地震带。中国地震局研究员何永年认为，前 2 条地震带地震时释放的能量已占全球地震总能量的 95%。

地震是板块运动的结果，大板块的分界带都是大地震活动带。环太平洋地震带是太平洋板块西与欧亚和澳大利亚板块、东与美洲板块、南与南极板块的分界带；地中海-喜马拉雅地震带是欧亚板块与非洲和澳大利亚板块的分界带；大洋海岭地震带是由海岭和转换断层构成的大板块的分界带。

地震是一个属于能量蓄积、典型随机或条件随机突发的灾难事件，其发展过程有明显的阶跃式迅速冲击曲线，但是又迅速衰落的模式。多数专家认为地震的发生具有周期性或不典型周期性的双重特点。在一定区域内地震活动的活跃期和相对平静期常交替出现，例如，中国 1679 年的三河、平谷地震和 1976 年的河北唐山地震同属燕山地震带，时间相隔 297 年。据对地震史资料的统计分析，认为华北全区大地震重复期约为 300 年的准周期性涨落，即郭增建等提出的中国 8 级大震的发生存在着 25 年和倍 25 年的时间间隔。中国科研人员通过分析"全球卫星定位系统"和"卫星合成孔径雷达干涉测量"等方面的数据，从观测地表形状变化来推断内部断层的结构变动，认为汶川大地震的能量释放主要来自 3 个断层破裂极大区，相关地区再发生类似大地震的周期约为 4 000 年。在某些大地震发生之前，中小地震的活动频繁，继而突然平静，因此所谓的"密集-平静"现象被认为是大地震的一种前兆。

但有部分专家认为，由于地球地幔的能量非常大，绝不是所有的运动都是有规则的，规则之外的运动，就促生偶然的地震，如 1923 年东京地震、1964 年阿拉斯加地震、1986 年墨西哥地震、2004 年印度尼西亚引起海啸的大地震（即使它们也处在断层带），并不是周期内的。因此认为，地震不太可能具有严格的周期性，在小的时间尺度上同样存在地震活动的起伏性。因而从地震随机突发的本质而言，人们尚未真正掌握地震的发生、发展规律，这也是地震不能确切预报的主要原因。

（七）海难

自 15 世纪"大航海时代"开始，人类进行了一次次征服海洋的壮举。由于罗盘的普及和科学技术的发展，航海活动日渐兴旺，活动范围不断拓展。但是，人类在征服海洋之时，却仍未能完全掌握海洋的活动规律，海难事故时有发生，有时还非常严重。

据英国劳埃德船级社统计，世界商船队规模已从 1980 年的 6.828 亿载重吨发展到 2000 年的 8.084 亿载重吨，世界商船队保持着年均 0.8% 的增长速度；到 2000 年 9 月 30 日止，各主要船主国万吨以上商船拥有量为 86 817 艘。劳埃德船级社认为，虽然国际海难救援水平有了很大的提高，但在全球范围内海难事故依然频发，每年造成大量的人员伤亡和巨大的财产损失。据该社 1949—1975 年统计，世界营运万吨以上商船共沉没 2570 艘，平均每年沉没 99 艘，其中 1979 年损失最重，沉船 278 艘，共 330 万吨。

近 20 年来，全球舰船重大事故的发生仍然未能得到有效遏制：1993 年 2 月 17 日海地"内普图诺号"客轮从首都太子港驶经西部城市热雷米时翻沉,1700多人遇难,获救仅285人;1999年11月24日中国烟台9800吨客货滚装船"大舜号"在牟平海域沉没,获救22人,死亡280人;2000年8月12日俄罗斯海军最新核潜艇"库尔斯克号"在巴伦支海沉没,118名海军官兵全部遇难;2002年11月20日"威望号"大型油轮在地中海触礁断裂,7.7万吨原油泄漏入海,造成西班牙海岸的严重污染;2002年12月14日挪威4.5万吨"三色号"滚装船在波罗的海海域翻沉,2862辆汽车沉入海底;2006年2月2日埃及客轮"萨拉姆·博卡乔98号"在红海失事,死亡185人,获救241人,失踪者超过千人。2006年中国共发生海上事故440起,死亡376人,大、小沉船250艘,直接经济损失4.43亿元。据中国国家交通部资料,全世界的商船艘数年平均灭失率为0.412%,总吨位年平均灭失率为3.92%。

海难事故的发生没有明显的周期性,但舰船在遭遇台风、巨浪海况时,海难突发概率明显增加。同时,海难的发生与舰船状况、舰船员操控能力和航海管理水平密切相关。

(八) 空难

空难是指飞机等在飞行过程中发生故障、遭遇自然不可抗拒的原因或人为因素造成惨重人员伤亡和财产损失的灾难。全世界每年死于空难的约有1000人,而死于道路交通事故的达70万人,但从每亿客公里运输的旅客死亡率计算,乘飞机与乘火车、轮船和汽车相比是一种更为安全的交通方式,然而一旦发生飞机失事,幸存者可能寥寥无几。最严重的空难发生在1977年,西班牙的特内里费岛机场2架波音747客机在跑道相撞,此次事件死亡人数达583人。大规模的空难死伤令人震惊。

有人从统计学的角度分析飞行的安全性,飞机最容易发生意外事故的时段是飞机起飞后的6 min和着陆前后的7 min内,国际上称之为"可怕的13 min"。据航空医学家统计,美国约有80%、我国约有65%的事故发生在这13 min内,因而失事地点以机场及其附近最多。

空难发生的特点:突发性,难以预测;爆发性,大量伤亡;灾难性,死亡率极高;火灾型空难远较非火灾型空难严重;空难成因复杂,人为因素多见。

据法国航空公司对817次机场及附近空难事故救援的统计,每次空难后幸存者大多不超过50人。这组数据可成为空难医学救援准备的基础(表1-3)。

表1-3 法国航空公司对空难受伤人数的统计(817次空难)

机 型	载客量	受伤总数	Ⅰ类伤	Ⅱ类伤	Ⅲ类伤
大型机	500	50	10	15	25
	400	40	8	12	20
	300	45	9	13	23
中型机	200	30	6	9	15
	100	15	3	4	8
小型机	75	34	6	11	17
	50	22	4	7	11

注 Ⅰ类伤:重度伤;Ⅱ类伤:中度伤;Ⅲ类伤:轻度伤。

幸存者的创伤特点与其他灾难不同,主要包括:头部损伤约占72%,颅骨可呈典型的"蛋壳状"粉碎性骨折;脊柱与下肢骨折者占骨伤伤员的75%,尤其是脊柱压缩性与剪切性骨折常见;内脏损伤,在对空难死亡者尸检中发现,有 13% 的遇难者有心血管重大损伤,常伴有主动脉撕裂;烧伤,尤其是呼吸道烧伤伤情严重;创伤性损伤常呈现严重、多发、复合的特点。统计 58 例幸存者中,共伤及 198 个部位和器官,每人平均 3 处以上。

造成空难的主要原因:①飞机超龄服役。②突发机械故障。③恶劣气象因素,据国际民航组织的统计,由于天气造成的严重空难占事故总数的 10%～15%,大约每 3 次事故中就有 1 次直接或间接与恶劣天气因素有关。④人为因素,包括:飞机内部出现人为的强制性干扰,导致飞机失控;旅客携带危险品引发爆炸;飞行员处置紧急情况的能力低下;空中管制人员的调度与指挥缺陷;飞行器管理和维护问题等。显然,空难的发生不具有周期性特点。

五、自然灾难和人为灾难

据瑞士再保险公司发布的 *Sigma* 研究报告统计,全球因为自然灾难和人为灾难每年造成的损失非常惨重。特别是 2008 年有超过 24.05 万人在自然灾难和人为灾难中丧生,其中近 14 万人是在 2008 年 5 月袭击缅甸的热带气旋纳吉斯(Nargis)中丧生,不久后发生在中国四川省的强烈地震则导致近 8.8 万人死亡,全球受灾总人数达到 2.11 亿人。2008 年全球经济共损失 2 690 亿美元,虽然财产保险公司赔偿了 525 亿美元,但有无数灾民在巨灾事件发生后仍然处境艰难。统计还显示,从全球范围看,中等收入国家成为自然灾难造成经济损失的重灾区。而亚洲则是自然灾难导致生命损失最集中的地区,造成死亡人数最多的 10 个自然灾害中有 9 个发生在亚洲。这使得 2008 年成为历史上巨灾损失最严重的年份之一。2008 年全球自然灾难造成的死亡人数和经济损失分别为 2000—2007 年间平均值的 3 倍和 2 倍。

我国是世界上自然灾难最严重的国家之一。新中国成立以来,我国由自然灾难造成的直接经济损失为 2.5 万多亿元(按 1999 年价计,下同),年均损失占年均 GDP 的 3%～6%,占财政收入的 30%。其中洪涝灾难造成的直接经济损失最大,年均受灾面积 1.3 亿亩,直接经济损失约占受灾总损失的 40% 以上;干旱灾难对社会发展影响最为深远,年均受灾面积 3 亿亩,影响到生态环境,已成为可持续发展的严重制约因素;地震造成死亡人数最多和社会恐灾心理最严重;台风灾难的直接经济损失增长最快(年均经济损失:20 世纪 50 年代不足 1 亿元,70 年代 5 亿～6 亿元,80 年代数十亿元,90 年代超过 100 亿元,1997 年达到 300 多亿元);农作物生物灾难对农业的危害日趋严重,年均损失粮食 200 亿千克、棉花 400 万担,而且由于农业环境改变和有害抗药性增强,危害日增。

第二节　灾难医学的任务及研究范围

一、灾难医学的定义

简单地说,灾难医学就是有关灾难的医学。也就是说,灾难医学是研究人为和自然灾难与人类生命和健康的关系,阐明各种灾难对人类生命和健康的影响和规律,寻求有效的医学救援和卫生防护的对策和措施,以便在灾难发生前做好应对灾难发生的准备,在灾难发生后及时有效地实施医疗救护和卫生防病的学科。它既是医学的重要分支学科,又具有相对的独立性。灾难医学是一门高度综合性学科,涉及面很广,与医学、灾难学、管理学、心理学、气象学、地质学、天文学、水文学、建筑学等学科密切相关。

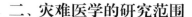

二、灾难医学的研究范围

（一）灾难流行病学

灾难流行病学是运用流行病学和其他预防医学手段，对疫病灾难和灾难诱发疫病的发生、发展规律及其影响因素进行研究，并采取预防和救治措施的学科。"灾难流行病学"一词出自20世纪60年代末期。

灾难流行病危害的预防与控制重点在于防范、准备和及早发现，对于应急处置行动来说，最为主动的工作是建立良好的监测与预警方式，采用适当的监测方法，及时分析监测数据，发现问题，为应对处置提供决策依据。现代预防医学更加强调积极、主动、科学的预防，而非把防疫工作的重点放在传染病流行的控制上，必须把防疫工作向前延伸，把防疫工作的重点放在疾病与突发公共卫生事件的监测和预警上来。

1. 灾难间隙期

（1）疫病灾难的预防

1）疫情监测：疫情监测工作多在平时部队（团体）、基层、医院报告信息的基础上展开，其目的是积累日常疾病种类、发生率数据和掌握流行规律，并从中发现非常态迹象问题，预测威胁状况发生、发展的趋势，及时发现事件或提出预警。

首先，必须建立健全疫病监测系统，确定法定责任报告单位和责任报告人，确定事件监测管理单位和监测工作的执法监督机构，确定需密切监视的病种，尤其是由灾难诱发的传染病。

其次，建立健全疫情报告制度，建立基本疫情数据库和与有关部门的信息交换机制，必要时建立世界范围的疫情信息网络，及时掌握疫病在世界范围内的分布和流行趋势。

再次，要落实事件监测的基本内容，包括一般卫生监测、伤员监测、传染病监测、症状监测和实验室监测等的基本程序和内容。其中传染病监测的内容包括：目标地区的人口学资料，传染病发病和死亡情况及其时间、空间和人群分布，病原体检出情况资料，流行或暴发报告和流行病学调查资料，个案和人群调查资料，人群免疫资料和防治措施和效果等；症状监测的内容包括：就诊的种类、时空分布与症状、体征、检验资料，医生处方信息，零售药房药品销售信息，各就诊点患者聚发情况，医疗救治机构病死者信息等；实验室监测的内容包括：实验室分离出的病原微生物、媒介昆虫和动物宿主等生物学种类和特性信息，病原体的基本特性、进展趋势和分布情况，人群和动物的血清学检测，病原种类、毒力和抵抗力，生物（战）剂病原体的种类、型别、毒力、耐药性、发展趋势，动物宿主和媒介昆虫的种类、地区分布、密度消长、季节变动、病原携带状况和传播效能等。

根据上述资料，对疫情信息进行分析、调查核实和疫情评估，提出预警提示建议，根据信息发布的权限，经有关领导批准后，在一定的范围内及时向公众发出警报提示，以便识别和控制源物质，减少危害。

2）控制传染源：通过疫情监测和报告，及时发现传染源，对于传染病患者和带毒者，给予相应的治疗并采用恰当的隔离措施，以降低人群中潜在的传染源比例。

3）切断传播途径：加强食品卫生管理和环境卫生整治，以切断或杀灭传播疾病的各种途径和各种传播媒介。

4）降低人群易感性：通过预防接种、口服疫苗和预防性服药等方法提高人群免疫力，降低人群对疾病的易感性。

（2）疾病防治方法、防治药物和防护装备的研究

1）疫苗研制：目前已研制出部分疾病的相应疫苗，如天花、流行性乙型脑炎、乙型肝炎等疫苗，但某些传染病至今尚无有效的免疫手段，或者因毒株很快变异，免疫效果不确实。也可能随着全球环境的变化，将产生出新的特殊的病源病毒，这就需要加大对新型疫苗的研制。

2）救灾所需的公共卫生技术和设备的研制：如急救药物的研究，快速有效的饮用水检测技术、消毒方法和关键设备的研制，化学、生物性毒源防护方法和器具的研制等。

（3）做好应急准备工作：组织专家制定疫病灾难和灾难诱发疫病的卫生防病预案，合理安排专业人员进行勤务与技能训练，准备救援药品、仪器、器材和设备，随时应对突发事件的发生。

（4）对以往灾难流行病学资料进行深入分析和研究：进一步完善数据库的建设，这对于总结经验、吸取教训、指导未来救难工作具有重要意义。

2. 救灾期　灾难发生后，灾难流行病学的主要任务是传染病的预防和控制、灾难流行病学资料的收集。灾后传染病的预防和控制要点如下。

1）及时抢救受害者的生命，使之尽快脱离危险，争取抢救时机和尽快进行救治。

2）采取应急处置措施，最大限度地控制危害物，防止扩散，消除污染，保护暴露者和特殊人群。具体内容：①灾区流行病学调查与评估，包括核实诊断、个案调查、描述性分析、追溯传染源、流行趋势分析和形成初步判断等；②危害因素控制与消除，包括有害医学媒介动物的控制、现场消毒和环境有害因素的控制等；③检测分析与确诊，包括快速筛检和实验室检测分析与确证等；④应急预防接种；⑤健康教育；⑥疫情数据收集与分析；⑦指导个人防护等。

3）收集灾难流行病学资料，主要包括统计死亡人数、收集灾后传染病发病资料，如有关疫病流行的时间、空间和人群分布资料，了解发病率、患病率、病死率和治愈率，进行流行因素和流行规律的分析，评价预防和干预措施的效果，并及时反馈。

（二）灾难急救医学

灾难急救医学是近 30 年来首先在西方发达国家兴起的一门学科，它是由于现代社会的发展，为了适应越来越多在医院外突发的大批量危重急症和意外伤害事故的医疗需求而产生的。

1976 年国际著名的麻醉科、内科、外科医生在德国美茵茨（Mainz）发起成立了急救、灾难医学俱乐部，将急救医学（emergency medicine）和灾难医学（disaster medicine）紧紧地联系在一起。这一举措很快引起各国医学家和管理学专家的高度关注。不久该俱乐部更名为世界急救和灾难医学学会（World Association on Emergency and Disaster Medicine，WAEDM）。该学会每 2 年召开一次世界性的学术大会，主要研究和交流世界各国在医院外抢救因灾难或突发事件导致的批量危重伤员的经验和现场的急救，涉及救治理论、救治技术、救援装备和救援应急管理等方面，其研究范围明显突破了传统临床医生的一般救治理念，突破了医院内医疗运作的常规管理模式和经验。这是医学领域中的一项重大变革，对于大幅度提高灾难发生后伤员的整体救治效益具有重要意义。

1. 灾难现场急救医学遵循的原则　在紧急情况下，在事发现场的灾难医学急救，必须根据突发事件现场的特点与条件，着眼紧急医疗救援的本身规律，借鉴战时医疗后送的优良传统和做法，以急救医学理论为指导，参照以往救援经验和教训，以伤员分类、医疗和后送为主线，以提高医疗救援效率、效益和水平为根本，充分发挥医疗、防疫救援力量的整体优势，实施快速、准确、高效的救援。同时，应当遵循以下基本原则。

（1）分级救治：通常按照三级救治组织实施，即现场急救或紧急救治，前方救护所、医院的

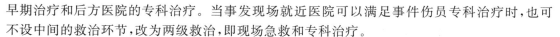

早期治疗和后方医院的专科治疗。当事发现场就近医院可以满足事件伤员专科治疗时,也可不设中间的救治环节,改为两级救治,即现场急救和专科治疗。

(2)分期救治:灾难的发生、发展一般都有明显的阶段性特点,如地震的救援工作一般也可以分为特急期、紧急期和重建期等。重特大地震的特急救援期一般为 3 d,紧急救援期一般为 10 d。特急期的救援重点是现场搜救、大批量伤员的紧急救治和早期治疗,伤类处置的重点是颅脑和胸腹部损伤救治,手术最多的是损伤控制性手术、抗休克和清创处理;紧急救援期的救治重点转移到手术清创、防治感染、生命支持和各科 Ⅱ 期手术等专科治疗。

(3)分类救治:灾难发生后,伤员数量大,救治力量有限,救治需求与可能矛盾突出,妥善处理重伤员与轻伤员之间、部分伤员与全体伤员之间的矛盾,必须对伤员进行分类救治。以通过检伤分类,区分伤员的轻重缓急,确定伤员的救治和后送优先顺序,才能合理使用救援力量,提高工作效率和工作质量。

(4)时效救治:在灾难急救中,必须强调伤员在最佳的时间内获得最佳的救治效果。例如,地震伤员的最佳黄金救治时间是震后 72 h,化学中毒伤员最佳的救治时间是中毒后 30 min 内,氰化物中毒和芥子气中毒伤员的最佳救治时间是中毒后 10 min 内。救治时间延迟,抢救的成功率将大大降低。

(5)治送结合:在伤员到达专科救治医院之前,所有的救治措施都是为了抢救伤员的生命,维持生命体征,为后续治疗奠定基础。伤员在连续不间断的医疗和后送过程中,分级完成救治活动,保持不间断的连续性治疗,是一个医疗和后送密切结合的过程,组织工作显得尤其重要。

2. 灾难间隙期急救医学准备　所谓灾难间隙期,是指前一次灾难结束后至未来的灾难发生前的这段时间。突发性的人员伤亡是许多灾难的共同特征,所以灾难医学急救是灾难医学的最重要任务,必须在灾难间隙期做好应付灾难发生的各种医学准备。

(1)建立健全急救医疗服务系统(emergency medical service system,EMSS):现代急救医疗服务系统由院前急救、医院急诊科急救和康复治疗 3 个环节组成,其中后 2 个医疗服务环节的建设近 20～30 年来已有了快速的发展,但院前急救这一环节的建设还不能适应灾难救援的需要。其主要原因是:①现代城镇平时的医疗服务系统不可能承担起灾难发生时大规模伤员的救援任务;②一般救援人员的救治观念和技术与灾难专业救援存在很大的距离;③救援队的装备、人员、快速机动能力等基本要素建设没有落实。而院前灾难医学急救是整个灾难救援系统的基础和起点,伤员能否获得及时救治将对减少伤死率和致残率有着极其重要的影响。2008年汶川地震以后,国家重点建立了一批国家和地方专业救援队,将军队一批重要的机动卫勤力量纳入国家重点建设范畴,在今后灾难的救援中,它们是国家救灾的战略支援力量,承担着灾难救援突击队和战斗队的重任。在灾难间隙期,急救医疗服务系统应制订好整体预案和 3 个环节的分类预案,切实做好各项应急准备工作。

(2)灾难医学急救技能准备:救援分队的技术与能力准备,应在熟练掌握平时一般危重伤员救治技术的基础上,着重于不同灾难的大批量伤员的现场急救、创伤救治和灾难相关内科疾病的治疗。重点掌握救灾行动中多见而又不熟悉的伤病的救治,如地震现场中的挤压综合征、复合伤、复杂伤的现场急救,海难救援中的海水浸泡伤、低温溺水和落水人员的搜、寻、救、捞,火灾现场的烟雾有害气体中毒、烧伤、窒息伤员的抢救,高原救援分队的高原缺氧综合征的应急处置,以及"三防"救援分队应重点掌握的特殊损伤的急救和技术等。由于这些病种、病例平时罕见,现场救治技术和能力的提高主要通过严格训练(如大量动物模拟救治)的途径予以实现。

（3）救灾相关装备和技术储备研究：尽早实施有效的复苏和急救对于挽救伤员生命、减低灾后死亡率和伤残率是极其重要的。在灾难间隙期应对急救设备和急救技能进行改进和研究。例如，开展基础生命支持（basic life support）或生命支持性急救（life-support first aid，LSFA）、心肺复苏（cardio-pulmonary resuscitation，CPR）或心肺脑复苏（cardio-pulmonary-cerebral resuscitation，CPCR）及现场止血、镇痛、固定、气管切开、防止创伤感染等急救装备、技术和一部分特殊抢救药品的研制和定型，并按照配备标准落实储备。同时，要定期组织有关人员进行训练，学会使用相应的工具、器材和装备，规范化地使用伤票、登记簿、简易病历与信息传输。

为了使救灾工作更有效，救援现场需要特殊设备，如搜寻幸存者需要的红外探测仪、专用照相机、二氧化碳传感器、GPS定位仪、落水人员搜寻仪、信息传输设备、专用通信设备等，它们虽然不是医疗急救设备，但与急救效率密切相关，应由政府主管部门组织专门力量进行研究。

3. 救灾期的灾难急救医学的任务　一旦灾难发生，急救医疗服务系统立即运作，并组织灾难医学救援队尽快到达灾难现场。

（1）寻找伤员：灾难发生后，必须先找到伤员，然后才能进行救护。尤其是地震、海难这类灾难，寻找伤员的任务十分艰巨，有时需借助专门的仪器和设备，耗费大量的人力和物力才能奏效。

（2）检伤分类：现代检伤分类的目的在于将救护服务优先给予那些只有得到救护才能生存的人。在伤员量大，且现有的急救服务力量不足时，那些经救护不可能生还的人或不经救护也能存活的人均不列入救治重点。经检伤分类的伤员，大致可分为优先救治、紧急救治、暂缓救治和期待救治四大类，然后救治组织者根据现场实际情况安排伤员进入救治程序。

（3）现场急救：现场救护人员应掌握最新和最有效的CPCR技术，同时针对不同的伤情采取正确的止血、镇痛、固定、初步清创、抗休克等措施，要尽最大努力防止感染，防止使伤员致残。

（4）运输和疏散：将伤员安全运送到后方医院，在伤员量大的情况下必须进行疏散，以缓解当地医疗单位的压力，同时使伤员得到更优良的救治。

4. 现场急救与早期治疗技术范围

（1）灾难现场急救组织的技术范围：发现、营救伤员脱离危害现场；对伤员进行检伤和急救分类；对危及生命的伤员采取通气、包扎、止血、固定措施和基础生命支持；对速效性化学中毒伤员注射特效解毒药物；对休克伤员实施抗休克处理；对发生感染的伤员进行抗感染处理；对极度虚弱的伤员给予支持性、保护性处理；对落水伴有低温综合征的伤员进行复温处理；对心理恐慌的伤员进行心理疏导等。

（2）灾难早期治疗机构的技术范围：早期治疗的机构属于伤员通过性救治机构，以检伤分类、早期救治和组织伤员分流后送为主要任务。其基本技术范围包括：①实施紧急手术，对毁损性肢体进行截肢；对大血管损伤进行修补、吻合或结扎手术；对呼吸道阻塞行气管切开术，对开放性气胸行封闭缝合和胸腔闭式引流，对张力性气胸行胸腔闭式引流；实施胸腔、腹腔探查止血，对有脏器和组织损伤伤员进行缝合、切除、修补、吻合或造口等手术；对有颅内压增高的伤员，清除血肿；对四肢炸伤伤员，进行残端修整。②开展损伤控制性手术，即使用结扎、填塞、止血钳夹住空腔脏器裂口等方法，控制大血管出血、脏器渗血和防止空腔脏器内容物溢出的临时性专科处置手术。③进行较彻底的清创手术和针对性外伤处理。④实施输血、输液、给氧等综合救治措施，防治休克；对冲击伤、挤压伤、复合伤等复杂性伤员进行确诊，并采取综合性救治措施。⑤继续抗感染治疗，对未接受破伤风自动免疫的伤员，补注射破伤风类毒素和破伤风抗毒血清。⑥对核沾染、化学染毒伤员进行全身洗消和针对性治疗。

（三）灾难管理

管理是减灾系统的龙头和中枢,管理水平的高低直接决定了减灾科技发展和减灾能力的提高。以往的灾难管理工作,大多数国家比较注重灾难的监测与救灾工程的构建,而对其他环节,特别是减灾管理科技支撑的研究非常薄弱,因此无论在部门管理还是在综合管理中,思维和体制传统、手段和方法落后,已成为减灾发展的重要障碍。

根据 2009 年 5 月国家颁布的《中国的减灾行动》白皮书提出的任务与要求,我国在未来一段时期内灾难管理任务繁重。国家灾难管理的目标是:建立比较完善的减灾工作管理体制和运行机制,使灾难监测预警、防灾备灾、应急处置、灾难救助、恢复重建能力大幅提升,公民减灾意识和技能显著增强,人员伤亡和自然灾难造成的直接经济损失明显减少。

灾难管理应对的事态是突发的、多样的和多变的,各种灾难突发的特点不同,管理工作的组织形式和处理方法也不同。在灾难事态的应急管理中,不能采取寻常状态下常规的、固定的、规范的理念、组织形式和保障方法,需在平时精心谋划的基础上采取相应的权宜应变管理方法。灾难管理具有组织的灵活性、筹划的超前性、决策的实效性、控制的科学性和信息的主导性等特点。一般来说,灾难发生之前、发生中和发生后都有明确的管理重点。在组织实施灾难医学管理的过程中,各级卫生领导要把握好以下原则:统一领导,周密组织;依法管理,密切协同;预防为主,充分准备;快速反应,灵活处置;以人为本,科学防治等。灾难管理的主要内容包括以下各项。

1. 灾难风险隐患和信息管理　全面查明重点区域主要灾难风险隐患,基本摸清减灾资源和能力底数,建立灾难风险隐患数据库,编制灾难高风险区及重点区域灾难风险图。建立灾情统计体系,建成国家、省、市、县四级灾情防灾救灾信息系统,健全灾情信息快报、核报工作机制和灾难信息沟通、会商、通报制度,建设与完善信息共享及发布平台,加强对灾难信息的分析、评估和应用。值得指出的是,同种灾难在不同的国家所造成的后果有所不同,同等地震烈度的灾难如发生在发展中国家,危害更甚。由于经济条件受限,这些国家的防灾技术、措施一般均落后于发达国家,且自救能力差,不仅灾难造成的危害会不断累积,而且灾难之间也可相互诱发,引起放大效应,如地震引起的大疫、干旱引起的饥荒、洪水引起的传染病流行等。灾难信息大致可分为动态型信息、反馈型信息和预测型信息 3 类。目前,不少国家和 WHO 紧急救援工作署(Division of Emergency Relief Operation, ERO)都建立了灾难管理计算机信息系统。灾难发生时,电视、广播、报刊等新闻媒介是重要的信息传播工具。

2. 灾难监测预警预报管理　灾难预警管理体系主要由预警收集系统、预警分析系统、预警决策系统和预警执行系统构成,具有信息收集、数据处理、预警对策、风险评估、趋势预测等多种功能。突发事件预警管理体系的运行以预警收集为基础、以预警分析为重点、以预警决策为核心和以预警执行为目标。预警过程包括:警源监测、警兆识别、警情分析、警度评估、警报发布和排警建议。此项工作程序复杂,技术要求很高,决策非常慎重,由政府主管部门负责。

3. 救灾资源管理

(1) 快速评价与判断资源需求:灾难发生后,对人群受害状况和可利用的医疗救护资源进行快速分析,以指导救护工作,应是灾难医学急救时的一项重要任务。

(2) 灾难严重程度分析:由于灾难的种类、严重程度等方面不一致,灾难所造成的伤员数目和伤势类型构成也相应地有所不同。

(3) 受伤人群分析:灾难所造成的死亡和损伤的比例及数目在很大程度上取决于灾难的种

类、严重程度、受灾范围、发生时间、灾难发生时人群所处的状态和位置等,应快速分析并估计伤员的多少、伤情的构成和年龄分布等,以便对医学救护的工作量、救护资源需求做出正确的估计。

(4) 医学救护资源的分析:对当地、外援加强的可利用的救护力量和物资资源,如救护人员、设备、药品、运输工具、资金等进行快速评估,判断在所面临的灾情和伤亡的情况下,已有的医学救护资源是否够用,以便确定救护和供应的总体策略。资源供应管理:应根据灾区资源需求的快速评估,对车辆、器械、设备、药品、救难人员等资源的供应进行管理。资源质量管理:从管理学的角度,对各救援组织间的协作,救援组织内的工作条件、人才开发、人员素质、奖惩制度、运行机制和技术路线等进行优化,以提高资源质量和利用效率。

4. 减灾科技支撑与发展管理 在灾难医学救援过程中,有时会遇到许多现有技术方法无法解决的问题,急需采用新技术、新方法给予支持。例如 2003 年"非典"肆虐初期,人们开始并不完全了解疾病流行的真正原因,没有掌握疫情发生、发展的基本规律,没有救治的关键技术,对疾病的控制和预防具有很大的盲目性。而减灾科技支撑与发展管理就是在这类紧急事态背景下形成的,成为灾难医学紧急救援中不可或缺的重要组成部分。

(1) 减灾科技的主要内容:减灾是国家安全和可持续发展的基础保障,减灾发展的必由之路是科技减灾。加快科技减灾的步伐关键是更新观念、开阔视野,建立符合时代发展的科学思维,实施全方位、全领域科技减灾,形成完善的减灾科学技术体系。

1) 要加强减灾关键理论与技术研发,论证制定国家及各级综合减灾中长期科技发展战略。特别要加快遥感技术、地理信息系统、全球定位系统、网络通信技术和战略投送力量的应用技术、装备技术研究。

2) 要加大综合减灾科技资金投入,对制约救灾和救援效率的"短板",要组织全国力量集中攻关,争取在较短的时期内突破瓶颈。

3) 要加强灾难学科建设和人才培养,在全国重点院校组建减灾救援人才培养基地。特别要有计划地组建灾难救援的"国家队",如同国家地震救援队一样,将地方和军队的骨干救援力量分类组建、组训,制定建设目标,赋予不同的使命任务,以承担全国突发的各类灾难救援任务。

4) 要建立综合减灾的技术标准体系,提高综合减灾的标准化水平。

5) 要在以往军事斗争卫勤准备、重点关注的战争状态下各种武器和作战环境对战斗人员的健康伤害的基础上,以不断拓展的多样化使命任务为牵引,深化军事医学科研工作,为军队全面提升履行多样化军事行动保障和救援能力建设提供支撑。

(2) 在现阶段需特别重视的问题:灾难医学科研支撑建设要遵循以能力建设为核心、以人才建设为重点和注重相关制度预案建设的指导思想。

1) 加强重点实验室建设:根据防灾减灾中长期任务和要求,重点装备一批具备应急快速检测检验、科学实验和模拟仿真计算机能力的应急技术支撑实验室,建立军地实验室网络和数据库,以便在紧急情况下方便联合使用和迅速展开工作。

2) 加强专家(专业)人才库建设:专家的选择应以有高度的社会责任感和奉献精神、有较强的科研组织能力的中青年专家为主,同时要编配一定数量的理工科、管理学专家;充分利用专家人才数据库,及时抽组不同专业的专家指导组,参与科技咨询和辅助决策、组织检查、评估救灾效果等。

3) 加强药材(物资)供应系统建设:灾难发生后,救援药材的需求具有紧急性、不确定性、集中性、阶段性和多样性的特点,而良好的物资供应系统及其高效运转是灾难救援的保证。要特别研究如何充分利用现有人力资源、物力资源和信息资源,运用现代物流管理的理论和方法,统筹协调,合理组织,巧妙安排,适时、适地、适量快速配送救援物资,使药材的供应快速响应、存取有序、运送通畅和成本可控。

4)加强情报信息机构建设:在非战争军事行动卫勤保障或灾难救援中,都需要大量的信息支持和科学技术知识信息传播。应当加强相关单位情报信息机构的建设,不断加强情报信息资料的分类和鉴定能力、信息检索能力、咨询服务能力、科技翻译能力、编辑出版能力和用户研究能力;不断积累大量处置突发事件经验的信息源,根据不同时机,针对不同层次、不同用户要求,及时开展信息服务,使用户能够及时掌握灾难救援工作的进展,了解国内外先进的科学技术和灾难医学学科的成果,及时解决医学救援中的实际问题。

现代科技减灾虽然迅速发展,并取得了特别显著的减灾效果,但从总体上看,减灾领域的科技发展水平还很低,明显落后于其他领域以及整个科学技术的发展步伐。目前,存在的问题主要有:减灾的科学思想和科学技术很少源于本领域的创新,几乎都是从其他领域延伸或借鉴而来的;减灾科技尚未形成完善的科学技术体系,科技的发展主要局限于某些过程技术的运用;在不同灾种以及减灾的不同环节中,科技发展与应用水平很不平衡;对一些重大灾难规律的认识与防治,在理论与技术上没有重大突破等。因而可以说,整体科技水平较低是导致国家总体减灾能力增长滞后于社会经济发展的主要原因。

5. 通信和交通管理 畅通无阻的通信联络系统是搞好防灾和救灾的基础。救灾工作涉及面极为广泛,参与工作的组织机构众多。救灾过程中,政府机构、援救分队、医院、防疫部门、军警分队、新闻机构、交通港口、车站码头等组织和机构之间、各组织机构内部的通信联络如不能畅通,势必给救灾工作带来极大的混乱。通信联络不畅在救灾中是经常发生的,有技术方面的原因,也有来自人为的因素。

伤员、救灾物资、救灾人员等运输离不开交通,救灾过程中交通工具缺乏,而且由于灾难的破坏或灾区地理条件的限制,往往交通十分困难,为此加强管理显得更为重要。

在汶川抗震救灾中,国家移动通信系统、国家交通运输部、中国民航局等在保障通信畅通、保障战略兵力投送和疏散转运大批伤员的行动中发挥了重要作用。

6. 立法管理 我国灾难医学管理中的立法工作,目前尚属发展阶段。灾难救援的法规从层级和渊源上看,最高表现为宪法,其次是法律,再次是行动法规和卫生规章。中国已注重减灾的法治建设,颁布并实施了一系列减灾法律、法规,逐步把减灾工作纳入法制化轨道。20世纪80年代以来,颁布了《中华人民共和国突发事件应对法》《中华人民共和国水土保持法》《中华人民共和国防震减灾法》等30多部防灾减灾或与防灾减灾密切相关的法律、法规。

中国实行政府统一领导、部门分工负责、灾难分级管理、属地管理为主的减灾救灾领导体制。在国务院统一领导下,中央层面已设立了国家减灾委员会、国家防汛抗旱总指挥部、国务院抗震救灾指挥部、国家森林防火指挥部和全国抗灾救灾综合协调办公室等机构,负责减灾救灾的协调和组织工作;各级地方政府成立职能相近的减灾救灾协调机构。在减灾救灾过程中,特别注重发挥中国人民解放军、武警部队、民兵组织和公安民警的主力军和突击队作用,注重发挥人民团体、社会组织及志愿者的作用。

通过长期的减灾救灾实践,中央政府和各级地方政府已逐步建立了一系列符合国情、具有中国特色的减灾救灾工作机制,包括构建灾难应急响应机制、灾难信息发布机制、救灾应急物资储备机制、灾情预警会商和信息共享机制、重大灾难抢险救灾联动协调机制和灾难应急社会动员机制。中国将根据减灾工作的实际需要,进一步加强和完善减灾的法制建设。

虽然我国的宪法、国防法、突发事件应对法、防震救灾法等对灾难救援的行动有一些法律规定,但这些立法调整的范围尚不能涵盖各种灾难救援的全部情况,特别是在各种复杂情况下卫生法规更显得不足。在实施国内灾难救援中,救援力量平时和战时的抽组、训练、经费、保障、补偿等涉及各种相关条令条例和若干卫生法规,法源不很集中,针对性不是很强,有待健全和完善。涉外的有关法律,如国际人道主义救助、海难海啸救援、跨境救灾支援等起始状态的决定权力、启动程序、监督制约等问题更是没有明确的规定,需要进一步研究和逐步完善。

7. 经济管理　进行灾难医学的经济管理是商品经济和灾难医学发展的必然趋势。长期以来,灾难医学组织和机构常被视为义务性、福利性或慈善性机构,救灾时只讲社会效益,不讲经济效益,不进行经济核算,会导致经济管理相对混乱。在一些地区的救灾过程中,常同时出现部分资源严重不足、部分资源严重浪费两种现象共存的情况,原因是一方面投入不足,另一方面由于缺乏必要的经济管理和耗益分析,救难过程中的物资、经费使用不当,效益不高,浪费的现象屡见不鲜。

(四)灾难心理学

灾难发生后,为各种受灾人群和个体提供心理援助和社会支持是非常重要的。在 2008 年汶川大地震的救援工作中,参加搬运尸体、背运炸药等高危险任务的 1 401 名救援官兵中,发生重度心理障碍者占 1%,存有心理问题者占 20%～25%,发生明显应激反应者占 70%～80%。有研究显示,采取有效的心理防护措施,可使暴露人群的心理危机发生率下降 60%。

经历严重心理创伤后,绝大多数人员会自我调整和适应,但约有 1/3 的人员可能会出现各种心理创伤问题,甚至发展成为心理障碍。最常见的有急性心理障碍(acute stress disorder, ASD)、创伤后应激障碍(post-traumatic stress disorder, PTSD)、适应障碍(adjustment disorder)、抑郁障碍(depression disorder)、自杀(suicide)和其他心理应激问题。

从医学角度看,心理干预对预防和减少 ASD、PTSD 及其他精神障碍,维护救援分队和民众的身心健康具有重要意义,对其他医学专业顺利进行躯体治疗、对伤残恢复均有重要的促进效果。从社会管理角度看,在发生大范围的灾难、社会恐慌和动荡时,心理干预可以起到缓解痛苦、调节情绪、塑造社会认知、调整社会关系、整合人际系统、鼓舞士气、引导正确态度、矫正社会行为的作用。

心理援助主要是由精神科医生、临床心理学家、社会工作者对受灾相关人群实施的紧急精神卫生服务。主要内容有:群体社会心理监测、调控;个体心理应激反应管理、疏导;心理创伤的预防及精神障碍诊断、治疗;初步康复性干预等。主要对象:直接受灾者及其家属、救援人员、生命线保障人员以及受灾地区以外的易感、高危人群。

灾难发生后,心理救援工作容易出现的问题是:缺乏训练有素的精神科医生和心理治疗师,心理救援工作不易在灾区和媒体中有组织地展开;心理救援力量缺乏有力的归口管理,救援体系和救治阶梯不完善;参与心理救援的人员水平参差不齐,技术不实用,伦理操守不规范,与其他医疗部门缺乏良好的合作;有些经历心理创伤的人员被不恰当地、反复地进行心理辅导或被媒体不负责任地进行宣传,反而加重了病情等。

1. 灾难心理卫生保障的原则

(1)预防为主原则:尽早对受灾人群可能发生不良应激反应的危险因素进行分析评估,争取早期采取预防措施;对暴露在极端应激环境中的人员提前干预、主动干预;努力减少应激相关障碍的发生,控制其发展。

（2）及时就近原则：灾难现场救援的重点是表现为急性心理应激反应的个人和群体，而预防的重点是避免他们的心理障碍向创伤后应激障碍转化。对出现明显应激反应的个体和群体，尽量在最基层救治阶段提供及时、就近的心理卫生服务。心理服务的工作环境一般不脱离诱发应激的现场，在保证膳食供给、休息和充足睡眠的基础上，进行早期疏导或实施群体心理卫生辅导，可使大部分人员缓解急性应激反应症状。

（3）正常化和个性化原则：不把出现应激反应的人员作为患者看待，恰当地解释应激反应的正常现象和一般规律，促使其转变认知观念和主动应对，尽早自我恢复。心理干预要针对不同诱发应激的因素、场景和阶段，根据不同服务对象的特点和需求，采取个性化的疏导方法、干预技术和措施。

2. 心理卫生保障体系的构建　特大型灾难的心理救援体系一般分为国家（解放军总部）-省级（军区）-地区（部队）三级管理体系。在国家层面设立心理卫生技术指导组；有关医学院校、科研院所设立心理卫生教学、科研机构；军地疾病预防控制中心、医院、疗养院设立心理卫生科室，在基层培养心理兼职医生。平时，要完善心理卫生专家组，心理保障（救援）分队，医院、疗养院心理卫生专科中心和兼职心理卫生人员的组织和训练，并制定好工作预案，明确心理创伤人员的救治后送阶梯；灾难发生后，根据需要抽组救援分队开赴灾区。心理救援分队的工作安排由救灾领导小组负责，列入整体救援部署。

3. 心理危机干预的基本工作程序　心理危机干预，又称为情绪急救，是指心理救援队员对当事人短期帮助的过程，是对身陷困境或遭受挫折的人员予以关怀和帮助的一种方式。

心理危机干预的过程，是心理治疗师利用启发、引导、促进和鼓励的方法帮助当事人恢复和重建心理健康的过程。其主要工作是：帮助当事人正视危机，正视可能应对和处理的方式，帮助他们回避一些应激性境遇，提供必要日常生活帮助，避免给予不恰当的保证，敦促当事人接受帮助和治疗等。

心理危机干预的基本工作程序包括：预防性心理干预、应激现场心理干预、心理康复治疗和适应性训练、任务后心理干预等。

（1）预防性心理干预：在救援过程中利用一切可利用的时间和条件，对执行任务的分队和受灾的民众开展预防性心理咨询和干预工作。具体工作包括：对应激危险的因素和人群实施监督、预警，早期进行有针对性的干预；对任务分队和全体人员开展心理卫生教育，有条件时开展心理训练，动员救援力量促进社会支持，加强后勤保障工作；及时清理作业现场，减少不良刺激，合理安排人员作息，开展文体娱乐活动；建立心理卫生服务点和开设热线电话，加强巡诊，及时提供医疗和心理服务。

（2）应激现场心理干预：对受心理应激环境（事件）影响的人员进行心理状况评估，结合临床症状和心理量表的测试数据，由心理医生对急性应激反应人员进行面谈，做出急性应激障碍、创伤后应激障碍、适应障碍、疑似精神疾病综合征等诊断，针对不同患者，进行分类处置工作。对严重的反应性精神病、疑似精神分裂症患者，直接送精神专科医疗队或医院确诊治疗；对一般急性应激反应的人员，采用心理疏导、强制休息、加强营养、陪伴支持和应激晤谈等方法进行干预，必要时可给予药物；对适应障碍较严重的人员，采用支持性心理治疗、认知疗法和药物治疗等方法进行干预；对重大灾难的幸存者、遇难者家属、事件目击者和参与营救和救护人员，除应及时开展集体晤谈干预外，对特殊个体还应实施个性化的治疗方案。

（3）心理康复治疗和适应性训练：对心理应激反应症状持续＞72 h而未明显恢复的患者应后送转入心理康复中心或适应性训练中心。该阶段的工作在灾难救援实践中尚未形成成熟的经验。一般说来,在救援现场不太具备处置条件,救治任务多需在后一级救治阶梯中完成。据美国、以色列军队战时心理卫生保障经验,这类患者仍穿军服,携带武器,执行军纪,并进行军事训练和体育活动。主要治疗手段是利用心理宣泄方法,指导和启发患者诉说其战争经历,表达内心体验和情感,以求重新获得自我控制能力,减轻症状,取得心理平衡,同时给予药物治疗,防止患者成为慢性病者。以色列军队的战斗适应性恢复中心在一次战斗中收治了60名精神性病员,平均经过26 d的治疗,其中40%的病员痊愈后归队,60%不能继续安排在战斗单位。

(4) 任务后心理干预:救援任务完成后对救援人员心理健康的维护是整体工作的一个重要环节,以往对这部分的工作重视不够。首先,在对全体人员进行心理普查、筛查和随访的基础上,对心理状况不够稳定的人员继续给予强化干预;其次,按照一般经验,任务后的总结和评功评奖阶段,仍是心理异常的多发阶段,医务部门不仅需要配合军政主管部门进一步加强思想政治工作,同时还要根据工作安排有针对性地对部分人员进行心理监测,主动做好干预工作。

(五) 灾难应急预案

灾难应急预案是一级救援机构针对未来可能发生的紧急灾难事态预先制定的应对计划和方案。编制灾难应急预案的基本任务是:根据以往救援经验与教训,研究和编制灾难紧急事态的背景与需求设定,建立相应的救援体系和工作机制,明确基本工作流程和工作方法,提出救援组织、人员、技术和装备"四落实"备勤清单和要求,在灾难发生以前建立起一套基本的应对方式、方法和技术、物资准备方案,一旦灾难发生,救援行动的实施与运作有一个基本的指南和参照框架,以便使整个救援过程达到迅速、有序、高效地应急响应。灾难应急预案也是组织救援应急力量平时训练、考核的基本依据。灾难应急预案的制定是应急管理范畴中的一项非常重要的工作,它对于提高大批量伤员的整体救治效率、规范灾难救援各阶段工作应急决策、最大限度地减少灾难造成的人员与财产损失具有重要的意义。编制灾难应急预案要遵循科学性、系统性、动态性、可操作性和预见性的原则。

1. 制定灾难应急预案的基本要求 灾难应急预案是灾难救援工作的基本模板。由于灾难发生的事态规模、严重程度不一,涉及的响应层级不同,同时灾难存在着多种类型,救援队的行动方式、方法也不尽相同,因此,从国家、省、市层面上来说,灾难应急预案应是一种包含有不同类型、不同层次、不同应对力量、各种方案组成的预案体系。应急预案的制定应符合下述基本要求。

(1) 各层级制定不同的应急预案:国家层面主要制定总体预案。目前国家已颁布的专项应急预案有18项,包括:国家自然灾难救助应急预案、国家地震应急预案、国家海上搜救应急预案、国家突发公共卫生事件应急预案等。省、市层级根据总体预案的要求制定具体预案和实施细则,如省、市级政府根据国家公共卫生事件应急预案制定地方突发公共卫生事件应急预案,具体包括:省级人民政府的突发公共卫生事件总体应急预案、专项应急预案和部门应急预案,各市(地)、县(市)人民政府及其基层组织突发公共卫生事件应急预案等。上述预案在省级人民政府的领导下,按照分类管理、分级负责的原则,由地方人民政府及其有关部门分别制定;针对不同灾难类型制定不同的单项预案,各不同的预案要形成统一的整体,以便统一安排使用救援资源。

(2) 预案制定要符合国情、社情,切合实际:预案制定的每一步都必须兼顾环境因素、资源因素、人员素质因素和时效因素,充分考虑实际操作的可行性,不可超越本区实际和灾情现状进行预测,以免造成救援系统无法运行和救援工作陷入混乱。

（3）预案应具有权威性，且有相应的法律保障：政府部门和军队制定的各类预案是以我国突发事件应对法、防震减灾法、传染病防治法、军队参加抢险救灾条例等法律、条例为基本依据而制定的，下位预案的制定都应以"母法"为依据，以确保全部预案的严肃性和权威性。

（4）平时要做到救援组织、人员、技术和装备物资"四落实"：要明确救援的组织体系、指挥关系、配属关系和协同关系，完成救援分队队员的预任预编，组织救灾技术训练、演练与减灾能力评估，落实装备物资器材的研制和储备，加快分队快速机动能力的装备和建设，加大队员环境适应性训练强度和解决后勤保障工作重点和难点问题等，这些都是灾难医学救援的关键要素。只有平时做到"四落实"，才能增强应急处置的有效性。

2. 灾难应急预案的种类　国家和军队把机构的层级和事件的类型结合起来，规定了应急预案的体系框架。各个层级的卫生部门或保障机构，可以根据自身的任务和分工，灵活编制以下几种类型的应急预案，形成本系统或本单位的预案体系。

（1）总体预案：是全局应急处置工作的总体规范和总纲，需报请最高领导部门批准后实施。

（2）专项预案：通常是指针对某一类型重大事件的专门预案，如全军制定的《军队参加防汛抗洪应急预案》《军队协助地方维护社会稳定应急预案》《军队处置突发公共卫生事件应急预案》等专项预案。全军层次的专项应急预案由总部有关部门牵头制定，报军队处置突发事件领导小组批准后实施。

（3）部门预案：通常指管理部门应对突发事件制定的专门预案。各级各类管理部门根据上级总体应急预案、专项预案和部门职责为应对突发事件制定的预案，如《总后卫生部处置突发事件应急预案》属于总部一级的部门预案，需经原总后勤部批准后实施。

（4）机构预案：指地方和军队各级各类卫生救援机构为应对各类突发事件所制定的应急医学救援预案。该救援机构在地方省（市）、军区、军兵种领导下，按照总体、专项应急预案的基本要求，针对可能承担的任务和可能处置的应急事件，结合自身功能特点和现场应急处置实际，编制响应的预案。预案尽可能做到一类事件一个预案，如自然灾难救援预案（如抗震、抗洪救援预案等）、重大化学事故救援预案、恶性交通事故救援预案、核事故救援预案、职业中毒救援预案、疫病流行救援预案和食物中毒救援预案等。

（5）重大活动预案：针对国家和军队重大活动所制定的应急处置预案，包括参加国家举办的重大国际会议、国际维和行动、国际人道主义救援行动、双边和多边国际联合军事演习等活动所编制的应急预案。此类预案分别由承担重大活动保障任务的各级卫生部门和各类保障机构制定。2008 年北京奥运会、2010 年上海世博会、2010 年海地抗震救灾行动、2010 年巴基斯坦抗洪救灾行动的准备工作中，地方和军队的卫勤部门和机构都编制了详细的总体预案、部门预案和机构预案。

3. 灾难医学救援应急预案的基本结构与内容　灾难医学救援应急预案是指地方医学救援分队、卫勤部队及部队卫勤分队制定的具体应对突发灾难的行动预案。该预案与总体预案不同，前者偏重于宏观指导、总体谋划与组织工作的规范，类似于"组织法"；后者偏重于工作程序、工作方法的规范，类似于"程序法"。一般灾难医学救援应急预案从本级层面对紧急事态应急处置的基本任务、行动原则、责任区分、指挥体系、保障体系、基本程序等做出规定，并对编组形式、任务区分、卫勤协同和保障方式等做出明确规定。

（1）目的和依据：编制预案的目的表述，可根据本单位可能承担的任务需求，对各类突发灾难制定救援预案，同时要明确所依据的法律、法规和总体预案等。

（2）适用范围：通常是指预案规范和执行机构类型的范围，包括医疗后送、防疫防护、药材装备、血气保障等任务分队,同时要明确预案适用的时间和范围等。

(3)事件的背景与想定:通常是指预案所应对的救援行动方式、事件类型、波及范围、严重程度、人员伤亡数量等进行设计与想定,是预案提供的环境背景和前提。因灾难类型的不同,对救援应急准备、处置的要求也不同。环境背景的设定可以区分出救援任务的性质,是实施对行动部队的卫勤保障,还是对灾民进行医学救援。要尽可能明确哪些是已给定的条件,哪些是未知情况,这对减员的预计十分重要,是预案制定的基本依据。

(4)基本任务:在进行减员预计的基础上,进一步预计需要完成救援的任务和基本要求,测算出全部救援(保障)的范围及其工作量、技术范围,以及完善资源的需求等。

(5)指挥与保障关系:预案要明确上下、内外指挥关系与救援(保障)关系,特别是在军地联合救援时,必须明确军内、军外的协同指挥关系,明确联合救援的协同实施细则,包括确定联络方式,组织间协作方式,信息收集、反馈和传递方式等。

(6)力量的编组与任务区分:预案要明确机构力量的编组和任务区分。目前,我军抽组的各类机动卫勤力量均有明确的编组,战时能保障大批量伤员的救治需要,但较少考虑灾难救援的需求,故在编制预案的时候,应根据实际情况进一步进行模块化的编组。与地方卫生力量联合编组时,要注意充分发挥双方技术优势和整体救援水平。

(7)应急机动:预案要明确物资装载的程序和方法,明确机动路线、配置地域和展开方式及时间等内容。预选机动路线和启用国防动员运力时,要有详细动员方案。

(8)应急处置:对救援行动和医疗后送、防疫防护及药材保障等专业处置、重点环节、工作方法、工作标准与评价标准等做出规定,也可规定特殊伤员的基本救治方案,并对技术工作中需要注意的问题加以强调。

(9)动态监控:预案中,要规定主要监控的内容、信息采集、信息传输、汇总分析、反馈评估等方法和内容等。

(10)相关保障:预案要对应急救援行动的通信、运输、军需、生活等相关工作做出安排,必要时还要制定特别防护措施、撤离和疏散方案,尽可能地绘制一些常用的应急图表供使用,如医疗单位分布图、救援路线图、资源分布图等。

灾难应急预案的制定是一项复杂的系统工程,一份较好的预案不仅要密切结合救灾的实际,认真考虑各种因素的影响,而且在预案初步完稿后,还须经演练和实战的检验,然后进行不断地补充、修正和完善。

(六)灾难医学普及教育

灾难医学普及教育的宗旨是使人们知道在任何灾难的情况下,尽自己最大努力正确应对可能遭受的伤害,保护自己,挽救他人,其所发挥的作用在整个救灾过程中具有非常重要的意义。目前,世界上很多国家越来越重视灾难医学在广大民众中的普及教育,例如,建立相应的培训机构,根据不同的人群、不同的层次与专业、不同的地区,有针对性地普及灾难医学教育工作;强化地方各级政府的减灾责任意识;将减灾知识普及纳入学校教育内容;纳入文化、科技、卫生"三下乡"活动,开展减灾普及教育和专业教育,加强减灾科普教育基地建设;建立国家减灾科普教育支撑网络平台,编制减灾科普读物、挂图或音像制品,推广地方减灾经验,宣传成功减灾案例和减灾知识,提高公民防灾减灾意识和技能。在灾难医学普及宣传教育方面各级红十字会发挥的作用尤其突出。灾难医学普及教育的主要工作如下。

1. 开展群众性宣传教育 增强民众的环保意识,正确认识生态环境与灾难的关系,逐步建立起全国和地区范围内的群防和自救体系;利用各种媒体广泛宣传防灾、抗灾、救灾的基本知识;学习常用的自救互救技能。美国要求全国有 1/3 的成人会进行简单的院外急救工作。王一镗教授认为我国应争取有 10% 的成人接受这方面的培训。

2. 对重点人员进行训练和教育　对经常与灾难接触的人员和为灾难救援服务的人员,如公安、司机和消防队员等,进行人工呼吸、压迫止血等现场急救复苏技术的培训。在救灾现场,有 40%~80% 的伤员需要依靠自救互救,如方法得当,灾后 3 h 内获救的伤员有 90% 可能存活。重点人员急救知识的普及程度与质量对整体救援效益影响很大,应引起重视。美国定期对重点人员,甚至对大、中学生进行心肺复苏技术培训;法国在一些医学院校开办集训班,定期对有关人员进行现场急救复苏的培训工作,从而大大提高了灾难现场的抢救水平。

3. 对救灾医务人员进行特殊技术培训　除基本的创伤救治技术外,救护医务人员还应掌握检伤分类、徒手复苏、临时骨折固定、紧急通气和气管切开、搬运后送等野外常用急救技能,并适时进行模拟演练,以提高现场的实际工作能力。

第三节　灾难医学在医学教育中的重大意义
以及与其他学科的关系

21 世纪以来,各类灾难,特别是"9·11"恐怖事件、2019 冠状病毒病(COVID-19)、特大地震、海啸和泥石流灾难频发,冰雪、干旱和洪水等已成为多国,尤其是发展中国家每年常态化多发的自然灾难,凸显了灾难医学建设的重要性和迫切性。面对近年来突发的各种灾难,众多学者从不同层面和角度对灾难医学教育的改革进行了深刻反思。

一、灾难医学在医学教育中的重大意义

数百年来,医学科学技术得到了迅速发展,但灾难医学的发展和灾难医学教育始终未能得到足够的重视。一次又一次灾难的发生,吞噬了千万人的生命;一次又一次的救援,留下了许许多多的遗憾、经验和教训。为跟上国际灾难医学发展的趋势,建立和完善我国的灾难医学救援体系,普及灾难医学基本知识,提高专业力量的综合救援水平,最大限度地减少人民群众生命和财产损失,随时准备应对可能发生的各类灾难,发展我国的灾难医学教育实为当务之急。

(一)按照灾难医学特点开展灾难医学教育

虽然各类灾难的发生、发展规律不同,但灾难医学本身具有以下特点,需要在平时加强灾难医学教育。

1. 灾难救援的应急性　灾难随时可能发生,灾难救治的成效取决于灾民的自救互救能力、救援机构的组织指挥能力、专业力量的快速机动能力、对各类伤员的救治能力和救援力量的环境适应能力等关键要素。灾难发生后,救援机构和人员仓促应战,面对有大批量伤员的突发现场,即使灾区已经建立了各种应对灾难的机制和预案,社区可用的卫生资源也会显得明显不足,外援力量将成为进入灾区的主要救援资源,灾区的总体救援水平直接影响紧急救治和后送的速度及效率。灾难医学救援是在应急条件下实施的一项极其复杂的系统工程,涉及受灾群众和参与应急救援全过程的各类人员与机构,普及灾难医学的基本知识、强化专业救援力量的能力建设成为平时灾难医学教育的中心工作。

2. 灾难伤员救治的多样性 由于灾难成因的多样性,灾难发生地域与灾区的特殊性,灾难等级的不确定性,灾区伤员可呈现不同的伤情特点。例如,地震伤员多发建筑物倒塌时引起的砸伤、挤压伤和土埋窒息,烧伤、复合伤增加,重伤率高,休克率高;海难伤员多发淹溺(尤其是低温溺水),海水浸泡伤;空难幸存者多发烧伤、脊柱截断、大血管撕裂伤和颅骨多发性粉碎性骨折等重症。总体伤情的特点是大批量伤员集中收治,新型伤类不断出现,早期征兆凶险,重伤比例大幅增加,感染并发症更加严重,休克、多器官功能衰竭等并发症增多,应激反应伤员大量同时涌现等;伤员的伤类、伤情、伤部、伤势特点与一般创伤完全不同,这对医务人员的正确处置提出了更高的要求。灾难医学教育则为完善医务人员的知识结构提供了较好的平台,无论是模拟场景的体验,还是对各种伤病救治经验的获得,都是非常重要的。

3. 灾难联合救援的复杂性 在一般思维定势中,人们较为习惯的是实施单种灾难、单个任务分队进行单一行动的救援模式,而对于各系统、各专业在指挥部的统一协同下如何发挥整体资源配置优势,军、警、民实施联合救援、时效防治、高效救援、机动处置、灵活救援、实时监控、精确救援等涉及全局救治效益的问题考虑较少,没有建立相应的机制,行动预案不完善,这是联合救援中的弱项,也是历次救援行动后期总结教训最多的内容。据此专家们认为,联合协同是灾难救援组织形式中的一种高级类型,是组织工作的一种目标模式。联合救援的目标是试图将各种组织系统、指挥系统、技术系统和装备系统融合为一个有机的整体,形成强大的整体合力和综合实力,以取得未来灾难联合救援的主动权。在我国医学教育中开设灾难医学专题研修内容,是对灾难救援的组织领导者(军地卫生行政领导)实施高层面的专门训练、模拟演习的最好训练方法。

4. 灾难救援现场的危险性 重大灾难发生后,不仅灾民的生存环境遭受严重破坏,灾区生态环境也呈现明显恶化态势。外援救援力量进入灾区后,工作与生活环境将面临严重的困难:卫生资源匮乏,公共设施无法运行,救援现场缺乏大型医疗设备和基本的工作条件;整个灾区断水、断粮、断电,缺医少药,道路不通,信息不灵,生存条件极差;继发性灾难随时可能发生,抢险救灾工作一般与灾难的发生、发展同步进行,从而加剧了现场救灾环境的危险性。灾区人员卫生防护和防伤害知识的普及同样是灾难医学教育的重要组成部分。

5. 灾难医学的社会性 当今,国际救灾机构已基本建成联合国、国际红十字会(international federation of red cross,IFRC)以及各种人道主义救灾组织在内的 3 个庞大救灾系统网络。我国通过政府、专业部门、各群众协会和企业之间的相互配合,统一管理全社会的共同行动。以国家级、省级和市级三级减灾管理为准则,实施全国范围内的救灾公共管理计划。灾难救援的对象是大规模的受灾人群,主要工作偏重于院外的紧急救治、院外院内的连续性救治和管理,所要解决的问题除医学问题外,还包含社会学、心理学、管理学等方面的内容。灾难医学作为医学的一个分支学科,有其自身的特殊性,必须对救援人员进行灾难医学教育培训。

(二)国家的可持续发展战略要求我国尽快实施灾难医学教育

迄今,中国政府为减灾事业付出了巨大努力,但中国的减灾工作仍然存在一些亟待加强的薄弱环节,如减灾综合协调机制尚不健全,减灾综合性法律、法规和相关配套政策不够完善,灾害监测体系还有待健全,防灾减灾基础设施建设亟待加强,社会公众减灾意识仍需提高。我国政府提出,必须始终坚持以人为本的理念,以提高全社会的综合减灾能力为核心,以提升城乡基层社区的综合减灾能力为重点,以提高全社会民众的防灾减灾意识和避灾自救水平为基础,全面提高综合防范、防御自然灾害的能力和水平。1992 年联合国环境与发展大会后,中国政府率先组织制定了《中国 21 世纪议程——中国 21 世纪人口、环境与发展白皮书》,作为指导我国国民经济和社会发展的纲领性文件,开始了我国可持续发展的进程。为了全面推动可持续发展战略的实施,保证我国国民经济和社会发展第三步战略目标的顺利实现,在总结以往成就和经验的基础上,根据新的形势和可持续发展的新要求,2008 年 5 月,中国政府制定了《中国 21 世纪初可持续发展行动纲要》(以下简称《纲要》)。此《纲要》提出,今天我们必须面对这样一个现实:中国已经进入必须加强风险管理的社会发展阶段。创新体制机制,加强管理,全面、有效地应对各种生产性事故、自然灾害等突发公共安全问题,对于我国的可持续发展至关重要。《纲要》在"保障措施"中特别提出,要积极发展各级各类教育,提高全民可持续发展意识,强化人力资源开发,提高公众参与可持续发展的科学文化素质。在基础教育及高等教育教材中增加关于可持续发展的内容。成思危认为,必须通过发展教育来提高全民族的科学、文化和道德水平,培养创新型人才。必须认识到经济只能保证我们的今天,科技可以保证我们的明天,但只有教育才能保证我们后天的可持续发展。这里所说的教育,包括了灾难医学的普及与专业教育。

(三)面对灾难的严重威胁和挑战应进行灾难医学教育

张业成等统计了 20 世纪中国自然灾害对社会经济影响的时代变化与阶段差异后得出了以下结论:20 世纪,伴随中国社会经济的巨大变化,自然灾害呈现显著的时代变化与阶段差异。1900—1949 年,半封建半殖民地的中国,减灾近于空白,多种巨灾频发,造成巨大人口伤亡和严重饥荒,加剧人民贫困和社会动荡;1950—1979 年,新中国建立初期,减灾能力较低,自然灾害频繁,巨灾仍常有发生,不仅造成严重人口伤亡和财产损失,而且对社会经济发展产生严重影响。1980 年以后,随着中国经济持续快速发展,减灾能力不断提高,在这种背景下,自然灾害出现新的特点:受灾人口增加,但死亡人口显著减少,且杜绝了饥荒;自然灾害的破坏作用与影响范围越来越广,造成的直接损失与间接损失越来越大,但相对损失越来越小。

自然灾害与资源、环境的关系越来越密切,因此对社会经济可持续发展的影响越来越深远。然而,我国目前尚无相应的灾难医学学术组织,灾难医学教育培训体系基本处于空白,普通高等医学院校学历教育和继续教育培训教材大多未涉及灾难医学内容,更缺少大批对灾难医学有所研究的优秀人才,显然,我国灾难医学救援体系远远不能适应我国经济快速发展的需要,面对新世纪各种灾难的严重威胁和挑战,进行全民灾难医学教育就显得更加重要。

二、灾难医学与其他学科的关系

灾难医学是研究为受灾伤员提供医疗卫生服务的科学,是介于灾难学和医学之间的边缘学科。灾难医学主要研究在灾难前、灾难中和灾难后阶段各种灾难对人体损伤的规律、救治理论与技术装备、疾病控制、防病与防疫策略、重建实施等卫生保障措施,以充分发挥医学科学技术能力,保护灾区居民健康。

灾难医学涉及几乎所有临床医学专业,尤其与外科、急救医学、预防医学等关系密切,但又有显著区别。灾难医学更加侧重院外的救护及管理,大部分工作是在灾难现场进行,在多数情况下常常需要政府组织相关部门统一协调才能有效应对。

1. 与公共卫生学的关系　公共卫生学以群体为主要研究和服务对象,着重研究各种环境、作业和其他有关因素(生活方式、卫生服务、生物遗传等)对人员健康的影响和所致的伤害及其防护,预防和控制伤病的发生和流行,增进身心健康,维护和提高人员劳动生产能力、生存适应能力和工作效能,以保障各种任务的完成。具体研究内容包括:各种伤害因素及其防护,特殊环境的卫生学保障,特殊工种(如军事作业)的卫生学保障,突发公共卫生事件的卫生学应急反应对策,平时和特殊时期重要疾病与损伤防治,重要活动(军事行动、救灾等)的综合卫生学保障,以及对民众的健康教育等。现代公共卫生学强调为民众提供强有力的社会支持,不仅要关注威胁人类健康的传统传染病,同时要关注新发的特殊疾病、各种慢性病和民众的精神卫生,强调社会对民众生活方式的决定作用,致力于创造引导健康生活方式的社会环境,提倡多学科相结合的研究方法和多部门合作的实施战略。

灾难医学包含了许多公共卫生学的内容,无论是原发性疫病的灾难还是灾后传染病的预防和控制都离不开公共卫生学,而公共卫生学的许多理论和技术也是在疫病灾难的斗争中建立和发展起来的。灾难医学面临的不仅是突发性灾难的医学救援问题,而且也包括了渐变灾难,如环境污染、生态破坏等所造成的慢性健康危害和远期效应(如遗传毒性、染色体突变等)问题,又属于公共卫生学的研究范畴。灾难医学的服务对象是大规模的受灾人群,要解决的是相对较短时间内的救命和生存问题,而公共卫生学要解决的是平时或灾难后人群疾病预防、健康维护和健康促进三项主要任务中存在的各种问题。

2. 与急诊医学的关系　急诊医学是研究所有急危重症救治理论与实践的一门科学。灾难医学与急诊医学密不可分,它是在近二三十年内由急诊医学分化并进一步发展起来的,由于各自的任务不同,急诊医学并不包含灾难医学的全部,更不能代替灾难医学。

灾难医学偏重于院前大批量伤员的救护与管理,大部分工作在灾难现场进行,基本不具备现代医院急诊部门所拥有的良好卫生资源和救护条件,故其工作策略、方式和方法与急诊医学有所不同,灾难医学的现场救援需在政府有关部门的统一协调下进行才能取得最大的效率。

急诊医学有其特定的学科范畴和任务。急诊医学医疗体系服务的对象主要针对个别、小批量突发创伤或罹患重症疾病的人群,救治效率主要取决于分队的救治技术和救治流程。近20多年来,现代急诊医学已有了飞跃的发展,我国大中城市很多综合性医院的急救科功能得到了加强,发展成为集院前急救、院内急救门诊、急诊手术、重症监护、急诊病房为一体的急救服务单位,一改以往把急诊科仅作为迅速分诊疏散患者的通道,以内科为主的功能变成急诊内、外科共同发展的功能,真正把急诊中心变成了急危重症患者的确定性治疗中心。

急诊医学的范畴涉及院前院内急救学、复苏学、危重病医学、灾害医学、创伤学、急性中毒法医学、急诊管理学等专业。参照先进国家的经验,目前我国已采取社会公益性医疗急救管理的模式,逐步建立起全国统一的消防、司警和医疗急救联动救援系统,统一实施联动救助服务。

3. 与其他学科的关系　由于灾难的分类各异,灾难医学救援的应对策略和手段各不相同,因而与灾难医学有关联的学科也非常广泛,它们既高度分化,又综合集成,如地质学、气象学、环境保护和生态学、化学、物理学、建筑学、机械工程学、心理学、管理科学及无线通信、交通运输等,这些学科的发展为提高灾难医学的技术水平、管理水平和救援效率提供了有力的科技支撑。

第四节　灾难医学发展简史

灾难是一个古老的话题,但灾难医学却是一门新兴的学科。人类的历史,是一部自始至终贯穿着与自然灾难做斗争的由浅入深、由低到高的认识史。在与灾难抗争的过程中,既包括每一个普通个体所做出的牺牲和奉献,也包括历代统治政府在防灾、减灾、救灾方面所做出的努力。

一、世界灾难医学简史

现代灾难医学首先在西方发达国家确立。1864 年 8 月，由瑞士发起在日内瓦召开了国际会议，会后成立了"红十字会"（Red Cross Society）组织，伊斯兰国家用"红新月会"（Red Crescent Society）名称，起初是为了改善战伤救护条件，以后发展成为对各种自然灾难的救援、急救、护理等国际人道主义团体。在两次世界大战中，红十字会在战伤救护中发挥了重要作用。1948 年 6 月，世界卫生组织（WHO）正式成立，同年 9 月 WHO 成为联合国专门机构之一，其宗旨是努力提高全球人民的健康水平，在出现全球性或地区性流行病时，及时发出通报，提出防治措施，对各种灾难进行监测、统计分析和出版相关资料，交流各国减灾的经验与教训。各受灾国也可通过 WHO 各地区办事处协调和调拨物资以满足救灾所需。WHO 对全球救灾和减灾工作做出了重要贡献。

1955 年美国匹兹堡大学国际心肺复苏研究中心的著名急救医学学者 Peter Safar 教授将其研究中心更名为国际心肺复苏与灾难医学研究中心。此后，世界各国开始将目光投向灾难医学。1963 年瑞典成立了世界第一个灾难医学救援组织——国家医学防护咨询委员会；1976 年由 7 个国家麻醉科、内科医生在德国美茵茨（Mainz）发起，成立了急救和灾害医学俱乐部，将急救医学（emergency medicine）和灾难医学（disaster medicine）的职能紧紧地融合在一起。这个俱乐部的成立很快引起各国医学专家的兴趣和重视，不久俱乐部更名为世界急救和灾难医学学会（WAEDM），从此世界第一个专门研究和探讨急诊医学与灾难医学的学术机构问世。学会的主席就是当时心肺复苏医学创始人之一的 Peter Safar 教授。专家们认识到，仅仅依靠临床医生、医院内的管理模式和经验来应对突发灾难的救援是远远不够的，因此 WAEDM 着重研究交流世界各国在医院外抢救垂危濒死患者的经验和现场的急救组织指挥。WAEDM 的成立，很快吸引了社会有关部门和人士的关注。在此之后的几年里，国外学者逐渐把注意力和研究重点放到灾难医学中来，每 2 年 WAEDM 召开一次世界性学术大会。WAEDM 主席 Birnbaum 指出："WADEM 在开发区域性救援资源方面做了大量工作，学会帮助各国建立最实用和标准的教育培训模式，以提高其实际救援能力。"

除 WAEDM 外，对灾难医学具有重要推动作用的机构还有 1984 年成立的非政府合作组织——国际人道救援医学学会（International Association for Humanitarian Medicine，IAHM）。IAHM 主席、WAEDM 名誉主席 S. W. A Gunn 认为："灾难医学就是人道救援医学""重大突发事件和灾难是可以预见和预防的""灾难救援不单纯是一个临时应急重建事件，更是社会长期发展中的一个基本组成元素"。这些学会定期召开国际学术会议，为各国专家提供灾难医学学术交流平台。1991 年 12 月，联合国建立了人道救援事务处（Department of Humanitarian Affairs，DHA），专门负责处理各种突发事件的人道救援工作。

1989 年 WHO 在斯德哥尔摩举行了第 1 届世界预防事故和伤害会议；2003 年 5 月第 13 届国际灾难医学大会在悉尼召开，这是一次灾难医学史上跨国界、跨专业减灾人员共同参与的重要盛会；2009 年 5 月在首尔召开了第十六届世界灾难医学和急救医学大会，会议确定增加一些新的分支机构（如英国、哥伦比亚和加拿大等国）与地区 WHO 分支机构密切合作，建立现代灾难医学教育和培训模式，以协助提高有关国家救灾的协调和控制能力。灾难医学的发展越来越受到世界各国的重视，特别是联合国的相关组织，如国际劳工组织（International Labour Organization，ILO）、国际海事组织（International Maritime Organization，IMO）、WHO 等都参与组织了各种有关灾难救援问题的国际学术会议。2006 年美国出版了由哈佛大学医学院国际急救医学与灾难医学部主任 Gregory R. Ciottone 等编著的《灾难医学》。

灾难医学作为临床医学、急诊医学、公共卫生学等学科的延伸和高度集成,近 20 年来,西方发达国家已相继成立了全国性灾难医学学术机构和全国范围的灾难救援体系。其中美国的灾难预警、救援和医疗系统最为发达,包括美国联邦应急计划、美国国家灾难医疗系统、美国大都市医疗应对系统、美国联邦灾难心理卫生服务系统的建设和一系列灾难应急预案的制定,为各国提供了良好的学习模板。

二、中国灾难医学简史

我国灾难医学研究刚刚起步,1989 年 4 月中国首次成立国家级减灾防灾机构——国家救灾委员会。1989 年第 44 届联合国大会将 20 世纪最后 10 年定为"国际减少自然灾害十年",中国政府、社团和有关组织积极响应并参与这一行动。从 20 世纪 90 年代起,中国专家逐步关注"灾难医学"的学术进展,有关灾难医学的著作相继出版,1992 年人民军医出版社率先出版了由 Baoskett 和 Weller 合著的 *Medicine for Disaster* 的译著(张建平译);1993 年 11 月在上海召开了第 1 次全国性灾难医学学术会议,同年张鸿祺等教授主编的《灾难医学》由北京医科大学和中国协和医科大学联合出版社出版;1994 年上海科技教育出版社出版了由华积德教授主编的《灾难医学》;直至 2009 年江苏大学出版社出版了由王一镗等教授主编的《灾难医学》。1995 年,陈新华等建议我国在"九五"期间应大力发展灾难医学的学术研究,同年卫生部发布《灾害事故医疗救援工作管理办法》,这是关于灾难医学救援的第一部法规性文件。2001 年 4 月 27 日国家地震灾害紧急救援队[对外称中国国际救援队(China international search and rescue team, CISRT)]成立,这是一支达到联合国重型救援队标准的专业地震灾害紧急救援队,主要任务是对因地震灾害或其他突发性事件造成建(构)筑物倒塌而被压埋人员实施紧急搜索与营救。国家地震灾害紧急救援队由中国地震局、解放军工程部队、武警总医院有关人员组成,全队共 230 人,配有 8 大类 300 多种 20 000 余件(套)装备及 20 余条搜救犬。2000 年,科技部、民政部正式批准成立中国灾害防御协会救援医学会;2003 年 5 月 9 日,国务院公布施行《突发公共卫生事件应急条例》(第 376 号令);2006 年 1 月 8 日国务院正式发布《国家突发事件总体应急预案》(以下简称《预案》),要求卫生部门组建应急专业技术队伍,根据救灾需要及时赶赴现场提供医学救援和疾病防控,同时为灾区提供药品、器械等卫生和医疗设备。该《预案》对突发公共卫生事件的预防与应急准备、报告与信息发布、紧急处置及法律责任等问题制定了具体措施,标志着我国将应对突发与灾难事件纳入了法制化轨道,也标志着我国处理重点灾难事件应对机制的进一步完善。之后,以应急预案、应急工作运行机制、应急法制体系建设为重点,以提高应急能力为核心,我国应对突发公共卫生事件建立了全新的工作模式。此后,政府部门的相关机构相继召开有关会议制定救灾政策。卫生防疫系统一直承担着突发传染病、重点自然灾害的传染源控制、灾难现场应急救援等工作。2008 年汶川发生的特大地震是对我国灾难医学理念和实践的一次全面考验,灾后我国政府认真总结了地震救援的经验和教训,在各省市设立了应急救灾办公室,平时负责制订各种救灾预案、专业人员培训和科普教育,发生灾情时参与救灾的组织指挥和各部门的协同工作;在一些大学和医学院校开办了灾难医学课程,组织全国性的学术讨论会,有的还筹建了灾难医学专业学科,如同济大学医学院于 2008 年 9 月成立了"急诊与灾难医学系"。针对我国的灾难频发实际,正式组建各类国家级、省市级综合性救援队,并将军队中具备救援和保障能力的主要应急救援力量(包括医疗队、防疫队、心理救援队、战略投送力量等)纳入国家灾难医学救援体系之中。我国确定:自 2009 年起,每年 5 月 12 日为"防灾减灾日"。

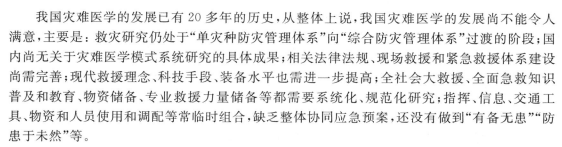

我国灾难医学的发展已有20多年的历史,从整体上说,我国灾难医学的发展尚不能令人满意,主要是:救灾研究仍处于"单灾种防灾管理体系"向"综合防灾管理体系"过渡的阶段;国内尚无关于灾难医学模式系统研究的具体成果;相关法律法规、现场救援和紧急救援体系建设尚需完善;现代救援理念、科技手段、装备水平也需进一步提高;全社会大救援、全面急救知识普及和教育、物资储备、专业救援力量储备等都需要系统化、规范化研究;指挥、信息、交通工具、物资和人员使用和调配等常临时组合,缺乏整体协同应急预案,还没有做到"有备无患""防患于未然"等。

任何重大灾难都会影响千千万万人民群众的生活,甚至吞噬千万人的生命。吴志东等报道,世界自然和人为灾难频发,全世界每年因灾死亡已居世界人口死因的第四位,而灾难造成36岁以下青年的死亡已占第一位。据统计,现在全世界平均每2秒就有1人死于灾难,医疗救援的任务尤其艰巨。在此背景下,发展我国的灾难医学乃当务之急。但完善灾难医学救援的准备绝非一件易事,灾难医学救援是一项极其复杂的系统工程,做好救灾的准备工作和完善灾难医学救援体系,从现在起还需几代人的努力。

我国的灾难医学虽然起步较晚,与发达国家尚有明显的差距,但经过不断努力,我国灾难医学将会实现跨越式发展,可以最大限度地减少国家损失和挽救人民的生命安全。

三、我国的减灾研究与灾难医学发展趋势

1. 我国的减灾研究　在与灾难的长期斗争中,人们逐渐认识到,人类既是环境的产物,也是环境的塑造者。人类可以保护与改善环境造福于人类,也可能破坏环境危及人类的生存和发展。鉴于自然灾难日渐严重、全球环境持续恶化、发展问题更趋严峻的情况,联合国于1992年6月在巴西里约热内卢召开了世界环境与发展会议,这是继1972年6月在瑞典斯德哥尔摩召开的第1届联合国人类环境会议之后,环境与发展领域中规模最大、级别最高的一次国际会议,有183个国家代表团、70个国际组织的代表参加了会议,有102位国家元首或政府首脑出席了会议。巴西会议的宗旨是试图通过国际上的一致行动,将当今世界,特别是发展中国家因自然灾难造成的人民生命财产损失和社会经济发展的停顿减轻到最低程度。会议提出"环境与发展不可分割,保护地球生态环境,实现可持续发展,建立新的全球伙伴关系"的主张,受到全世界的高度重视。经过反复而又艰苦的磋商,会议通过了关于环境与发展的《里约热内卢宣言》(又称《地球宪章》)和《21世纪行动议程》,154个国家签署了《气候变化框架公约》,148个国家签署了《保护生物多样性公约》等文件。

2009年12月《联合国气候变化框架公约》第15次缔约方会议暨《京都议定书》第5次缔约方会议在丹麦首都哥本哈根召开,192个国家的环境部长共同商讨《京都议定书》一期承诺到期后的后续方案,就未来应对气候变化的全球行动签署新的协议。这是继《京都议定书》后又一具有划时代意义的全球气候协议书,将对地球今后的气候变化走向产生决定性的影响,因而又被喻为"拯救人类的最后一次机会"的会议。

为了推动"国际减少自然灾害十年"活动,1990年国家科委成立了全国重大自然灾难综合研究组。20多年来,自然灾难综合研究组在国家各部委机关和专家的共同支持下,对我国各类重大自然灾难进行了全面的综合调查研究,对我国综合减灾起到了重要的推动和开创作用。

马宗晋、高庆华总结了我国减灾综合研究工作3个阶段的主要成果,体现在:完成了我国自然灾情调查与综合研究,对7大类35种灾难的概况、特点、规律及发展趋势进行了综合全面的调查,建立了数据库;完成了国家减灾能力调查与评估,包括对我国区域减灾能力进行了宏

观评估,如减灾基础能力、监测预警能力、防灾救灾能力、救灾重建能力等;完成了自然灾难区域危险性、危害性、风险性的量化研究与分析,对我国区域安全性进行评价,划分了不同等级的风险区,圈定了对社会危害可能特别严重的巨灾风险区;更加重视人口-资源-环境-灾难互馈系统问题的综合研究,进一步阐述了自然变化与人类活动对自然灾难的双重影响;对各种灾难可能形成灾难链、灾难群的灾难系统进行研究,深入探索了各种灾难的综合预报预警技术;研究并提出推动国家减灾系统工程建设的建议,包括建立全国立体监测系统和信息共享系统,创新减灾理论与方法研究,完善国家减灾工程设计,对灾后重建需求和对策、灾难应急方案的制定和组织、灾情统计标准、灾难等级划分标准、灾难评估模式、灾难保险、灾难管理等问题开展广泛研究等。

2. 灾难医学发展趋势 随着科技水平的大幅提升和综合国力的不断增长,我国灾难医学的发展有着广阔的前景。综合各方面专家的意见,灾难医学的发展趋势主要如下。

(1)"以人为本"的救治理念将进一步强化:灾难医学救援的指导思想由"应急管理型"向"主动服务型"转变,"生命第一"是灾难救援的首要原则。各级救治机构在灾难救援过程中,将民众的安危作为治理的出发点,将保障民众的生命、财产作为首要因素,按照民众满意的方式治理突发灾难,力求将损失程度降至最低;在救援的全过程,依靠先进的医学技术,动员社会各界力量,以充满人文关怀的态度治理突发灾难,适时出台各种社会保障政策,如灾后健康恢复、灾民医疗保险、灾民减免税等。"以人为本"的救治理念将随着政府执政理念的变化而变化。

(2)逐渐形成"救援社会化、结构网络化、抢救现场化、知识普及化"的模式:新世纪灾难医学救援的模式已从传统的主要由医疗卫生部门实施的"救援"格局发生了变革,因为救援观念的转变必然导致一系列相应的知识技能、组织结构、实施运作、管理模式的重大变革。例如,为了最大限度地挽救生命、减轻伤残,建设一支专业化的灾难救援队伍势在必行;在救援医学人才的培养过程中,不仅要注重医学知识与技能的培训,同时要将管理、通信、气象、地质、建筑工程等相关知识纳入课程体系,培养全科化的救援人才,使他们能够应对复杂、恶劣的救援环境;在灾难发生的紧急时刻,全国一体化的灾难救援系统将发挥关键作用,这个系统承载着支援灾区,向伤员提供直接的医疗救治、收容疏散受灾人员和妥善处理灾后伤亡人员的重任;在开展灾难医学教育与专项研究方面,政府将利用现有的医学教育资源开展正规的灾难医学教育,鼓励非政府组织、团体和学术机构参与灾难医学的理论和实践探索。目前美国已有超过6 000万人次接受过心肺复苏的培训,其做法值得有关国家借鉴。

(3)内涵将进一步彰显相关学科的高度融合和集成:伴随着科学的进步,人类将进一步认识各类灾难发生、发展的规律,灾难医学学科必将得到快速的发展,包括灾难医学的内涵及与相关学科的关系进一步清晰,关键要素体系不断完善,救援需求将进一步明确,能力"短板"和"弱项"被逐一解决。灾难医学的发展已从单纯的学术研究演变为国家的政府行为,走向跨学科、跨专业、跨部门、跨地区、跨国界的合作。灾难医学以医学科学为学术核心,以现代科学为技术基础,以救死扶伤的大救援为理念,以挽救生命、减轻伤残从而维持社会和社区稳定为目标;灾难医学是医学科学的一个综合性分支,是灾难学、医学和相关学科互为渗透和交叉融合的新兴学科、边缘学科和综合学科,它的发展需要多学科介入,需要相关学科与灾难医学进行融合、集成与综合应用。

(4)救援组织将更加注重专业化、小型化、多功能、模块化和快速机动能力的建设:为尽快适应未来医学救援的主体已逐步由专一建制救援力量实施单一行动的模式,向由地方专业建制力量、军队力量和社会动员力量联合救援模式转变的趋势,切实贯彻政府领导、社会参与、统一指挥、分级管理、属地为主、防应结合、资源共享、科学决策和快速高效的总体建设原则,灾难医学的救援组织要大力提升专业化、小型化、多功能、模块化和快速机动能力建设的水平。措施包括:一是要结合可能担负的任务,组建一定规模的、能够在执行多种灾难行动中发挥突击队作用的区域型专业救援分队,构建"一种编制多种任务、一种任务多种力量、一种力量多种用途"的救援结构体系;二是要充分利用军地共有资源的优势,加强军地资源(预警、运力、通信、物资、装备、专业分队等)的整合利用,实施联筹、联救、联运、联供和联医;三是要在组织应急救援、动态救援和区域救援的基础上,突破传统救援模式,在重点方向、预定任务地区、危害多发地点附近,提前预置实施任务的必备物资和救援力量,努力向精确救援转化过渡;四是要提高各种灾难医学救援的时效性,研究灾难救援人员、技术、装备的最优模块化组合,走出一条区域救援与支援救援相结合、建制救援与协同救援相结合、军队救援与地方救援相结合的灾难联合救援的新路子。

(曹广文)

主要参考文献

[1] 刘同亭.中国灾难医学发展简史初步研究[J].中国医药导报,2018,15(12):121-124.

[2] 杨健.我国突发公共卫生事件应急预案体系的发展、现状与完善[J].中国卫生法制,2023,31(03):95-99.

[3] 李珂,郭栋,杨腾,等.军民融合式灾害医学救援体系建设的思考[J].中华灾害救援医学,2019,7(08):459-462.

[4] 李鹏,李莉,马龙腾,等.国内外灾难物资储备种类和布局[J].上海预防医学,2019,31(01):53-59.

[5] 张涛.中国城市灾害事故应急医疗救援体系构建展望[J].中国临床医生杂志,2021,49(05):512-513.

[6] 周丹,王韬,刘中民.现代中国灾难医学的研究与展望[J].同济大学学报(医学版),2021,42(01):1-2,155,147.

[7] 周艳,侯世科.国际应急救援体系对我国应急医疗救援力量建设的启示[J].中国应急救援,2023,(02):81-85.

[8] 曾红.新形势下灾难医学应急救援能力的建设[J].中国临床医生杂志,2021,49(05):505-508+502.

第二章　灾难流行病学及其在灾难预防和救援中的作用

随着人类社会的发展,人们迫切需要通过社会共同努力来保护、恢复和促进每一个社会成员的健康,因此公共卫生这门学科逐渐发展起来。所谓"公共卫生",是指通过组织社区人群共同努力,从而有效地实现预防疾病、延长寿命和提高身心健康水平的目标,并通过建立某种社会机制,确保社会成员生活在足以维持健康的生活环境中的一门科学,同时也是一门艺术。公共卫生以为社会成员保持健康创造条件为宗旨,重点从人群整体角度出发预防疾病、管理健康,而不是针对某一个患者进行治疗。相对于个体治疗而言,群体疾病预防对维护人群健康的意义更大。我国古代就有"上医治未病"之说。公共卫生和预防医学有异曲同工之妙,常被称为"公共卫生与预防医学"。流行病学作为公共卫生与预防医学的基础学科,不管在公共卫生与预防医学领域还是在临床医学领域,均有重要的应用价值。流行病学原理和方法已经被广泛地应用于灾难医学研究的各个方面。

第一节　公共卫生在预防和控制灾难相关群体伤亡中的作用

公共卫生有 3 个相互依赖的主题:评估(assessment)、政策制定(policy development)和保证(assurance)。"评估"有两方面的功能:监测人群健康、发现并研究人群健康问题。"政策制定"有三方面功能:告知和教育民众相关健康问题并赋予民众防病能力、社区之间和(或)成员之间密切合作、制定相应政策。"保证"囊括三方面功能:提供医疗服务、保证足够的工作能力以及应用科学方法进行数据分析。和上述传统公共卫生一样,应对灾难的公共卫生反应也应符合这 3 个主题原则。本节重点介绍公共卫生如何通过这 3 个主题原则整合相关内容,做好灾难准备和应急反应,并在灾难准备和预防控制灾难相关群体伤亡中起到不可或缺的作用。

一、灾难的公共卫生反应周期

从广义的角度来说,灾难的发生呈周期性。应对灾难的公共卫生反应也具有周期性特征(图 2-1)。从减灾到灾难恢复,公共卫生在整个周期均发挥重要作用。

(一)减灾

减灾(disaster mitigation)是指在识别灾难危险和人群脆弱性的基础上降低人群脆弱性,增强社会应对灾难事件的能力,从而降低灾难后果的过程。公共卫生就是寻求降低伤害事故如爆炸、化学暴露、自然灾害(如洪灾、地震)和传染病等危害的方法,同时降低公共卫生基础设施的脆弱

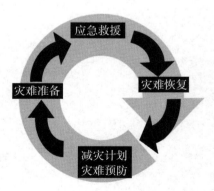

图 2-1　灾难周期

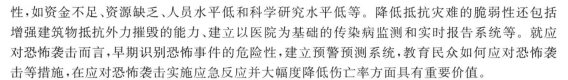

性,如资金不足、资源缺乏、人员水平低和科学研究水平低等。降低抵抗灾难的脆弱性还包括增强建筑物抵抗外力摧毁的能力、建立以医院为基础的传染病监测和实时报告系统等。就应对恐怖袭击而言,早期识别恐怖事件的危险性,建立预警预测系统,教育民众如何应对恐怖袭击等措施,在应对恐怖袭击实施应急反应并大幅度降低伤亡率方面具有重要价值。

(二) 准备

准备(preparedness)是指建立正式的应急反应程序或预案的过程。准备过程中包括以下几个重要部分:①训练、培训灾难救援骨干;②对现有公共卫生资源进行确定和分类,如现场医务人员、医疗设备和装备;③建立标准反应程序(standard operating procedure,SOP)、应急反应方案,以及各救援队之间、救援队与被救援人群之间的通信方案;④实现准备所需的关键医疗装备和个人防护设备;⑤桌面演示、现场演习,校正 SOP 或其他方案以适应不同特征人群的应急救援。公共卫生人员在该阶段必须整合和参加到其他应急反应队伍中参与训练,以熟悉各岗位功能和完备专业人员工作能力。公共卫生机构在该阶段必须与内援、外援机构或组织签订协议或备忘录,以便能够在灾难应急救援反应中协调各方面力量。

(三) 应急救援

应急救援(emergency rescue)是指在灾难发生时,各级应急反应机构根据灾难性质启动应急反应预案或 SOP,整合地方、地区和国家等级别应急反应力量进行应急救援。如针对生物恐怖攻击,应当紧急进行现场流行病学调查、建议群体采取安全防护措施、明确病原体传播扩散风险,为暴露人群提供紧急预防措施和环境消毒措施等;如针对地震等自然灾害,应在 72 h 内进行生命搜救,提供紧急医疗并供应生活必需品等。

(四) 恢复

恢复(recovery)是指在灾难发生后对灾难造成的损失、人群伤病、生活条件、社会秩序和生产能力的恢复过程。在灾难恢复期,公共卫生部门必须明确获得哪些资源能够用于恢复和维持救灾行动,最大限度地缓解受灾群众身体和精神创伤,恢复正常社会秩序。公共卫生的恢复行动需由社会多部门参与,一般包括执法部门、军队、政策制定和公益事业部门。针对不同性质的灾难,恢复行动的组成不同。搜救部门必须参与到地震、爆炸和山体滑坡等灾难恢复行动中。如果灾区医院被破坏,还应重建医院等医疗设施,重建维持生活所必需的基础设施,如卫生设施、水电供应设施等。

二、应对灾难的公共卫生行动

(一) 公共卫生基础设施的建设

加强公共卫生基础设施(infrastructure)包括公共卫生专业队伍、实验室能力和信息系统等的建设及其配套系统,包括公共卫生教育、科学研究和示范区的建设,这些设施的加强能够明显增加识别、应对和预防具有重大公共卫生意义的事件和突发灾难的能力。不同国家由于其社会行政结构、社会制度和公共卫生基础设施不同,公共卫生应急系统组成也有一定的差异。美国公共卫生系统整合了商业、公共服务业、政府和非政府组织,其组成单位包括各级政府公共卫生局,健康服务基础设施包括医院和诊所,公共卫生和健康科学研究院(所),社区团体包括学校,各种组织和宗教团体,商业和媒体,并且建立了与军队系统和其他国防部门、国家研究机构、法律执行单位和应急反应团体的协作机制。2001 年"9·11"恐怖袭击事件发生后,尤其是在应对炭疽生物恐怖事件发生后,美国政府斥巨资加强了全国生物恐怖预警、实验室早期诊断、监控和流行病学调查网络,并在政府各部门之间、政府与非政府组织之间,乃至与同盟国之间建立了应对生物恐怖的合作机制。大规模公共卫生基础设施的建设显著提升了应对突发公共卫生事件的能力。使得在 2003 年 SARS 全球扩散之际,美国有能力及时发现数十例输入型 SARS 疑似病例,并采取医学隔离等有效措施,成功地避免了"二代病例"的出现。我国在 2003 年 SARS 暴发后,国家对公共卫生投入很大,公共卫生系统基础建设有了很大的改善。中国疾病预防控制中心有计划地为各省培养现场流行病学调查专业队伍,各级疾病预防控制中心实验室硬件建设有了大幅度提升,同时建立了覆盖大陆地区的传染病网络直报系统。但是我们必须清醒地认识到,我国地区差异很大,公共卫生发展极不平衡,公共卫生人员的整体工作能力和业务水平有待提升,同时各相关部门之间的协调和合作机制还有待进一步完善。

(二) 针对受灾民众的公共卫生服务

在灾难发生时,在前线执行救援任务的应急医疗队应该由公共卫生官员、医疗专业人员(医生、护士和其他医务人员)、消防员、公共安全人员、志愿者和警察组成。公共卫生人员在救援队中的主要任务是为受灾群众提供直接的公共卫生服务,其工作范围包括协调救援队之间的工作、疫苗免疫接种、流行病学调查、需求和人群脆弱性分析、传染病流行监测、食物和饮用水安全、安置受灾人口、伤员后送和基础医学服务等各个方面。灾难会引发多种伤害和疾病,不同性质的灾难导致的群体伤情不同,应急救援所需医疗物资的种类和数量也不同。任何医疗机构不可能准备足够的针对特殊伤情的医疗资源,公共卫生部门应充分分析和掌握医疗物资和药品资源所在、种类和数量,充分了解各地医疗力量,适时调集医学资源用于应急医学救援。公共卫生在针对生物攻击、化学攻击和核泄漏应急反应方面发挥重要作用,尤其在确定生物恐怖袭击,确定受影响的范围、病原体种类,及时采取疫苗免疫预防可能累及的人群,通过消毒、杀虫和灭鼠等方法切断传播途径,进而控制可能的传染病流行等方面发挥独到的作用。

(三) 教育、训练和信息交流

1. 针对民众开展有关逃避灾难伤害和自救互救知识的教育　　政府公共卫生部门通过公共媒体等途径向民众进行公共卫生宣传,教育民众应对各种自然灾难和恐怖袭击的基本知识、预防方法和自救互救技能,从而提升民众应对灾难袭击的能力,显著降低灾难对人群健康造成的严重伤害。应对突发灾难的"第一反应者"应该是受灾人群,社区群众采用正确的方法进行自救和互救、保持环境卫生是降低灾难直接伤亡发生率和后期传染病发病率的关键。

2. 针对医务人员和应急救援队开展应对恐怖事件和其他灾难救援技能的培训　　在灾难发生时医务人员常处在灾难救援和传染病暴发控制工作的第一线。医务人员日常医疗工作和灾难医学救援尚有很大的区别,应该接受灾难救援医疗技术的培训。公共卫生专业人员应通过继续教育课程、学术讲座、网络和远程医学教育等手段向工作在临床一线的医务人员提供恐怖袭击所致群体伤害的识别、报告和应急处理原则和方法。对生物恐怖袭击,医务人员需要时常保持对可疑的、少见的和特殊伤害病例的高度警觉,如在某固定场所发生多例急性运动神经麻痹但感觉神经正常的患者,应该高度怀疑肉毒毒素释放。医务人员应该具备对年龄和职业分布异常、季节分布异常和地理分布异常的传染病暴发进行个人防护和协助开展流行病学调查的能力。

3. 信息上报和反馈　　灾区群众和医务人员往往是早期恐怖袭击信息的直接提供者。公共卫生部门整合不同来源的信息,判断是否发生某种恐怖袭击及所造成灾难的程度等,并建议

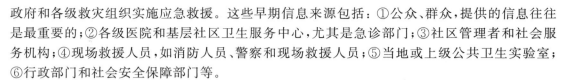

政府和各级救灾组织实施应急救援。这些早期信息来源包括：①公众、群众，提供的信息往往是最重要的；②各级医院和基层社区卫生服务中心，尤其是急诊部门；③社区管理者和社会服务机构；④现场救援人员，如消防人员、警察和现场救援人员；⑤当地或上级公共卫生实验室；⑥行政部门和社会安全保障部门等。

公共卫生部门综合分析多种来源信息，结合既往资料，确定传染病暴发、化学攻击或其他灾难信息，适时将综合信息和应急反应的建议上报行政部门，并通过媒体向群众公布准确信息，并提供相应的预防控制方法。此外，多种突发灾难，如地震、水灾和风灾等，可能导致电力供应中断和无线通信中转站堵塞或中断(如山体滑坡导致移动电话信号中转站损毁)，公共卫生部门和应急反应机构应具备紧急电力供应(如发电机等)和保证应急通信方式(如卫星电话等)畅通，确保信息来源、上报和颁布公共卫生行动方案的及时性和可靠性。

(四) 灾后公共卫生问题和疾病预防

灾难往往会破坏居民赖以生存的环境，灾后数天内传染病暴发的危险性增加，主要由水源污染和环境卫生问题所致。对环境卫生的保护，包括保护饮用水和食品安全、保持卫生和合理处理生活垃圾、控制蚊虫等生物媒介密度等，可显著降低灾后传染病、伤害和死亡的发生率。为预防灾后传染病暴发和其他继发性伤害，应重点采取以下策略和方法进行预防。

1. 预防传染病应最优先考虑的问题　包括：①保证充足、安全的饮用水供应；②保证食品安全；③确保基础卫生服务；④改进个人卫生；⑤提供健康咨询以预防传染病；⑥为应对传染病暴发提供准确信息。

2. 降低灾区环境有害物质暴露的公共卫生方法　包括：①确定用于预防接触生活垃圾等各种有害物质的方法、有害物质运输方法和民众避免暴露污染的措施，如洁净水的净化、处理和收集方法。②建立足够的物理屏障，隔离不卫生环境和民众日常生活环境。③保持有害物质存放点与人群生活环境之间的距离等。

公共卫生部门必须在现场调查的基础上，应用定量分析方法确定社区垃圾处理方法、环境卫生服务覆盖的范围和水消耗情况。由于饮用或接触灾后不洁水源(下水道水污染等)导致粪-口途径的传染病(如霍乱、痢疾和伤寒等)传播是灾后传染病最突出的特点，饮用开水、避免食用发霉食物和提供安全水源是公共卫生最重要的工作之一。根据气候条件提供取暖和制冷设备相对齐全的临时住所(帐篷等)是避免灾后呼吸道传染病、冻伤、热休克和脱水等灾后常见疾病的重要措施。灾民使用帐篷等临时避难所时，应对其进行公共卫生教育，以预防一氧化碳中毒和火灾。已有多篇文献报道，在雪灾条件下临时居所取暖或煮饭时发生一氧化碳中毒事件，造成严重后果。同时还应向民众传授如何安全使用发电机，以及如何安全使用杀虫剂和采取安全的灭鼠方法，以控制临时住所附近蚊虫和老鼠的密度。

(五) 精神卫生干预

灾难给受灾人群造成最大的伤痛是精神创伤。灾难导致的心理问题是灾后重要的公共卫生问题，心理救援是灾难公共卫生救援的重点内容之一。受灾人群亲眼看见了灾难造成的惨状并经历了失去亲人的痛苦，对其情绪和心理造成了很大的冲击，这种心理创伤同时也影响了不在灾难现场的受害人员亲属和在现场工作的救灾人员。灾难发生后常见的心理疾病是创伤后应激障碍(PTSD)，关于灾难相关心理问题将在第七章中详述。PTSD造成的危害是可以预防的，最近有研究证实，社会积极关爱、较高教育水平、成功处理过灾难和创伤事故、降低伤害暴露和及时提供应急反应信息等可以显著降低人群心理创伤。对受灾影响人群积极实施心理干预,包括需求分析、早期心理干预、心理咨询、检伤分类和分级治疗等可以显著降低灾后心因性疾病的发生率。

(六)应急救援队的自身安全保障

灾难前线救援人员在救助受灾人群的同时,自身也面临身体和心理伤害。如针对化学事故的救援队在救援伤员的同时自身也面临化学中毒、呼吸道刺激、窒息和死亡威胁;消防人员在救火过程中常因火灾威胁自身安全;地震救援人员也常在救援瓦砾下的生命时遭受二次塌方威胁等。我们的理念是救援人员必须在保证自身安全前提下开展灾难救援,避免救援队员伤亡,否则不仅因为自身安全问题影响应急救援工作,而且对应急救援队员的医学处理可能大量消耗应急状态下用于救灾紧缺的医疗资源。对不同性质的灾难救援需要不同的防护装备,如对于化学、生物和核(脏弹)攻击,救援人员应该配备空气纯化呼吸器、防护服、手套和橡胶靴。公共卫生行政部门需要对处于混乱的灾难早期实施应急救援的人员妥善安排,向救援人员及时提供洁净水、安全食品、工作装备和防护装备,同时及时提供灾情变化信息,以便在灾情变化和遇到危险之前通知救灾人员及时撤离或应用正确方法进行自我保护,保证灾难救援工作的连续性和有效性。

(七)数据收集和分析

公共卫生学科,尤其是公共卫生基础学科——流行病学,在灾难相关信息收集、整理和分析方面具有特殊优势。突发灾难相关数据收集和分析方法基本遵循了流行病学信息收集和分析的方法和原则。灾难相关数据收集和分析在明确灾难性质、分析灾难对人群的影响程度和在此基础上进行合理的应急反应等方面奠定基础。

第二节　灾难流行病学及其研究内容和主要应用领域

流行病学是一种研究某些特征人群健康状态或事件的分布和决定因素,并用以管理和控制健康相关问题的学问。流行病学是预防医学的基础学科,在发展早期,流行病学单纯研究给定人群中某传染病的流行状态。经过多年的发展,目前流行病学研究包括了自然和人为灾难在内的所有影响健康的问题。在20世纪60年代后期尼日利亚战争的人道救援和20世纪70年代各种自然灾害的救援实践中,一些流行病学原理和方法开始真正运用于灾难研究,包括测量和减少灾难危险、分析减灾努力的绩效、描述灾难所致病死率和死亡率等。在实际工作中,应用流行病学原理和方法可以预测特定灾难所致伤害和疾病等公共卫生问题在不同时空和不同人群中的表现方式,使具体的灾难救援工作更具有针对性和有效性,并为预防和控制灾难所致的公共卫生问题奠定基础。在20世纪70年代,比利时鲁汶大学创建了灾难流行病学研究中心(the Center for Research on the Epidemiology of Disaster Medicine,CRED),标志着灾难流行病学这门崭新学科的诞生。CRED建立并实时更新了紧急灾难事件数据库(emergency events database,EM-DAT),该数据库涵盖了自1900年以来发生的近13 000次群体性灾难数据。此后,一些负责灾难人道救援的非政府组织、国际红十字会和国际新月会对国际灾难救援过程中的灾民健康管理、食品和饮用水供应、避难所设置、营养和卫生方面的基本需求等方面达成基本共识,有力地推进了灾难流行病学的发展。

灾难流行病学(epidemiology of disaster medicine)是研究受灾影响人群的健康相关状态或事

件的分布及决定因素,并用以管理和控制各种灾难相关的人群健康问题的一门学科。

灾难流行病学适用于灾难周期的各阶段(见图 2-1),包括建立灾难预防策略、在灾难发生期评估救灾所需的各种资源、评价救灾行动的效果等。任何一种灾难均可以被认为是一种"产生疾病/伤害的过程"。对某种灾难发生的地点、严重程度及可能产生的公共卫生影响的准确了解,能够确保今后对该类灾难救援的有效指导。例如,超过 7 级的大地震发生后,需要立即提供必要的卫生资源解救受困人员,对建筑物垮塌造成的骨折、闭合性颅脑损伤、身体其他关键脏器损伤和软组织伤进行应急处置。地震后几天内伤员面临的危险是因挤压综合征导致的急性肾衰竭和外伤感染;地震发生后的一段时间内受灾民众面临的主要公共卫生问题是精神创伤、残疾和传染病(呼吸道、消化道和虫媒传染病)流行;如果地震发生在海底,除上述危险之外,受灾民众还面临海啸袭击、饮用水安全、食物缺乏和消化道传染病流行等问题。对这些相关伤情和需求的判断是进行科学、合理灾难准备的基础,而这些均依赖于灾难流行病学的原理和方法。对某些灾难流行病学特点的深入研究能够有效指导政府相关机构、军队和各级救灾组织对灾难应急反应的计划和准备,并能在灾难发生前、灾难发生时和灾难发生后对卫生资源进行合理分配,避免资源缺乏或浪费。尤其重要的是,在灾难流行病学指导下各级政府的减灾努力能够显著地降低灾难相关死亡率及由灾难导致的各种疾病负担。

由于发展中国家经济发展水平低下、基础卫生资源匮乏及传统和新发传染病流行,灾难造成的预期后果比较严重。当灾难程度超过公共卫生基础设施承受水平时,可预期的死亡率会很高。自然灾害和人为灾难导致的大量人口迁徙容易引发疾病,同时造成食物缺乏、水源污染、避难所拥挤和卫生条件恶劣等各种问题。因此,灾难流行病学对发展中国家的灾难预防和应对尤为重要。

灾难流行病学从本质上来说是一门方法学,也就是对灾难发生前预测预警、灾难应急反应阶段判断群体伤情和分析需求,以及灾难发生后对群体性疾病的发生进行科学研究。灾难流行病学需要解决的关键科学问题主要包括两个方面:①研究和探索灾难的原因,并针对灾难原因进行减灾努力,为有效地预防灾难和(或)降低灾难后果奠定基础;②探索最合理、最有效的可控制各种灾难所致伤害和疾病的方式。灾难流行病学在灾难医学中的应用主要有以下几个方面:①脆弱性和人群脆弱性分析;②在灾难发生前对灾难发生的可能性及严重程度进行预报和早期预警;③灾难发生早期判断灾难程度,并对救灾需求进行快速分析;④灾难发生后对传染病和其他伤害(如精神卫生伤害)的流行状况进行监测;⑤对救灾工作的绩效进行合理评价。

第三节　脆弱性和人群脆弱性分析

一、脆弱性及脆弱性分析的定义和内涵

脆弱性(vulnerability)是指个体生命或人群生存状况在遇到特定伤害时处于危险状态的程度。这种伤害是指直接或间接影响人群健康的事件。在人群脆弱性定义中有两个关键词:人群暴露于某种伤害的程度,以及人群生存环境对伤害的敏感性和从伤害中恢复的能力。测定人群对某种伤害的脆弱性不仅应考虑到人群暴露于伤害的程度,还应考虑到人群生存环境对灾难(伤害)的敏感性和从灾难(伤害)中恢复的能力。人群生存环境的变化常影响人群"吸收"伤害的程度。目前影响人群"吸收"某种或某些灾害的环境因素包括两个层面上的因素:①在

社区人群层面上,地区人文环境退化和去森林化程度、城镇化程度、主要建筑物位置和结构、交通拥挤情况、河床疏通情况、医院配置情况、人群社会经济状况、人群主要生产和生活方式等;②在国际和国家层面上,全球气候变化、国际间债务减免政策、国内土地开发计划、交通和通信基础设施、政府稳定性、法律执行情况、国家公共卫生基础水平和人群整体受教育水平等均直接决定了人群脆弱性。以上这些因素均可以作为人群脆弱性的评价指标。

伤害脆弱性分析(hazard vulnerability assessment)是指对特定人群可能遇到各种伤害中任何一种伤害的可能性、社区人群对伤害的易感性、伤害后果的严重性和医疗资源应对水平进行的系统分析。伤害脆弱性分析分为社区脆弱性分析和医院脆弱性分析两大类。伤害脆弱性分析的目的是确定哪些人群面临某种灾难危险,需要在灾难准备阶段和减灾工作中弥补不足并降低这种危险,同时为评估灾后重建/恢复提供基础数据。脆弱性分析能极大限度地帮助应急救援决策者确定灾难威胁程度和种类、应对灾难的预算和有针对性的资源分配。伤害脆弱性分析结果往往是灾难应急管理系统的组成要素。

二、社区人群伤害脆弱性分析

基于特定社区人群的伤害脆弱性分析是确定特定社区人群可能遇到的任何一种伤害及其可能性或相对危险性,同时对社区人群对伤害的易感性和伤害后果的严重性进行的系统分析。社区脆弱性分析常需要多学科共同对社区人群及环境进行深入分析,回答以下3个问题:①指定社区目前面临什么样的灾难或伤害?②为了应对可能出现的灾难,社区目前具备哪些资源?还缺乏哪些资源?地方政府和应急反应机构需要多长时间才能准备好这些资源?③什么样的减灾行动能够显著降低可预见的社区人群脆弱性?社区脆弱性分析包括以下4个部分:社区脆弱性评估团队组成、确定社区人群脆弱性评估内容、灾难(灾害)可能性评估和灾难(灾害)后果评估。

(一)社区脆弱性评估团队

由灾难医学专家或流行病学专家领衔的社区伤害脆弱性分析团队应包括以下成员:应急管理机构、社区负责人、社区公共安全机构、医院和社区卫生服务中心、公共卫生机构、专业技术人员、应急反应机构等。

(二)社区人群脆弱性评估内容

灾难分为自然灾害(如地震、洪灾等)、事故(如有害物质泄漏等)和人为攻击(如恐怖袭击和大规模杀伤性武器攻击)。在这些灾难中最常见的是自然灾害。在自然灾害中,气候变化导致自然灾害发生频率逐渐增加。人类社会的现代化建设离不开对化石类能源(如石油、煤炭等)的消耗,储存在地层中的化石类能源释放的直接后果是全球气候变暖,全球气候变暖导致地球两极冰冻层减少,海平面上升,海平面上升的直接后果是沿海地区水灾频发。而世界上经济发达、人口密集地区往往处在交通方便的沿海地区。有些沿海地区的地平面低于海平面,如荷兰部分领土在海平面以下,著名的荷兰海堤在保护荷兰免受水灾方面起到了关键作用。2005年"卡特琳娜"飓风重创美国路易斯安那州,导致新奥尔良市海堤破坏、海水倒灌,造成严重水灾。人类对森林的过度利用导致我国长江和黄河上游水土流失严重,泥土从上游被冲刷到下游,逐渐沉积导致下游河床上升,在持续强降水存在的条件下易导致下游洪水泛滥。对森林植被过度利用可导致其固定水土能力的下降,增加下游泥石流等灾难发生的危险性,因此森林过度利用可增加江河下游地区防控水灾和泥石流的脆弱性。此外,过度放牧和水土流失导致的土质裸露面积增加,提高了沙尘暴发生的可能性;城市排水系统的脆弱性可增加持续强降水所致城市水灾的危险性,近年在内陆城市已发生多起市内遭灾的例子。对这些脆弱性的分析和解决可以有效预测和预防自然灾害的发生,从而有效降低自然灾害造成的严重后果。在人为事故方面,对各种安全规章制度的执行情况和法律监督情况直接关系到人为事故的发生频率和严重性。各种安全规章制度的执行不力、飞行器和其他交通工具安全隐患排除不到位、矿井各种安全措施得不到落实等脆弱性的存在可明显增加相关人为事故的可能性。国际政治和社会资源分配不平衡及极端宗教势力的存在增加了恐怖袭击的危险性,同时应对恐怖袭击措施不力增加了应对恐怖袭击的脆弱性。我国主要城市高层建筑物密集,公共交通人满为患,城市拥堵尤其是在高峰时段拥堵等状况,可显著增加恐怖袭击的"效能",降低了遭受恐怖袭击后人群疏散的效率,大众媒体对恐怖袭击效果的及时报道使恐怖袭击的目的更加容易实现。这些因素体现了大城市应对恐怖袭击的脆弱性。

应用流行病学方法整合多种来源的信息资源和实时监测数据有助于判断确定灾难的性质和危险性。这些信息来源包括社区灾难管理负责人和专家的经验、地方和国家应急管理机构的历史记录、地方应急反应部门的记录和经验、新闻和其他历史记录、红十字会和其他灾难救援机构的记录、相近或相似的社区经验、气候变化的各种数据和气象资料、植被和森林被人为破坏程度的历史记录、水土流失情况、大城市建筑格局和交通情况、极端组织近期活动迹象、核电站周围 $15\sim80\,km$ 处危险区地图、有害物质存放位点地图等。对这些资源的有机整合有助于正确评估社区人群脆弱性,有针对性地提高社区应对各种灾难的综合能力,正确评估可能突发灾难的性质和程度。

(三) 灾难(灾害)可能性评估

虽然没有任何指标能够准确预测灾难的发生,但是灾难发生均存在各种各样的危险因素,这些危险因素综合起来可以预测灾难发生的可能性。灾难(伤害)危险性分析可将灾难发生的可能性分成 3 个级别:低、中、高。其他与灾难发生有关的因素可用于判断灾难发生的可能性:①灾难相关因素发生频率增加,如频繁大量降水可用来预测洪灾;②灾难事件发生地点,如高速公路满装液氯的油罐车事故发生地点与附近社区的距离决定了对附近社区造成灾难性后果的可能性;③灾害事件发生的季节性和周期性可用来预测下次灾难的可能性和程度。

(四) 灾难(灾害)后果评估

对灾难(灾害)在社区造成的可能后果的评估主要包括对居民生命健康的影响、对财产损失的影响和对企事业单位的影响 3 个方面。

(1) 对社区居民健康的影响:身体机械损伤、疾病、死亡和心理健康影响。

(2) 对财产损失的影响:居民住所、学校等建筑物损坏或垮塌,以及公共基础设施(包括道路和供电系统等)的损坏。

(3) 对企事业单位的影响:正常业务中断、企业意外损失、旅游业等服务行业打击、股市下挫和政府行政收入中断等。

社区对伤害脆弱性的分析是社区应急管理的关键步骤,能够在方法学上确定社区可能发生灾难(灾害)的程度和影响,并为社区有针对性制定应急反应预案、制订减灾计划和完善灾难发生前的各项准备工作提供基本数据支持。同时,社区脆弱性分析还适用于应对特殊灾难,如恐怖袭击和敌对行动。社区脆弱性分析和医院系统脆弱性分析在灾难易感性评价和应对各种灾难应急救援方面具有相互补充的作用。

三、医院系统伤害脆弱性分析

医院是应急医学救援过程的中心环节。多种灾难常常对社区各级医院造成一定程度的破坏,导致医务人员伤亡、设备损坏、电力中断和医疗资源供应不足(医院内部"伤害");同时,各级医院又是大量伤员的集中场所,灾难的发生会使医疗负担剧增(医院外部"伤害"),因此,医院脆弱性分析有其自身的特点。医院脆弱性分析是指对各级医院在灾难救援方面的综合能力进行系统评估,内容包括:①医院在灾难发生前的减灾措施和救灾准备、灾难发生时进行检伤分类、有效临床救治和后送,以及灾后伤员康复治疗和心理治疗的综合能力;②医院本身抵抗灾难的水平,也就是在同样遭受灾难的情况下,医院系统是否仍然有能力在灾难救援中起核心作用。成功的减灾努力和有效的应急反应计划依赖于对医院系统脆弱性分析,包括对医疗服务能力薄弱、物资储备缺乏、医务人员减员和组织能力缺陷等多方面的系统评价。这种脆弱性分析重点应放在对医务人员能力、医学救援程序和计划,以及医院应急医疗物质储备等重要因素的评估方面。

(一)医院系统脆弱性评估团队

医院应对灾难的脆弱性评价在具体实施过程中需由熟悉脆弱性分析的专家领衔的团队进行。该团队由应急管理部门、安全部门、负责设备保障部门(包括工程、维护、信息技术和电信)、医疗一线人员(医生、护士、实验室检验人员和放射诊疗工作者)、后勤部门(物资供应、食品和水供应及环境服务)、医院管理部门和财物部门等多部门的代表组成。此外,来自社区的应急管理、消防、公安和其他管理人员也应参与进来提出宝贵意见。

(二)评估内容和方法

评估团队应首先应用"头脑风暴法"确定各种灾难对社区和医院可能造成的伤害,包括自然灾害(包括地震、洪灾、极端气候、雪灾和风灾等)、事故(包括断电、食物中毒、火灾等)和人为攻击(包括群体伤亡事件等),及其对医院正常医疗秩序和救治能力造成的影响。结合卫生行政部门的灾难历史记录,确定当地突发各种灾难的可能性,评估各种灾难对医院结构和功能损害的程度。根据灾难对医院本身和医学救治功能损害的危险性,确定医院在应对突发群体伤害应急救援能力方面存在哪些不足,并提出有效改良措施。

(三)灾难可能对医院本身造成伤害的危险性评估

1. 对人的伤害 包括:①导致医院工作人员受伤、患病和死亡;②导致患者、家属和到访医院者受伤、患病或死亡等。

2. 财产损失 包括:①对医院建筑物的破坏,使其失去灾难救治能力;②对医疗设备的损坏,导致其无法正常使用;③必需医疗资源供应的中断;④致使维修或更换医疗设备的费用大幅度增加等。

3. 医院业务的负面影响 包括:①正常医疗业务中断或丧失部分医疗能力;②正常医疗收入锐减;③医疗历史记录部分或全部被毁;④医务人员不能或拒绝参加工作等。

这些危险的程度根据可能发生的频率赋予权重,应用加权法获得危险性分值,综合危险性可以用"不存在""低""中"和"高"4种级别来表示。医院脆弱性评价体系还应考虑不同性质和不同程度的灾难对医院产生的不同影响。同时还应考虑灾难常伴发的继发性伤害,如地震常伴有火灾,水灾常伴有触电事故,以及医院本身受损无法对灾民进行及时有效的救治并由此带来的伦理和法律纠纷等。这些问题均应被列入医院脆弱性评价体系。

(四)医院脆弱性分析的意义

对医院脆弱性进行周期性评估有助于明确医院内部和外部环境变化对医院应急救援能力的影响,同时有助于指导减灾和灾前准备,从而降低灾难来临时对医院及其应急救援能力的伤害。此外,有助于对医院医疗资源优化配置产生指导作用。部分医院应根据当地常发生的突发事件的性质储备相应的医疗资源。比如,南方的医院应常规为夏季极端气候如台风进行灾难准备;而北方的医院应常规为冬季极端气候如冰冻进行灾难准备。医院医疗资源优化配置的目的是在灾难发生时应用有限的医疗资源救治更多的人,这点与灾难医学的核心精神相符。如果不能进行有效的医院脆弱性分析且无法在此基础上克服医院在应急医学救援中的不足,就可能导致灾难性后果。2003年SARS流行期间,广东的流行状况没有引起国内其他城市各级医院的重视,导致SARS流行期间这些医院院内感染情况日趋严重,部分医院成了SARS向社区扩散的"疫源"。例如,北京某著名医院没有进行任何灾难准备,在应急条件下没能储备足够的防护装备,医务人员在没有足够的防护条件下参与SARS救治,导致该院90余名医务人员被感染,2位医务人员因感染SARS而牺牲。医院内部缺乏通风设备和呼吸道隔离设施导致不少住院患者被感染,并向社区大量扩散,最终这个在抗日战争和解放战争中都没有关闭的著名医院因为SARS疫情的传播而被迫关闭隔离。究其原因,该医院主要是没有进行应对传染病流行这种灾难的脆弱性分析,没有及时了解SARS流行的危险性,不了解SARS在广东的流行情况,没有对相应的医疗资源如个人防护用品进行必要的储备,没有根据控制SARS传播的基本要求对医院设施进行合理的调整,包括未建立有效的呼吸道隔离区等,才导致灾难性后果。这个典型例证提示我们在医院现代化建设过程中,不仅应注重建设国际领先的特色学科,还应着重大幅度提高各级医院承担社区灾难救援的综合能力。

四、灾难危险识别和早期预警

灾难危险识别(risk perception)是指掌握某人群即将面临的灾难(灾害)的性质、灾难有关人群脆弱性和灾难(灾害)发生的可能性的途径和方法,需要通过定量研究来确定该人群如何进行相应的灾前准备和应急反应。灾难的发生往往是在社区脆弱性的基础上由灾难始动因素所致。因此,在灾难发生前识别灾难各种危险信号,有助于指导受累人群采取相应的积极措施以避险,同时有助于指导政府采取积极的群体应对措施。人类在与自然灾害的长期斗争中积累了许多在某些自然灾害发生前与灾害相关的信息,而现代科学发展虽然目前还不能对地震等少数自然灾害做出准确预测,但是对大多数因气候和气象因素导致的自然灾害,均能通过整合有用的信息资源进行准确度较高的预测。同时也可以通过各种信息资源的整合,实现对人为事故和人为攻击的预测和早期预警。

(一)对自然灾害危险识别和预警

气候变化导致的自然灾害如水灾、龙卷风、雪灾和泥石流等是最常见的自然灾害。这些灾害发生前往往有明显的征兆。持续性强降水导致主要河流水位不断上涨,可以作为水灾发生的前兆。在考虑持续性强降水与水灾关系方面应结合排水系统脆弱性等评估结果,如果排水系统有能力对持续性强降水进行合理疏通,则水灾不会发生;如果持续性强降水超过排水系统的负荷,河水超过警戒水位,则应对江河下游区域进行实时预警。强对流天气产生的飓风对影响区域造成灾难性影响之前,一般有一个明显的形成过程。中国、美国和俄罗斯等主要国家均有气象卫星,通过各种气象卫星可监测全球飓风和降水的形成过程,将这些数据整合,能够准确预测飓风和降水的形成过程和严重程度,对相关灾难有预测和预警作用。对气候变化相关灾难的预警依赖于以下 3 个要素:①需要连续不断监测气候变化的气象数据,实现对相关灾难进行预警;②对气候变化的系统分析和政府权威公布的数据才能作为预警指标,避免虚假和迷信行为的参与,影响准确性和公信力;③需要用流行病学方法整合各种气象数据,并在一系列数据基础上进行科学预警。此外,有些动物对某些灾害(如地震和海啸等)可能有一定的敏感性。动物在长期生存竞争和进化过程中形成了某种超过人类和人为工具的感知能力。虽然目前尚缺乏科学证据确证动物在监测灾难方面的价值,但是大批动物在灾难发生前同时出现的异常行为值得深入研究,某些动物的异常行为可以作为灾难预测的旁证。

(二) 对人为灾害的危险识别和预警

日常生产安全规章制度长期得不到有力执行、飞行器和其他交通工具安全隐患得不到及时排除、矿井的各种安全措施得不到落实等可以直接用来作为人为事故危险识别的标志。一些重大的意外事故往往有明显的前兆,如矿井透水加重往往是塌方的危险信号,飞行器发动机声响异常往往是空难的危险信号,干燥多风的天气往往是森林火灾的危险信号等。恐怖袭击往往也有一定的先兆。美国"9·11"恐怖袭击震惊世界,实施恐怖袭击的基地组织在数年前,在纽约世贸大厦的地下室用汽车炸弹实施攻击未成功,应该是"9·11"事件的危险信号。对这些危险信号的识别和综合是形成灾难预警的基础。此外,对国际恐怖袭击的识别和预警常依赖于国际安全系统的密切合作和情报交流。

第四节 灾难发生早期的迅速评估和需求评估

流行病学在灾难救援中最关键的、具有里程碑式的作用是在灾难发生时进行实时的迅速评估、需求评估和疾病/伤情监测。流行病学对灾难本身的迅速评估、需求评估和监测应与应急救援同步进行。

一、迅速评估

灾难迅速评估(rapid evaluation)就是在灾难发生后的数天内及时采用定性和定量的标准来测量灾难对人类生命和健康造成伤害的程度和范围,能够回答"目前发生了什么"和"目前需要什么"这两个基本问题。在灾难发生之初的混乱时期,各种救援机构均急需确凿的数据来做各种决定和协调各机构之间的救灾行动。然而,灾难早期的数据往往是片面的、混乱的,急需现场流行病学专家领衔的团队(包括统计学工作者、工程师、医务人员和社区组织者)应用正确的流行病学方法对现场进行评估后获得准确而全面的信息。综合各种不同方法获得相互补充的综合信息是决定采取哪种等级救灾决策的决定因素。各种有价值的指标是形成综合信息的必要元素。公共卫生人员收集的数据包括定性和定量掌握人群受灾严重情况和灾难波及范围;调查明确目前存在的和将要发生的公共卫生问题;调查了解受灾人群卫生和营养需求;确定脆弱人群以及当地应急救援能力和可及性等,这些数据能够指导及时和恰当的国内外援助。灾后大量灾民外迁、公共卫生设施破坏、食物和洁净水供应短缺及医疗服务中断会导致死亡率和病死率大幅度增加,这些因素均应被纳入快速分析的指标。

对受灾人群进行快速流行病学评估的主要指标如下。

1. 人口学指标　包括：①灾难受累人数、受伤人数、死亡人数及失踪人数；②确定灾难脆弱人群。

2. 健康指标

（1）发病率和死亡率（mortality rate，MR）：①粗死亡率（crude mortality rate，CMR）；②5岁以下儿童死亡率（under-age-5 mortality rate，U5MR）；③常见疾病，如腹泻、急性呼吸道感染、疟疾、麻疹等的发病率。

（2）伤情种类：肢体伤、躯干伤、颅脑伤、联合伤及心理创伤。

（3）麻疹等常见急性传染病疫苗免疫覆盖情况。

3. 营养状况　包括：①急性营养缺乏情况；②营养素摄入情况：能量摄入（kJ/d）；蛋白质摄入（占总能量摄入的百分比）。

4. 食物安全性　评估食物的各项安全性指标。

5. 生活用水及卫生状况　包括：①供应量[升/（人·天）]。②卫生状况（大肠埃希菌数量/升）。③可及性：居住地与水源的距离；水源供水能力与受灾人群数量。

6. 避难所（帐篷）　包括：①人均居住面积；②燃料和动力供应情况[千克或千瓦/（家·天）]。

7. 公共卫生基础设施被破坏情况及潜在的公共卫生问题　包括：①公路和桥梁被破坏情况；②医院被破坏情况；③水源被破坏情况；④粪便和污水处理系统被破坏情况。

流行病学方法在灾难评估中常计算各种率，包括 CMR、U5MR 和针对某些原因的死亡率（cause-specific MR）。这些率常用"死亡数/1 000 人/天"表示。计算公式如下：

$$CMR = \frac{灾难期死亡人数}{该时期受灾总人口平均数} \times \frac{K（常数，\times 1000）}{应急天数}$$

$$U5MR = \frac{灾难期 5 岁以下儿童死亡人数}{该时期受灾总人口平均数} \times \frac{K（常数，\times 1000）}{应急天数}$$

$$cause\text{-}specific\ MR = \frac{灾难期因某原因死亡人数}{该时期受灾总人口平均数} \times \frac{K（常数，\times 1000）}{应急天数}$$

以上各种率的计算依赖对受灾人群基数相对准确地掌握。由于我国大中城市外来务工人员和旅游者的人数难以准确掌握，就需要社区人员参与统计这部分人口的基数。由于儿童是灾难中的脆弱人群，该部分人群死亡率的增加是公共卫生干预的重要指标。特定原因死亡率能够指示灾难过程中死亡的主要原因，应用这部分数据可以有针对性地指导公共卫生干预。如腹泻相关死亡率增加，公共卫生部门就应重点研究水源污染和饮用水卫生问题。不同灾难常导致不同的特定原因死亡率，但是能严重破坏公共卫生基础设施的灾难均可导致灾后传染病发生率和死亡率的大幅度上升。访问医生、查询病历和现场调查受灾人群日常生活起居是早期迅速分析中正确评估主要传染病危险性和疫情的主要手段。关于灾后传染病的调查、干预和预防将在本书第六章中详细论述。

二、需求评估

灾难发生后快速分析的主要目的是进行需求评估（needs evaluation）。突发灾难发生后能显著减低灾难相关死亡率最有效的方法是针对死亡原因进行有效的特异性干预。需求评估是提高各级公共卫生干预有效性和针对性的基础，同时也是获得国内外援助的基础。进行需求评估的团队与迅速评估的团队组成相似,团队成员应包括熟悉当地情况的卫生和行政官员、具有类似灾难救援经验的专业人员、具有能够将分散数据进行整合并提出灾难需求的流行病学和统计学专业人员,如有可能,国际救援组织的代表也可被邀参加。评估团队的权威评估结果应该准确地向灾难中的幸存者、各级政府对口部门、非政府组织、援助国相应机构、联合国相应机构和大众媒体公布,以确保国内外援助的有效性和针对性,且最大限度地降低灾难引发的后续损害和死亡率,提高灾后恢复能力。

(一)需求评估的主要目的

需求评估的目的是确定受灾地区的迫切需要及紧急援助的优先次序。需求评估的主要部分包括:确证应急灾难事件;描述灾难类型、影响和可能后果;让国际社会了解灾难的性质、范围和严重程度;测定灾难目前及可能对人类健康产生的影响;分析目前应急救援能力是否足够且还有哪种紧急需求;推荐立即支援的优先顺序或等级。

(二)需求评估的准备和计划

1. 应急需求评估应明确的问题 根据 WHO 快速健康评估章程,应急需求评估应首先明确以下问题。

1)国家卫生政策是否包括灾难准备、应急反应和恢复的内容?

2)卫生部门中谁负责应急准备?

3)本国政府健康部门、国防部门和其他重要部门有无协作计划?

4)本国政府健康部门与联合国和 WHO 等国际组织有无协作计划?

5)有无国家和地方政府层面针对灾难的行动计划和应急管理(预案)?

6)有无可用于早期发现灾难苗头的监测系统?

7)有无可用于临时住所安置的建筑或区域?

8)灾难准备中有无训练?谁参与了训练?如何管理训练?

9)事先准备了哪种可用于快速应急反应的资源(如款项和医疗物资)?

10)有无可用于灾难数据上传的信息系统?

2. 应急需求评估步骤 不同灾难所需的需求评估时间不同。突发灾难(如地震)需要在数小时内完成紧急评估,评估结果应立即用于应急反应。而水灾的危害程度需要比较长的时间才能体现出来,所需评估时间也就比较长,可以在 2~4 d 内完成。对突发灾难进行需求评估一般分为以下 4 个步骤。

1)在社区无序应急反应阶段进行评估,首先在 24 h 内对伤亡情况进行初步估算,初步匡算出需要投入的救灾资源种类和数量(常在灾难当日进行)。

2)对不容易到达地区的资源需求进行快速分析,了解基础卫生服务短缺的资源和基本生活用品如帐篷、食物和饮用水短缺情况,通过详细分析提出对国内外提供帮助的客观需求(常在灾难次日进行)。

3)在确保帐篷和基本卫生服务的前提下,重点评估环境卫生、食物、特殊防护和脆弱人群所需的基础卫生服务(常在灾难 3~5 d 进行)。

4)在各种灾难救援措施到位的前提下建立监测系统,重点评估预防传染病流行和其他疾病流行的趋势(常在灾难 5 d 后进行)。

(三)需求评估的执行

1. 需求评估所需的必要信息 在灾难应急反应期,需求评估需获得以下重要信息:①确定灾区的范围;②勘察到达灾区的主要道路及交通情况;③确定对灾难生存者的主要威胁,如山体滑坡、化学工厂或核电站被破坏等;④确定广播或电台设备的受损情况;⑤明确主要救灾队伍或人员之间通信建立或恢复的需求;⑥搜救人员到达尚未收到灾情报告地区的需求;⑦分析灾区内医院状况,特别是重灾区医院建筑的受损情况、开展救治的能力、医务人员伤亡和设备损毁情况,并提出援助需求;⑧开始搜救被严重损毁的孤立社区,需评估这些地区对伤员的治疗是否到位;⑨对需要有组织地进行搜救的社区或地区评估为优先等级;⑩评估灾区机场受损情况,尤其是跑道和航空燃料储存装置的受损情况;⑪检查政府救灾物资的储备情况;⑫根据优先顺序评价灾难救援服务的完整性:通信服务、生活用水供应、电力供应、交通网络和污水处理系统。

2. 需求评估过程中获得信息的方法　尽管在灾难早期受灾民众和救灾人员处于"混乱"状态,但是资料收集和分析必须按照标准程序进行。资料收集方法有以下 4 种:①查看现有数据;②对灾区进行视察;③与信息主要提供者进行面对面访谈;④快速勘察。有关灾区地理特征、灾前社区卫生服务水平、灾后卫生服务现状和应急反应行动等数据可以从地方政府和国际组织方面获得。对灾区视察可以在空中(常用直升机)和地面同时进行,在空中视察可以更为直观和准确地掌握受灾范围及基础设施和环境状况;地面视察能更好地了解继发性危险、帐篷和食物供应情况,以及受灾人群数量的大小和特点。无论从空中视察还是地面视察,均应首先绘制灾区地图,清楚画出受灾区域、医院位置、水源位置、帐篷和食物分发点。每一个受灾社区中文化水平比较高的人往往是信息的主要提供者,与他们进行面对面访谈可以获得大量信息。这些信息主要提供者可以是社区负责人、地方政府官员、卫生工作者及应急救援队成员。

与主要信息提供者访谈的主要内容应包括:①主要信息提供者本人对事件的理解;②该地区灾前状况;③受灾人群数量大小和范围;④社会治安情况和犯罪率;⑤估计伤病率、病死率和死亡率;⑥目前的食物供应和需求;⑦生活用水的供应和需求;⑧个人卫生保障;⑨目前的燃料和用于通信的电话线或网线配备;⑩社区现有资源情况。与信息主要提供者进行访谈可以快捷地获得信息,但是调查者必须清醒地认识到这些信息往往有可能被主观夸大或放大。灾难现场视察是校正这些信息准确性的主要方法,在需求评估中占有中心地位。但是现场视察往往耗时且需要一定的资源和特殊装备,就需要其他来源的信息包括哨点监测、随机抽样和细致严格的分层分析获得信息予以补充和完善。

3. 哨点监测　哨点监测是选择某个或某几个具有代表性的灾难现场,由专业人员采用专业的流行病学方法对灾难现场进行评估。评估的内容和指标如前所述。哨点监测对灾难频发地点灾难早期征象的评估在灾难早期和预警阶段显得尤为重要。

4. 随机抽样的现场调查　专家队伍应用随机抽样方法对部分受灾人群进行实地考察和评估,是获得切实的灾难相关资料,并总结出一般规律以应用到更广泛人群的必要手段。只有做到随机抽样,获得的信息才能代表整体情况。目前常用的随机抽样方法有以下几种。

(1) 单纯随机抽样(simple random sampling):是最简单、最基本的随机抽样方法,对特定灾难人群中的个体进行随机抽样,每一个个体均有同等机会被抽到。

(2) 系统随机抽样(systematic random sampling):按照一定顺序,机械地每隔数个单位抽取一个单位的方法。这种抽样方法的优点是不知道总体内的单位数,在现场人群中较容易进行,样本是从分布在总体内部的各部分各单元中抽取的,分布比较均匀,代表性好;缺点是如果总体内各单位的分布有周期性,或者不是随机分布的、不是完整的,往往会产生偏倚。

(3) 分层随机抽样(stratified random sampling):先将灾难总体人群按某种特征分成若干个

次级总体(层),然后再从每一层内进行单纯随机抽样。分层可以提高整体指标估计值的精确度,可以将内部差异很大的总体分成内部差异较小的层。每一层内个体变异越小越好,层间差异越大越好。分层抽样比单纯抽样所得到的结果准确性更高,组织管理更方便,且保证每一层的个体均能被抽到,是一种最常用的现场抽样方法。

(4) 整群抽样(cluster sampling):灾难现场的整群抽样首先将灾难现场根据地理位置分成若干个群,抽取其中部分群组作为观察单位组成样本进行调查。该方法的优点是易于组织,节省人力、物力,抽的群数越多,精密度越好;缺点是抽样误差较大,所需样本量较其他方法大。

5. 现场调查需重点了解的细节 包括:①首先现场评估食品、水、电力和燃料供应情况。②分析灾难对人群健康的影响,包括受伤情况、人口失踪情况、发病情况和死亡率;对早期伤亡情况评估需要明确受伤人员数量、严重程度、受伤类型和受伤地点,确定灾难导致的直接伤害和继发性伤害。③失踪人口数量直接关系到灾难严重程度,对该部分信息评估主要依靠家庭成员和当地群众提供的信息。④虽然传染病不是灾难发生后即刻发生的事件,但调查人员需要评估社区存在的病原体(传染源)和灾难发生后病原体扩散的危险,提出有效应对当地传染病的预防控制措施。⑤在应急反应期,死亡率的计算主要依靠发现遇难者尸体的数量和人口基数。应根据年龄和性别分层计算死亡率,并根据死亡原因和危险因素进行分类。⑥灾难对健康服务的影响也应纳入评估范围。应该首先评估灾难对医疗服务的影响程度、范围,确定哪些医疗机构还具备继续提供医疗服务的能力。确定医疗机构类型、地点和灾后功能完整性,医务人员专业范围、能力以及伤亡情况,有医务人员但缺乏医疗设施或有医疗设施但缺乏医务人员的情况。如果时间允许,还应评估在医院接受治疗伤员的情况,伤员后送并进行进一步特殊治疗的基本需求,以及紧缺的医药和医疗供应等。⑦除了健康评估外,还必须评估灾后生存环境的完整性,分析生活用水供应、环境卫生、避难所设置和交通情况。足量洁净的饮用水非常重要,因此需系统评估多少社区缺乏饮用水、水源污染情况,以及灾难对水源的破坏情况。

6. 现场评估可能遇到的困难 现场评估获得准确信息面临的困难有以下几种:进入受管制地区存在一定困难,调查人员面临自身安全问题,当地非标准报告和基础信息不准确。在很多不利条件下进行快速评估面临诸多问题,需要整合很多来源的信息,同时面临调查时间和资料来源的限制等,因此,更多准确信息往往是在灾难后期获得的。由于需求评估是灾难发生早期必须完成的工作,信息分析工作者必须清醒地认识到早期资料获得的方法,以及本身的局限性和可能的信息偏倚。

(四) 数据分析

需要用标准方法对以上获得的数据进行分析,确保资料能够反映实际情况。资料分析应尽可能为提供适当的干预措施服务,也就是说实施应急救援和资源配置依赖于客观有效的资料分析。应该用标准方式提供分析结果,而且这些分析结果能够明确指出应急反应机构和部门首先最应该做什么。还应该在一定范围内公布分析结果,以便其他部门进一步证实和完善。标准化快速评估报告应包括以下内容:①提供是否需要进行应急反应及启动应急反应级别的理由;②确定受灾地区的范围;③描述受灾社区基本情况,包括伤亡情况;④评估灾难造成的损失,包括死亡率、预计财产损失等;⑤明确灾区现有的可利用资源;⑥评估外援需求,包括立即需要的外援和灾难中后期所需的外援等。

尽管在灾难早期混乱状态下进行应急评估存在时间的限制和资料收集的困难,但是最后分析所提供的资料一定要尽可能清晰,因为这些资料往往决定了灾难救援的资金投入、应急反应程度和外援,以确保实现灾难救援科学化、正规化。这些信息不但能够指导本次灾难的应急救援,同时也为之后有效降低类似灾难的死亡率和伤残率提供可借鉴的资料。

(五)灾难快速需求评估中可能出现的问题

快速评估报告是政府和人道救援团体实施有效救援的基础资料。如果快速评估报告本身不准确、不及时,不能给决策者提供紧急信息,那么灾难评估报告将是徒劳的。灾难快速需求评估中需要注意并尽量避免的问题有以下几个:①需求评估错过应急反应期,所形成的报告意义不大。②原始资料质量差,分析缺乏针对性和准确性,不能指导甚至误导救援工作,这样的报告还不如没有,因此需要有相应评估能力和信誉的评估团队进行评估。③只对重灾区进行评估,忽略了灾难影响地区的整体情况,这样的评估有 2 个后果:以偏概全,以局部代替整体,夸大灾难程度;形成偏倚较大的报告,误算死亡率等重要基础信息。偏倚是灾难需求迅速评估中最大的问题。④样本量小且没有遵循随机化抽样原则,评估结果不能反映灾区的整体实际情况。⑤只从医院和医疗点获得伤病信息,缺乏社区资料,没有因伤不能就医或未就医伤员的资料,缺失真正需要救援人群的资料。

第五节　灾难中最脆弱人群的公共卫生干预

一、灾难中最脆弱人群

儿童、老年人和孕妇在生理和心理上对灾难所表现出来的脆弱性最为严重,最容易受到伤害,是灾难中最脆弱的人群。儿童平时生活依赖于父母和监护人,在灾难中不可避免地发生儿童与其父母或监护人分离的问题。除了灾难造成的立即伤害,儿童在灾难期常因食物和水供应不到位、不及时引发急性营养不良。儿童在自然灾害和人为灾难所致的建筑物倒塌中比成年人更容易发生闭合性颅脑损伤、脱水和窒息等物理伤害,同时更容易造成长期抑郁和 PTSD 等心理伤害,影响儿童正常发育,严重时可导致终身残疾。老年人和孕妇平时需要家人和社会照顾,灾难中因反应缓慢和行动不便,伤亡概率较高。另外,临产期的孕妇因受惊吓和恐惧易发生早产事件,威胁母婴安全。对于儿童、老年人和孕妇,在灾难发生后的逃生和人口迁移过程中尤其容易受到伤害。儿童和老年人由于免疫系统不成熟或免疫功能低下,最容易感染灾后传染病。在这 3 类最脆弱人群中,灾难导致儿童伤害和死亡的发生率最高,后果更严重。本节重点介绍针对儿童伤病的公共卫生预防措施。

二、5 岁以下儿童死亡率和病死率是灾难救援的敏感指标

在 20 世纪 80 年代,苏丹和索马里的战争和饥荒等灾难引发大批难民潮,难民在逃难过程中或到达难民营的最初几天,5 岁以下儿童死亡率(U5MR)是其他受灾人群的 2 倍,平均每月超过 10.5%,而灾难前这些国家儿童每月死亡率仅为 0.1%～0.2%,灾难使儿童死亡率提高了 50 倍以上。在 20 世纪 90 年代中期,战争导致尼加拉瓜和洪都拉斯大量人口逃离家园,在逃难过程中,5 岁以下儿童死亡人数占总死亡人数的 54%。在 1992 年索马里因饥荒逃难的人群中,儿童死亡率更高达 74%。这些数据说明儿童是灾难中极脆弱人群。灾难中儿童死亡最常见的原因有急性呼吸道感染、麻疹、疟疾、严重营养不良、腹泻类疾病和受伤。为了降低儿童在

灾难中的死亡率,政府和公共卫生部门在灾前准备、灾难发生时的及时评估及针对灾难性质进行的应急反应等诸多过程中应特别注意儿童的生理和心理需求,建立有针对性的短期和长期预防措施。目前综合灾难救援中的各项指标,我们认为将 U5MR 和病(伤)死率作为灾难相关疾病严重程度的敏感指标和灾难救援成绩的评价指标是合适且合理的。国际灾难准备和灾难救援组织系统分析了在灾难中儿童死亡原因的数据,提出了饮用水、环境卫生、营养和临时避难所这 4 个直接影响最脆弱人群死亡率和病死率的关键因素。

三、影响灾难相关儿童死亡率和病死率的主要公共卫生问题

(一) 饮用水

水是维持生命最关键的因素。自然灾难和人为灾难往往切断了人群洁净水的正常供应。如地震往往破坏城市自来水供应管道、农村水井和泉水等洁净水源,飓风和海啸往往使含粪便等的污水、有毒化学污染物和海水污染清洁水源,在战争和恐怖袭击时敌方或恐怖行为实施方可以通过破坏清洁水源达到攻击目的。人群中每个个体每天最少需要 10 L 洁净水,儿童的最低需要量应不低于 10 L。正常条件下每个成人每天需要 15~20 L 水用于饮用、煮饭和个人卫生,而儿童则可能需要 20~30 L。医院每人每天需要 40~60 L 水。有儿童的家庭一定要保证水供应的充足,家中必备运水和盛水的容器。同时要特别注意饮用水的污染,尤其是儿童用脏手玩水所致的饮用水污染问题。饮用水污染是造成粪-口途径传播的肠道传染病,如痢疾、霍乱和伤寒传播的主要危险因素。

在灾难现场,5 岁以下儿童死亡最常见的原因是患胃肠炎导致的腹泻和严重脱水。由于临时居住点卫生条件差、缺乏洁净水和洗涤用的肥皂,使这些疾病在儿童中流行。特别在欠发达的国家和地区,粪-口途径传播的肠道传染病,如痢疾、霍乱、伤寒、甲型肝炎和脊髓灰质炎等,在儿童中发病率较高。应急医学救援队应向灾民提供肥皂,并教育灾民养成饭前便后洗手的好习惯,这些措施对预防儿童常见的腹泻病、降低其发病率和死亡率至关重要。据某救灾组织统计,向灾民提供肥皂能降低儿童腹泻病发病率 30%,而且向灾民提供有盖盛水容器也能使 5 岁以下儿童腹泻病发病率降低 30%。

灾难救援人员应通过训练和现场实际工作经验掌握分析、净化和消毒水源的一系列干预措施,保证水源充足和安全,保障受灾父母和儿童得到充足的洁净水供应。短期干预主要通过交通工具运送合格饮用水和过滤自然水源,长期干预主要通过挖掘深井,但应注意避免粪便污染深井,同时教育灾民养成良好的卫生习惯。对于预防肠道传染病来说,主要健康教育内容是不喝生水、预防儿童用脏手在饮用水容器中游戏、饭前便后要用肥皂充分洗手。

(二) 环境卫生

无论是自然灾害还是人为灾难,地下污水处理管道和污物处理系统均有可能被严重破坏。有些农村地区不具备公用厕所、地下污水处理系统和垃圾处理场。在一些欠发达地区,儿童甚至成人随地排便增加了灾难现场病原体的传播机会。腹泻儿童随地排便增加了污染家人的机会,而受污染的泥土、玩具和水源再被其他儿童接触成了传染病的传播途径。灾难现场大量救灾人员产生的生活垃圾和排泄物也增加了环境卫生的压力。灾难现场在灾难发生时和灾后一段时间内缺乏环境卫生保障是儿童发生粪-口途径传染病的重要原因。在灾难现场,霍乱是 5 岁以下儿童死亡的主要原因之一。环境卫生不良、没有用肥皂洗手的习惯和缺乏足够清洁水是霍乱在儿童中暴发的主要危险因素。5 岁儿童是霍乱的易感人群,且大多数儿童在患病 24 h

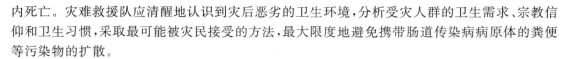

内死亡。灾难救援队应清醒地认识到灾后恶劣的卫生环境,分析受灾人群的卫生需求、宗教信仰和卫生习惯,采取最可能被灾民接受的方法,最大限度地避免携带肠道传染病病原体的粪便等污染物的扩散。

(三) 营养

遭受自然灾害和人为灾难的儿童,蛋白质和能量营养素缺乏(protein energy malnutrition, PEM)非常普遍,成为受灾儿童死亡的另一主要原因。PEM 儿童抵抗传染病能力较低,易患急性呼吸道感染、麻疹、疟疾和肠道传染病等。在 PEM 儿童中,尤其是在 5 岁以下 PEM 儿童中,传染病相关死亡率相当高。急性呼吸道感染、泌尿系统感染、麻疹、腹泻(感染和吸收不良)、疟疾和脓疱疹在 PEM 儿童中的致死率显著高于对照人群,如在 PEM 儿童中麻疹粗死亡率可达30%,而正常喂养儿童麻疹粗死亡率仅为 5%。轻度和中度营养不良也能导致灾难现场婴幼儿死亡率升高。灾后出现 PEM 儿童往往是由于灾区部分人群在灾前社会经济状况低下的基础上,在灾难发生时迅速演变成为饥荒状态,包括大范围贫困、死亡、失业和人群普遍营养不良。这种现象在当今世界欠发达国家和地区还时有发生。PEM 患病率与儿童粗死亡率成正比,儿童中 PEM 患病率在 5% 以下,儿童月粗死亡率在 0.09%;儿童中 PEM 患病率在 40% 以上,儿童月粗死亡率可达 0.3%~0.4%,提高了 40 倍。

灾难发生时,现场评估专家应到达灾难现场对儿童营养状态进行评估。营养评估的重点是儿童体重和身高的比例(weight for height, WFH)。该评估方法具有简单、经济和准确的特点,适合于现场评估。WFH 还可以用来测定儿童营养补充后的效果。在食物缺乏早期,测量体重比测量身高更加重要。身高和年龄比例(height for age, HFA)的测量反映慢性营养缺乏。因灾难逃离家园的 PEM 儿童常伴有铁、维生素 A、维生素 C 等微量营养素的缺乏,导致一系列相关疾病。灾难救援医务人员应尽快启动对 PEM 儿童的营养补充和治疗措施。治疗对象应该包括 12 岁以下儿童、孕妇和哺乳期妇女。对这些人员除正常饮食外,每天应多补充 500 kcal能量和 15 g 蛋白质。PEM 儿童体温调节功能不全,不宜在温差较大的环境中洗澡,应鼓励患儿与母亲同寝。此外,PEM 儿童血糖调节和电解质调节功能也较差,发生低钾血症往往伴有感染。对 PEM 儿童因胃肠炎脱水进行输液时应密切注意梗阻性心脏病的发生。PEM 儿童对轻度和中度贫血具有一定抵抗力,建议不要输血,否则同样易导致梗阻性心脏病。由于 PEM 儿童常被集中治疗,应通过实施隔离、治疗传染源、切断传播途径等措施消除可能在 PEM 儿童间传播的传染病。

(四) 避难临时住所

自然灾害和人为灾难对居民房屋造成严重破坏,致使大量人群无家可归。失去家园对儿童健康的影响巨大,为儿童、老年人和孕妇建立临时住所是灾难救援的首要任务之一。设计不合理的临时住所易引发病原体滋生,拥挤和通风不良的住所不可避免地会导致传染病尤其是呼吸道传染病的发生;传染病媒介浓度过高常导致虫媒传染病的发生;卫生条件不良常导致肠道传染病的发生。此外,拥挤和缺乏个人私密空间对儿童和成人心理都会造成不同程度的不良影响,可导致压抑、抑郁和 PTSD 的发生。灾民集中居住在临时住所还存在安全问题,犯罪分子可乘机进行犯罪活动,抢劫、强奸和盗窃是临时灾民居住点比较常见的犯罪行为。临时住所周围的环境对儿童健康会产生不良影响,如积水滋生各种医学昆虫叮咬儿童,临时住所外用火做饭产生的大量烟雾对儿童呼吸系统的影响等。这些问题都会对儿童的身心健康造成不良影响,灾难救援队伍充分考虑到这些影响儿童健康的因素,防患于未然。

四、针对性降低儿童发病率和死亡率的干预措施

应急医疗救援队到达灾难现场或临时居住点,应首先对儿童健康和生存面临的威胁进行快速评估:估算受灾儿童数量和性别比例,了解灾难发生前该地区儿童的主要健康问题及公共卫生服务水平和覆盖面,包括常见传染病疫苗免疫接种的情况、家庭成员社会结构、灾后食物供应和来源,以及灾民生存环境,包括气候特点、现场帐篷和燃料的供应情况、环境卫生和水供应情况等。重点关注儿童主要健康问题和营养需求,并在此基础上制定出相应的公共卫生干预策略。灾难救援人员首先应利用现有条件迅速建立具备洁净水供应、温度调控设施、发电机、各种常用疫苗及其接种设备、必要药品和医疗用品的临时医疗点。同时应特别准备适合儿童常见病和多发病诊治的医疗用品和设备,如适合儿童静脉输液使用的器具、绷带和药品。灾难救援队中应包括本地医务人员,因为本地医务人员熟悉当地疾病流行状况、当地方言、文化和脆弱人群的社会背景,了解当地卫生资源的配置情况。灾难救援队应事先准备好儿童医疗记录,因为当地儿童健康档案可能在灾难中丢失或损坏,需要重新记录。在灾难救援队撤离后这些记录可以作为儿童的健康档案。灾难救援队在现场的应急救援和医学干预主要措施应包括以下几个方面。

(一)针对不同灾难造成的儿童伤害采取不同的救援准备

不同类型的灾难对儿童健康的影响具有一定的差异。本书各论部分会论述不同灾难的伤情类型,这里不再赘述。值得强调的是几种常见自然灾害对儿童所造成的特殊影响。火山爆发产生的烟雾和火山灰能够引发急性呼吸道疾病,并使慢性哮喘患者哮喘加重、急性哮喘和呼吸道反应性疾病发病率增加。应急医疗救援队出发之前应该备足 β 受体阻断剂类喷雾剂、类固醇类药物和氧气等。地震常导致儿童头颅伤和骨折,而挤压综合征在儿童中发生率较成人低。另外,应注意突发地震往往破坏城市电缆和地下天然气管道,导致火灾。应急医疗救援队除了准备创伤用药和骨折固定器具外,还应该备足够的烧伤救治医疗用品。水灾、海啸和飓风常导致水源污染,胃肠炎和脱水在儿童中发病率较高,医疗救援队应准备充足的水源净化、过滤和运输设(装)备,以及适合儿童口服和静脉补液需要的医疗用品。

(二)预防某些灾难所致常见传染病流行的干预措施

1. 腹泻病 灾难发生后,特别是在洁净水供应不足的情况下,腹泻病在 5 岁以下儿童中发病率较高,是该人群的主要死亡原因。对儿童腹泻病最有效的预防方法是以家庭为单位提供足量的洁净水,分发肥皂并要求用肥皂洗手。应急医疗救援队还应重视解决环境卫生问题,在灾民集中区域尽快建立或立即提供公共厕所,对腹泻患者应采取相应的措施立即治疗。腹泻病的治疗主要用口服补液疗法(oral rehydration therapy,ORT),2 岁以下儿童每次便后应补充 50～100 mL ORT,2 岁以上儿童每次便后应补充 100～200 mL ORT,直至腹泻停止。严重脱水(体重降低≥10%)的儿童(常见于霍乱患者),需静脉输液,用量为 70～100 mL/kg,并保持输液通道畅通。对无呕吐症状的脱水儿童可以采用经鼻胃饲方法补液,该法优点是可以提供多种通过静脉输液无法补充的营养物质。对 PEM 儿童,ORT 和静脉输液应避免心脏负荷过重导致梗阻性心脏病;对有脓血便和发热的儿童应采用抗生素治疗,抗生素治疗可在采样后确定病原体前开始进行。建立腹泻病的监测系统,包括建立诊断标准、确定发病人数和严重程度、病原体类型,估算根据年龄和类型分类的腹泻发病率和死亡率。早期发现霍乱病例,可采取向灾民集中分发洁净水和肥皂、加热隔夜食物、避免食用脏水中捕获的鱼虾类食物、隔离患

者以及检疫密切接触者(医学观察至霍乱最长潜伏期)等措施防控霍乱流行。

2. 麻疹　麻疹是灾后避难儿童常见的传染病,病死率较高。为预防灾后麻疹在儿童中的流行,所有6月龄至15岁的儿童均应接种疫苗,疫苗接种覆盖率应为100%。正常人群中80%麻疹疫苗覆盖率可以预防该病流行,但是在灾后避难所拥挤和不良的环境下,80%的覆盖率不能阻断该病流行。在疫苗不足时应首先对PEM儿童接种麻疹疫苗,身体不适或有发热症状的PEM儿童也应该注射麻疹疫苗。麻疹疫苗属于活性减毒疫苗,应该在冷藏条件下运输、投放和使用。维生素A的缺乏会显著增加儿童的麻疹病死率,在应急救援早期应为儿童补充维生素A。

3. 呼吸道传染病　急性呼吸道传染病是灾后避难的5岁以下儿童死亡的主要原因。因急性呼吸道传染病发热的5岁以下儿童应根据WHO推荐的治疗原则给予相应的抗生素治疗。同时应保持临时住所空气流通,降低呼吸道传染病在儿童中传播的风险。

4. 虫媒传染病　如果灾难发生在热带和亚热带地区,疟疾对儿童健康将构成重要威胁。被疟原虫感染的儿童中25%可死于该病。灾民从疟疾低流行区向高流行区迁移可导致疟疾发病率大幅度增加,主要是因为缺乏对疟疾的免疫力。儿童由于被蚊虫叮咬机会较多且缺乏免疫力,成为疟疾的主要易感人群。对蚊虫(按蚊)的预防是降低灾民发病率的关键。在东亚地区,主要有三带喙库蚊传播的日本乙型脑炎(简称乙脑)流行。三带喙库蚊在猪舍附近密度常较高。应急医学防疫队应采取消除灾民住所附近的积水等蚊虫滋生场所、分发蚊虫驱避剂和蚊帐、为帐篷装备防蚊设备等经济有效的措施来控制疟疾和乙脑的发病率,并防止病原体在受灾儿童中传播。此外,由于灾民临时住所缺乏必要的卫生防护措施,常有虱子、跳蚤等医学昆虫滋生,导致相应的传染病(如斑疹伤寒等)传播。蜱作为生物媒介可以传播多种疾病,主要有病毒类疾病如森林脑炎、新疆出血热等、螺旋体类疾病如蜱传回归热、莱姆病等、立克次体病如Q热、无形体病等和细菌类疾病如土拉热等。为了预防蜱媒传染病流行,在远离蜱密度高的杂草丛生地域搭建帐篷等临时住所,驱赶鼠类、犬和猫等野生动物和流浪家养动物,避免在野外裸露肢体作业,保持好帐篷内外环境卫生并进行适当的杀虫措施等是控制蜱媒传染病的有效方法。

5. 性传播疾病　性传播疾病(sexually transmitted disease,STD)是常被忽视的灾难相关传染病。事实上在一些经济欠发达国家和地区的灾难幸存人群中,STD(如梅毒、淋病和尖锐湿疣等)在青春期少年中发病率较高,是一个不容忽视的社会问题。由于青春期的少年家长遇难无人管教、对前途失去信心、患PTSD等精神疾病、生活所迫和自身保护意识差等原因,性错乱和性犯罪在这部分青春期少年人群中发生率较高。应急医学救援队应对该人群进行健康教育、心理辅导,同时采取向该人群提供安全套等措施对该脆弱人群实施积极保护,避免灾后该人群STD发生率上升。在艾滋病和人类免疫缺陷病毒(human immunodeficiency virus,HIV)感染的高流行区,医疗用血应尽量避免使用来自当地的血源,严格无菌操作以避免医疗行为所致的HIV交叉感染,同时在处理医疗废物时应做到无害化。

(三)精神卫生干预

灾难本身和随后的应急过程对儿童心理造成的影响较重。儿童心里充满了恐惧,包括害怕死亡和受伤、害怕与家人分离、害怕变成孤儿,常表现情绪反常如焦虑和抑郁,对一般性危险和侮辱性语言过于敏感,甚至有自杀倾向。父母对灾难的反应对儿童的影响很大。若父母患PTSD,儿童患该病的概率也会相应升高。1999年希腊雅典地震中,78%的儿童表现出了中度和重度 PTSD 症状。应急救援队应该尽早对儿童心理进行干预,越早进行心理干预,受灾儿童越容易摆脱灾难对心理造成的影响,同时儿童发生 PTSD 等心理疾病、性格和人格改变的可能性也将显著降低。对儿童心理干预的主要方法有安慰、提供正常的生活环境和教育设施,包括学校、游乐场地和必要的生活条件和卫生环境。灾难常导致大批儿童失去亲人成为孤儿。孤儿在成长过程中缺乏亲情关爱和正确引导,有可能发生性格扭曲和人格改变,沦为性奴、犯罪分子或反社会分子。政府和社会应承担起对孤儿抚养、关爱、文化教育和正确引导的社会责任,使灾难中幸存的孤儿健康成长。

(曹广文)

主要参考文献

[1] 丁一波,曹广文.水系灾害相关疫情防控工作的回顾与进展[J].中国卫生资源,2019,22(05):339-341,345.

[2] 李健.我国当下城市防灾应急管理体系的突出问题与完善提升——兼论国际城市的高品质治理经验[J].上海城市管理,2016,25(03):25-30.

[3] 李鹏,李莉,马龙腾,等.国内外灾难物资储备种类和布局[J].上海预防医学,2019,31(01):53-59.

[4] 陈菁,崔文静,刘舒婷.城市群公共卫生事件脆弱性评估体系建设研究[J].韩山师范学院学报,2023,44(02):50-58.

[5] 范晨芳,杨一风,曹广文.脆弱性评价在公共卫生突发事件预警理论模型构建中的应用[J].第二军医大学学报,2007(10):1116-1119.

[6] 曹广文.灾难流行病学在灾难预防、应急救援和灾后防疫中的核心作用[J].上海预防医学,2015,27(05):233-236,241.

[7] 韩雪,丁一波,张宏伟,等.特大城市突发灾难风险和公众参与的积极预防[J].上海预防医学,2015,27(05):248-252,255.

第三章　减灾计划

　　由于全球范围内致灾因素不断增加,加上人类自身的脆弱性,灾难持续威胁着人类的生命和生活安全。120多年来,全球范围内地震、洪水、山火等自然灾害快速增多。这些灾害使社会经济的发展严重受挫,2020年全球自然灾害造成经济损失达2100亿美元,使上百万人陷入极度的贫困,使原本穷困的人更加贫穷。目前由于气候变化等原因,预计未来数十年各类自然灾害可能会越来越频繁。越来越多的公共和私营决策机构都认识到了系统地减少愈演愈烈的灾害危害的必要性,并为此做出承诺。减灾(disaster risk reduction),顾名思义,即减少灾害发生的风险。为了应对减灾的复杂性,加强业已建立的国家多部门的合作平台,联合国各成员国在"国际减少自然灾害十年"(the International Decade for Nature Disaster Reduction,IDNDR)取得成果的基础上,于2000年通过并建立了国际减灾战略(International Strategy for Disaster Reduction,ISDR)。ISDR以国际减灾10年建立起来的国家委员会为基础,通过联合国国际减灾战略秘书处和其他联合国机构一道,努力推动建立和发展国家平台。这一努力的宗旨是宣传减少灾害风险的重要性和必要性,并将其纳入各国政府的发展政策、规划和项目中,从而实现可持续发展的战略目标。

第一节　概　　论

一、减灾的概念

　　理解减灾的概念,首先要了解什么是灾害风险(disaster risk)。任何潜在的风险因素,对生活、工作、财产、健康及生命可能造成损失,并在未来一段特定的时间影响特定的区域或社会,都称为灾害风险。灾害风险的定义反映了"灾害"是在灾害风险因素的持续作用下导致的结果。虽然灾害风险包括多种类型,很难量化,但随着人们对风险性、人口特征的深入认识以及社会经济的发展,灾害风险还可以从广义的角度来进行评价和定性。减灾即降低发生灾害的风险性,它是确定、评价灾害风险,降低灾害发生风险的系统方法,包括减少对危险因素(hazard)的暴露、降低人群及财产的脆弱性(vulnerability)、对土地等周围环境进行智能的管理、提高对负面事件的预警能力及准备等。有时文献中也用英文单词"disaster reduction"表示减灾,但是"disaster risk reduction"更能说明灾害风险因素的持续作用,从而强调减灾工作的现在进行时。联合国国际减灾战略(United Nations/International Strategy for Disaster Reduction,UNISDR)和联合国开发计划署(United Nations Development Programme,UNDP)对"减灾"的范畴是这样规定的:在可持续发展的前提下,将社会的脆弱性和灾害危险最小化,避免或缓解危险因素对社会造成的负面影响,并针对负面影响做好准备工作。

　　另一个与减灾相关的概念是灾害风险管理(disaster risk management,DRM),是指通过使用管理的指令、技能及方法执行政策、策略,以降低风险因素的负面影响及发生灾害的可能性,从而提高适应能力(coping capacities)。灾害风险管理是风险管理的外延,旨在通过采取防灾

(prevention)、缓灾(mitigation)及备灾(preparedness)措施,避免、降低或转移危险因素的负面影响。可以看出,灾害风险管理的主要研究内容是减灾,减灾是灾害风险管理研究的现代分支,是灾害风险管理研究的最新阶段。

自20世纪70年代中期以来,随着大量有关脆弱性研究的图书出版和文章发表,减灾的研究内容深受其影响,减灾的根本目的也逐步直接指向降低社会经济面对灾害表现的脆弱性。由此看来,减灾的范畴,其深度和广度已远远超过了日常的应急管理。同时,灾害风险管理的观点及实践也随之变得宽泛、深入,更多地强调采用整合、整体的方法降低灾害对社会的影响。值得注意的是,作为灾害风险管理的现代分支,减灾和以前的术语相比,尽管是一个相对较新的概念,但仍涵盖许多灾害风险管理早期的观点和实践。回顾专业文献,关于"减灾"虽然有许多种不同的定义,但是基本的理解都是围绕着"最大限度降低灾害风险及整个社会对灾难的脆弱性"所采取的相关政策、策略、实践的应用及发展,由此也形成了在过去较长一段时间里,人们对于减灾的广义理解非常清晰,但又无法具体解释和定义其组成内容的现状。随着国际上要求阐明减灾具体内容的呼声越来越高,2005年在日本神户召开的联合国世界减灾大会应对这一呼声,号召国际组织和国家政府组织,将减灾的着眼点转向制定明确具体的减灾目标、任务、指标,而不是空谈与减灾相关的政策性陈述。启动这一转向过程的第一步就是,168个国家的政府正式通过了《2005—2015年兵库行动框架:增强国家和社区的抗灾能力》[*Hyogo Framework for Action* 2005—2015: *Building the Resilience of Nations and Communities to Disasters*(HFA)(简称《兵库行动框架》]。2015年第3届世界减灾大会在日本仙台市举行,来自全球187个国家和地区的6 500名代表通过了《2015—2030仙台减灾框架》(简称《仙台减灾框架》)。该框架从以下两个方面强调了灾害风险:第一,灾害风险管理不是某一个部门的事,而是跨部门合作的实践;第二,要从单纯的灾害管理转向关注灾害走势和可能造成损失的综合性预防风险管理,灾害的范畴包括小规模的、缓慢发生的灾害,以及人为的、技术导致的、环境因素及生物危害引起的灾害。《仙台减灾框架》提出未来15年全球七大减灾目标:①大幅降低全球灾害死亡率,力争使2020—2030年每10万人的平均死亡人数少于2005—2015年;②大幅减少全球受灾害影响的人口数量,力争使2020—2030年每10万人的平均灾民人数少于2005—2015年;③降低灾害直接经济损失占全球GDP的比重;④加固包括医疗与教育设施在内的重要基础设施,大幅减少灾害造成的损失及基础服务的瘫痪;⑤到2020年大幅增加制定国家与地方防灾战略的国家数;⑥通过适当的可持续援助大幅增加国际合作,推动发展中国家致力于实现本框架;⑦大幅增加居民利用多样化危机预警系统了解灾害风险信息及受灾预测的机会。

总之,1994年通过的《横滨战略和行动计划》《兵库行动框架》及《仙台减灾框架》均为国际减灾领域重要纲领性文件,对国际社会做好减灾工作具有十分重要的指导意义。

二、减灾的必要性

(一)现代灾难的特点

现今人类活动的范围和领域空前广泛,从陆地到海洋,从地表到地下,从地球到太空,都布满了人类的足迹。因此,和古代相比,现今人类不但遭遇灾害的机会和范围大大增加,而且承受的灾害种类也越来越多。1970—2019年的50年间,全球共计报告约1.1万起自然灾害,夺走了200多万人的生命,造成约3.64万亿美元的经济损失。除了地震、火山、洪水、干旱、台风及战争、流行病(瘟疫)等传统灾害外,伴随人类的资源开发和工程活动等又出现多种新的灾害,如水库地震、矿山采空塌陷、温室效应、海平面上升海水(咸水)入侵、工程事故及化学污染、核污染与核泄漏、科技灾害等。这些新的灾害与传统灾害交织在一起,构成更加庞大的灾害系统,对人类产生更加严重的威胁和长远影响。

更多灾害具有自然灾害和人为灾害的双重特点,例如许多地区日益严重的水土流失,土地沙漠化以及滑坡、泥石流等灾害。一方面受气候、地貌、地质构造等条件控制,另一方面人为破坏森林植被以及因垦殖、采矿、工程等改造边坡、河道等加剧了环境恶化,从而引发或促进了灾害的发生与发展。这些灾害虽然仍属于自然灾害,但表现出比较明显的人为作用的性质。因此,作为"国际减少自然灾害十年"的一个重要建议,新成立的联合国国际减灾战略放弃了在灾害前面使用"自然"这样的限定词,其依据是,越来越多的人意识到灾害是由自然致灾因子与社会、人类的脆弱性相结合导致的结果,所以灾害不是"自然"的。2009年首份《减少灾害全球评估报告》显示,亚洲受到的灾害冲击尤为严重。全球在灾害中丧生者数量最多的10个国家中,有9个是亚洲国家。例如,日本和菲律宾两国受到热带风暴威胁的程度相当,但菲律宾在热带风暴中丧生的人口数量却比日本高17倍。全球由洪水导致的死亡有75%发生在孟加拉国、中国和印度这3个国家。这些都提示了实施减灾的紧迫性。

此外,重大灾害,即灾难,具有突发性、群体性、复杂性等特点,常在人们意想不到的情况下发生,瞬间造成大量伤亡。1976年我国唐山大地震后收集的资料显示灾民的存活率:半小时内被抢救出来的为99.30%,第1天内为81.00%,第2天为33.70%,第5天为7.40%,提示了及时抢救的重要性,因此平时做好减灾准备,灾难救援时才能有更多的主动性。

(二)现代战争加剧环境灾难

在禁止核武器、化学武器、生物武器的国际公约的约束下,现代战争对环境的破坏往往表现为两个方面:①常规武器杀伤力的极度发展,常规武器的破坏半径和火力威力早已能和小型核武器相当;②现代战争中应用常规武器谋略的变化,也会造成类似核战、化学战、生物战的灾难性后果。现代战争频繁引发地震灾难。例如,阿富汗位于地震带上,史上曾多次发生大地震。轰炸对地壳比较稳定的地区的影响不太明显,但对于地震带上那些地壳不稳定、濒临断裂岩层的地区来说,大规模轰炸会促使岩层震裂。2001年10月美国对阿富汗发动战争,大量使用威力巨大的炸弹,就已诱发了大地震。猛烈轰炸释放的能量引起地壳积蓄能量的连锁释放,导致大规模地震。阿富汗东部兴都库什山区,是美军连续猛烈轰炸的战场。数月后发生3次地震,造成1000多人死亡,几万人无家可归。这次地震的强度之大、范围之广都是罕见的,连巴基斯坦西北部都有震感。现代战争的这种非核军事打击造成毁灭性地质灾难的新趋势,值得世人关注。

(三)灾难的后续影响与可持续发展

20多年前,联合国举行的全球环境与发展峰会所通过的宣言和《21世纪议程》,第一次将"可持续发展"作为人类共同的战略目标鲜明地提出来,认为人类要消除全球性环境危机,主要应"减少和消除不能持续的生产和消费方式"。由于现代灾害的影响范围越来越广,受灾对象越来越多,承灾财产密度越来越高,灾害的连锁效应越来越强,所以灾害所造成的损失也越来越严重。过去20年来,平均每年受灾害影响的有2亿多人。现代灾害的受灾对象越来越多,除传统的农作物、森林、草原和农业生产外,城市和现代工业、商贸服务业等也成为重要的受灾对象。因此,现代灾情的构成比以往要广泛、复杂得多,仅从受灾体来看多达几十类。位于布鲁塞尔的 WHO 灾难传染病学研究协作中心记录的数据表明,在报告所述期间(2005 年 6 月至 2006 年 5 月),发生了影响到全国的 404 次灾难,平均每天 1 次,比上一个 10 年期(1995—2004 年)的平均数高出 25%,共有 115 个国家受影响,93 000 人丧生;经济损失比上一个 10 年平均数高出 2.6 倍,达到 1 730 亿美元;水灾的次数大约高出 50%,占经济损失的 97%。在这些数字背后,家庭成员、生计和财产的损失,市场的破坏和当地价格的上涨,以及对于本地环境和自然环境的破坏,会成为影响受灾地区长达多年的遗留问题。城市地区和高风险地区人口压力的扩大,加上环境退化、不安全地使用土地的做法,未经规划的安置及迅猛的都市化,均使得易受灾害影响的程度(即脆弱性)增加。资源环境恶化不但直接危害当代人的生存与发展,而且危害其子孙后代,削弱了他们的生存发展条件。1999 年当联合国在日内瓦举办"国际减少自然灾害十年"总结会时,英国《泰晤士报》发表了一篇评论,题目是"Decade Ended, Losses Tripled",也就是说 10 年发生的自然灾害与往常相比未发现有任何异常,但这 10 年中由于自然灾害造成的损失却是上个 10 年的 3 倍,比 20 世纪 60 年代的 10 年增加了将近 10 倍。

由此可见,灾难已严重影响了全球可持续发展的进程。

三、减灾计划

减灾计划是指由组织、机构、部门等为减少灾害发生风险拟定的相关文件,包括设立特定目标及应采取的措施行动等。国家水平的减灾计划应具体涉及每个层面的管理职责,并能适用于不同的社会和地理环境。有关计划的时间节点、应履行的责任及资金来源应在计划中详细说明。

2005 年世界减灾大会通过的《兵库行动框架》是第一个被国际社会广泛认可的减灾计划,它设立了一系列的目标,包括预期成果、战略目标、行动重点等。《兵库行动框架》的战略目标之一就是"发展和加强机构、机制和能力建设,增强抗灾能力",呼吁所有国家"支持建立和加强诸如多部门参与的国家平台之类的国家综合性机制",确保减少灾害风险是各国政府和地方政府需要优先解决的任务之一。由此可见,减少灾害风险问题已被放在了国际议程的高度优先地位。会议期间,众多国家发表了关于灾害预警的意见,同时会议呼吁设法确保将高度的关注迅速转化为行动,改变世界看待危害、风险和脆弱性的方式,真正走上"建立更安全的世界"的道路。目前全世界的减灾计划都是在《兵库行动框架》的原则指导下进行。

为了更好地执行《兵库行动框架》,相关的平台、机制需要建立,这其中比较重要的就是国际减灾战略系统、减少灾害风险国家平台等,理解它们的含义,可以加深对目前减灾计划的执行和对减灾国际形势的了解。

国际减灾战略系统包括各国政府、联合国机构和民间社会机构,根据《兵库行动框架》,共同努力减少灾害所造成的生命损失,以及给社会、经济和环境造成的损失。这是实现可持续发展的一个重要条件。

减少灾害风险国家平台是隶属国家所有,并由国家主导的、由多个相关方参与的论坛或委员会。它在不同层面上倡导减少灾害风险,通过协调和共同参与,在需要共同努力的优先领域进行协调、分析并提出建议,其总体目标是加强国家的抗灾能力,实现可持续发展。国家平台是一个协调机制,它有助于把减少灾害风险纳入国家发展政策、规划和项目中。落实《兵库行动框架》,其目的是帮助各国建立和发展一个适合本国国情的、综合的国家减少灾害风险系统。国家平台必须推动主要方面的参与,如有关部委、灾害管理机构、科研学术机构、非政府机构、国际红十字会、私营部门、媒体及其他与减灾相关的机构,并尽可能地邀请捐助方和联合国驻地机构的参与。负责国家平台的办公室或部委必须是常设机构,级别足够高,可以协调相关各方的参与,具备国家授予的在减少灾害风险、灾害管理、国家规划和环境方面协调的权力。在2000—2006年,共有34个国家向联合国国际减灾战略秘书处(the UN/ISDR Secretariat)通报了其国家平台的建立情况。其中,有些国家平台是以先前建立的国家减灾管理委员会为基础,扩大了其工作范围和利益相关方的参与。其他国家则是无一例外地从零起步,按照联合国国际减灾战略秘书处和联合国开发计划署(UNDP)危机预防和恢复局共同拟定的"国家减灾平台的指导原则",由国家发起、以利益相关方参与的方式建立和发展国家平台。

国家平台被视为国际减灾战略系统中的重要成员,是国际减灾战略系统进入国家层面的正式切入点。已设国家平台的地方,国际减灾战略系统将以此为基础在国家层面上开展工作。与国家平台相对应的还有全球平台、区域平台等。全球减灾平台是国际减灾战略系统的一个关键机制,每2年在日内瓦召开一次会议。它延续了原先2000—2005年机构间减灾工作组每2年召开一次会议的机制。2019年第6届全球减灾平台会议,共有来自全球182个国家的4000余名代表参加了会议。此次会议旨在聚焦并展示全球通过实施灾害风险管理和风险引导型发展投资,带来的经济、社会、环境等多个维度的产出和回报;鼓励引导各国政府、相关国际机构、私营部门等加强对全球减灾目标任务实施的重视和投入,确保目标如期实现,并促进2030年可持续发展议程、气候变化巴黎协定等框架任务的实施。在全球平台中,国家平台被视为其主要的构成机制,其目标包括:在所有层面上,保持减少灾害风险国际行动的连贯性;在实践者和专家中倡导知识共享;审议和评估国家减少灾害风险取得的进展。另外,区域平台正在逐步建立,会更加具体地考虑邻近国家之间的需求,使区域和次区域政府间组织更深入地参与活动,目前已经在非洲、亚洲、欧洲和美洲展开工作。

四、国内外减灾相关组织及活动

(一)减灾相关组织

1. 联合国国际减灾战略 联合国国际减灾战略(UNISDR)是联合国下属的减灾机构,成立于2000年,它是"国际减少自然灾害十年"(IDNDR)(1990—1999年)的延续。由联合国主管人道主义事务的副秘书长直接领导,是一个由168个国家、联合国机构、金融机构、民间社会组织、科学学术领域及普通大众共同参与的全球性机构,其主要目标是为了减少致灾因子引发的灾害所造成的伤亡。其秘书处设在日内瓦,在非洲、美洲、亚洲和太平洋地区、欧洲设有办事处,在纽约设有一个联络办公室。

2. 灾害防御协会 世界银行于2000年2月成立了灾害防御协会。2003年起,由国际红十字会接管。灾害防御协会旨在建立国际救灾的伙伴关系,致力于发展中国家的救灾,还为减灾充当资源和主要参与者联系的纽带,设法把科技界和政策制定部门、私营部门和公营部门、捐款者和灾民之间联系起来,在发展中国家促进风险评估、风险减持和风险救灾。比如,制订计划统一的防灾和减灾机制,实施改善过的建筑代码制度,更有力地对土地使用和应急机构实施有效的管理;培育政府预报灾害和快速反应能力,建立一旦遭遇灾害就能报警的民防体系。

3. 亚洲减灾中心 亚洲减灾中心(Asian Disaster Reduction Center,ADRC)于1998年7月30日在日本兵库县神户市成立,由亚洲地区的28个成员国、5个咨询国和1个观察者组织组成的。ADRC的主要任务是:①积累并提供自然灾害信息和减灾信息;②进行促进减灾合作方面的研究;③收集灾害发生时紧急救援方面的信息;④传播知识,提高亚洲地区的减灾意识。

4. 京都大学防灾研究所 京都大学防灾研究所(Disaster Prevention Research Institute Kyoto University,DPRI)创建于 1951 年,主要从事与防灾减灾相关问题的研究,为日本灾害研究的权威机构,研究能力在国际上享有盛名。研究所设灾害风险综合管理、地震灾害防御、地质灾害、河海灾害、气象灾害 5 个研究部;灾害环境、地震预报、火山、水资源、减灾系统 5 个研究中心;规划与信息、仪器开发、设备运行、观测 4 个研究室。研究涉及洪水、风暴潮、海啸、地震、泥石流、火山、气象灾害及水资源缺乏(干旱缺水)等各个领域。

5. 东京大学地震研究所 东京大学地震研究所(Earthquake Research Institute,University of Tokyo,ERI)成立于 1925 年。其理论研究项目有地震波、地震发生机制、火山的地质、海啸、海底地震等;应用研究有地震、火山、海啸的预测和预报,抗震建筑,地震探矿等;还设有强震预测中心和地震预报观测中心,在全国各地设立有近 20 个地震、火山、海啸观测所。

6. 防灾科学技术研究所 防灾科学技术研究所(National Research Institute for Earth Science and Disaster Prevention,NIED)主要承担了针对大城市地震防灾的尖端模拟技术,包括震灾综合模拟系统以及海啸灾害综合模拟系统的开发等。除了在实验室里进行研究,该研究所还在日本全国约 1 800 个地点设置了各种地震仪,能够准确观测从微小地震到大地震的各种地震活动,并且将收集的数据通过互联网公布,用于弄清地震活动的机制和减轻地震灾害的研究。值得一提的是,该研究所的另外一个任务是对地震活动和受灾情况进行预测研究,以期在大地震来临前及时将有关信息通知地方政府和产业部门等。

7. 美国联邦紧急事务管理署 美国联邦紧急事务管理署(Federal Emergency Management Agency,FEMA)成立于 1979 年,直接受美国总统领导,是美国进行重大突发事件时进行协调指挥的最高领导机构。FEMA 的使命是"在任何危险面前,领导和支持全国范围内抵抗风险的应急管理综合程序,通过实施减灾、准备、响应和恢复 4 项功能,减少生命财产损失,维护社会稳定"。在信息技术的运用上,它一直持续地形成和完善一个清晰的基础架构,来支持全面、全程、主动式的应急管理。

8. 美国陆军工程师团 美国陆军工程师团(U. S. Army Corps Of Engineer,USACE)成立于 1802 年,是美国历史最为悠久和最具权威性的洪水研究实验和防洪工程规划、设计、建设、维护、管理、咨询机构,统一管理全国 $4.1×10^4$ km 内河航道、219 座船闸、172 座航运梯级、320 座防洪坝和 82 个多目标水库等。

9. 欧洲灾难医学中心 欧洲灾难医学中心(Centre Européen Pour La Médecine Des Catastrophes,CEMEC)是欧洲议会属下的一个政府间和国际间的组织,它经常与联合国和 WHO 的应急办公室联系,自 1983 年起 CEMEC 每年举办培训班,将灾难医学介绍到医学界去,并承担研究、协助救灾工作。

10. 国家减灾委员会 国家减灾委员会,简称"国家减灾委",是我国国务院领导下的部级议事协调机构。国家减灾委原名中国国际减灾委员会,是中国政府响应联合国倡议,于 1989 年 4 月成立的中国国际减灾 10 年委员会,2000 年 10 月更名为中国国际减灾委员会,2005 年 4 月更名为国家减灾委员会,其成员由国务院有关部委局、军队、科研部门和非政府组织等 34 个单位组成。国家减灾委主任由国务院领导担任,办公室设在民政部。其主要任务是:研究和制定国家减灾工作的方针、政策和规划,协调开展重大减灾活动,指导地方开展减灾工作,推进减灾国际交流与合作。此外,一些地方设立了减灾综合协调机构,8 个省份成立了减灾委,15 个省份成立了职能相近的救灾协调机构。

11. 中国灾害防御协会 中国灾害防御协会成立于 1987 年,是全国性综合性社会团体,

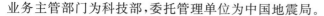

业务主管部门为科技部,委托管理单位为中国地震局。

（二）减灾相关活动

1. 减少自然灾害国际日　联合国大会于 1989 年 12 月 22 日通过 44/236 号决议,指定 10 月的第 2 个星期三为国际减灾日,意在提高各国民众在防灾减灾方面的意识,最大程度减少自然灾害带来的风险和损失,并借此在全球倡导减少自然灾害的文化,包括灾害防止、减轻和备战。

2. 全球减少灾害风险平台　全球减少灾害风险平台(the Global Platform for Disaster Risk Reduction)是国际减灾战略系统的主要合作机制,是世界应对日益增长的灾害问题的主要论坛,每 2 年举行一次会议。第一次会议于 2007 年 6 月在日内瓦举行,会议的主要议题是建立国家平台。

五、我国综合减灾现状与面临的形势

我国是世界上自然灾害最为严重的国家之一。灾害种类多,分布地域广、发生频率高、造成损失重。洪涝、干旱、台风、风雹、雷电、高温热浪、沙尘暴、地震、地质灾害、风暴潮、赤潮、森林草原火灾和植物森林病虫害等灾害在我国都有发生。自 1998 年国务院颁布实施《中华人民共和国减灾规划(1998—2010 年)》以来,国家防灾减灾能力有了长足的进步,减灾管理体制、政策咨询支持体系、综合协调机制日益完善。气象、海洋、水文、地质、地震等方面的灾害监测预测预警预报系统建设得到进一步加强,预警信息发布的覆盖面和及时性得到有效提高。国家陆续建成了长江三峡工程、葛洲坝工程、小浪底工程、"三北"防护林工程、京津风沙源治理工程等一批防灾减灾骨干工程,重点区域和城市的防灾减灾水平得到有效提高。减灾救灾物资储备体系初步建成,在沈阳、天津、武汉、南宁、成都、西安等 10 个城市设立了中央级救灾物资储备库,一些多灾易灾地区建立了地方救灾物资储备库。各地区各部门开展了多种形式的减灾科普活动,提高公众安全防范意识和自救互救技能。我国主办了亚洲减灾大会等重要的国际减灾会议,签订了《上海合作组织政府间救灾互助协定》。我国还积极参与国际灾害双边和多边救援行动,与相关联合国机构和国际、区域组织建立了密切的减灾合作关系。

我国的减灾工作尚存在亟待加强的薄弱环节,如地方的减灾综合协调机制尚不健全,部门间信息共享和协调联动机制、民间组织等社会力量参与减灾的机制还不够完善;缺乏减灾综合性法律法规,灾害监测体系还不够健全,预警信息覆盖面和时效性尚待提高;防灾减灾基础设施建设有待加强,一些灾害多发地区的避灾场所建设滞后;抗灾救灾物资储备体系不够完善;各类灾害风险分布情况掌握不清;灾害风险综合调查评估等方面工作尚未开展,等等。

近些年来,全球气候变暖与自然灾害风险加剧的关系已成为国际社会关注和研究的重点领域。有关研究表明,全球气候变暖对我国灾害风险分布和发生规律的影响将是全方位、多层次的:强台风将更加活跃,暴雨洪涝灾害增多,北方地区出现极端低温、特大雪灾的可能性加大,降雨季节性分配将更不均衡,北方地区沙漠化趋势可能加剧等。党的十六届六中全会提出了"全面提高国家和全社会的抗风险能力"的战略目标,并提出了六大规划目标:①自然灾害(未发生巨灾)造成的年均死亡人数比"十五"期间明显下降,年均因灾直接经济损失占国内生产总值(GDP)的比例控制在 1.5％以内。②各省、自治区、直辖市,多灾易灾的市(地)、县(市、区)建立减灾综合协调机制。③基本建成国家综合减灾与风险管理信息共享平台,建立国家灾情监测、预警、评估和应急救助指挥体系。④灾害发生 24 h 之内,保证灾民得到食物、饮用水、衣物、医疗卫生救援、临时住所等方面的基本生活救助。⑤灾害损毁民房恢复重建普遍达到规定的设防水平;在多灾易灾的城镇和城乡社区普遍建立避难场所。⑥创建1 000个综合减灾示范社区,85%的城乡社区建立减灾救灾志愿者队伍,95%以上城乡社区有1名灾害信息员,公众减灾知识普及率明显提高。

六、减灾研究的趋势与进展

在早期的灾难及减灾研究中,研究重心偏于物质财产、灾难情况等物理层面。近些年随着对流行病学及公众健康的关注、社会科学(更适合探究灾难的学术领域)的兴起,研究者开始关注因风险及灾难而导致的人类行为。此外,由于灾难往往造成社会成本的增加,在这种成本无法循环的情况之下,灾难相关的成本和利益经济分析则显得更为重要。同时,科技的革新增加了获取信息的渠道,并有助于经验的交流;在过去的40年间,与灾难风险管理相关的各种多元专业活动的扩展也使得应用性研究受到重视。此外,在当代减灾研究的领域中,还有一部分学者把研究中心放在了解脆弱性的多元面向及易受灾的脆弱团体,而这些研究也是与社会正义、平等及社会安全等议题息息相关。ISDR指出,社会上的弱势团体、女性及贫穷人口等皆易因灾难事件而遭遇更大的损失。我国国家减灾委员会根据《关于推进防灾减灾救灾体制机制改革的意见》指出,新时期防灾减灾救灾工作要正确处理人和自然的关系,正确处理防灾减灾救灾和社会经济发展的关系,努力实现从注重灾后救助向注重灾前预防的转变,从应对单一灾种向综合减灾转变,从减少灾害损失向减轻灾害风险转变。

世界各国中,较早将减灾研究纳入国家研究议程的国家有美国和日本。例如,美国在1972—1974年进行了第一次全国自然灾害评估,在当时这是项创新的机制。设立的动机是意识到了"揭示灾难风险本质"应纳入国家研究议程,涉及的相关资源包括各学术领域灾难研究者及科技工作者。值得一提的是,美国对于灾害的评估研究在1975年以前,几乎都是以自然科学及工程为主,后来White察觉到政治、经济与社会条件会直接影响工程防灾的有效性,经过多年研究,White和Haas进行的自然灾害评估研究开启了灾害有关经济、社会与政治等跨领域议题的研究。第二次国家评估则在1997—1999年进行,其关注焦点在于情境的多元性,以及因各地区社会、经济及环境因素等脆弱性不同而导致风险的动态本质。此项研究有超过250位学术专家及工作者参与,研究结论揭示应从事减灾发展的广泛性调查。又如,日本经常受自然灾难的侵袭,其减灾研究相关组织为数不少。虽然在行政上这些研究组织不在国家预算内,但位于筑波县(Tsukuba)的国家地球科学及灾难预防研究机构和公共事务研究机构则为国家层面的灾难研究代表机构。

第二节　灾前准备

灾前准备,顾名思义,是为了减少灾害风险、提高抗灾能力所进行的准备工作。减少灾害风险是一个跨领域、复杂的发展问题。它需要政治和法律上的承诺、公众的理解、科学知识、认真的发展规划、对政策和法律一丝不苟地执行;不仅包括恢复和重建,而且包括在防灾、备灾和应急措施的减灾大循环背景下,建立以人为本的早期预警系统及有效的备灾和反应机制,开展风险评估、教育和采取其他主动积极的、综合全面的、顾及多种危害和吸收多部门参与的方针,由此开展系列的活动。

一、灾难救援立法及应急预案

构建重大事故应急救援的法律法规体系,以明确各级政府部门在应急救援工作中的责任,规范重大事故应急处置的相关程序,为各级政府、各部门应急救援工作提供必要的法律依据,从而提高国家应对突发事件和抗灾难风险的能力,指导灾难医学救援的保障工作,这是有效备灾的根本。目前,我国已经颁布了一系列涉及应对突发事件的法律、行政法规和部门规章,其中对有关突发事件应急管理做出比较详细规定的,主要有《核电厂核事故应急管理条例》《破坏性地震应急条例》《突发公共卫生事件应急条例》《中华人民共和国传染病防治法》这4部条例。2007年11月1日起颁布实施的《中华人民共和国突发事件应对法》(以下简称《突发事件应对法》),是我国第一部应急管理的专门法律,它曾经以紧急状态法的名称列入第10届全国人大常委会立法规划,2005年3月国务院第83次常务会议讨论草案时,将名称改为《突发事件应对法》。《突发事件应对法》包含处理自然灾害、事故灾难、公共卫生事件和社会安全事件等各种重大事故的处置原则,它对于各单项、特别的应急法律文件起着指导和规范作用。我国先后颁布实施了防震、消防、防洪、气象、防沙治沙等30余部法律法规,减灾政策法规体系不断健全。

在灾难救援法律法规建立完善的同时,一套合乎国际标准的规范化的行动项目预案的建立和完善,保证人员、物资、技术、装备的落实,也是近些年灾难救援准备工作的前提和重要内容。尤其是大城市,因其与偏远地区地广人稀不同,大城市灾害急救具有事件突发性强、受伤人员集中、抢救伤情复杂、影响面大等特点,而且会迅速成为全球性的新闻热点,因此应急预案更要立足于非常规下的考虑。自从2003年严重急性呼吸综合征(SARS)的暴发流行以来,我国突发公共卫生事件应急机制初步建立,各级卫生部门的应急指挥体系已形成,各种突发公共卫生事件医疗救援应急预案也陆续出台。在经历了2008年初南方低温雨雪冰冻灾害、汶川大地震、三鹿牌婴幼儿奶粉事件等这一系列重大突发性公共事件后,政府发现在运用《突发事件应对法》处理气候危机及衍生灾害时仍显生疏,程序运用尚欠规范。在处理时,政府更多倚重自上而下的行政预案和行政会议。这种方式规范程度较低,预防性不强,并且行政方式不像法定程序那样周全,对于各级责任人的法律责任追究也不是很明确。现行的应急预案制度及《突发事件应对法》所确立的应急体制应有的组织、协调和防范作用,并没有完全发挥出来。2008年5月22日,全国人大常委会委员长吴邦国在第11届全国人大常委会举行的第4次委员长会议上讲话时指出:"要研究修改《突发事件应对法》《防震减灾法》等相关法律法规,增强针对性和可操作性。"这是我国最高立法机构首次提出拟修改《突发事件应对法》。值得注意的是,灾难救援立法工作、灾难应急预案的制定与应急救援制度的完善是相辅相成的。而我国现行的重大事故应急救援制度,如审核和备案制度、报告与信息发布制度、应急救援的分级响应制度、应急救援演习制度、应急救援的资金补偿制度等一系列制度还不够完善,因此对这些内容的法律规定就不可避免地存在可操作性差、针对性不强、形式大于内容等的缺陷。由此可见,加快建立完善应急救援制度,也是推动充实灾难救援立法和应急救援预案具体内容的必要条件。

国际上,美国政府的灾难救援立法工作起步较早,对应急救援相应的制度及责、权、义的规定比较具体完善。美国联邦应急计划(Federal Response Plan,FRP)最早发布于1992年,并在1999年4月进行了修订,2003年正式启动,几经修改后,目前已是联邦政府应对灾难事件的基本法规。它明确规定了州和地方政府负有处理灾难的主要责任,联邦政府只是在灾难严重程度超出州和地方的处理能力时,动用国家战略储备资源,提供补充性的援助。联邦政府职能部门介入的前提是,灾难发生所在州或地区最高行政长官向联邦政府发出请求,而且必须是在总统宣布重大灾难发生之后。FRP 具体阐述了联邦政府在危机应对中的政策、计划、运作纲要、恢复行动及 27 个联邦职能部门和机构的各自职责,FRP 也就是在总统宣布重大灾难或突发事件后整个联邦政府运作的行动纲领,实现高效、及时、连续的灾难应对。

此外,为了能保护灾难救援过程中帮助他人的美德和行为,救助别人的同时也能保护自己,做了好事不至于惹麻烦上身或被告上法庭,美国有一条法律专门用来保护好心人,这条法律叫作《好撒玛利亚人法》。《好撒玛利亚人法》源自"好撒玛利亚人"的故事,"好撒玛利亚人"指心地善良、乐于助人的人,即没有法定义务也没有约定义务,仅仅出于内心的道德要求无偿对他人进行帮助的人。《好撒玛利亚人法》是关于在紧急状态下,施救者因其无偿的救助行为,给被救助者造成某种损害时责任免除的法律条文。美国联邦和各州的法律中都有相关的法律条款,有的叫《好撒玛利亚人法》,有的称《无偿施救者保护法》。《好撒玛利亚人法》针对陌生人对伤员进行紧急医疗抢救中出现的失误,给予法律责任上的赦免。这种情形必须是在紧急事件发生现场,而且这种救助是无偿的。《好撒玛利亚人法》原则上是重点保护医疗人员、警方、消防人员在紧急事件中,救助受伤人员时不必因抢救中出现的问题而承担民事责任,除非上述人员疏忽救助或是救助方式错误或是有意延误。《好撒玛利亚人法》对于在灾难救援的紧急时刻弘扬社会正气、维护社会和谐氛围起到了重要作用,它也应属于灾难救援立法的范畴。

二、公众意识与减灾文化

防灾减灾作为一项社会公益事业,与每个公民的切身利益紧密相关。同时,防灾减灾又是一项由公民直接参与的活动,公民的行为与减灾效果有密切的关系。除了政府部门在防震减灾中有义不容辞的管理职责之外,非政府组织、公民都应当承担参与防灾减灾活动的法律义务。有研究报道提倡"公众意识计划",其目的是塑造一个有知识、有警惕性和自力更生的社会,使公民能够在有关灾害管理的各项事务中,充分发挥支持政府及与政府合作的作用。为此,每个社会成员都需要了解与可能的灾害袭击有关的事实,例如,可能发生哪种灾害;个人、家庭和其他亲友应该立即采取什么样的最佳行动;怎样最有效地帮助社会其他成员;政府计划如何援助公众;怎样有效地参与灾害的通信预警过程;在援助到来之前,怎样准备临时避难所和食物等,由此培养发展减灾文化。

减灾文化是社会在长期抵御灾害过程中,通过政府的倡导和公民的努力并为全社会所认同和遵守,具有一定灾害灾难背景下的减灾价值观念、减灾精神、减灾准则、减灾制度、减灾行为,以及蕴含于政府与公民中的所有关于减灾活动的某些物化精神的总和。目前,灾后救助的观念转变为灾前预防的方针已成为国际减灾的潮流,即完成"灾后反应文化"向"灾前预防文化"的转变。

国家减灾委专家委员会副主任史培军指出,过去我国经历了洪水、台风、非典、雪灾、地震等重大自然和疾病灾害,政府并不是没有钱来防灾,而是意识没有到位。政府调集救灾物资的能力强,但民众防灾的意识弱。我国民众迫切需要建立减灾文化,如果某一场灾难让我们有了深刻的防灾减灾教训,让我们这个民族面对灾难时更聪明了,这才是不幸中的万幸。对于减少灾害问题,世界会议专门指出,要大幅度减少灾害,人民就要充分知情,并积极培养防灾抗灾意识。例如,在信息管理和交换方面,向各地区群众特别是高风险地区群众提供关于灾害风险和各种防护办法的科普信息,以鼓励和帮助民众采取行动,减少风险和加强抗灾能力。在这些信息中应包含有关的传统知识、土著知识及文化遗产,并适合于不同的目标群众,同时也要考虑文化和社会因素等。在教育培训方面,将减少灾害风险的知识列入各级学校的课程,利用其他正式和非正式渠道让青少年和儿童了解情况;促进在高等院校落实地方风险管理和备灾课程;酌情考虑志愿者的作用,推广以社区为基础的培训,提高当地缓解和应对灾害的能力;确保妇女和弱势群体能平等利用适当的培训和教育机会,以此作为减少灾害风险教育和培训的一个重要组成部分,并推动对性别和文化敏感的培训等。

全球每年有 2 亿人饱受自然灾害,其中最易受伤害的是 18 岁以下的儿童,尤其当他们在课堂上遭遇灾害时。鉴于此,联合国教科文组织总干事松蒲晃一郎和联合国国际减灾战略秘书处主任 S. Bricefio 于 2006 年 6 月 15 日在巴黎共同发起"减少灾害风险始于学校"运动,并指出安全教育和灾害预防是一项长期的任务。发起这项运动的目的是将减少灾害风险纳入学校课程中;鼓励在校内的施工建设能够按照抵御各种自然灾害的标准进行,以改善学校的安全。教科文组织总干事松蒲晃一郎在发起仪式上强调,建立预防观念的关键在于教育。如果处于灾害地区的民众懂得灾害的危险性,知道如何面对和预防,那就会减少人员伤亡,降低损失。"减少灾害风险始于学校"运动是在联合国可持续发展教育 10 年的框架下举行的。部分遭遇自然灾害幸免于难的儿童,包括英国女学生 Tilly Smith 也参加了发起仪式。Tilly Smith 2004 年 12 月和父母去泰国度假时遭遇海啸,由于她曾在地理课中学到了海啸的知识,因此成功地挽救了100 多人的生命。2007 年 3 月 1 日,国际减灾战略公布了一套名为"阻止灾难"的电子游戏,游戏分为 3 个难度等级,适合 9~16 岁的儿童,主要内容是在一个特定的地点拯救生命,其目的是让儿童从小就有防灾减灾意识。

三、人力准备

人力资源是减灾准备的关键因素,它的建设和发展,依赖于灾害相关医疗系统的建立和发展。通过专业训练与规范培训培养高等专业人才,并与群众普及教育相结合,在灾害医疗系统的统一指挥下,调动社会各种减灾力量协同作战。世界各国使用的灾难应急医疗系统有国家灾害医疗系统(National Disaster Medical System,NDMS)、大都市医疗应对系统(Metropolitan Medical Response System,MMRS)、急诊医疗服务体系(Emergency Medical Service System,EMSS)等。

(一)专业队伍建设

目前,我国尚无常设的国家灾害医疗系统。灾害事件发生后,一般由政府组成抢救领导小组负责抢救的组织管理工作,卫生部门是灾害医疗救援的主力军。然而,对于一些重大的灾难事故,救援工作往往需要来自不同单位的各级各类人员参加,各救灾机构之间的紧密联系和协同非常重要。如果平时没有相应的组织协调的训练,各单位之间情况不明,灾难发生时可能会出现各自为战、无法进行统一指挥的情况。因此,国家灾难医疗系统的建立迫在眉睫,其目的就在于在灾难和紧急事件期间及时补充地方医疗资源,在战争期间向军队提供后备医疗支援,以及促进以社区为基础的灾难医疗服务系统的发展。管理机构应每年定期举办演习,同时亦应加强以重要社区和地域为基础的灾难医学救援系统的建设,在人员和资源配置上进行政策倾斜。当灾难造成的损害超出地方应急反应负荷时,该系统可以向伤员提供直接的医疗服务,包括直接的医疗救治、受灾人员疏散及医院的机动收容等。国家灾难医疗系统应包含现行的正常医疗急救服务体系,并应明确急诊专业医生和护士在灾难救援计划中发挥重要作用。早期的灾难救援平台就是以急诊医学为基础建立和发展起来的,比如 1976 年在德国美茵兹成立了世界灾难和急救医学协会。

经历"9·11"事件及"炭疽热病菌袭击"事件后,美国政府充分认识到建立一套应对恐怖事件和其他灾难事件机制的重要性。在联邦政府的指导下,经过各方努力,全面加强与完善了现有的灾难事件应对机制。美国的 MMRS 是国家灾难医疗系统的一部分,成立于 1996 年。它的作用是支持地方当局的职能,增强地方政府应对重大伤亡等各种灾难事件的能力。MMRS 关注的重点是恐怖袭击、各种有害物泄漏、流行性疾病暴发及各种自然灾害。而 NDMS 侧重于在灾难造成的损失超过州和当地政府承受能力时提供联邦医疗资源,以帮助州和地方当局缓解灾区对公共卫生和服务的需求,包括健康评估和监督、医疗支持、人员疏散、心理健康、亡者身份识别和由灾难殡葬处理反应队提供的殡葬服务,以及由灾难医疗救援队提供的医疗服务。

EMSS 的建设和运作,对于提高社区和国家的突发急救、事故和灾难等的应对能力,发挥了重要作用,国际上对此也高度重视。目前,国内外的 EMSS 包括以下 3 个环节,即:院前急救—急诊科—急诊重症监护。毫无疑问,院前急救这一环节极其重要,包括人员、装备、通信和指挥调度等。大部分国家的院前急救都由专业机构和人员承担。美国西雅图的 EMSS 堪称楷模,院前急救的成功率很高。而我国目前尚有一些城市的院前急救,是依托医院来操作运行的。有些医务人员,则是由医院指派轮值跟随救护车服务。这样,就往往缺乏院前急救专业队伍应有的熟练专业技能和爱岗敬业的精神。因此,由专业机构和专业人员组成的院前急救队伍,对于提高灾害救援的效率至关重要。

总之,从现代灾难的特点、灾难救援的紧迫性及复杂性等方面考虑,无论以哪种灾难医疗系统为主体,或是多种灾难医疗系统相互补充共同应对灾难,都需要涵盖急救、公共卫生、医疗管理等多方面的专业专职人员。

(二)灾难医学教育体系

与国外很多大学专门设立灾难医学系,备有专业教材、专著和课程设计相比,我国的灾难医学教育尚存在不小的差距。目前我国灾难医学教育体系还是空白,绝大多数医学院校尚未开设灾难医学的课程,绝大多数医务人员也没有接受过灾难医学的教育。笔者认为大力开展灾难医学教育,可以从以下几个方面努力。

1. 院校教育 在高等院校医学专业中设立灾难医学相关的必修课和选修课,使医学生了解灾难医学的思想、内容及灾难救援工作的任务和方式,并为将来灾难医疗救援工作打下基础。普通高等院校医学专业的本科毕业生或研究生,在进行规范化灾难医学培训的同时,选择适当的灾难医学救援专题进行深入研究,可按有关规定申请专业学位,力争取得灾难医学研究成果。

2. 继续教育 将灾难医学内容纳入继续医学教育体系中,研究和探讨对救援人员实施灾难医学教育培训的方法及内容。现阶段国家层面尚未建立灾难医学继续教育培训体系,因此应把在职人员灾难医学继续教育培训作为重点,以应对突发公共卫生事件和灾难事件医疗救援工作的迫切需求,重点建立院前急救队伍,完善急救人员配备,经过急救医学知识系统培训与重点技术训练,提高并加强院前急救人员的素质。

3. 专业培训 对重点人群(指医学外其他行业常接触灾难事件并为救援服务的人员)普及灾难救援知识,定期开展灾难预警训练,加强灾难状态下的心理素质锻炼。尤其对交通警察、司机、消防队员等进行人工呼吸、心肺复苏、压迫止血等基本知识培训,以提高对灾难事件的医疗救援意识。可每年组织大型急救演习,包括车辆调动、救护、心肺复苏、急救知识测验、自救等技术,以提高应对灾难的救援能力。

4. 普及教育　建立、培养社会防灾文化是提高社会整体抗灾能力的长期任务。具体到人力资源培养,应高度重视公众初步急救知识和技能的普及,这也是配合专业队伍建设比较重要的一面。初级急救知识和技能包括通气、止血、包扎、固定、搬运和心搏呼吸骤停的现场心肺复苏术等。这些知识的普及率,往往代表一个国家和地区的发展水平和文明程度。国际上,急救医学界对初级急救知识和技能的普及培训非常重视。以美国为例,部分州、县以及大的医学中心,大多设有急救医学的培训中心,另有急救技术员和急救医士的培训班,还有诸多心肺复苏的普及培训点,有的图书馆也设有心肺复苏的普及培训点,因此其普及率很高。美国已有超6 000万人次接受心肺复苏的培训,包括每2～3年一次的复训。我国香港地区也十分重视心肺复苏的普及培训,其普及率远远越过了总人口的10%。因此,在我国逐步向全民普及初级急救知识和技能,是提高现场救护水平的有效方法。

此外,加强灾难医学师资队伍和教材建设、开展灾难医学教育研究、加强国际交流与合作也是现今我国加强完善灾难医学教育的重要环节。

四、装备与物资供应

应对灾难所必需的装备和物资供应涉及通信、受灾群众的基本照顾、卫生及医疗资源供应等众多方面。平时对这些资源的储备和有效管理,也是提高减灾效率的关键。

(一)卫生及医疗资源

对于卫生及医疗资源的需求,可以分为两类:第1类,针对直接治疗患者的药品、医疗设备资源等,这其中也包括涉及受灾群众初级卫生保健所需要的医疗资源;第2类,用于应对灾害过程中相关人员(如急救人员等)的职业防护。美国司法部(the National Institute of Justice,NIJ)把个人防护装置(personal protective equipment,PPE)分为3类:呼吸装置(如空气净化呼吸装置)、保护性外衣(如密封外衣)、其他配套保护装备(如防护罩、靴子、手套)。NIJ专门对紧急第一应对人员如何选择个人防护装置进行了详细的规定。

由于灾区对医疗装备、药品的数量和种类的需求是由灾难本身、地方政府的应对能力及当地现存的资源决定的,因此和通信及受灾群众的基本照顾相比,灾区对医疗卫生资源的需求具有更大的不确定性。目前没有一个专门的药品或者医疗设备清单适用于所有的社区或者各种类型的灾难,但总的原则是选择的药品应具有广谱性、较长的有效期、无须特殊的储存条件及附加设备等。

(二)国外卫生及医疗资源备灾现状

资源管理是一个头绪繁多的系统工程,牵涉到贮存、运输、信息追踪反馈等具体环节和方方面面。备灾过程中如果不对现有资源进行细致全面的评估、标准有效的管理、采用高效的运输计划,那么无疑会给灾难救援过程增添诸多意想不到的困难,大大降低减灾效率。国际上的备灾医疗资源管理也是对许多国家在多次灾难救援过程中遇到的问题进行经验教训总结,逐步成长完善的。一些问题如对受灾地区不正确或不全面的卫生及其他方面需求的估计、不规范的药品捐赠(例如捐赠的药品信息用非母语标记、捐赠的药品过期或者在特定国家非常规使用的药品等)等,看似细小,其后果却是增加救灾成本,耗费更多的人力、物力、财力。如1988年亚美尼亚大地震,大量捐赠的药品和医疗装备运往灾区,但远远超过了地方政府贮存这些物资的能力;1992—1996年捐赠至波斯尼亚和黑塞哥维那的医疗物品,大约50%是不合适的;运送至南苏丹和立陶宛的捐赠药品有潜在的危险性和不良反应,如氯生太尔。另外还应看到,由于诸多原因造成的不恰当的卫生及医疗资源的运送,会导致一系列间接成本的消耗,如到达灾区的过多的医疗人员需要食品、避难场所、交通工具等;贮存、处理、销毁不恰当的医疗资源需要耗费人力、物力、财力等。

针对药品捐赠存在的种种问题,WHO对捐赠药品的诸多方面,如药品的选择、质量保证及有效期、包装和标记、药品的信息和管理等进行了全面的规定。为了帮助每个国家更好地管理、有效地利用捐赠资源,WHO研发了"供给管理项目",作用是协助受灾国家在灾难恢复期间将捐赠的物品进行归类和仓储,同时它也是为了尽量避免"药品垃圾"现象而提出的解决方案。所谓的"药品垃圾"现象,就是个别人员为了获得更多的免税政策,或者逃避处理即将过期的药品所需要的费用而进行的药品捐赠行为,其结果是大批无针对性或是过期的药品堆积在仓库中,从而人为地形成垃圾。

(三)卫生及医疗卫生资源准备趋势

1. 完善药品应急保障 在组织救援时,由于灾难的复杂性、多样性,致使伤情和中毒原因复杂,常用药品、器材消耗少,而烧伤、炸伤、解毒药品,防尘、防化器材等特殊药品和特殊器材需求量大。又由于准备时间短,一些急救和解毒药品市场不易购买,难以满足救援需要,因此建议建立我国的急救和特殊药品储备中心,便于紧急调运,增强急救治疗的针对性,提高突发性灾难医学救援的保障能力。储备中心可以是集中式或是非集中式,无论是哪种形式,有一个基本点需要考虑的是储备中心的具体地理定位,因为这涉及与药品储备相关的安全性及贮存温度的可控性等问题。此外,如果是集中式的储备中心,还需要考虑整合高效安全的物流系统,以便在紧急时刻派送所需药品和装备至灾区。1998年,美国疾控中心受到资助研发了"策略性全国储备(the strategic national stockpile,SNS)"项目,由此帮助州和社区应对包括由恐怖袭击和自然灾害导致的突发性公共卫生事件。SNS项目明确了州、社区面对生物战剂、化学神经毒剂、放射性物质、爆炸装置造成的突发公共卫生事件所必须储备的抗生素、化学神经毒剂的解毒剂、抗病毒药、疫苗、烧伤油膏、止痛剂、止吐药、镇静剂及静脉注射资源等。

2. 加快便携式医疗急救装备研究 由于灾难的破坏,灾区医疗急救设备十分缺乏,卫生资源遭到破坏,主要依靠外援供给;而灾区的交通情况复杂,大型装备运输不便,携行困难,严重影响了医学救援快速机动和应急急救工作的展开。因此,便携急救装备的研究和配发亟待加强,由此为灾难医学急救提供技术支持,提高我国灾难医学急救水平。1990年WHO研发了新型急救医疗装备包,其中包含了被国际广泛认可的必需的急救医疗装备及药品,用以满足10 000人3个月的需要,首选用于难民营及发展中国家的艰苦地区。

总之,灾难救援是区域间、国家间的协作行为,卫生及医疗装备既要在充分考虑国情的基础上自行研制,又要同国际接轨,达到标准化、统一化的目的。

五、军事化救援

在传统与非传统安全威胁多样化的今天,抢险救灾已成为军队完成多样化军事任务的重要使命之一。面对世界范围近年来接连发生的一系列重大自然灾害,军队作为一支重要的军事化救援力量,在应对各种突发性危机中发挥了举足轻重的作用,军事化救援已成为许多国家军队所要担负的一项重任,虽然各国情况不一,但其带有共性的科学方法可资借鉴。

1. 反应迅速,争取时间,赢得主动 这是实施重大灾难救援的基本要求,也是各国成功展开军事化救援行动的关键环节。据外军媒体报道,在重大灾难的抢险救援行动中,最大的挑战往往不是物资供应的不足,而是如何迅速、高效、准确地满足完成各种复杂任务的综合目标需求。大灾面前,军队既要冲锋在前,承担救援行动的综合应急保障任务,更要具体参与到救援行动中去,承担人员输送、医疗救护,以及安全保卫和灾区重建等多元化重要任务。因此,全力以赴实施军事化立体救援行动就成为实现综合目标的重要保证。

2. 危机控制和应急管理机制的建立　可以大大提高应对灾难事件的反应能力与水平。美国在遭受了"9·11"事件的沉重打击后,越来越高度重视军事化救援力量的建设与发展。其《联合作战纲要》中明确规定,抢险救灾行动是在美国总统或国防部长的指令下,在美国本土地区、美国在海外的领地或海外地区进行计划和实施。其中,国内行动的军事支援由美国北方总部、南方总部或太平洋总部负责,具体责任划分取决于事件的发生地点等。正因为有着明确的职能划分,美军才能够确保在24 h内迅速启动危机反应机制。

3. 实施国际性联合军事救援行动　这在当今世界已不再是传奇,协调各方形成多元化救援合力是抢险救灾取得成功的重要基础。据外军媒体报道,要确保救灾行动的有序和高效,就必须重视与各方的有力合作,以便加强军事支援机构与其他机构和地方当局间的联络与协调,因为军地联合行动更具组织性和有效性。在近十几年发生的几次重大自然灾难中,世界许多国家的军队均广泛参与了救援行动。如2004年的印度洋海啸大救援曾被誉为历年来规模最为宏大的一次"多国部队"联合行动,不仅美、英、法等西方大国表现主动,日本及一些发展中国家也纷纷援手,印度在本国发生严重灾难的情况下仍派遣了救援部队,巴基斯坦、马来西亚、新加坡、孟加拉国等均纷纷派出部队支援行动。救援中,可谓军兵种齐全,规模空前。

此外,也有学者对我国灾难医学救援保障模式进行探讨,分别对军队临时性协调合作保障模式、军队协同式紧密结合保障模式、军地一体化保障模式进行评价。其中,第3种方案即军队地一体化保障模式在灾难医学救援的组织指挥和协调管理中被作为最理想的一种方案。综合国情、军情和灾情,从现实可行性分析,第2种方案即军队协同式紧密结合保障模式可以作为我军现阶段军队灾难医学救援保障模式,而第3种方案则更适于作为近中期战略目标去实现。

总之,把军队的灾难医学救援体制组织体系纳入国家、军队及地方公共卫生应急反应体系之中,贯彻国家统一的公共卫生方针、政策与法规,实行军、警、民联合救治,已成为目前减灾救援的发展趋势之一。

第三节　灾难医学信息服务

自然灾害,如地震、火灾、飓风、人为的或是技术事故等一直威胁着人类的正常生产和生活,目前众多国家包括美国在内正面临着由恐怖袭击等引发的一系列新的危机中,于是各种类型的有关卫生及灾难预警的信息,包括对它们的收集、分析、整合、解释等,即所谓的灾难医学信息服务应运而生。灾害医学的信息服务主要是为决策人提供制定减灾防灾预案的依据,为参与救灾的医务人员提供最佳施救技能,为探索灾害规律的科研人员提供翔实的资料,为教学人员提供丰富的最新知识,以及为灾民提供防灾知识等。伴随着全球范围恐怖主义的升级,各国对精密先进的信息采集工具和信息技术的需求大大增长。这些工具和技术有助于完成复杂的监测和数据分析,从而为尽早明确事件性质提供依据。

一、灾难医学信息服务的历史回顾及现状

人们精确计算、分析、发布有关灾难预警及进行灾难应急反应信息的能力,在很长一段时间里有所提高,这大部分取决于近半个世纪的信息技术的发展。在 20 世纪 80 年代之前,计算机系统主要用于商业、银行及科研领域,计算机系统在灾难及其他紧急状态下的运用主要集中在国防部及大商业研究机构等部门,这些部门通过该系统进行计划、模拟,有时也运用该系统进行流行病学或社会学的研究。

20 世纪 80 年代,随着台式电脑和个人电脑的诞生,数据可以存贮在光盘中,从而方便随身携带。特别是到了 80 年代中期,灾难应急人员可以随时将数据输入电脑中,由此使得文件可以复制、电子表格可以更新、物品和资源可以追踪,这种情况甚至可以应用在野外现场。80 年代末,互联网的诞生使人们可以通过电子邮件或 FTP 站点的途径交换文件信息,从而使得对灾难监测的管理和计划更加精确。1988 年美国国家海洋气候管理署研制开发了计算机辅助应急操作管理(computer-aided management of emergency operation,CAMEO)软件。该软件包括地图绘制、空气传播模型、化学药品数据库等工具,使用者可以通过输入当地信息,在第一时间获得有关灾情及事态发展的关键信息,从而指导第一反应人进行快速应急。当时发布的软件还有美国疾病预防控制中心发布的 Epi Info 软件(www. cdc. gov/epiinfo)、电脑专业绘图软件地理空间信息系统(geospatial information system,GIS)等。Epi Info 软件便于流行病学家或是公共卫生专业人员制订调查表、定义数据录入格式以及进行数据的录入。GIS 软件将其他数据与地理信息整合在一起,为救灾管理者以三维空间的形式展示重灾区事态、生命财产受威胁的情况、可利用的资源及定位,制订救灾行动计划,用于灾难救援的任一阶段。

20 世纪 90 年代以后,信息交换速度及能力迅猛增长。互联网上的邮件列表服务器使得救灾管理者、灾难应急反应者及医务人员随时讨论救灾行动反应。美国紧急联邦管理署、疾病预防控制中心等机构在他们各自的互联网主页上发布大量的有关灾难的公众信息。卫星电话系统、以手机为基础的数据网络、语音系统与其他数据的整合等为配备个人电脑的工作人员在灾难现场与外界保持联系、收集传输大量的信息提供了便捷通道,并使得灾难现场工作人员与灾难应急管理者及机构共享灾区大量的实时信息。此外,社会公众也通过互联网获得灾难相关信息,配合备灾工作的实施。由于信息技术为降低救灾的投入产出比发挥了如此重要的作用,目前信息技术在救灾管理及灾难应急准备方面的应用已成为专门的工作需求。

近些年来,包括数据库、监测工具、人员及患者情况追踪、循证医学等不同方面在内的专业信息系统在减灾中的运用,逐步得到社会的认可和重视。如人道主义信息系统(humanitarian information system,HIS)是将多种信息资源整合的信息系统,包括早期预警和报告系统。该系统的早期预警是通过监测一系列指标的特异变化,如降雨量、植被地理定位、农作物收成、市场价格、社会大众营养状况、失业情况、贫困程度等发挥作用的。

二、灾难医学数据库简介

(一) 联合国相关灾害数据库

1. 联合国开发署全球风险识别计划(GRIP) 该项目是一个受到许多国际机构,如世界银行、联合国国际减灾战略委员会、国际红十字会等支持的全球灾难风险识别倡议项目。由联合国开发计划署于 2007 年发起,是联合国国际减灾战略执行《兵库行动框架》的主要平台之

一,目的是减轻全球高风险区域自然灾害相关损失,以提高区域的可持续发展,主要包括以下 5 个研究领域:①开发风险评估能力;②全球、国家、区域风险评估;③扩展与完善灾害损失数据;④国家示范案例研究;⑤全球风险更新。

2. ReliefWeb 1996 年 10 月联合国办事处人道主义事务协调厅建立关于人道主义紧急事件和灾害的 ReliefWeb 信息平台,得到联合国大会的支持,鼓励世界所有国家和政府在 ReliefWeb 信息平台上对人道主义信息进行共享与交换。ReliefWeb 信息平台实时接收全球范围内灾害事件和突发事件,快速、简洁地对灾害造成的损失和伤亡进行评估。ReliefWeb 平台在全球的 3 个不同时区(纽约、日内瓦和东京)对网站信息实时更新。

(二)其他国际组织及研究机构相关数据库

1. EM-DAT 灾害数据库 1988 年,WHO 与比利时灾后流行病研究中心共同创建的紧急灾难数据库,并由后者进行维护。主要目的是为国际和国家级人道主义行动提供服务,为备灾做出合理化决策,为灾害脆弱性评估和救灾资源优先配置提供客观基础。其核心数据包含了自 1900 年以来全球 16 000 多例大灾害事件的发生和影响数据,并且平均每年增加 700 条新的灾害记录。数据来源主要是从联合国、国际组织、政府、非政府组织、保险公司、研究机构及媒体等各种数据源经过收集汇编而成。

2. HotSpots 灾害数据库 该数据库是由世界银行和哥伦比亚大学在英国国际发展部的防御协会的资助下建立,主要分析全球不同灾害的发生频率、灾害造成的死亡风险和经济损失风险,以及进行灾害的案例研究。主要包括自 1700 年以来死亡人数 >1 000 人的飓风、龙卷风、台风和热带风暴灾害等。数据内容包括灾害发生年份、地区、灾害类型和死亡人数。

3. 亚洲减灾中心(ADRC)数据库 该数据库主要包括两部分:①亚洲不同国家每天发生的不同灾害数据表(1998—2009 年),该数据表是在亚洲减灾中心网站上,根据对亚洲不同国家每天发生的灾害的统计信息进行提取形成的。灾害的统计数据主要来源于灾害发生国家的政府报告、政府官方新闻网站及国际灾害相关组织报告等。数据主要包括灾害发生的国家和地点、灾害类型、灾害强度、死亡人口、受灾人口、经济损失等数据,共涉及 1 197 个自然灾害事件。②世界范围内自然灾害数据表(1965—2008 年),数据主要包括数据编号、灾害名称、发生国家、灾害评论(包括灾害损失、死亡人口和伤亡人口,但部分数据缺失),共涉及 4 410 个自然灾害事件。

(三)商业公司自然灾害相关数据库

1. 慕尼黑再保险公司数据库(NatCat) 该数据库主要统计:2004—2008 年每年世界范围重要自然巨灾的详细信息;1950 年以来全球重大灾害信息(重大灾害的定义依据联合国的标准);1980 年以来损失最大的自然灾害。它主要由 4 部分组成:①世界范围内巨灾信息数据表(2001—2005 年)共 29 条灾害数据信息,数据主要包括灾害发生的地点、灾害总数、死亡总人数、经济总损失及保险总损失。②世界各大洲巨灾信息数据表(1700 年至今)共 84 个灾害事件,数据主要包括灾害发生的日期、灾害事件、灾害地点、总损失、保险损失、死亡人口、灾种、所属大洲。③世界不同城市发生的巨灾信息数据表(1800 年至今)共计 170 个巨灾事件,数据主要包括灾害发生的城市、时间、灾害事件、主要的损失地区、总损失、保险损失、死亡人数等字段。④世界范围自然灾害数据表(1990 年至今)共 108 个自然灾害事件,数据主要包括灾害发生的时间、灾害事件发生区域、死亡人数、总损失、保险损失及对灾害的解释说明。

2. 瑞士再保险公司数据库(Sigma) 该数据库主要记录了全球发生的重大灾害及其灾害

的影响信息。具体包括世界范围内不同国家的巨大自然灾害信息,时间范围是 2002—2008 年,主要内容包括灾害发生的具体时间、地点、国家、灾种、灾害事件的描述、受灾的损失及伤亡人数等,共 951 个自然灾害事件。

(谭晓娶　蒋栋铭)

主要参考文献

[1] 王朝君.三个维度建设我国灾难医学体系[J].中国卫生,2008,(7):12-14.

[2] 孔锋.透视我国城乡基层社区防灾减灾救灾能力建设与区域协作[J].首都师范大学学报(自然科学版),2019,40(05):89-96.

[3] 付瑞平,程璐,郭桂祯,等.创综合减灾社区,提基层减灾能力[J].中国应急管理,2023(01):36-39.

[4] 冯维思,杨赛霓.第七届全球减灾平台大会:现状、目标与启示[J].中国减灾,2022(13):23-24.

[5] 李伟华,李传云.关于对医学类研究生开展灾难医学教育的几点建议[J].继续医学教育,2018,32(10):88-89.

[6] 辛阔林,徐昕明,张雨龙,等.灾难医学救援保障模式研究[J].解放军医院管理杂志,2008,15(10):921-923.

[7] 宋伟,郑淑芬.减灾文化:城市减灾管理的新视野[J].防灾科技学院学报,2010,12(2):96-99.

[8] 张玉婷.防灾减灾背景下,基于微更新的弹性社区构建策略研究[J].国际公关,2022,19:107-109.

[9] 周丹,刘中民.基于灾难医学救援的系统工程数字化建设及应用研究[J].中华灾害救援医学,2022,10(04):228-232.

[10] 房玉东,王文,张志,等.安全韧性城市防灾减灾发展策略研究[J/OL].http://kns.cnki.net/kcms/detail/11.4421.G3.20230212.1349.004.html.

[11] 胡卫建,李元峰.建立灾难医学区域性紧急救援医疗体系的构想[J].西部医学,2010,22(3):393-395.

[12] 曾红.新形势下灾难医学应急救援能力的建设[J].中国临床医生杂志,2021,49(05):505-508,502.

[13] 谭远飞,侯莉莉,莫智峰,等.区域性灾难医学紧急救援体系建设的研究[J].中国社区医师,2020,36(09):188-189.

[14] LEE C Y,RILEY J M. Public health and disaster[M]//CIOTTONE G R. Disaster medicine. USA:Mosby Elsevier publisher,2006.

[15] MIZUTORI M. Reflections on the sendai framework for disaster risk reduction:five years since its adoption[J]. Intern J Disaster Risk Sci, 2020,11(02):147-151.

[16] OLUSHAYO O, ABDULMUMINI U, LUCIEN M, et al. Strengthening health disaster risk management in Africa:multi-sectoral and people-centered approaches are required in the Post-Hyogo Framework of Action Era[J]. BMC Public Health, 2016,2(16):691.

第四章　灾难救援基本要素

由于灾害的性质不同,灾难救援时需要根据实际情况制定相应的方案,虽然灾难救援涉及因素较多,但基本的要素主要有救援组织指挥系统、交通和通信、救援队的组成与训练、现场搜救与伤员抢救、救灾物资准备与投放及媒体管理等诸多环节。对这些环节的有效组织、协调和科学管理,可以提高灾难救援工作的效率,有利于救援工作的顺利开展,在灾害救援中起到至关重要的作用,构成了灾难救援的基本要素。灾害救援按时间可以分成早、中、晚 3 个阶段:早期又称应急期,一般是指灾后的 1 周以内,这段时间是救援的关键时期;中期又称亚急期,是指灾难发生后的 7~30 d;晚期又称恢复期,是指灾后的 1~3 个月。

第一节　灾难救援的组织指挥系统

灾难医学救援是灾害救援工作的核心内容,和平时医疗工作有很大的不同。灾难往往在短时间内产生大量伤员,伤病种类复杂,伤病情严重、紧急,要求抢救及时,卫生救援任务重。同时灾区破坏严重,卫生救援工作面临诸多困难,由于基础生活设施破坏,传染病发生和流行因素增加。此外,由于灾害种类繁多,成灾的原因不一样,灾损的程度、范围、对社会自然环境等影响千差万别。在灾难发生早期,救灾工作往往处于混乱状态,尽早终止这种混乱状态、实施有力的医学救援,依赖于强有力的、高效的组织指挥和管理系统。

一、灾难医学救援的组织体制

灾难医学救援的组织体制是伤员医疗和转送工作的组织形式和基本制度,包括救治机构的设置、救治任务和救治范围的划分。根据战争和灾难救援经验,灾难医疗救援体制以分级救治为宜。所谓分级救治就是把承担伤员救治的医疗机构按地理位置、技术的高低和救治措施的复杂程度分成等级,并按从低级到高级的梯次配置,把伤员的整个治疗过程从时间和距离上合理分开。灾难医疗救护一般分 3 级:第 1 级现场抢救;第 2 级早期治疗;第 3 级专科治疗。

(一)现场抢救

救援队伍及其成员(包括医务人员、公安和消防人员、军队救援队伍、民兵预备役、群众、担架员和挖掘人员)在灾难现场对伤员实施初步急救措施。首先,将伤员从各种灾难困境中抢救出来,然后进行包扎、止血、固定、心肺复苏和其他急救措施,主要任务是抢救伤员生命、维持生命体征,再把伤员集中起来,转送到早期治疗机构。在现场救治阶段,要求医学救援迅速及时。时间对于挽救生命、提高治愈率和减少残废率至关重要。大出血、窒息、中毒可因延迟数分钟而死亡,可因提早几分钟而得救。因此,非医疗专业人员应该在平时对急救基本知识和技能进行培训和训练,以便在应急救援过程中正确施救。

(二)早期治疗

应用灾区现有的、尚能发挥功能的各级医疗机构和设施及单独设立的外援医疗队进行急救,也可以由外援医疗队利用当地医疗设施开展早期治疗。其基本任务是对经过现场抢救小组处理或没有处理而直接送来的伤员进行检伤分类、登记、填写病历或伤票,实施紧急治疗,包括开颅减压、气管切开、缝合开放性气胸、胸腔闭式引流、腹部探查、手术止血、抗休克、挤压伤筋膜切开减压、清创、四肢骨折复位和固定,以及抗感染。留治轻伤员和暂时不宜后送的危重伤员,隔离和治疗传染病患者。对创伤伤员来说,在12 h内必须得到清创处理。将需要专科治疗和需要较长时间恢复的伤员后送到指定医院。早期治疗效果对降低残废率、提高生存质量具有重大意义。

(三) 专科治疗

专科治疗由指定设置在安全地域的较大型综合医院和专科医院实施对灾区后送的伤员特殊伤情进行专科治疗,直到伤(病)愈出院。

伤员分级救治过程中的关键环节是后送过程中前后衔接,保证既不中断,也不重复。前一级救治要为后一级救治做好准备、创造条件、争取时间;后一级救治要在前一级救治的基础上补充因条件不足和时间仓促而未完成的工作,并实施新的救治措施,使救治工作前后紧密衔接、逐步完善。在后送和分级救治过程中要按规定填写统一格式的医疗记录,使前后救治过程有完整文件记录。在后送过程中应不间断医疗救治过程,保证伤员安全后送到下一级医疗机构。整个救治过程的管理和组织指挥起关键作用。完善灾难医学救援的组织体制建设,能够缩短灾难救援早期的混乱状态,高效完成医学救援工作。

二、灾难医学救援指挥的要求

由于灾难发生具有突发性和紧迫性、复杂性和不确定性,以及综合性和艰巨性等特点,灾难医学救援指挥应做到以下几点。

1. 及时掌握和正确分析灾难情况　正确判断灾难发生的基本情况是有效组织实施医学救援的前提条件。政府卫生行政部门和其他救援机构应该获得在灾难各个阶段的较完全和有用的信息,如受灾程度、灾情变化趋势、人员伤亡估计、医疗救治情况和卫生资源消耗情况。这些信息主要用于救灾决策和指挥及医疗资源调配。这些信息组成和获取方法在本书第二章中已经详细叙述。

2. 制定救灾方案和灾前准备　灾难医学救援实施的效果在某种程度上取决于当地政府、救灾组织,以及居民平时防灾、减灾、救灾和防病意识。

3. 制订周密救灾计划,合理使用救灾医疗资源　灾难发生后,各级政府公务人员尤其是卫生行政人员应立即现身于抗灾第一线,沉着应战,有力指挥救灾防病工作,尽快将当地和就近地区卫生力量集中起来,充分利用在灾难中尚存的卫生力量,包括医务人员、卫生装备和物质,立即组织灾民自救和互救。在使用卫生资源方面,为应付突发事变的需要,应保持机动卫生力量投入可能新出现的公共卫生救援中去。

4. 协调各方救灾力量　灾难发生前,各级政府应充分了解灾难救援机构、国际救援体系及其运行机制,建立抗灾协作机制。在灾难发生后,当地政府应采用一切可能的方式向上级、周边部队、地方政府、国内外救援组织和社会团体报告灾情并提出协作要求,并在外援到达之后协调各方救灾力量实施有效救援。

5. 预防灾后传染病和其他与灾难相关疾病暴发的控制　大灾之后常有大疫,应有效做好灾民心理干预、食品和饮用水卫生、环境卫生方面的监测和疾病报告工作,加强免疫以预防

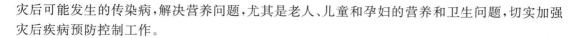

灾后可能发生的传染病,解决营养问题,尤其是老人、儿童和孕妇的营养和卫生问题,切实加强灾后疾病预防控制工作。

三、灾难发生早期基层单位组织指挥的实施

在卫生力量到达灾难现场时,医疗救援的组织和指挥工作一般由政府卫生行政人员担任,主要协调各方救援力量并实施有效救援。在灾难早期外援没有到达之前,医学救援应该由基层单位组织实施。尤其是在灾难发生后数小时内,伤员抢救的组织指挥工作只能由当地领导尤其是接近灾区的乡村干部、街道居委会领导、公安派出所领导、学校校长和老师、厂矿企业领导和群众中有领导才能的人负责组织协调。基层救援主要目的是实施自救和互救,为外援救灾争取时间。应急救援的顺序是先救命、后治伤,重点对人员密集地区如车站、码头、医院、学校、公共娱乐场所、会场、白天的商场、夜晚的居民区和集体宿舍实施救援。积极组织和领导基层进行有效救灾对降低灾难伤亡率和疾病病死率具有重大意义。基层现场救灾指挥的要点如下。

1. 立即报告灾情 应用最快的通信设备立即向上级有关部门通报灾情,包括灾难发生时间、地点、灾难类型、受灾范围及估算受灾人数。由于灾难本身可能对通信设备造成一定程度的破坏,当现代通信手段不能将灾难信息传递出去时,应考虑使用原始通信方法尽快将灾情上达。2008 年 5 月 12 日汶川特大地震中,映秀镇与外界联系基本中断,道路被摧毁,在灾难中幸存的警察翻山越岭将灾情信息上报,为军队救援提供第一手资料,有力协助了军队抗震救灾工作。

2. 立即组织救援队进行抢救 地方政府和医务人员在外援到达之前不能坐等救援,应立即召集幸存人员尽快组织现场抢救工作,充分发挥医务人员和受过急救训练人员的核心作用。处于灾难早期"混乱"状态下,只要有人站出来加以号召和组织,就可以变成巨大的救援力量。在外援到达之前,首先要选择安全的场地把伤员集中起来,组织当地医务人员进行紧急治疗,特别是注重对伤员生命体征的维护,有效地解决伤员防寒、防暑和饮水问题。同时进行心理疏导,避免集体恐慌情绪和悲伤情绪蔓延。基层医院应组织幸存的医务人员和能用的医疗物资和设备立即开展对伤员的救治工作。

3. 协助外援进行灾情评估、搜救和救治工作 外援到达时应派出联络人员引导外援进入灾区的最佳路径,夜间为外援车辆迅速到达指定地点提供照明,向救灾人员介绍当地主要人口和建筑分布情况,提供分布图,必要时带领前往灾难严重地点。同时安排文化水平较好的当地人协助救灾队伍展开伤情评估和搜救工作。协助伤员转运工作,确定转送伤员进出道路和上车场所,指挥车辆进出灾区以防交通事故发生。

4. 维护灾区治安 违法犯罪分子往往利用灾难混乱期实施犯罪,包括抢劫、盗窃和人身伤害等。灾民对生活物资紧缺的恐惧可能导致对商场和金融场所实施哄抢等。地方政府和公安机关在抢险救灾的同时,应注重对违法犯罪行为的防范。

四、卫生救援机动力量的组织指挥

卫生救援机动力量是指一种具有快速反应、野外生活、早期诊断和治疗等综合能力的医疗救援组织,其组织形式有医疗队、防疫队和手术队等。当发生灾难需要救援时,能够在极短时间内做好准备开赴指定地点,迅速展开医学救援。我国军队和世界上很多发达国家的军队均有完备的卫勤机动力量以应对各种灾难。我国各省市需要根据地方发生灾难的种类和频率,

指定几所医院建立机动力量。这些机动力量分布于各科室,平时训练,在应急条件下立即出动。机动救援力量的组织重点应考虑以下几个方面。

1. 到达灾区前的准备 立即集中人员,传达任务,明确编组和各组任务,检查装备和补充药品,并按规定分发到各组,落实到人,定车辆,定位置。检查集体和个人生活用品,包括炊具、生熟食品、衣物被褥、照明设备、帐篷、防寒(防暑)用品、防雨用品、防虫用品、净水和消毒用品。搭乘快速交通工具,迅速开进灾区指定地点,中途若遇交通阻塞,则携带必要药品、器材徒步前往。

2. 到达灾区后的工作 到达灾区首先向指挥部报到,详细了解灾情,接受任务。如果指挥部尚没有建立,应先向灾民了解灾情,勘察灾区道路和建筑物分布,了解伤员分布,确定抢救区域,并就地施救。施救展开地点的选择应尽量靠近伤员多的地方,有较大展开面积,靠近主要交通路口,靠近水源,避开可能出现的灾害威胁。同时应该主动向地方政府、友邻救援队、救灾部队和当地救援组织联系,协商救治区域,明确分工。

3. 救治过程中的组织指挥要点

(1) 做好伤员检伤分类:检伤分类主要由有经验的临床医生组成分类组,详细情况参见本书第五章。

(2) 组织伤员转送和后送:详细情况参见本书第五章。

(3) 掌握工作重点,实时调整救治方案:在灾难早期,多数伤员虽然经过自救互救,但是仍然需要治疗,工作重点应放在现场抢救上。当伤员陆续送达医疗站后,早期治疗将变成工作重点。随着救治高峰的回落,医疗站伤员陆续转出后,巡回医疗和灾区防疫任务逐渐凸现出来。组织指挥系统应根据救灾过程中任务变化规律实时调整卫生力量。

第二节　交通和通信

一、交通

道路交通的畅通对救援队和救灾物资的投放及伤员后送至关重要。自然灾难包括地震、海啸、火山爆发和泥石流等,不但造成人员大量伤亡,而且对公路、铁路、桥梁和飞机场等交通设施造成严重破坏,同时灾难导致各种建筑物破坏、倒塌,树木折断和电线杆倾倒,严重影响道路畅通。房屋倒塌,道路桥梁破坏,水电中断,卫生设施被毁,致使伤员的医疗救护、转送,物资供应,救援人员后勤保障遭遇困难。交通受阻,机动车辆不能正常通行,外援力量和救灾物资无法以车载进入灾区,延误救援人员到达灾区的时间和医疗物资的保障。交通通畅是迅速开展救援工作的基础,在某种意义上讲是应急救援的先决条件。应急救援首先应该评估交通情况,采用一切可能的交通形式包括铁路、公路、水路和航空等方式将救援队和救灾物资运送到灾区。2008年汶川大地震中,由都江堰到汶川县和北川地区的公路和桥梁损毁严重,救援队和物资的输送十分困难,救援部队和当地舟桥公司夜以继日打通交通运输生命线。为了尽快展开救援工作,采取了空运、水运和徒步等方式进入灾区开展救灾行动,随后道路抢修并通车,为救援工作的全面开展提供了保障,并最终取得抗震救灾的胜利。

直升机在投送救援队和救援物资等灾难救援中发挥巨大作用,尤其是灾难发生在山区,地面交通被毁或受阻的情况下。用直升机投送救援队和救援物资时应该注意以下几点:①迅速

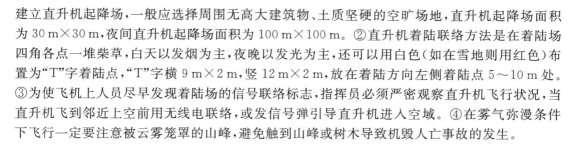

建立直升机起降场,一般应选择周围无高大建筑物、土质坚硬的空旷场地,直升机起降场面积为 30 m×30 m,夜间直升机起降场面积为 100 m×100 m。②直升机着陆联络方法是在着陆场四角各点一堆柴草,白天以发烟为主,夜晚以发光为主,还可以用白色(如在雪地则用红色)布置为"T"字着陆点,"T"字横 9 m×2 m,竖 12 m×2 m,放在着陆方向左侧着陆点 5～10 m 处。③为使飞机上人员尽早发现着陆的信号联络标志,指挥员必须严密观察直升机飞行状况,当直升机飞到邻近上空前用无线电联络,或发信号弹引导直升机进入空域。④在雾气弥漫条件下飞行一定要注意被云雾笼罩的山峰,避免触到山峰或树木导致机毁人亡事故的发生。

二、通信

通信联络在通报灾情、请求救援物资和后送伤员等医学救援中起至关重要的作用,同时也是灾民寻找亲人的主要途径。在某些灾难,尤其是在较大规模自然灾害发生之后,道路中断、灾区与外界的正常通信联络设施包括线路和移动电话中转站常因地震、山体滑坡和泥石流等灾难而遭到严重破坏。即使部分有保留,但在灾害发生后常不敷使用。在组织救灾时也必须有多套可靠的专用通信联络系统,才能做到迅速并及时地指挥和协调各救灾组织的救灾活动。故在灾害救援计划中必须有可替代的备用有线和无线通信设备,以保证救灾指挥部与灾害现场、各医疗机构、交通运输部门、公安、消防、武警、军队、药械、血液供应及后勤供给部门的通信联络畅通无阻。

灾害应急救援队作为灾害卫生救援的重要组成部分,救援过程中的指挥、协调、联络的功能必须依靠专用的、先进的、灵敏的通信设施和设备来实现。在灾害的救援现场,保障正常的通信是信息及时交流、制定正确的救援方案和实施指挥的前提条件。救援队的通信包括队内通信和队外通信。队内通信是指救援队指挥人员与各救援分队或组之间的通信,队员与队员之间的通信;队外的通信是指在救援现场与上级指挥部以及与救援相关的外部单位与机构之间的通信。常用的通信方法包括有线通信、无线通信和卫星通信系统。

(一)有线通信系统

当发生大地震、洪水等自然灾害时,电话线路可能遭到破坏而中断,严重影响急救信息的上情下达、下情上达。普通民用有线通信系统在灾害救援的通信保证上是局限的。在灾害发生后应组织人员优先在急救机构间和急救机构与指挥部间架设专线直拨电话,用于传播呼救信息,上报灾情险情,应召、调度急救人员、设备,指挥协调急救工作,迅速进行急救反应,以及掌握各级各类医院的可利用床位数。

(二)无线电通信装备

无线电通信装备在灾害卫生救援中是非常重要的,它通过无线电台、移动式电话、对讲机系统等设备来实现通信联络。急救中心的通信调度室与救灾人员通过无线电台等传播灾情信息和急救信息,发出急救指令,协调指导现场急救人员将患者运送到指定集合地。此外,在使用无线通信的过程中,还易产生各类技术问题,这在以往的救灾过程中时有发生。美国加州在20世纪60年代的一场火灾中,因为使用不同频率的无线电而使得来自邻近地区的23支救援队无法有效地协同工作。美国俄亥俄州在20世纪70年代的飓风灾难中又出现了上述问题,使得指挥部门无法与所有的第一线救援组织取得联系。当然由于科学技术的发展,通信技术有了极大的提高,但通信联络的问题在近期的救灾过程中仍然不断出现。

（三）卫星通信系统

目前卫星通信技术在全球已经得到广泛的应用。利用卫星通信技术来保持灾害救援中的通信联络会极大地提高通信的及时与稳定,如通信卫星 IP 电话或海事卫星电话等。这些电话有 2 个缺点:①谈话内容很可能被国外敌对势力偷听,导致泄密;②价格不菲。因此,卫星电话只有在非常必要的情况下由专人使用,而且注意保密措施,部队配置地点、数量等涉密内容需用临时编排的代号进行通信交流。

（四）灾害现场通信

及时准确地获取信息和实施指挥的前提条件是通信保障。灾害救援队的通信主要包括现场救援小队内部指挥通信、现场救援队队长指挥通信、灾害现场救援协调小组对外联络通信、行进中车队内部指挥联络通信、行进中协调小组对外联络通信 5 种需求。

1. 现场救援小队内部指挥通信　在救援现场小队内部的指挥,通信手段采用集群电话方式,集群电话按现场指挥权限设置通信分层。组长以上指挥员和重要岗位人员配发对讲机进行通信联系。在救援现场,现场救援队总队长对各小队指挥的通信手段采用集群电话方式。

2. 现场协调组对外联络通信　在救援现场,协调组与上级指挥部门之间联络的通信手段采用通信卫星电话和海事卫星电话两种形式。救援队应配备海事卫星电话。

（五）维护通信系统的畅通是保障救灾的重要组成部分

为了保障灾难救援的通信服务,移动通信专业机构应该尽可能早期修复被地震、泥石流、水灾和山体滑坡等灾害损毁的通信中转站和有线通信设施,架设必要的专线通信以保障指挥系统正常发挥功能。

第三节　灾难救援队伍的组成及其搜救工作的开展

救援队主要由搜索、救援、医疗和技术人员等组成,人员的专业组成涵盖多个领域,包括交通、工程建筑、应急管理、公共卫生、医疗服务和消防等。救援队的队员不但要求具有健壮的身体,还要具备良好的心理素质和敏捷的观察力和判断能力;此外,救援队的成员要经过严格、系统的救援训练及救援理论知识的学习,了解和熟悉灾害的发生及所造成的影响,掌握救援的基本技能和相关设备的使用。同时,救援队应具有完善的设备,救援队的设备可以由个人和集体两部分组成,个人的装备主要包括服装、头盔、睡袋、防护镜、防尘面具、刀具、睡袋、手套等;集体的设备有交通工具、通信设备、生命探测系统、破拆系统、医疗及照明,还有后勤保障装备(如发电、食物和水供给)等。救援队基本上由搜索组、救援组、技术保障组、医疗组等组成。其具体的分工是搜索组负责搜索及确定受困人员的位置;救援组负责将受困人员解救出来;技术保障组负责与地方力量的沟通协调、评估和加固结构、有害物质的确定与处理,并负责内部之间的沟通和协调;医疗组负责在救援过程中为受难人员和救助时受伤的队员提供紧急的医疗救治。在救援的过程中要注意人员的个人防护问题,灾后的环境复杂,所处的环境随时都会有危险发生,所以在救援过程中个人防护器材的使用是十分必要的,要根据不同的灾害选择相应的防护器材,如保护呼吸道的面罩或带有呼吸装置的防护服、头盔和防护镜等器材的使用可以保护救援人员由于毒气、粉尘、塌落物体等所带来的伤害。灾害的救援应体现安全原则。灾害救援的安全原则是指在任何灾害救援的工作中都应当要保证实施救援人员的安全,也就是说既达到救援的目的,又使救援人员的安全得到保障。

城市搜救队伍的组成和偏远山区搜救队伍的组成有很大的不同。城市搜救队伍由于可以随时得到支援,搜救队伍主要是由搜索组、救援组、技术保障组、医疗组等组成。农村和偏远地区搜救队伍由于不易得到支援,队伍组成方面除了以上各组之外,还应包括法律执行组、后勤保障组、交通保障组和通信保障组等,形成一个完整救援机构,能独立开展有效的救援工作。

救援行动开始时,救援队根据灾害的性质和造成的灾难的程度,组织相应的人员和装备奔赴灾区开展救援工作,所携带的装备一般都是轻型装备。如果实际的情况需要重型装备(如重型起重机和推土机等)进行救援,应及时和相关部门进行沟通联系,以保障救援工作的及时开展。由于救援环境及灾害造成的交通道路破坏可能无法将重型机器运送到受灾地区,比如四川汶川大地震所造成的大面积道路损毁,这时救援队应立即赶赴现场,利用可以利用的一切条件和当地的资源开展救援工作。及时性是救援工作成功与否的决定性因素之一。不同环境条件下的灾害所表现出来的救援工作是有所不同的。在城市和遥远地区所发生的灾害救援工作的区别主要体现在:城市里救援工作所需要的设备比较容易获得,而在比较偏僻和遥远的地区则比较困难,如大型设备、药品、食物及水的供应等。

搜索与营救是灾难医学救援中的两个重要环节。搜索是为了发现和确定受困人员,为营救工作的及时开展确定具体的位置;而营救是指运用相关工具,通过搬运、拆除、起重等方式将受困者脱离险境的行动。

一、搜索

救援队到达现场后,首要任务是发现被困人员的位置,及时对现场的状况进行了解和检查,确定搜查和救援的重点地区和部位,切忌杂乱无序、漫无目的地行动。如果能得到搜救地点建筑的结构图,会对确定建筑里用于避难的位置和人员可能集中部位的确定并及时开展救援行动起到一定作用。最初的搜救工作主要包括仔细探测建筑物结构,以便详细了解塌方建筑内部构造的详细情况,迅速判断受困人员的具体方位及应采取的适当救助方式,以便尽早实施救援行动。最初的搜索是对现场大致情况的一个基本的了解和观察,没有摄像机和搜救犬协助,只是搜救专业人员根据现场的情况进行初步的判断。初步搜索结束后,在此基础上立即进行详细而且正规的搜救行动,所有可以用于搜救的设备和工具都投入到搜救之中,每个部位都应仔细进行搜索。搜索的主要形式有人工搜索、搜救犬搜索和仪器搜索。

(一)人工搜索

人工搜索是指救援队中负责搜索和营救的人员在到达现场后立即开始的工作,其目的是尽快发现幸存者并及时开展营救工作。人工搜索主要是针对灾害现场废墟的浅表或表面进行搜索。通常采用的方法有地毯式搜索和旋转式搜索。地毯式搜索是指搜索队员排成一排,通过喊话、敲击和静听等方法以整体推进的方式寻找受困人员,适用于开阔区域的搜索。实施旋转式搜索时,一般是分成几个小组,通常为每组4~6人,围成一个圆圈,每个人之间相隔2~3 m,采用敲击和静听的方式搜索幸存者。这种方法一般适用于重点区域的搜索。

(二)搜救犬搜索

搜救犬是经过专门训练的犬,利用犬的高灵敏性嗅觉对埋在废墟下的受困人员进行搜救。在实施过程中由驯犬员根据现场的实际情况引导搜救犬进行搜索。

（三）仪器搜索

仪器搜索是指利用机械仪器，通过声波、光波和热成像等原理与方法，确定受困对象在废墟中的位置，为实施救援确定方向。常见的用于搜索的仪器有下面 3 种。

1. 红外/声波探测仪　利用红外或声波探测仪在所要进行救援的废墟表面进行搜索，借以寻找被埋人员，并确定其所处的位置。

2. 光学探测仪　与声波探测仪不同，光学探测仪的探头可以深入到废墟的内部进行搜索。通过视频掌握废墟内部的情况，并对所发现的受困人员的状况进行实时观察和了解。

3. 热成像生命探测仪　根据热感成像的原理所设计的生命探测仪可以用来搜索和发现能见度低的环境中的受困人员。

在实际的搜救中，各种方法综合使用，相互补充，根据具体的情况选择相应的搜索方式进行搜索。

二、营救

在搜索过程中发现存活的受困者并进行营救时，首先应给意识清醒者提供基本生命救援，提供生理盐水和必要的食物，保持生命管道通畅，然后开展相应的营救工作。应当注意安全及时地去除影响营救的障碍物。在受困者营救成功后进行搬运后送时要合理移动其头部、颈部、躯干和肢体，避免造成二次损伤。另外，救援人员还要注意和加强自身安全的保护。营救应从垮塌建筑废墟的顶部自上而下有序地进行。使用小型的设备进行营救有时进展会比较缓慢，但小型设备的使用也是必要的，因为重型机械会引起废墟的二次垮塌，从而会威胁救援人员和受困人员的生命安全。一般应在受困人员被营救出来，且对现场进行搜查结束确认无生命迹象后，方可采用重型设备进行废墟的清理，即使到了这个阶段也应当小心操作，以免有先前搜查和探测仪没有发现的存活者。

在实施救援过程中，对发现的受困人员要及时进行心理救援和沟通，使其在精神上树立获救的信心，同时安慰受困人员并鼓励其生存下去，及时了解目前的身体状况，给予必要的紧急措施维持其生命的安全，从心理和生理两个方面进行相应的工作，保证救援工作的成功。此外，还应通过与发现的受困人员的沟通，了解周围的情况和是否还有其他存活的受困人员，以便及时开展救援。

在营救开始之前应对现场进行封锁，并进行安全性评估。营救的现场可能会有包括受困人员的亲人和朋友等大量群众，应维持好秩序，避免围观群众受伤，避免围观人员不当的行为对救援人员及行动造成危害，为营救工作的顺利开展提供良好的环境。同时，工程技术人员要对实施营救的现场进行安全性评估，针对建筑的稳定性和水、电、煤气等设施的安全性，以及可能对营救工作带来安全隐患的物品及周围环境状况进行评估。制定搜索路线和相关的措施以保证营救工作的安全，防止意外事故的发生。

营救工作开始后，救援人员利用专用的仪器设备和相关的工具，如无齿锯、千斤顶、剪切钳和凿岩机等，采用破拆、凿破、固定和顶升等方式打通受困人员与外界的通道。在营救工作进行时，医疗人员应做好医疗处理的准备，同时应与受困人员进行交流，给予其心理安慰，在营救出来后立即实施简单的处理如固定和包扎，指导救援人员迅速送往专门的医疗机构进行救治。医疗救护在营救过程中起到非常重要的作用，贯穿整个营救的全过程。受困人员可能因为肢体受到较长时间的挤压，可能会出现挤压综合征，威胁生命安全。救援人员应及时了

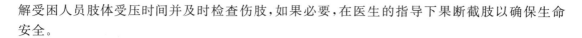

解受困人员肢体受压时间并及时检查伤肢,如果必要,在医生的指导下果断截肢以确保生命安全。

三、灾害救援队的分类及组成

(一)救援队的分类

救援队可以按照级别、装备的类型和救援任务特点等进行相应的分类。

灾害救援队的组建按照其级别可以分为国家级救援队〔如中国国际救援队(CISAR)和国家紧急医学救援队等〕、部门救援队(如中国红十字会救援队、卫生健康委卫生应急救援队和安全生产总局救援队)、省市级救援队(如云南省地震灾害紧急救援队、江苏省地震灾害紧急救援队和上海市灾难医疗救援队等)。

按照救援装备的类型可以分为重型救援队、中型救援队和轻型救援队。CISAR 属于重型救援队,拥有 8 大类 360 多种装备、大型救援车辆,在 2009 年通过联合国重型救援队的测评,是一支具有国际水平的救援力量。按照联合国的分类,国际救援队有重型、中型、轻型之分。联合国对前两者进行测评分级。对设备没有明确要求,但对于救援队的能力有系列的测评,如能否连续在现场工作 15 天,能否在两个场地连续开展工作,能否打穿 45 cm 厚的水泥板,能否从上方垂直或者从工作面打穿多厚的木板,都是判断救援队能力强弱的标准。有的国家很看重这些测评,在邀请别国救援队时,只欢迎通过联合国五级资格认证的国际救援队。CISAR 成立 10 多年来,与发达国家进行过多方面的合作,通过实践和分级测评,能力和发达国家的救援队基本一致。轻型救援队主要携带便携式装备,以各行业救援队为主。

按照救援任务特点可以分为行业性救援队和综合性救援队。行业性救援队有的以搜索、营救为主,把后续治疗交给当地医疗部门;有的以医疗为主,不开展搜索、营救及自身保障任务。一般情况下,救援队到达灾区后,灾区无法提供任何后勤保障措施,无论在城市或远郊,特别是赶赴国外灾害现场,救援队需要完全自给自足地开展工作。若在震后的钢筋水泥混凝土中搜救幸存者,必然需要在工程力学、地震专业人员指导下搜救人员,医疗队员共同参与;灾害现场混乱,自身安全、饮食、医疗器械消毒等后勤工作都需要救援队自身提供保障;灾后传染病防控、心理障碍的干预需要防疫人员和医疗人员的参与。解决以上问题单靠行业救援队自身是无法解决的,更无法有效开展工作。只有综合性救援队才能在世界各地、全天候、不需要补给地长时间开展多种灾害类型的救援任务。

西方发达国家建立的灾害救援队是融公安、消防及医疗于一体,已成为国内和国际灾害救援中的主力军。我国很长时间以来均临时组建救援队,一般是在灾害发生后由当地政府牵头,由军队、公安、医疗等部门抽调的成员成立,任务完成后即解散,没有固定的专业性救援队。根据中国地震局"十五"项目安排,在北京海淀区建成占地近 200 亩的国家地震紧急救援训练基地,总投入达 2.1 亿元,并已投入使用。

1. 中国国际救援队 经国务院和中央军委批准,2000 年 12 月国务院办公厅和中央军委办公厅转发地震局和总参谋部的《国家地震灾害紧急救援队组建方案》,批准组建国家地震灾害紧急救援队,对外称 CISAR。由解放军某工程部队,武警总医院急救医护人员,地震和工程、结构及危险品专家和熟悉联合国救援事务的专家组成。救援总队下设支队,每个支队又分为搜索分队、营救分队、医疗分队、技术分队及保障分队。国家地震局救援司负责救援队日常事务,并由军队、地震局、武警部队相关领导为成员组成重大事项联席办公室,对涉及救援队建设的重大决策进行讨论。经过几年的建设，救援队成员由成立初期的 222 人扩展到现在的 480 人，已经形成一支拥有 23 400 余件装备、20 余辆车、20 余条搜救犬的"一专多能、专兼结合、平战结合"的专业地震灾害紧急救援队，已通过联合国重型救援队标准的测评。

CISAR 自组建以来，已先后开展了阿尔及利亚、伊朗、印度尼西亚、海地和日本等国家多批次国际救援行动，以及新疆巴楚、伽师和昭苏，青海门源，四川汶川及青海玉树等多批次国内救援行动。

2. 省市救援队　我国各省、市、自治区地震局在中国地震局组建了 CISAR 后，也积极申请组建了救援队。天津、山西、甘肃、辽宁、黑龙江、四川、云南、新疆、山东、宁夏、重庆、广东、海南、陕西、福建、江苏、青海、河南先后组建了省级地震灾害紧急救援队，云南救援队依托于解放军工程部队，甘肃救援队依托于武警部队，其他均依托消防队伍组建。一般省市级救援队规模 60～150 人不等，具备一些侦测、通信保障等能力，多数省级救援队比照国家救援队组建模式，由搜索、医疗人员和地震专家组成。如四川省地震灾害紧急救援队于 2005 年 8 月在成都一家家具城楼房垮塌事故的抢险救援行动中救出了 10 名幸存者。黑龙江地震灾害紧急救援队先后参加了 2003 年 7 月北安市和平小学教学楼坍塌事故和 8 月的"人和世纪广场"地下二期工程坍塌事故的紧急救援行动，在后一救援行动中救出了 2 名幸存者。

3. 原卫生部国际紧急救援中心　经原卫生部(现为国家卫生与健康委员会)批准于 2002 年成立，成为卫生部直属的从事国内外医疗救援工作的事业单位，其主要业务是对来华外商(特指非外国救援机构会员)提供紧急医疗救援工作。

4. 卫生救援队　2004 年东南亚海啸后，原卫生部从全国医疗卫生系统募集队员，成立了 8 个专业救援队，包括综合医疗救援队、卫生防疫队、核辐射事故应急救援队、化学中毒救援队和传染病救援队等。

5. 以急救中心为主的救援队　以急救中心为主的救援队是急救中心自发地与当地公安、消防部门联合形成的为当地灾害救援服务的比较松散的组织。

6. 中国红十字会紧急救援队　2006 年 9 月，中国红十字会与原卫生部在北京联合召开全国红十字会卫生救护工作会议，并宣布成立中国红十字会紧急救援队，依托武警总医院和上海华山医院等医疗机构在国内外重大灾害事件中开展人道主义救援工作。中国红十字会是国家减灾委员会 34 个成员单位中唯一直接参与灾害救助工作的社会团体，在防灾减灾和应急管理工作中发挥重要作用。

7. 其他救援队　国家安全生产总局、中国民航总局、公安部消防局、国家电力总公司、中国远洋运输局、国家森林局等部门也根据自身行业特点组建了各具特色的救援队。

(二)我国目前各级灾难救援队的组成

1. 中国国际救援队的组成　第一部分是中国地震局专家和管理人员，主要负责协调、技术指导与保障工作；负责检测震区建筑物、工作区是否安全，为震后的重建提供地震数据。

第二部分是搜索营救人员，主要来自解放军某工兵部队，负责灾害现场幸存者的搜救、营救，挖掘遇难者尸体以及维护救援队的安全，提供后勤保障。

第三部分是医护人员，主要来自武警总医院，包含急诊科、内、外、妇、儿、五官科医生及医技人员和防疫人员，负责救援队队员自身健康，为灾区提供医疗服务，在紧急医疗处置方面具有丰富经验。

在实地救援时，三方融为一体，协同作战，由中国地震局协调各有关部门和单位，并建立救援队重大事项联席会议制度,队伍培训、训练与协同演练,救援队出动等重大事项均由联席会议决定。20年里,救援队人数由初期的222人扩编至现在的480人,各种装备基本增补到位,全队形成了具有相当于3支独立建制和能力的国际重型救援队,可同时实施异地、多点、长时间救援行动。各国的救援队组成不同,但是管理、保障、搜索、营救、医疗救护和灾害评估等六大能力是必须具备的。具体组成:设总队长1名,副总队长3名,下设3个支队,每个支队均可独立完成救援任务,由指挥部、搜索、救助、技术支持和急救医疗5部分组成,约75人。每个支队的组成和人员分工如下:

支队指挥部:设支队长1人,副支队长1人,通信保障人员2人,共4人。

搜索组:设正、副组长各1人,救援小组长4人(分4个搜索小组),搜索队员12人,警犬专家4人,共22人。

救援组:设正、副组长各1人,救援小组长5人(分5个搜索小组),救援队员25人,共32人。

技术组:设正、副组长各1人,通信员2人,危险品专家、地震专家、工程专家、后勤专家各2人,共12人。

急救医疗组:设组长1人,医疗人员4人,共5人。

其中急救医疗组根据出队任务的不同形成了3种基本建制结构,即5人分队、10人分队、20人以上分队,并在此基础上可进行自由扩展。CISAR通过实践证明,出队规模与出队天数是决定救援组织管理模式的核心要素。

(1)5人分队建制:小规模出队模式。

1)人员组成:队长1人、内科医生1人、外科医生2人、护士1人。

2)装备情况:内科救治箱1个、外科救治箱1个、急救背囊2个、防疫背囊1个、药材储备箱2个、担架2副。

3)任务:现场急救、后送转运、巡诊、救援队自身保障、卫生防疫。

(2)10人分队建制:中等规模出队模式。

1)人员组成:队长1人、内科组2人、外科组3人、护士3人、检验防疫组1人。

2)装备情况:内科救治箱2个、内科急救箱1个、外科救治箱2个、急救背囊4个、防疫背囊2个、药材储备箱4个、担架4副、网架式帐篷1个。

3)任务:现场急救、后送转运、现场急救、巡诊、救援队自身保障、卫生防疫。

(3)20人以上分队建制:流动医院模式。

1)人员组成:建制包括指挥组3人、现场急救组(分2组)、内科救治组(分2组)、外科救治组(分2组)、医技组、后送留观组。

2)装备情况:内科救治箱组2套、外科救治箱组2套、急救背囊6个、防疫背囊4个、药材储备箱6个、担架6副、折叠式帐篷4个、麻醉手术箱组1套、临时病床6张、监护仪2台、呼吸机1台、除颤仪1台等。

3)任务:现场急救、后送转运、现场急救、巡诊、救援队自身保障、卫生防疫。

2. 省市救援队组成举例

(1)辽宁省地震灾害紧急救援队:由省消防局沈阳消防特勤大队、部分地震技术人员、急救医疗人员、工程技术人员、危险品技术人员、通信技术人员等组成。分为地震专家组、通信保障组、医疗救护组3个组及搜索分队、救援分队、化救分队3个分队。救援队协调管理办公室设在省地震局,办公室主任由省地震局局长担任。救援队在地震灾害现场实施紧急救援时,由省政府抗震救灾指挥部直接领导和指挥,平时日常管理受省防震减灾工作领导小组领导。

（2）天津市地震灾害紧急救援队：是一支以地震灾害紧急救援为主，兼顾其他特大型社会灾害紧急救援的骨干力量。该队伍以驻津武警部队为主体，由市应急办直接指挥的军民结合、平战结合的队伍。为解决建筑物倒塌后人员救护困难的局面，该支队伍装备有探生、破拆、救生等特种救援设备并有较强的机动能力。

（3）新疆维吾尔自治区地震灾害紧急救援队：成立于 2004 年 2 月 24 日，以新疆消防总队乌鲁木齐市消防支队特勤大队为主体，由自治区抽调地震技术专家、工程结构专家、急救医疗专家和警犬搜救专家参与，组成搜索、救援、技术保障、急救医疗、信息收集和生活保障等分队（组）。配备国内外先进水平的通信指挥和救援装备，自组建之日起就展开系统训练，随时准备实施地震灾害救援。新疆救援队是我国地震灾害紧急救援队伍中一支重要的新生力量，它的成立为完善全国地震灾害紧急救援体系发挥了积极的作用。

（4）四川省地震灾害紧急救援队：2003 年 12 月 11 日，四川省第一支地震灾害紧急救援队在成都消防支队特勤大队 2 中队挂牌成立。队员主要由消防战士及地震专家组成，配备了搜索、破拆、救生、通信等现代化抢险救生器材。一旦有地震发生，救援队将及时赶赴抢险，对失踪和受伤人员实施紧急搜索与救助。此外，救援队还负责地震灾害现场灭火，参与处置由地震灾害引起的化学事故，协助处置因地震灾害引发的重大电力事故等。

（5）云南省地震灾害紧急救援队：2003 年 12 月 27 日，一支由 160 人组成的云南省地震灾害紧急救援队在昆明宣告成立。队员主要由驻滇集团军工兵团部分官兵和地震专家、工程结构专家、危险品识别专家、急救医疗专家、搜救犬训练员等人员组成。他们已经过国家有关部门的严格训练，一旦发生重大灾情，救援队将在第一时间赶到现场，在减轻人员伤亡和财产损失方面发挥主力军作用。

云南省地处印度洋板块和欧亚板块碰撞带东侧，地震活动频繁，仅 1970 年以来，就发生 6 级以上地震 28 次，地震灾害已经成为制约云南经济建设和社会发展的一个重要因素。组建这样一支有力的救援队对于云南省来说具有重大意义。

（6）甘肃省地震灾害紧急救援队：2003 年甘肃省连续发生了 2 起破坏性地震，给震区人民群众的生产、生活造成巨大影响，他们的生命安全也受到了严重威胁。为提高中强破坏性地震应急救援能力，甘肃省政府决定组建省地震灾害救援队，以便在重大震情发生时能及时、有效地采取措施，实施紧急救援，最大限度地减轻人员伤亡。2003 年 11 月，甘肃省地震灾害紧急救援队由甘肃省地震局、武警甘肃总队联合组建，编制为 100 人，分设搜索组、救援组、技术组和医疗急救组。发生中等、严重和特大破坏性地震时，这支特殊队伍可迅速赶赴灾区，对被压埋人员实施紧急搜救。

3. 行业救援队

（1）矿山救护队：2002 年 6 月 29 日第 9 届全国人大常委会第 28 次会议审议通过了《中华人民共和国安全生产法》，规定危险物品的生产、经营、储存单位和矿山、建筑施工单位应当建立应急救援组织；生产经营规模较小，可以不建立应急救援组织的，但应当指定兼职的应急救援人员。为应对矿井灾害，我国较早成立了多支矿山救护队，专门执行此类灾害的救援工作。队伍的职责是：矿山救灾抢险、安全预防、检查监督、安全救护培训、仪器仪表维修和配件、瓦斯粉尘监测、技术指导、地面消防等。我国现有煤矿矿山救护队 120 余支，救护人员 21 000 余人；矿山救护队实行军事化管理和队衔制，救护队员是井下一线特种作业人员，实行服役合同制。矿山救护队编制共有 5 级，分别是国家矿山救护总队、省市矿山救护支队、区域矿山救护大队、

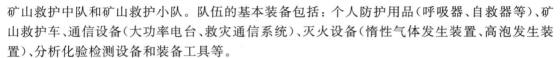

矿山救护中队和矿山救护小队。队伍的基本装备包括：个人防护用品（呼吸器、自救器等）、矿山救护车、通信设备（大功率电台、救灾通信系统）、灭火设备（惰性气体发生装置、高泡发生装置）、分析化验检测设备和装备工具等。

（2）消防救援：1998年4月29日第9届全国人大常委会第2次会议通过了《中华人民共和国消防法》，规定各级公安消防机关应当依据该法，针对当地情况，制定火灾扑救预案。各级人民政府应当根据经济和社会发展的需要，建立多种形式的消防组织，加强消防组织建设，增强扑救火灾的能力。各级、各地的救援力量大致有5种。

1）公安消防队伍：是公安机关的重要组成部分，这支部队主要担负消防监督和扑救火灾、抢险救援等任务，是同火灾做斗争的骨干力量。

2）企事业专职消防队：全国约11万人，这支队伍主要负责企业、事业单位的消防保卫工作，受当地公安消防部门的业务指导和调度指挥。

3）地方民办消防队：全国约1.5万人，由县、镇、乡政府负责组建，是扑救初期火灾的一支重要力量。

4）义务消防团队：由机关、企业、城镇街道等自行组建的群众性消防组织，约1300万人，主要任务是防火宣传教育、自防自救和扑救初期火灾等。

5）志愿者消防队：消防工作的协调以公安部消防局为主，建设部、信息产业部、国家卫健委和气象局等部门参与协作。

第四节　后方医院的任务和准备

一、医疗后送体系的确立

在灾难破坏程度小、发生伤员绝对数量少的情况下，伤员可就近转入能实施确定性治疗的医疗机构；在重大灾害的救援中，伤员多，当地医疗机构遭受破坏或无能力实施伤员的救治工作时，应当建立伤员医疗后送体系，组织实施伤员医疗后送。

无论是哪种灾难救援，伤员医疗后送要充分利用各种有利条件，减少后送环节，争取尽早进行确定性治疗。根据历次灾难救援的实践经验来看，伤员医疗后送体系可采用具有新特点的分级救治原则。一般情况下按现场急救、医疗机构早期治疗、后方医院专科治疗三级为宜，有时也可为二级。2008年汶川地震的医疗救援工作中，伤员的救治可分为现场抢救小组的现场急救、震区医院的早期治疗和后方医院的专科治疗和康复治疗，是典型的三级救治模式。如果伤员数量少，可以在就近的医疗条件较好的医院实施确定性治疗，可以将伤员经现场急救后直接将伤员送至指定的、能实施专科治疗的医疗机构，终结治疗后不再后送，此种形式类似以前的灾害医学救援所提的院前急救和院内治疗的二级救治模式。一般灾难事故现场，伤员少，医疗机构未遭破坏且能够实施专科治疗，伤员在入院前实施急救后直接送入医院进行专科治疗。若后送距离较远、送达条件困难，还应酌情开设中转机构。

二、后方医院的任务和准备

后方医院（rear hospital）是指灾区附近或远离灾区的被指定接收灾区伤员的军队医院和地方医院，一般均有综合专科救治能力。后方医院收到指定接收伤员的任务后，需成立专门的领导小组负责抽调各科室专业人员进行编组。一般情况下,领导小组由6～8人组成(院长或分管副院长、各重要职能部门或科室负责人),下设分类转送组(16人)、外科救治组(19人,分为重伤病区和轻伤病区)、内科救治组(18人,分为抗休克室、内科病区、传染病区)、综合门诊、医疗保障组(8人,包括药房、检验、放射检测)、手术供应组(18人,包括手术室和消毒供应室)及生活保障组(13人,炊事班和后勤供应室)。

此外,应根据收治伤员的数量立即准备充足的药品器材和其他后勤物资,如生活日用品、被褥床单和伙食等。

后方医院根据距离的远近可分为附近后方医院和远距离后方医院。

1. 附近后方医院 附近后方医院是指灾区附近的当地医院和前来支援的军队和地方医院。一般应选在交通方便、地势开阔及水、电齐全的地区,也可充分利用当地现有的设施与建筑。除了要区分科室、病区和手术室外,该医院与灾区医院基本相同,直接收治灾区医疗机构后送的伤员,一般情况下伤员不再后送。2003年SARS暴发期间建立的小汤山医院及2020年在武汉建立的火神山医院都属于典型的附近后方医院。

在灾难救援的初期,医院收治伤员的数量比平时多数倍,医疗护理工作十分繁重,因此需要医疗救援队进行适当的力量加强,后勤服务可由军队或地方派出人员支援。

2. 远距离后方医院 此类医院是指远离灾区并接收灾区后送伤员的各种医院。在特大灾害,尤其遇到伤亡极大,当地医院难以承受救治任务的情况下,必须将大量伤员后送至此类医院救治。唐山大地震时,我国在11个省市开设了这样的医院,共收治重伤员10万余名。2008年汶川地震,由于近年来我国交通运输基础设施的加大建设,也同样开设了大量的远距离后方医院。远距离后方医院不因收治灾区伤员而改变领导关系和医院的组织结构,但突然收治大量伤员,必须做好各项准备工作,如人员培训、床位扩充、筹备充足的药品器材和其他后勤物资等。

三、医疗后送文书

后方医院在接收伤员时,随伤员一起接收的还有一份医疗后送文书或医疗病历。医疗后送文书(document for medical evacuation)是用来记载和传递伤病情况及救治经过,并随伤员后送而携带的医疗文书,是各级救治机构实施连续性治疗的重要依据。

1. 急救记录 急救记录由现场急救医务人员填写,伤员到达医院前使用。主要记载伤员个人信息(姓名、性别、年龄、单位和家庭住址等)以及受伤时间、地点、伤部、伤类、伤情、伤势、诊断、救治措施和后送注意事项等,背面可记录现场或各级临时性医疗机构的处置情况及负责医务人员单位及姓名。前一级救治机构未填写或填写不全的由后一级补填。急救记录填好后放入伤员衣兜随伤员一起后送,最后由收治伤员的救治机构将文件妥善保存,并统交地方医疗行政部门,以便整理、汇总。

2. 医院病历 伤员进入后方医院后,一律填写正规病历。病历应同于平时医院病历,严格正规,如需转院,病历装入后送文件袋,随伤员一起转院,由最终救治机构保存,并统交上级主管部门。

3. 医疗后送文件袋 医疗后送文件袋是指装急救记录和医院病历的纸袋,从医务人员现场急救开始使用,后送文件袋的正、反面上可记载伤员的个人信息及医疗后送简要情况。

第五节　救灾物资和媒体宣传的管理

救灾物资是保障救灾工作的重要因素。媒体是联系救灾工作与国内和国际社会的桥梁，通过媒体宣传，不但能让民众了解灾情和救灾情况，还能通过灾情报道募集救灾物资。救灾物资的募集、运输和投放需要公共媒体监督，以保证救灾物资的正确合理使用。虽然两个要素分别是救灾工作的独立组成部分，但是相互之间存在一定的关系，在此节一并叙述。

一、救灾物资的募集、投放和管理

应急救灾物资是指对受灾地区紧急提供的用于抗灾减灾的物资。在灾害发生后各级政府调拨和社会的方方面面会对受灾地区提供物资上的支持，救灾的物资包括粮食、水、帐篷、棉被、衣服、燃料等。我国各级红十字会和其他国家和地区的红十字会承担社会捐赠和国际救援物资募集、统计，交由政府管理和投放到灾区。在灾难发生早期，纯净的饮用水和安全的食品的投放是预防灾后传染病暴发和维持灾难中脆弱人群营养的关键，需优先投放。帐篷、棉被、衣服、燃料等生活日用品为维持受灾地区人民群众正常生活所必需，应在灾难早期予以投放。救灾物资在抗灾减灾中起到了关键作用，"一方有难，八方支援"，能为受灾地区人民树立信心，使其尽快从灾害造成的影响中恢复。

应急救灾物资的投放应当在了解和掌握灾害的性质、影响的程度、所需物资的种类和数量等方面加以综合分析的基础上，由专门的管理机构进行统一协调、调度，根据实际情况进行合理安排、科学管理，有秩序地安排救援物资的投放，避免有的地区救援物资匮乏，而有的地区则是堆积。同时要在时间安排上加以考虑，避免短期内大量救援物资到达，产生积压，由此产生灾区救灾物资的浪费，有时甚至会产生负面的结果。比如，食物堆积的后患是腐烂而影响环境，会引起鼠类和蚊蝇的大量繁殖，传播肠道传染病，造成灾区发生疫情，对救灾工作和灾区群众的身体健康产生影响。

二、媒体和公共宣传的管理

官方媒体对灾难准确、及时的报道和对救灾行动的正面渲染在灾难应急救援方面起到至关重要的作用。灾难大多数是自然灾害导致，自然发生的传染病暴发也不是任何人的过错，因此媒体不必对灾情进行刻意隐瞒。如果官方媒体对发生的传染病等灾难隐瞒不报、不适当引导或躲躲闪闪，结果会导致政府公信力下降，"小道"消息将会替代正常媒体的作用传播不实消息，扰乱视听，影响灾难救援的部署和灾难应急反应物资的准备。2003年SARS在我国广东地区发生后，3月份传入北京等地导致暴发流行。但是媒体没有对SARS在广东的流行状况进行及时、准确的报道，北京等地大型医院没有做好防控SARS流行相应的准备，结果在SARS扩散之际，大型医院院内感染情况严重，医院成了SARS向社区扩散的中转站，导致SARS扩散。相反，媒体对灾情进行真实报道，应用真实灾难悲惨画面感染观众，对救灾英雄事迹进行正面报道，能够鼓舞全社会积极参与灾难救援中去，极大地提升了战胜灾难的信心和勇气。2008年5月汶川地震期间，媒体对政府积极组织救灾、解放军在第一时间全力救灾等真实情景画面进行了准确、积极的报道，激发了全社会参与抗震救灾的爱心，极大地提升了我国政府和军队的国际形象，为夺取抗震救灾的胜利奠定了精神和物质基础。

三、媒体在救灾物资募集和使用监督方面的作用

国际社会对灾难程度的了解主要通过媒体。在媒体的宣传下,国内外慈善团体踊跃募集救灾物资,各国政府通过政府间救灾合作加强了战胜各种灾难的能力。媒体还在救灾物资正确合理使用方面具有明确的监督作用。通过媒体,全社会均能参与对救灾物资投放和合理使用的管理中去,在避免救灾物资的浪费和相对不足等方面发挥不可或缺的作用。但是必须注意,由于媒体作用较大,媒体工作者担负的责任也较大,在灾难报道方面应避免对事实过分夸大和过分裁剪,应尽量做到客观、准确。

(殷建华　张宏伟　曹广文)

主要参考文献

［1］刘涛,刘慧琳,陈活良.重大地震灾害军队机动医疗分队医学救援能力评价指标体系的构建[J].转化医学杂志,2017,6(05):297-300.

［2］杨宏杰,孙颖颖,吴迪.新时代灾害医学救援与院前医疗急救融合发展研究[J].中华灾害救援医学,2022,10(01):35-38.

［3］李珂,郭栋,杨腾,等.军民融合式灾害医学救援体系建设的思考[J].中华灾害救援医学,2019,7(08):459-462.

［4］范斌,董文龙,靳杰,等.基于洪涝灾害下的三级医学救援体系构建实践与应用[J].中国急救复苏与灾害医学杂志,2022,17(01):34-36.

［5］周亮,李泽,贺丽,等.重大地震灾害救援中医疗急救力量的部署需求分析[J].职业卫生与应急救援,2022,40(06):721-726.

第五章　现场应急救援程序

第一节　检伤分类

　　检伤分类是在突发公共卫生事件时,对伤员实施有效救治的重要环节之一,是灾难医学的重要组成部分,也是灾害、各类事故现场医疗急救的首要环节。灾难发生时,当地应急医疗需求可能会迅速超越其资源供给,因此,为了最大限度地挽救生命,必须基于有效利用现有资源的同时快速制定决策。灾难中的伤亡临床管理与非灾难时不同,日常情况下急诊患者数量并不十分庞大,检伤分类对于患者的影响有限,此时检伤分类的目标是使每个患者获得最大利益。如发生大规模人员伤亡事件,检伤分类的目标便是尽可能让更多的幸存者获得最大获益,这与日常的检伤分类目的明显不同,而这也是发生灾难/突发公共卫生事件时的首要处理原则。医疗的优先次序不仅会影响最初的治疗和伤员转运,也会影响整个大规模伤亡事件的后续管理。

　　当医疗服务的需求超过了医疗和设备资源供给时便可定义为医疗灾难,而医疗资源的需求可能会进一步受到通信、交通和其他因素的限制,因此灾难时与日常的医疗服务完全不同。灾难发生后临床决策的首要目标是提高资源的利用率,故而临床决策不能局限于某个伤员的需求,应尽可能考虑到因资源受限而造成进一步伤亡的可能。

一、检伤分类的发展和现状

　　检伤分类(triage)一词由法文"trier"变化而来,表示"分类、排序"的意思,检伤分类也称为伤员鉴别分类或治疗优先分类,是根据伤员需要得到医疗救援的紧迫性和救活的可能性等在战场上决定哪些人优先治疗的方法。这个概念早在第一次、第二次世界大战期间就应用于伤兵的现场处置,后来逐步发展并形成了大型灾难和医院急诊患者的病情评估。Baron Dominique-Jean Larrey 医生最早于战场上使用急救检伤分类,其方法是对最需要救治的伤员马上进行撤离和救治,而不是等到漫长的战斗结束才处理。英国海军外科医生 John Wilson 提出,外科医生应该将主要精力集中在那些需要马上治疗而且预期治疗效果明显的伤员身上,而那些受伤较轻或者受了致命伤害的伤员可以暂时延缓治疗。

　　急救检伤分类系统经过不断的改进,在第一次世界大战中已被广泛应用。第二次世界大战由于新的武器和抗生素的应用,军医们发展出更加详细的急救检伤分类系统。1963 年美国耶鲁纽黑文医院(Yale-New Haven Hospital)最早成立急诊检伤分类制度,由医生评估伤员并将伤员分为危急(emergent)、紧急(urgent)和不急(non-urgent)3 类。此后不同的国家和地区有不同的分检方法,如我国台湾地区于 1999 年即开始实施新急诊 5 级检伤分类标准。该分类标准较为详细,根据伤员病情如呼吸窘迫度、血流动力变化、意识状态、体温、疼痛程度、受伤机制等经急诊专业人员加以筛检,辅以电脑系统判读,将疾病的危急程度进行分类。时至今日,由于现场救治医疗卫生资源充足,突发现场上大量伤员能迅速转移到装备齐全、医疗水平高的医院进行救治。因此,急救检伤分类所要考虑的主要问题是谁将最先被转移到战地医院进行治疗。

随着突发意外事件和现代大面积杀伤性武器如原子弹、化学武器、生物武器等的应用可导致大批伤员的出现,现场急救检伤分类随之改进,采用先进、合理的现场分类方法,使其更有助于伤员的急救。

二、现场检伤分类的目的

检伤分类的目的是在突发的灾害事故现场,利用有限的医疗资源,尽快将众多的伤员分为不同等级,按伤势的轻重缓急有条不紊地展开现场医疗急救和梯队顺序后送,使轻伤员迅速脱离现场,重伤员及时得到救治,从而提高灾害救援效率,积极改善预后。同时,通过检伤分类可以从宏观上对伤亡人数、伤情轻重和发展趋势等,做出全面、正确的评估,以便及时、准确地向有关部门汇报灾情,指导灾害救援,决定是否增援。在灾害现场每位伤员均应进行检伤分类,确定其伤情等级,决定是否给予优先救治和转送,对重伤员全身伤情、局部伤的变化进行动态地观察,对照比较创伤评分,有助于全面、准确判断伤情和严重程度,采取有效救治措施,提高伤员救治的成功率。

三、检伤分类的基本内容

检伤分类的应用是根据意外事件的规模而随时调整的,其主要内容大致应用在如下情况。

1. 收容分类 收容分类是指伤员到达救治机构,由负责分类的人员(分类组)在分类场进行,主要通过询问伤员或护送人员,查阅伤票、伤标,观察伤员表情、姿势,触摸伤员皮肤、脉搏和伤部,用探测仪器探测伤员服装、体表有无放射性沾染及沾染程度等方法,确定伤员应由救治机构的哪个职能组(室)接受和处置及先后顺序,一般不打开绷带。收容分类应注意"先重后轻,先急后缓"的原则,尽快把危急伤员直接分出来,以便尽快抢救,必要时可在分类场临时采取简单的救命措施。

2. 救治分类 救治分类是收容分类的继续和补充,由收容伤员的组(室)或病房的卫生人员分散进行。通过对伤员进行较详细的检查,明确伤员的伤部、伤类、伤情,判断伤势和预后,确定初步诊断和采取相应的救治措施。救治分类关系到伤员的救治质量和预后,并为后送分类打下基础。

3. 后送分类 后送分类由后送组(或分类后送组)的卫生人员在经治军医密切配合下进行。主要根据伤员的诊断、对预后的判断和下一步救治的需要,确定伤员后送的先后次序、地点;根据伤员情况和可能条件确定伤员采用何种后送工具和伤员后送姿势;并根据需要派出护送人员,做好伤员后送前的各项准备工作。

四、检伤分类的一般原则

出现大规模伤员时检伤分类的目的是鉴别病情或伤情较重但通过治疗可存活者、病情或伤情较重即便治疗也难以存活者、轻伤或无需治疗者,便于第一时间将有限的医疗资源运用于最需要之处。

在灾难现场进行大规模人员伤亡事件的检伤分类是一项系统工程,检伤分类优先级别的确定需要考虑以下3方面内容:①是否存在肢体重伤、视力丧失可能及危及生命的情况? ②是否可立即提供某些急救或外科干预措施? ③可使用的转运工具有哪些? 运载能力如何? 转运时间需要多久?

由于检伤分类需平衡现有资源与伤员的情况,因此并非所有生命垂危伤员都可以得到所需医疗资源,某些情况下,即便使用了医疗资源,由于缺乏进一步的医疗干预和及时有效的转运,某些伤员仍无法存活,这种情况下检伤分类的原则将有所改变。考虑到大规模人员伤亡事件中资源和转运能力的变化,需要动态管理并理解检伤分类原则。

大规模人员伤亡事件的检伤分类标准的制定应动态考虑医疗需求和现有资源限制与供给之间的关系,灾难后的检伤分类不同于平时,灾难时大量的伤员需优先处理(需求增加),而资源却有限(供给不足)。灾难现场可能存在各种资源的短缺,如缺乏足够的仪器设备、转运工具,而与此同时,医院的医疗资源也可能出现紧缺,因此需考虑将伤员转运至其他医疗场所的备案。现场救援人员可能需额外面对一些潜在危险,如灾难涉及某些危险物质污染则可能需要洗消并使用适当个人防护装备等。各部门协调合作才能满足灾难时大量的人员救护及各种需求,如通信时应使用各部门均理解的通用术语,避免沟通不良。

(一)检伤分类系统

拿破仑的外科军医主任 Baron Dominique Jean Larrey 是第一个提出对大规模人员伤亡事件进行检伤分类的学者。而在 200 年后的今天,出现了各式各样的检伤分类系统,美国尚无统一的检伤分类系统,不同地区使用不同方法。良好的大规模伤亡事件检伤分类系统应简单易用、准确快速、重复性好,且适应于各种不同的灾难情况。目前最常用的大规模人员伤亡事件检伤分类法包括:①空中救援(care flight)损伤分类法;②意识、严重外出血、休克、呼吸障碍、骨折及其他情况分类法(consciousness,external profuse bleeding,shock,insufficiency of respiration,rapture of bones and another pathology,CESIRA);③分流筛(triage sieve)分类法;④战伤分类法(military triage);⑤分类、评估、紧急干预、治疗/分类(sort,assess,lifesaving interventions,treatment/triage,SALT);⑥简单分类和快速治疗(simple triage and rapid treatment,START);⑦JumpSTART(START 的修正版,适用于儿童)。

虽然目前有许多检伤分类方法可用,但仍缺乏前瞻性研究证实,因此灾难时应遵循以下 3 个要素来选择合适的检伤分类方法:分诊敏感性、灾难严重性和可行性。在美国,大规模伤亡事件和灾难常影响多个地区,不同地区的不同机构很可能使用不同检伤分类法。

SALT 检伤分类法是采用当前全球最先进的科学研究后得出的大规模伤亡事件检伤分类模型,简单易用。SALT 检伤分类方法通过简单的指令对伤亡人员进行分级,随后单独评估每一分级内的伤员,同时采取必要的救援措施和(或)转运。SALT 检伤分类法完全符合大规模人员伤亡事件检伤分类的核心要求,最近在美国被确定为大规模人员伤亡事件的检伤分类标准。

(二)检伤分类类别

所有大规模伤亡事件检伤分类法都把伤员分成几大类,许多方法都采用颜色和标记将伤员分成几大类。目前国际上的检伤分类渐趋一致,大致上分为:立即治疗(immediate treatment,T1)、延后治疗(delayed treatment,T2)、轻伤(minimal treatment,T3)及期待治疗(expectant treatment,T4)共 4 级,分别用不同的颜色来加以区别和显示。T1 以红色表示;T2 为黄色;T3 为绿色;T4 在不同的国家及地区则不尽相同,大多数国家和地区用黑色,英国则使用白色。

美国灾难急救基础生命支持课程中将伤亡者分为 5 类,说明及颜色标记分类见表 5-1。

表 5 - 1　大规模伤亡事件检伤分类

分类	英文	说明	颜色
亟须抢救者	immediate	伤员通过紧急处理可以存活	红色
可延迟处理者	delayed	需要治疗,但可延迟处理而不影响生存率	黄色
轻微伤者	minimal	轻微受伤或生病,无需治疗也可存活	绿色
姑息治疗者	expectant	存活但在目前医疗资源下存活率低	灰色
死亡者	dead	无自主呼吸,已死亡	黑色

对检伤分类法的推广来说,简单易用十分重要,通过颜色标记可以将伤员分为红色(亟须抢救者)、黄色(可延迟处理者)、绿色(轻微伤者)、灰色(姑息治疗者)和黑色(死亡者)。在英文中,这些单词的首字母缩写为 ID-MED。

伤员的情况会随着时间而发生改变,需定期对伤员进行重新评估和分类,在条件允许的情况下,应尽可能进行多次评估。大规模伤亡事件的检伤分类是一个非常具有挑战性的过程,它需要快速对伤员进行评估并考虑可用资源的情况。

不同灾难背景下应根据疾病和伤害的具体情况考虑具体检伤分类原则,表 5 - 2 列出了爆炸或火灾灾害的检伤分类(基于分诊敏感性、灾害严重性和可行性这 3 个要素)。

表 5 - 2　爆炸或火灾灾害的检伤分类

类别	颜色	说明	常见外伤
亟须抢救者	红色	病情危重,需要短时间内处理危及生命的外伤,存活率高	• 机械性气道梗阻 • 开放性胸外伤 • 张力性气胸 • 颌面部创伤与潜在气道损伤 • 不稳定的胸部和腹部外伤 • 不完全截肢 • 活动性出血 • 全身 40%~60% 体表面积Ⅱ度或Ⅲ度烧伤
可延迟处理者	黄色	能够耐受延迟的医疗干预,不会影响最终结果	• 稳定的腹部伤口,可能有内脏损伤,但血流动力学稳定,需要清创软组织损伤 • 颌面部创伤,无气道损伤 • 挤压伤,无挤压综合征 • 创伤性截肢,无活动性出血 • 稳定性颈椎损伤 • 吸入浓烟,无呼吸窒迫 • 血管受损,有足够的侧支循环 • 需要清创、手术处理和外固定的骨科外伤 • 大部分眼外伤和中枢神经损伤 • 全身 14%~40% 体表面积Ⅱ度或Ⅲ度烧伤

类别	颜色	说明	常见外伤
轻微伤者	绿色	轻伤,只需简单急救,应迅速引导出受灾区域	• 表面的伤口 • 封闭、无并发症的骨折 • 爆炸性声带损伤 • 精神或情绪障碍 • <15%的全身体表面积的Ⅰ度或Ⅱ度烧伤
姑息治疗者	灰色	在资源有限的情况下无法救治的伤员,但不应放弃治疗	• 濒死呼吸 • 多发伤合并严重休克 • 有意识障碍的颅脑贯通伤 • 高位脊髓损伤 • 爆炸引起的多发伤 • >60%体表面积的Ⅱ度或Ⅲ度烧伤

一般情况下,救援人员应首先为亟须救援(红色)组伤员提供治疗和(或)转运,随后是可延迟处理(黄色)组伤员,再次是轻微伤(绿色)组,最后是姑息治疗(灰色)组。在某些情况下,为了更高效地利用资源,事件指挥部门可能把不同组别的伤员组合转运。例如,一辆救护车上配有一名医务人员和一名司机,不能同时转运2个亟须救援(红色)组的伤员,但是可以安排一名亟须救援(红色)伤员在担架上、一名可延迟处理(黄色)组伤员在座椅上,以及一名轻微伤伤员(绿色)坐在前排乘客座椅上进行转运。此外,部分情况下,如先转运病情较轻的伤员可能更合适,一些非传统转运工具(如公共汽车)可能先抵达现场,此类转运工具并不适合转运亟须救援者(红色),但轻微伤者(绿色)可利用此工具从现场撤离,因此应灵活运用可利用资源。

灾难发生时,伤亡情况和医疗资源是不断变化的,只要时间允许,重新评估伤员非常重要。例如,较轻组别的伤员可能因病情改变而需要分类到其他需要高级治疗的类别,而随着医疗资源得到补充,初步筛选为姑息治疗(灰色)组的伤员可以得到更好的治疗。大规模伤亡事件中的混乱会造成错误的检伤分类,重新评估不仅有利于及早发现伤亡情况的变化,也能纠正无意中做出的错误判断。

五、SALT 大规模伤亡事件检伤分类方法

美国灾难急救基础生命支持课程中推荐现场检伤分类采用 SALT 法,图 5-1 是其核心步骤。一旦灾难现场安全,救援人员第一时间到达时即可使用 SALT 方法对各年龄段和各种类型的伤员进行快速检伤分类和评估。SALT 检伤分类法优化了生存率,且易于掌握和记忆。

(一)步骤 1:总体分类

使用 SALT 法可通过自我评估先对伤员进行总体分类,首先可让伤员步行到指定区域,救援人员可通过广播或公告系统通知伤员:"如果你需要帮助,请到某地址。"这些可步行到达指定地点的伤员通常病情较轻,无亟需处理的情况,这些伤员通常满足以下标准:完整的气道,自主呼吸和循环正常(如可步行离开现场,不太可能有严重的呼吸困难和低血压);正常的精神状态(可服从指令)。

对于未能到达指定地点的伤员,可要求他们挥手示意(或服从一个指令)或者观察他们有

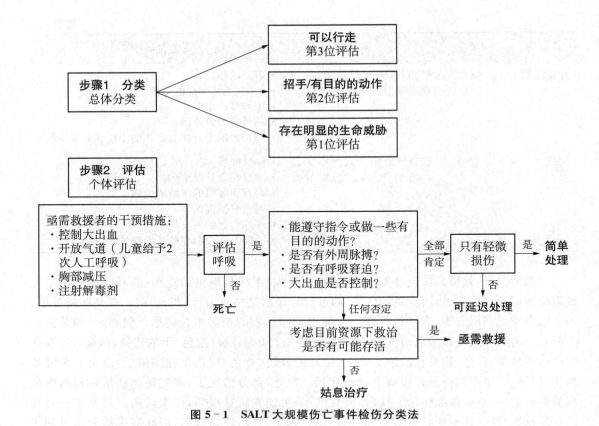

图 5-1 SALT 大规模伤亡事件检伤分类法

意识的行动(如自由行动或自救行为),救援人员可通过广播或公告系统告知伤员:"如果你需要帮助,请挥动手或脚示意。"此时应对依然没有指令性动作的伤员立即进行评估,如存在威胁生命状况的伤员(如大出血),应立即进行干预;其次评估有指令性动作的伤员;最后则是可自行走到指定地点的伤员。

总体分类并不完美,它只是尝试把大量伤员进行初步分类,但是部分轻伤伤员可能不会按照指令到达指定地点,而重伤伤员却可能在他人协助下到达指定地点。因此即便伤员可自行行走仍需进行个人评估,将到达指定疏散地点的伤员都分类为病情稳定的轻伤伤员是不妥当的。而总体分类可能受到交流不畅的影响,如噪声、听力受损、语言障碍和视觉障碍等。

(二)步骤 2:个体评估

SALT 法在完成总体分类后需进行个体评估。存在以下情况时,需要对伤员(无法自行行走至指定地点、无法挥手示意或有明显的生命威胁)进行快速急救干预:①可立即实施抢救措施;②干预后可明显提高存活率;③无需救援人员随时观察;④在救援人员观察范围内;⑤只需要现有设备支持。

急救干预的措施包括以下几种情况:①开放气道是基本生命支持措施,包括仰头抬颏法(如不考虑外伤)、限制颈部运动的托颌法(如考虑有外伤)或气道辅助通气(非高级气道管理,如气管插管)。如果儿童伤员无自主呼吸,可给予 2 次人工呼吸,最好使用气囊面罩人工通气。②如考虑为张力性气胸,进行穿刺减压。③采用加压包扎或止血带控制动脉大出血。④对疑似化学危险品暴露的伤员给予解毒剂。

经过适当的急救干预后应按检伤分类原则进行分类、治疗或转运（亟需救援、可延迟处理、轻伤、姑息治疗或死亡）：①伤员无自主呼吸，或经过急救干预后依然无自主呼吸，判定为死亡，标签黑色。②有自主呼吸的伤员应评估神经、呼吸和循环功能（如是否有指令性动作，是否有呼吸窘迫症状，是否有活动性出血，是否有动脉搏动）。③对于无指令性动作、无脉搏、呼吸困难或无法控制的大出血伤员，应考虑其在目前资源下生存的可能性：a. 如存活可能性低，分配到姑息治疗组，标签灰色；b. 如存活可能性较大，分配到亟需救援组，标签红色。④有指令性动作、脉搏有力、无呼吸窘迫、不存在无法控制的大出血情况（不处理不会影响其生存率，也不会增加其致残和致盲的可能性）：a. 如认为其伤势较重，应分配至可延迟处理组，标签黄色；b. 如认为其伤势较轻，应分配至轻微伤组，标签绿色。

再次强调必须对每一位伤员进行个体评估，首先评估在总体分类时无自主活动的伤员，其次评估有指令性动作的伤员，最后评估可步行的伤员。

六、伤员的评估

准确而快速的伤情评估是检伤分类及治疗的基础，一旦可以安全进入受灾现场，在条件、时间和人员允许的情况下，应对每一个伤员进行完整的个体评估，包括病史和详细的体格检查（从头到脚）。医疗记录和身份证明文件可提供准确的姓名、地址、家庭成员或法定监护人的联络方式，应努力完善这些信息。获取每位伤员的信息并不容易，但十分重要。伤员可能被转运至远方的医疗机构，因此第一位接触伤员的救援人员收集的信息至关重要。

由于现场诊断和测试条件受限，无法获取既往的医疗记录，且缺少家庭成员提供病史，这些都增加了现场医疗记录和医疗评估的难度。其他不利条件还包括：缺乏隐私、环境恶劣或极端天气、照明不足等。

（一）初级评估

在最开始的评估过程中，最重要的是观察伤员的通气、氧合和灌注状态，而非损伤具体机制和类型。如条件允许，建议初级评估采用标准化方法，如美国外科医师学会或美国心脏协会的指南。救援人员应该在伤员的气道、呼吸和循环得到保证后，再花时间获取其病史。目前国际上常用的评估方法有以下几种。

1. ABCDE 顺序法

A 气道（airway）：气道损伤通常会导致快速死亡。因此，及时评估潜在的气道损伤是第一要务。如伤员可正常说话，说明呼吸道是正常的；如果呼吸音有杂音，说明可能存在呼吸道部分梗阻；如果呼吸音消失且出现胸壁的异常运动，则需考虑气道完全梗阻。对于创伤伤员而言开放气道应考虑下颌和脊柱的稳定性，可使用口咽或鼻咽通气，或去除气道异物，进一步可通过气管插管或环甲膜穿刺来开放气道。如现场缺乏设备或技术，则仅可依靠人工呼吸来进行救援。如前所述，保持气道完整性的同时，还需要稳定颈椎，如出现结构不稳定，需权衡利弊后行全颈椎固定。

B 呼吸（breathing）：气道通畅并不能保证足够的通气和氧合，肺损伤伤员可不合并气道损伤。如枪伤可能导致张力性气胸，钝性创伤可能导致连枷胸合并肺挫伤，爆炸事故可能导致气压伤或系统性空气栓塞。当伤员有不对称的呼吸音减低，根据中线气管位置判断是否有纵隔移位，首先考虑张力性气胸，其次考虑大量血胸。救援人员需要对张力性气胸伤员进行穿刺排气，大量血胸的伤员需要进行快速的容量复苏并接受紧急胸腔置管。

C 循环（circulation）：解决循环问题的第一步是控制所有出血。明显的外部出血,通常需要直接压迫和加压包扎。当出现常规方法无法控制的出血时,可使用商业生产的动脉止血带和局部止血剂。

一旦危及生命的大出血得到控制,应结合伤员的意识水平、皮肤颜色和温度、外周脉搏和毛细血管充盈时间来评估伤员的血流动力学。如伤员血流动力学不稳定,在排除了张力性气胸和严重缺氧后,应考虑为低血容量性休克。皮肤湿冷、面色苍白和脉搏细弱都是低血容量性休克的表现。这种休克治疗的重点是控制出血,如伤员在控制出血后仍有休克表现,需使用等渗平衡盐溶液进行容量复苏,如伤员血流动力学仍无显著改善,条件允许时可考虑快速输入成分血。

近期美国军事医疗委员会对创伤性失血性休克伤员的管理提出了建议,美国《院前创伤生命支持》教材第 7 版建议,如伤员存在无法控制的出血,当其精神状态发生改变或出现意识丧失（由出血导致）才考虑进行复苏,直至其精神状态改善（收缩压 80～90mmHg 或平均动脉压 65mmHg）。这是因为临床和实验证据表明,大量和快速液体输注可加重出血并增加死亡率,因此建议低血压复苏,同时也可减少出血并节约资源。

一旦 A（气道）、B（呼吸）、C（循环）的问题得到解决,应重点监测危及生命的情况,如意识障碍或精神状态改变、识别颅内损伤症状、神经功能缺损、严重的胸腔或腹腔内损伤症状或中毒综合征。

D 残疾（disability）：对残疾的评估需要医务工作者提供伤员的神经功能基线状况,这是非常重要的资料,可快速捕捉到颅内损伤的早期表现,可能会影响伤员的处理和预后。检查瞳孔大小和反应、肢体的运动功能,使用格拉斯哥昏迷评分（GCS）（表 5-3）或其儿科改良版（表 5-4）来评估意识状态,可以对颅内病变及精神状况进行评估。GCS 得分与损伤严重性高度相关,有研究显示敏感性约为 94.6%。

E 暴露和环境（exposure and environment）：解除衣物进行检查将可更直观地观察伤员的外伤情况。然而现场实际操作时,由于需要快速疏散和撤离,加上环境温度和天气条件的变化,伤员可能无法接受脱衣检查。救援人员应与公安、爆炸物处置人员及其他专业人员一起搜查武器、化学污染或法医学证据。复苏过程中伤员可出现低体温,如条件允许应使用加温静脉补液、毛毯,并脱离低温环境。

表 5-3　格拉斯哥昏迷评分（GCS）

睁眼反应	言语反应	动作反应	得分
能自主睁眼	言语正常	遵嘱运动	6
能自主睁眼	言语正常	疼痛定位	5
能自主睁眼	言语混乱	疼痛刺激屈曲	4
呼唤能睁眼	用词不当	疼痛（异常）屈曲	3
疼痛能睁眼	不能理解	疼痛伸展	2
不能睁眼	无言语	对疼痛无反应	1

表 5－4　儿科改良版 GCS

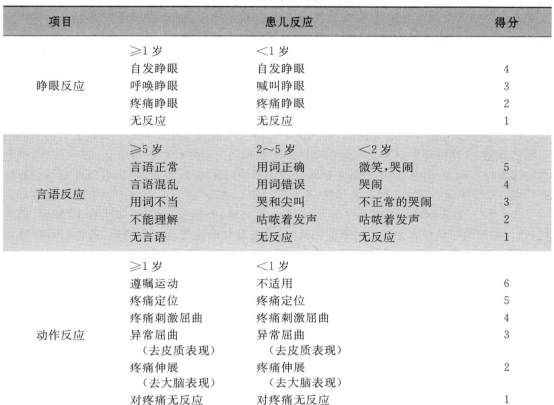

项目	患儿反应			得分
睁眼反应	≥1 岁	<1 岁		
	自发睁眼	自发睁眼		4
	呼唤睁眼	喊叫睁眼		3
	疼痛睁眼	疼痛睁眼		2
	无反应	无反应		1
言语反应	≥5 岁	2～5 岁	<2 岁	
	言语正常	用词正确	微笑,哭闹	5
	言语混乱	用词错误	哭闹	4
	用词不当	哭和尖叫	不正常的哭闹	3
	不能理解	咕哝着发声	咕哝着发声	2
	无言语	无反应	无反应	1
动作反应	≥1 岁	<1 岁		
	遵嘱运动	不适用		6
	疼痛定位	疼痛定位		5
	疼痛刺激屈曲	疼痛刺激屈曲		4
	异常屈曲（去皮质表现）	异常屈曲（去皮质表现）		3
	疼痛伸展（去大脑表现）	疼痛伸展（去大脑表现）		2
	对疼痛无反应	对疼痛无反应		1

2. MARCH 顺序法　"M(massive hemorrhage)"是指有无致命性大出血,"A(airway)"是指有无气道阻塞,"R(respiration)"是指有无张力性气胸、开放性气胸等,"C(circulation)"是指有无失血性休克等,而"H(hypothermia)"是指是否存在低体温。这一检查顺序主要源于战场实践。伊拉克和阿富汗战争的数据分析显示,大出血、气道阻塞和张力性气胸等是阵亡伤员中可预防性死亡(preventable death)的重要原因。

3. START 法　START 法广泛应用在灾害救援中评估批量伤员,美国、英国、澳大利亚及部分北约国家的军队战时也使用此方法进行检伤分类。该评估方法可概括为"30－2－can－do"法则。其中"30"是指呼吸频率是否超过 30 次/分,"2"指毛细血管充盈时间是否>2s,而"can－do"指伤员是否可听从命令行走。通过评估将伤员分为 4 类,即紧急处置、优先处置、常规处置和期待处置,分别为伤员佩带红、黄、蓝、黑 4 种颜色的标识,并据此确定伤员救治和后送顺序。

（二）二级评估

初级评估鉴定和处理完毕所有危及生命的伤害后即开始二级评估,获取详细病史,进行彻底的体格检查。

1. 伤员病史　获取伤员的病史至关重要,如有条件应进行记录,可以按照寻常病史模板进行记录(症状、过敏史、用药史、既往史、最后一餐情况、事件和环境)。这些可以让医疗救援人员了解伤员损伤和疾病的状态,及早干预可能存在的并发症。如时间允许,可通过目击者、现场人员及事故现场指挥报告进一步完善病史。

2. 伤员体格检查 二级评估时应该进行从头到脚的详细体格检查,如条件允许,伤员应完全去除衣物接受彻底的检查,以免漏检,现场可能由于环境条件而无法顺利进行。一旦体检完成,应为伤员提供适当的保护并保持温暖,以防情况进一步恶化。

体格检查可按 Freelend 倡导的 CRASHPLAN 程序进行,即首先检查心脏(C)、呼吸(R)等主要生命体征,对可能造成死亡的伤情,立即抢救;然后逐项检查腹部(A)、脊柱脊髓(S)、头部(H)、骨盆(P)、四肢(L)、脉管(A)及神经(N)。在检查中如遇到伤员情况突然恶化,应重点考虑未发现的持续性出血和呼吸并发症,并给予紧急处理。

(1)心脏:根据大动脉有无搏动,要求在 5～10 s 内做出有无心搏骤停的诊断。若清醒的伤员突然昏迷、大动脉搏动消失或原来昏迷伤员突然抽搐、身体强直、呼吸停止、瞳孔散大,要考虑心搏骤停。确定有无脉搏的检查方法常选用感知颈动脉搏动、心脏听诊,有条件时可行心电图检查。对心搏骤停可疑病例不要犹豫,不要反复听心跳或等待专家指导而应积极心肺复苏。

(2)呼吸:首先判断伤员有无呼吸,可采用一看胸部、腹部有无起伏,二听有无呼吸气流通过,三感觉伤员口鼻部有无呼气气流的吹拂感;其次及早确定气道是否通畅,若伤员有呼吸动作但呼吸费力、喘息、有喉鸣音,提示气道存在部分梗阻,需紧急开放气道。

(3)腹部:伤员清醒,可检查腹部有无疼痛、压痛、反跳痛及肌紧张。昏迷伤员应注意检查有无移动性浊音,有无血尿或便血。在腹部开放伤,如锐器戳伤、枪弹贯通伤,常合并腹内伤或胸腹联合伤,如伤口溢出血液、胃液、胆液,有肠管脱出或流出肠内容物,应迅速处理。对于腹壁钝伤,根据腹壁挫裂伤部位,可为估计腹内受伤的脏器和结构提供线索。

(4)脊柱、脊髓:清醒伤员可诉说脊柱疼痛部位,如颈部或腰背疼痛,伴肢体麻木、刺痛或感觉消失、肌力减弱甚至瘫痪,表示脊柱、脊髓损伤,应尽量保持其原来体位,不要活动,避免加重脊髓损伤。伤员仰卧位检查脊柱时,检查者用手平伸、插入腰背部,沿椎骨棘突线,自颈后向后背、腰骶部触摸,发现压痛部位,如脊突间隙增宽、有后凸畸形,均按脊柱骨折处理。伤员需翻转时,动作要轻,注意头、肩和躯干同时转动,避免扭曲,使呈侧卧位。如伤员已有或疑有外伤,则不应转动体位。

(5)头部:特别要注意伤员意识状态、生命体征变化、肢体有无麻痹和知觉反射功能是否障碍,估计颅脑损伤的程度。如果眼眶血肿、鼻腔及外耳道有血及脑脊液流出,表示颅底损伤。头颅面外伤时,不要忽视可能伴有的颈椎损伤,应保持颈中立位,以免造成或加重脊髓损伤。用 GCS 快速评估。

(6)骨盆:骨盆骨折可有大量失血,威胁生命。可通过腹股沟区肿胀、脐至两侧髂前上棘距离是否对称来判断骨盆骨折,不宜行骨盆分离或挤压试验。同时密切观察,尿道口是否有流血;肛门指诊时注意前列腺的位置、肠壁的完整性,以及是否触及骨折断端等;观察肛门指诊后的手套有无血迹,用以判断泌尿生殖系统和胃肠系统的损伤程度。

(7)四肢:检查伤员的双上肢或下肢,两侧对照,观察有无变形、肿胀,但不应抬起伤员肢体。查看肢体伤情时,注意伤口大小、深度、部位、肢体有无异常活动及功能丧失等。任何骨折或脱位均可产生邻近血管或神经损伤,必须及时检查、正确评估。

(8)神经系统:快速对肌张力和肌力以及感觉、反射等进行评定。尤其对头部损伤者意识水平的连续观察,定时检查昏迷分级评分(GCS)。对脊柱脊髓损伤,按 Frankel 系统设计的神经方面的估计评分,均应在急救复苏措施之后随即进行。

(9)脉管:因大动、静脉损伤可危及肢体存活,一旦伤员其他部位致命伤得到控制,要尽快检查肢体远端动脉(如足背动脉、胫后动脉、桡动脉)搏动和毛细血管循环,以便早期诊断大血管损伤并早期处理。

（三）个人防护装备在伤员管理中的使用

第一批到达现场的救援人员可能需要使用个人防护装备（PPE）。普通 PPE 仅能避免血液和体液污染，如现场被污染或危险评估超过了普通 PPE 的防护水平，则救援人员将很难对现场伤员进行评估和临床干预。如现场的 PPE 防护等级不够，无法提供急救干预措施，建议由专业人员对伤员进行快速净化后转移到清洁区接受医疗评估和治疗。如无法对伤员进行快速净化，在保证现场救援人员安全的前提下尽可能救助伤员。

加强现场工作人员和医务人员使用高级别个人防护装置的培训非常重要，可以增加使用经验，因为在受污染的环境中使用 PPE 会显著降低医务人员的感官能力，具体包括：①佩戴手套使触觉灵敏度下降；②佩戴呼吸净化器使嗅觉灵敏度下降（如自给式呼吸器、电动空气净化呼吸器和无动力空气净化呼吸器）；③佩戴呼吸净化器使听觉灵敏度下降，不能立即对噪声做出保护性反应；④佩戴呼吸器会使视野狭窄。

七、大规模人员伤亡事件处理中的职业精神与伦理问题

在灾难现场，坚持卫生规范和专业行为极为重要。志愿者及专业救援人员应遵守政策法规，保护罹难者的隐私（如没有授权，禁止拍摄照片），未经主管允许救援人员不应与媒体人员接触。如救援人员对伤亡相关信息有任何疑问，应服从主管的指挥。

专业性也是安全的保证，正确识别所有健康人员是一项重要的安全保障措施。因此，已获得鉴定的健康人员应有一个可识别的标志。救援人员必须遵守既定的安全协定与安全标准，在任何时候都必须穿戴合适的 PPE，时刻保持警惕，报告可能的危险情况。救援人员还应相互合作，高效率、诚实地完成所分配的任务，并服从命令，恪守职责。

伦理问题也是潜在的问题。尊重伤员、态度和蔼、为伤员设身处地地考虑可消除潜在的冲突。大规模人员伤亡的评估可能需要暴露身体来进行诊断和治疗，部分伤员可能无法接受，即便伤员意识到暴露身体的必要性，但是依然会对其造成相当大的不适感，因此在照顾和处理伤员过程中要保持同情心。

将男、女伤员分开处理十分重要，不仅是因为男女有别，也是考虑到安全问题，分开处理男、女伤员有利于防止掠夺性行为。应根据性别分开进行洗消。此外，儿童也需要特殊关注。

八、小结

当灾害发生时，受灾人数往往会超出平日所储备的资源，当医疗服务的需求超过了医疗和设备资源供给时便可定义为医疗灾难。如救援人员熟悉大规模人员伤亡事件的处理原则，有助于其更好地应对。

大规模伤员检伤分类的最初目标是评估伤员，尽快识别危重伤员并开始急救，完成后轻伤伤员可得到进一步评估或转运至有条件的地方进行救治。理想情况下，初级和二级评估过程应在伤员疏散、检伤分类结束后进行，只要时间和资源允许，应立即开始记录相关信息资料。在大规模人员伤亡事件管理中可能会遇到很多挑战，如在进行评估和干预治疗时需穿着笨重的 PPE 记录临床资料、对伤员进行治疗和转运等。

在灾难事件中，还要考虑伤员文化、民族、宗教、性别和年龄的需求。专业化还体现在任何情况下保护个人和集体的安全，灾难发生时可能遇到许多难题，咨询和寻求专业人士的帮助有

利于正确处理这些问题。

第二节　不同类型伤情检伤分类的程序

一、出血的检伤分类程序

(一)创伤性血胸

血液积聚在胸膜腔内称血胸,是胸部钝性或穿透性损伤常见的并发症。血胸同时伴气胸者称血气胸。出血的来源主要为:心脏大血管破裂、胸壁血管损伤、肺组织血管损伤。

1. 检伤要点　血胸的检伤要点主要依靠外伤史、症状和体征,胸腔穿刺或胸腔闭式引流出不凝血即可确诊。血胸的临床表现与出血量、出血速度、创伤程度、受伤部位及损伤器官有关。

2. 检伤分类　成人血胸一般分为:少量血胸,出血量≤0.5 L;中量血胸,出血量0.5~1 L;大量血胸,出血量>1 L。少量血胸临床上可无症状、体征;中等量以上的血胸可引起有效血容量减少,由于血容量丢失,胸腔负压减少和腔静脉扭曲阻碍静脉回流,影响循环功能,伤员表现为面色苍白、脉搏细速、血压下降和末梢血管充盈不良等低血容量性休克的表现;大量血胸压迫伤侧肺,推移纵隔后又压迫健侧肺,表现为呼吸急促、肋间隙饱满、气管向健侧移位,伤侧叩诊浊音和呼吸音减低等。血胸血发生凝固称凝固性血胸,后期发生纤维化称为纤维胸。

3. 检伤程序　根据创伤病史、症状和体征,应高度怀疑血胸的存在。在病情或条件允许下应摄直立位胸部X线平片。如直立位平片示下胸部有模糊影或液平面,仰卧位片见到伤侧胸内有模糊影,应考虑有血胸;胸膜腔穿刺若抽出不凝固的血液则可确诊为血胸。

(二)颈部血管损伤出血

弹片伤、枪伤、刀伤、锐器伤及钝性挫伤都能损伤颈部血管,刀伤及枪伤为颈部穿入伤常见的原因。

1. 检伤要点　有颈部外伤史,如裂伤、穿入伤,颈前三角区有颈动脉鞘及其他组织通过,故为危险区。穿入伤易使该部位的血管受损伤,但钝挫伤也可造成动脉壁内的损伤;颈部动脉损伤的病理变化与病因有直接关系,大部分动脉系直接损伤;由于解剖关系,动脉常和静脉、神经伴行,因此血管损伤常伴有神经损伤,同时动脉损伤比静脉损伤严重得多。

2. 检伤分类　血管损伤可分为3类。

(1)血管壁损伤:血管受到暴力打击,管壁尚未破裂时,从表面看似乎完整,但实际上内膜层或肌层可能已经受损伤。这种损伤虽然没有立刻出血的危险,但可引起严重的并发症,如血栓形成,血栓脱落后在远端动脉形成栓塞、继发性出血、假性动脉瘤和动脉痉挛。

(2)损伤性动脉痉挛:动脉受到钝力打击,弹片在动脉壁擦过或存留,或动脉壁受到骨折片的刺激等,虽未使管壁破裂,但可使之痉挛。一般仅限于直接受伤部位,有时可波及动脉的全部及其分支,严重者可阻止血流通过。大多数动脉痉挛在24 h内自行消失。一般可用温湿敷或1%~2%普鲁卡因湿敷,不需特殊治疗。如痉挛持久不消失则应设法解除。可考虑使用节段性加压扩张术,使痉挛血管逐段扩张。

(3)血管破裂:致伤物造成血管壁全部或部分裂断时,按血管破坏的程度和性质,可分为3种类型。

1）切线破裂伤：仅动脉壁一侧破裂。因动脉壁的裂口被周围弹力纤维和平滑肌收缩所牵拉，裂口不但不能缩小，反而增大。故出血多而不易自行停止。

2）穿入破裂伤：多为弹片穿过动脉壁。动脉壁有入口和出口两处穿破伤，其出血的危险与切线破裂伤相同。

3）完全横断：动脉完全断裂时，开始出血剧烈而量大，但由于动脉的两端发生蜷缩和损伤性血管痉挛同时伴有出血后血压下降，易致血栓形成而使管腔闭塞，因此较小的动脉断裂，也不一定立即发生严重出血致死。

由于穿入伤的类型及颈部损伤的部位各异，因此症状不尽相同，尤其是合并有其他器官的损伤时，更使症状复杂化。

3. 检伤程序 可根据外伤原因、出血的部位、出血的程度和伴有的神经及器官损伤开展检伤程序。

（1）出血部位和程度：有大量出血或颈部周围组织内有迅速形成的巨大血肿时，由于急性失血可致休克。但有时小的非贯通伤或穿入伤合并有大血管断裂或穿孔时，可仅有小量，甚至完全没有外出血的体征。

（2）有无神经系统症状：包括昏迷、轻偏瘫、失语、单瘫、全偏瘫、截瘫、面瘫等，但以昏迷、轻偏瘫、单瘫及轻偏瘫加失语者较为常见。

（3）是否合并其他器官损伤：血管损伤合并其他器官的损伤也比较常见，包括气管、食管、心脏、胸膜、肺、胸淋巴导管、臂丛及喉等损伤。如锁骨下动脉损伤，可在锁骨下动脉的部位出现血肿及臂丛的损伤，同时动脉搏动消失。

（4）有无呼吸困难：由于颈部血管出血及血肿的扩大，气管或喉本身的损伤可发生呼吸困难。

（5）有无血肿：颈动脉和椎动脉的损伤同时伴有或不伴有颈静脉损伤时，其搏动性血肿症状多在伤后第2天出现，有些在伤后第1～5天或更迟出现动静脉血肿，一般比单纯动脉血肿症状出现早，有时在伤后数小时可听到杂音而搏动的产生则在第3～4天后出现。当血肿和颈总动脉或颈内动脉相连通时，不仅在血肿部位可以听到收缩期杂音，且杂音常沿颈总动脉和其分支向中枢和外周传播。动脉血肿的特点是有明显的搏动，伴患侧头痛和放射性耳痛；颈内动脉血肿则有患侧视盘水肿和充血、静脉扩张，以及视力减退现象；椎动脉损伤时，则无这些症状。颈内动脉血肿可向咽腔突出，如误诊为扁桃体周脓肿而做切开，伤员可立即死亡，进食不慎也可使其穿破而引起大量出血。血肿若不及时处理，可引起继发性感染，也可招致出血和脑部并发症。一侧颈总动脉和颈内静脉血肿，由于循环障碍可发生偏盲，或有患侧眼底静脉曲张、动脉收缩及视力减退的表现。动、静脉血肿的杂音比较明显，不仅沿血管，而且可在远离损伤的部位听到双杂音，伤员自己也可听到颈部有持续性杂音。这是由于颅骨、锁骨、肋骨的传导所致。此外，在局部还可以摸到持续性震颤。有时可以发生脉搏减弱和缓脉的现象，有的病例有前庭功能紊乱及严重头痛。

6）全身症状：出血严重者有心悸、气短、口渴、耳鸣、头昏、不安、惊慌、皮肤苍白、脉搏快及血压低等症状。

（三）胸部大血管损伤出血

绝大多数为交通事故引起，少数为坠落伤和挤压伤。致伤机制可能为主动脉弓部较为固定，当胸部遭受挤压、撞击和突然减速时，心脏和升主动脉可发生向前、向后的移位形成剪力，或发生旋转产生应力，或主动脉内血液产生水击应力，从而使升主动脉破裂。升主动脉的旋转和降主动脉的移位可对主动脉峡部形成剪力和弯折应力,从而引起破裂。

1. 检伤要点 主动脉、肺动脉及其大分支,以及腔静脉和无名静脉,均可因穿透性和钝性损伤而破裂。破裂发生在心包内引起心脏压塞,发生在心包外则引起大出血。伤员多迅速死亡,仅约 2% 能够到达医院。临床上所见多为主动脉及其分支损伤。

2. 检伤分类 大血管穿透伤常有大量血胸,可(或无)合并出血性休克;当心包内大血管损伤时,可有(或无)与血胸并存的心脏压塞征;颈动脉和锁骨下动脉损伤,使其远端的脉搏搏动减弱或消失,伤员有半身不遂或昏迷以及进行性增大的血肿。大血肿可压迫上腔静脉、气管、食管,也可形成动静脉瘘、主动脉-心脏瘘或主-肺动脉瘘。

3. 检伤程序 有胸部外伤史,临床和 X 线检查发现胸腔内大量积血或持续出血不止、纵隔阴影显著增宽时,应怀疑有胸部大血管损伤。

(四)周围血管损伤出血

1. 检伤要点 周围血管中以肢体主要动、静脉伤,特别是动脉伤的后果较为严重,因其出血速度快又难以自行止血,常可引起失血性休克,还可造成肢体的坏死而截肢。因此,在救治周围血管伤时,首先要迅速诊断是哪种血管的损伤。

2. 检伤分类

(1)动脉受压:多因关节脱位或骨折端移位压迫动脉,使血液循环受阻。也可因肢体软组织损伤肿胀压迫静脉,使回流受阻,进而影响动脉侧支循环,使神经和肌肉发生缺血坏死。

(2)动脉痉挛:因动脉周围组织受损,或动脉受骨折片、异物的压迫刺激而引起动脉痉挛。动脉痉挛处血管呈索状,血管内血流减少,甚至完全阻塞,有的同时有血栓形成。

(3)动脉挫伤:由于骨折或关节移位损伤动脉壁,使内膜出血肿胀,闭塞管腔或形成血栓,阻断血流。

(4)动脉断裂:动脉完全性断裂可引起喷射样大量出血,如动脉断端回缩、血栓形成,出血也可自行停止。动脉部分断裂,血管壁上的裂口可因血管收缩而扩大,出血量多且不易自行止血。

(5)动静脉瘘:并行的动、静脉同时破裂时,动脉出血流入邻近破裂的静脉。早期易被忽视,但到后期局部静脉压增高,表浅静脉充盈,肢体肿大,远端循环较差。

3. 检伤程序 周围血管损伤的诊断,主要根据外伤史和临床检查。可疑病例应给予 X 线摄片,必要时行超声及血管造影等检查确诊。对于临床体征表现明显者,不应等待,可直接进行手术探查确诊。

(1)受伤史:如骨折、关节脱位、开放伤、切割伤及火器伤等与血管走行的关系;伤后局部猛烈出血或反复出血、休克等。

(2)伤肢检查:伤肢远端循环不良,皮肤温度低、苍白并呈蜡样、发绀、瘀斑,毛细血管充盈差,足背动脉或桡动脉搏动微弱或摸不到。严重者,肢体远端感觉广泛减退或消失,肌肉收缩力差。

(五)肝、脾破裂

肝位于膈下和季肋深处,虽有胸廓和膈肌保护,但体积大、质脆,血运丰富,故在腹部钝性伤或穿透伤中占 15%～20%,右肝破裂较左肝为多见。常合并腹内多脏器伤,伤情重,可引起大出血和胆汁性腹膜炎,死亡率高。

1. 检伤要点 开放伤多由锐性外力引起,伤情可轻可重。闭合伤多由钝性打击、挤压或高处跌落所致肝脏破裂。闭合性肝损伤可分肝包膜下或中心型血肿(包膜完整,肝实质表面破裂,血液积聚在包膜下或肝深部)、真性肝破裂(包膜和肝实质均破裂)和肝中央破裂(常有广泛肝胆挫裂伤和肝内较大血管及胆管断裂,形成继发性血肿或胆道出血)。真性肝破裂容易得到及时诊断,而中央型破裂表现多样,变化多端,临床可出现上消化道出血、黄疸、发热或肝脓肿等。

脾脏虽位于左季肋部深处,有肋骨保护,但因其血运丰富,脾实质脆弱,稍受外伤极易破裂。故在腹部闭合伤中,脾破裂发生率最高,占 20%～40%,在腹部开放性损伤中,脾破裂占 10% 左右。有慢性病理病变(如血吸虫病、疟疾、黑热病、传染性单核细胞增多症、淋巴瘤等)的脾更容易破裂。

2. 检伤分类 按照病理解剖,脾破裂可分为真性破裂(脾实质和包膜同时破裂出血)、包膜下破裂(破裂在脾实质周边部分)和中央破裂(破裂在脾实质深部)。后两者如果破裂范围小,由于包膜完整、出血量少,临床上并无明显内出血征象而不易被发现。如果破裂范围较大,随着血肿扩大或受外力影响,一旦包膜破裂,便发展成真性脾破裂,伤员迅速出现内出血症状。临床上称为延迟性脾破裂。

真性脾破裂占 80%～85%,易诊断。延迟性脾破裂(一般伤后 48 h 才出现脾破裂症状)约占 20%,包膜完整,出血量少,早期诊断较困难,1 周内发病占 1/2,2 周内发病占 3/4,最长达 5 年之久;伤后多无典型症状,仅局部疼痛、压痛,腹腔穿刺阴性,往往需要依靠 B 超、X 线及 CT 等影像学检查才能明确诊断。

3. 检伤程序 多数伤员根据其临床表现可确定内脏器官是否受损,但对于早期腹腔内器官损伤体征尚不明显者和单纯腹壁损伤伴有明显软组织挫伤者不易早期诊断,因此,进行短时间的严密观察十分必要。值得注意的是,有些伤员在腹部以外有较严重的合并伤,掩盖了腹部内脏器官损伤的表现,极易导致漏诊。为了防止漏诊,必须做到以下几点。

1)详细了解受伤史,包括受伤时间、受伤地点、致伤条件、伤情变化等,伤员有意识障碍或其他情况不能回答问话时,应向现场目击者和护送人询问。

2)重视全身情况的观察,包括脉搏、呼吸、体温和血压的测定,注意有无休克征象。

3)全面而有重点的体格检查,包括腹部压痛、肌紧张和反跳痛的程度和范围,是否有肝浊音界改变或移动性浊音,肠蠕动是否受抑制,直肠指诊是否有阳性发现等。

4)通过以上检查,如果发现以下情况之一,应考虑有肝、脾破裂:①早期出现休克征象;②有持续性甚至进行性腹部剧痛伴恶心、呕吐等消化道症状;③腹部出现移动性浊音;④腹腔穿刺抽出不凝血。

二、骨折的检伤分类程序

各种灾害和事故中,1/2～2/3 为骨科创伤,骨折、多发性骨折、骨折合并颅脑和(或)胸腹伤的比例也越来越高。严重骨折或多发性骨折休克发生率高,致死率也较高,增加了救治难度。提高骨折的现场应急救援水平对于降低死亡率和伤残率具有重要意义。

(一)现场骨折检伤分类原则

意外灾害时短时间内会突然出现大批伤员,由于救治时间、条件、资源有限,若要用有限的急救资源救治尽可能多的伤员,必须采用批量伤员处理的原则进行分级救治。批量伤员处理最为重要的原则之一是进行检伤分类,明确救治的先后顺序。在尚未做出临床诊断的现场应急救援阶段,急救人员只能以量化的生理指标、外伤机制、部位等作为参数进行伤情评定,并以此指导伤员的急救和转送。不论哪种分类方法,均应首先判断伤员的生命体征,如神志(GCS评分)、脉搏、呼吸、血压、毛细血管充盈度等生理指标,从而了解伤情的严重程度,指导下一步的检伤分类。

（二）现场骨折检伤分类程序

对于现场骨折的检伤分类，主要根据骨折处皮肤、黏膜的完整性和受伤部位进行分类。

1. 根据骨折处皮肤、黏膜的完整性分类 根据骨折端是否与外界相通分为闭合性骨折与开放性骨折。

（1）闭合性骨折：骨折处皮肤或黏膜完整，骨折端不与外界相通。可由创伤和骨骼病所致，后者如骨髓炎、骨肿瘤所致骨质破坏、受轻微外力即发生的骨折，称为病理性骨折，以创伤性骨折占多数。

（2）开放性骨折：骨折处皮肤或黏膜破裂，骨折端与外界相通。可因骨折端刺破皮肤或黏膜从内而外所致，亦可因刀伤、枪伤等由外向内形成。

对于开放性骨折目前国际上最常用的方法是 Gustilo-Anderson 分类法，共分为 4 型。主要依据骨和软组织损伤程度及伤口感染程度，由轻至重依次为：

1 型：伤口长度＜1 cm，污染少，软组织有生机，或者轻微损伤。

2 型：伤口长度≥1 cm，软组织损伤不广泛，皮肤无剥脱性皮瓣或撕裂伤。

3 型：骨呈节段粉碎性骨折并暴露，合并软组织广泛损伤或有皮肤剥脱伤。

4 型：骨和软组织严重损伤，或合并血管神经损伤，或断肢。

在检伤分类时一般优先处理同等级别的开放性骨折，对于开放性骨折，则按伤情的分级从轻至重进行分类处理。

2. 根据受伤部位分类 通常将人体笼统地划分为 6 个部位：颅骨、面部、胸部、上肢、脊柱及下肢。据统计，在整个灾害中伤员以四肢伤的发生率最高，为 50％～65％，而多发伤为 15％～35％。各个部位从轻至危重分级见表 5-5。

表 5-5 不同部位骨折的轻重程度分级

部位	轻度	中度	重度	危重
颅骨	• 骨折线分离小于骨厚的 1/2 • 无明显骨片移位 • 无颅内压增高或脑损伤迹象	• 骨折线深达骨厚的 1/2 至全部 • 存在骨片轻度移位，小于骨厚的 1/2 • 有轻度颅内压增高或脑损伤	• 骨折线完全穿透颅骨 • 骨片明显移位，＞骨厚的 1/2 • 伴有明显的颅内压增高和脑损伤 • 颅骨基本保持完整	• 大面积骨碎裂和骨片散乱 • 颅骨结构破坏严重，无完整颅骨存在 • 颅内压显著增高和（或）严重脑损伤 • 危及生命，需要立即手术治疗
面部	• 骨折线简单，单一面骨骨折，无明显移位 • 面部外形影响较小 • 面部感觉和运动功能正常	• 多处骨折，部分存在移位，但面骨大体连续 • 软组织损伤可导致肿胀，影响面部外形 • 感觉或运动功能轻度受损	• 明显骨折移位，连续性明显破坏 • 严重软组织损伤，面部外形明显破坏 • 感觉和运动功能不同程度受损或发生麻痹	• 粉碎性骨折，结构完全破坏 • 严重移位，颊骨等面骨可完全脱位 • 意识障碍，生命体征不稳 • 严重感觉、运动功能障碍 • 需要立即手术矫形和修复，以维持生命体征和面部功能

续表

部位	轻度	中度	重度	危重
胸部	• 胸骨骨折,<3根肋骨骨折 • 骨折端无移位或移位<1根肋骨宽度 • 无胸腔积液及脾、肺损伤 • 疼痛可通过休息和药物控制	• 肋骨骨折3~4根,部分骨折端存在一定移位 • 可有少量胸腔积液,无明显脾、肺损伤 • 胸痛较重,药物治疗效果较差,影响呼吸和咳嗽	• 肋骨骨折>5根,广泛骨折移位,可见骨折端错乱 • 明显胸腔积液,肺损伤表现为肺挫伤或肺撕裂伤 • 呼吸困难,频率增快,影响咳嗽,生命体征不稳定	• 肋骨粉碎性骨折,胸廓结构完全破坏 • 严重移位,可致开放性胸廓损伤及心包或腹腔损伤 • 严重胸腔积液和肺损伤,呼吸衰竭,脾功能不全 • 生命体征不稳,需急诊手术治疗 • 可合并心脏损伤或腹腔脏器损伤
上肢	• 1~2处上肢骨折,如桡骨、尺骨的骨干骨折 • 无神经、血管损伤 • 骨折端无明显移位,可通过手法复位和石膏固定治愈	• 上肢多处骨折,如桡骨和尺骨骨干骨折合并肱骨髁上骨折 • 骨折端存在轻度移位,可致轻度神经缺血性损伤 • 需要手术复位内固定	• 粉碎性骨折 • 较大面积软组织损伤,存在较严重的神经、血管损伤 • 需要运用钢板、钢针、髓内钉等通过复杂手段复位固定,可能存在不同程度神经、血管功能障碍后遗症	• 明显开放性骨折,可合并动脉损伤,造成严重失血性休克 • 存在严重神经和血管损伤 • 需要急诊手术止血、修复神经和血管以保肢,预后难确定 • 可有并发症,如坏疽、骨髓炎等
脊柱	• 脊柱压缩性骨折,压缩度<25% • 神经功能完整,无脊髓损伤 • 可行非手术治疗,如休息、牵引、支具固定等	• 脊柱压缩性骨折,压缩度25%~50% • 可能存在轻度神经损伤,但神经功能基本完好 • 需要手术减压和内固定治疗	• 脊柱压缩性骨折,压缩度>50% • 存在不同程度的神经功能损伤,可发生截瘫 • 需要行手术减压、内固定融合手术治疗 • 可能存在不同程度的神经功能障碍后遗症	• 脊柱骨折脱位,导致脊髓完全损伤 • 开放性脊柱骨折,可合并脊髓和血管损伤 • 需要急诊手术减压止血和修复以挽救生命
下肢	• 踝关节或足部少数无移位骨折,如跟骨、舟骨骨折 • 无神经、血管损伤 • 可通过托带、弹性绷带等非手术治疗,功能恢复良好	• 胫腓骨干骨折,或踝关节粉碎性骨折 • 可有神经轻度受损 • 需要手术内固定,预后较好	• 股骨干骨折或胫腓联合骨折 • 较大面积软组织损伤,存在较严重的神经、血管损伤 • 需要手术复位内固定,存在一定程度功能障碍	• 明显开放性骨折,可合并严重的神经和血管损伤 • 需要急诊手术修复软组织和血管神经 • 可能存在较严重的并发症,如骨髓炎、坏疽等 • 可有轻度至完全肢体功能障碍后遗症

3. 根据骨折处皮肤、黏膜完整性和受伤部位分类　由重至轻依次分为以下几类。

（1）死亡：指呼吸、心跳停止，各种反射均消失，瞳孔固定散大。

（2）危重伤：伤员的重要部位或脏器遭受严重损伤，生命体征出现明显异常，有生命危险，呼吸、心跳随时可能骤停；常因严重休克而不能耐受根治性手术，也不适宜立即转院（但可在医疗监护的条件下从灾难现场紧急后送），因此需得到优先救治。此类损伤需立即急救，并在专人护送、严密观察病情变化下，迅速送往医院救治。其伤情范围包括：头、颈、胸、腹部严重损伤。

（3）重伤：指伤情暂不危及生命，可在现场处理后专人观察下送往医院救治。一般头部、胸部、颈部损伤及2处以上肢体骨折、肢体断离、大出血、骨盆骨折、大面积软组织伤、肢体严重挤压后肿胀均为重伤。

（4）中度伤：指伤情介于重伤与轻伤之间。伤员的重要部位或脏器有损伤，生命体征不稳定，如果伤情恶化则有潜在的生命危险，但短时间内不会发生心搏呼吸骤停。如四肢单处单纯性骨折。

（5）轻伤：重要部位和脏器均未受到损伤，仅有皮外伤或单纯闭合性骨折，而无内脏伤及重要部位损伤，因此伤员的生命体征稳定，不会有生命危险。如皮肤割裂伤、擦挫伤，关节脱位等。

实施现场检伤分类的人员，应当由急救经验丰富和组织能力较强的医生担任。在检伤分类的进行过程中，必须在每一位检伤后的伤员身上立即给予分类标识，即边分类边标识，同步完成，以防止差错，提高效率。完成检伤分类后，由参加急救的医护人员按伤情标识给予相应的顺序处理。

伤情识别卡必须采用国际公认的四色系统颜色（如前所述）加以显著区别，整张卡片用一种纯颜色明显标示；卡片上必须记录伤员的重要资料，格式化打钩选择伤情和注明检伤评分分值；卡片一式两联、预先编好号码（两联同号），一联挂在每一位伤员身体的醒目部位，另一联现场留底方便统计。

检伤分类的同时，必须安排专人负责灾害现场的登记和统计工作，边分类边登记，最好采用一式两联并编号的伤情识别卡进行统计。现场登记有利于准确统计伤亡人数和伤情程度，正确掌握伤员的转送去向与分流人数，以便及时汇报伤情，有效地组织调度医疗救援力量。

三、颅脑损伤的检伤分类程序

随着现代化工业、建筑业及交通业等的发展，急性颅脑损伤的发生率不断增加。在我国因创伤致命的伤员中，超过半数与颅脑损伤有关。头部损伤位置、类型和程度对判断伤情有一定的参考意义。

（一）头颅软组织损伤分类原则

1. 头颅软组织损伤及出血

（1）头部软组织损伤：头皮损伤均由暴力与物体直接作用于头皮所致，如碰撞伤、刀砍伤、拳击伤。头皮损伤可分为血肿、擦伤、挫裂伤及撕脱伤等，需急诊处理者主要是头皮裂伤和头皮撕脱伤。

（2）头皮挫裂伤：头皮挫裂伤时累及头皮全层，伤处及周围组织有肿胀、淤血、压痛明显，常合并皮下血肿。头皮裂伤属开放性损伤，伤口常混有头发、泥沙等异物，裂口大小、形状和深度不一,创缘较整齐,严重者可出现组织缺损;出血较多的头皮裂伤可发生失血性休克。

（3）头皮撕脱伤:大多发生在女性,往往因头发被卷入转动的机器中,或被强力拉扯后,头皮大片自帽状腱膜下甚至连同骨膜一起被撕脱。此类损伤常因大量失血与疼痛发生创伤性休克。

（4）头皮血肿:头皮组织富有血供,皮肤与皮下组织致密,裂伤后不易回缩自行止血,易导致大量失血或休克加重病情。头皮皮下组织内有导静脉与颅骨板障静脉和颅内静脉窦相连,一旦发生感染便可向颅内蔓延引起脑膜炎、颅骨骨髓炎、硬脑膜外脓肿和脑脓肿等严重并发症,个别伤员可能发生脓毒血症,因此对头皮损伤者一定要妥善处理。

2. 头皮血肿分类　按血肿部位不同可分为3种:①皮下血肿,血肿位于皮下组织层,通常较局限,由于血肿周围的组织受伤后肿胀而增厚,故触之有凹陷感,中央可有波动,易误诊为凹陷骨折。②帽状腱膜下血肿,血肿位于帽状腱膜与骨膜之间,由于该层系疏松结缔组织,血肿极易广泛蔓延,甚至充满整个帽状腱膜下层,触之有明显波动感。若血肿继发感染,则局部肿胀触痛更加明显,并伴有全身感染症状。③骨膜下血肿,位于骨膜与颅骨之间,受颅缝处骨膜粘连的限制,血肿边界不超越颅缝,张力较大,波动感不如帽状腱膜下血肿明显。

（二）颅骨骨折检伤分类

1. 颅骨骨折的特点　颅骨骨折在闭合性颅脑损伤中占15%～20%,其重要性常不在骨折本身,而在于可能同时并发的脑膜、脑、颅内血管和脑神经的损伤。

1）颅骨骨折均系外力直接或间接作用于颅骨所致,一般颅盖骨折由直接暴力所致,颅底骨折可由间接外力作用引起,或由颅盖骨折延伸到颅底所致。

2）颅骨骨折的性质和范围主要取决于致伤物的大小和速度。致伤物体积大,速度慢,多引起线形骨折;体积大,速度快,易造成凹陷骨折;体积小,速度快,则可导致圆锥样凹陷骨折或穿入性骨折。

3）颅骨的弹性随年龄增大而递减,故婴幼儿易出现"乒乓球"样凹陷骨折。在颅骨变形是一个急速内凹和立即弹回复位的过程,它可使脑组织受到损伤。发生骨折时,尤其是粉碎性或凹陷骨折,骨片可刺破硬脑膜损伤脑实质造成局限性脑损伤,有时可合并各类颅内血肿。此外,由于局部的压迫和局限性脑挫裂伤,外伤性癫痫的发生率较高。如为开放性颅脑损伤,易导致颅内感染。在颅底骨折时,颅底的硬脑膜容易撕裂而出现脑脊液漏。

4）颅骨骨折主要取决于外力大小、作用方向和致伤物与颅骨接触面积,以及颅骨的解剖结构特点。当暴力直接作用于头部时,常使受冲击部位的颅骨发生局部或普遍的弯曲变形,当外力消失后,颅骨又立即弹回。如外力较大,颅骨变形超过弹性限度即可导致骨折。

2. 颅骨骨折的分类　颅骨骨折可有以下3种分类方法。

（1）按骨折部位分类:①颅盖骨折,颅盖骨折按形态可分为线形骨折和凹陷骨折,其发生率为颅底骨折的3倍,以顶骨最多,其次为额、颞、枕骨。一般骨折线不跨过骨缝,如暴力过大,亦可波及邻骨。超过2块以上的颅骨骨折,伤情多较严重。②颅底骨折,颅底骨折大多由颅盖骨折延伸而来,多为线形骨折,其暴力较剧烈,常合并较重的脑损伤,由于颅底内面有3个呈阶梯状的颅窝,按其位置分别称为颅前、中、后窝,骨折累及部位不同,临床表现各有特点。

（2）按创伤性质分类:①开放性骨折;②闭合性骨折。

（3）按骨折形状分类:①线形骨折;②凹陷骨折;③粉碎性骨折;④洞形骨折（穿通骨折）。

3. 颅骨骨折的检伤要点　头皮损伤的检伤主要依据外伤病史、伤口外观及检查结果。有条件时做 X 线检查。颅骨骨折的诊断除了主要依据上述临床表现外，X 线检查价值有限，但CT 扫描的确诊率较高，并可了解颅内其他病变，是目前常用的诊断手段。

4. 颅骨骨折的检伤程序

（1）颅盖骨折：头部外伤后如发生颅盖骨折常表现为：①骨折局部的头皮肿胀、压痛，可伴发骨膜下血肿与帽状腱膜下血肿。②凹陷骨折与粉碎性骨折，有时触诊可检出局部颅骨下陷，但小的凹陷骨折易与边缘较硬的头皮下血肿混淆。③线形骨折本身仅靠触诊很难发现，常需依赖 X 线或 CT 检查。④骨折合并硬膜外血肿、局部脑组织损伤、静脉窦损伤以及颅内高压等，可出现相应症状与体征，如失血性休克、头痛、呕吐、意识障碍、偏瘫、失语、局灶性癫痫等。⑤颅盖骨折本身仅靠触诊很难发现，常需依赖 X 线或 CT 检查。

（2）颅底骨折：①颅前窝骨折，骨折多累及额骨水平部（眶顶）及筛骨，出现鼻出血、眼睑和球结膜下瘀斑，即"熊猫眼征"（眼镜征）；嗅神经损伤导致嗅觉损害；筛板或额窦后壁骨折并同时撕破硬脑膜及黏膜时可出现脑脊液鼻漏；空气经额窦或筛窦进入颅内形成颅内积气。②颅中窝骨折，骨折累及蝶骨和颞骨，出现颞部软组织挫伤和肿胀。血液和脑脊液流入上鼻道再经鼻孔流出，形成鼻漏。骨折线累及岩部，脑脊液可经中耳和破裂的鼓膜经耳道流出，形成脑脊液耳漏，若鼓膜未破裂，则可沿耳咽管入鼻腔形成鼻漏。常见面神经或听神经损伤。并发颈内动脉-海绵窦瘘时出现搏动性突眼、眼睑和结膜水肿、眼球运动受限，在眶部和颞部听诊区可闻及血管杂音。眶上裂骨折或颅中窝内侧面骨折，可损伤动眼神经、滑车神经、外展神经和三叉神经第 1 支，出现同侧瞳孔散大、眼球运动受限和前额部感觉障碍，称为眶上裂综合征。③颅后窝骨折，骨折常累及岩部与枕骨基底部，出现枕下或乳突区皮下瘀斑，即"Battle 征"，或在咽后壁发现黏膜下淤血，多在伤后 2～3 d 出现。后组脑神经受损出现舌咽神经、迷走神经和舌下神经功能障碍。延髓损伤可出现昏迷、四肢弛缓性瘫痪、呼吸困难，严重者很快死亡。

（三）脑损伤检伤分类

脑损伤是一种常见而又严重的创伤，包括脑震荡、脑挫裂伤和弥漫性轴索损伤。根据外力作用于头部的方式可分为直接和间接损伤，直接损伤又分为加速性损伤和减速性损伤与挤压伤；间接损伤又分为传递性损伤、甩鞭式损伤与胸部挤压伤并发的脑损伤。上述两类损伤均造成脑组织在颅腔内的移动与颅骨发生摩擦、冲撞而致伤，也可因牵拉、扭曲而致伤。

1. 检伤分类

（1）脑震荡：脑震荡是脑损伤中最轻型的损伤，多数缺乏器质性损害的证据，其特点是头部受伤后，立即发生短暂的意识障碍和逆行性遗忘，多数为功能性障碍，也可出现轻微的脑组织充血水肿，大脑和脑干网状结构的神经元线粒体、轴突肿胀、染色体溶解，局部缺血性变及胶质细胞增生等，经过较短时间后可自行恢复。

（2）脑挫裂伤：脑挫裂伤是头颅遭受暴力打击致脑组织发生的器质性损伤，既可发生在着力部位，也可发生在对冲部位，损伤部位多见额极与颞极、额底和脑凸面。脑挫裂伤常合并不同程度的颅内血肿和脑水肿，如治疗不力常形成脑疝，造成严重后果。

（3）外伤性颅内血肿：由颅内出血聚集于颅腔内一定部位而达相当体积，对脑组织构成压迫引起，是急性颅脑创伤中最常见的继发性损伤之一，在颅脑损伤中占 8%～10%，在重型颅脑损伤中占 40%～50%，故颅内血肿是重型颅脑损伤的主要死亡原因之一。

1）按血肿形成时间分：①急性血肿，伤后 3 d 内出现症状；②亚急性血肿，伤后 3 d～3 周内出现症状；③慢性血肿，伤后 3 周后出现症状。

2) 按血肿所在部位分：①硬脑膜外血肿；②硬脑膜下血肿；③脑内血肿。外伤性颅内血肿主要来源有颅骨骨折时造成板障静脉、导血管、脑膜血管与静脉窦的破裂，或因骨折片挫伤或刺入脑组织内而损伤附近血管导致出血；脑损伤过程中由于脑挫裂伤灶中的静脉和动脉出血，或由于脑表面的桥静脉断裂、室管膜下静脉撕裂等出血造成血肿。

（4）开放性颅脑损伤：开放性颅脑损伤指暴力作用于头部，造成头皮、颅骨和脑膜均有破裂，使脑组织与外界相交通。开放性颅脑损伤包括非火器性颅脑损伤和火器性颅脑损伤。开放性颅脑损伤的特点是致伤物进入颅腔，如不及时彻底清创处理，易导致颅内感染。此外，伤口出血多，易发生失血性休克，应引起临床足够重视。

2. 检伤分类要点

（1）病史：头部外力打击史，头颅表面有软组织伤。

（2）短暂意识障碍后伤员表现：①意识障碍，表现为神志恍惚或完全昏迷。②意识恢复后，逆行性遗忘。③头痛、头晕，约半数病例有恶心或呕吐现象。④情感反应，伤后常有情绪不稳定，见人易激动、流泪、不自主哭笑；有些伤员表现为淡漠、抑郁、易于惊惧、不耐烦、思考问题迟缓、判断能力下降等。⑤自主神经症状，伤后多立即出现面色苍白、瞳孔改变、出冷汗、血压下降、脉搏微弱缓慢、呼吸频率与幅度变化等。

（3）有明显的神经损伤后定位体征：由于脑组织破坏、出血、缺血等损害，不同部位（功能区或哑区）的脑挫裂伤可立即出现相应神经系统受损的表现，常见有瞳孔散大、单瘫、偏瘫、失语、偏盲和局灶性癫痫，一侧或两侧锥体束征等。

（4）颅内压增高症状：轻度和中度脑挫裂伤伤员血压、脉搏、呼吸多无明显改变，严重者发生明显脑水肿、脑肿胀等，颅内压随之增高，出现剧烈头痛和喷射性呕吐伴有血压升高，脉搏洪大而慢，呼吸深慢，危重者出现病理呼吸。

（5）生命体征变化常较明显：体温多在 38℃ 左右，脉搏、呼吸增快，血压正常或偏高，当合并胸、腹脏器损伤或肢体、骨盆骨折时可出现休克。

（6）脑膜刺激征：脑挫裂伤常合并外伤性蛛网膜下腔出血，过多的红细胞及其破坏后形成的胆色素引起化学性刺激，造成伤员头痛加重，恶心、呕吐、颈项强直及克氏征阳性等。

3. 检伤分类程序

（1）询问有无外伤史：常见的有钝器伤，如铁棍、铁块、砖石、木棍等击伤；锐器伤，如刀斧、钉锥、金属或玻璃碎片等击伤；坠落伤和跌伤，头部撞击于锐器或钝器致伤。

（2）判断意识障碍程度：不同颅脑外伤伤后意识障碍发生的时间不同，持续时间长短不一，短者数小时或数日，长者数周至数月，乃至持续性昏迷或植物状态，个别昏迷数年直至死亡。意识障碍的程度取决于损伤的部位、范围和程度。锐器伤主要损伤脑某一局部，除脑干和丘脑下部损伤外，伤员多数无意识障碍；钝器伤往往造成广泛性脑挫裂伤与脑干损伤，多数伤员伤后出现意识障碍。

（3）判断伤情程度：根据颅内血肿的主要特点及表现分类，硬脑膜外血肿多由直接暴力引起，常伴有颅骨骨折，多见于成人。典型的临床表现为：伤后有意识障碍与颅内高压体征，常出现中间清醒期（＜24 h），同侧瞳孔散大，对侧肢体偏瘫，如不及时救治可在数小时内迅速变化，瞳孔由一侧散大至双侧散大，血压递升，脉搏渐慢，呼吸变慢，昏迷加深，甚至呼吸骤停。

（4）判断颅脑损伤类型：开放性颅脑损伤指暴力作用于头部，造成头皮、颅骨和脑膜均破裂，使脑组织与外界相交通。开放性颅脑损伤包括非火器性颅脑损伤和火器性颅脑损伤。开放性颅脑损伤的特点是致伤物进入颅腔，如不及时彻底清创处理，易导致颅内感染。此外，伤口出血多,易发生失血性休克,应引起临床足够重视。闭合性颅脑损伤常累及头颅各层,因此常发生多源性出血,或由于一处出血同时扩延至硬脑膜外及下腔,所以多发性颅内血肿较常见。

开放性颅脑损伤者当颅内压增高时,脑组织可经伤口溢出或膨出,并可有脑脊液漏及出血性休克等,因此颅内压增高得以缓解,而使颅内血肿症状有所延缓,预防感染非常重要。

(5)判断伤情快慢:急性型大多数是重型颅脑损伤,常合并脑挫裂伤,伤后意识障碍严重,可伴中间清醒期或伤后昏迷进行性加重,颅内压增高症状明显,神经损伤体征多见,如出现偏瘫、局灶性癫痫、面瘫等,且脑疝症状出现较快。亚急型的临床表现与急性型相似,只是脑挫伤和脑受压症状较轻。慢性型多见于老年人,头部外伤轻微或被忽视,以颅内压升高症状为主,可出现精神障碍,需与颅内肿瘤相鉴别。

(6)判断全身表现:生命体征变化可因伤及脑干、失血性休克、颅高压、蛛网膜下腔出血等引起。伤员出现呼吸、脉搏、血压、体温等变化。神经损害症状主要表现为运动障碍与感觉障碍,如偏瘫、失语、偏身感觉障碍、癫痫等。脑膜刺激症状明显,早期出现由外伤性蛛网膜下腔出血等引起,晚期常因感染所致。

(7)辅助检查:发现脑脊液或脑组织外溢等颅脑开放性损伤表现即可诊断。伤口检查切忌用探针或镊子做脑深部探查,以防污染扩散和加重损伤。如伤情允许可行X线检查,常规摄颅骨正、侧位片,条件许可应进行头颅CT扫描,可了解伤道位置、脑水肿程度、颅内血肿与异物情况,为手术治疗提供准确的依据。

四、挤压伤的检伤分类程序

挤压伤(crush injury)是指四肢或躯干等部位长时间受到重物或重力挤压,或身体被动体位的自压,或止血带捆扎时间过长等原因所致的直接损伤。

(一)挤压伤检伤分类及特点

多发生于重大自然灾害、战争、采矿、工业和交通事故中。尤其是地震中,其发生率达3%～20%;若发生高层建筑倒塌,发生率更高达40%。

1. 检伤分类(挤压伤特点) 常见的受累部位包括下肢(74%)、上肢(10%)和躯干(9%)。也可见于手、脚被钝性物体如砖头、石块、门窗、机器或车辆等暴力挤压所致挤压伤。

(1)挤压伤:局部肌肉受到长时间挤压发生缺血坏死、肌膜崩解,受伤部位表面无明显伤口,可有淤血、水肿、发绀。如四肢受伤,伤处肿胀可逐渐加重。

(2)挤压综合征:损伤导致肌肉组织缺血坏死,肌细胞破坏,细胞内成分释放入血,尿少,心慌、恶心,甚至神志不清;所致的全身性病理生理改变统称为挤压综合征。

(3)爆炸冲击导致的挤压伤:常伤及内脏,造成胸、腹腔内脏器破裂等,可引起肺、胃肠出血,肝、脾破裂出血等,伤员可出现呕血、咯血,甚至休克。

(4)土方、石块的压埋伤:是更严重的挤压伤,这种伤常引起肌细胞分解产物如肌红蛋白、钾离子、钙离子、磷酸激酶等释放入血,同时大量液体渗出至坏死区域导致血容量下降,肾脏灌注不足及肌红蛋白阻塞肾小管,最终导致急性肾衰竭。

2. 挤压伤的分类要点

1)尽快解除挤压的因素。

2)手指和足趾的挤伤,指(趾)甲下血肿呈黑色,可立即用冷水冷敷,减少出血和减轻疼痛。

有的挤压伤将指、趾切断(如手扶门、窗或汽车门框时,因门、窗等被猛力关闭,而使手指被切断),在紧急救治、止血包扎的同时,应将断下来的手指、脚趾用干净布包好(如用冰瓶、冰块降温最好),连同伤员速送医院进行断指(趾)再植手术,千万不要丢弃血肉模糊的指、趾断体,更不要将断体用水洗和用任何消毒液浸泡。

3) 早期诊断和治疗挤压综合征对降低发病率和死亡率有重要作用。

4) 根据挤压伤的程度轻重,处理的方法亦不同:对伤及内脏的伤员,应密切观察有无呼吸困难、脉搏细速、血压下降等情况,及时送往医院救治。肢体挤压伤肿胀严重者,要及时行切开减压术,以保证肢体的血液循环,防止肢体坏死。

(二) 挤压伤检伤分类程序

1. 分类程序

1) 记载致伤原因和方式、肢体受压时间和肿胀时间,以及全身症状。

2) 如在地震、战争及塌方事故现场,由于大量人员同时受伤,此时需抓紧一切时间抢救伤员,不允许进行详细体格检查,医护人员对有肢体受压史的伤员应考虑挤压综合征的可能,简单检查后进行分类并做标记,进行现场处理或转送后方做进一步处理。

3) 测血压、脉搏,判断失血及有无休克,检查伤肢有无被动牵拉痛、皮肤张力情况。

4) 挤压综合征是肢体埋压后逐渐形成的,因此要密切观察。严重挤压伤发生挤压综合征的伤员,主要表现为肾衰竭的临床症状,其后果比一般挤压伤要严重得多,所以对这样的伤员,唯一的办法是迅速、平稳、安全地送往医院抢救。

5) 在转运过程中,应减少肢体活动,不管有无骨折都要用夹板固定,并让肢体暴露在流通的空气中,切忌按摩和热敷。

2. 并发症的预防　挤压综合征又称创伤性横纹肌溶解,以低血容量性休克、肌红蛋白尿、高血钾、代谢性酸中毒、急性肾衰竭为特点。

发生挤压伤时大量液体渗出至骨筋膜间室,一旦筋膜间室内压力超过毛细血管灌注压,间室内组织即发生缺血而发展成为骨筋膜间室综合征。骨筋膜间室内压力增高,导致间室内肌肉和神经缺血坏死。

挤压综合征和骨筋膜间室综合征为挤压伤的两种不同病理生理过程,两者既有区别又有联系,在挤压伤伤员中可同时发生。骨筋膜间室综合征为挤压综合征的一种表现。

(三) 挤压伤检伤分类注意事项

1. 全面检查、密切观察

1) 全面检查,密切动态观察,尽快明确诊断。挤压伤的识别并不难,其主要特点是疼痛与体表伤口不符,即伤员肢体体表伤口较轻,甚至没有伤口,但其疼痛严重,特别是运动(肌肉收缩)时,疼痛明显加重。

2) 挤压伤的原因:包括高处坠落、重物压砸、车祸等,受伤机制复杂,可引起多处伤和多发伤。因此,要求进行全面检查,从受伤机制、临床表现、辅助检查等方面综合判断,尽快明确诊断,注意防止误诊和漏诊。

3) 挤压伤如合并有其他致命性损伤应优先处理,如各种内出血和外出血、严重颅脑损伤和胸腹部损伤等,如危及生命必须紧急救治。

2. 密切注意伤口变化

1) 人体肌肉组织承受缺血限度:1.5 h,可完全恢复;4 h,肌肉结构及功能损害且无法恢复;

7 h后,肌肉坏死,只能被迫截肢。对于被压伤或活动受限4 h以上的伤员,要有高度的警觉,早期发现并积极治疗,就能避免挤压综合征的发生。

2)了解肢体受压和肿胀的时间,注意伤后有无深褐色或者红棕色尿及尿量情况。对于受压时间长、怀疑会发生挤压综合征者,在救援的同时就应开始救治,而不能等到临床症状开始出现时。

3)挤压综合征在婴幼儿及老年人群中发生率低,而在青壮年中发生率偏高,这可能是因为青壮年肌肉丰富,而且在地震中青壮年幸存的机会较大。

3. 早期治疗

1)经早期积极处理,挤压综合征的并发症是可以预防的。早期液体复苏是预防并发症的关键,尤其是在最初6 h内,在伤员被救出之前进行液体复苏会更好,这样可预防急性肾衰竭,液体必须低钾或者不含钾离子,因为早期已可能出现高钾血症,如果再输入含钾液体,将会发生严重后果,液体应首选等渗盐溶液。

2)在废墟中发现被困伤员时,立即清理其呼吸道,给氧,尽可能在其四肢找到一条可用静脉,建立静脉通道并以1~1.5 L/h(或10~15 mL/kg·h)速度输入等渗盐水,静脉输液应在整个营救过程中持续进行。

3)若营救时间较长,则应对补液量进行相应调整。当静脉通道无法建立时,可通过骨内输液给予液体复苏。

4)如果无法对伤员进行液体复苏,在解除压力之前,可用止血带捆绑受压肢体,直到能进行液体复苏。

5)当被压伤员解救出来后,立即确定创伤类型,受压肢体给予制动,不应抬高伤肢,不做按摩与热敷。如果判断肢体已坏死,应尽早施行截肢手术。同时早期对伤员伤肢肿胀程度、远端血液循环和感觉的观察,以及血常规、电解质、肾功能、尿量、心电图等的监测也至关重要。若尿量<20 mL/h,液体的输入须谨慎。

6)监测筋膜间室压力,正常筋膜间室压力为0~15 mmHg,如压力>30 mmHg,常需要筋膜切开减压。

五、烧伤的检伤分类程序

烧伤是由热水、热液、热蒸气、火焰、热金属及热辐射等一般热力,以及化学物质、电流、激光及放射线等原因致组织损伤。烧伤的严重程度受烧伤深度、面积、部位、致伤因素、有无合并伤和中毒等多种因素的影响,伤员伤前状况及初期处理等对其亦有影响。烧伤严重程度分类的目的只是方便平、战时成批伤员收容时,组织抢救、后送及人力物力的安排,不是治疗的标准和等级,必须结合伤员具体情况。

(一)烧伤检伤分类

1. 依据烧伤程度分类

(1)现场伤员烧伤程度分类标准:根据烧伤面积、深度和伴有的其他损伤判断病情的严重程度。我国成人多用九分法和手掌法相结合计算烧伤面积,采用"三度四分法"判断烧伤深度。

1)轻度烧伤:总面积<10%的Ⅱ度烧伤。

2)中度烧伤:总面积11%~30%或Ⅱ度面积<10%的烧伤。

3)重度烧伤:总面积31%~50%或Ⅲ度面积10%~20%或总面积<30%,但有下列情况

之一:全身情况严重或有休克;有复合伤或合并伤(如严重创伤、化学中毒等);中、重度吸入性损伤。

4) 特重烧伤:总面积>51%或Ⅲ度面积>21%。

(2) 小、中、大面积烧伤:有时临床医生采用小面积烧伤(相当于轻度烧伤)、中面积烧伤(相当于中、重度烧伤)、大面积烧伤(相当于特重烧伤),以及总面积>80%或Ⅲ烧伤面积>50%的特大面积烧伤进行分类,能较真实反映烧伤的严重程度。

(3) 判断伤情程度:确定有无休克、吸入性损伤、合并伤和化学中毒,初步估计烧伤面积和深度。详细了解受伤原因、经过及现场急救处理情况。

1) 烧伤面积估计:采用九分法、十分法和手掌法。

2) 创面深度判断:采用我国统一的"三度四分法"判断创面的深度。此法是根据创面的深度分为Ⅰ度、浅Ⅱ度、深Ⅱ度和Ⅲ度,临床上习惯称Ⅰ度及浅Ⅱ度为"浅度烧伤";深Ⅱ度及Ⅲ度为"深度烧伤"。

2. 依据烧伤原因分类　烧伤原因可分为热力烧伤、化学烧伤及电烧伤等。分类时可根据烧伤原因进行分类,因化学制剂对人体有继续损害的作用,以及某些化学品烧伤后可引起全身中毒,现场分类时应优先进行和及时处置。

(1) 化学烧伤

1) 强酸类:如盐酸、硫酸、硝酸等伤及皮肤时,因其浓度较高,损伤面积及深度和轻重不同,如果通过衣服浸透烧伤,应将衣服立即脱去,并迅速用大量的清水反复冲洗烧伤部位。条件允许情况下使用中和剂,如肥皂水或苏打水冲洗。

2) 强碱类:如石灰水等烧伤一般对组织的破坏力比强酸重。因其渗透性较强,可深入组织使创面加深,所以应及早处理,立即脱去受污染的衣物,并用大量清水反复冲洗伤处,充分冲洗后可用硝酸(或食醋)中和。

3) 磷烧伤:在工农业生产中较常见。磷是一种毒性很强的物质,被身体吸收后,可引起全身性中毒,尤其对肝脏、肾脏、心肌及神经危害较重。急救处理的原则是除磷,用大量的清水冲洗,冲洗后一定要检查局部是否有残留的磷质,有条件的可用25%碳酸氢钠溶液冲洗。

(2) 电烧伤:包括电弧烧伤和电接触烧伤,有时两者兼有。电弧烧伤的灭火方法与火焰烧伤相同。电接触烧伤系电流直接通过身体,不仅烧伤深,且可危及伤员生命。急救人员应立即关闭电源开关,或用木棒、竹竿等不导电的物品,使伤员脱离电源,切不可用手拉伤员或电器,以免急触电。对呼吸、心跳停止的伤员,应立即进行有效的口对口人工呼吸和胸外心脏按压。

(3) 复合损伤:在抢救体表烧伤时应注意可能伴发的复合伤,急救中应注意询问和了解事故发生的现场条件。战时凝固汽油弹爆炸油滴下落时,立即用毯子、大衣、雨布或其他非易燃品将身体(特别是头面部和手)覆盖;或进入掩体、坑道内。如身上已着火,迅速脱去着火的衣服和防护品。切忌用手扑打。可潜入附近河流、池塘中灭火。对开放伤伤员应采取无菌包扎;有活动性出血者,应予压迫止血;骨折处给予妥善固定,注意保持伤员呼吸道通畅。

3. 根据烧伤部位分类　判断是否有特殊部位烧伤。烧伤的特殊部位指头颈、眼、耳、口腔、呼吸道、手及会阴部等。这些部位有的常暴露在外,易遭烧伤。有的由于其解剖、生理特点与其他部位有所不同,所以烧伤后的病理变化及临床处理也有其特殊性。

(二)烧伤检伤分类要点

1) 任何原因引起心脏停搏、呼吸停止的伤员,应对其立即行胸外心脏按压和人工呼吸,同时将伤员撤离现场(主要是脱离缺氧环境),待复苏后进行后送;或转送到就近医疗单位进行处理。

2)要重视记录和各种医疗表格的填写。除记录烧伤面积、深度、复合伤和中毒等外,应将灭火方法、现场急救及治疗措施注明,并做初步的伤情分类,特别是成批烧伤时,应分清轻、重、缓、急,便于后送及进一步治疗参考。

3)处理合并伤:对有危及伤员生命的合并伤,如大出血、窒息、开放性气胸、急性中毒等,应迅速进行急救处理。外出血时做加压包扎止血,如伤口有碎骨片、玻璃碎片等异物插入,或有腹腔脏器脱出等情况,则包扎时不加压。肢体大血管破裂时,用止血带止血。内出血伤员在迅速建立静脉通道后,立即就近送医院手术止血。有开放性气胸时,以厚敷料在伤员呼气末将伤口暂时封闭并做加压包扎。骨折部位固定是控制休克的重要因素,并可在移动伤员时防止进一步加重病情。开放性骨折固定前必须以消毒敷料包扎伤口并止血,以减少伤口污染。

4)伤员如有剧痛、烦躁不安,可给予镇静止痛剂。轻伤伤员口服止痛片;重伤伤员注射阿片类药物,因周围循环障碍,肌内注射药物吸收不良,故应静脉注射。对伴有颅脑外伤或有呼吸功能障碍者忌用。可肌内注射氟哌啶醇,成人每次5～10 mg。用药后伤员仍有烦躁不安,可能为血容量不足的表现,应加强抗休克治疗,不宜短时间内重复用药,以免造成累积中毒。

5)烧伤创面现场急救不予特殊处理,不涂任何药物,尤其是龙胆紫一类有色的外用药。如大面积创面涂擦红汞,可由创面吸收而导致汞中毒,同时也影响对创面深度的判断和增加清创的困难。创面用清洁敷料或干净被单覆盖或包扎,以免再受损伤或污染。中小面积烧伤的四肢创面,可浸入8～10℃的冷水中(冰水更好),维持0.5～1 h,可降低创面的组织代谢和"余热"对组织的继续损害,并有良好的止痛作用。或用浸湿的清洁布单覆盖创面。

6)口渴者可口服淡盐水或烧伤饮料(每片含氯化钠0.3 g、碳酸氢钠0.158 g、苯巴比妥0.03 g、糖或糖精适量,以100 mL开水冲服)。但不可大量饮用,以免发生呕吐,更不宜单纯喝白开水,防止发生水中毒。严重烧伤伤员,如有条件,应尽快进行静脉输液。

(三)烧伤检伤分类程序

烧伤检伤分类是急救工作中的一个重要组成部分。主要是在事故现场快速分类,采取一系列紧急有效的措施以挽救伤员的生命,防止伤情恶化,减轻疼痛,减少并发症,迅速把伤员转送到医院,把死亡率和伤残率降到最低。

1. 详细询问病史及受伤情况 有否从高处落下、重物打击及爆炸所产生的爆震伤等。先检查会立即危及伤员生命的一些情况,如大出血、窒息、开放性气胸、严重中毒等,应迅速进行处理与抢救。

2. 判断伤情 初步估计烧伤面积和深度,判断伤情,应注意有无吸入性损伤、复合伤或中毒等。对有吸入性损伤伤员,应密切观察,并迅速分类后送至附近医疗单位进一步处理。

3. 填写伤单 记录初步估计的烧伤面积和深度及现场的急救措施,便于分类和进一步治疗时参考。

4. 及时分类处置 多发性创伤及大出血者往往伴有休克,如不及时分类处置将危及生命。现场急救时迅速在伤员上肢以粗针头穿刺建立静脉通道,快速静脉输入平衡液、低分子右旋糖酐、代血浆等,同时,对外出血伤员进行包扎止血,对内出血伤员尽快手术止血。危重伤员呼吸困难时可先插入口咽通气道,紧急情况下,可用一根粗针头经皮做环甲膜穿刺或做环甲膜切开或气管插管。

5. 注意合并伤的检查分类 烧伤时往往并发有其他部位的损伤,应做详细的检查,以免漏诊和误诊,造成严重后果。仔细检查伤员的神志、瞳孔和神经体征,注意有无颅脑损伤、四肢骨折、软组织裂伤及血管出血、胸腹合并伤等。了解病因,是否有化学中毒的可能性。尽早救治危及生命的并发症。

第三节　现场急救技术

一、心搏骤停和心肺脑复苏

心搏骤停是指各种原因所致的心脏突然停止跳动,有效泵血功能丧失,造成全身血液循环中断、呼吸停止和意识丧失,引起全身严重缺血、缺氧,是临床上最严重的急症。心搏骤停的患者心脏原本健康或虽有某种疾病,但心功能基本正常,并无泵衰竭的表现,因此有别于病程晚期临终前的心脏停搏。

心肺脑复苏(cardiac pulmonary cerebral resuscitation,CPCR)是研究心搏骤停后由于缺血缺氧所造成的机体组织细胞和器官衰竭的发生机制及阻断并逆转其发展过程的方法,目的在于保护脑、心、肺等重要脏器不致达到不可逆损伤程度,并尽快恢复自主呼吸和循环功能。

心肺脑复苏学与其他科学一样,经历了漫长的发展过程。1845年苏格兰外科医生托塞科首次采用口对口呼吸,成功地复苏了一名因吸入烟雾而呼吸暂停的矿工,但未被临床医生所接受。随后的100多年里相继提出100多种人工换气的徒手技术,直至1958年美国发明了口对口呼吸法,经实验证实此法简单易行,可产生较大的潮气量,被确定为呼吸复苏首选的方法。1954年Zoll和Kouwenhowen成功地研究出一种体外电休克除颤技术。1956年Zoll首次报道应用电除颤技术成功抢救了一名心室颤动伤员。1956年Kouwenhowen报道胸外心脏按压成功。至此口对口呼吸法、胸外心脏按压及体外电除颤技术,构成了现代复苏的三大要素。20世纪80年代脑复苏又被提到复苏的前沿,因为脑复苏的成功与否决定着心肺复苏成功后患者的生存质量。因此把心肺复苏与脑复苏紧密结合起来,是人们认识上的又一次飞跃,从而诞生了CPCR。

(一)心搏骤停的原因和判断

1. 心搏骤停的原因　导致心搏骤停的原因很多,按其发病原因不同分为心脏本身病变和心脏外病变,而心脏本身病变中以冠心病最为常见。在战/创伤中多见的原因有:①严重创伤及急性大量失血(或合并心脏压塞);②各类严重休克;③头、颈、胸部战创伤引起的气道梗阻、肺泡缺氧(如肺水肿)、严重气血胸;④吸入对呼吸有明显抑制作用或含氧浓度过低的气体;⑤淡水或海水淹溺;⑥脑外伤或高位脊髓伤合并脑疝形成或呼吸肌麻痹。

2. 心搏骤停的一般临床表现　包括:①突然意识丧失、昏迷(多在心搏骤停后10～20 s内出现),面色由苍白迅速变为发绀;②颈动脉搏动消失,触不到颈动脉搏动(立即出现);③心音消失(立即出现);④血压测不出(立即出现);⑤呼吸骤停或呼吸由抽泣样逐渐缓慢,继而停止(立即或延长到60 s后停止);⑥双侧瞳孔散大(30～40 s后出现);⑦四肢抽搐(40 s后出现或始终不出现);⑧大小便失禁(60 s后出现)。

以上表现中以突然意识丧失、昏迷、发绀和颈动脉搏动消失且触不到最为重要,应以此考虑为心搏骤停,并立即进行心肺复苏(CPR)。

3. 心搏骤停的心电图表现

（1）心室纤颤：心室肌呈不规则颤动，无有效的射血功能，心电图上呈不规则锯齿样波。

（2）心室静止：心电图呈一水平直线，或仅有 P 波而无 QRS 波。

（3）心电-机械分离：心电图呈现缓慢、低幅而宽的不典型心室波，但不能引起心室肌收缩活动。

4. 心搏骤停的判断 对心搏骤停的诊断特别强调快和准。在战创伤救治的条件下只能凭下列临床症状和体征在 30 s 内做出准确的判断：①原来清醒的伤员突然神志丧失，呼之不应；②摸不到大动脉搏动（颈动脉或股动脉），听不到心音，测不到血压；③自主呼吸在 1～2 次挣扎后随即停止，面色苍白或发绀；④瞳孔散大、对光反射消失；⑤伤口或创面的出血或渗血停止。

在一般伤员中，凭上述第 1、2 点即可做出判断。在全身麻醉或使用肌松药的伤员中，只能以第 2 点为主。用过缩瞳药（吗啡、氯丙嗪）或扩瞳药（阿托品、东莨菪碱）者，瞳孔的征象仅做参考。总之，在诊断心搏骤停时要沉着冷静，忌反复慌乱测血压或听心音；忌临时更换血压计或听诊器；忌临时请示上级医生或请会诊；忌来回寻找心电图机。做到分秒必争，以免浪费宝贵的时间而丧失复苏机会。

（二）心搏骤停的救治

对于战/创伤引起的心搏骤停，一般伤员本身并无严重不可修复的器质性病变或损伤，积极的心肺复苏成功的可能性很大，因此必须积极救治。其治疗原则为：争分夺秒地建立有效氧合血液循环，提高心输出量，保证心、脑、肾等重要脏器的血供，并积极治疗导致心搏骤停的原发病和复苏过程中的并发症。目前 CPCR 分为 3 期。

第 1 期：基础生命支持（basic life support，BLS）。此期包括 4 项内容：畅通气道（airway，A）；人工呼吸（breathing，B）；人工循环（circulation，C）；电除颤（defibrilation，D）。

第 2 期：高级生命支持（advanced life support，ALS）。在基本生命支持基础上进行增加伤员自主循环恢复所进行的一系列干预措施，包括药物治疗、高级气道管理和生理指标管理。

第 3 期：复苏后救治。此期继续加强监护和生命支持，治疗引起心搏骤停的原发病和并发症。主要包括以下 3 项内容：病情评估（gauge，G）；脑复苏（hunan mention，H）；加强监护（intensive care，I），最重要的是脑复苏。

上述分期不能截然分开，要根据伤员的实际情况和救治条件综合开展。

（三）创伤性心搏骤停的现场救治

心搏骤停的现场救治，主要是进行 BLS。其主要目的是采取有效措施，建立有效的氧合血液循环，维持重要脏器的供血、供氧，支持基础生命活动，为进一步复苏创造条件。速度是成功的关键，如果能在 4 min 内施行 CPR，则可有较高的复苏成功率。因此，心搏骤停发生时，现场目击者应立即对伤员施行 BLS。

1. 判断神志和畅通气道 在施行 CPR 前，首先是判定，只有伤员确无心搏、呼吸时才可施行 CPR，以免给非心搏呼吸骤停伤员带来不必要的损伤和严重后果。

（1）意识判定：抢救者应轻拍或轻摇伤员肩部并大声呼喊："你怎么啦？"；如果认识，可直呼伤员的名字；如无反应，可判断为意识丧失。

注意点：①判断时间应在 5～10 s，不可过长；②摇动肩部不可用力，以防加重骨折等损伤。

（2）立即呼救：在确认意识丧失后，应立即招呼周围的人来协助抢救；如有条件（第 2 目击者、有电话）应立即拨通"120"急救电话，并准确告之下列情况：发生的地点、伤员的情况、已经采取的急救措施和需要紧急处置的具体要求。

（3）**伤员体位**：为使复苏更为有效，伤员必须仰卧在坚实的平面上，头、颈、躯干应平卧无扭曲，头部位置不能高于胸部。两臂放在身旁。如伤员俯卧，翻转伤员时，头、肩和躯干应在同一平面上，将伤员作为一个整体翻过来，避免头颈部外伤造成颈髓损伤。

抢救时抢救人员应跪于伤员肩部水平（多位于伤员右侧），抢救者不需移动膝部就可依次实施人工呼吸和胸外按压。抢救时应将伤员手臂举过头，拉直双腿，注意保护好颈部。

（4）**畅通气道**：无意识伤员舌后坠是最常见的气道堵塞的原因，会厌部肌肉松弛也可造成气道堵塞。因此呼吸道通畅是取得 CPR 成功的关键。常用的开放气道的方法如下。

1）仰头抬颏法：一只手放在伤员前额上，手掌用力向后压，使头尽力后仰，另一只手的手指将颏部向前抬起，以帮助头后仰。抬高程度以伤员唇齿未完全闭合为限。注意不要将手指压向颏下软组织。

2）双手抬颌法：对疑有颈外伤伤员，托颌手法开放气道更为安全，因头不用过度后仰。用双手（一边一只）紧抓伤员下颌角托起，一面使头后仰，一面将下颌骨前移。抢救者的肘部应放在伤员仰卧的平面上。此法不易与人工呼吸相配合，要有经过训练的医务人员方能掌握。

在畅通气道的过程中，如果发现口内有异物或呕吐物，应将其除去，但不应耗费过多时间。如为流体或半流体，可用示指、中指裹以纱布擦去；如为固体，则用示指弯成钩状取出。

（5）**判定呼吸**：保持气道开放的同时将耳贴紧伤员口和鼻，注意其胸、腹的起伏，聆听排气声及感觉气的流动。如胸、腹无起伏，无空气排出，则无呼吸，此判断过程只能耗费 3～5 s。若无呼吸，应立即进行人工呼吸。部分伤员因呼吸道不通畅而发生窒息，以致心跳停止。往往在畅通呼吸道后，呼吸恢复，心跳亦恢复。

2. 人工呼吸　人工呼吸是利用人工的方法使气体有规律地进入和排出肺脏，供给足够的氧气并排出二氧化碳。在 BLS 时，以口对口进行人工呼吸快速而有效。在畅通呼吸道并判断伤员无呼吸后，即应进行口对口人工呼吸。

（1）**口对口人工呼吸**：在保持气道通畅和伤员口部张开的情况下进行。抢救者一面用仰头抬颏法保持气道通畅，同时用放在前额上的拇指和示指夹住伤员鼻翼使其紧闭，从而防止空气从鼻孔逸出。抢救者深吸气，并用自己的双唇包绕封住伤员的嘴外部，形成不透气的密闭状态，再用力吹气。一次吹气完毕后，应立即与伤员口部脱离，轻轻抬起头部，眼视伤员胸部，吸入新鲜空气，以备下一次人工呼吸。同时放松捏鼻的手，以便伤员从鼻孔呼气。此时伤员胸部向下塌陷，有气流从口鼻排出。

注意事项：①在做口对口人工呼吸之前应清除呼吸道内分泌物、血液或其他异物。②口对口人工呼吸时可先在伤者口鼻处垫上一层薄的织物，或专用面罩。③每次吹气须有适当时间（1.5～2 s），通气量一般在 800～1 200 mL，不要过大。吹气过速或气量过大可造成咽部压超过食管开放压，使空气进入胃部引起胃扩张，对复苏不利。④复苏开始时先给 2 次初始通气，使肺较好地膨胀。⑤吹气时暂停按压胸部。⑥儿童吹气量视年龄不同而异，以胸廓上抬为准。⑦无论单人操作还是双人操作，人工呼吸与心脏按压的比率均为 2∶30。⑧有脉搏而无呼吸者每 5 s 吹气一口。

（2）**口对鼻人工呼吸**：在某些病例，不能进行口对口人工呼吸时（如牙关紧闭口部不能张开、口部严重外伤等），可进行口对鼻人工呼吸。方法：抢救者用一只手放在伤员前额上使其头后仰，另一只手抬起伤员下颌并使口闭合，抢救者深吸气后用双唇包绕伤员的鼻部使之密封，再向内吹气，呼气时则让嘴部张开。

注意事项同口对口人工呼吸。人工呼吸有效的指征:①吹气时可见胸廓抬起,呼气后复原;②吹气时术者可感到伤员气道阻力呈规律性升高;③呼吸时可感知和听到呼出的气流。

3. 人工循环 建立人工循环是指用人工的方法促使血液在血管内流动,并使人工呼吸后带有新鲜空气的血液从肺部血管流向心脏,再经动脉供给全身主要脏器,以维持重要脏器的功能。人工循环建立的方法有 2 种:闭式按压和开胸按压。

(1)脉搏判定:抢救者应用直接压迫和适当的敷料压迫止住可见的出血。在开放气道和进行人工呼吸后,抢救者应触摸颈动脉搏动是否存在,如果 5~10 s 内没有搏动就开始胸外心脏按压。检测方法:一只手置于前额保持头后仰,另一只手的 2~3 个手指触到伤员喉部的甲状软骨,然后手指下滑到颈侧面气管和颈外斜肌之间的沟中,即可触到颈总动脉。按压脉搏区要轻,以免压迫颈动脉窦。如无搏动,则已发生心搏骤停,应立即进行胸外心脏按压。触不清搏动时应结合有无意识、呼吸、面色苍白或发绀、瞳孔散大等来判断。

(2)胸外心脏按压:①按压部位在胸骨中下 1/3 交界处。②伤员应仰卧在硬板床或地上。如为弹簧床应在伤员背部垫一硬板。③快速确定按压部位的方法。用靠近伤员腿部一侧手的中指及示指,放在被抢救者一侧的肋弓下缘;手指沿肋弓上行到达肋骨与胸骨剑突之间的切迹处;中指置于切迹上,示指在其旁;将另一只手的手掌根部放在切迹上的示指旁,掌根长轴置于胸骨长轴上,这样可以保持按压的主要力量在胸骨上,并降低肋骨骨折的风险。第 1 只手离开切迹处,放在第 2 只手上。手指可以伸直或相互交错,但必须离开胸部。④正确的按压方法。抢救者双臂应绷直,双肩位于双手正上方,使每次按压都垂直压在胸骨上,按压利用髋关节为支点,以肩臂的力量向下按压。成人伤员按压深度 5~6 cm,按压频率 100~120 次/分。每次按压后力必须全部放松,靠胸廓弹性恢复至正常位。放松与按压时间为 1:1,不能冲击式猛压。按压时应随时注意有无肋骨或胸骨骨折。

无论是胸外还是胸内按压心脏,按压有效的表现:①大动脉能触摸到搏动;②可测到血压,收缩压≥8.0 kPa(60 mmHg);③发绀的口唇渐转为红润;④散大的瞳孔开始缩小,甚至出现自主呼吸。

(3)胸外心脏按压时的循环生理:正确实施胸外心脏按压,收缩压峰值可达 100 mmHg 以上,但舒张压较低,颈动脉平均压很少超过 5.3 kPa(40 mmHg)。胸外心脏按压产生的心输出量通常只有正常的 1/4~1/3。

胸外心脏按压使血液流动的机制有"心泵学说"与"胸泵学说"两种。"心泵学说"认为胸外心脏按压对位于胸骨和脊柱之间的心脏产生直接压力,引起心室内压力的增加和二尖瓣、三尖瓣关闭,从而使血液流向肺动脉和主动脉。已有研究表明,高冲量、高频率的胸外心脏按压有较高的心搏量和冠状动脉血流,在胸外心脏按压最初 5 min,有瓣膜运动和心脏压缩。"胸泵学说"则认为胸外心脏按压使胸腔内压力升高并平均地传导至胸腔内所有的血管结构,由于动脉不萎陷,压力几乎可全部从胸腔内动脉传导至胸腔外动脉,而完好的静脉瓣和静脉萎陷,阻止压力完全传至胸腔外静脉,于是产生了胸腔动静脉压力差,使血液流动。为浮动胸壁伤员行 CPR 时动脉压不增加,除非用条带来固定胸壁增加胸膜腔内压;心脏停搏者在意识丧失前令其咳嗽,能保持清醒,有人研究此时收缩压可达 100 mmHg,咳嗽主要是增加胸膜腔内压;二维超声心动图显示 CPR 时,二尖瓣和三尖瓣保持开放,支持心脏只是一个被动的管道而非泵的作用。目前多数学者倾向"胸泵学说",但心泵机制不能排除。此外,胸外心脏按压时机械刺激心脏收缩也可能是血液流动的机制之一。

4. 电除颤 早期除颤在心搏骤停伤员的 CPR 中占有重要地位。2000 年 2 月美国西雅图心肺复苏与心脏急救国际会议将早期除颤作为 BLS 的重要步骤。目前已将现场 CPR 的步骤由 A、B、C 扩展为 A、B、C、D。在伤员发生心搏骤停时，80% 以上均为心室颤动，故 CPR 时电除颤越早越好。如能在 2 min 内给心搏骤停伤员施行电除颤，可使 CPR 成功率提高到 60%～70%，1 min 内施行电除颤心肺复苏成功率可达 80%。现有很多场合都配备自动体外除颤器（AED），只需经过简单培训，非医务人员也能使用。

5. 单人 CPR 抢救步骤　　包括：①首先判断伤员是否有意识；②如无反应，立即大声呼救周围的人帮忙；③迅速将伤员仰卧位放置在地上或硬板上；④保持头部后仰，检查颈动脉是否有搏动；⑤如无脉搏，立即进行胸外心脏按压；⑥开放气道（仰头抬颏法）；⑦判断伤员有无呼吸（看、听、感觉）；⑧如无呼吸立即口对口吹气 2 次；⑨每做 30 次按压，需做 2 次人工呼吸，如此反复，直到有人协助抢救或专业医护人员赶到。

如用救护车运送伤员，应持续 CPR，中断时间不能超过 10 s。

6. 双人 CPR 抢救步骤　　双人 CPR 是指两个人同时徒手进行心肺复苏，即一人进行人工呼吸，另一人进行胸外心脏按压。此法一般由专业人员进行，二者可互换位置及操作，但中断时间不能超过 10 s。具体要点为：①两人必须协调配合，吹气应在胸外心脏按压的松弛时间内进行。②按压与呼吸的比例为 30∶2，即 30 次胸外心脏按压后进行 2 次人工呼吸。③实施人工呼吸者除需通畅气道、人工呼吸外，还应观察颈动脉搏动及瞳孔变化情况。

7. CPR 有效指标　　在急救中判断复苏是否有效，可以根据以下 4 方面综合考虑。

（1）大动脉搏动：胸外心脏按压有效时，每次按压可以触到一次搏动，如股动脉或颈动脉。如停止按压，搏动亦消失，应继续胸外心脏按压；如停止按压后，脉搏仍然跳动，则说明伤员心跳已恢复。

（2）观察瞳孔：复苏有效时，可见瞳孔由大变小；如瞳孔从小变大、固定、角膜浑浊，则说明复苏无效。

（3）观察面色（口唇）：复苏有效时，可见面色由发绀转为红润；如伤员面色变为灰白，则说明复苏无效。

（4）大脑活动复苏迹象：复苏有效，可见伤员有眼球活动，睫毛反射与瞳孔对光反射出现，甚至手、脚开始抽动，肌张力增加。

自主呼吸出现，并不意味着可以停止人工呼吸。如果自主呼吸微弱，应仍然坚持口对口人工呼吸或其他呼吸支持。

8. 终止 CPR 的指征　　现场 CPR 应坚持连续进行，在现场抢救中不能专断地做出停止复苏的决定。

现场抢救人员停止 CPR 的条件为：①伤员自主呼吸及心跳已有良好恢复；②有其他人接替抢救，或有医生到场承担了复苏工作；③有医生到场，确定伤员已死亡。

急救人员将伤员用救护车运送去医院途中，必须持续不断做 CPR，并保证 CPR 的质量。

在医院内如有条件确定下列指标，方可考虑终止 CPR。

（1）脑死亡：脑死亡是脑的功能完全丧失，大脑、小脑、脑干的神经组织全部处于不可逆状态。脑死亡伤员深度昏迷，对各种刺激完全无反应。

脑死亡的诊断标准：①表现为深昏迷，对任何刺激无反应，无任何自主活动；②自主呼吸不能恢复；③瞳孔扩大、固定；④脑干反射消失，如瞳孔对光反射、角膜反射、吞咽反射、睫毛反射等完全消失。

（2）无心跳及脉搏：以上的临床表现加上无心跳，再加上已 CPR＞30 min，可以考虑伤员真正死亡,可终止复苏。

(四) 创伤性心搏骤停的高级生命支持

高级生命支持(ALS)主要指在 BLS 基础上进行增加伤员自主循环恢复所进行的一系列干预措施,包括药物治疗、高级气道管理和生理指标管理,也包括对可能导致心搏骤停病症的恰当处理和在成功复苏后早期保持伤员稳定。其主要内容包括:①基本生命支持;②使用高级设备和特殊技能建立和维持有效通气和循环;③建立和维持静脉通路进行药物治疗;④围心搏骤停期紧急处理心搏骤停的诱因,特别是恶性心律失常;⑤稳定复苏后状态;⑥处理急性冠脉综合征,包括急性心肌梗死;⑦围心搏骤停期生理指标的监测与管理。

只有经过培训的专业人员才能实施 ALS,在现场抢救过程中,施救者应根据现有条件尽力而为。

1. 进一步维持有效通气和气道控制 CPR 中只要有氧气就应尽快给予。口对口人工呼吸可供给伤员 16%～17% 的氧,理想动脉血氧分压(PaO_2)可达 80 mmHg。但在胸外心脏按压时,心输出量很低,同时又有肺内分流和通气/血流比例异常,因而有低氧血症。因此,在 ALS 时尽可能给予高浓度的氧。有条件者可用面罩或气管插管供氧,接人工球囊或人工呼吸机进行机械通气。气管内插管是保持气道通畅、保证有效人工通气的方法,为首要的复苏措施。气管内插管要由受过训练的医护人员施行。不能为了气管插管而长时间中断 CPR,一般不要超过 30 s。

CPR 时,伤员口腔分泌物较多,胃液也可能大量反流,要保持气道通畅必须及时清除,故要有较好的吸引装置。

创伤伤员需要立即气管插管的指征:①无呼吸或呼吸暂停;②呼吸衰竭,包括经过吸氧治疗不能纠正的通气不足和低氧血症;③严重的头部损伤(如 GCS 评分<8);④不能保持上呼吸道通畅(如咽反射消失、深度昏迷);⑤胸部损伤(如连枷胸、肺挫伤、胸腔穿通伤);⑥与创伤相关的潜在性气道阻塞(如面部的压榨伤、颈部创伤)。

气管内插管时要保持颈椎固定。如果需要野外气管内插管则应该在运输中进行。通常是采取经口气管内插管。颌面部严重损伤的伤员要避免经鼻气管内插管。插管成功后立即通过临床和仪器(如呼气末二氧化碳检测)检查确定气管位置是否恰当,在运输中和转运中同样应该注意这个问题(如从救护车移到医院的担架上)。对严重面部损伤和肿胀者进行气管内插管失败是环甲膜切开术的手术指征,但必须由熟练者操作。

2. 进一步维持有效的人工血液循环

(1) 心肺复苏机(thumper 机):胸外心脏按压及人工呼吸对抢救者来说体力消耗较大,在人员少的情况下,如果复苏时间较长,胸外心脏按压的可靠性就会降低。心肺复苏机可按程序提供标准的 CPR,按压/通气比例为 30:2,按压幅度、频率、通气量均可调,多为高压气体驱动,无需电源,使用方便,其血流动力可与标准的人工 CPR 媲美。心肺复苏机不宜用于婴幼儿。

(2) 开胸心肺复苏:开胸心肺复苏能使脑和心脏的灌注接近正常,其复苏成功率远比闭式胸外心脏按压为高。因此有人主张在常规 CPR 20 min 无效时,应积极进行开胸心肺复苏。开胸心肺复苏要由心脏外科医生施行,技术要求高,故目前适应证掌握仍较严。

开胸心肺复苏适应证:①胸部穿透伤;②心脏压塞;③腹腔内出血、腹部穿透伤并病情恶化者;④常规 CPR 20 min 无效者。

开胸心肺复苏的方法:①气管内插管,控制呼吸。②迅速消毒,快速做左前胸第4或第5肋间切口进胸,切开心包,剖胸时应尽可能注意无菌技术,感染为晚期死亡的重要原因。③按压方法为:单手按压心脏,拇指在前(右心室部),其余 4 指在后(左心室部),应避免用手指尖按压心脏。④按压频率为 80 次/分,按压间歇时,术者的手应尽量放松,可以暂时阻断胸主动脉,使血流导向脑和冠状动脉,可改善复苏效果。按压时随时观察和体会心肌的色泽和张力。⑤按压有效,则心肌色泽转红,张力增加,由细颤转为粗颤。⑥注射肾上腺素。肾上腺素为天然的儿茶酚胺,具有兴奋 α 和 β-肾上腺素能受体的作用,其心血管效应为:全身血管阻力增高,收缩压和舒张压升高,心肌的电活动增高,冠状血管和脑血流增加,心肌收缩力增强,心肌氧需增加。α-肾上腺素能受体兴奋是心脏复跳的关键性机制。肾上腺素目前建议的剂量仍为 1 mg 静脉注射,每 3～5 min 1 次。⑦除颤。经直接心脏按压后,心肌色泽转红、张力改善、心室颤动变粗时,立即除颤,两电极分别置于左、右心室壁,电极板外敷一层盐水纱布,以利导电并减少对心肌的灼伤,胸内除颤宜用低能量,可先用 10 J,必要时增至 20～40 J。

3. 药物治疗

(1) 给药途径

1) 静脉给药:为首选给药途径,优选上腔静脉系统,最好是颈内或锁骨下静脉给药,若心搏骤停前没有深静脉插管,首选肘前静脉,不要为了放置颈内或锁骨下静脉导管而中断 CPR。抬高静脉给药一侧的肢体及给药后用大量液体输注,能加快药物到达中心循环。

2) 气管内给药:如已行气管内插管或气管切开而静脉通道尚未建立时,肾上腺素、利多卡因、阿托品、纳洛酮也可以气管内给药。肺泡面积很大,吸收力强,易到达心脏。气管内给药时,药物剂量应比静脉内用量大 2～2.5 倍,并用 10 mL 生理盐水或蒸馏水稀释。给药时应停止胸外按压,药物溶液迅速地沿气管内导管喷入,并快速地向肺内吹 5 次气,使药物雾化而加快吸收。

3) 心内注射给药:心内注射给药以前在 CPR 中作为常规给药途径。研究表明,中心静脉和气管内给药与心内注射给药比较,其复苏成功率、血药浓度均无明显差别,而心内注射有导致冠状动脉撕裂、心脏压塞、气胸的危险,给复苏后期处理增加困难,且心内注射时要中断胸外心脏按压和通气。因此,目前认为心内注射给药只能用于开胸心脏按压或无其他给药途径时。

(2) 静脉输注的液体:建立静脉通道后应维持,以备给药。目前主张用生理盐水或林格氏液。有血容量不足(如烧伤伤员),补液速度可快一些,也可适当补充白蛋白、706 代血浆等胶体液。无血容量不足,则补液不宜过快或过多,以防发生急性肺水肿。

(3) 一线复苏用药

1) 肾上腺素:CPR 时首选药物为肾上腺素,主要作用是兴奋 α 肾上腺素能受体,增加 CPR 时主动脉内压,从而增加心肌和大脑血流。目前多数学者的意见是:1 mg 静脉推注,3～5 分钟给 1 次。如经周围静脉给药,每次应用 20 mL 的液体冲洗,保证药液尽快进入中心循环。

2) 利多卡因:能抑制心脏异位节律及其应激性,故用于心室颤动和复跳后的室性心律失常。首剂成人可给予 50～100 mg 静脉推注,以后可重复给药每次 50 mg,见效后静脉点滴维持 2～4 mg/min。老年人及肝肾功能不良者应减量。也可以选用胺碘酮,首剂成人 300 mg 稀释后静脉推注,3～5 min 后如无效可再次静推 150 mg。

3) 碳酸氢钠:对心搏骤停时间较短的伤员,主要是二氧化碳潴留导致的呼吸性酸中毒,纠正酸中毒的关键是保持气道通畅,维持足够的肺泡通气量,维持一定血压,恢复组织灌注,使二氧化碳尽快排出体外。如碳酸氢钠使用不当,反而会加重二氧化碳潴留,并使氧离曲线左移,加重组织缺氧,导致高钠血症、高渗状态。故 CPR 时,心脏复跳前不宜使用大剂量碳酸氢钠,心脏复跳后首剂可给 1 mmol/kg(成人一般给 5％碳酸氢钠 60～100 mL),以后根据血气分析结果

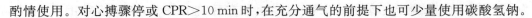

酌情使用。对心搏骤停或 CPR>10 min 时,在充分通气的前提下也可少量使用碳酸氢钠。

(五) 复苏后救治

复苏后救治主要是指自主心跳、呼吸恢复后采取一系列措施确保脑功能的恢复和颅外器官功能的稳定,以使伤员在 CPR 成功后不遗留神经系统的后遗症。最重要的是脑复苏。故脑功能的恢复是复苏成败的关键。因此,为取得良好的脑复苏效果,应及早进行 CPR,并在 CPR 一开始就致力于脑功能的恢复,尽快恢复脑的血液灌注,尽量缩短脑组织缺血缺氧的时间,减少原发性脑损害的范围和程度。在循环恢复后,积极采取各种有效的脑保护措施。根据急性完全性脑缺血的病理生理改变,这些措施包括两个方面:①维持颅外各脏器功能稳定的治疗;②特异性脑复苏措施。

复苏后救治在现场环境下很难有条件开展。

1. 急性完全性脑缺血的病理生理 脑的正常生理活动需要充分的能量支持,除一小部分来自储存的 ATP 外,几乎全部能量都靠葡萄糖有氧代谢产生。脑内能量储备很少,所储备的 ATP 和糖原(约 1.5 g)在 10 min 内即完全耗竭,使脑功能丧失。脑血流中断 5~10 s 就会发生晕厥,继而抽搐。近年来的研究发现,脑缺血持续 15~30 min,当重建循环后,ATP 浓度仍可恢复到正常或接近正常水平,甚至循环停止 60 min,能量代谢和酶功能仍可恢复,并出现诱发电位。脑细胞形态在缺血后 10~20 min 也可无明显损害。这些结果提示,心搏停止后(缺血期)的能量代谢障碍易于纠正,而重建循环后发生的病理生理变化将给脑组织以二次打击(即再灌注损伤),这可能是脑细胞死亡的主要原因。

2. 脑循环"无再灌现象"机制的可能影响因素

1) 凝血和血液流变学异常,血液黏滞度增加,血小板聚积等引起毛细血管阻塞。

2) 神经、体液因素和微环境失调导致血管痉挛和血液供应失衡。脑循环停止重建后,由于反应性充血、脑水肿及脑循环的"无再灌现象",导致大脑微循环功能障碍,使脑缺氧持续存在,引起脑细胞死亡。

3. 脑生化异常 主要表现为高能化合物缺乏、细胞内酸中毒、活性自由基形成、异常的脂肪酸代谢、细胞内钙离子水平的增加和亚细胞单位蛋白合成不足。缺血早期,由于能量代谢障碍,无氧酵解形成乳酸增多,致脑细胞内产生酸中毒,加重脑细胞肿胀。循环恢复后,自由基释放增多,导致神经细胞结构和功能破坏,是引起细胞死亡的主要致病原因。缺血后导致细胞损害的另一重要激活物是细胞内钙离子增加,细胞质中钙离子浓度增高是导致缺血缺氧后脑细胞死亡的关键因素。细胞内钙离子增高的效应之一是激活磷脂酶 A2,后者使游离脂肪酸(FFA)释放至胞质中,FFA 的主要成分为花生四烯酸,缺血缺氧 5 min,花生四烯酸浓度可增高 5 倍。花生四烯酸在环氧合酶的作用下生成前列腺素,在脂氧合酶作用下生成白三烯,这些物质都参与缺血缺氧后脑细胞损害。

目前还认为,脑缺血期间由于 ATP 迅速耗竭导致神经细胞膜去极化,引起大量的兴奋性(激动性)氨基酸(EAA)释放,EAA 是具有 2 个羧基和 1 个氨基的酸性游离氨基酸,主要包括谷氨酸(Glu)、天冬氨酸(Asp)等,其对中枢神经系统有兴奋作用。正常时,其合成和分解保持动态平衡,凡合成释放增多或分解摄取减少,均可导致 EAA 增多。大量 EAA 一是通过激活膜上 N-甲基 D-门冬氨酸(NMDA)受体引起钙离子病理性内流增加,引起一系列生化反应,从而对神经元产生毒性作用,二是通过非 NMDA 受体过度兴奋,导致钠离子、氯离子、氢离子大量内流,引起神经细胞急性渗透性肿胀、水肿。

4. 脑水肿　脑缺血后的脑水肿包括细胞毒性(cytotoxic)和血管源性(vasogenic)两种机制,前者在缺血期间已启动,属细胞内水肿,在再灌注后可继续加重,主要由于脑细胞内大量钙离子、钠离子、氯离子和水潴留形成脑细胞肿胀。当缺血达到一定时限,脑血管内皮细胞损伤,血脑屏障(blood-brain barrier, BBB)受损,脑毛细血管通透性增加,血浆蛋白与水分外溢,脑细胞外液增加,造成间质性脑水肿,即血管源性脑水肿。脑水肿和脑肿胀除脑细胞功能受损外,由于脑体积增加致颅内高压。颅内压升高,进一步减少脑血流灌注,从而使受损的脑细胞遭受二次打击,可因此向不可逆方向转化,也可因此发生脑疝而致不可逆的呼吸再次停止。

缺血后再灌注损伤是心搏骤停后脑损害的发病特征,但是再灌注是CPR成功的标志,也是脑复苏的必要条件,如何减轻再灌注损伤是脑复苏面临的重大课题。

5. 脑复苏基本措施

(1) 维持适当的血压水平:心搏恢复后,应尽快将平均动脉压维持在 $90\sim100\ mmHg$,保证脑灌注。要防止突然发生高血压,尤其是平均动脉压不能超过 $130\sim150\ mmHg$。若血压过高可使用血管扩张剂。如伤员出现低血压,可用血浆或血浆代用品提高血容量,或用药物等提高平均动脉压。

(2) 维持良好的肺通气:对神志不清的伤员应使用呼吸机正压通气,尽量维持 PaO_2 在 $100\sim150\ mmHg$,维持氧饱和度在 94% 以上即可,PaO_2 过高可能会导致脑组织氧化应激损伤。并使 $PaCO_2$ 维持在正常范围,避免通气不足和通气过度。通气不足可加重脑水肿,而通气过度又会引起脑血管痉挛。

(3) 控制体温:体温过高必然增加脑代谢率,增加氧耗,加重脑水肿。可物理降温和药物降温联合使用,及时控制感染,合理使用抗生素。

(4) 控制抽搐:严重抽搐可由脑水肿引起,反过来又可加重脑水肿和能量消耗,因此要积极处理。可用安定、异戊巴比妥、苯巴比妥等镇静剂。

(5) 肾上腺皮质激素:肾上腺皮质激素有清除自由基、稳定细胞膜、减少毛细血管通透性、维护血脑屏障完整性的作用,从而减轻脑水肿,降低颅内压。应常规、早期、大剂量、短程使用。

(6) 维持水、电解质及酸碱平衡:此对脑复苏很重要。

(7) 脑功能的监测:监测和控制颅内压;监测脑血流、脑代谢和脑脊液成分;监测脑电图和昏迷程度。

6. 特异性脑复苏措施

(1) 低温疗法:脑部温度降低后可降低全身和脑细胞的耗氧量和代谢率,从而提高脑细胞对缺氧的耐受性,延缓或减轻脑细胞的损伤,并能降低颅内压,减轻脑水肿。临床目前以头部降温为主,常用冰帽,现已有电控冰帽,可精确控制头部温度,低温的目标为 $33\sim36℃$,治疗时间一般为 $24\ h$ 以上。降温时如出现寒战反应,可用冬眠合剂(异丙嗪 $25\ mg$,氯丙嗪 $25\ mg$,双氢麦角碱 $0.3\ mg$)治疗。

(2) 高压氧治疗:高压氧可在脑血流不增加的情况下大大增加脑的氧供。此外,高压氧尚可使脑血管收缩,脑血流减少,从而减轻CPR后脑水肿,降低颅内压,促进脑功能恢复。而且可以改善脑电活动,促进苏醒。因此有条件时尽早应用。

(3) 利尿脱水治疗:CPR后如果循环和肾功能良好,即可给予脱水利尿治疗。常用的有高渗性脱水剂如 20% 甘露醇 $125\sim250\ mL$ 快速静脉滴注,要求 $40\ min$ 内滴完,$4\sim6\ h$ 或 $8\ h\ 1$ 次。此外也可用利尿剂呋塞米 $20\sim40\ mg$ 静脉推注,必要时可增至每次 $100\sim200\ mg$;依地尼酸 $25\sim50\ mg$ 静脉注射。常规应用 $5\sim7\ d$,准确记录液体出入量。肾功能不全者慎用甘露醇。

二甲亚砜是治疗脑水肿的药物,可作为胺类载体促使胺类进入血脑屏障,起到渗透媒介作用,且吸收组织水分而达到脱水作用。常规临床应用:第 1 h 内 0.5 g/kg,以后 8 h 内 1.0 g/kg,待病情好转后减量或停药。

(4) 改善脑代谢和苏醒剂:常用药物有胞磷胆碱、纳洛酮和中药醒脑静。此外,可采用针灸人中、涌泉穴等促醒。

(5) 自由基清除剂:再灌注损伤在心肌及脑缺血性损伤机制中的作用已被肯定,自由基是导致再灌注损伤的重要原因之一。自由基清除剂有甘露醇、低分子右旋糖酐、维生素 E 和 C、硫喷妥钠、超氧化物歧化酶、谷胱甘肽、过氧化氢酶及氯丙嗪等。

二、止血、包扎和固定

灾难性事故的发生有其必然性和偶然性,如何使事故造成的损失降低到最低限度,已成为各国认真研究的课题。意外伤害导致的死亡更多地发生在事故现场,即刻死亡(数秒到数分钟)占 50%、早期死亡(2~3 h)占 30%、后期死亡(伤后数周内)占 20%。意外人身伤害已成危害青少年生命的第一杀手、44 岁以下人群的第一死因,意外伤害事故已占 35 岁以下青少年全部死亡原因的 50% 以上。现场急救的目的是用最简单有效的办法抢救生命,保护伤员免于再次受伤,防止伤口污染,迅速转运,以便尽早得到妥善处理。针对各种外伤,现场应及时采用止血、包扎、固定等救护技术,随后将伤员尽快安全送往医院进行后续救治。

(一) 外伤止血法

血液是维持生命活动的重要物质,成人全身总血量约占自身体重的 8%。当出血量达到全身总血量的 20% 时,则可发生休克;当出血量达到全身总血量的 40% 时,则可迅速危及生命。出血的危险程度不仅与破损血管的口径有关,也与出血的速度成正比。如心脏、胸主动脉、腹主动脉、颈动脉、锁骨下动脉、肱动脉及股动脉等大血管破裂出血,往往来不及送往医院,便于数分钟内在现场死亡;中等口径的血管破裂出血,也可迅速导致休克而危及生命。急性大出血是人体受伤后早期致死的主要原因。因此,在现场外伤后外出血时,采取及时、有效的止血措施是挽救生命最首要的环节。

1. 出血的类别

(1) 按损伤的血管分类

1) 动脉出血:颜色鲜红,血液从伤口喷射而出,危险性大。

2) 静脉出血:颜色暗红,血液从伤口持续涌出。大静脉断裂,如颈静脉内呈负压,断裂后立即将空气吸入心腔,而使心脏无血可排,十分危险,可导致当即死亡。

3) 毛细血管出血:颜色鲜红,血液从创面呈点状或片状渗出,几乎无危险性。

(2) 按出血的部位分类

1) 外出血:受伤后,血液通过破损的皮肤、黏膜流至体外,可从体表见到流出的血液,极易识别。

2) 内出血:深部组织、器官损伤,血液从破裂的血管流入组织、器官的间隙或体腔内或经气道、消化道、尿道排出,而未通过破损的皮肤、黏膜流出,体表见不到流出的血液。如颅内血肿、肝、脾破裂等。

2. 常用止血方法 出血为创伤后主要并发症之一,急性大出血促成或加重休克,大量出血又未能迅速止血和输血时可危及伤员生命。因此,外出血必须首先做好临时止血措施。

（1）动脉指压止血法：抢救者用手指将伤员出血部位近心端的动脉血管按压在骨骼上，使血管闭塞、血流中断而达到止血的目的。这种方法是用于动脉破裂出血的临时止血措施，不宜持久采用，具体指压操作的方法如下。

1）颞浅动脉：站在伤员伤侧身后，一手固定伤员头部，另一手拇指垂直压迫伤侧耳屏前上方约 1.5 cm 凹陷处，可感到动脉搏动，其余 4 指托住下颌。用于头部发际范围内及前额、颞部的动脉破裂出血。

2）面动脉：站在伤员伤侧身后，一手固定伤员头部，另一手拇指在其下颌角前上方约 1.5 cm 处，向下颌骨方向垂直压迫，其余 4 指托住下颌。此法用于颌部及颜面部的动脉破裂出血。

3）颈动脉：面对伤员，一手固定伤员头部，另一手拇指在伤侧的胸锁乳突肌内侧缘动脉搏动处，向颈椎方向压迫，其余 4 指固定在颈后部。适用于头、颈、面部动脉破裂的大出血。紧急情况且压迫其他部位无效时用此法，压迫时间不宜过长，否则可能引起脉搏减慢，血压下降，甚至心跳停止，禁止同时压迫两侧颈动脉。

4）锁骨下动脉：面对伤员，一手拇指在锁骨上窝中点动脉搏动处，向下垂直压迫，其余 4 指固定肩部。适用于肩部、腋窝及上肢的动脉破裂出血。

5）肱动脉：站在伤员伤侧，面对伤员，一手握住伤肢腕部，将上肢外展外旋，并屈肘抬高上肢；另一手拇指在上臂肱二头肌内侧缘动脉搏动处，向肱骨方向垂直压迫。适用于手、前臂及上臂的动脉破裂出血。

6）尺、桡动脉：面对伤员，双手拇指分别在腕横纹上方两侧动脉搏动处垂直压迫。适用于手部的动脉破裂出血。

7）指动脉：一手握住伤员手腕；另一手拇指、示指分别捏住伤指根部左右两侧。适用于手指动脉破裂出血。

8）股动脉：面对伤员，两手拇指重叠放在腹股沟韧带中点稍下方动脉搏动处，用力垂直向下压迫，两手其余 4 指固定大腿。亦可直接用手掌或拳头垂直压迫股动脉。使用于大腿、小腿及足部动脉破裂大出血。

9）腘动脉：双手拇指重叠放在腘窝横纹中点动脉搏动处，垂直向下压迫，两手其余 4 指固定膝部。适用于小腿及足部的动脉破裂出血。

10）足背及胫后动脉：两手拇指分别压迫足背中间近足踝处（足背动脉）及足跟内侧于内踝之间处（胫后动脉），两手其余 4 指分别固定足部与踝部。适用于足部的动脉破裂出血。

（2）伤口压迫止血法：用于小动脉、静脉、毛细血管的出血。伤口覆盖敷料、手帕等后，以手指或手掌直接用力压迫，一般压迫 5~10 min，出血往往可以停止，再选用加压包扎止血法等。

（3）加压包扎止血法：伤口覆盖较厚敷料后，再用绷带或三角巾等适当加压包扎。

（4）填塞止血法：用于腹股沟、腋窝、鼻腔、宫腔出血，以及非贯通伤、组织缺损等。用无菌或洁净的布类填塞伤口，填满填紧后再选用加压包扎止血法。

（5）止血带止血法：此法是用于四肢大动脉破裂大出血时的重要救命方法。

结扎止血带的操作方法如下。

1）橡皮止血带止血法：选择专用止血带或橡皮管，如听诊器胶管等，其弹性好，易使血管闭塞。操作时，在准备结扎的部位加好衬垫，分别以左手拇指与示、中指拿好止血带一端约 10 cm 处，右手拉紧围绕肢体的止血带缠绕一圈，并压住止血带的起始端；然后再缠绕第 2 圈，并将止血带的末端用左手示、中指夹紧，向下拉出即可。还可将止血带末端穿入结内拉紧，使之不会脱落。

2）绞紧止血法：可根据当时情况，采用三角巾、围巾、领带、衣服、床单、窗帘等可利用物品，将其折叠成平整的条带状，即可当作止血带使用。先将止血带中点放在肢体前面，平整地将止血带的两端向后环绕一圈作为衬垫，交叉后向前环绕第2圈，并打一活结；将一绞棒（铅笔、筷子、勺子、树枝等均可）插入活结外侧下面，然后旋转绞紧至远心端动脉搏动消失；再将绞棒的一端插入活结套内，将活结拉紧；最后将止血带两端环绕到肢体后面打结即可。

如果使用不当，可造成远心端肢体缺血坏死、神经损伤、急性肾衰竭等，因此，在使用止血带时应注意：①止血带不要直接结扎在皮肤上，应先用三角巾、毛巾或衣服等做成平整的衬垫垫好，再结扎止血带。②结扎止血带的部位应在伤口的近心端。上肢结扎在上臂的上1/3段，避免结扎在中1/3以下，以防损伤桡神经；下肢结扎在大腿中段。也有人主张，把止血带结扎在靠近伤口的部位，有利于最大限度地保存肢体。③止血带松紧要适度，以停止出血或远心端动脉搏动消失为度。过紧可造成局部神经、血管、肌肉等组织的损伤；过松往往只压迫住静脉，使静脉血液回流受阻，而动脉血流未被阻断，形成有动脉出血而无静脉回流，反而使得有效循环血量更加减少，从而导致休克或加重休克，甚至危及生命。④结扎止血带的时间不宜超过2～3 h，每隔40～50 min松解一次，以暂时恢复远心端肢体的供血。此时如有出血，仍用指压止血法。松解2～3 min后，在比原结扎部位稍低的位置重新结扎止血带。松解时如仍有大出血或肢体已无保存价值，在转运途中可不必再松解止血带，以免加重休克。⑤结扎好止血带后，在明显部位加上标记，注明结扎止血带的时间。不要在现场做不必要的停留，尽快将伤员送往有条件的医院救治。⑥禁用无弹性的铁丝、电线、绳子等做止血带使用。⑦解除止血带应在补充血容量与其他有效的止血措施后进行。如组织已明显广泛坏死，在截肢前则不宜松解止血带。

（6）钳夹止血法：若较大范围的软组织和血管外伤大出血时，采用包扎、压迫等方法无效时可采用止血钳钳夹血管的方法进行止血。

（7）结扎止血法：所有较大动脉、静脉损伤出血，经压迫止血、填塞止血等方法无效者，可考虑结扎止血，或血管损伤的确定性止血方法。结扎后可导致器官或肢体严重缺血并发症的血管，如主动脉、无名动脉、颈总动脉、腘动脉、髂总动脉、股总动脉、肾动脉、锁骨下动脉、腋动脉等，损伤后不能结扎，力争给予修复。

1）结扎血管的方法：根据不同部位，选择体位和手术切口，避免损伤神经。对结扎后有时也会引起严重后果的动脉，如颈内动脉、肱动脉及大部分的腹腔内脏的动脉不要轻易结扎，以免造成远端组织缺血。

2）结扎止血注意事项：①动脉干结扎时必须熟悉解剖位置，明确识别各血管，以防扎错；②较大动脉必须行双重结扎，再加贯穿结扎，以防术后结扎线滑脱，引起大出血；③较大口径动脉结扎伤员的床边应备止血带或紧急止血手术包；④血管结扎后伤肢应以石膏托或夹板固定；⑤术后密切观察伤肢血运，若术后发现供血不足，可应用血管扩张药及高压氧辅助治疗。

（二）包扎法

受伤部位经有效止血后，均应用绷带、三角巾或衣服等替代品进行包扎。

1. 包扎的目的 包括：①包扎时施加压力，可起到止血作用；②保护伤口，避免再损伤与再污染；③固定敷料与夹板；④扶、托伤肢，减轻痛苦，并有心理安慰作用。

2. 包扎的要求 包括：①轻、准、快、牢、美，避免碰触伤口，以免加重损伤、出血、污染与痛苦；②迅速充分暴露伤口，以便准确判断伤情；③受伤部位禁止用水冲洗，不要涂任何药物；

④尽可能先用无菌敷料或洁净的手帕、毛巾等覆盖伤口,再行包扎;⑤避免在受伤部位或坐卧时受压的部位打结;⑥包扎松紧适度,以免滑脱或压迫局部,从而造成神经、血管、肌肉等组织的损伤,四肢损伤应尽量暴露末端,以便随时观察血液循环情况。

3. 常用的包扎材料　院前常用的包扎材料为绷带、三角巾及就便取材,而四头带与多头带在实际救护工作中已不再使用。

(1) 绷带:绷带有不同长度与宽度,可根据伤员身材的大小、伤口的部位与范围等具体情况分别选择不同长度与宽度的绷带。

(2) 三角巾:制式三角巾为一等腰三角形,底边长 130 cm,两侧边各长 85 cm、高 65 cm,顶角带长 45 cm;亦可将一块边长 85~100 cm 的正方形普通白布或纱布对角剪开,即成为 2 块三角巾;如再将三角巾对折剪开,又可分成 2 块小三角巾;三角巾可根据使用时不同的需要折叠成不同宽度的条带状或燕尾巾等。折叠条带状时,均应对折,将三角巾的顶角与底边折叠在条带的当中。

(3) 就便取材:如无专用包扎材料,则可就便取材,如洁净的床单、窗帘、毛巾、围巾、衣服等布类均可容易得到、巧妙利用。

4. 常用的包扎方法　绷带与三角巾的包扎方法最为实用,用途最广泛。

(1) 绷带包扎法

1) 环形包扎法:绷带稍斜放于伤口处,做第 2~3 圈缠绕后,将第 1 圈斜出的一角反折,再继续缠绕第 3、4 圈,将斜角压住,然后继续缠绕,每一圈压住前一圈。此法是各种绷带包扎中最基本的一种,主要用于包扎手腕、足踝、颈部、额部及身体其他粗细相近的部位。

2) 螺旋包扎法:包扎时先用环形包扎法包扎 3、4 圈后,再斜行向上继续缠绕,每圈压前一圈约 1/2。此法主要用于包扎上、下肢。

3) 螺旋返折包扎法:先用环行包扎法固定起始端,再用螺旋包扎法包扎,但每圈将绷带反折一次。反折时,以一手拇指压住绷带正中处,另一手将绷带向下反折,再继续如此包扎。此法主要用于包扎前臂、小腿等粗细不等的部位。

4) "8"字形包扎法:在关节弯曲的上、下两方,先将绷带由下向上缠绕,再由上而下呈"8"字来回缠绕。主要用于包扎手、腕、肘、膝、足、踝、肩、髋等关节部位。

5) 回返包扎法:先做环形包扎,再将绷带反复来回反折,第 1 圈先在中央,然后每圈分别向左右来回反折,直至伤口全部被覆盖后,最后再进行环形包扎,以压住所有的绷带反折处。此法用于头部及断肢残端的包扎。

6) 蛇形包扎法:与螺旋形包扎法相似,但每圈互不覆盖。此法主要用于固定夹板。

(2) 三角巾包扎法:此法是现场外伤包扎最常用、最方便、最快捷的包扎方法。

1) 头顶帽式包扎法:抢救者站在伤员身后,将三角巾的顶角对正其后正中线;底边向内折叠约 2 横指宽,置于前额齐眉处;再将两底角分别经两耳上方拉向枕部,在枕骨粗隆下方交叉,压住顶角,再绕回前额打结;然后拉紧顶角,将其折叠并塞入枕部交叉处内。

2) 头顶风帽式包扎法:抢救者站在伤员身后,先将三角巾顶角处及底边正中处各打一结,形似风帽;将顶角结置于前额齐眉处,底边结置于枕后,包住头部;将两底角分别向两侧颞部拉紧,并分别将两底边向内反折 3~4 横指宽后,在颏部交叉,包绕颌部,再拉至枕部,最后在底边结的上面打结。

3) 面具式包扎法:抢救者站在伤员身后,将三角巾顶角处打一结,分别提住两侧底边,再将三角巾顶角结兜住颏部;将底边拉向枕后,提起两底角并拉紧,在枕部交叉压紧底边,再绕到前额打结;包扎后分别将双眼及口鼻处三角巾提起,剪开小洞。

4) 单眼包扎法:抢救者面对伤员,将三角巾折叠成 3～4 横指宽的条带状,以 1/3 向下斜放于伤侧眼部,此端从伤侧耳下绕到头后部经健侧耳上至前额,并压住另一端绕行;另一端于健侧眉上向外反折,并从耳上拉向枕部,两端相遇打结。

5) 双眼包扎法:抢救者站在伤员身后,将三角巾折叠成 3～4 横指宽的条带状,其中点置于枕部下方,两端分别从两侧耳下绕至两眼部交叉,包住双眼;两端再分别经两耳上方拉向枕部打结。

6) 单肩包扎法:抢救者面对伤肩一侧,将三角巾折叠成燕尾状,燕尾夹角约为 90°,两燕尾角不等大,将其放于肩上,夹角对正颈部,燕尾大片压小片,大片放背后,小片放胸前;燕尾底边两角包绕上臂上部并打结;抢救者移至伤员健侧,将燕尾角分别经胸、背部拉紧,在健侧腋下打结。

7) 双肩包扎法:抢救者站在伤员身后,将三角巾折叠成燕尾状,使两燕尾角等大,燕尾夹角约为 120°,夹角向上对准颈后正中,两燕尾分别遮盖在两肩上,两燕尾角由前向后包住肩部,至腋下与底边相遇打结。

(三) 骨折固定技术

对于骨折伤员,急救时应将骨折肢体进行临时固定,限制骨折断端活动,防止骨折周围组织(主要是血管、神经、肌肉等)的继发性损伤,减少疼痛。常用固定工具是木制夹板;紧急情况下无夹板时可用能找得到的木板、塑料板、硬纸板、木棍等;有条件者可用新的固定器材,如颈托、多功能夹板、充气夹板等。

1. 固定的目的 伤员骨折后,采用最简单而有效的固定方法,保护患肢免受进一步损害,将伤员迅速、安全转送,使其尽快得到妥善处理和救治,挽救生命。具体包括:①避免在搬运时骨折端移动而加重软组织、血管、神经或内脏损伤;②骨折固定后即可止痛,有利于防止休克;③便于运输,若备有特制的夹板,最为妥善。④减少骨折端的活动,减轻伤员痛苦。

2. 固定的要求 包括:①凡疑有骨折的伤员,都应按骨折处理。②有大出血时,应先止血、包扎,然后固定骨折部位。③骨折固定时,不要盲目复位,以免加重损伤程度。④严禁将露在伤口外面的骨折断端送回到伤口内。⑤包扎松紧要适当,以不影响正常的血液循环,又能起到固定作用为宜。四肢骨折固定时,要露出手指或脚趾,以便观察伤肢血液循环情况。⑥固定骨折所需夹板的长度与宽度,要与骨折肢体相适合。其长度一般需超过上下两个关节。⑦用来固定骨折的夹板不可与皮肤直接接触,要用纱布、棉花等柔软物品垫在夹板与皮肤之间,在夹板两端及骨骼突起部位也应加软垫。

3. 常用外固定的方法 常用的外固定方法有小夹板、石膏绷带、外展架、持续牵引和穿针外固定器。

(1) 小夹板:常用于肱骨、尺桡骨、胫腓骨、桡骨远端及踝关节等部位的骨折固定。一些关节内骨折、关节附近骨折及股骨骨折等多不适合小夹板固定治疗。

1) 适应证:适用于四肢长骨闭合性骨折,在复位后能用小夹板固定、维持对位者。

2) 禁忌证:①错位明显的不稳定性骨折者;②伴有软组织开放性损伤、感染及血液循环障碍者;③躯干骨骨折等难以确实固定者;④昏迷或肢体失去感觉和功能者。

3) 术前准备:①根据骨折的具体情况,选好适当的夹板、纸压垫、绷带、棉垫和束带等;②向伤员及家属交代小夹板固定后注意事项;③清洁患肢,皮肤有擦伤、水疱者应先换药或抽空水疱。

4)注意事项:①纸压垫要准确地放在适当位置上,并用胶布固定,以免滑动。②捆绑束带时用力要均匀,其松紧度应使束带在夹板上可以不费力地上下推移1cm为宜。③在麻醉未失效时,搬动伤员时应注意防止骨折再移位。④抬高患肢,密切观察患肢血运,如发现肢端剧痛、严重肿胀、发绀、麻木等,应及时处理。⑤骨折复位后4d内,可根据肢体肿胀和夹板的松紧程度,每天适当调整放松,但仍应以可以不费力地上下推移1cm为宜;4d后如果夹板松动,可适当捆紧。⑥开始每周酌情透视检查1~2次;如骨折变位,应及时纠正或重新复位。必要时改用其他方法固定。⑦2~3周后如骨折已有纤维连接可重新固定,以后每周在门诊复查1次,直至骨折临床痊愈。⑧及时指导伤员功能锻炼。

(2)石膏绷带:对于骨关节损伤及骨关节术后外固定多选用石膏绷带。

1)适应证:①稳定性骨折复位后;②脊柱压缩骨折;③关节脱位复位后;④关节扭伤、韧带部分撕裂及撕脱;⑤手术后,如神经吻合、肌腱移植、韧带缝合、关节融合固定、截骨术、骨移植、关节移植、显微外科、骨髓炎等术后;⑥骨折开放复位内固定后;⑦纠正先天畸形,如先天性髋关节脱位、先天性马蹄内翻足等;⑧骨关节感染、颈椎伤病等。

2)禁忌证:①全身情况差,尤其心肺功能不全的年迈者,不可在躯干部位包扎石膏绷带;②孕妇、腹水持续加重伤员忌做胸腹部石膏固定;③有直接妨碍病情观察的特殊情况时。

3)术前准备:①器械准备:适当规格的石膏绷带、温水(20~35℃)、石膏刀、撑开器、电锯、剪刀、针、线、衬垫物(棉垫、棉纸、纱套)、红蓝色铅笔等;②向伤员交代包扎时的注意事项,并向家属和伤员本人说明石膏固定的必要性;③非急诊情况下,应清洗患肢,有创口者应先换药。

4)注意事项:①在骨隆突处应妥善衬垫,以防皮肤受压。将肢体置于并保持在功能位置,用器械固定或由助手扶持,直到石膏包扎完并硬化定型为止,需手法塑型复位时,应用手掌鱼际部适当加压,禁用手指加压塑型。扶、托石膏时应用手掌,禁用手指。②缠绕石膏要按一定方向沿肢体表面滚动(切忌用力牵拉石膏卷),并随时用手掌抚平塑形,使其均匀、平滑、符合体形。③石膏包扎完毕待石膏定型后(一般需5~8 min),应将其边缘修理整齐,并修去妨碍非固定关节活动的部分。髋"人"字形石膏及石膏背心包扎后,应在腹部"开窗",以免影响呼吸及进食后胀满感,胸部石膏者颈部正中应开窗10 cm×4 cm。反折露出的衬垫物边沿,宜用石膏绷带修补光整。④在易于折断部位,如关节上下处,应用石膏条带加强。移上床时应防止石膏被折断,以枕头或沙袋垫好。石膏未干固以前,注意勿使骨突处受压。⑤上石膏后应注明日期和诊断,并可在石膏上划出骨折的部位及形象。

(3)骨折支架外固定术

1)适应证:对于严重的肩关节、肘关节外伤及某些上肢骨科手术后,需应用外展架固定。包括:①严重的开放性骨折;②肢体长度不均衡需行缓慢牵伸延长术时,或骨折伴骨缺损者;③关节融合术后;④感染性骨不连;⑤某些关节内骨折,如桡骨远端不稳定性骨折;⑥不稳定性骨盆骨折。

2)注意事项:①穿针部位应避开重要神经和血管;②穿针前皮肤做小切口,穿针后皮肤仍受压则应将切口稍加延长,使受压皮肤松解;③骨骼穿刺针应先钻孔;④每穿完一根针应活动一下邻近关节,检查是否穿入肌腱,如经小腿近胫前肌腱处穿针,助手应维持踝关节最大背伸位;⑤开放性骨折应先行骨折复位皮瓣转位,然后再穿针;⑥术后患肢抬高,每天消毒液清洁针眼并加强功能锻炼。

4. 不同部位的固定 固定前应先检查伤员的呼吸、循环等生命体征,检查有无伤口,并给予止血和包扎;固定时在皮肤与夹板之间应垫上敷料或毛巾等软物品。固定夹板的紧张度应适度。以下是不同部位的骨折固定方法。

(1) 锁骨骨折:先用棉垫或敷料垫于两腋下稍前部位,将三角巾折叠成带状,两端分别绕两肩,在背后呈"8"字形,拉紧三角巾的两头打结,使两肩尽量向后张。

(2) 上臂骨折:用3个与上臂长度相似的木夹板,放在患臂外侧、内侧和背侧,用绷带与夹板的上、中、下各进行绑系固定;再取适当的宽绷带将前臂悬挂在胸前。也可用一条三角巾将患臂与胸廓环行缚绑住,在对侧胸部打结;再取另一条三角巾将前臂悬挂在胸前。

(3) 前臂骨折:用一条与前臂长度相似的木板夹板,置于患臂的下面,用绷带做螺旋缠绕固定;再用三角巾将伤臂悬挂在胸前,使肘关节成90°;必要时用三角巾将伤侧上臂与胸廓环形缚住。

(4) 大腿骨折:用一条与身高2/3相似长度的木板夹板,放置于患肢的外侧,用2条三角巾分别在胸廓和臀部做环形绑缚,将夹板与躯干紧密固定起来;再用2条三角巾或绷带分别在膝部和踝部做环形包扎,将下肢与夹板固定在一起。

(5) 小腿骨折:用2条与大腿等长的木板夹板分别置于患肢的内外侧,用绷带或三角巾在膝关节上、下和踝部绑缚固定,使膝关节和踝关节不能活动。

(6) 颈椎骨折:让伤员取仰卧位躺在硬质担架上,在肩背部可放置少许垫物,使头略成后仰位,头和颈部不放枕头,但头颈两侧可放中等硬度的物品(如枕或衣服)以固定头颈。

(7) 胸、腰椎骨折:让伤员仰卧位躺在硬质担架或硬板上,尽量减少椎体活动。在胸椎或腰椎骨折部位可放置薄低枕或棉织物,使骨折部位略呈伸展位。

5. 骨折临时固定注意要点

1) 固定要牢固,松紧应适宜,要牢固固定好骨折部位上下两个关节,即进行超关节固定。

2) 四肢骨折应先固定骨折的上端,然后固定下端;必须露出手指和脚趾,以便观察末梢血运情况。如有指、趾的苍白或发绀,表明固定过紧,应该松开重新固定。如在冬季,固定时和固定过程中应注意保温。

3) 大腿和脊柱骨折时,一般应该就地固定,尽量避免搬动;若伤员在现场仍处于危险中,应先将伤员救离事故现场后再固定。

4) 固定器材与皮肤之间要垫以足够的棉花或衣物,特别是突出部位和固定夹板的两端,防止压迫皮肤引起损伤;尽量减少夹板与皮肤之间的空隙,防止松动。

5) 断离的肢体有再植的可能,断端应用无菌纱布或干净敷料包好,随伤员送入医院。

三、挤压伤急救

挤压伤的定义为身体的四肢或其他部位受到压迫,造成受累身体部位的肌肉肿胀和(或)神经外科疾病。引起挤压伤的原因很多,包括高处坠落、重物压砸、车祸、地震和昏迷后身体局部长时间受压等;其受伤机制复杂,可引起局部症状和挤压综合征。在地震伤害中各种骨折占第1位,软组织损伤占第2位,挤压综合征居第3位。因此,要求进行全面检查,从受伤机制、临床表现、辅助检查等方面综合判断,尽快明确诊断,注意防止误诊和漏诊。挤压伤如合并有其他致命性损伤应优先处理后者,如各种内出血和外出血、严重颅脑损伤和胸腹部损伤等,如危及生命必须紧急救治。

(一) 挤压伤的病理生理变化

挤压伤后,局部组织有不同程度的破坏和血液供应断绝,在受压当时可不出现反应。但当挤压力量解除后,由于伤部毛细血管的破裂,阻塞和通透性增加,可出现不同程度的出血和血浆渗出,血液中有一部分红细胞破裂,大量水分、钾离子、蛋白等聚积在组织间隙,使伤部严重肿胀。

局部组织肿胀后,血液循环受到影响,使已被破坏的组织缺血、缺氧,加速了组织坏死过程。伤部组织的坏死,主要是肌细胞的破坏,使得肌细胞内的成分肌红蛋白、肌酸、肌酐和组织分解的其他酸性产物大量释出,也使细胞内钾离子进入细胞外液,这些物质都可以被迅速吸收入血,对心脏、肾脏造成损害,进一步引起了全身的病变。

当伤员身体压力解除时,因长时间的挤压而出现麻木,肢体活动不灵活或有瘫痪。解压后不久,伤部边缘出现红斑,附近的健康皮肤有水疱,随着伤部血浆的不断渗出,局部很快出现肿胀,如小血管破裂,可有斑块。随着时间的延长,局部肿胀加剧,全身症状亦将明显,伤员血压不断下降,出现休克。而肿胀的肢体迅速变硬变冷,以致阻断了肢体的血液循环,使肢体远端的脉搏显著减弱乃至消失,向坏疽方向发展。

在挤压解除后,由于肌肉缺血性坏死或缺血后再灌注损伤,肌红蛋白、钾离子等大量进入血液循环;横纹肌溶解,血液和组织蛋白破坏分解后的有毒中间代谢产物被吸收入血;急性肾缺血使肾小球毛细血管内凝血、肾小管坏死或破裂、急性肾皮质坏死,导致急性肾功能障碍。

(二)挤压伤的临床表现

1. 局部症状　局部出现疼痛,肢体肿胀,皮肤有压痕、变硬,皮下淤血,皮肤张力增加,在受压皮肤周围有水疱形成。检查肢体血液循环状态时,值得注意的是如果肢体远端脉搏不减弱,肌肉组织仍有发生缺血坏死的危险。要注意检查肢体的肌肉和神经功能,主动活动与被动牵拉时可引起疼痛,对判断受累的筋膜间隔区肌群有所帮助。

2. 全身症状

(1)严重休克:严重者心悸、气急,甚至发生面色苍白、四肢厥冷等表现。伤员因挤压伤强烈的神经刺激,广泛组织破坏,大量血容量丢失,可迅速产生休克,而且不断加重。

(2)严重酸中毒:大量磷酸根、硫酸根等酸性物质释出,使体液 pH 降低,致代谢性酸中毒。临床上可出现神志不清、呼吸深大、烦躁烦渴、恶心等一系列表现。

(3)高钾血症:因为肌肉坏死,大量的细胞内钾进入循环,加之肾衰竭排钾困难,在少尿期血钾可以每天上升 2 mmol/L,甚至在 24 h 内上升到致命水平。高血钾同时伴有高血磷、高血镁及低血钙,可以加重血钾对心肌抑制和毒性作用。

3. 实验室检查

(1)尿液检查:早期尿量少,比重在 1.020 以上,尿钠＜60 mmol/L,尿素＞0.333 mmol/L。在少尿或无尿期,尿少,尿比重固定于 1.010 左右,尿肌红蛋白阳性,尿中含有蛋白、红细胞或管型。尿钠＞60 mmol/L,尿素＜0.166 5 mmol/L,尿中尿素氮与血中尿素氮之比＜10∶1,尿肌酐与血肌酐之比＜20∶1。

(2)血红蛋白、红细胞计数、血细胞比容:用以估计失血、血浆成分丢失、贫血或少尿期水潴留的程度。

(3)血小板计数、出血或凝血时间:可提示机体凝血、纤溶机制的异常。

(4)谷草转氨酶(GOT)和肌酸磷酸酶(CPK):测定肌肉缺血坏死所释放出的酶,可了解肌肉坏死程度及其消长规律。

(5)血钾、血镁、血肌红蛋白测定:了解病情的严重程度。

（三）挤压伤的现场急救处理

1. 搬除重物

1）抢救人员应迅速进入现场，要搬除压在伤员身上的重物，力争及早解除重物压力，减少本病发生机会。及时清除伤员的口、鼻异物，保持呼吸道通畅。

2）伤肢用凉水降温或暴露在凉爽的空气中（冬季要注意防止冻伤）。对伤肢不抬高、不按摩、不热敷，以免加重组织缺氧。

2. 立即制动

1）伤肢制动，以减少组织分解毒素的吸收及减轻疼痛，尤其对尚能行动的伤员要说明活动的危险性。

2）伤员取平卧位，对肿胀的肢体不移动、减少活动，在骨折处做临时固定，对出血者做止血处理。

3）伤肢不应抬高，以免降低局部血压，影响血液循环。

3. 应予止血　对伤肢有开放性伤口和活动性出血者，应予止血，但避免应用加压包扎，禁用止血带（大血管断裂出血时除外）。

4. 口服液体　凡受压伤员一律饮用碱性饮料（每8g碳酸氢钠溶于1000～2000 mL水中，再加适量糖及食盐），既可利尿，又可碱化尿液，避免肌红蛋白在肾小管中沉积。对于不能进食者，可用5%碳酸氢钠150 mL静脉滴注。

5. 伤肢处理

1）对已出现肿胀、发硬、发冷、血液循环受阻的严重伤肢，应在现场给伤员做下肢小腿筋膜切开术，使伤肢减压，可避免肌肉继续发生坏死或缓解肌肉缺血受压的过程，并通过减压引流防止和减轻坏死肌肉释放出的有害物质进入血液循环。

2）严密观察伤肢变化，仔细检查肌肉和神经功能，及时发现骨筋膜间室综合征，并尽快行切开减压术。做到彻底减压，有效地防止病情的发展及脓毒症、急性肾衰竭等严重并发症的发生。

3）截肢是挽救生命的必要手段，对肌肉已坏死的肢体一旦出现肌红蛋白尿或其他早期肾衰竭征象，应果断截肢。对于严重挤压伤或已出现挤压综合征的伤员，应遵循先保命、再保肢、后保功能的原则。由于肢体挤压损伤致感染、坏死无修复或重建可能，或已危及伤员生命时，应在维持生命体征、器官功能支持基础上，积极而果断地去除病灶，行截肢手术。

6. 液体补充　当伤员不能及时送入医院，而肢体受压时间又超过45 min时，能口服者，可给伤员饮服碱性饮料。其方法是用8g碳酸氢钠溶于1000～2000 mL水中，再加适量糖及食盐即可；不能口服者，应用5%碳酸氢钠溶液150 mL、平衡液代血浆等液体静脉滴注，防止急性肾衰竭。当伤员发生休克时，用生理盐水500 mL静脉滴注，根据休克程度调整输液速度。

（四）挤压综合征

挤压综合征是在四肢或躯干肌肉丰富部位遭受重物长时间挤压，在挤压解除后出现的以肢体肿胀、肌红蛋白尿、高血钾为特点的急性肾衰竭，是危及生命的综合征，又称为外伤性无尿综合征、缺血性肌坏死综合征、Bywaters综合征、外伤性肌红蛋白尿急性肾衰竭综合征。挤压综合征是地震伤害中广泛性组织损伤伤员迟发性死亡的常见原因。国外报道挤压综合征的病死率高达60%以上，国内报道（包括地震伤）的死亡率仅为6.7%。

1. 病理改变

1）四肢或躯干等肌肉丰富部位长时间遭受重力挤压，在挤压解除后，由于肌肉缺血性坏死

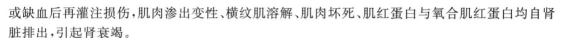

或缺血后再灌注损伤,肌肉渗出变性、横纹肌溶解、肌肉坏死、肌红蛋白与氧合肌红蛋白均自肾脏排出,引起肾衰竭。

2)肾脏病理解剖除见肾小管坏死与肾小管破裂、肾小管色素管型肾小管退行性变,以管腔内充满黑褐色管型为特征。

3)急性肾皮质坏死,肾上腺功能损伤,有弥漫性血管内凝血(DIC)及肾小球毛细的血管内凝血;肾微循环障碍,休克肾。分别表现为急性功能性少尿,急性肾小管坏死或破裂、肾皮质坏死,三者各成阶段又互有联系。

2. 临床表现

1)以肢体肿胀、肌红蛋白尿、高血钾为特点。

2)临床上主要表现为外伤后,广泛性软组织挫伤,血液和组织蛋白破坏分解后的有毒中间代谢产物被吸收入血引起少尿甚至无尿,出现急性肾小管坏死和由其引起的急性肾衰竭。

3)挤压伤常涉及多系统损伤如胸部外伤、腹部外伤、内脏破裂、胸腔出血、肢体创伤等。

4)临床分级:可按伤情的轻重、肌群受累的数量和相应的实验检查结果的不同,将挤压综合征分为3级。

1)一级:肌红蛋白尿试验阳性,肌酸磷酸激酶(CPK)>1万U(正常值130 U),而无急性肾衰竭等全身反应。若伤后早期不做筋膜切开减张,则可能发生全身反应。

2)二级:肌红蛋白尿试验阳性,CPK>2万U,血肌酐和尿素氮增高而无少尿,但有明显血浆渗入组织间,有效血容量丢失,出现低血压。

3)三级:肌红蛋白尿试验阳性,CPK明显增高,发生少尿或无尿、休克、代谢性酸中毒及高血钾。

3. 诊断　根据挤压伤病史、肾衰竭表现及尿检肌红蛋白,早期诊断的依据如下。

1)有长时间受重物挤压的受伤史;四肢除肿胀外无特殊,但血红蛋白浓度升高,数小时后苍白、冷汗、休克出现,虽经输液、输血浆、截肢等处理,还是出现肾衰竭。

2)严密观察尿量、尿色。持续少尿或无尿48 h以上,尿色在24 h内呈现红棕色、深褐色,于12 h达到高峰,1~2 d后自行转清,血尿与肢体肿胀程度成正比。

3)尿中出现蛋白、红细胞、白细胞及管型。

4)经补液及利尿剂激发试验排除肾前性少尿。

5)口渴、呕吐,血尿素氮、血钾和肌酐含量等持续增高,血肌酐和尿素氮每天分别递增44.2 μmol/L和3.57 mmol/L,血钾每天以1 mmol/L上升。

挤压伤伤员出现器质性无尿或少尿并持续48 h以上,即可确诊为该综合征,但必须注意鉴别功能性少尿和器质性无尿(表5-6)。

表5-6　功能性少尿与器质性无尿的鉴别

分类	尿钠浓度 (mmol/L)	尿肌酐/ 血肌酐	血尿素氮/ 血肌酐	1 h酚红 排泄试验	尿渗透压/ 血浆渗透压
功能性少尿	<20	>40：1	>20：1	>5%	>2：1
部分器质性无尿	20~40	(10~40)：1	(10~20)：1	1%~5%	(1.9~1.1)：1
完全器质性无尿	>40	<10：1	<10：1	无至微量	<1：1

4. 治疗 挤压综合征的治疗除伤肢早期处理外,后期对急性肾衰竭的处理尤为重要。主要措施包括积极扩充血容量,碱化尿液,纠正水、电解质和酸碱平衡紊乱,应用血管活性药物改善微循环,使用大剂量利尿剂。对于上述治疗无效的伤员需施行血液透析、连续血液滤过等肾脏替代治疗。

(1) 早期治疗

1) 现场抢救:尽快消除致病物质,如对严重肿胀肢体切开减压、清除坏死组织、排除积血等。挤压综合征常有酸中毒,早期即应用碱性药物以碱化尿液,预防酸中毒,防止肌红蛋白与酸性尿液作用后在肾小管中沉积。可口服碳酸氢钠溶液或静脉输入5%碳酸氢钠,每天给予25~30 mL。

2) 快速液体复苏:迅速纠正低血容量,改善微循环,维持水、电解质和酸碱平衡,营养补充等。伤后补乳酸林格氏液和胶体液,胶体液可用血浆或右旋糖酐。可按每1%受压面积输入胶体液80~100 mL。每受压1 h,每千克体重补液3~4 mL,加24 h所需量1500 mL计算,为伤后第一天补液量,以后根据情况调整。但若已发生挤压综合征时,则不能按上述要求补液,并要控制输液量。适量输血或血浆。

(2) 积极防治急性呼吸窘迫综合征:输入血浆或代用品减轻肺间质水肿,适当应用肾上腺皮质激素提高机体应激能力,必要时使用呼吸机支持治疗,通过正压通气增加肺泡的压力,促进氧和二氧化碳的交换量。

(3) 伤肢处理:严重挤压伤伤员机体内大量的肌红蛋白是导致病情加重和挤压综合征发生的重要因素。伤员伤肢处理时注意以下几点:①严密观察伤肢变化,仔细检查肌肉和神经功能,及时发现骨筋膜间室综合征,并尽快行切开减压术;②截肢是挽救生命的必要手段,对肌肉已坏死的肢体一旦出现肌红蛋白尿或其他早期肾衰竭征象,应果断截肢;③肢体挤压损伤致感染、坏死无修复或重建可能,或已危及伤员生命时,应在维持生命体征、器官功能支持基础上,积极而果断地行去除病灶手术。

(4) 处理合并症并积极预防并发症

1) 严重挤压伤如合并有其他致命性损伤、各种内出血和外出血、严重颅脑损伤和胸腹部损伤等应优先处理后者,以挽救伤员生命。

2) 严重挤压伤出现休克时应快速补液、输血,合理使用血管解痉药,以改善组织灌注,有助于阻止病情发展及各种严重并发症的发生。

3) 保护肾功能:临床治疗的重点是消除这些可能导致肾前性和肾后性肾功能不全的因素,如积极补充血容量抗休克,尽量少用或不用血管收缩药物,以预防急性肾前性肾功能不全;当血压稳定之后,可进行利尿;改善微循环、抗炎等对症支持治疗,以防系统性炎症反应综合征(systemic inflammatory response syndrome, SIRS)、脓毒症和多器官功能障碍综合征(multiple organ dysfunction syndrome, MODS)发生。治疗中应禁用肾毒性药物,防止医源性因素加重肾功能损害。必要时尽早进行持续性肾脏替代治疗(continuous renal replacement therapy, CRRT),肾脏替代治疗可维持内环境稳定,纠正高血钾及高氮血症,清除坏死组织、毒素、感染的细菌毒素、肌红蛋白、血红蛋白等,目前强调尽早开始透析疗法。

4) 纠正凝血功能紊乱:早期根据血液凝固性的高低予以抗凝治疗,防治DIC的发生,如发生DIC的低凝出血表现,应积极补充凝血因子和血小板。

5) 注意全身其他系统和器官的功能,及时予以针对性治疗,如针对中毒性肝炎、心肌炎、胃肠紊乱、神经损伤等的治疗。

四、烧伤急救

烧伤伤员院前急救是急救工作中一个重要的组成部分。主要任务是在事故现场采取一系列紧急有效的措施以挽救伤员的生命,防止伤情恶化,减轻疼痛,减少现场可能发生的致命性并发症,迅速把伤员转送到医院,降低死亡率和伤残率。

(一) 热烧伤现场急救

现场急救是烧伤治疗的起始和基础。急救是否及时,方法是否得当,对减低损伤程度,减轻伤员痛苦,降低伤后并发症和死亡率等都有十分重要的意义。

1. 终止烧(烫)伤

(1) 火焰烧伤:应自行或在他人帮助下迅速脱离火区;为减少烧伤面积和深度,可尽快脱去着火衣服(尤其化纤衣料,不仅易燃,而且与皮肤紧贴)或就地滚动;用水浇或用棉被、毯子等覆盖着火部位,也可采用跳进附近浅水池或小河沟内等自救或互救的方法灭火。切忌奔跑、喊叫或用手扑打火焰,以免助火燃烧而引起头面部、呼吸道和手部烧伤。

(2) 热液(开水、沸汤、热蒸气等)烫伤:应迅速脱去浸渍的衣服;救护者帮助伤员脱离现场时,注意保护烫伤创面。若中小面积烫伤,现场有清水冲淋条件,可进行冷水冲洗。

(3) 化学物质(酸、碱、磷等)烧伤:应首先脱去被浸渍的衣物,迅速脱离现场,用冷水冲洗,冲洗时间一般在 30 min 以上,在大量清水冲洗之前无论哪种化学烧伤都不用中和剂,以免产热使损害加重。生石灰烧伤,在清洗前去除石灰颗粒。黄磷烧伤后尽可能除去残磷,然后以湿布覆盖以防磷自燃,或外用硫酸铜溶液,使之形成黑色颗粒,易于去除,但应注意使用面积不应超过 20%,以免铜中毒。

2. 脱离现场　现场急救是一场争时间、抢速度的战斗,关键是迅速排除致伤原因,使伤员尽快脱离现场,并及时给予恰当正确的处理。

3. 冷水处理　烧(烫)后,有条件时尽快给予冷水冲洗或将烧(烫)伤局部浸入 8～10℃的冷水中(冰水更好)浸泡 0.5～1 h,可降低创面的组织代谢和"余热"对组织的继续损害,以减轻损伤部位疼痛和损伤的程度。冷疗还可通过减少局部的前列腺素,减轻疼痛和水肿。但对严重大面积的烧伤有重度休克者应慎用。

4. 处理合并伤

1) 对有危及伤员生命的合并伤,如大出血、窒息、开放性气胸、急性中毒、呼吸心跳停止等,应迅速进行急救处理。现场保持伤员呼吸道通畅尤为重要,危重伤员呼吸困难时可先插入口咽通气道,紧急情况下,可用一根粗针头经皮行环甲膜穿刺或做环甲膜切开或气管插管。

2) 现场急救时,伤口有碎骨片、玻璃碎片或异物插入、腹腔脏器脱出等情况,不予清创和取出异物,创口包扎时不加压。伤口外出血时,加压包扎止血;肢体开放性创口有大血管破裂时,用止血带或钳夹止血。为内出血伤员快速建立静脉通道后,立即就近送医院手术止血。

3) 有开放性气胸时,以厚敷料在伤员呼气末将伤口暂时封闭并行加压包扎,有条件时可放置胸腔闭式引流管或简易气体排放装置,防止张力性气胸的发生。

5. 保护创面

1) 烧伤创面现场急救时一般不予特殊处理,不涂任何药物,尤其是龙胆紫等有色的外用药。如果大面积创面涂擦红汞,可由创面吸收而导致汞中毒,同时也影响对创面深度的判断和增加清创的困难。

2)创面用清洁敷料或干净被单覆盖或包扎,以免再受损伤或污染。中小面积烧伤的四肢创面可用浸湿的清洁布单覆盖创面。

6. 其他治疗及措施

(1)镇静止痛:伤员如有剧痛、烦躁不安,可给予镇静止痛剂。轻伤员口服止痛片;重伤员注射阿片类药物,因周围循环障碍,肌内注射药物吸收不良,故应静脉注射。对伴有颅脑外伤或有呼吸功能障碍者忌用。可肌内注射氟哌啶醇,成人每次5～10 mg。用药后伤员仍有烦躁不安,可能为血容量不足的表现,应加强抗休克治疗,不宜短时间内重复用药,以免造成累积中毒的危险。

7. 复苏措施

(1)口服治疗:口渴者,可口服淡盐水或烧伤饮料(每片含氯化钠0.3 g、碳酸氢钠0.158 g、苯巴比妥0.038 g、糖或糖精适量,以100 mL开水冲服)。但不可大量饮用,以免发生呕吐,不宜单纯喝白开水,防止发生水中毒。

(2)液体阶梯治疗:严重烧伤或伴有大出血者较早即可发生休克,如不及时处理将危及生命,若有条件应尽快进行静脉输液。根据现场烧伤救治的一般规律,结合烧伤的自身特点,迅速以粗针头穿刺建立静脉通道,快速静脉输入平衡液、低分子右旋糖酐、羟乙基淀粉130/0.4氯化钠注射液等,同时快速采取相应的止血措施。

1)根据现场的特点,可进行分段输液法,于输送途中各中间站给予一定量的快速输液后继续后送。

2)烧伤早期休克的防治,关键在于使有效循环血量尽快得以恢复与维持,由于战时全血、血浆来源困难,故以平衡盐溶液(或葡萄糖盐水)为主。如有条件可用冻干血浆或血浆代用品。

3)分段输液一次量根据烧伤面积不同而异。轻、中度烧伤,一般不需静脉补液,可口服烧伤饮料。对于重度烧伤者,团级救护所静脉补液1 000～1 500 mL,继续后送;到师级救护所输液1 500～2 000 mL,再继续后送,直至专科医院。对于特重烧伤者,在每一站要静脉补液2 000～2 500 mL。每次输液要在1～2 h内快速输入,立即后送,可维持2 h或50 km路程。

4)当合并有脑外伤、重度吸入性损伤时,输液量应减少;有血红蛋白尿和明显休克者,液体量则应偏多,输液速度应加快。

5)到达后方或专科医院后,重新估计烧伤面积,可按烧伤补液公式计算补入液体的量。

8. 填表记录 填写伤员的伤单,记录初步估计的烧伤面积和深度及现场的急救措施,便于分类和进一步治疗时参考。

(二)化学烧伤现场急救

化学烧伤是临床常见的烧伤原因之一,能造成烧伤的有硫酸、硝酸、盐酸等较强的无机酸和有腐蚀性的苯酚、冰醋酸、甲酸、氢氟酸等有机酸。化学烧伤在烧伤中仅次于热力烧伤,占第2位。化学烧伤不仅引起局部损伤,而且还可以从皮肤、消化道和呼吸道的黏膜吸收,引起全身中毒。临床病程可能更复杂,处理也更困难。

1. 酸烧伤

(1)创面和全身表现

1)局部表现:高浓度酸烧伤既可使蛋白凝固又可使组织脱水,故创面不起水疱,以深Ⅱ度表现为多。深Ⅱ度创面较软、色泽较浅;Ⅲ度创面硬,呈皮革样、内陷状、色泽深。硫酸烧伤创面为黑褐色或棕褐色;硝酸烧伤创面呈黄色或橙黄色;盐酸烧伤创面为淡白色间黄色后转为灰

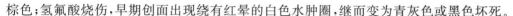

棕色;氢氟酸烧伤,早期创面出现绕有红晕的白色水肿圈,继而变为青灰色或黑色坏死。

2) 全身影响:浓硫酸有吸水的特性,在空气中呈烟雾状,吸入后刺激气道。浓硝酸与空气产生刺激性的二氧化氮,吸入肺内导致肺水肿。盐酸可呈氯化氢气态,引起气管、支气管炎,睑痉挛和角膜溃疡。氢氟酸中氟离子对钙具有特殊亲和力,使骨质脱钙,烧伤面积过大时,可致低钙血症,引发心律失常。氢氟酸的烟雾、粉尘吸入后可造成吸入性损伤。

（2）现场急救处理

1) 化学烧伤的处理原则:无论酸、碱还是其他化学品烧伤,均应立即脱掉被浸湿的衣服,迅速脱离事故现场,现场有条件则用大量清水冲洗（0.5～1 h）,以稀释和除去创面上存留的化学物质。

2) 切忌为寻找中和剂而失去抢救的时机:眼部烧伤,首先用清水彻底冲洗,严禁用手或手帕揉擦,可用滴眼液冲洗,每小时 2～3 次,效果较好。

3) 创面用药:大量水冲洗后用 3% 氢氧化钙或 5% 碳酸氢钠溶液中和。小面积创面的治疗可用甘油氧化镁糊剂。氢氟酸烧伤时,局部可用钙镁溶液浸泡或湿敷（配方:硫酸镁 17.5 g,氯化钙 30 g,5% 碳酸氢钠溶液 125 mL,生理盐水 125 mL,庆大霉素 8 万 U,利多卡因 5 mL,地塞米松 5 mg）。或用 5%～10% 氯化钙离子导入,每天 1～2 次,每次 20～30 min,使游离氟离子与钙离子形成氟化钙,减轻疼痛,或用 10% 氨水纱布包敷或浸泡。四肢烧伤时,用 10% 葡萄糖酸钙溶液 10～20 mL 行烧伤部位（剂量为每 cm² 给予 5% 葡萄糖酸钙溶液 0.5 mL）或相应动脉注射（如手指烧伤,做桡动脉注射;足趾烧伤,做足背动脉注射）。每天注射 1 次,连续 5～7 d。

4) 密切观察:有无呼吸急促、困难,心率增快,皮肤发绀、黄疸等全身中毒的表现,根据具体化学物质给予对症处理。

2. 碱烧伤

（1）苛性碱:氢氧化钠和氢氧化钾是碱性物质中对皮肤损伤最强的碱类,称为苛性碱,它具有较强的刺激性和腐蚀性。

1) 临床表现:烧伤后创面往往较深（深Ⅱ度以上）,疼痛剧烈,有软痂,有时Ⅲ度创面呈深Ⅱ度表现,感染后易发生脓毒血症。苛性碱的蒸气对眼和上呼吸道有强烈刺激,可引起眼和上呼吸道烧伤。

2) 现场急救:立即以大量流动清水冲洗,冲洗时间一般 1 h 以上,冲洗后创面无滑腻感,石蕊试剂接触冲洗后的皮肤转为紫色（pH 4～8）,即为冲洗满意。然后可选用 0.5%～5% 醋酸溶液、3% 硼酸溶液、5% 氯化钠溶液或 10% 枸橼酸钠溶液等中和。

（2）生石灰烧伤:生石灰遇水后产生氢氧化钙,并放出大量的热,对皮肤有刺激性和腐蚀性,可引起皮肤碱烧伤和热烧伤。急诊处理时应先将生石灰粉末擦拭干净,然后用大量清水冲洗。其余处理同苛性碱。

（3）氨水烧伤:氨水为刺激性气体,吸入高浓度氨水后可产生喉头水肿、喉痉挛而窒息,还可造成严重的吸入性损伤。症状表现为声嘶、呼吸增快,严重者呼吸困难。现场急救时应详细询问病史,仔细检查口腔、鼻腔及咽腔黏膜有无烧伤,严重呼吸困难、呼吸道分泌物增多者可行气管切开术。动脉氧分压<60 mmHg 应用呼吸机辅助呼吸。为减轻气道黏膜水肿和减少分泌物可静脉注射地塞米松 5～20 mg。如有眼烧伤,应立即给予 20% 硼酸溶液或生理盐水冲洗,以防止角膜溃疡形成。

（4）磷烧伤:在平时和战时均可引起磷烧伤,黄磷氧化自燃,产生 1000～2000 ℃ 高温,造成皮肤烧伤,创面有大蒜样臭味,黑暗环境中烧伤创面呈现绿色荧光,Ⅱ度创面呈棕褐色,Ⅲ度创面呈蓝黑色,无水疱,界限清楚,疼痛较明显。磷还能破坏肝细胞及酶的功能,引起溶血,造成黄疸及血红蛋白尿,导致全身中毒。磷蒸气经气道吸收造成急性喉头水肿、急性气管炎和间质性肺炎、肺水肿等。

1) 急救原则:现场迅速脱去污染衣物,灭火,快速脱离现场,用大量清水冲洗或浸于清水池中。在缺少大量清水时,可用湿布包裹创面,以防磷继续燃烧,并保持创面潮湿,以免磷复燃。进一步治疗可继续用清水或 2％碳酸氢钠溶液冲洗,再用 1％硫酸铜溶液或 3％硝酸银溶液外敷创面,形成黑色无毒的磷化铜或磷化银,使之不再燃烧,易于识别清除,再用清水将硫酸铜冲洗干净,以防铜中毒,产生溶血。最后用 5％碳酸氢钠溶液中和磷酸,时间应长达 4～6 h。创面一般采用包扎方法,禁用任何油质纱布,以免加速磷吸收。

2) 器官保护:目前尚无有效的解毒剂治疗无机磷中毒,主要是保护重要脏器和促进磷的排出。有血红蛋白尿时应用 5％碳酸氢钠溶液碱化尿液,不用或少用损害肝、肾功能的药物。大量补液和应用利尿剂,增加尿量以促进磷排出。

(5) 热沥青烫伤:现场迅速用冷水或湿敷料冷却创面,冷却后创面根据情况采用包扎或置于干净敷料上予以暴露,切勿强行去除已凝固的沥青,以免造成创面的进一步损伤。送至医疗单位后可用松节油、汽油等溶剂逐步清除,但应用面积不应过大,以防止吸收后引起全身中毒。

(三) 电烧伤现场急救

电流接触皮肤时,电流即转变为热能,使接触部位皮肤凝固坏死、炭化。较多的电流进入体内,造成血管内膜损伤坏死、血栓形成,神经纤维变性坏死和大量肌肉、骨骼坏死。

1. 电烧伤分类 可分为电弧烧伤和电接触烧伤,电弧烧伤系电弧所致的体表烧伤,其灭火方法与火焰烧伤同,有时两者兼有。

(1) 电接触烧伤:系电流直接通过身体,不仅烧伤深,且可危及伤员生命。急救人员应立即关闭电源开关,或用木棒、竹竿等不导电的物品,使伤员脱离电源,切不可用手拉伤员或电器,以免施救者自己触电。

(2) 电弧烧伤:高压电弧引燃了衣物,使伤员形成全身热力烧伤。其病理改变和处理与热力烧伤相同。

2. 创面表现 创面一般均有进口和出口,进口有 1 个或数个,创面多呈凝固坏死、炭化,形成一个口小底大、凹陷状创面,出口处创面一般较入口小,创面组织干枯炭化,中心凹陷。肌肉大片凝固坏死,损伤部位呈高度水肿,皮肤光亮、坚硬,甚至正常皮肤上有水疱,影响局部循环,或产生肢体坏死。

3. 急救处理原则

(1) 心跳呼吸停止者,立即进行 CPR,实施人工呼吸及胸外心脏按压,按压时间应稍长,因有时 6～9 min 后心脏复跳。如出现心室颤动,应立即行电复律,由于可能再发生心律失常,伤员应放入抢救监护室(EICU)内监护 48～72 h,待恢复后转出。

(2) 补液复苏:电烧伤时深部组织损伤广泛,休克复苏补液量不能仅按烧伤面积计算。低压电烧伤和局限性高压电烧伤的深度烧伤面积较小,全身状况好,一般不需要静脉补液治疗。严重电烧伤往往伴有广泛的肌肉坏死,出现血红蛋白或肌红蛋白尿,容易引起肾脏损害。电接触烧伤 10％以上的面积,应静脉补液治疗,如无禁忌,尿量应维持在每小时 100 mL 以上。有肌(血)红蛋白尿者,在补充血容量的同时,应间断应用甘露醇,以利肌(血)红蛋白的排出。对严

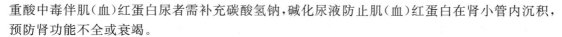

重酸中毒伴肌(血)红蛋白尿者需补充碳酸氢钠,碱化尿液防止肌(血)红蛋白在肾小管内沉积,预防肾功能不全或衰竭。

（3）创面处理:电烧伤后,大量的液体渗出,致使筋膜下水肿,静脉回流障碍,筋膜间压力增高。电烧伤时广泛的坏死组织和固缩的环形焦痂,又可加重筋膜间隙的压力,尽早行焦痂或筋膜间切开减压术,恢复肢体的血液循环,减少肌肉的坏死程度,挽救肢体免遭截肢,切开时要有足够范围。创口用生物敷料覆盖。穿透性胸壁全层电烧伤应注意肺部有无损害,如果伴有肋骨坏死和气胸,应及时封闭创面,行胸腔闭式引流。电火花或闪光伤时,常伴有角膜烧伤,早期应进行冲洗,并注意有无角膜穿孔。

（四）成批烧伤伤员的急救

成批烧伤往往是由于特大火灾或意外事故引起的。对成批烧伤伤员的现场抢救及后续治疗,是烧伤外科中的一个特殊问题。

1. 现场救治方案

1）成批烧伤发生后,现场往往十分混乱,且多无医疗条件,现场急救人员应尽快了解伤员人数和伤情轻重,并从速将伤员转送到就近的医疗单位。

2）立即将有关情况通知相关医疗单位,以便准备病床和动员医护人员接收伤员。同时还应将事故性质、伤亡人员报上级医疗主管部门,请求相应的技术、人力和物力支援。

2. 建立指挥协调组　火灾或其他意外事故造成的成批烧伤伤员的抢救,要立即由政府、医院领导和医疗专家组成有权威性的指挥系统。指挥组应负责事故救治的人员、物资保障和善后等事宜,下设若干小组。

（1）医疗组:负责伤员的救治,由1～2名专家负责。

（2）保障组:由药房、供应室、血库组成,负责药品、器材、敷料和血源供应。由医院行政领导任组长。

（3）后勤组:负责伤员家属安置、车辆调度及善后事宜等。

3. 伤员的后送分流

1）面对大批伤员,合理分流是成批烧伤救治中的一项决定性工作。应由专家组根据现场初步分类进行分流,分流的目的是为了避免伤员过分集中,从而使不同伤情的伤员都能得到适宜的治疗。

2）成批烧伤伤员在事故就近基层医院得到初步救治后,应根据伤员多少、伤情轻重及当地医院承受能力决定伤员是否需要分流。轻度伤员如数量不多,可就地治疗。有条件的基层医院可救治中度烧伤。重度伤员多数需分流到设有烧伤专科的医院进一步治疗。

（五）吸入性损伤的治疗

吸入性损伤是热力和(或)烟雾引起的呼吸道损伤,发病率和病死率都很高。近年来,由于治疗手段的改善,因休克和感染死亡的伤员减少,使脏器功能衰竭成为当前烧伤的主要死亡原因,而吸入性损伤所致呼吸衰竭占脏器功能衰竭发病率与死亡率的首位。

1. 吸入性损伤原因

1）现代人群多生活在较密闭的空间,如高层建筑、宿舍、宾馆、剧院,以及车间、车厢、机舱、船舱等。

2）化学制品增多,塑料、化纤、人造革、油漆等已广泛用于日常生活中,如建筑材料、室内装潢、服饰、家具等,这些物品易于燃烧引起火灾,可产生多种有毒气体,增加吸入性损伤的严重程度,使吸入性损伤的发病率增高。

3)吸入性损伤的主要致伤因素是热力和烟雾,烟雾除含炽热的颗粒外,主要因含有大量化学物质而致伤。一般吸入性损伤多发生在密闭的火灾现场,伤员多同时吸入高热空气和烟雾,有热力与化学物质的损伤。

4)湿热空气如蒸气,具有热容量高、散热快、穿透力强等特点。蒸气的热容量比干热空气大约 2 000 倍,传导能力强约 4 000 倍。因此,吸入蒸气可以酿成严重的吸入性损伤。

2. 吸入性损伤的病理生理

(1)早期缺氧:火灾现场物质燃烧消耗了大量的氧,伤员在烟雾中停留时间越长,吸入烟雾和低氧浓度的空气越多,缺氧越严重,发生一系列症状,严重者可迅速死亡。

(2)一氧化碳中毒:含碳物质燃烧不完全时,可释放大量一氧化碳,其主要毒性作用在于使氧的运输、释放和利用发生障碍,导致组织细胞缺氧和代谢障碍。

(3)肺部变化:热力或烟雾吸入后均可直接损伤肺内皮细胞和肺泡上皮细胞,这是导致急性肺水肿发病的主要原因。

3. 吸入性损伤的诊断

(1)病史:临床诊断主要依据是致伤情况和临床征象。伤员入院时有下列情况者应考虑吸入性损伤的可能:①有密闭空间致伤史,特别是爆炸、热蒸气或含有刺激性气体的化学物质致伤。②大面积烧伤伴有面部烧伤,尤其是口鼻周围的深度烧伤。鼻毛烧毁或口腔和咽部热力烧伤。③伤后早期出现呼吸困难和哮鸣音,声音嘶哑,咳碳沫痰,因缺氧而致烦躁。

(2)临床表现

1)吸入性损伤的早期临床表现:声嘶和哮鸣,这与气道阻塞、缺氧有关,最常见、也最具有诊断意义。声嘶表明喉部损伤,哮鸣表明气道痉挛和水肿;刺激性咳嗽,多呈"铜锣声"并伴有疼痛感,开始为干咳,痰液稀薄,逐渐变稠;严重者可咳出脱落坏死黏膜,并发肺水肿时,则咳泡沫状痰或粉红色痰,有时痰中带血;呼吸增快,发生上呼吸道梗阻时可见吸入性呼吸困难,呼吸费力,鼻翼扇动,若并发呼吸衰竭,呼吸浅快,频率可达 30～40 次/分;出现湿啰音时,表明已发生肺水肿;缺氧早期可有意识障碍,轻者烦躁,重者躁动、谵妄,甚至昏迷。

2)临床分级:结合损伤部位一般将其分为轻度、中度和重度吸入性损伤。①轻度吸入性损伤,呼吸略快,喉部常有轻微疼痛和干燥感觉,或喉部发痒、干咳,一般没有声嘶,无呼吸困难。肺部体征阴性。呼吸功能多无明显异常,血气分析正常。②中度性损伤,呼吸音粗糙,吸气困难并呈高调哮鸣音,可闻及湍流或喘鸣声,偶可听到干啰音,但无湿啰音。胸部 X 线检查多正常。纤维支气管镜检查可见咽喉声带上部水肿,气管黏膜充血、水肿、出血点甚至溃烂。③重度吸入性损伤,迅速出现呼吸窘迫和低氧血症,常见带血丝的痰、血性泡沫样痰和脱落坏死黏膜。伤员常显烦躁不安、意识障碍甚至昏迷。伤后不久即可闻及干、湿啰音,多为双侧,严重时遍及全胸。有血氧分压下降,肺泡-动脉氧分压差和肺分流量增高。早期多有低碳酸血症,动脉血二氧化碳分压下降;后期可有高碳酸血症,动脉血二氧化碳分压增高。

4. 吸入性损伤的治疗

(1)畅通气道,解除梗阻:对有吸入性损伤的伤员,密切观察有无呼吸道梗阻的征象。

1)建立人工气道:气道损伤严重时,出现低氧血症及二氧化碳潴留,甚至短时间内发生窒息死亡。随时准备行环甲膜穿刺或切开、气管内插管或气管切开术,以通畅气道,解除梗阻。

2)气道湿化:湿化有助于保护气管、支气管黏膜,使之不至于因干燥而受损,并有助于增强纤毛活动能力,防止分泌物干涸结痂。

3）清除气道分泌物：为保持呼吸道通畅，应当定时变换体位，注意翻身后拍背，有助于分泌物排出，同时加强伤员深呼吸或自行咳痰，可以防止肺不张，减少肺炎等并发症。

（2）液体复苏：掌握该类伤员休克复苏补液的质与量，是治疗中非常重要的问题。研究认为，实际的补液量比计算量要多75％～110％。补液量应根据具体病情而增减，可适当增加胶体的入量，提高血浆胶体渗透压，降低肺毛细血管静水压，减少肺水含量。

（3）纠正低氧血症

1）氧气疗法：氧疗是对吸入性损伤伤员广泛应用的一种治疗方法。常用鼻导管、鼻塞、面罩或经气管切开、气管内插管等方式给氧。

2）机械通气：应尽早采用机械通气，虽然机械通气不能去除吸入性损伤导致的呼吸衰竭病因，但为吸入性损伤的治疗赢得了时间。

（4）控制感染：吸入性损伤后易并发肺部感染，尤其重度吸入伤几乎均伴有肺部并发症。要点包括：①伤员入院后医护人员要加强呼吸道的管理。②严格遵循无菌操作原则。③所接触气道的器械或各种管道要定时消毒。④及时消除呼吸道分泌物，充分引流。⑤对面、颈部烧伤创面要加强处理，及时手术植皮或更换敷料，减少对呼吸道感染的机会。⑥定期做痰液及面、颈创面的细菌学检查，有针对性地选用抗生素，尽快预防或控制感染。

（5）药物治疗：直接有效治疗吸入性损伤的药物尚不多。目前应用的药物大多针对其继发性损害的发病环节，由于吸入性损伤的发病机制非常复杂，药物治疗只能起辅助作用。

1）皮质激素：皮质激素有稳定溶酶体膜和减轻纤维化的作用，可能减轻伤后肺水肿和肺损害。一般可用甲泼尼龙30 mg/kg或地塞米松2～4 mg/kg，加入100 mL生理盐水，静脉滴注，每4～6 h 1次。

2）非皮质醇类抗炎药物：应用布洛芬、吲哚美辛（消炎痛）等非皮质醇类抗炎药物进行治疗，对减轻伤后的失控性炎症反应可能有益。

3）过氧离子清除剂和抗氧化剂：可静脉滴注大剂量维生素C。近年来发现人参皂苷、三七皂苷等中药有一定的抗氧化作用。

4）血管扩张类药物：扩张肺血管，降低肺血管阻力。山莨菪碱用于治疗吸入性损伤有一定作用。

第四节　伤员转运和死亡人员管理

一、伤员的转运和疏散

从灾难现场撤离包括伤员和救援人员的疏散，然而现场疏散可能由于伤员无处可去或资源严重受限而变得复杂，部分伤员可根据事件处理指挥部门的指挥自行撤离，但是仍有许多伤员需要医疗协助进行疏散。

最初的疏散需要多部门协调，尤其是警察、消防和院前急救人员，并非所有伤员都需要救护车进行疏散。伤员应有秩序地接受治疗和转运，对伤员的处置包括：现场治疗和疏散、转运至相应医院。避免将伤员集中到最近的医院，应根据地方资源状况合理分配伤员，控制医院的负担，甚至接近日常水平。部分情况下安全有效地安置伤员及其家属可能需要调动当地、地方乃至国家资源，也可能需要私人机构、民间救援组织和政府机构相互协调完成。

交通部门应对当地和地方医疗资源和转运能力了如指掌,以便合理地分配伤员。烧伤伤员、儿童伤员、多发伤和需要高压氧治疗的伤员应分别送至合适的专科医院;病情稳定的轻伤伤员应该均匀分配至各个地方医疗机构;住院伤员和居家伤员的特殊医疗需求应提前向地方急救系统报告。在制订疏散具体计划时应考虑到这些特殊人群的需求,提前制订计划,定期进行桌面演练和模拟演习。

在转运过程中,保证伤员的安全非常重要,转运距离可长可短,地面长距离转运需技术支持,如短距离(直升机)和远程飞机。在当地医疗救治能力严重饱和时(如血液透析或外科专科治疗),需要把伤员转移至其他地方。伤员在长途转运过程中病情有恶化的可能,因此要求救援人员在转运过程中通过车载医疗设备进行监护,转运车辆应配备紧急医疗设备、药物和其他设施以满足伤员的基本需求(如车载空调、足够的食物和水、厕所设施等)。

二、死亡人员的管理

在灾害发生时,容易发生大规模人员死亡事件,其定义与大规模人员伤害事件类似,当死亡人数超过了当地处理能力时,称为大规模人员死亡事件,这时可能需要改变常规死亡人员管理程序,或由其他部门、地方提供额外资源。与大规模人员伤害事件一样,大规模人员死亡事件的定义是基于当地可用资源,而非死亡人数。

任何大规模伤亡事件的初始焦点都是照顾和疏散幸存者,但是救援人员很可能遇到死者,这就要求他们掌握基本的大规模死亡人员的处理方法。处理的重点是不破坏死者遗体并保护其个人财物或其他重要物品。收集个人物品非常重要,不要破坏遗骸和其周围物品,因为线索中断及物品转移会延迟个人信息的识别,但是如这会妨碍到寻找幸存者则为例外。因此,如某一区域可能有幸存者,则应在破坏最小的情况下进行搜救。

所有救援人员应谨记与死亡人员的接触不会造成严重的健康风险。因此,在死亡人员集中区域进行危害评估时,不要对尸体产生不必要的恐慌和担忧,并应合理引导周围人员消除恐慌。

当现场的幸存者,包括那些分类是姑息治疗的伤员都得到转运后,处理的重点将从伤员处理转至死亡人员的管理。这涉及许多步骤和程序,包括将死者转运至殓房、确认身份、明确死因等,除非涉及司法问题否则尸体将由家属决定处置方法,这些步骤都是为了保护证据、保持执法证据链的连续性。这需要很多机构的努力协调,包括急救系统、公共卫生机构、医疗保健机构、公共安全机构和殓房。大规模死亡人员的管理类似于大规模伤员的管理,可能是地理上某指定区域(如建筑物),也可能是一个更扩散的区域(如传染病暴发区域)。

大规模死亡人员管理和大规模伤员的管理可能同时进行,当地验尸官或指定人员在事件发生时通常有如下权利:①负责因灾难罹难的尸体;②鉴定和检查;③转运尸体到殓房(暂时或永久);④对尸体进行监管;⑤确定死因;⑥将个人物品归还家属;⑦最后决定对尸体的处理措施;⑧确定、记录死因和死亡相关的信息;⑨签发死亡证明。

(一)现场死亡人员的管理

现场死亡人员的管理包括确认身份、分类和保存转运(鉴定中心或临时殓房),应对尸体始终保持尊重,尽可能全程覆盖尸体,并远离公众视线和动物,每一个遗体或肢体都应被标记。发现遗体或肢体的现场应假定为死亡现场,除非有特殊情况,任何时候都应保存潜在的司法证据链。发现尸体的时间、地点均应有正规的书面记录。

完成彻底、细致的现场文件记录,经主管法医专家批准后才能将遗体和遗骸转移至鉴定中心或临时停尸房。出于安全或其他原因,遗体应转移到远离公众视野和动物的临时地点。

(二)殓房的操作

一旦准备齐全各殓房站点就可以开始检查遗骸、评估死因、收集与潜在犯罪相关的证据、鉴定死者的身份。

鉴定死者身份首先是根据发现遗骸时的文件记录,但此种方式常不可靠,仍可能需要家属、朋友和其他地方资源提供文件以协助鉴定。身份的最终确定需要病理学家、人类学家、DNA专家、牙医或丧葬事务专家的意见。准确的鉴定非常重要,它具有法律、道德、宗教和财产相关意义。

如有条件应设立专门机构以方便家属悼念其亲人的遗体,当司法调查仍在进行,遗体无法归还家属或转运至殡仪馆时,此类机构就显得尤为重要。在寻找亲人时人群可能会大量聚集,因此进入殓房的人数必须受到限制,死亡人员管理需要将安保资源列入计划。殓房的记录和数据必须严谨,包括保管遗体的记录和将遗体返还给家属的记录等,由于这些记录可以用于日后的犯罪调查,因此必须遵守相关程序和规章制度。

如设备与条件允许可以将殓房作为临时性或永久性的鉴定中心使用,这些设备包括制冷、维护、放射和实验室设备,同时需考虑场地的安全并制订人员控制计划。在美国,以上这些都需要其他部门的合作,如国家灾难医疗系统的灾难死亡人员处理快速反应小组等。灾难死亡人员处理快速反应小组可以提供必要的人员和设备,包括一个灾难便携式殓房单位。如事件较小,在灾难死亡人员处理快速反应小组抵达前当地医疗人员和验尸官需利用本地资源应对处理事件。

尸体必须保持冷藏以防止腐败,应急准备计划需要提供制冷设备,包括冷藏车、室内冷藏区域等用来暂时储存尸体,这些临时存储区需要电源持续制冷。灾难发生前的应急规划也必须考虑到这些冷藏车或设备长期使用的可能。这些设备可能无法再用于其原始用途(如运输或储存食物等)。

(三)救援人员和幸存者的管理

对于救援人员和幸存者而言,面对死者与姑息治疗人员十分困难,因此为这些人员提供适当的精神和情感支持十分重要。家庭援助中心可以方便家属和亲人相聚,同时避开媒体和公众视线;灾难处理官方也可定期与家属会面,及时更新信息;家属在此可以获取亲人的近况,同时得到心理咨询师和精神顾问的支持。

三、伤亡人员报告、身份鉴定和追踪

所有伤亡人员在通过现场鉴定后需送往附近的医院、替代医疗机构或殓房,这些信息必须可追踪,所有接收伤亡人员的设施都必须记录清楚。所有接收机构应提前准备妥当,帮助亲属、邻居和应急管理人员识别何人仍处于危险中并需要帮助,帮助亲人团聚,帮助确定失踪人员。

(一)伤亡人员报告

伤亡人员报告包括很多内容,随着事件的进展记录也越详细。事件最开始报告的内容可能非常简单,通常只是记录伤亡人数和通知医院准备接受伤员,随后焦点将转移到记录伤员的位置和情况并通知其家属或朋友。伤亡人员报告可协助公共健康机构监测疾病或伤害的情况,也可协助执法机构调查潜在的犯罪活动,媒体有时也会通过此报告报道死亡和受伤人数,以及事件目前的整体状况(如伤员已从事故现场转移至当地医院)。

在报告中应注意保护个人隐私,制定适当的灾难等特殊事件的参考标准和法规。

(二)伤亡人员身份的鉴定和追踪

鉴定伤亡人员的身份并记录其行踪的重要性不言而喻,这是每一个救援人员的职责所在。鉴定和跟踪伤亡人员应从第一次检伤分类开始,包括姑息处理和死亡人员。位置追踪是大规模伤亡人员管理的一部分,应保持基本信息和个人鉴定信息的同步,最初记录信息的质量有助于提高医疗系统的效率。此外,伤员应尽可能提供自身信息,这有助于医务人员准确处理,医务人员需要很多时间来收集和整合这些信息。然而,伤员的情况也可能在医疗处理时恶化,因此强调首先接触伤员的人员尽可能收集有关信息,并保持信息与伤员同步。

根据社区资源和事件不同,可选择不同的跟踪信息的方式,正式的电子系统、手写的分类标签都是备选方案,甚至可以把信息包括基本信息绑在伤员的手臂上,以避免不同救援人员重复采集。基本信息至少应该包括:姓名、出生日期、发现地点、检伤分类类别和目的地。正式跟踪系统可以非常简单,通过调度中心提供的信息建立一个伤员数据库,许多地方使用编码或类似的检伤分类标签,为每个伤员提供一个可跟踪记录的编号,如使用此类系统,编号应及时记录和报告。这种一体化系统是专门为伤员鉴定、医疗记录、报告和跟踪设计的。

无论使用何种方法,所有灾难管理计划都应包括伤员追踪系统。所有救援人员在完成其工作后都应尽力追踪伤员的动向,在制订计划时还应考虑突发情况,如通信失常、停电和超负荷运行等。

在卡特里娜飓风事件中,管理人员发现追踪伤亡人员的行踪至关重要。"9·11"事件中近3000人伤亡,这是一个庞大的数字,对这些人员进行鉴定和追踪是一个严峻的任务,为了解决这一问题纽约州政府在美国联邦政府的支持下,设计了统一罹难者身份鉴定系统,该系统建立了罹难者的 DNA 数据库。

(王美堂　申晓军　张文军　徐海洲　江磊　李冠东)

主要参考文献

[1] 邓献. 烧伤吸入性损伤的诊治研究进展[J]. 基层医学论坛,2019,23(19):2798 - 2799.

[2] 朱峰. 吸入性损伤的临床诊断和防治对策[J]. 中华烧伤杂志,2018,34(5):293 - 296.

[3] 靳晶,王琦. 烧伤的液体复苏与吸入性损伤现状[J]. 医学综述,2020,26(15):3002 - 3006.

[4] 潘泽平,荆银磊,李明,等. 吸入性损伤对大面积烧伤患者休克期液体复苏的影响[J]. 中华烧伤杂志,2020,36(5):370 - 377.

[5] CAMPBELL J E, FACEP M D. 国际创伤生命支持中国分部主译. 国际创伤生命支持教程[M]. 7 版北京:人民军医出版社,2014.

[6] FINK B, REGA P, SEXTON M, et al. START versus SALT triage: which is preferred by the 21st century health care student? [J]. Prehosp Disaster Med, 2018,33(4):381 - 386.

[7] GERAGHTY J R, TESTAI F D. Delayed cerebral ischemia after subarachnoid hemorrhage: beyond vasospasm and towards a multifactorial pathophysiology[J]. Curr Atheroscler Rep,2017,19(12):50.

[8] KAAN Y, MEHMET O E, ISMAIL T, et al. CPR-related thoracic injuries-comparison of CPR guidelines between 2010 and 2015. Turkish J Med Sci, 2018,48(1):24 - 27.

[9] PAN S T, CHENG Y Y, WU C L,et al. Association of injury pattern and entrapment location inside damaged buildings in the 2016 Taiwan earthquake[J]. J Formos Med Assoc, 2019,118(1Pt2):311 -

323.

[10] PANCHAL A R, BARTOS J A, CABANAS J G，et al. Part 3：adult basic and advanced life support：2020 American Heart Association Guidelines for Cardiopulmonary Resuscitation and Emergency Cardiovascular Care[J]. Circulation, 2020，142(16 suppl 2)：S366 – S468.

[11] PATEL P H. Calculated decisions：RADS(radiologist's score)for smoke inhalation injury [J]. Emerg Med Pract，2018,20(3 Suppl)：S3 – S4.

[12] SAWYER K N, CAMP-ROGERS T R,KOTINI-SHAH P,et al. Sudden cardiac arrest survivorship：a scientific statement from the American Heart Association[J]. Circulation,2020,141(12)：e654 – e685.

[13] VASSALLO J, HORNE S, SMITH J E. Triage and the modified physiological triage tool-24(MPTT-24)[J]. BMJ Mil Health, 2020, 12 166(1)：33 – 36.

[14] VASSALLO J, SMITH J E, WALLIS L A. Major incident triage and the implementation of a new triage tool, the MPTT-24[J]. J R Army Med Corps，2018，164(2)：103 – 106.

第六章　灾后卫生防疫

　　自然和人为灾难发生后，由于清洁水源的破坏、流动人口的增加、媒介生物的滋生、灾民的营养缺乏和卫生状况恶化等，引起某些传染病流行的风险急剧上升，如不加以预防控制，短期内很容易形成疾病的暴发流行。因此，灾后防疫工作是灾难医学的重要组成部分。对于各种生物灾难，一旦发现，应立即进行疾病暴发的应急反应控制。

　　要有效应对灾后传染病的流行，最重要的是针对灾后存在的疾病风险因素进行干预和控制。一般来说，灾后卫生防疫包括以下四方面内容：①发现问题，迅速明确受灾群众的健康状况和所面临的疾病威胁；②解决问题，迅速改善灾区群众的生存环境和卫生设施；③监测疾病，建立和运行疾病监测系统，及时发现疫情暴发征兆并进行早期预警；④应急反应，一旦接到疫情暴发的信息，马上组织暴发调查以明确病因和控制疫情。上述四方面工作依次衔接形成灾后卫生防疫工作的主线。下面将围绕这些内容展开介绍。

第一节　灾后面临的传染病风险

　　当自然和社会因素不可调和时，地震、火山爆发、沙尘暴、海啸、台风、洪水、干旱、战争和经济危机等灾难随之发生。据统计，仅仅最近几年，灾害事件已经直接或间接造成数百万人死亡，影响到至少 1 亿人的正常生活。一般来说，自然灾害主要通过物理挤压、气道窒息和精神创伤等因素导致受灾群众的伤亡和非传染性疾病的发生，而战争、经济危机等灾害的直接作用也并非导致传染病发生；其实，除了生物灾害事件，自然和社会灾害后的传染病风险主要来源于灾后传染病风险因素的迅速生成，这些因素主要包括清洁水源的破坏、流动人口的增加、媒介生物的滋生、灾民的营养缺乏和卫生状况恶化等。下面将结合实际案例，围绕这些风险因素和相关传染病的关系进行介绍。

一、水源污染相关传染病

（一）腹泻

　　清洁水源的破坏和缺乏是许多灾害事件发生后造成的常见后果，而不洁水源的使用常常导致腹泻相关疾病的暴发。例如，2004 年孟加拉国洪灾之后出现了一场腹泻疫情暴发，波及人数超过 17 000 人，患者样本的实验室检测证实该次腹泻的病原体为霍乱弧菌和出血性大肠埃希菌；1998 年西孟加拉洪水暴发后也继发 16 000 多人感染 O1 群霍乱弧菌；2000 年 1～3 月的莫桑比克洪水也导致腹泻病例迅速上升。

　　据报道，发展中国家自然灾害后继发腹泻疫情的数量远远高于发达国家。2004 年印度洋海啸后，印度尼西亚进行了一次快速评价，发现海啸后 2 周内 100% 的受灾群众饮用未受保护的水源，80% 的受灾群众出现过腹泻症状；2005 年巴基斯坦地震后，该国穆扎法拉巴德省的一个 1800 人的灾民聚居区暴发水样便腹泻，患者 750 人，该居民区在提供清洁水源后疫情逐渐消失；此外,2005 年美国卡特琳娜飓风后灾区群众也曾出现腹泻相关疾病,腹泻患者样本中发现诺如病毒、沙门菌、感染性和非感染性霍乱弧菌等多种病原体。

（二）甲型病毒性肝炎和戊型病毒性肝炎

甲型病毒性肝炎简称"甲肝",是由甲型肝炎病毒引发的消化道急性传染病,经粪-口方式传播。患者或无症状甲肝病毒感染者是该病的基本传染源。甲肝病毒由患者粪便排出,直接或间接沾染手、水、食物或者餐具,人吃进被病毒沾染的食物或者水后便可受到传染。和人们比较熟悉的甲肝相比,戊肝在传播途径、临床表现上与其相似。戊肝也是多通过粪-口传播,饮食的肠道传播是最主要途径,传染源是急性期患者和亚临床感染者,他们的粪便、尿液、呕吐物都可能含有戊肝病毒,这些排泄物可以污染周围环境、食物、水源和健康人群,被戊肝病毒污染过的食物、水源、各种物品都有可能是传染的媒介。甲肝和戊肝主要经粪-口途径传播,缺乏清洁水源和卫生设施可促进该病流行。非灾害情况下,甲肝多发于发展中国家,大部分人员在儿童时期就暴露于甲肝病原体并在感染后获得持久免疫力,因此,即使在某些灾难过后,甲肝也很少在甲肝流行的区域形成暴发。但是,暴雨和洪水灾害后,戊肝流行区常发生戊肝暴发。一般来说,戊肝发病缓和,具有自限性,但在孕妇人群中病死率却高达 25%。2005 年巴基斯坦地震后,超过 1 200 人出现急性黄疸。这些人被确诊为戊肝,发病与缺乏清洁饮用水有关。2004 年印度洋海啸后,印度尼西亚某省也出现甲肝和戊肝的暴发。2015 年苏丹达尔富尔地区发现了 623 例戊型肝炎病例,其中 32 人已死亡。目前实验室已验证,这些戊肝病例是由粪便污染的水源引起的,雨季以来各种流行病蔓延。其中孕妇感染戊肝更加危险,孕妇患者的死亡率高达 20%。

（三）钩端螺旋体病

钩端螺旋体病简称"钩体病",是一种由不同型别钩端螺旋体引起的人畜共患传染病,该病的主要宿主是啮齿类动物和猪。钩体病主要流行于 6～10 月,人对钩体病普遍易感。通常大雨过后,洪水淹没了猪圈,粪尿横溢,并随着大水流动,造成环境污染。如果野鼠和家猪、狗等动物携带有钩端螺旋体,水体就会被钩端螺旋体污染(称为疫水)。发病前 1～30 d,接触过疫水或动物尿液、血液,钩端螺旋体可通过人体黏膜、皮肤伤口进入体内,引发钩体病。灾难之后,啮齿类动物大量繁殖,宿主动物的尿液中含有大量钩端螺旋体,这使污染水源的机会大大增加。灾区群众可能通过接触污染的水源,或污染的土壤或蔬菜等经皮肤或黏膜感染。同时,啮齿类动物的繁殖增加了宿主动物的密度,也增加了群众与感染动物的接触机会。上述因素导致钩体病容易在人群中传播流行。2001 年中国台湾纳莉台风、2000 年印度孟买洪水和 1998 年阿根廷洪水后,钩体病曾在受灾群众中形成暴发流行;1996 年巴西洪水过后也产生钩体病暴发,发病率超过历年的 2 倍以上。2020 年 10 月湘西自治州陆续报告多起钩体病散发疫情。经流行病学调查发现,患者发病前均无钩端螺旋体疫苗接种史,均未采取个人防护而进入稻田。

二、密集人口相关传染病

灾害事件后,人口流动所造成的居住拥挤是非常普遍的事情,但却形成传染病传播流行的易感环境。

（一）麻疹

自然灾害或冲突或处于冲突后及灾后恢复阶段的国家中,麻疹疫情可能具有致命性。对卫生保健基本设施和卫生服务造成的破坏,会使常规免疫活动出现中断,并由于收容营地人群拥挤不堪,感染麻疹的风险会大大增加。灾害事件后,麻疹的传播流行依赖于暴露人群的免疫状况水平,尤其是 15 岁以下人员的免疫水平。灾害事件导致人群流动、居住条件恶化,拥挤的人群居住环境使麻疹传播更加容易。因此,要求人群有比平常更高的免疫水平才能阻止麻疹的暴发流行。1991 年马尼拉火山喷发后,菲律宾人群流动引发了麻疹暴发,波及 18 000 多人;2004 年印度尼西亚海啸之后,印度尼西亚某区发生了 35 例聚集性麻疹病例,许多病例发生在有高比例疫苗接种的人群中;2005 年南亚地震后,巴基斯坦在随后 6 个月内出现了 400 多例麻疹病例。

(二)流行性脑膜炎

流行性脑膜炎由脑膜炎奈瑟菌引起,该病一般通过人和人传播,特别发生在居住拥挤的人群。人类是脑膜炎奈瑟菌的唯一宿主。印度尼西亚海啸和巴基斯坦地震后,流动人口中都发生了流行性脑膜炎的普通病例和死亡病例。早期使用抗生素预防能阻断该病传播。流行性脑膜炎在自然灾难后并未见大规模暴发,但在战争后的流动人群中时有发生。

(三)急性呼吸系统感染

急性呼吸系统感染是流动人口发病和死亡的常见原因,该病在 5 岁以下的儿童中更容易发生。灾后人群拥挤、居住条件恶化、健康服务设施破坏和抗生素缺乏将显著增加急性呼吸系统感染的发病率和病死率。1998 年尼加拉瓜米奇飓风过后 30 d,该地急性呼吸系统感染病例的数量增加 4 倍;2004 年印度尼西亚海啸和 2005 年巴基斯坦地震后,急性呼吸系统感染在流动人口疾病谱中有最高的发病率和致死率。

三、媒介动物相关传染病

自然灾害,特别是气象灾害,如飓风、洪水等能影响媒介生物的繁殖,进而影响到虫媒传染病的传播。洪水起初冲刷了蚊虫滋生地,但大雨和河流泛滥又产生了大量新的滋生地。蚊虫相关传染病可能迟发于洪水暴发的数周后,时间长短依赖于当地的蚊子种类及其生活习性。患者和易感宿主共同居住、防蚊和灭蚊措施缺乏都将造成虫媒疾病的传播。

(一)疟疾

疟疾是一种经蚊虫叮咬而感染疟原虫的虫媒传染病,其病原体是疟原虫,传播媒介是蚊虫。蚊虫滋生地增加和人们某些生活习惯的改变都能增加蚊虫叮咬机会,从而增加疟疾暴发的机会。1991 年哥斯达黎加地震后,由于人们生活习惯的改变(如垃圾和污水随地倾倒)导致了当地蚊虫滋生,造成疟疾病例的显著上升。中国是 WHO 西太平洋区域 30 多年来第一个获得无疟疾认证的国家。

(二)登革热

蚊子是登革热传播的媒介昆虫。登革热流行常常受到气候因素的影响,例如大雨、潮湿,呈现出明显的季节性特点。供水系统和污水处理系统的破坏,导致蚊虫密度的增加,从而增加了登革热的传播概率。另外,人的生活行为改变也与登革热感染有关,例如露天睡觉、进入登革热流行区,均能增加与蚊虫的接触机会。2004 年宁波台风过后又逢多雨天气,蚊虫滋生,首例输入型登革热患者出现后,导致当年当地登革热流行。2019 年登革热疫情:2019 年 10 月 21日,孟加拉国卫生部门数据显示,孟加拉国登革热患者已达 93 807 人,其中 104 人死亡。巴西卫生部表示,根据登记数据,2019 年全国登革热死亡人数再次攀升。该项数据自 1998 年开始登记,2019 年的数值达到有史以来第二高位。截至 2019 年 12 月 7 日共确认有 986 人因患登革热而死亡。

四、其他因素相关传染病

(一)破伤风

破伤风是由破伤风杆菌释放的毒素所导致的疾病,并不能人传人。没有接种破伤风疫苗的人有伤口污染时,容易发生破伤风,甚至死亡。2004 年印度尼西亚海啸后,印度尼西亚发生了 106 例聚集性破伤风病例,死亡 20 人,发病高峰在海啸后 2.5 周;2005 年巴基斯坦地震后也出现破伤风病例。

(二)球孢子菌感染

球孢子菌感染主要由真菌引起,病原体球孢子菌生长在土壤中,这种疾病并不会人传人。1994 年 1 月南加利福尼亚地震后,球孢子菌感染疾病在人群中暴发,这与地震造成空气中大量扬尘有关。

(三)腹泻

大规模食用不新鲜食物也可导致腹泻暴发。2003 年纽约大面积电力故障后,900 万人断电 9 h 至 2 d,冰箱保鲜功能丧失,许多人食用保存不当的肉等食物,出现大量腹泻患者。

第二节 改善灾区生存环境和卫生设施

灾难事件后继发传染病疫情,主要原因是灾区生存环境和卫生设施被破坏,故灾难事件后,重要的任务是迅速改善受灾群众的生存环境。良好的生存环境和卫生习惯是预防传染病的基础。

要改善受灾群众的生存环境,就需要尽快选择合适的居民安置点,恢复基本的卫生服务,提供避难场所、清洁的水、充足食物和基本卫生设施(如厕所、垃圾场等),同时还应提供针对特定疾病的疫苗,并控制疾病传播媒介,这些措施的实施能够防止许多传染病的发生。

一、安置点的选择

灾难发生后,受灾群众和救援人员只能首先被安排在临时安置点,但不符合卫生要求的临时安置点将显著增加传染病暴发的风险,因此,选择足量合适的安置点也是救灾工作的重要任务。一般来说,居民安置点的环境应该尽量避免传染病相关风险因素的存在,也要避免传染病相关新的风险因素产生。如果选择的安置点存在诸如居住太拥挤、卫生条件差、媒介生物容易滋生等问题,就会促进麻疹、霍乱、登革热等传染病的流行。政府在选择安置点时要考虑交通运输的便捷性、周围环境的安全性及清洁水源的可及性等因素。同时,安置点的选择也要考虑人员的不同类别,例如当地人口和救援人员。因为某些安置点环境可能对当地人没有影响,但是对流动人员(如救援人员等)就可能造成传染病风险,这是由于当地人对当地传染病具有免疫力的原因。基于上述因素,灾难后居民安置点的选择必须科学地组织,并考虑到居民的卫生学要求。

（一）选择安置点的标准

1）安置点不应选择在当地医学昆虫的栖息地、杂草丛生地，以及平坦、低凹有洪水风险的地方，而应该选择在轻微倾斜、比较干燥但有树木覆盖的区域。

2）有安全充足的水源供应。选择安置点最重要的是能够常年获得充足、安全的水源，而且水源最好离居住地足够近，以避免长途运输带来的麻烦。

3）有充足的地理空间安置各种设施和设立公共场所。安置点不仅要有足够的空间来安排当前的受灾群众，而且能为卫生设施、水源设施、储存点、医院、食物供应中心、登记点及将来的人流等提供场所。

4）安置点应利于自然排水。避免选择平坦、潮湿、低洼、河床、湖滩等不利于排水的地方，应选择高于当地水源平面且具有一定倾斜度的区域。

5）安置点最合适的土壤应是容易吸收人类垃圾的土壤。此外，土壤类型也能影响输水管道、排水管道和路面修建等工程建设。

6）交通便捷。在各种天气状况下安置点都应该有良好的路况，以便食物供应。

7）如果可能，安置点应该有足够的植被。因为树木可以提供阴凉，避免土壤流失，提供地下水，同时减少灰尘，但是必须破坏那些对人有毒和有伤害的植物。

（二）安置点的布局和设计

要充分准备营区的安置计划，使得营区的容量有较大的伸缩性，一般以每年 3%～4% 的人口增长率来安置营区布局；要避免某些区域的过度发展，否则容易引起健康问题；原来分散居住的人群，他们的生活习惯使他们不适应密集居住，要充分考虑这些人员的安置；营区设计还应该考虑到文化差异带来的问题，以便能够满足不同民族、种族和宗教信仰人群的需求。表 6-1 是营区设计中的一些要求，但是有时这些要求并不能完全满足。

表 6-1 营区设计的卫生要求

项 目 内 容	基 本 要 求
每人的平均活动面积	$30 m^2$
每人的营区空间	$3.5 m^2$（寒冷气候时 $4.5～5.5 m^2$）
帐篷之间的距离	至少 2 m
每个供水点的人数	250 人
每个厕所的人数	20 人
到取水点的距离	不超过 150 m
到厕所的距离	不超过 30 m
取水点和厕所的距离	超过 100 m

（三）服务点的位置

服务点的选择首先必须考虑马路和房子的位置，食物和水源供应点、安全保障服务点、救火消防服务点、洗浴点等要尽可能位于居住点的中心位置，靠近马路便于交通；应该预先设定一个应对霍乱的治疗中心,该中心必须远离别的健康服务设施,且处于一个不能污染水源的地方;应设计一个接待区域,当新的人员进入营区时要登记。

二、食品卫生

搞好灾区的食品卫生是预防肠道传染病和食物中毒的重要措施,其关键步骤是抓好食品卫生监督管理。一般而言,灾区食品卫生工作的重点包括:①对不同渠道捐赠的食品进行卫生监督和管理;②对灾区原有的食品进行清挖整理、卫生鉴定和相应处理;③对灾区生产经营的食堂和饮食业单位进行严格的卫生监督;④做好食品卫生知识宣传,提倡卫生的取食方式;⑤以家庭为单位预防各种食物中毒。

(一)需要重点预防的食物中毒

1. 细菌性食物中毒 通常因食用死亡畜禽肉、变质的米饭和蔬菜等引起细菌性食物中毒。患者起病急,一般在食用后 $3\sim12$ h 发病,部分在 $13\sim24$ h,少数在 $48\sim72$ h。患者以胃肠道症状为主,如腹泻、腹痛、恶心、呕吐,有时有发热、头痛。细菌性食物中毒需要及时治疗,同时停食一切可疑食物,及时补充体液和电解质,必要时给予抗生素治疗。治疗策略主要是对症治疗。

2. 化学性食物中毒 一般因误食化学有毒物质(如农药、亚硝酸盐等)引起。化学性食物中毒发病快,潜伏期一般在数分钟至 1 h,死亡率较高,需要及时治疗。目前的治疗方法包括:停止食用毒物或一切可疑食物,及时进行催吐、洗胃、灌肠,及时使用特效解毒药进行病因治疗,如亚硝酸盐中毒使用亚甲蓝;有机磷中毒使用阿托品和解磷啶(或氯磷啶等);砷中毒使用二巯丙醇。

3. 有毒动、植物致食物中毒 食用未经充分加热的豆浆、扁豆或食用苦杏仁、发芽土豆、毒蘑菇等有毒植物性食物均能引起中毒;误食猪甲状腺、肾上腺和含毒的鱼类(如河豚)也能引起食物中毒。该类中毒的治疗方法:停止食用可疑食物,及时采取洗胃等急救措施,同时采用对症治疗。

(二)食物中毒现场的应急处理

1. 病例的紧急处理和报告 立即停止食用有毒食品,对患者及时诊断和治疗。立即向当地主管部门报告食物中毒情况,报告内容包括:中毒发生的地点、时间、人数、典型症状和体征、治疗情况及可疑中毒食物等。

2. 有毒食品的控制处理 封存现场的有毒食品或疑似有毒食品,通知追回或停止食用其他场所的有毒食品或疑似有毒食品。所有疑似有毒食品必须待调查确认不是有毒食物后,才能食用。

有毒食品需进行无害化处理或销毁,中毒场所采取相应的环境处理措施。处理方法如下:引起细菌性食物中毒的固体食品,可煮沸消毒 $15\sim30$ min 后再进行销毁处理;液体食品可用漂白粉消毒,然后废弃。餐具等消毒可用煮沸 $15\sim30$ min 的方法进行,也可用漂白粉、含氯消毒片等消毒处理。对于患者的排泄物、呕吐物可用 20% 石灰乳或漂白粉进行消毒(1 份排泄物加 2 份消毒剂混合放置 2 h)。环境处理可采用 0.5% 过氧乙酸进行喷洒消毒。化学性或有毒动、植物性食物中毒时应将引起中毒的有毒食物进行深埋处理。

(三)灾区食品卫生监督管理

1)救援食品最好是能直接食用的,且有防污染和易保藏的定型包装,如袋装密封食品和瓶装饮料。

2）保证清洁瓜果蔬菜的充足供应。禁止流动摊贩售卖无包装熟食，尤其是散装熟肉、水产品和切开的水果等；不准销售来源不明的食品及食品原料。

3）食品生产经营单位应该做好食品设备、容器、环境的清洁。消毒后，经当地卫生行政部门认可后开业，并加强对其食品和原料的监督，防止食品污染。

4）集体用餐单位优先配备清洁用水、洗涤消毒设备及食品加热和冷藏设备等，并严格按照食品卫生法执行。

（四）开展食品卫生宣传教育

灾区环境不同于日常环境，受灾群众在灾前的一些取食习惯并不适宜，必须告知受灾群众哪些食品不宜食用。包括：死亡的畜禽、水产品；腐烂的蔬菜、水果；非专用食品容器包装的、来源不明的、无明确食品标志的食品；其他腐败变质的食物，以及不能确认是否有毒的植物性食物（如蘑菇等）。

同时，搞好食品卫生宣传，提高群众的食品卫生意识。不要在简易住处集中备食和集体供餐，不要购买和食用未包装的熟肉和冷荤菜；食品要生熟分开，现吃现做，做后尽快食用；现场加工的所有食品应烧熟煮透，剩饭菜在下次食用前必须单独重新加热，存放时间不明的食物不要直接食用；炎热季节尽量避免对集体人群供应各种凉菜。

三、饮水卫生

地震等灾害发生后，由于自然环境严重破坏，水源往往含有大量泥沙，浊度较高；生活环境恶化，水源可能已受到粪便、垃圾、尸体等的污染；各种有机物或有毒物质进入水体，导致水质感官性状恶化、蚊蝇滋生、毒物污染等，上述因素的存在使得灾区极易发生传染病流行。要确保大灾之后无大疫，必须搞好灾区饮水卫生。

（一）饮用水水源的选择与保护

地震等灾害发生后，原先的自来水管网和水源系统因地表结构变化而破坏，水质容易被污染，因此，必须在专业人员鉴定原先水源的卫生状况或者寻找新的水源后才能饮用。饮用水水源确定后，还要做好如下保护工作。

1）清理集中式供水的水源地，划出一定范围的水源保护区，设专人看管，禁止在此区域排放粪便、污水和垃圾。

2）分散式供水：尽可能利用井水为饮用水水源，取水最好有专用的取水桶。水井应有井台、井栏、井盖，水井周围 30 m 内禁止设有厕所、猪圈及其他可能污染地下水的设施。

（二）临时性供水

1）在道路交通允许的情况下，周期性利用水车从外地取水并运达灾区是一种有效措施。水车空间密闭，相对卫生安全，同时居民可就近取水，使用方便。但水车供水时，需有专人负责，并注意饮水消毒，确保水质卫生。瓶装水水质安全，运输方便，可用来解决应急饮水问题。

2）建立临时水处理设施：根据灾区水源、水质的情况选择相应的水处理设备来获得清洁水源也是灾区供水的常见方式之一。对于高浊度水可采用相应设备，通过砂滤、超滤、消毒程序获得清洁水源；对于化学性污染的水则采用相应设备通过预处理、反渗透、消毒程序获得清洁水源。

（三）清理自来水厂与修复供水管网

1) 水处理设施内壁使用 $3\%\sim5\%$ 的漂白粉液清洗。然后加满池水,并按有效氯量 $10\sim15\,mg/L$ 投入,保持 $12\,h$,此时池水中游离性余氯含量不低于 $1\,mg/L$。将池水抽干,再用清水冲洗一次即可恢复饮用水生产。

2) 修复自来水供水管道,破坏严重的要重新铺设。供水前应对管道进行彻底的消毒和清洗。向管道中投加消毒剂,保证水中游离性余氯含量不低于 $1\,mg/L$,浸泡 $24\,h$ 后排出,清水冲洗后可使用。对于覆盖范围较大的配水系统,可以采用逐段消毒、冲洗的方式。

3) 供水前必须按《生活饮用水卫生标准》进行水质检验,合格后方可供水。

（四）饮水消毒

1) 将水煮沸是一种十分有效的灭菌方法,在有燃料的地方可采用。

2) 灾难过后的一段时间内主要的饮水消毒方法是采用消毒剂杀菌。可选用的消毒剂主要包括含氯消毒剂(如漂白粉、含氯消毒片)和二氧化氯等。

3) 加入含氯消毒剂后,放置 $30\,min$,检验水中余氯应达到 $0.7\,mg/L$。如未达到此值,说明投加量不足。但过量加入,又会产生强烈刺激性气味。

四、环境卫生

（一）震后应急环境卫生工作的主要内容

灾区各地必须及时动员群众搞好环境卫生,其主要内容是:做好水源保护;设置临时厕所、垃圾堆集点;做好粪便、垃圾的消毒、清运等卫生管理;按灾害发生地的实际情况妥善处理人和动物尸体。其中,临时集中居住、医疗点等人群集中区域是环境卫生工作的重点区域。

（二）对灾民临时住所的要求

1) 必须选择对人体安全有保障的场所或地点,尤其是灾民集中救助场所的选择,避免次生灾害的发生。

2) 选用轻质建筑材料,临时住所要能遮风防雨,同时应满足通风换气和夜间照明的要求。

3) 取暖做饭要注意安全,有人看管,防止一氧化碳中毒与火灾的发生。

4) 设定临时厕所,禁止随地大小便;设置垃圾、污水收集点;禁止在灾民集中居住场所内饲养畜禽。

5) 监测鼠、蚊、蝇等媒介生物密度,适时进行消杀工作。

（三）构建临时厕所,强化粪便处理

在解决灾区人民饮水、吃饭问题的同时,修建临时厕所、恢复环境卫生设施也是应急安置灾民不可或缺的重要工作。在救灾工作展开后,加强粪便管理是灾区必须解决的问题。

1) 修建的临时厕所应能防止粪便污物外溢;不污染周围环境,尤其不能污染水源;定期杀虫,防止于蚊蝇滋生;发生肠道传染病病例或流行时,粪便必须有专人负责进行及时消毒处理。

2) 在灾民临时居住场所,厕所应按人口密度合理布局。对于应急临时厕所,粪便与尿液可分别收集,尿液及时排放,粪便每天施加生石灰或漂白粉消毒。

3) 尽量利用现有的储粪设施储存粪便,如无储粪设施,可将粪便与泥土混合后泥封堆存,或用塑料膜覆盖,四周挖排水沟以防雨水浸泡、冲刷。

4) 在应急情况下,于适宜的稍高地点挖一圆形土坑,用防水塑料膜作为土地的衬里,把薄膜向坑沿延伸 20 cm,用土压住,粪便倒入池内储存。

5) 在特殊困难情况下,为保护饮用水源,可采用较大容量的塑料桶、木桶等容器收集粪便,待灾害过后运出处理。

6) 集中治疗传染病患者的粪便必须用专用容器收集,然后消毒处理。散居患者的粪便应采用以下方法处理:粪便与漂白粉的配比为 5∶1,充分搅和后,集中掩埋;粪便内加入等量的石灰粉,搅拌后再集中掩埋。

(四)垃圾和污水的收集与处理

1) 根据灾民安置点的具体情况,合理布设垃圾收集站点和污水倾倒点并加强管理。

2) 及时对垃圾站点与污水倾倒处进行消杀工作,控制苍蝇、蚊蝇滋生。

3) 传染病患者产生的垃圾必须消毒处理,有条件时可采用焚烧法处理。

五、病媒生物防治

(一)组织工作

1) 灾区各级卫生防疫部门应做好蚊、蝇、蚤、蜱、鼠等病媒生物的监测与防治组织工作。

2) 杀虫灭鼠药物要有专人负责,做好这些药物的集中供应、配制和分发工作;做好蚊、蝇、蚤、蜱、鼠等病媒生物的预防与控制常识宣传,组织专业技术人员和群众实施。

(二)灾区病媒生物监测与控制原则

(1) 常规原则:病媒生物密度不高或未发生媒介相关疾病时,加强环境治理,辅以药物杀灭,加强个人防护。

(2) 应急原则:媒介生物密度过高或处在媒介生物性疾病流行期,应以化学防治为主,辅以个人防护和环境治理措施。

(三)针对不同人群、不同场所的防控措施

1. 现场救援人员

1) 现场工作人员要进行必要的个人防护。尽量穿长袖衣裤,减少蚊虫叮咬的机会。可使用市售驱避剂(蚊不叮等),按照产品说明上的使用剂量和使用频次涂抹于皮肤外露的部位,或在衣服上喷洒。

2) 在临时居住地或帐篷中使用蚊帐,或药用蚊帐,或用 $15\sim25$ g/m² 溴氰菊酯或 $20\sim40$ g/m² 的氯氰菊酯喷洒蚊帐。

3) 在居住或工作区域使用常规杀虫剂(如市售气雾剂)空间喷洒或滞留喷洒。在睡觉前使用蚊香(或电热蚊香)。在临时居住帐篷或住所周围 $5\sim10$ m 内使用 2.5% 的溴氰菊酯可湿性粉剂 100 倍稀释做滞留喷洒,防止蜱螨侵害。

2. 对灾区蚊、蝇、鼠等的防治

(1) 对垮塌现场的处理:室外用氯氰菊酯、高效氯氰菊酯、溴氰菊酯、马拉硫磷、辛硫磷、敌敌畏(卫生级)等药剂,使用超低容量或常量喷雾器喷洒。确有必要时,使用飞机布洒。

(2) 对临时居住区或居住区蚊、蝇、蚤的处理:室外喷洒药剂种类及使用方法同垮塌现场的处理;室内化学制剂使用氯氰菊酯、高效氯氰菊酯、溴氰菊酯等药剂进行喷洒处理。同时注意使用蚊帐或药用蚊帐,或用 $15\sim25$ g/m² 溴氰菊酯或 $20\sim40$ g/m² 的氯氰菊酯喷洒蚊帐。还可

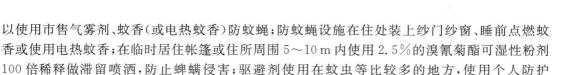

以使用市售气雾剂、蚊香(或电热蚊香)防蚊蝇;防蚊蝇设施在住处装上纱门纱窗、睡前点燃蚊香或使用电热蚊香;在临时居住帐篷或住所周围5~10 m内使用2.5%的溴氰菊酯可湿性粉剂100倍稀释做滞留喷洒,防止蜱螨侵害;驱避剂使用在蚊虫等比较多的地方,使用个人防护用品。

(3)鼠类防治:针对医院、临时救治场所、食堂、灾民集聚地等重点场所,投放抗凝血灭鼠剂溴敌隆、大隆等毒饵,最好使用蜡块。对于粮食毒饵,可使用毒饵盒或临时毒饵盒。投饵前做好宣传和警示标记,防止儿童和老人误食中毒。医疗机构要储备一定的维生素 K_1(解毒剂),以进行人员误食中毒后的急救工作。

六、化学中毒的预防和处理

地震、飓风等灾难后区域内存在的许多化学物均能通过呼吸道、消化道和皮肤进入人体造成中毒。现场腐败物可产生硫化氢,燃料不全燃烧可生成一氧化碳及密闭,低洼地可能存有高浓度单纯窒息性气体。此外,灾难引发的区域化学品泄漏也可能引起人体化学中毒。面对这些情况,灾难后政府必须组织相关人员开展化学中毒的预防和处理工作。

(一)化学性中毒的预防

1. 排查潜在危害源　危害源包括各类化工厂、化工商店、化学品仓库、农资商店、家庭存放的农药及不明包装瓶(箱)等。

2. 明确危害源处理原则　卫生应急队伍要尽量远离以上危害源;已经出现泄漏情况时,危险源上风向是安全区域。

3. 避免进食　不要饮用气味、味道和颜色异常的饮料或进食可能污染的食品。

4. 立即处理　当有暴露风险的人群的健康状况出现异常时,要立即组织现场调查、处理。

(二)化学性中毒的现场应急

1. 疏散与隔离　一旦出现化学品泄漏,应立即疏散现场的无关人员,隔离毒物污染区;如果是易燃易爆物的大量泄漏,应立即上报指挥部,请求消防专业人员救援,并由应急救援指挥机构决定周围居民的疏散范围和疏散方向。

2. 切断电源并消除火源　环境中的电源和火源可能在化学品泄漏后引发爆炸和火灾,因此,事故发生后应立即切断电源并消除火源。如果泄漏物属于易燃易爆物品,要在整个毒物泄漏区内控制电源和禁止火源。禁止使用非防爆电器,禁止使用手机和对讲机等。

3. 保护应急人员　①进行化学品泄漏应急处置的各类人员均必须接受过专门的业务培训和训练;②在进入现场之前,应针对泄漏物质的理化性质、暴露方式、现场浓度等情况,采取有效的个人防护;③应当详细记录进入、撤出泄漏现场的人员姓名和时间,紧急撤离时应进行点名,严禁单独行动;④现场应准备特效解毒剂和其他急救医药用品,并有医护人员待命;⑤中毒人员应从上风方向抢救撤出或引导撤出。

4. 现场毒物监测和毒物健康影响评价　应根据现场特征设立毒物监测方案,以及时掌握泄漏物质的种类、浓度和扩散范围,恰当划定警戒区,并为现场指挥部的处置决策提供科学依据。加强环保、卫生和消防等部门的信息沟通。依据毒物监测资料和人及动物中毒情况评价危害区域、人群范围和危害程度,并提出相应的应急措施及建议。

5. 泄漏控制　及时向指挥部报告,由消防或工程专业人员控制。现场污染判定依据环保部门报告。

6. 现场分区和警示标识　根据危害源性质和扩散情况等进行现场分区,危害源周围核心区域为热区,用红色警示线隔离;红色警示线外设立温区,用黄色警示线隔离;黄色警示线外设立冷区,用绿色警示线隔离。同时,在不同地点根据需要设立各类警示标识。

医疗卫生救援队在冷区内划定救援区域,在区域内根据不同功能设立指挥部、急救区、观察区等。洗消区一般设立在温区边缘,检伤区设立在洗消区附近。

(三)化学性中毒患者的处理原则

1. 脱离接触、洗消　迅速撤离危害源区域,尽快疏散到空气清新处,尽快在非污染区接受诊治。撤出人员首先应在现场洗消区进行洗消,脱去被污染的衣物,用流动清水及时冲洗污染的皮肤,对于可能引起化学性烧伤或能经皮肤吸收的毒物更要充分冲洗,时间一般不少于 20 min,并考虑选择适当中和剂中和处理;有毒物溅入眼睛或引起灼伤时要优先迅速冲洗。

2. 检伤　医务人员根据患者病情迅速将病员检伤分类,做出相应的标志,并按照检伤结果将患者送往不同区域内急救。

3. 应用特效解毒治疗　特效治疗主要有特定毒物的特效解毒剂治疗、氧疗等,对气体中毒者应尽量送有高压氧条件的医疗机构。

4. 对症和支持治疗　保护重要器官功能,维持酸碱平衡,防止水、电解质紊乱,防止继发感染及并发症和后遗症等。

七、尸体处理

地震等自然灾害遇难者的尸体与传染病患者的尸体不同,一般不会引起传染病的流行,不存在终末消毒的问题,但应认真做好尸体的卫生处理。2008 年汶川地震后,大量遇难者尸体被高剂量消毒剂处理,一定范围内存在消毒剂过量使用的问题。

(一)尸体处理的原则

处理尸体时必须给予充分尊重的原则;及时就地清理和尽快掩埋处理的原则;需要辨明身份而不能马上处理的尸体,存放时间应尽量缩短。

(二)尸体暂时存放地的要求

1)尸体存放地点应远离水源,避开人员活动区,避开低洼地;条件许可时可集中存放,便于管理。

2)平均气温低于 20℃时,自然存放不宜超过 4 d;以存尸袋存放的尸体可延长存放时间,但需在尸体上下洒盖漂白粉,以降低尸体腐败的速度,减少异味;尸体出现高度腐烂时应及时进行火化或掩埋处理。

(三)尸体包裹要求

1)首选统一制作的裹尸袋,也可选用逝者生前的被褥等进行包裹,包裹要尽量严密结实。

2)在尸体高度腐烂时在裹尸袋内要加棉织物吸收液体,并适当喷洒漂白粉或其他消毒除臭剂。

3)对轻度腐烂的尸体,无须进行消毒除臭处理,为减轻周围环境的臭度,在尸体周围环境可适当喷洒消毒除臭剂。

(四)尸体的运输要求

1)要求有专门的尸体运输车辆。

2）尸体装车前要在车厢里衬垫液体吸收物。液体吸收物清除前需对液体吸收物与车厢用漂白粉等进行消毒处理。

3）进行尸体运输尽量选择人群较少的路线。

（五）尸体的掩埋要求

1）有条件进行火化处理的应为首选方法。

2）对甲、乙类传染病死亡者，应做彻底消毒后，以最快速度运出火化或者 2 m 以下深埋。

3）对高度腐烂的尸体应进行消毒除臭处理。

4）尸体埋葬的场所应由当地政府指定，不得随意乱埋。

5）选用土葬，应尽可能选择 2 m 以下深埋的方式；埋葬人数集中量大时或有特殊原因不能选择深埋方法时，如为避免对地下水的污染等，经现场卫生专家集体决定可选用浅埋（1 m）的方法。

6）选择土壤结构结实、地下水位低、地势高，远离水源地，在便于运输又不影响城镇、村落的地点作为尸体掩埋地。尽量选择人口密集区的下风向。

（六）尸体清理工作人员防护要求

尸体的清理、运输人员需要具备一定的防护意识和配备卫生防护装备，要戴医用防护口罩、穿着工作服、戴手套、穿胶鞋。尽量避免意外擦伤，出现外伤时需及时进行医疗处理。应注意及时洗手并注意个人卫生。

第三节　建立疾病监测预警系统

灾后生存环境的改善降低了大多数疾病的发生和流行风险，但是仍存在发生疫情的可能。任何疫情的发生都是一个逐渐发展的过程，酝酿开始必有端倪，临近事故有更多征兆，这些端倪和征兆就是疫情发生状态的信息脉络。如果在疾病形成大规模暴发之前就发现其端倪并进行有效控制，则会事半功倍。

一、监测预警系统的基本概念

（一）监测预警系统的定义

为了能在疾病暴发前尽早发现疫情征兆，需要建立一套能感应疫情来临信号的系统，即监测预警系统，该系统通过对疫情信号不断地监测、收集和分析，从而在疫情来临时及时向组织发出警报，提醒政府和相关人员对疫情采取行动。

（二）监测预警系统的构成

监测预警系统一般由信息收集、信息加工、预警决策和发出警报 4 个连续的过程组成。

1. 信息收集　信息收集主要是对风险因素及疫情征兆等信息进行收集，例如：地震灾难后对虫媒密度的监测，收集肠道传染病发病率的信息等；信息收集要注意所收集信息的全面性和代表性，否则预警功能将不能保证；信息收集时要注意信息传递障碍，如虚报、少报、不报等情况，这可以通过选择信息传递者和制定相应的规章制度来克服。

2. 信息加工　信息加工主要指对上报信息的整理归类、识别及转化这 3 个过程。直接上报的信息一般无法直接利用,首先需要做的事情就是整理和归类这些信息,从而使得到的信息清晰和有条理,才能从总体上把握信息的脉络。做完归纳和整理还是不够的,因为有些信息可能是虚假的,利用虚假的信息就会得到错误的预警,就会使预警系统不准确,因此,必须对整理后的信息进行识别。识别时可以利用对比分析的方法,也可以通过分析信息来源、收集信息的环节来判断等。在信息识别后,我们能获得一些全面、真实、有用的信息,这时需要把这些信息转化成一些简单、直观的信号或指标,为系统决策做好准备。

3. 预警决策 预警决策就是根据信息加工的结果,来决定是否发出疫情警报和警报级别的过程,同时向警报发送系统传输指令。根据信号进行决策并不是一件容易的事情,需要制定科学的决策依据。例如,某人群某疾病的发病率超过多少需要预警,或者单位时间内某病发病率上升的幅度超过多少需要预警等,这些都不能拍一下脑袋就给出决策,因为这种决策直接影响着是否促发应急反应及多大范围应急反应等后续行动。预警决策的依据就是要科学地决定是否预警及不同预警级别的临界指标,这些临界指标的作用是要求信号或指标达到哪种水平。有时信号不能显示疫情是否发生,而只是表明疫情发生的可能性大小,此时也可以根据疫情发生的可能性大小制定预警级别的临界点。预警决策一旦完成就要进行发出警报,让警报发送系统及时发出警报和警报的级别。

4. 发出警报 其作用就是向疫情应急反应者及潜在的疫情受害者发出警报,让他们采取相应的应对措施。只有实现全民动员,疫情才能更快更彻底地被扑灭。2003年SARS暴发初期,某些卫生部门及领导向上级领导瞒报疫情,对潜在受害的广大民众实施信息封锁,这种不进行警报发送的行为极大地延误了社会应急组织的快速反应,酿成了更大规模疫情的暴发。

让疫情反应者和潜在受害者准确无误地知道警报,就必须注意警报发出的方式和警报的类型,这时要根据应急反应部门和潜在危害者的特点来决定。例如,如果潜在受害人群分布地域大,就可以通过电视、广播等途径;要使他们理解警报的内容,就要根据他们的文化背景等因素针对性地设计警报的内容。

(三)监测预警系统的用途

灾难后建立疾病预警系统,一方面能够早期发现疫情,及时促发应急反应和最大限度减少疫情造成的危害;另一方面,也能帮助灾区卫生主管部门明确灾区当前的主要卫生问题,对灾区的卫生工作做到有的放矢。此外,通过比较干预措施实施前后的某些监测指标,监测预警系统还能用于干预措施的效果评价。

二、建立灾区疾病监测预警系统

建立疾病监测预警系统是确保大灾之后无大疫的重要举措,是及时促发应急反应的重要保障,因此,在地震等灾害发生后建立灾区的传染病监测预警系统非常重要。灾害发生后,一方面当地的疾病监测体系往往遭到严重破坏,另一方面与灾前相比,随着灾后环境因素的恶化,对所监测的病种也出现了新要求,所以,快速且正确地建立灾区疾病监测预警系统是灾后卫生救援的又一难题。下面将围绕这一主题进行阐述。

(一)设立灾区疾病监测的首脑机关

在前线救灾防病指挥中心,应该设立疾病监测组,并作为灾区疾病监测的首脑机关。该首脑机关的主要责任:负责应急疾病监测方案的设计、数据收集、数据分析解释和监测报告的撰写等任务,也负责向上级指挥部报送并向各灾区指挥分中心反馈监测信息。必要时,组织监测

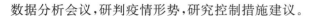

数据分析会议,研判疫情形势,研究控制措施建议。

(二)确定监测病种和(或)临床综合征

灾难发生后,某些传染病发生风险会升高,有些以灾难事件为原因而有些以灾难事件为助因。发现和确认受灾地区既往存在的疾病非常重要,这些疾病有可能因灾难事件本身及其衍生的因素而产生暴发流行。受灾区域的卫生部门可以提供当地曾经流行过的疾病信息,对于这些疾病我们不仅要了解清楚其现状,还要建立相应的监测体系。

在灾区建立每一种传染病的监测系统是不可能的,在有限的人力、物力条件下必须确定需要优先监测的传染性疾病。确定应急监测病种或(和)临床综合征,要考虑灾害发生时的季节特点、地理区域特点、灾害程度、灾民数量及年龄结构特征、灾民安置方式,以及当地既往传染性疾病谱和流行水平等因素。此外,大量灾难后防疫实践提示:腹泻、霍乱、下呼吸道感染、麻疹和流行性脑脊髓膜炎(简称流脑)等传染病在许多灾难中都应该给予重视。同时,要注意到监测病种和(或)临床综合征可根据救灾工作的发展进程和需要适时调整。

(三)监测病例定义的确定

在收集病例资料之前,必须确定所监测疾病中每一种疾病的病例定义。病例定义是开展疾病监测工作的必要前提,没有病例定义就无法在同一标准下确定灾区内的传染病患者,就无法开展相关危险因素及发病率、病死率等指标的计算,也就无法开展监测预警和发布信息。

传染病患者的准确诊断往往需要有实验室的病原学证据,或者具备明确的流行病学接触史,这样的患者可以成为确诊病例;但是,在许多应急情况下,传染病发生后不一定都能进行实验室确诊,为了正常开展疾病监测工作,此时往往引用症状标准来筛选监测病例。例如,WHO为了有效监测霍乱疫情给出了如下 3 个病例定义:①急性水样便腹泻,24 h 内有≥3 次液体样便;②霍乱疑似病例,5 岁以上人员因急性水样便出现严重脱水症状(或死亡)或 2 岁以上霍乱流行区人员出现急性水样腹泻;③霍乱确诊病例,患者腹泻样本中分离到 O1 群或 O139 群霍乱弧菌。

应该注意:监测病例的定义与临床诊断和治疗中的病例定义是不同的,监测病例定义不能用于临床诊断和治疗。

(四)建立数据收集平台

1. 报告人和报告方式　报告人一般应包括尚在运转的医疗机构、灾民安置点的固定和流动医疗点、医疗队的医生及现场疾控专业人员。对于未设固定医疗点的安置点,应指定人员每天询问疾病症状和发生人数等并向指定信息收集点报告。至于报告方式,在灾害初期,可采用手机短信和电话报告等方式。通信系统恢复后,可填报报表,用传真或电子邮件向指定的信息收集单位报告。

2. 报告内容和报告收集方式　根据监测人员或机构的差异,报告内容分两类:一类是尚在运转的医疗机构,要求按传染病报告规范报告法定传染病病例和聚集性传染病事件;另一类是各灾民安置点及固定、流动医疗队,主要进行传染病症状及死亡人员报告。一旦发现鼠疫、霍乱、炭疽,或疑似传染病相关死亡及疑似传染病聚集性病例时,应立即进行报告;一般情况下的传染病或症状报告,可每天报告或每半天向指定疫情收报点报告。

3. 各指定疫情信息收报点　应确定联络人、联络电话及电子邮件,通报给各报告单位和报告人。各疫情信息收报点还要及时掌握各灾民安置点的灾民人数,年龄、性别、结构数据,医疗和防疫队的基本信息。各疫情信息收报点收到疫情报告后,要随时向指挥中心的应急监测组报告。

4. 选择有卫生数据收集和分析经验的人员做监测相关工作　参与应急反应的卫生队应该做好医疗记录,最好每天进行收集和归纳,以便确定疾病的变化趋势和疾病的粗发病率。尽量收集所有提供卫生服务部门的同类型数据,虽然比较复杂,但能让救援人员精确估计疾病的趋势。

(五)分析和解释监测资料

指挥中心监测组收到鼠疫、霍乱、炭疽、疑似传染病相关死亡及疑似传染病聚集性病例信息时,应即刻分析讨论,并向上级部门汇报。对于其他疫情报告数据,应每半天和全天汇总分析一次。数据分析的主要指标包括分病种和综合征统计新发患者数、死亡数、罹患率和死亡率,分年龄组的发病数、死亡数、罹患率和死亡率,发生地点、变化趋势等。

根据监测数据的统计分析结果,专业人员要对监测疾病当前的发展趋势、是否超过警戒水平、采取的干预措施是否有效等做出判断。

(六)建立适时疾病调查机制

当监测系统发现任何异常模式时,为了证实是否存在疫情和避免盲目启动大规模应急反应,应该配备由少数人组成的现场调查和实验室检测队。这支队伍的行动是随着监测预警结果而启动的。

(七)确定信息反馈机制

疾病监测信息应及时反馈给相关人群,这些人群包括政府部门、上级卫生部门、基层卫生人员、灾区及非灾区民众等。疾病监测信息的透明化是避免疫情信息以讹传讹的重要策略。

向上级部门反馈时可采用正式的书面报告,而向基层人员和民众反馈时可采用报纸、广播、网络等传播。公布内容的表现形式可以多样化,但要根据对象的文化水平、民族背景等特点来决定。

第四节　疫情发生后的暴发调查

灾难事件发生后,如果群众的生存环境没有得到有效改善,疫病流行因素没有被有效控制,则在某些区域会出现短时间内同类症状患者迅速增多的现象,在流行病学上称为疾病暴发。而针对疾病暴发的原因及相关因素进行调查,并以迅速采取措施控制疫情为目的现场工作称为暴发调查。暴发调查应该在疾病暴发的第一时间展开,越早开展,疫情越容易得到控制。例如,2010年1月海地发生7.0级强烈地震,25万人丧生,无数人无家可归,生存环境极度恶劣;之后因局部地区卫生条件恶化又继发霍乱流行,此时就应立即在疫情发生地进行霍乱的暴发调查,以迅速明确霍乱在该地流行的主要因素并采取有效措施扑灭疫情。下面是暴发调查的相关内容。

(一)进入现场前获取初步信息

流行病学工作者在开始现场调查前,往往可以通过电话、传真、网络等工具从疫情发生区域或收治患者的医院获得如下信息,这些资料将为后续的现场调查提供重要的工作思路,也为出发前的充分准备奠定基础。

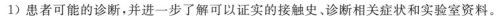

1）患者可能的诊断,并进一步了解可以证实的接触史、诊断相关症状和实验室资料。

2）流行发生的现状,详细询问以下资料:已知病例数;病例在人群、地点和发作时间上的分布;初步估计发病率和疫情发展的趋势;相似的事件有否在灾前或邻近区域出现过。

3）灾区能获得的用于调查的资源,包括人员、车辆、办公空间和实验室设备等。

4）估计当地需要的各种帮助。

5）针对目前疾病暴发的现状,复习最新文献和背景资料,准备调查表和物资设备等。

(二) 进入现场后收集发病和暴露信息

现场调查队一旦准备完毕,就应迅速进入现场开展流行病学调查(简称流调)。流调的现场工作往往异常复杂,需要协调各方面的力量,甚至有时获得的信息和进入现场前了解的信息不相对称。为了快速对现场的疫情有所了解,并确定初步的预防控制措施,流行病学工作人员往往在现场先进行初步调查。主要工作内容如下。

1）向灾区主管或有关部门联系接洽,取得他们的配合和支持。

2）再次核实诊断或诊断不明的问题。调查者要亲自访视病例,必要时向有关专家咨询,询问病例的临床特征,收集诊断标本,以及了解当地同时有哪些疾病发生(判定有否误诊)等。只有准确核实患者的疾病情况,才能准确判断疫情的严重程度。

有时疾病的病原学诊断比较困难,或者非常耗费时间,流行病学工作者往往需要制定以症状为基础的诊断标准,如 2003 年 SARS 的诊断标准就是以发热、咳嗽、X 线表现和接触史为基础的症状诊断标准,这样做有利于迅速开展疫情的流调和防控工作。

3）确认流行是否发生。流行的发生有时会因为以下假象而造成错误判断:①流动人口增加引起病例数增加,但发病率并未增加;②误诊、重复报告、新诊断程序敏感性增加、漏报减少、老病例误做新病例等使得报告病例数增加。

4）获得描述疾病的发病率资料。主要通过病例调查获得病例(分子)数量,同时获得灾区目前总人群人口(分母)资料,从而计算发病率、病死率等,可判断流行的严重程度。如果灾区人口数量大、分布面积大,可以采用抽样的方法。

5）设计病例调查表,收集患者信息。调查表应包括如下信息:①个人资料,包括姓名、年龄、性别、民族、住址、居住年限和职业等;②临床资料,包括发作、住院、痊愈或死亡的日期,诊断依据(疾病症状和体征,实验室检查结果)及疾病目前结局;③流行病学资料,包括既往史、接种史、接触史、可能暴露的日期、可能的传染源或传播途径等;④处理措施,包括临床治疗情况,预防处理情况等。

6）调查环境、相关事件和可疑标本等,获得有关暴露因素的资料。环境因素和生活习惯等相关事件往往也为疫情的病因推断等工作提供线索,如约翰·斯诺发现伦敦宽街的霍乱流行与附近某些水井的分布存在相关,从而确定霍乱病原体来自井水。

(三) 初步分析资料并提出假设

根据初步调查的疾病资料,围绕流行病学的三间分布进行描述性分析,然后在此基础上建立疫情的病因假设,并提出和实施初步控制措施。其内容如下。

1. 分析病例的人群特征　如人员类别(是否流动人口)、年龄、民族、职业,最近活动、饮水、饮食情况等。这是因为,年龄可能与既往暴露经历或免疫力有关,职业人群的病例聚集提示特定的职业暴露,性别或民族的病例聚集也提示可能的暴露来源。此外,还需要考虑当地居住年限短的人是否来自流行区。

2. 分析病例与非病例的空间分布　空间类型可以包括：居住地、工作地、疾病发作地、娱乐地、学校或餐厅等。可以从相关部门或渠道获得不同背景的地图，如道路、河流、供水、下水道、地形、海拔、街区、学校、农田、森林、公园、住宅区、牛奶或食品运输线路等。

3. 分析病例的时间分布　绘出流行曲线。

4. 明确暴露日期、发病日期和潜伏期　病例经历的时间序列是：暴露、潜伏期、发病、诊断、痊愈或死亡。暴露日期的确定有助于确定传染源和传播途径；潜伏期的确定有助于确定免疫时机，可以和暴露日期来确定发病时间，也可以和发病时间联合来倒推暴露时间。三者之中，患者的发病时间往往可以根据首发症状的时间来确定，并绘制病例发病的流行曲线，然后推断疾病发生的潜伏期和暴露时间。一般而言，如果确定的体征和症状作为发病的基本标准，则该标准可作为发病的时间标志。诊断和报告日期受到的人为影响因素较多，住院、痊愈和死亡日期受到的局限更大，而与暴露日期关系不大。

5. 流行曲线的解释　急剧升高的流行曲线常常意味着单次暴露，因为多数人集中发病，往前推一个潜伏期，暴露时间也较集中。如果流行曲线有几个波峰，表明同源流行可能有几次暴露，蔓延流行病例成批（分代）出现，甚或有几个致病因子分别作用等。例如，某地甲型肝炎暴发流行出现 3 个流行高峰，由此分别前推 1 个月（潜伏期），正好是 3 次大量供应毛蚶的日期。流行曲线的下降意味着感染源的移走、易感者的减少或采取了控制措施等。流行曲线的延续可能表明对起始感染来源或携带者的持续暴露。漏报、未识别和未报告病例可能歪曲流行曲线的真实情况。

6. 病例的时间与地点分布的结合　在病例标点地图上，将不同时段发病的病例用不同的颜色表示，可以很好地呈现病例在空间上扩散的时间关系。

7. 病例的暴露来源　由于人们的食品来源广泛，考虑暴露时常常需要注意远期和近期的暴露因素，这些暴露因素可能受到疾病的潜伏期、人群的流动性，以及食品和饮水的供应来源等的影响。一般在病例发病日前的最长与最短潜伏期之间去寻找曾接触的可能传染源。例如，一个流行性脑脊髓膜炎病例于 2 月 20 日发病，该病潜伏期 2～10 d，因此需要调查 2 月 10～18 日该病例与可能传染源的接触情况。由于该病常见潜伏期为 3～4 d，所以调查 2 月 16～17 日为调查重点时期。

对于人或动物传染源，还需要警惕传染源可能没有发病，这就有必要用特殊检查技术来发现隐性感染，这些技术包括免疫学（抗原或抗体）、微生物学（形态或培养）或 X 线（疾病状况，如肺结核）检查等。如果传播涉及生物媒介，还要调查潜伏期内生物媒介的滋生情况。

8. 建立疾病流行的病因假设　根据病例可能的暴露特征或经历，结合灾区环境调查等来推断流行的初步病因假设。病因假设的内容应该包括致病因子和具体的传播途径等。如果疾病诊断明确，一般致病因子就确定了，病因假设则主要是针对具体的传播途径等。

9. 制定初步的预防控制措施　早期采取预防控制措施对疫情的防控具有重要作用，越早采取措施挽救的损失越大（图 6-1），因此，在初步调查资料的分析之后就应制定合适的预防控制措施。

（四）深入调查以确证假设

初步调查所获得的信息比较片面，且缺乏科学的比较，有可能存在一定误差，因此，必须进一步深入收集资料进行详细研究。如查明未曾发现的病例：轻型病例、漏报病例和接触者等；进行更详尽的实验室检验等。

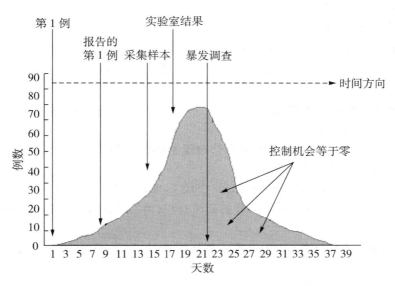

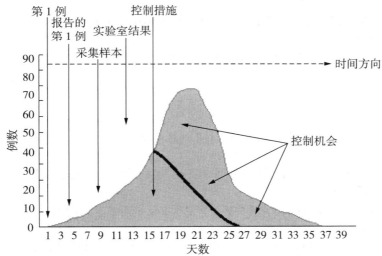

图 6-1 首例患者出现后不同时间采取控制措施所产生的控制机会比较

初步调查的分析侧重于描述性研究,故往往缺乏更有效的对照,也缺乏严格的设计和统计学显著性分析。所以,对病因及危险因素的判定存在很大偏倚,在深入调查中可以用病例对照研究和回顾性队列研究进行分析,得出更加可靠的结论。

（五）提出和采取控制措施

1）根据调查的结论提出制定相应控制措施,并可对早期的应急措施做出调整或补充。

2）采取控制措施并评价其效果。采取干预措施后,可用日发病率下降作为暴发得到逐步控制的指标。对于疾病暴发,更重要的是早期的应急性控制措施,以及针对病例的治疗和管理。在暴发调查后期的控制措施,基本是"亡羊补牢"。

要注意发病率的自然下降,这些并非控制措施的效果。发病率自然下降的因素包括流行高峰后下降,感染来源自然消除（如污染食品销售完毕）,大部分易感者已经发病或感染,或者

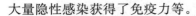

大量隐性感染获得了免疫力等。

（六）写出总结报告

1. 总结报告的意义　总结经验教训是为了防止今后类似事件的发生。以技术报告形式发表可为专业人员提供主要参考文献，以工作报告形式提交可为政府或卫生部门提供决策依据。

2. 总结报告（技术性）的格式

1）报告题目、作者及其所属单位。

2）当地背景（社会经济、历史文化和自然地理等）及流行情况（问题）简介。

3）调查方法、对象和其他资料来源。

4）调查结果，包括临床诊断依据的结果（症状学、实验室检查等）；发病分布的描述，流行曲线和暴露日期的推算，传染源或传播因素的证据；控制措施及其效果；流行病因假设的验证分析等。

5）讨论，包括可能的病因学；传染源或传播因素、污染来源、控制措施的效果；结论与建议等。

6）小结，有时可作为摘要放在报告前面。

7）致谢，尤其是要感谢调查中给予支持和合作的单位与个人。

8）主要参考文献。

9）附录，包括重要的数据表格或有关证明材料等。

（赵　岳　常文军）

主要参考文献

［1］丁一波,曹广文.水系灾害相关疫情防控工作的回顾与进展[J].中国卫生资源,2019,22(05):339－341,345.

［2］杨一风,范晨芳,曹广文.危机管理在中国公共卫生突发事件应急反应中的应用[J].第二军医大学学报,2004(03):268－271.

［3］杨一风,范晨芳,曹广文.危机管理在中国公共卫生突发事件应急反应中的应用[J].第二军医大学学报,2004,(03):96.

［4］李鹏,李莉,马龙腾,等.国内外灾难物资储备种类和布局[J].上海预防医学,2019,31(01):53－59.

［5］宋家慧,刘文斌,曹广文.登革热的流行病学特征和预防措施[J].上海预防医学,2017,29(01):17－22.

［6］陆殷昊,何懿,黄晓燕,等.舆情监测在公共卫生事件监测预警中的研究进展[J].上海预防医学,2019,31(11):881－886.

［7］曹广文.突发公共卫生事件应急反应基础建设及其应急管理[J].公共管理学报,2004,(02):68－73,96.

第七章　灾难心理救援

地震、洪灾、重大传染病疫情、战争等自然和人为突发灾难不仅严重影响人们的生命和财产安全，而且严重威胁着人们的精神和心理健康。据估计，灾难中1名受害者平均影响着周围20～30人的情绪或心理健康。可见，继灾难事件之后，解决受灾人员的心理问题成为灾难救援中必须认真对待的重要问题之一。

第一节　灾难事件和心理应激

突如其来的灾难可以给每个见证灾难的人造成异乎寻常的痛苦和心理创伤，许多灾难见证人明显地呈现出情绪、认知和行为上的异常改变，有的甚至产生意志失控、情感紊乱等心理问题。这种由各种紧张刺激引起机体产生的适应性反应，在心理学上称为心理应激。认识灾难事件和心理应激的关系及灾难事件发生后心理应激发生、发展的客观规律，对灾难相关心理疾病的预防和灾难心理援救的实施具有重要意义。

一、灾难事件是应激源

心理应激一般是由某种或几种刺激物所引起，这些刺激物既可以是物质性刺激物（如生物、物理和化学的物件），也可以是象征性刺激物（如心理、社会和文化等事件）。那些向机体提出适应和应对要求的，进而导致机体充满紧张性的生理和心理反应刺激物，医学上称为应激源（stressor）。一种刺激物能否成为应激源，除了受到该物质本身的性质和特点的影响外，还取决于当事人对该刺激物的感觉、认知评价和适应能力。例如，在灾难中丢失一个小布偶，对成年人不会构成心理应激，但对于某些儿童来说就可能形成应激源。根据应激源性质和作用时间的不同，应激源存在以下不同的分类方法。

(一) 躯体性应激源和心理社会性应激源

从应激源本身的性质来看，应激源可以被分为躯体性应激源和心理社会性应激源两类。

1. 躯体性应激源　躯体性应激源具有客观性属性，可以直接引发应激生理反应，如极端温度变化、严重环境污染等客观事件。此外，一些生理性质刺激，如低氧、低血糖、长跑、机体创伤等，也属于躯体性应激源。

2. 心理社会性应激源　心理社会性应激源具有抽象的特征，有时也称为符号性刺激物，是引发人们心理应激反应的主要刺激物，也是导致当事人心理障碍的重要因素。现实事件促发的心理冲突、挫折感、不切实际的妄想、压力和精神紧张等都属于心理社会性应激源。可见，心理社会性应激源是来自当事人大脑的紧张信息，常常是外界刺激物作用的结果。

(二) 急性应激源和慢性应激源

根据应激源作用时间长短来看，应激源也可分为急性应激源和慢性应激源两种。急性应激源往往是单一的、交替的和暴露时间有限的刺激，而慢性应激源则是交替的和时间持续较长的刺激。

(三) 布朗斯坦分类

1981年,布朗斯坦将人类常见的应激源分为以下4类。

1. 躯体性应激源　指那些作用于人体后直接产生刺激作用的刺激物,包括高温、辐射、电击、噪声、感染、疾病等作用于机体的生物、物理和化学性刺激。这类刺激物在引起生理应激反应后,事实上也间接引起了心理应激。

2. 社会性应激源　指那些要求当事人生活风格改变并能对其产生应对和适应的社会生活情境或事件。例如,社会动荡、战争、饥荒和经济危机等。

3. 文化性应激源　当某些新的生活文化情境和事件要求当事人适应和应对时就形成文化性应激源。例如,特定的语言、文字和生活方式等文化性内容会在特定地域或民族中形成,当这些人迁移到新的聚居区,某些人就会因面临生疏文化而产生应激反应。

4. 心理性应激源　指存在于当事人头脑中的不切实际的心理情境,如当事人的某种预测、工作压力、心理冲突、挫折和恐惧感等,这些心理情境也能调动当事人的应激反应。反复出现的心理性应激源是某些心理障碍的常见病因。

事实上,应激源作用于机体后,当事人可产生积极的或者消极的心理应激反应,具体情况则因人而异。例如,人们遇到危难时,有些人往往注意力集中、思维活跃,这种心理情境帮助当事人准确评定应激源的性质,并帮助当事人迅速脱离危险,这就是"急中生智",属于典型的积极应激;而有些人则表现为焦虑、紧张、认知障碍等消极的心理情境,反而削弱了当事人的应对能力,不利于个体的身体健康。

根据以上对应激源的界定,灾难事件无疑是一种强烈的应激源。这种应激源具有不可预见性、突发性、高强度等特点。几乎没有人能对灾难性体验所带来的破坏性有天然的免疫力。面对灾难,个体的心理防御全线溃败,机体内外的平衡迅速被打破,随之而产生了强烈的心理应激。

二、心理应激反应的表现

灾难事件发生后,见证灾难的人员会在灾难事件的强烈刺激下出现一系列的心理反应,主要体现在情绪、认知和行为3个层面。

(一) 情绪反应

情绪反应主要包括焦虑、恐惧、抑郁和愤怒等。灾难事件发生后需了解当事人会产生什么样的情绪反应,以及反应程度如何受到灾难本身、个体特质和社会支持等复杂因素的影响。

1. 焦虑　焦虑是最常见的心理应激反应,是当事人在预期发生危险或不良后果时所表现出的紧张和担心等情绪状态。焦虑的主要特征:①紧张和莫名的害怕;②烦躁和心神不宁;③担心和忧郁。焦虑情绪往往指向未来事物,当事人往往有危险迫在眉睫的感觉。除了主观体验,焦虑还具有运动性不安和自主神经功能紊乱等客观表现。前者表现为坐立不安、来回走动、双手震颤及头颈发紧等;后者表现为脉搏加快、血压升高、呼吸加深、出汗、四肢震颤、烦躁、坐卧不宁、腹泻或便秘、尿急尿频等交感神经亢奋症状。

适度焦虑可以提高人的警觉水平及对环境的适应和应对能力,是机体的一种保护性反应;过度焦虑则会妨碍当事人对实际情况的准确判断和正确处理,是机体的一种消极性反应。所以,灾难事件下的焦虑首先应该被视作正常反应,当当事人对大多数正常人都能轻松应付的情景产生焦虑时则属于焦虑障碍。

2. 恐惧 当人们感觉到自身安全、个人价值与生活信念受到明确威胁时就会产生高度紧张的恐惧性情绪体验。与焦虑相比,恐惧是当事人企图摆脱已经明确的特定危险的逃避情绪。灾难所造成的巨大破坏力直接影响了人们的自身安全,影响了人们对未来生活的信念和对将来生活的控制力,因此,灾难能够促发当事人严重的恐惧情绪,并伴随出现厌恶情绪、恶心呕吐和逃避等生理反应。例如,在 2003 年 SARS 暴发期间,许多在北京的民众和救援人员就产生了明显的焦虑情绪,而疑似患者则更容易产生恐惧心理。2008 年汶川地震救援期间余震不断,许多救援人员也会因为余震的危险而产生焦虑和恐惧心理。2019 年年底新型冠状病毒肺炎疫情发生,部分人员也产生了恐慌、焦虑情绪。

3. 抑郁 抑郁是一组以情绪低落为特点的情绪体验。抑郁反应具有以下 4 组特征:①悲观、悲哀、失望、无助,甚至冷漠或绝望的心境;②自信心下降、自我消极、自卑,严重者甚至自杀;③睡眠障碍、食欲缺乏、性欲减退等;④活动水平下降,回避他人,从社交和工作中退缩。

灾难事件中丧失亲人、丧失生活信念等严重的丧失感常常引起当事人的抑郁情绪。抑郁程度与当事人丧失的东西在自己内心中的意义和价值有关。例如,失去对当事人具有纪念意义的小东西比失去 1 000 元钱能产生更强烈的抑郁。

4. 愤怒 愤怒是人们在追求某一目标过程中,针对存在的障碍而产生的情绪体验。当事人往往认为:目标是值得追求的,但出现的障碍是不合理的,是存有恶意的。因此,当事人就会愤怒、气恼,甚至产生怨恨和敌意。在愤怒的情绪下,人会变得容易冲动、易激惹,不服从管理,有时甚至会打击和报复。

上述心理应激的情绪反应是当事人对环境客观刺激的最先反应,也是促发机体后续应激反应的信号。负面情绪使当事人产生痛苦体验,并影响个体的生理平衡,长此以往可导致躯体疾病。除了上述基本的情绪体验,灾难后的当事人还会衍生出绝望、无助、怀疑、否认、沮丧、麻木、孤独、自责、敏感和警觉等情绪体验。

(二) 认知反应

当人们处在灾难环境中,其警觉性往往会提高,视觉、嗅觉等感知功能会变得敏锐,注意力集中,记忆力增强,思维活跃,这些反应能增强个体适应外界环境变化的能力。但是,如果应激源刺激过分强烈,则在强烈的情绪反应作用下,人们的认知往往产生不利于自己处理问题的情况。灾难化(cata strophizing)是应激条件下常见的消极认知,即对消极事件的潜在后果进行过分描述和过分强调。灾难化直接干扰当事人的认知活动,引发强烈的负面情绪和生理唤醒,从而增加机体总的应激反应。不良的认知功能和不良情绪体验有时可形成恶性循环,表现为:不良情绪-认知功能障碍-失败和挫折增多-不良反应情绪增多-认知功能进一步下降。自我心理调整和良好的社会支持可以帮助当事人摆脱这种不良的心理困境。

心理应激条件可以造成一个人的自我评价下降,使当事人丧失进取的信心和勇气。造成当事人自我评价下降的原因:①应激导致的心理失衡能损害人的自主感和自负感;②应激常常与人生有意义事件存在威胁或丧失有联系,导致人悲伤和忧郁,从而降低了自我价值感;③应激时人们会无意识地采用自欺或歪曲现实的方式来看待灾难事件和自己的处境。

灾难发生后,当事人在认知方面主要表现为感知混乱、思维迟钝、语言混乱、注意力不集中、自控力下降、无法做决定等不良认知。

(三) 行为反应

灾难事件所造成的紧张和压力都能引发当事人的行为反应,这些行为反应是机体缓冲应激影响、摆脱心身紧张状态的行为策略。行为反应涉及面部表情、目光、手势、身体姿势等,也涉及说话的声调、节奏和语速等方面的变化。

当应激造成心理和生理唤起水平适度时,应激条件下的人可以表现为镇定自若并专注于问题的解决,这种状态有助于当事人解决目前的危机。但是,灾难发生后所造成的应激唤醒水平常常过度,当事人就会惊慌失措,身体的协调性和灵活性下降,表现为颤抖、痉挛、肌肉僵硬、动作刻板、运动性不安和活动度减少等状态,有时甚至出现木僵。

应激时,不同的个体所表现的行为方式存在差异,常见的包括以下几种。

1. 敌对与攻击　敌对是指当事人内心有攻击欲望,常常表现出不友好、谩骂、憎恨或羞辱别人的行为;而攻击是应激刺激下个体呈现出攻击的反应方式。攻击行为包括直接和转向两种,前者指向他人,而后者则指向自己。

2. 冷漠　当事人如果长期处于应激情境,对引起应激的事情无法解决,也没有适当的宣泄方式,则常常感觉到改变境遇的希望渺茫,从而强压心中的愤怒,且表面上显得非常宁静,表现为冷淡、无动于衷的态度。

3. 病态固执　巨大灾难发生时,当事人可出现某些一再重复的行为,虽然这些动作或行为毫无意义,但却无法抗拒。当事人身不由己地继续这些动作和行为,且没有适当的行动来取代,这就是病态固执。

4. 逃避与回避　逃避是指当事人已经接触到应激源后而采取的远离应激源的行为;回避是当事人预先知道应激源将要出现而在未接触应激源之前采取行动远离应激源。

5. 无助与自怜　无助是指灾难发生后,当事人在反复应对不能奏效,无法控制应激情境时产生的一种无能为力和被动挨打的行为状态,这种行为反应存在一定的抑郁成分。自怜是指当事人对自己怜悯惋惜的行为,其心理基础包含对自身焦虑和愤怒的成分。

6. 物质滥用　为了暂时摆脱灾难所造成的困境和自我烦恼,某些当事人长期饮酒、吸烟和服用某些药物等,希望通过这些行为来转换自己对应激行为的反应方式。

三、心理应激和心理应激反应的过程

(一) 心理应激的过程

心理应激是一个复杂的过程,既不断变化,又是一个失衡又平衡的整体。典型的应激过程可以分为 4 个部分,即输入、中介、反应和结果。

1. 输入部分　主要是指应激事件对个体提出各种需求的过程。灾难事件发生的过程就是应激源对个体提出需求的过程。

2. 中介部分　是个体对应激源的评价过程,涉及威胁、损害或失败评价(初级评价)和应激源应对可能性评价(高级评价)两个部分。事实上,遭受灾难应激人员是否出现精神障碍,取决于当事人对应激源的评价。正如著名哲学家 Epictetus 所说:"扰乱人精神的,与其说是事件,不如说是人对事件的判断。"

3. 反应部分　即应激源导致个体心理和生理应激反应的过程。

4. 结果部分　是指应激反应后个体的状态。强烈而持久的应激反应往往超出个体的承受范围,促使个体从正常心理生理反应向病理心理生理反应进展。

(二) 心理应激反应的过程

伴随着心理应激的过程,心理应激反应的过程也开始了。研究发现,灾难事件发生后当事

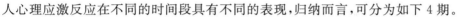

人心理应激反应在不同的时间段具有不同的表现,归纳而言,可分为如下 4 期。

1. 休克期　主要是指在灾难发生后不久,当事人出现的震惊、恐慌、不知所措和意识不清等心理反应情境。

2. 防御退缩期　主要是指当事人试图恢复心理平衡和受损的认知,但是灾难事件超出了当事人自己能应对的范围,从而使用否认、退缩和回避等行为方式来进行合理化或不适当投射。

3. 适应期　此期当事人能够积极采取各种方式接受现实,并寻求各种资源来设法解决问题,当事人自信心增加、焦虑减轻、社会功能恢复。

4. 危机后期　多数人在历经灾难事件后,心理和行为上变得较为成熟,获得积极应对的技巧;但仍有少数人存在冲动行为、焦虑、抑郁、奋力障碍等消极反应方式,并形成精神心理的病态。

第二节　急性应激障碍

急性应激障碍(acute stress disorder, ASD)又称为急性心因性反应,是以急剧、严重的精神打击作为直接原因,当事人在受刺激后立即(1 h 之内)发病,表现为具有强烈恐惧体验的精神运动性兴奋,如警觉性增高、冲动、激越等,并伴有情绪反应,行为有一定的盲目性;或者表现为精神运动性抑制,如目光呆滞、情感迟钝、不言不语、对外界刺激无反应,甚至木僵,可伴有创伤后遗症。当应激源消除后,症状往往历时短暂,可在几天至 1 周内恢复,预后良好。但是,ASD在灾难后人群中发生率较高,对社会影响较大,如处理不当,有 20％～50％的人将由 ASD 转为创伤后应激障碍(PTSD)。

1994 年,《美国精神疾病诊断与统计手册》第 4 版(DSM-IV)引入了 ASD 的诊断,指心理创伤后 1 个月内出现的急性心理反应,以区别于那些遭受急性创伤而后期可能发展为 PTSD 的人群。2001 年中国精神障碍及分类标准(CCMD-3)中以妄想、严重情感障碍为主者命名为急性应激性精神病。

一、流行病学

根据 DSM-IV 的病程标准,ASD 在创伤后 2 d 即可诊断,目前关于 ASD 流行病学研究中所用的病程诊断标准从 8 d 到 4 周不等,因此,人群 ASD 的发生率为 6％～33％。同时,ASD 的发生率也受到灾难事件类型的影响,例如龙卷风幸存者 ASD 的发病率约为 7％,工业事故幸存者发病率为 6％,暴力袭击事件幸存者为 19％～33％。此外,ASD 发病率的研究还受到研究者评估方法、采样方法和研究人群等方面的影响。2008 年汶川地震 2 周后,利用斯坦福 ASD 量表发现江油市太平镇居民安置点的 ASD 发生率为 7.18％。

二、危险因素

应激是 ASD 产生的必要条件。个体对应激的反应受到多种因素的影响,主要包括创伤前易感素质、创伤事件本身的性质和创伤后社会支持等因素的影响。灾难幸存者面临新的应激源时,有创伤暴露史、PTSD 史、精神障碍史以及倾向于体验分离症状的人群更易出现 ASD;有抑郁情绪、精神障碍史、PTSD 史、创伤暴露史、重症监护治疗经历、死亡威胁感、疼痛等与 ASD

症状的严重程度相关。低龄、既往无威胁生命的疾病、社会支持程度低、对诊断沟通的满意度低是女性 ASD 的高危因素；儿童烧伤患者中静态心率高、自我体像低、家长出现 ASD 症状，则是 ASD 的高危因素；精神疾病或酒精依赖家族史、家庭结构不稳定、性格内向的个体在创伤后患 ASD 的可能性较大。

三、发病机制

目前对 ASD 发病机制的认识主要局限在心理学层面。根据分离理论，ASD 的发生与创伤性记忆进入受损有关，表现为对紧邻创伤发生后的相关特定记忆再提取困难，且这种缺陷可以预测 6 个月后 PTSD 发生的严重程度，这种分离症状是一种病理性的认知回避，阻碍了情感的处理和从创伤中恢复。但是，也有学者认为对创伤经验的分离可以削弱创伤对情绪的影响。

ASD 人群的叙述常以支离破碎、组织性差为特点，因此，有观点认为正性记忆提取缺陷与 ASD 发生有关。但也有观点认为，ASD 患者常以回避态度来应对其记忆，这种适应不良的策略夸大了未来可能性的危险，影响了患者对社会、躯体和外在事件的认知，最终导致症状的延续和社会功能的紊乱。

四、临床表现

(一) 意识障碍

ASD 患者常常存在不同程度的意识障碍，表现为定向力障碍、注意力狭窄、自言自语、表情紧张、恐怖、语句凌乱或不连贯、动作杂乱无章，偶有躁动不安和冲动行为。患者语言理解困难，且难以进行语言交流。ASD 恢复后少数患者有遗忘现象。

(二) 精神障碍

多数患者表现为具有强烈情感体验的精神运动兴奋，主要呈现激越、叫喊、乱动、无目的漫游，有明显的不协调性，其语言内容与发病因素或个人经历有关；有时患者表现为情感暴发、四肢抽搐，类似癔症。少数 ASD 患者表现为精神运动性抑制，如行为退缩、少言寡语、情感淡漠、呆若木鸡、毫无表情、久久呆坐等，有些还伴有心动过速、出汗、皮肤潮红等神经系统症状。

五、诊断标准

(一) CCMD-3 的诊断标准

1. 症状标准　以异乎寻常的和严重的精神刺激为原因，并至少有下列一项者：①有强烈恐惧体验的精神运动性兴奋，行为有一定盲目性；② 有情感迟钝的精神运动性抑制（如反应性木僵），可有轻度意识模糊。

2. 严重标准　社会功能严重受损。

3. 病程标准　在受刺激后数分钟至数小时发病，病程短暂，一般持续数小时至 1 周，通常在 1 个月内缓解。

4. 排除标准　排除癔症、器质性精神障碍、非成瘾物质所致精神障碍及抑郁。

(二) DSM-IV 的诊断标准

美国诊断标准由美国精神病学会于 1952 年制订、2000 年修订的《诊断与统计手册：精神

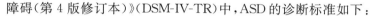

障碍(第 4 版修订本)》(DSM-IV-TR)中,ASD 的诊断标准如下:

1) 患者曾暴露于创伤性事件,存在以下 2 项:①患者亲自体验或目睹一件或几件涉及(或几乎涉及)死亡或严重损伤的事件,或者体验或目睹涉及自己或他人躯体完整性遭到威胁的事件;②患者产生强烈的害怕、失助感或恐惧反应。

2) 体验这种令人痛苦事件当时或之后,患者表现出下述分离性症状 3 项以上:①麻木、脱离或没有情感反应;②对周围的认知能力有所减低;③自发地诉说外部世界的性质发生了改变,且显得不真实,也称为现实解体;④出现人格解体,表现为自我关注增强,但感到自我的全部或部分似乎是不真实、遥远或虚假的,或者觉得身体某部变大、变小、分离、嵌合、空虚等;⑤不能回忆创伤的重要方面,呈现分离性遗忘。

3) 以下列 1 种以上方式持续地重新体验创伤事件:反复的印象、思想、梦、错觉、闪回发作,或这种体验的生动再现感,或者是回忆到创伤事件引起的痛苦和烦恼。

4) 对能引起创伤回忆的刺激(如思想、感受、谈话、活动、地点、人物)有明显的回避。

5) 明显的焦虑或警觉增高症状,表现为难以入睡、激惹、注意力不集中、警觉过高、过分的惊吓反应等。

6) 此障碍产生了临床上明显的痛苦烦恼,或在社交、职业及其他重要方面的功能缺损,或者影响了患者的事业。

7) 此障碍持续至少 2 d,最多不超过 4 周;并发生于创伤事件之后 4 周之内。

8) 此障碍并非由于某种物质(如某种滥用药物、治疗药品)或由于一般躯体情况所致,也不能归于短暂性精神障碍。

六、鉴别诊断

(一) 急性脑器质性综合征

ASD 与中毒性心理障碍、谵妄状态等疾病的临床表现相似,但后者疾病主要以丰富的幻视为多见,其意识障碍有忽明忽暗的波动特点;此外,急性脑器质性综合征往往有相应的阳性体征及脑电图、CT 等实验室检查异常。

(二) 情感障碍

情感障碍可在一定应激源作用下发生,与 ASD 相比其主要以协调性精神运动兴奋及抑制为主,很少出现意识障碍,且病程长、躁狂,通过抑郁量表的测量能够互相鉴别。

(三) 癔症

癔症患者病前自我中心强烈,富有幻想,可在一定的社会心理应激下发病,症状给人以做作感,易于反复发作。需要强调的是,癔症患者很容易受到暗示。

七、急性应激障碍对创伤后应激障碍的预测作用

诊断 ASD 的主要目的之一是预测 PTSD 的发生,但是有关灾难后 ASD 与 PTSD 关系的研究很少报道。

Brauchle 研究发现,创伤后 8 d 内的 ASD 诊断对预测 PTSD 水平有很重要的价值。Staal 等通过对台风后幸存者的调查得出结论,早期符合 ASD 诊断标准的人患 PTSD 的概率要大于没有或仅有亚临床 ASD 症状者。Harey 等对摩托车意外事故后无大脑损伤的幸存者进行研究,发现 78% 达到 ASD 诊断标准的人在 6 个月后发生了 PTSD;经 2 年随访,Harvey 发现 80% 最

初诊断为 ASD 者在 6 个月后发生 PTSD。利用 ASD 预测 PTSD 受到性别、年龄等的影响,女性围术期分离症状和 ASD 能预测 90％的 PTSD,而男性仅为 57％。烧伤后 2 周内发生 ASD 者能预测 87％的人 6 个月后发生 PTSD,而儿童患者中预测发病率仅为 6％。受到躯体袭击而发生 ASD 者可以预测 6 个月后 79％～83％的人会发生 PTSD。

ASD 诊断在一定程度上能预测灾后 PTSD 人群,但用 ASD 的核心症状即分离症状来预测 PTSD,其特异性较高但敏感性很差。有学者认为,诊断 ASD 的时间与预测 PTSD 的准确性存在关系,4 周时诊断为 ASD 的人群发展为 PTSD 的可能性为 77％,而 1 周时诊断为 ASD 的人群发展为 PTSD 的可能性仅为 32％。

八、治疗

(一) 心理治疗

对 ASD 进行干预可以有效改善随后 PTSD 的发生。心理治疗中,要与患者建立良好的医患关系,一起与患者分析发病经过,指导患者如何正确对待应激。同时,政府应给予有力的社会支持,积极调动患者的主观能动性,促进病情恢复。

认知行为疗法综合了焦虑处理训练、认知重建、暴露治疗及治疗性家庭作业等方法并采用一对一的方式提供给遭受重大灾难的个体。认知行为治疗的早期干预应在创伤后 1 周内实施,疗程 4～5 次,对患者的再体验和抑郁症状也有明显效果,用催眠法加认知行为治疗可以缓解再体验症状。

(二) 环境治疗

尽可能调整或让患者离开使其发病的环境,减少原来环境中存在的不良刺激。对患者今后的生活和工作进行指导和帮助,重新建立患者的生活规律,培养患者的工作热情,创建和谐的人际关系。

(三) 药物治疗

为了促进患者的良好睡眠,对焦虑、心烦不安者可短期应用抗焦虑药或催眠剂,常用药物有阿普唑仑、艾司唑仑、氯硝西泮等。5 -羟色胺再摄取抑制剂类新型抗抑郁药可明显改善患者的焦虑、抑郁及创伤事件所引起的闪回症状;对精神运动性兴奋、幻觉妄想为主的患者,可选择抗精神病药,剂量可依据患者的症状而定。药物治疗的原则是使用最小的有效剂量,待症状缓解后立即撤药。

第三节　创伤后应激障碍

1980 年美国精神病协会首次对创伤后应激障碍(post traumatic stress disorder, PTSD)进行了定义并确定其诊断标准。PTSD 是由异乎寻常的威胁或灾难性应激事件所导致的延迟出现和长期出现的心理障碍。心理障碍往往在患者遭受创伤后数日至数月才发生,病程可长达数年,少数患者持续多年不愈,而成为持久的精神病态。PTSD 的主要症状表现为反复重现创伤体验、控制不住地反复回想创伤经历(或反复出现创伤性内容的梦境)和持续性警觉增高,出现失眠或易惊醒;持续回避对以往创伤处境的回忆,社会功能受损。

一、流行病学

PTSD早期研究的对象为退伍军人、战俘及集中营幸存者。后来逐渐扩展到各种人为灾害和自然灾害的当事人。据《唐山地震灾区社会恢复与社会问题研究》的调查分析,估计有10%左右的严重受灾者可能有PTSD。Green等随访Buffalo Creek大坝的受害者发现,59.4%的人终身患PTSD,14年后的现患率仍高达25%。

不同创伤事件后PTSD的发病率不同。例如,大爆炸事件受害者PTSD的发生率高达78.6%,而交通事故、洪灾、火灾、地震等受害者PTSD的发生率为18.8%~38.27%。遭受不同应激强度的人其PTSD发生率也不同,例如,成年癌症患者的年龄与PTSD发生率成反比,而少儿癌症患者幸存者的PTSD发生率高于成人。

从创伤事件发生后PTSD的时间分布来看,随着时间的推移PTSD发病率逐渐下降,且相当比例PTSD患者的症状趋于稳定。例如,一项有关飓风后PTSD发病率随时间变化的研究发现,飓风后3、7、10个月儿童PTSD的发病率分别为86%、76%和69%;美国"9.11"事件后1和6个月PTSD的发病率分别为7.5%和0.6%。

研究表明,交通事故后不管受伤与否,约25%儿童会发生PTSD,而缺乏父母关爱的人更容易患病。幼年遭受躯体或性虐待的儿童,10%~55%成年后会患PTSD,50%~75%患儿的症状会延续到成年。青少年犯罪人员中PTSD的患病率是普通青少年的4倍。对海湾战争中的3 000名住院士兵调查,发现13%的人员患PTSD。Goenjian等调查了1988年美国斯巴达克地区地震后的582名受灾者,其中74%患有PTSD。

二、危险因素

创伤事件后发生PTSD与当事人的遗传因素、个性特征、既往行为、既往创伤史、既往精神、创伤性事件的性质、暴露程度和创伤事件后的社会支持等都有密切关系。有学者将PTSD发生的危险因素归纳为3组:第1组是创伤事件前的因素,主要是人口学因素和个人素质因素;第2组是围术期相关因素,包括事件本身的性质和严重程度,以及社会、文化对创伤事件的态度、即时反应、干预措施或当事人的反应倾向等方面;第3组是创伤后变量,包括事后干预、社会支持,以及事件后遭受的生活事件等方面。

1. 创伤事件　创伤事件引起当事人的应激强度越大,PTSD的发病率越高,两者呈正相关。

2. 早期症状　经历创伤事件的人在早期会出现程度不等的症状,有研究认为早期出现的ASD在某种程度上和随后发生的PTSD相关。例如,Holeva等发现交通事故产生的PTSD患者中有72%早期患ASD;车祸创伤后3个月出现PTSD的患者中有81%曾经出现过急性障碍相关症状。但是,作为ASD核心症状的分离症状却不能预示PTSD,而只有警觉性升高和创伤性体验是明确的预测指标。

3. 遗传因素　即使在低强度的应激性刺激下,具有遗传易感性的个体也更容易发生PTSD。True等对4 042对患PTSD的男性双生子进行研究,发现其中13%~34%的核心症状可由遗传因素来解释。Young等研究有战争经历的人群,发现PTSD患者中DRD2 A1等位基因的频率显著高于未患病的人群,且PTSD核心症状严重程度与A1等位基因频率显著相关。此外,有精神障碍和酒精依赖家族史者也容易在创伤事件后出现PTSD。

4. 生化指标　创伤事件发生后,个体处于应激状态,交感神经系统活跃,下丘脑-垂体-肾上腺轴负反馈抑制增强,导致机体内环境变化、免疫功能抑制和器质性疾病的发生。研究表明,创伤事件后当事人的皮质醇水平减低能够预测6个月后PTSD的发生率。低皮质醇水平有可能巩固创伤事件的记忆,且伴有强烈的主观痛苦感,可能通过影响机体整合创伤经历的能力,最终导致PTSD发生。

5. 个性特征 研究发现,性格内向和情商低与创伤事件后PTSD的发生有关。Holeva等对256位交通事故幸存者进行了艾森克人格问卷调查发现神经质倾向个体具有较高的焦虑程度,而焦虑程度与PTSD的发生相关。Hunt等调查414名研究对象,发现情商高的个体很少表现出与创伤体验相关的症状,这可能与高或低情商者采取的应对策略有关,情商高者使用监控策略,而情商低者倾向于使用迟钝策略。

6. 认知模式 当事人对创伤事件的认知评价是决定应激反应的中介和直接动因。人们遭受创伤事件后,认知会遭到强加或破坏,在急性期对灾难事件的认知重构、重组创伤记忆都能影响日后PTSD的发生。当事人对创伤事件夸大的负性评估能增加其PTSD的发生。Durlmore等对57位遭受暴力侵害的当事人进行研究,发现创伤事件发生时的认知过程(精神崩溃、精神错乱)、创伤事件后果的评估(症状、对他人的负性反应)、对外界和自己的负性信念及对适应不良所采取的控制措施可作为PTSD的预测因素。

7. 社会支持 创伤事件发生后当事人得到的社会支持足够,发生PTSD的概率就小,反之则高。汪向东等比较张北地区地震后3个月的人群,发现距震中远但没得到社会支持的人群比处于震中但得到社会支持的人群发生PTSD的危险性增大。伍志刚等研究发现洪灾后家庭和社会支持满意度高的人群,发生PTSD的比例小。

8. 其他因素 成长期的不良经历可造成当事人情感和认知上的伤害、家庭不稳定、遭受到其他负性事件的情况、创伤事件中财产的损失度和受教育程度等都会影响PTSD的发生。

三、临床表现

PTSD患者,其症状表现不尽相同,大致可以分成以下3种。

1. 过度觉醒 或称警觉,是指患者在受到创伤之后或者事件来临之前,对不安恐慌状态保持持续的警觉。细微或意想不到的刺激都会引起患者巨大的反应,焦躁不安,多虑,恍惚,甚至对死亡的恐惧随之剧增。处在这种过度觉醒状态中,患者会出现失眠,睡眠质量差,轻微的声音都能使患者从睡眠中惊醒。这种病症被认为主要是由于交感神经系统过度活跃造成的。通常人在受到惊吓,处在危险之中或者感受到压力的时候,交感神经系统会自动活跃起来以应对外部冲击,等危险消除、压力减小之后交感神经系统也会自然地恢复到平静状态。可是PTSD患者由于身心受到过度惊吓,交感神经系统无法恢复到原有状态而继续保持活跃,呈现出过度觉醒状态。这种状态的延续会导致患者神经过敏,可能对周围的人表现出攻击行为,时有容易暴怒的情形发生。过度觉醒是PTSD患者最为常见的症状。

2. 创伤后记忆的反复重现 即"闪回"。尽管引起创伤的事件可能只有一瞬,但记忆重现使得这种感觉一直持续,历历在目。这种症状用俗语说就是"一朝被蛇咬,十年怕井绳"。韩国大邱地铁爆炸案的生还者至今还不能安心地搭乘地铁,也是因为灾难瞬间的记忆重现。记忆重现在清醒的状态下会以影像的形式在脑中重放,睡眠中则以噩梦的形式反复出现。比如在下雨天被侵犯或强奸的受害者,在雨天听到下雨的声音就会联想到被折磨的记忆,甚至看到与施暴者穿着近似的人,也会引起内心的恐惧。与事件发生相似的地理环境等也会引起同样的恐惧。创伤记忆重现诱发患者情绪上的痛苦,使其反复处于恐惧、无力和愤怒之中,备受煎熬。

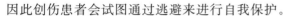

因此创伤患者会试图通过逃避来进行自我保护。

3. 持续性回避（如逃避和麻木） 在受到超过承受范围的创伤时，无能为力地陷于焦虑状态的人在实际中往往放弃抵抗，继而选择改变意识状态以达到自我防御的效果。高压之下的人会像被冷冻一样，进入恍惚的呆滞状态，并在呆滞状态中丧失现实感变得麻木，甚至时间感也随之丧失。现实变得如茫然的梦境，实际的创伤好似与己无关。有时创伤患者会进入另一种分裂状态，好像自己的意识能脱离肉体，感觉能从外部观察自己，进入失去疼痛、惊慌、忧虑等感觉的状态。分裂后的意识失去对创伤事件的感觉，只是麻木地观察创伤事件的发生。有时创伤患者甚至会忘记关于创伤事件的记忆，这就不是简单的记忆钝化，而是记忆缺失，这种症状和医学上说的分裂现象有千丝万缕的联系。

分裂被认为是一种意识分离状态，即人关于创伤的记忆被隔离出本体成为另外一部分，或被完全压抑在无意识中，无法被意识所察觉。人在受到无法承受的痛苦、焦虑和无能为力时，会启动自我保护。分裂被认为是自我保护行为中最强的一种防御机制，在自我意识完全失去或毁损之前，这种机制自动将意识变形以减弱周边刺激的影响。从某些层面上讲，这又被称为应激性防御机制。这种防御机制的不利影响在于，意识变形会在创伤威胁消失之后持续很长时间。创伤患者为了感受不到与创伤相关的情绪，同时失去了与创伤事件相关的记忆，这可能引起患者诸多方面的限制，生活继而变得被动。患者可能由此放弃自我主导的积极生活，同时放弃生活计划或是对生命意义的追求，只维持最基本的生活状态，严重者心如死灰，如同无欲无情的行尸走肉。这种逃避行为通常出现在创伤事件发生后的一段时间内。

以上就是 PTSD 的典型症状，病症往往体现为极端兴奋状态（过度觉醒、记忆重现）或极端抑制状态（逃避和麻木），并周期性发生。这样两种相反的病症状态可能持续几年时间，其间或许有些许变化，但很难完全消失。如果病症状态长时间无法通过自我调节得到改善，会使患者被绝望感（helplessness）支配，继而引发抑郁症、酒精中毒、药物中毒、暴饮暴食等问题，甚至出现自杀或者社交功能丧失等严重状况。

四、诊断标准

PTSD 的早期筛查可选用一些评估量表，下面为我国及美国的 PTSD 诊断标准。

(一) 中国精神障碍分类及诊断标准(CCMD‐3)

1. 症状标准 ①遭受对每个人来说都是异乎寻常的创伤性事件或处境；②反复重现创伤性体验，并且有下列 1 项者：不由自主地回想被打击的经历、反复出现有创伤性内容的噩梦、反复发生错觉和幻觉、反复触景生情的精神痛苦且伴有心悸、出汗和面色苍白等生理反应；③持续的警觉性增高，至少有下列 1 项：入睡困难或睡眠不深、易激惹、集中注意困难、过分地担惊受怕；④对与刺激相关的情境进行回避，至少有下列 2 项：极力不想与创伤事件有关的人与事、避免接触引起痛苦回忆的地方或活动、不愿与人交往和对亲人变得冷淡、兴趣爱好范围变窄（但与创伤经历无关的活动仍有兴趣）、选择性遗忘、对未来失去希望和信心。

2. 严重标准 社会功能受损。

3. 病程标准 精神障碍延迟发生，即在遭受创伤后数日至数月后出现（延迟半年以上者罕见），符合症状标准至少已 3 个月。

4. 排除标准 排除情感性精神障碍、其他应激障碍、神经症及躯体形式障碍等。

(二) 美国精神病协会的 DSM-IV 诊断标准

1）患者曾暴露于创伤性事件，并且有以下 2 项：①患者亲自体验、目睹或遭遇一件或数件涉及死亡或严重的损伤,或涉及自己和或他人躯体完整性遭到威胁的事件;②患者有强烈的害怕、失助或恐惧反应,儿童则表现为紊乱或激越行为。

2) 以下列 1 种以上方式重新体验这种创伤:①反复闯入性痛苦地回忆创伤事件,包括印象、思维或知觉,幼儿则反复表达创伤主题或一些有关游戏;②反复而痛苦地梦及此事,儿童则可能是做令人可怕的梦而讲不清内容;③有创伤事件正在重现的动作或感受,包括体验、错觉、幻觉及分离性闪回发作时的感觉,也可发生在清醒及酒醉时(幼儿可出现特殊创伤感受的再现);④暴露于与创伤事件相关的象征的内心或外界迹象时,会出现强烈的心理痛苦和烦恼;⑤暴露于与创伤事件相关的象征的内心或外界迹象时,出现生理反应。

3) 持久性回避对创伤事件伴有的刺激,而对一般事物的反应显得麻木,出现下列 3 项以上:①努力避免与创伤事件相关的思想、感受或谈话;②努力避免促使回忆起此创伤的活动、地点或人物;③不能回忆此创伤的重要方面;④明显地减少或没有兴趣参加有意义的活动;⑤有脱离他人或觉得他人很陌生的感觉;⑥情感范围有所限制(如不能表示爱恋);⑦对未来没有远大设想。

4) 警觉性增高症状,出现下列 2 项以上:①难以入睡或睡得不深;②激惹或易发怒;③难以集中注意;④警觉过高;⑤过分的惊吓反应。

5) 病期>1 个月。

6) 此障碍产生了临床上明显的痛苦和烦恼,或在社交、职业或者其他方面有功能缺损。

五、主要分类

(一) 根据症状发生的时间进行分类

(1) 急性 PTSD:指症状立即发生,持续<3 个月。

(2) 慢性 PTSD:指症状持续 3 个月或更长。

(3) 延迟发生 PTSD:指在创伤性事件后至少 6 个月之后出现症状。很多在童年受到虐待,特别是性虐待的人直到青春期或成年之后才发病。

(二) 根据创伤事件发生的时间及其症状的严重性进行分类

1. Ⅰ型创伤 创伤事件发生在成年后,且为孤立创伤事件,如发生在成年之后的交通事故、自然灾难、遭遇性暴力或虐待等。临床表现出的症状主要为:①闪回,即创伤事件的记忆和体验反复顽固地侵入头脑;②回避,即对可能引发对创伤事件记忆和体验的场所、物体和人物采取强烈的回避态度;③过度唤醒,即对周围的信息刺激产生过度的警觉反应,如惊叫、强烈的惊恐发作等。

2. Ⅱ型创伤 创伤事件发生在童年期,且为多发或持续创伤事件,例如童年时遭遇身体的虐待、性虐待、情感剥夺及战争经历等。该类创伤的临床症状较为复杂,但不伴有人格的扭曲和障碍。Ⅱ型创伤除了具有Ⅰ型创伤所有的症状之外,还伴有:①情感紊乱,即强度很大的情绪波动、自我情绪调节能力减弱、有自伤行为、自杀倾向或不安全的冒险冲动行为,对未来失去希望、丧失信念和价值感。②人际关系紊乱,即无法信任他人、容易再次遭受创伤、自我关心不足、感到永远地被毁坏了、有负罪感或感到羞耻、感到被孤立和隔绝。③躯体化和分离症状,即生理上出现各种症状,如各种部位的疼痛、麻痹或失控;疑病型恐惧,如总觉得自己得了不治之症;记忆缺失,不能回忆创伤的完整过程。

3. Ⅲ型创伤 与Ⅱ型创伤基本相同,并进一步伴有人格障碍,如人格分裂、多重人格及边缘型人格障碍。

六、鉴别诊断

1. 抑郁症 有悲伤体验、情绪淡化等表现。与抑郁的不同之处是,抑郁症的抑郁心境涉及广泛,包括若干兴趣、日常喜好、个人前途等方面,且无固定应激事件,常伴有消极、自卑或自杀企图及行为,症状有晨轻夜重的特点。

2. 焦虑性神经症 焦虑性神经症患者对于自身的健康往往过于忧虑,躯体主诉较多,甚至有疑病倾向,无明显的心理创伤发病因素。

七、治疗

关于 PTSD 的心理救助,当前还没有一个比较行之有效的方法,一般来说对于比较严重的 PTSD 患者主要应用抗抑郁药物进行治疗,而相对较轻的患者可以应用认知行为疗法治疗。

(一) 认知行为疗法

1. 暴露疗法

(1) 系统脱敏:系统脱敏技术是使用放松训练,通过对由低至高不同等级的恐惧刺激进行想象暴露的方式,对恐惧刺激进行脱敏。

(2) 延长暴露和视觉暴露治疗:延长暴露和视觉暴露治疗是暴露治疗的扩展,其方法是让个体直接暴露于所害怕的线索或者创伤性记忆中,要求患者直接面对其所害怕的情境或想象其处于所害怕的情景中,并坚持相当长时间。一些对照研究表明,延长暴露和视觉暴露治疗 PTSD 效果是可靠的。

2. 眼动脱敏和再加工 首先为治疗过程设立测量评定量表,包括主观干扰程度量表(subjective unit of disturbance seale,SUDS)和有效认知量表(validity of cognition seale,VOC)。随后让患者集中精力于伤害事件的想象或记忆(包括有关的情感和认知),同时治疗者在患者视野内晃动手指并让患者用眼睛追踪这个手指,在每次想象告一段落后,患者指出他们的 SUDS 水平和他们在积极认知中的信念程度。关于眼动脱敏和再加工方法的研究很多,但意见未达成一致,许多研究不能证实眼动脱敏和再加工治疗的有效性。有一些研究发现用眼动脱敏和再加工治疗患者的症状得到了改善,但由于研究方法上的缺陷,使大多数结果不可信。

3. 焦虑管理法 焦虑管理法认为病理性焦虑源于应付技能缺乏。该方法为患者提供对付焦虑的技术,包括:放松训练,积极的自我陈述,呼吸训练,生物反馈,社会技能训练。焦虑管理法旨在当焦虑发生时为患者提供应付焦虑的方法。最常用的焦虑管理法是应激预防训练。这种方法把一些教育性和技能性方法结合起来,诸如放松、思维阻断法、改变认知的自我对话等。国外对焦虑管理法的研究目前限于性攻击受害者,并有肯定的疗效。

4. 认知重建法 认知重建法注重对患者的思维、推理和信念,以及在认知中包含的态度等进行矫正。尽管各种认知重建法都关心患者的认知,不同的认知治疗学派在治疗技术上各有差异。例如,Ellis 的合理情绪疗法认为患者的情绪障碍和不适应行为是由于存在不合理信念造成的,所以在治疗时通过与不合理信念辩论来重建信念系统,以改变症状。Beck 的认知疗法通过矫正患者歪曲的思维模式来进行认知重建。认知重建法被治疗者广泛接受与采纳,是一种可靠的治疗方法,特别对于 PTSD 的特殊人群具有很好的疗效。

(二) 药物治疗

目前用于 PTSD 治疗的药物较多,有苯二氮䓬类抗焦虑药、抗抑郁药、非典型抗精神病药和抗惊厥药等。早期以三环类抗抑郁药、苯二氮䓬类等为主,近年来被不良反应较少的选择性5-羟色胺再摄取抑制剂类取代。

1. 抗抑郁药 三环类抗抑郁药、单胺氧化酶抑制剂、选择性5-羟色胺再摄取抑制剂等对PTSD均有不同程度的疗效。其中5-羟色胺再摄取抑制剂类药物(如帕罗西汀、氟西汀、舍曲林等)的疗效和安全性更好,还能提高患者的生活质量,改善睡眠。舍曲林是第一个由FDA批准的治疗PTSD和其导致的慢性疾病状态的药物。5-羟色胺再摄取抑制剂不仅对PTSD症状有明显改善作用,且可维持疗效,预防复发。并且不仅能改善PTSD症状影响的总体功能,而且对PTSD的共患疾病和相关症状也有治疗作用。5-羟色胺再摄取抑制剂的疗效通常比其他抗抑郁药肯定,但胃肠道和性方面的不良作用限制了它们的应用。

2. 苯二氮䓬类抗焦虑药 苯二氮䓬类药物(benzodiazepines,BZ)因疗效好,见效快,问世后迅速取代巴比妥类药物成为抗焦虑的首选药物。BZ能降低警觉程度、抑制记忆的再现过程而用于PTSD的治疗。BZ长期应用易导致成瘾,在停药时出现反跳或戒断症状,对老年患者可导致认知功能损害,增加跌倒、骨折的危险,不宜作为首选药物。新型非BZ抗焦虑药(如丁螺环酮等)能改善PTSD患者的核心症状、认知障碍,不损害精神运动功能,也不导致过度镇静、肌肉松弛和停药综合征。但有眩晕、头痛、恶心等不良反应,其半衰期较短,要求每天规律服药,会影响服药依从性。

3. 抗惊厥药 PTSD患者中有睡眠障碍者通常对抗抑郁药物反应不良,新型抗惊厥药物可用来加速睡眠,治疗后大部分患者睡眠持续时间有中度或以上改善,噩梦频率明显降低。

4. 非典型抗精神病药 有一部分PTSD患者存在闯入性的、类似精神病的症状,故具有5-羟色胺功能特性的抗精神病药物也可使用。尽管这类药物不作为PTSD治疗的首选药物,但可控制行为紊乱症状、情感爆发及自伤等。

5. 甲状腺素 作为5-羟色胺再摄取抑制剂类药物治疗的增强剂,在治疗有抑郁症状的PTSD患者时有更好的疗效。

(三) 注意事项

药物治疗是PTSD主要治疗手段之一。应激早期应用BZ可预防PTSD的发生,但长期应用易导致依赖,停药出现戒断反应,还损害认知功能,不宜首选。5-羟色胺再摄取抑制剂抗抑郁药疗效和安全性好,不良反应轻。被推荐为一线用药。其他新型抗抑郁药和非BZ抗焦虑药疗效较好,不良反应轻,是治疗PTSD较有前途的药物。三环类抗抑郁药和单胺氧化酶抑制剂虽疗效肯定,但不良反应较多,应用要谨慎。由于各种药物的作用机制不同,一种治疗无效可选用其他药物治疗,并给予合适的疗程和剂量。

应注意一种药物治疗无效的患者,可能对另一种药物有效。因为不同的药物作用机制不尽相同,所适应的症状也不同。PTSD对药物治疗起效相对较慢,治疗2周无效,不能说明该药物无效,4周时只有50%有效,8周或更长的疗程才更能体现药物的真正疗效,甚至更长的疗程才能获得最佳疗效。如果一种药物有显著疗效,应至少维持12个月以上,直到痊愈。当治疗的不良反应已较严重时,应考虑停用。饭后服药可减少不良反应。

第四节　灾难事件的心理救援

每当灾难事件发生后,政府或有关机构立即组织心理治疗和咨询人员前往灾区进行心理

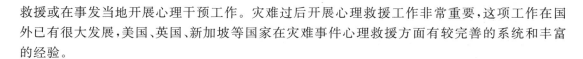

救援或在事发当地开展心理干预工作。灾难过后开展心理救援工作非常重要,这项工作在国外已有很大发展,美国、英国、新加坡等国家在灾难事件心理救援方面有较完善的系统和丰富的经验。

一、心理救援前的准备

了解灾区的基本情况,包括道路、天气和受灾情况、目前政府救援计划和实施情况等,在此基础上进一步确定如下内容。

1）确定干预地点。

2）确定干预对象及其分布和数量。

3）制定救援工作的实施方案。

4）编制、印刷心理危机干预评估工具和相关宣传资料。

5）根据所要干预的社区、医院、受伤人员、死难者家属等的分布和安置情况,制定具体的干预流程和路线。

6）准备心理救援人员的食宿、自用物品及常用药品。

二、行动计划的制订

(一) 心理救援的目的

目的包括:积极预防、及时控制和减缓灾难的影响;促进灾后心理健康重建;维护社会稳定,保障公众心理健康。

(二) 心理救援的原则

1）及时调整心理救援的重点,配合整个救灾工作的进行。

2）以社会稳定为前提,不给整体救援工作增加负担,减少次生伤害。

3）综合应用干预技术,个体化提供帮助。

4）保护被干预者的隐私。

5）心理危机干预是医疗救援的一部分,心理救援并非万能。

(三) 心理救援的方法

评估、干预、教育、宣传相结合,提供灾难心理救援服务;尽量进行灾难社会心理监测和预报,为救援组织者提供处理紧急群体心理事件的预警及解决方法;促进形成灾后社区心理社会干预支持网络。

(四) 确定目标人群及数量

以地震为例,灾难后需进行心理救援的人群大致分为5级:第1级人群,为直接卷入本次灾难的人员、死难者家属及伤员;第2级人群,为与第1级人群有密切联系的个人和家属,他们可能有严重的悲哀和内疚反应,需要缓解其继发的应激反应,如消防人员、武警官兵、120救护人员等现场救护人员和灾难幸存者,这些人为高危人群,是干预工作的重点;第3级人群,是从事救援或搜寻的非现场工作人员,以及帮助灾难后重建或康复工作的人员或志愿者;第4级人群,是受灾地区以外的社区成员,主要是向受灾者提供物资与援助,对灾难的救援可能负有一定责任的组织;第5级人群,是在邻近灾难场景时心理失控的个体,易感性高,可能表现出心理病态的征象。

(五) 时间表

根据目标人群和干预队成员人数,排出工作日程表。

(六) 确定干预技术

干预技术可归纳为 ABC 法:A. 心理急救,稳定情绪;B. 行为调整,放松训练,晤谈技术;C. 认知调整,晤谈技术+眼动脱敏信息再加工技术。具体实施步骤为:①取得受灾人员的信任,建立良好的沟通关系;②提供疏泄机会,鼓励他们将内心情感表达出来;③为受灾者提供心理知识的宣教,使他们理解目前的处境,建立自信,提高对生理和心理应激的应对能力;④根据不同个体的创伤反应采取不同的心理干预方法;⑤除上述常规心理干预技术外,可引入规范的程式化心理干预方法,如眼动脱敏信息再加工技术;⑥调动和发挥社会支持系统的作用,鼓励他们多与家人、亲友、同事接触和联系,减少孤独和隔离。

(七) 干预技术要点

1. 心理急救

(1) 接触和参与:以倾听与理解的心态应答幸存者,或者以非强迫性的、富于同情心的、助人为乐的方式开始与幸存者接触。

(2) 安全确认:增进当前的和今后的安全感,提供实际的和情绪的放松。

(3) 稳定情绪:使在情绪上被压垮或定向力失调的幸存者得到心理平静和恢复定向。可使用愤怒处理技术和哀伤干预技术。

(4) 释疑解惑:识别出立即需要给予关切和解释的问题,立即给予可能的解释和确认。

(5) 实际协助:提供实际的帮助给幸存者,比如询问目前实际生活中还有什么困难,协助幸存者调整和接受因地震改变了的生活环境及状态,以处理现实的需要和关切。

(6) 联系支持:帮助幸存者与主要的支持者或其他的支持来源,包括家庭成员、朋友、社区的帮助资源等建立短暂的或长期的联系。

(7) 提供信息:关于应激反应的信息、正确应对以减少苦恼和促进适应性功能的信息。

(8) 联系其他服务部门:帮助幸存者联系目前需要的或即将需要的并可获得的服务。

2. 心理晤谈 通过系统的交谈来减轻压力,个别或者集体进行,自愿参加。

(1) 心理晤谈的目标:公开讨论内心感受;支持和安慰;资源动员;帮助当事人在心理上(认知上和感情上)消化创伤体验。集体晤谈时限:灾难发生后 24~48 h 是理想的帮助时间,6 周后效果甚微。正规集体晤谈通常由合格的精神卫生专业人员指导,事件发生后 24~48 h 实施,指导者必须对小组帮助有广泛了解,必须对应激反应综合征有广泛了解,在事件发生后 24 小时内不进行集体晤谈。事件中涉及的所有人员都必须参加集体晤谈。

(2) 晤谈过程:正规分 6 期,非常场合操作时可以把第 2 期、第 3 期和第 4 期合并进行。

第 1 期(介绍期):指导者进行自我介绍,介绍集体晤谈的规则,仔细解释保密问题。

第 2 期(事实期):请参加者描述灾难事件发生过程中他们自己及事件本身的实际情况;询问参加者在这些严重事件过程中的所在、所闻、所见、所嗅和所为;每一个参加者都必须发言,最终使参加者感到整个事件由此而真相大白。

第 3 期(感受期):询问有关感受的问题,如"事件发生时您有何感受?""您目前有何感受?""以前您有过类似感受吗?"

第 4 期(症状期):请参加者描述自己的应激反应症状,如失眠、食欲缺乏、注意力不集中、记忆力下降、决策和解决问题的能力减退、易发脾气、易受惊吓等;询问地震事件过程中参加者

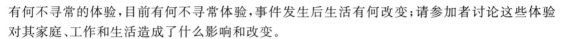

有何不寻常的体验,目前有何不寻常体验,事件发生后生活有何改变;请参加者讨论这些体验对其家庭、工作和生活造成了什么影响和改变。

第5期(辅导期):介绍正常的反应;提供准确的信息,讲解事件和应激反应模式;应激反应的常态化;强调适应能力;讨论积极的适应与应对方式;提供有关进一步服务的信息;提醒可能的并存问题(如饮酒);给出减轻应激的策略;自我识别症状。

第6期(恢复期):拾遗收尾;总结晤谈过程;回答问题;讨论行动计划;重申共同反应;强调小组成员的相互支持;可利用的资源;主持人总结。

整个过程需2h左右完成。严重事件后数周或数月内进行随访。

(3)晤谈注意事项:那些处于抑郁状态或以消极方式看待晤谈的人可能对其他参加者产生负面影响;有时文化仪式可以替代晤谈;对于急性悲伤的人,如家中亲人去世者,不适宜参加集体晤谈。因为受到高度创伤者可能为同一会谈中的其他人带来更具灾难性的创伤;WHO不支持只在受害者中单次实施;受害者晤谈结束后,干预团队要组织队员进行团队晤谈,缓解干预人员的压力;不要强迫叙述灾难细节。

3. 松弛技术　除那些分离反应明显者,教会所有被干预者1种放松技术:呼吸放松、肌肉放松或想象放松。

三、心理危机干预过程

(一) 专家组应迅速给政府部门提出建议

1)若医院伤员及家属过于集中,会给救援工作和善后处理带来隐患,应尽量将其分散救治。

2)对死者家属的安置要尽可能分散,持续有人陪伴;防止他们在一起出现情绪爆发,造成善后处理被动。

3)对死伤者及其家属的信息通报要公开、透明、真实、及时,以免引起激动情绪,给救援工作带来继发性困难。

4)对伤员及家属进行心理救援的同时,政府各部门要对参与救援人员的心理应激加以重视,组织他们参加由工作组提供的集体心理辅导。

5)动员社会力量参与,利用媒体资源向受灾民众宣传心理危机和精神健康知识,宣传应对灾难的有效方法,动员当地政府人员、援救人员、医务人员、社区工作者或志愿者接受工作组的培训,让他们参与心理援助活动。

6)定期发布信息,将救援工作的进展情况让公众了解,回答记者的问题尽可能精确和完整,尽可能保证属实;如果没有信息或信息不可靠,也要如实回答;积极主动,引导舆论导向。

7)建议指挥部能够进一步协调各部门关系,以便心理危机干预工作的顺利进行。

建议提出后,应尽量和当地政府沟通,以取得重视并采纳,并采取强有力的措施抓落实。

(二) 工作流程

1)联系救援指挥部、医院,确定灾难伤员住院分布情况,以及进入现场救援的医护人员情况。

2)拟定心理危机干预培训内容、宣传手册、心理危机评估工具,并紧急印刷。

3)紧急调用当地精神卫生中心的人员和设备,召集所有人员举行技术培训以便统一思想和技术路线,内容包括心理危机干预技术、流程、评估方法等。

4）分组到各家医院、社区，访谈灾难伤员、相关医护人员，发放心理危机干预知识宣传资料。

5）应用评估工具，对访谈人员逐个进行心理筛查，重点人群评估、危机动力分析；根据评估结果，对有心理应激反应的人员当场进行初步的心理干预。

6）对每一个筛选出有急性心理应激反应的人员进行随访，强化心理干预和必要的心理治疗，治疗结束后再次进行心理评估。

7）对社区干部、医院医护人员进行集体讲座、个体辅导、集体晤谈等干预处理。

8）每天晚上工作组人员召开会议，总结当天工作，对工作方案进行调整，并部署下一步的工作。对干预人员开展督导。

第五节　儿童、青少年精神创伤与心理救援

地震、海啸、火灾等灾害事件发生时，受灾儿童、青少年亲眼看见意外事件的发生，受到惊吓，可能造成心理上的创伤及后遗症，进而影响其今后的日常行为及心理成长，这种情况即属于儿童、青少年精神创伤。许多儿童、青少年表现出胆小、黏人、易受惊吓；一些孩子对以前爱好的事物丧失兴趣、容易分心、不听话、爱发脾气、爱哭；晚上做噩梦、睡不着、尿床。有些孩子的上述症状可能在创伤后一段时间出现。

儿童、青少年属于特殊年龄段人群，不仅其创伤后心理反应与成人不同，其救援策略和实施方法也与成人有所不同，只有正确认识儿童、青少年的发病特点，采取正确的救援策略和科学心理治疗方法，才能有效展开儿童、青少年的心理救援工作，消除和最大限度减少创伤事件对儿童、青少年的心理伤害。

一、儿童、青少年的精神创伤

(一) 灾难后儿童、青少年精神创伤的反应特征

儿童、青少年的精神创伤体验及反应呈多样性，创伤事件作用后可出现身体症状、负疚感、无力感及行为退化等反应。不同心理创伤反应特征的形成，除了创伤事件本身的性质等可明显影响儿童、青少年的反应特征外，不同的年龄层次也具有明显不同的反应状况，体现为如下特征。

1. 学龄前儿童(1～5 岁)　该年龄段的儿童一般没有处理紧急压力的思考和语言表达能力，当他们所具有的安全感被灾难破坏后，身心变得异常脆弱，非常期望亲人来安慰和帮助他们。

灾难事件后其主要创伤反应特征包括：吮吸或咬手指头、食欲减退或亢进、畏惧黑暗或动物、黏住父母、害怕夜晚、尿床、大小便失禁或便秘、说话困难等。

2. 学龄儿童(6～10 岁)　该年龄段儿童在创伤事件后的典型反应是出现退化行为，丧失感是该年龄段人员救援中最棘手的问题。

灾难事件后其主要创伤反应特征包括：易怒、黏人、莫名哭闹、出现攻击行为、与他人竞争父母的注意力、畏惧夜晚、常做噩梦、逃避上学、退缩等。

3. 前青春期(11～14 岁)　逆反、不听话是该年龄段孩子的明显特征，此外，他们还经常伴有焦虑、紧张及罪恶感等情绪。

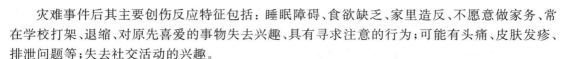

灾难事件后其主要创伤反应特征包括：睡眠障碍、食欲缺乏、家里造反、不愿意做家务、常在学校打架、退缩、对原先喜爱的事物失去兴趣、具有寻求注意的行为；可能有头痛、皮肤发疹、排泄问题等；失去社交活动的兴趣。

4. 青春期(14～18 岁) 青春期青少年的性格特点是其活动与兴趣集中在同龄伙伴身上，特别容易因与同伴的关系瓦解及失去亲人等变故而悲伤、难过，并导致今后的人格变异。

灾难事件后其主要创伤反应特征包括：头痛、紧张感、食欲缺乏、睡眠障碍、女生可出现月经失调、无医学根据地担心自己有病；烦躁、正常活动减少、情感淡漠、可出现不负责或违法行为、对异性伙伴兴趣降低、逆反心理减少。

(二) 儿童、青少年精神创伤的共同特征

儿童、青少年的精神创伤经常伴随着强烈的恐怖体验，下述 3 种症状是临床诊断中可以观察到的共同特征。

1. 闪回、侵入 即对不良体验的反复回想，造成持续的刺激，导致自我精神崩溃，主要表现为过度敏感、不安或焦虑、兴奋、讲话莫名其妙、做噩梦，行为举止像另外一个人。

2. 回避、退化 对现实生活反应迟钝，情感和智力活动麻痹，主要表现为表情呆滞、缄默无语、活动能力减低、注意力不集中、学习成绩差和对生活缺乏信心等。

3. 惊觉、紧张 表现为惊恐过度、反应过敏、睡眠困难、莫名焦虑等。

此外，地震等灾难中，孩子失去亲人是较普遍的创伤，大多数儿童、青少年会出现下述反应：不相信亲人已经永远离开；身体不适；感觉自己被抛弃，对过世的亲人感到生气；对亲人的死亡自责；模仿过世亲人的行为或特征；变得容易紧张；担心以后没有人照顾自己；一反常态，表现为特别乖或特别不乖。

二、开展心理救援

(一) 获取基本信息

在对儿童、青少年实施心理救援之前，首先应当了解他们的生活状况和理解他们当前的精神世界。为此，救援者要收集以下信息。

1) 了解受灾儿童目前的生活环境、家庭关系、经济状况，以及能够获得的社会支持；灾难事件中，孩子亲人的死亡情况。

2) 了解受灾儿童的生活发育史和精神创伤史。对于曾经多次受到创伤的儿童则在救援时要特别注意。

3) 了解孩子的性格如何？行为表现和内心感受是否一致？孩子的语言表达如何？目前的行为和情绪表现如何？观察有没有焦虑不安、注意力难以集中等问题。

4) 孩子目前有没有进行过心理评估和诊断？因为重复实施心理诊断和干预有时会伤害孩子的心灵。

5) 观察孩子有无精神错乱及异常行为，考虑是否需要尽快送至专业机构由专家诊断和治疗。

(二) 采取心理救援措施

在了解基本信息后，对儿童、青少年最初的心理救援可采取如下策略。

1) 在灾难刚刚发生后，不要让儿童、青少年离开，这样可以保护他们的身体安全和心理安全。

2) 尽量给予儿童安全的感觉,用语言安慰他们,运用身体接触,比如拥抱等让他们安静下来。

3) 儿童经常会用游戏、语言、文字等方式来表达他们的不舒服感觉,救援人员要耐心倾听;鼓励他们表达他们的害怕、痛苦和哀伤。

4) 鼓励年龄小的孩子与别的孩子玩。对于年龄较大的孩子,可让其参与一些与灾后重建相关的事务,使他们有为重建家园而共同努力的感觉。

(三) 心理辅导

灾难创伤后,面对儿童、青少年可能出现的身心症状,安抚其情绪和进行辅导是教师的一项重要任务。灾区的教师在教学过程中要学会扮演心理辅导员的角色,掌握灾难心理救援相关知识,针对学生可能出现的心理伤害在第一时间做出辅导。但是,针对不同年龄段儿童,教师应该采用不同的心理辅导和教育方法。

1. 学龄前儿童 灾区的教师可以就地取材,提供给孩子足够的玩具、道具,鼓励他们以玩耍的方式化解在灾难中的观察和体验;多与孩子进行身体接触和拥抱,或提供相互触碰的团体游戏;可以让孩子集体在一张大的墙报纸面上通过绘画尽情表达自己的感受,之后再与大家分享;孩子的食欲可能受到灾难的影响,故应以多餐少食的方式满足其生理上的需求;告知家长,给孩子安排一些睡前活动;可以建立流动儿童图书馆,并播放有趣的卡通片。

2. 小学阶段的儿童 小学阶段的儿童能够表达他们的经历和感受,但没有能力进行具体和完整的陈述;即使失去心爱的宠物等物品,他们也会难过,甚至产生心理问题,教师必须给予重视。对该阶段儿童可以给予以下辅导活动。

1) 对于低年级学生,可以准备足够的玩具,特别是布偶,并鼓励他们通过玩耍的方式化解灾难体验。

2) 给孩子们一个主题,并准备一面贴好墙报纸的墙,让他们绘画,之后再用团体讨论方式陈述个人的感受,从而进行相互的情感支持与激励。

3) 鼓励学生编故事,亦可用绘画或接龙的方式提高他们的兴趣。

4) 以脑力激荡方式对灾难后儿童的身心症状进行调适,教师整理后给予回馈;或者以脑力激荡方式鼓励学生进行教室内及家中的灾难预防演练。

3. 初高中阶段的青少年 初高中阶段的青少年能充分表达其经验和反应,处于同伴认同阶段,非常关心别人的看法;此外,他们也认为自己是小大人了,思想上倾向于自己已经具备了一定独立性。根据这些特点,可以安排下述辅导活动。

1) 同学间进行团体讨论,让学生有机会抒发他们感受到的强烈情绪,教师在此过程中应当不断强调他们所感受到的强烈情绪,甚至是疯狂想法。

2) 把一个班分为几个小团体,让他们讨论救灾工作、重建工作等,这些能够帮助青少年建立安全感和对灾难的支配感,以及社会参与感和成就感。

3) 设定讨论主题,让学生在系统搜集资料和认真整理后进行报告和讨论。

4) 鼓励学生求证对灾难的正确和科学认识,避免听信民间的虚假传说。

5) 邀请专业的心理救援人员进行演讲,或者提供专业的心理学文献认真阅读,鼓励学生认识创伤后心理重建的意义和价值。

6) 鼓励学生进行绘画、音乐、话剧等活动,从而将灾难经验升华为有创造力的劳动。

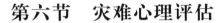

第六节 灾难心理评估

灾难事件可对灾难见证者造成心理影响,甚至心理疾病。及时有效地发现这些心理问题或心理疾病是有效干预的基础。量表是目前心理学上常用的诊断工具,可用于灾难后群众的心理健康评估和心理疾病诊断,在灾难心理救援中具有重要作用。

一、症状自评量表

症状自评量表-90(symptom checklist 90,SCL-90)由 L. R. Derogatis 在 Hopkin 症状清单(HSCL-58)的基础上于 1975 年编制。SCL-90 适用于 14 岁以上的人员,要求自评者有一定的阅读能力、自制力和自知力,目前国内外应用颇广。

(一) SCL-90 简介

SCL-90 共包括 90 个反映精神症状的项目,按照症状群划分为 10 个因子,每个因子反映受检者一方面的情况,涵盖了感觉、思维、意识、情感、行为、人际关系、饮食、睡眠等多方面的精神症状学内容,下面是各因子名称及所包含项目。

1. 躯体化因子 包括 1、4、12、27、40、42、48、49、52、53、56、58 共 12 项,主要反映身体不适感。

2. 强迫症状 包括 3、9、10、28、38、45、46、51、55、65 共 10 项,主要反映那些明知没有必要,却又无法摆脱的无意义的想法和行为,也有一些认知障碍的行为象征。

3. 人际关系敏感 包括 6、21、34、36、37、41、61、69、73 共 9 项,主要反映不自在感与自卑感。

4. 抑郁 包括 5、14、15、20、22、26、29、30、31、32、54、71、79 共 13 项,主要反映苦闷的情感与心境。

5. 焦虑 包括 2、17、23、33、39、57、72、78、80、86 共 10 项,本因子主要测定游离不定的焦虑及惊恐发作。

6. 敌对 包括 11、24、63、67、74、81 共 6 项,本因子反映思想、情感及行为三方面的敌对表现情况。

7. 恐怖 包括 13、25、47、50、70、75、82 共 7 项,反映个体对某些场所、社交等对象的恐惧情况。

8. 偏执 包括 8、18、43、68、76、83 共 6 项,这些项目是围绕偏执性思维的基本特征而制订,包括透射性思维、敌对、猜疑、妄想、夸大等。

9. 精神病性 包括 7、16、35、62、77、84、85、87、88、90 共 10 项,主要反映各式各样的急性症状和行为,也包括精神病行为的激发征兆和分裂生活方式的指征。

10. 其他 包括 19、44、59、60、64、66、89 共 7 项,主要反映睡眠及饮食情况。

(二) 评判标准

SCL-90 采取 1~5 分的 5 级评分标准,依次分别代表"没有""轻度""中度""偏重"和"严重"。SCL-90 还有一种 0~4 级的评分标准。

1. 总分 90 个项目的得分总和称为总分,5 级评分 >160 分或 4 级评分 >70 分,说明当事人可能存在着某种心理障碍。

2. 因子分 任一因子所有项目的得分总和除以项目数即为因子分,5级评分>2分或4级评分>1分为阳性,说明可能存在着该因子所代表的心理障碍。

(三) SCL - 90 常模

某一特定人群正常情况下的平均水平就称为该人群的常模。常模的数据资料往往是在较大样本中得出且具有一定代表性,往往用于不同研究之间的差异比较。如表 7 - 1 所示,分别列出了我国正常人、青年人和部分地区大学生的 SCL - 90 统计结果,当进行同类人群在灾难后的 SCL - 90 分析时就可以与之相比,在人群层次上判断差异,适用的统计方法为两个样本 t 检验。

表 7 - 1 我国正常人群、青年人群和部分地区大学生的 SCL - 90 因子分

因 子	正常人($n=1388$)		青年($n=781$)		部分地区大学生($n=4141$)	
	平均分	标准差	平均分	标准差	平均分	标准差
躯体化(F1)	1.37	0.48	1.34	0.45	1.45	0.49
强迫(F2)	1.62	0.58	1.69	0.61	1.99	0.64
人际敏感(F3)	1.65	0.51	1.76	0.67	1.98	0.74
抑郁(F4)	1.5	0.59	1.57	0.61	1.83	0.65
焦虑(F5)	1.39	0.43	1.42	0.43	1.64	0.59
敌对(F6)	1.48	0.56	1.5	0.57	1.77	0.68
恐怖(F7)	1.23	0.41	1.33	0.45	1.46	0.53
偏执(F8)	1.43	0.57	1.52	0.6	1.85	0.69
精神病性(F9)	1.29	0.42	1.36	0.47	1.63	0.54

二、PTSD 心理评估

理想的 PTSD 诊断是通过多种方式获得不同来源、不同类型的资料并进行综合分析后加以判定。通常采用定式临床评定量表或 PTSD 症状自评量表来获得。

(一) 定式临床评定量表

1. DSM-IV 创伤后应激量表 DSM-IV 创伤后应激量表(clinician administered PTSD scale for DSM-IV,CAPS-DX)是美国 PTSD 研究中心于 1988 年 7 月修订完成,包含 17 个核心症状和 8 个相关症状,具有良好的信度和效度。量表中要求医生问诊内容有 6 个标准、整体等级情况及相关特征方面共 32 个问题。6 个标准包括:标准 A 为有无创伤事件及创伤事件的数量,标准 B 为反复再体验症状,标准 C 为回避症状,标准 D 为高警惕症状,标准 E 指示症状的持续时间,标准 F 用于区分创伤严重性及创伤相关疾病。

该量表采用标准化提问方式对 PTSD 进行诊断和严重性评估,是依托于 DSM-IV 诊断标准而设立的综合性诊断工具。CAPS-DX 诊断工具依托症状频率和强度等详尽的信息进行综合性诊断,是目前诊断 PTSD 的"金标准"。该量表的独特优点在于能对每个症状的程度和频率进行双重评估,同时还可对患者的社会功能和职业功能受损情况进行评估。

2. 其他定式问诊量表 PTSD 定式临床问诊问卷（PTSD module of the structured clinical interview for DSM-Ⅲ-R，SCID）是 DSM-Ⅲ-R 诊断标准配套使用的临床问诊量表，提供了 PTSD 诊断的综合评价，适用于各种应激源所致的 PTSD，是最常用的定式问诊量表之一。

创伤后应激量表问诊版（posttraumatic stress scale-interview version）是根据 DSM-Ⅲ-R 诊断标准编制的有 17 项内容的 PTSD 诊断问卷，具有良好的信度和效度。

（二）症状自评量表

1. 创伤后应激障碍筛查量表 创伤后应激障碍筛查量表（posttraumatic stress disorder check list-civilian version，PCL-C）为简短的自评量表，包括 17 个项目，用于评估 PTSD 的 3 个主要综合征，即反复体验、情感麻木和高度警觉。筛查量表的诊断界值为 45～50 分，能较好地区分 PTSD 与非 PTSD 人员，临床上常用于筛查和评估 PTSD 患者。

2. PTSD 症状自评量表 该量表是我国学者在 Kubany 痛苦事件量表的基础上结合 PTSD 的诊断标准而编制的，共包括 20 个条目，分别评估再体验、回避、过度唤起、内疚、愤怒和失落感等症状。量表采用 5 级评分制，每条目分数在 2 分以上判为阳性。

使用该量表时，根据 DSM-Ⅳ 的症状标准，必须有 1 项以上再体验症状、3 项以上回避症状和 2 项以上过度唤起症状才能做出 PTSD 诊断。

（周　雄　常文军）

主要参考文献

［1］车超群.武汉雷神山医院部分病区新冠肺炎患者焦虑、抑郁及创伤后应激障碍的心理干预效果随访研究［D］.大连医科大学，2022.

［2］伍志刚，刘爱忠，谭红专，等.洪灾区成人 PTSD 及其危险因素的研究［J］.中国临床心理学杂志，2003，（03）：173 - 175.

［3］杨学军，邢丽丽，张丽艳，等.北京市"非典"一线医护人员心理状况调查［J］.中国健康教育，2004，（01）：30 - 31.

［4］张月平，朱霞，苗丹民，等.汶川地震救援人员一年后的焦虑状况及其影响因素［J］.解放军护理杂志，2010，27（13）：972 - 975.

［5］赵丞智，汪向东，高岚，等.张北尚义地震后创伤后应激障碍随访研究［J］.中国心理卫生杂志，2000，（06）：361 - 363.

［6］陶炯，温盛霖，王相兰，等.汶川地震安置点灾民急性应激障碍及影响因素分析［J］.中国神经精神疾病杂志，2008，34（10）：618 - 620.

［7］BRAUCHLE G. Ereignis-und reaktionsbezogene Prädiktoren der akuten und posttraumatischen Belastungsstörung bei Einsatzkräften ［Incidence- and reaction-related predictors of the acute and posttraumatic stress disorder in disaster workers］. Z Psychosom Med Psychother，2006，52（1）：52 - 62.

［8］GOENJIAN A. A mental health relief programme in Armenia after the 1988 earthquake. Implementation and clinical observations. Br J Psychiatry，1993，163：230 - 239.

［9］GREEN B L，LINDY J D，GRACE M C，et al. Buffalo Creek survivors in the second decade：stability of stress symptoms. Am J Orthopsychiatry，1990，60（1）：43 - 54.

［10］HOLEVA V，TARRIER N. Personality and peritraumatic dissociation in the prediction of PTSD in victims of road traffic accidents. J Psychosom Res，2001，51（5）：687 - 692.

［11］HUNT N，EVANS D. Predicting traumatic stress using emotional intelligence. Behav Res Ther，2004，

42(7):791 - 798.

[12] LAWFORD BR, YOUNG R, NOBLE EP, et al. The D2 dopamine receptor（DRD2）gene is associated with co-morbid depression, anxiety and social dysfunction in untreated veterans with post-traumatic stress disorder. Eur Psychiatry, 2006,21(3):180 - 185.

[13] TRUE W R, RICE J, EISEN S A, et al. A twin study of genetic and environmental contributions to liability for posttraumatic stress symptoms. Arch Gen Psychiatry, 1993,50(4):257 - 264.

第八章　灾难救援中的法律和道德问题

　　灾难救援涉及的法律和道德方面的问题较多,本章节主要从参与救援工作的人员,例如医务人员、搜救人员、新闻媒体人员等遇到的主要法律和道德问题进行简要介绍,其他人员面临的问题还有很多,在此不一一叙述。

第一节　灾难救援中的法律问题

一、美国国家应急反应框架

　　美国国家应急反应框架是美国如何对各种紧急情况做出应急反应的行动指南,专门为政府执行部门、私营机构、非政府组织领导人和应急管理从业人员制定。该应急反应框架相当于我国各级政府制定的应急预案,但比我们的预案要详细和周密,职责清晰。应急反应框架长期有效,各部分具体内容视实际情况变化可做灵活和扩展性修订。应急反应框架由核心文件、应急支持功能附件、支持附件、突发事件附件和合作伙伴指南组成。核心文件描述了指导整个国家的应急反应理论、作用和职责、应急反应行动、应急反应组织,以及制定针对任何突发事件实现有效应急反应预案的要求;应急支持功能附件描述了将联邦资源和能力整合到应急反应最经常需要的领域(如交通、消防、医疗、网络通信等);支持附件描述了各类突发事件通用的最基本支持力量(如财物管理、志愿者和捐赠管理、私营机构协调等);突发事件附件描述了应对7大类突发事件(生物突发事件、灾难性突发事件、网络突发事件、食品与农业突发事件、核与放射突发事件、石油与危险化学品泄漏事件、恐怖主义事件)的方法;合作伙伴指南提供了完备的主要参考文献,为地方政府、部落政府、州政府、联邦政府和私营机构介绍合作伙伴在应急反应中的关键作用和应采取的行动。应急反应框架中提出,应急管理工作是针对自然灾害、恐怖主义活动、人为灾难等突发事件和威胁,协调、整合相关资源和能力,建立、维持并提高准备、抵御、应对、恢复和减灾能力开展的各项必要的工作。

二、故意散布恐怖消息的问题

　　各类灾难中经常有一类人群,故意散布、传播恐怖消息,给灾难现场及周边人群造成不必要的恐慌。散布谣言很容易造成重大社会恐慌和经济损失,这在国外也不乏先例。1978年2月7日,两个侨居美国、以赌博为业的墨西哥人,给墨西哥总统写信,声称墨西哥瓦哈卡州的皮诺特帕市将在1978年4月23日发生强烈地震,并引起海啸。到了当年4月10日,墨西哥《新闻报》就在头版称,美国得克萨斯大学预报,墨西哥将发生大地震。随后,墨西哥阿卡普尔科的地方报纸居然进一步登载消息,称外国在瓦哈卡州近海的200 m深海底埋设了6个核装置,将在1978年4月23日这天,由一架飞机在15 000英尺(4 572 m)高空遥控引爆。地震谣言和核爆炸谣言造成大量居民外逃,也有人打算趁乱抢劫,由于瓦哈卡州长及时抵达皮诺特帕市,才稳定了局势。1978 年 5 月 23 日,希腊的塞萨洛尼基市远郊发生了 5.8 级地震。1978 年 6 月 20 日,该市近郊发生 6.4 级地震,47 人死亡。1978 年 7 月 4 日,在靠近市中心的地方,发生 5.0 级地震,1 人死亡。连续 3 次地震,震中越来越靠近市中心,再加上前两次地震都是接近月圆的时候。于是,地震谣言就产生了:"下一个接近月圆的 1978 年 7 月 20 日,将在塞萨洛尼基市中心发生大地震。"于是,这座城市的 70 万人口,几乎逃走大半,人们纷纷低价抛售固定资产,抢购食品。如果事态继续发展,到 1978 年 7 月 20 日,即使不发生地震,也会毁掉这座城市。当年 7 月 19 日,希腊总统康斯坦丁·察佐斯亲自来到这个城市举行大规模宴会,稳定人心,才避免了更大的损失。2020 年 1 月 24 日,在新型冠状病毒肺炎(简称新冠肺炎)疫情防控期间,刘某某在北京市通州区新建村的暂住地内,利用其微信号编造其感染新型冠状病毒后到公共场所通过咳嗽方式向他人传播的虚假信息,发送至其另一微信号,并将该聊天记录截图后发送至微信朋友圈、1 个微信群、2 个微信好友及 3 个 QQ 群,直接覆盖人员共计 2 700 余人,并被其他个人微博转发。公安机关掌握该信息后,迅速采取措施,于 2020 年 1 月 26 日将刘某某抓获,并查获涉案手机。被告人刘某某犯编造、故意传播虚假信息罪,判处有期徒刑 8 个月[来源:中国裁判文书网,案号:(2020)京 0112 刑初 229 号]

在我国散布恐怖消息的案例也不胜枚举。2001 年,全国人大常委会通过了《刑法修正案(三)》,将"故意传播虚假恐怖信息"列为罪名,使制止谣言更加有法可依。当然,在具体执法中对"蓄意造谣"者和恐慌中的民众无意中说的一些小道消息,也应区别对待。

三、紧急状态下权力的限制问题

所谓紧急状态,是指在一定范围和时间内由于突发重大事件而严重威胁和破坏公共秩序、公共安全、公共卫生、国家统一等公共利益和国家利益,需要紧急予以专门应对的社会生活状态。在紧急状态下,为了保障公民的基本权利和社会公共利益,迅速恢复经济与社会的正常状态,有必要赋予国家机关一定的紧急权力。

我国是一个自然灾害多发的国家,近几年来,禽流感、地震、泥石流、SARS、新冠肺炎等灾难时有发生,给人民群众生命及财产安全带来极大危害。一旦发生灾难,国家就会在第一时间派出各种救援队参与救援,作为医疗救援人员,在救人的时候,需要在尊重受灾人员自己想法与凭自己职业判断之间做出选择,我们从新闻媒体上经常看到很多灾民的手和腿被楼板压住了,根本无法进行营救,这时救援人员往往采取的方法是把灾民的手和腿锯掉了再救出来,结果是把灾民的命保住了,但灾民永远失去了手和腿。从法律上讲,未经人家同意把对方的手和腿锯掉,这就涉及一个法律问题,即紧急状态下权力限制问题。如果没有这样一个法律关系的界定,那就影响到医务救援人员做出职业判断。例如,在灾难救援中,一个灾民手和腿被压住了,由于发现的时间较晚,已昏迷,生命垂危,医务救援人员认为必须锯掉手和腿才能把他救出来,但根据法律规定,锯掉对方的手和腿之前必须征得对方同意,那这个医生就不敢锯掉这个人的手和腿了,也只能眼睁睁地看着这个灾民慢慢死去。当然,这是一个极端的例子,但从这个例子,我们不难发现,在灾难救援中,法律关系的界定还是很重要的,否则,救灾人员无法处理好与灾民的法律关系问题,结果会影响救援工作的进展,有时还要造成不必要的伤亡。

因此,只有授予医务救援人员在紧急状态下应有的权利,同时限制公民在紧急状态下的权利,才利于救援工作的开展,也才能抢救更多灾民的生命。

四、平等权的问题

平等权是中国公民的一项基本权利,它意指公民同等地依法享有权利和履行义务。宪法对之最为经典的表述就是:"公民在法律面前一律平等。"平等权并不只是指在适用法律上的平等,严格地说,它由 4 部分组成:①权利平等,即所有的公民平等地享有法律规定的权利;②义务平等,即所有的公民平等地履行法律规定的义务;③法律适用平等,即国家机关在适用法律时平等地对待所有的公民,在保护或惩罚上一视同仁,不可因人而异;④法律界限平等,即任何组织或个人都没有超出宪法和法律的特权。这四部分是一个有机的整体,它们的统一构成了法律上的平等权。

医疗救援人员在实施救援过程中,会碰到如下的难题:十几岁的儿童 A 和八十多岁的老妪 B 同时从废墟里被救出来,急需救治;外国游客 C 和本国平民 D 同时从废墟里被救出来,急需救治;一直在为社会做慈善的著名爱心人士 E 和游手好闲的流氓 F 同时从废墟里被救出来,急需救治;抗震总指挥官员 J 和奥运冠军 S 同时从废墟里被救出来,急需救治……在抢救力量有限的情况下,时间在这里就是最大的机会成本,先救一个可能就意味着另一个撑不到被救就已经死亡,反之亦然。

这里涉及法律最基本的理念,也就是正义和平等。这个问题在过去的灾难中无时无刻不在发生,在被救活的人和没被救活的人之间,每一个医疗救援者都根据某种信念做出了抉择。无数生命就取决于这些理念而得以生存或者被放弃。

我们相信做出选择的那些救援人员都是不愿意面对那些选择的,他们一定希望救活所有的人,相信他们在最终做选择的那一刻,是本着良心和内心的信念真诚地做出的。然而,我们也应当注意到,他们在以后的日子中一定会被当初的那些选择困扰。因此,医疗救援人员应该尊重公民的平等权,平等地对待每一个受灾群众,不管他或她地位高低,一视同仁,按医学救援顺序,先抢救危重伤员,轻者居其后,遵循这样的原则,最大限度抢救人民群众的生命。

五、紧急救死扶伤义务与责任

紧急救死扶伤义务主要是针对医疗机构。我国法律并未对医疗机构规定强制性的救死扶伤义务,只是对执业医生规定了紧急救治义务。但在地震等严重自然灾害应急背景下,就应该将医疗机构救死扶伤的宗旨和执业医生不得拒绝急救处置的义务结合起来,上升为医疗机构的紧急救死扶伤义务。而且,抗震救灾过程中的医疗费用大多最后由政府支出,医疗机构更不得以任何理由拒绝救治遇害者,否则就要承担不作为的侵权责任。应该指出,这种不作为义务归属于医疗机构而非执业医生个人,因此医疗工作人员拒绝救治导致的损害赔偿责任,由医疗机构承担雇主替代责任。需要特别探讨的是基本生存救助义务。我们认为,在地震等严重自然灾害中失去对外联系的社会成员应该视为"震中生存共同体"成员,成员之间的相互扶助义务,应当被认为是法律对社会生活规范的基本要求,特别是对残疾人、未成年人、妇女和老年人,更有特别救助义务。这样做一方面可以避免法律规范孤立于社会规范之外,另一方面具有提升法律规范价值的社会功能。

医疗卫生服务具有较高的专业性,同时医疗效果又有很大的不确定性,医疗行业也是高风险行业。实践中因各种原因产生的医疗损害时有发生,目前因为医疗损害而导致的医疗纠纷呈井喷式增长。当地震等自然灾害出现时,正常的社会秩序被打乱,医疗救援不仅包括医疗卫生人员的专业救援,也可能包括非专业人员的救助,而且在紧急状态下实施医疗救援难以避免医疗损害的发生。我国法律规定了医生的救死扶伤义务,承担着巨大的社会责任,但是与其承担的义务相比,医务人员享受的权利是很有限的,特别是法律几乎没有为医务人员的责任豁免做出规定,这使得医务人员的执业行为暴露在极大的风险之中。在一般情况下,医务人员因过失致伤员人身损害的,需要承担赔偿责任;医务人员被调遣实施医疗卫生救援属医疗卫生服务的延伸,同样适用于医疗卫生损害赔偿的有关规定。但是,医务人员志愿实施紧急医疗卫生救援的,其医疗责任应当有其特殊性。目前我国还没有就专业医务人员的非职务性救助行为进行立法。2021 年 8 月 13 日,全国人大常委会法工委记者会上,发言人提出,即将提请全国人大常委会会议审议的医师法草案三审稿,将进一步充实对医师的保障措施:明确医师在公共场所因自愿实施急救造成受助人损害的,不承担民事责任。(来源:中国人大网.医师法草案三审稿提请审议,拟明确医师公共场所自愿施救不担责。)而在美国、加拿大等国家却有成功的立法案例。这些国家或其地方专门制定了《好撒玛利亚人法》,其目的是保护见义勇为者的权益,实践上更主要的是给予医务人员和急救人员以责任豁免权,为其在紧急状态下于医疗机构外急救伤患所产生的责任提供豁免。根据这些国家的法律和司法判例,适用《好撒玛利亚人法》一般需要满足如下条件:第一,紧急救援须出于自愿;第二,救援人员不收取医疗费用;第三,只适用于紧急医疗状况;第四,被救援人不是实施救援的医务人员的患者。根据《好撒玛利亚人法》,除故意或重大过失外,急救人员不因其对被救助人的伤害承担法律责任。为了鼓励和保护紧急状态下的医疗救援行为,我国应当通过立法明确救援人员由于轻微过失致被救援人伤害不承担责任,同时为了保护被救援人的权益,也有必要规定应当承担责任的情形和责任承担形式。

第二节　救援人员的自我保护

各类救援人员在救灾一线,既要发扬不畏牺牲、不怕疲劳、连续作战的精神,也要见缝插针,合理安排,善于自我保护。首先应该从法律上加强自我保护,其次应该从休息、饮食、支持、表达等方面入手,给自己的心灵更多的抚慰。

一、履行告知义务,加强自我保护

作为救援人员,在救灾现场会碰到各种各样的问题,需要做出判断。例如,搜救队员发现地震废墟下有人时,如果采取切割上面物体的办法,可能在切割过程中,楼板等突然倒塌,把下方待救人员压死;如果不采取切割办法又无法对下方受困人员进行施救。在此情形下,作为救援人员必须做出判断,从自我保护的角度,救援人员应与在场受困人员家属或当地村民领导取得沟通,告知此次操作存在的风险,让家属或领导有心理准备,万一出现意外,有个接受的过程,毕竟事先告知,而且救援人员也尽力了,然后救援人员再从专业的角度去实施救援。作为医疗救援人员也会碰到需要现场做出判断的情况,例如,有些被搜救出来的灾民,出现突发脑出血等症状,救援医生深知现场缺少实施手术条件,但患者又不能拖延,以免错过最佳抢救时间,这时,救援人员最好能与患者家属或当地村民领导做必要沟通,告知受害者病情及风险,万一手术失败,家属有心理准备,否则很难让家属接受。可能当时家属看到的情况是患者只有手、腿骨折等症状,看不出脑出血等突发症状,医疗救援人员从专业角度看出病情,如不告知,手术失败后,家属可能会与救援单位产生纠纷,引起不必要的麻烦。

二、保障救援人员的人身安全

各类灾难发生后,赶赴现场的救援人员往往存在很大的人身风险,后方组织机构应该为救援人员提供各种保护。例如,保险公司为救援人员提供无偿人身伤害保险;各类援助机构为救援人员提供各类救援和自我保护装备;SARS 和新冠肺炎流行区域,可以提供一些防毒面具等装备,加强救援人员的自我保护,不能让救援人员发生不必要的伤亡。根据有关规定,单位应该为职工提供劳动保护用品,这是劳动保护法的要求,救援人员所从事的行业比艰苦行业还要危险,如果没有机构提供必要保护装备,风险不言而喻。作为国家应急救援管理机构,应该制定一些各类救援所需保护装备的指导性文件,作为救援工作人员的必备武器,否则不得进入救援一线。从法律或条例的高度来规定、约束救援人员的行为,也是从保护救援人员的角度考虑的。我国作为灾难多发国家,救援人员装备保护应该提升到法律的高度加以规范,避免无谓的牺牲。

三、救援人员自身健康的保护

作为派上一线的救援人员,看到那么多需要救治的受灾人员,肯定内心非常焦急,恨不得分分秒秒连续抢救灾民,这种精神是可嘉的,但一些做法是不可取的。做事情、干工作要劳逸结合,连续作战坚持 1~2 d 是可以的,但不可能 1 个月、2 个月地连续作战,人肯定要倒下来。救援人员要学会自我保护,在灾民不多的时候,要争分夺秒地休息,即便是闭一闭眼睛,也是一种休息和放松。各种救援队的队员都要学会大家轮流作战,在灾民不多的时候,大家可以轮流休息一会,这样既保存了体力,又提高了战斗力,不要因为自己没休息好,在救援过程中非但没救起其他人,自己却倒下了。救灾现场往往是一片狼藉,和平时的工作环境相比差别很大,有些救援人员不是专业的救援队员,不可能一下子适应这种救援环境,但必须自己想办法适应环境,在恶劣的环境条件下,只要能生存下去,就是最大的胜利,不管有无食欲,不管在什么恶劣环境下,都要逼自己吃喝,并且尽量多地吃喝,增强体力。有些同志从平原地区到高原地区,会产生比较强的高原反应。避免或减轻高原反应的最好方法是保持良好的心态面对它,许多的反应症状都是心理作用或由心理作用而引起的,比如,对高原有恐惧心理,缺乏思想准备和战胜高原决心的人,出现高原反应的机会就多。建议初到高原地区,不可疾速行走,更不能跑步或奔跑,也不能做体力劳动,不可暴饮暴食,以免加重消化器官负担,不要饮酒和吸烟,多食蔬菜和水果等富含维生素的食品,适量饮水,注意保暖,少洗澡以避免受凉感冒和消耗体力。作为救援人员,来到救灾前线,千万不要孤军奋战,要迅速建立自己的社会支持系统。同伴间要相互鼓励、打气,相互肯定,相互包容,不要相互指责。要适时地将自己的感受和救灾经验与同事讨论分享,如果可能,每天都要与同事一起分享自己的情绪和感受。一定要保持同家人及朋友的密切联系,及时沟通情况,宽慰家人,同时获得亲朋好友的情感支持。救灾人员要及时将自己的负面情绪表达和发泄出来,不必过于克制和压抑自己的情感。在四川省北川县救灾现场,多次发生参与救援的武警战士、医护人员因为目睹伤亡惨状和个别时候救助困难而产生情绪剧烈波动。这时,适当运用一些自我干预和相互干预的技巧,对于避免不良情绪的发生有积极作用。对救援人员的心理干预可以由心理专业人员进行引导,做即时的小组讨论,可能每天只用 10 min 或 0.5 h,让救援者讲讲今天对自己影响最大的事件。把自己的感受都说出来,小组里可能有人有同样的感受,会给他一个反馈,并进行互相安慰。如果有条件,这种讨论越及时越好。如果不行,可以用聊天、写日记、给朋友打电话等方式来宣泄情绪,不要压抑在心里。

第三节　灾难救援中的道德问题

一、坚持如实报道还是避重就轻

重大突发事件是"对一个社会系统的基本价值和行为准则构架产生严重威胁,并且在时间压力和不确定性极高的情况下,必须对其做出决策的事件"。它具有不可预见性、影响力强、涉及面广、持续性大等特征,对公众生命财产、社会秩序、公共安全,乃至社会稳定造成严重威胁。面对不期而至的重大突发事件,新闻记者首先要怀着以人为本、以民为本的高度的社会责任感和兼善天下、悲天悯人的人文情怀,真实客观地向公众报道他们所面临的困难和威胁。这是对在重大突发事件中的记者最基本的道德伦理要求。而有的媒体和记者在重大突发事件到来时,屈服于某些事件责任人的压力,或者经不起某些事件利益相关者的利诱,对事件采取避重就轻、避实就虚、大事化小、小事化了的态度,结果丧失了处理危机的最佳时机,甚至加重了危机。例如,山西繁峙矿难事件中,一些媒体记者受贿无闻、助桀为虐,就是新闻记者在重大突发事件报道中的新闻伦理的沦落。相反,在广西南丹特大矿难发生后,人民日报华南分社记者顶着黑恶势力的压力,只身闯入禁区,最早揭开了矿难事故的黑幕,表现了记者高度的责任感和职业操守。长期以来,对重大突发事件的报道还存在着种种认识"误区",如认为公开危情会"过多暴露社会阴暗面""影响安定团结",因此对某些重大危情尽可能采取少报、不报或回避,甚至以坚持正面报道为由,把"事故"当成"故事"讲,用"一场抢险救灾、人定胜天的英雄壮举"来掩盖事件的真相。而面对灾害所造成的损失和影响却要么语焉不详,要么避重就轻,这不仅是对公众知情权的一种不尊重,也是对人的生命价值的一种轻视。

二、救死扶伤,忠于职守

作为参与灾难救援的医务人员必须明确自己所从事的医务职业在社会主义事业中的重要地位。把抢救患者的生命,增进人类健康,看作最崇高的职责。在全心全意为患者服务过程中,待患者如亲人,竭尽全力,敢担风险,为保障人民健康贡献自己毕生的精力。所谓"医者父母心",作为医务工作者必须具备崇高的品德,我国参与汶川"5·12"大地震等重大灾难事件的医务救援人员,用实际行动践行了"救死扶伤,忠于职守"的崇高医德。救死扶伤,是我国医学界的传统美德,更是一种伟大的精神力量。这种力量使我国医学经久不衰,使医生成为人们心目中的白衣天使。在抗震救灾斗争中,白衣战士救死扶伤的精神得到了充分的体现。在余震不断、危情四起的临时手术帐篷里,在大雨滂沱、碎石飞舞的山道上,在夜以继日、跋山涉水的泥泞小路上,在伤者昏迷、亲人悲伤的气氛中,从年轻美丽的护士到满头白发的医学专家,他们都将自己的生死置之度外,不畏艰难,不顾劳累,争分夺秒,抢救伤员生命,与死神赛跑。白衣战士以超凡的勇气和惊天动地的力量,诠释了救死扶伤的高尚品德,体现了可歌可泣的民族精神。医生拯救伤员,不仅需要技术,更需要爱心;没有技术不可能救人,没有爱心更不可能救人。只有集技术与爱心于一身,才能奏响美丽动人的生命之歌。拯救生命,是参与救灾医务人员最高的人生价值。当伤员的生命面临死亡威胁的时候,把最后的希望寄托给白衣战士,这是生命的依托,是人生最高的信任和依赖,这种人生价值是任何从事其他职业的人都无法感受的。把维护人的生命放在第一位,是白衣战士的第一品格。正因为如此,他们在灾区才会如此热爱生命,才会把挽救受灾群众的生命看得高于一切,才会演出一幕幕感人肺腑、催人泪下的人间悲喜剧。在2003年抗击SARS和2008年汶川抗震救灾斗争中,白衣战士救死扶伤的力量被毫无保留地调动起来,这是十分宝贵的。我们广大医务工作者面对各种各样的灾难,应该学会从容对待,继续发扬"救死扶伤"的传统美德,用高超的技艺、忘我的工作精神,去抢救更多伤员的生命。

三、一视同仁,平等待患

在灾难救援中,作为医务人员,应具有"一视同仁,平等待患"的医德。所谓"一视同仁,平等待患(者)"是指医务人员对患者的权利、利益、人格的尊重和关心,是人格上的平等。这一规范要求医务人员应时刻想到患者的痛苦和安危,想到患者的利益所需,不论患者地位高低、权力大小、容貌美丑、关系亲疏、男女老少、经济状况好坏;是干部、知识分子,还是工人、农民以及不同信仰;不同民族,都应一视同仁、平等对待。对任何患者的正当愿望和合理要求都应予以尊重,在力所能及和条件许可的情况下,尽力给予满足。"一视同仁、平等待患(者)",这是自古以来提倡的传统医德。古代医学家要求对待患者"普同一等"。在私有制社会里,由于阶级剥削和压迫制度的存在,是很难做到的。社会主义生产关系、阶级关系的根本变化,才为医务人员真正实现"普同一等"提供了可能。但在灾难救援中,由于物资的匮乏,有些医务工作者忘记了传统医德。据英国《卫报》报道,2011年3月11日日本大地震和海啸对日本老年人群造成重创,由于缺少供热系统及药品等物资,许多医院和疗养院已经证实有数十名老人去世。在距离遭地震重创的福岛核电站10 km的医院中,日本自卫队士兵发现128名老人被医务人员抛弃。大多数老人已经陷入昏迷状态,其中14人已经在地震发生后死亡。宫城县气仙沼市一家疗养院中,因为缺乏供热系统,该院已有11名老人死亡。这家疗养院的经营者称,幸存的老人感到孤独,并且承受着很大压力。而且疗养院中的煤油加热器所需燃料已经全部用光。"医生无国界"日本分支机构负责人埃里克·夸尼斯说,在许多临时避难所中,许多老人正忍受着体温降低、脱水及呼吸道疾病的折磨,但是这些地方的药品已经消耗光了。尽管福岛核电站附近的老人被自卫队转移到一个体育馆中,但那里的条件并不好。一名政府官员说:"我们感觉非常无助,对这些老人的遭遇感到抱歉。这里没有活水、没有药品,只有一点点食物,我们无法为他们提供更好的照料。"红十字会和红新月会国际联盟的帕特·富勒称,缺少民用燃油是最大挑战。几乎所有撤退中心都没有足够的燃油,只有少量汽油,导致许多食物无法食用,被迫退回商店。许多地方暴发了胃肠型流感,对于老人来说,很可能引发严重的并发症。

我国作为灾难多发国家,新冠肺炎、SARS、汶川地震等灾难考验着我国的救援能力,广大参与救援的医务工作者的素质也日益提高,在提高自身医疗技术的同时,应提高自己的道德修养,力争成为祖国需要的德才兼备的人才,为祖国的救援事业做出新的贡献。

四、廉洁奉公,遵纪守法

"廉洁奉公,遵纪守法",要求医务人员以人民利益、国家利益为重,奉公守法、不徇私情,不以医疗手段谋取个人私利。古今中外医学家都很重视这一规范。清代名医费伯雄指出:"欲救人而学医则可,欲谋利而学医则不可,我欲有疾,望医之相救者何如? 我之父母妻儿有疾,望医之相救者何如? 易地以观,则利心自淡矣!"英国科学家弗莱明说:"医学界最可怕而且冥冥中杀人害世的,莫过于贪,贪名贪利都要不得!"这些箴言,从不同角度告诉我们,担负着救死扶伤,治病救人崇高职业的医务人员,必须明确患者的利益高于一切。防病治病、救死扶伤是社会、人民赋予医务人员的崇高职责,医务人员手中的医药分配权、处方权、住院权是人民给的,理应为人民服务。医务人员的医疗技术,只能是为人民服务的手段,而不是牟取私利的筹码。医务人员应该用自己的实际行动维护患者的利益,坚持原则,与歪风邪气做斗争,反对一切不正之风。

作为参与灾难救援的医务人员,应该正确对待手中的权力,真正做到"权为民所用,利为民所谋",不应该用手中拥有的权力去牟取私利,特别是灾区的人民,刚刚经受了灾难,人身和财产都受到损害,如果为了救助受伤的家人,还要通过给予医务人员好处才能获得更好的救助,这对这个家庭是何等的打击。医务工作者不能昧着良心干坏事,要树立崇高的人生观、价值观和利益观,带头抵御各种歪风邪气,弘扬正气。

综上所述,灾难救援作为应急处置任务,相关人员会碰到很多法律和道德问题。中国作为凝聚力较强的民族,希望全民参与应急救援,"一方有难,八方支援",体现大灾有大爱的民族精神,为灾区人民早日重建家园做出自己应有的贡献。

(赵　沛　张宏伟)

主要参考文献

［1］《伦理学》编写组.伦理学[M].北京:高等教育出版社,2021.

［2］中华人民共和国国务院.突发公共卫生事件应急条例[Z].2003-5-9.

［3］刘中民.灾难医学[M].北京:人民卫生出版社,2021.

［4］姜洁,李幼平.地震紧急医疗救援与真实世界证据研究[J].中国循证医学杂志,2019,19(08):994-997

［5］莫于川.中国志愿服务立法的新探索[M].北京:法律出版社,2009.

［6］莫于川.应急预案法治论——突发事件应急预案的法治理论与制度建构[M].北京:法律出版社,2020.

［7］唐凤英.新闻伦理与新闻的建设性[J].青年记者,2021,(12):35-36.

［8］彭碧波,郑静晨.新冠肺炎疫情防控的应急医疗经验[J].中国应急管理,2020,(02):32-33.

［9］最高人民法院.《关于处理涉及汶川地震相关案件适用法律问题的意见(一)》的通知[Z].2008-7-14.

［10］谭远飞,侯莉莉,莫智峰,等.区域性灾难医学紧急救援体系建设的研究[J].中国社区医师,2020,36(09):188-189.

［11］DU X L, ZHAO X R, GAO H, et al. Analysis of monitoring, early warning and emergency response system for new major infections diseases in China and overseas [J]. Curr Med Sci, 2021,41(1):62-68.

第九章　地　　震

　　天崩地裂、房屋倒塌、路断桥毁……，地震始终是世界上最严重的灾难之一，长久以来不断威胁着人类的生命财产安全。据不完全统计，全球每年共发生地震 500 余万次。为了减少地震造成的重大人员伤亡和经济损失，人们一直在寻找可以预测地震的有效方法和工具。据《后汉书·张衡传》记载，公元 134 年 12 月 13 日，张衡发明的地动仪(图 9-1)的一个龙机突然发动，吐出的铜球，掉进了下面蟾蜍的嘴里。之后证实距洛阳一千多里的陇西(今甘肃省天水地区)确实发生了地震，地动仪标示无误，可惜这一仪器未能成功流传至今。世界各地均陆续出现过各种早期检测地震发生的方法，但是到目前为止，人们并未找到在地震发生前可预测地震何时发生、在哪里发生或者发生等级的准确方法。事实上，地震预测是世界公认的科学难题，在国内外都处于探索阶段。一些方法观测到的可能与地震相关的各种现象，都呈现出极大的复杂性；科研人员所做出的预报，特别是短期预报，主要是各种经验的综合，如有些动物对地震具有一定的敏感性等。

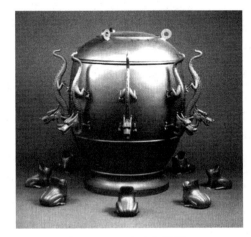

图 9-1　地动仪模型

　　在地震等自然灾害发生后，政府和救灾人员在突发灾害现场应当进行有效的资源配置，利用有限的医疗资源，对伤员检伤分类，尽快有条不紊地开展现场医疗急救和梯队顺序后送，使轻伤员迅速脱离现场，重伤员及时得到救治。及时有效的处治方式能够极大地提高灾害救援效率，显著降低病死率，改善预后。灾难医学的原理和方法在地震相关应急医学救援中具有重大的实际意义和应用价值。

第一节　典型灾难实例

一、日本大地震

　　日本是一个地震频发的国家。2011 年 3 月 11 日日本本州岛仙台港以东 130 km 处发生了里氏 9 级大地震。本次地震为地震记录史上震级最高的一次，属于在地质板块交界处发生的逆断层型地震。断层是地下岩层受力达到一定强度时发生破裂，并沿着破裂面发生的明显相对移动，是引发地震的主要原因。而逆断层是地震构造中断层的一种，为上盘上升，下盘相对下降的断层，主要由水平挤压形成。这次大地震遇难失踪人数 27 475 人，大地震后余震频发，仅 4 月 12 日就发生 126 次余震，福岛、茨城、宫城还不断发生 6、7 级以上余震。

　　此次地震导致福岛第一核电站 1~4 号机组接连发生事故，造成福岛第一核电站报废。大地震还引发了一系列次生灾害,东京电力陷存亡危机。另外,日本各地均监测到超出本地标准值的辐射量,且全球多个国家也检测出放射物,对日本本土包括首都东京,附近国家乃至全球均造成了严重影响。此次地震造成的海啸和多处火灾显著放大了地震灾害的影响。

二、土耳其大地震

1999 年 8 月 17 日凌晨,土耳其中部和西部地区发生里氏 7.4 级强烈地震。随后的 11 月 12 日晚,土耳其西部地区再次发生里氏 7.2 级强烈地震。两次大地震造成重大人员伤亡和财产损失,共致 1.8 万人丧生,4.3 万人伤残,60 万人无家可归,经济损失达 200 亿美元。土耳其地震中由倒塌建筑物造成的机械性损伤成为大量人员伤亡的主要原因。由于土耳其长久以来有不少建筑承包商为了赚取更多利润盲目追求施工进度,购买的建筑材料质量较差,且没有进行完整的抗震检测,造成众多居民楼具有严重的质量问题,直接导致地震发生时大片楼房倒塌。

此外,根据心理专家的研究,连续两次严重伤亡的强烈主震及多次余震发生后,土耳其居民普遍出现地震灾后综合征,症状包括终日沮丧、沉默、沉迷宗教、长期逗留屋外、夜里不敢入睡,以及其他神经过敏现象,病情严重者甚至出现精神失常或自杀倾向。

三、我国地震的典型事例

我国位于世界两大地震带(环太平洋地震带和欧亚地震带)之间,受太平洋板块、印度板块和菲律宾海洋板块的挤压,地震断裂带十分丰富。我国的地震活动主要分布在 5 个地区的 23 条地震带上,这 5 个地区分别是:①台湾地区及其附近;②西南地区,主要是西藏、四川西部和云南中西部;③西北地区,主要是甘肃河西走廊、青海、宁夏和天山南北麓;④华北地区,主要为太行山两侧、汾渭河谷、阴山至燕山一带、山东中部和渤海湾;⑤东南沿海地区,如广东、福建等地。这些区域地震多发,且受灾状况严重。比如,1920 年西北地区的宁夏海原发生 8.5 级地震,造成 23.4 万人死亡;1966 年 3 月华北地区的河北省邢台市连续发生 6.8 级和 7.2 级两次强烈地震,是发生在农村的伤亡严重案例。

(一) 唐山大地震

1976 年 7 月 28 日 3:42,我国华北地区的唐山发生 7.8 级地震,整个城市被夷为废墟,建筑物普遍倒塌、公路毁坏、桥梁塌方、铁路扭曲,造成直接经济损失达百亿元,灾后重建耗费也近百亿元。地震发生时正值凌晨,民众大都处于熟睡状态,因此绝大多数人被埋在了废墟下面,伤亡情况十分严重。据统计,最终造成 24.2 万人死亡、16.4 万人重伤,为世界近代史上死亡人数最多的一次特大地震。面对突如其来的灾难,政府紧急采取救援措施,灾区人民奋起积极参与,采取家庭自救、邻里互救、单位互救等形式,2 天内救出约 45 万被埋人员。随后,除当地救援队以外,由 10 万人民解放军组成的救灾队伍抵达灾区,同时 13 个省/市/自治区参与配合后送及救治伤员,同解放军、铁路系统一起共派出医疗队 280 多个,医务人员 2 万人,治疗伤员 159 万人次,营救了大批掩埋于巨大倒塌房屋之下的民众。唐山大地震中将掩埋群众营救出后面临的巨大问题是伤员的伤情十分复杂。据抢救现场分析,骨折占第 1 位,第 2 位是软组织损伤,第 3 位是挤压综合征,3 种损伤比例约为 65:30:5。救灾医疗队针对伤情特点,在营救掩埋群众的同时开展了全面的现场救护。在救护中采取"三结合,三为主"方法,即定点救护与寻找伤员相结合,以寻找伤员为主;集中救治与分散救治相结合,以分散救治为主;救治与后送相结合,以后送为主。

(二) 汶川地震和玉树地震

近些年来,我国两次造成重大伤亡的大地震引起了世界各国广泛关注,两次灾难环境有各自特点,为救灾工作带来了不同的难度。

2008 年 5 月 12 日,我国龙门山地区发生里氏 8.0 级,震中烈度达到 11 度的大地震,也就是震惊世界的"5·12"汶川大地震。"5·12"汶川大地震发生于绵延逶迤的四川盆地和川西高原之间的龙门山地震带,北川-映秀大断裂和茂县-汶川大断裂之间。龙门山地区的地形主要是中山和高山。人口主要分布在长江上游、大山之间的岷江等河流两岸,而人口密集的城镇和县城更是分布在沿江靠山的狭长地带。此次大地震是新中国成立以来破坏性最强、波及范围最广、救灾难度最大的一次地震,直接死亡 6.9 万人。此次地震受灾区域广,波及成都都江堰,汶川的北川、彭州等地区,山体滑坡和建筑物严重损毁导致受伤人员众多;地震对道路损坏严重,交通设施的破坏使得运输困难,导致地震前几日药品食品急缺;同时,电力设施和供水系统遭到严重破坏,导致缺水缺电;通信中断导致汶川灾区震后与外界较长时间无法沟通,无法有序地进行营救指挥。汶川地震中由于特殊的地形和多变的天气,使得大部分路段被山体滑坡所淹没,一些道路在半山发生断裂,山体滑坡阻断河流形成各种堰塞湖,道路受阻使得重装备无法进入灾区,给救灾带来巨大难度。在道路严重受阻的情况下,在加速抢修道路的同时,从水路和空中把解放军投送进入灾区,以最快的速度进行救灾,救灾需要的物资也源源不断地通过各种渠道运至灾区。

2010 年位于青藏高原的青海省玉树县发生 7.1 级地震,死亡 2 698 人。玉树抗震救灾工作存在难度大、条件艰苦、环境恶劣等特点,高原高寒地带进行大规模的搜救工作在灾难救援史上是罕见的。各种救援力量投入最多时达到 1.7 万余人,遵循检伤分类原则保证危重伤员优先得到救治,伤情控制后转移伤员到外地继续接受治疗,保证了重伤员死亡率低、致残率低。开展医学救援的同时,紧急组织调运物资,包括帐篷、棉被、棉衣、方便面和饮用水,以及大量应急灯、火炉、燃煤、折叠床、移动厕所、课桌椅等,保证受灾群众有地方住、有饭吃、有干净的水喝、有病能医治。此外,加速抢修道路、通信和水电设施。地震发生第 2 天,指挥部、安置点、医疗点等重点部位电力供应得到保障,部分地段供水系统得到恢复。在组织救灾的过程中,救援工作组重视清理废墟和垃圾,预防可能的传染病,避免大灾之后发生疫情。

抗震救灾工作的开展应针对不同的环境和地形特点因地制宜。当地震发生在城市时,可以第一时间组织灾民自救互救争取时间,同时还应注重对灾民进行心理疏导。对于山区,应考虑到交通阻断,尽快组织人员进行道路抢修,并采用空投等方法投放救灾人员及救难物资,及时开展救援。对于同青海玉树一样的高原地区,应考虑到低气温的影响,抓紧时间准备可用于御寒的帐篷和衣物,避免失去家园的灾民及伤员再出现冻伤;同时,面对当地医疗资源匮乏的局面,应加强伤员后送,确保伤员得到及时的医疗救治。

2001 年 11 月,新疆和青海交界的无人区(昆仑山区)发生 8.1 级地震,虽未造成灾难,但提示我们,应时刻注意加强对地震的防范,在一定条件下,对某些类型的地震做出一定程度的预测,特别应该关注人口稠密、城市集中、经济发达的地区,做好防灾工作。同时,有灾害发生就会有人员伤亡且可能暴发疫情,必须做好救灾防病的准备工作,强化训练救灾防病人员的专业技能,力求最大限度地减轻灾害对人的伤害,减少死亡和伤残。

此外,还有许多地震的损失由次生灾难引起。1923 年日本关东地区发生 8.3 级地震,由于地震发生于中午,正值居民生火做饭之时,而日本建筑又多为木式结构,且消防设施失修,引发严重火灾,加之遭遇强风,风助火势,火灾造成的损失比地震直接损失大得多。死伤人数为20万,90%以上由火灾造成。1933年,四川叠溪发生7.5级地震,滑坡、山崩堵塞岷江,形成10余个堰塞湖,造成严重水灾,使岷江上游沿江村中房屋牲畜几乎全部被淹没。

第二节 灾难特点及伤情特征

一、地震的概念

地震(earthquake)是地球内部长期积累的能量突然释放的一种运动形式。地球由外自内分别为地壳、地幔和地核。绝大多数地震发生在地球最坚硬的部分,即地壳和地幔上部边缘的岩石里层。在地壳运动过程中,地壳不同部位均会受到挤压、拉伸、旋扭等力的作用,比较脆弱的岩石在这些力的作用下容易发生破裂,此处即为震源,引起震动。全世界90%以上地震都是由于这种地壳断裂的变动造成的,具有突发性和暂时性的特点。

根据震动性质的不同,可分为天然地震、人工地震、脉动3类。天然地震是自然界发生的地震现象;人工地震通常由于核试验、爆破等人为因素引起;脉动是指由大气、海浪等原因引起的长周期微动。其中自然灾害是造成灾难的主要原因。

由地震引发的灾难按照成灾机制可分为直接灾害和次生灾害。

(1)直接灾害:由地震直接引起的现象,如地面断裂错层,以及地震波引起地面强烈震动造成的灾害。主要有:①地面破坏,如地面裂缝、塌陷、喷水冒沙等。②建筑物与构筑物的破坏,如房屋倒塌、桥梁断裂、水坝开裂、铁轨变形等。③山体等自然物的破坏,如山崩、滑坡等。例如2008年汶川地震时,四川省彭州市龙门山镇谢家店子村,发生5 s山崩,吞噬了62人;映秀镇一个村庄被山崩掩埋地下数十米。④海底地震引起的巨大海浪冲上海岸形成海啸,造成沿海地区的破坏。2011年日本大地震引发海啸,使得位于震中附近的福岛第一核电站1~4号机组冷却系统供电中断,导致核反应堆内热量聚集发生爆炸,从而引发核泄漏,严重污染了附近海域。⑤地光烧伤,虽不常见,但我国海城、唐山等地的地震均有此现象发生。

(2)次生灾害:是指直接灾害发生后,由于建筑物、构筑物或其他设施遭到破坏导致的继发性灾难。次生灾害主要包括:①火灾,由震后火源失控引起,如日本关西大地震;②水灾,由水坝决口或山崩堵塞河道等引起,当地震引发海啸时,沿海地区可能遭到海水倒灌引起水灾;③毒气泄漏,由建筑物的瓦斯或大型气罐装置等破坏引起;④瘟疫,由震后生存环境的严重破坏引起;⑤社会动荡,由灾民生存环境严重破坏和物质资源严重缺乏等综合因素引起的灾害。

二、地震灾难特点

1. 突发性强 地震发生迅猛,通常持续时间仅为10余秒到数十秒,但却会引发建筑物坍塌,路毁桥断,人员伤亡,造成重大经济损失。由于地震难以预防,人们通常在心理和物质上都没有充分准备,在失去家园的同时,地震对灾区民众和救灾人员造成的心理创伤也十分严重。

2. 破坏性大 当大地震发生在人口稠密和经济发达的地区时,会造成巨大的人员伤亡和严重的经济损失。在2011年日本大地震发生之前,科学家公认的最大震级为8.9级。1960年发生在智利的大地震被界定为8.9级,在此次大规模地震发生前后一年半的时间内,7级以上地震至少发生了 5 次,其中 3 次达到 8 级以上。地震释放的巨大能量引起海啸,海浪把海岸的码头设施全部冲垮,无数船只失踪,居民住房和设施荡然无存。巨浪还以 700 km/h 的速度从智利沿海横扫太平洋,相继扫荡了新西兰、菲律宾和日本,冲毁了沿岸的建筑物、土地、村庄,造成重大人畜伤亡。

3. 影响面广　强烈地震发生后,人员伤亡惨重,经济损失巨大,严重影响人们正常生活和社会秩序。痛失亲友、家园被毁给人们心灵上造成了短期内无法愈合的巨大创伤。有许多青少年在地震中失去父母或监护人,造成生活窘迫、前途渺茫,有些心理负荷过重的儿童易患长期抑郁和创伤后应激障碍(PTSD)等精神疾病,同时家长遇难无人管教还会导致青少年犯罪率升高。此外,灾后重建、恢复生产往往需要几代人的努力和全国人民的帮助,有时还要依赖国际援助。

4. 连锁性强　地震的发生常会引起一系列次生灾害,如火灾、山体滑坡、泥石流、毒气泄漏、放射性污染等。特别是在现代社会,人们的生活对于电力、高速交通、现代通信、城镇化程度和水平高度依赖。一旦地震发生后电力系统破坏,交通中断,通信系统、网络系统瘫痪,供水、煤气、输油管道破裂,就会直接影响社会安定和人们的正常生活,地震造成的一系列次生灾害往往更具有破坏性。即使在不发达时期,地震产生的连锁反应也很严重,例如 1906 年美国旧金山 8.3 级地震损坏了市区消防系统,全市 50 多处起火,大面积火灾持续三天三夜,直接导致火灾损失高于地震损失的 3 倍。此外,地震造成的外伤合并其他感染,如破伤风、炭疽等。1556 年陕西华县 8 级地震,直接死于地震的有 10 万多人,而震后死于瘟疫和饥荒的则高达 70 多万人。

三、伤情特征

地震导致的伤情常常多种多样,较为复杂和严重,且伤情的特点与地震发生的环境条件、季节、时间等有密切的关系。一般最常见的就是被倒塌破坏的建筑物、家具、室内设备等砸压所致的机械损伤,占地震所致各类伤害的 95%～98%。而伤害的严重程度则取决于伤员受到砸压等外部作用力的大小及作用部位。头面部损伤中颅脑伤的致死率最高,伤员往往在送往医院的途中死亡,而颌面伤和五官伤常造成严重的功能障碍,也可因血块和损伤组织堵塞呼吸道导致窒息死亡。四肢伤发生概率也较高,且常伴有周围神经损伤和血管损伤。腹部伤的发生率相对较低,但却常常因为内脏大出血而导致早期死亡。骨盆部的损伤常伴有膀胱和性器官损伤。

在地震造成的各种直接伤害中,骨折的发生率非常高,其中脊柱骨折伤可占骨折伤的 1/4 以上,而这其中 30%～40% 可并发瘫痪。以唐山大地震为例,四肢骨折、脊柱骨折、骨盆骨折等各部位骨折和多发性骨折占损伤的第 1 位;软组织损伤,包括周围神经损伤占第 2 位;挤压综合征占第 3 位,在城市地震伤员当中挤压伤往往会占有更大的比例。

灾难发生后,民众由于长时间被困于地震废墟中而缺少食物来源,呈持续饥饿和恐惧状态,以致身体极度虚弱、血压下降,不及时救治可发生虚脱而死亡。此外,休克与感染往往也是地震早期死亡的主要原因。在外界环境条件较为恶劣及医疗设施不完善的情况下,创口极易遭受各种细菌的侵入性感染。应特别重视破伤风杆菌和梭状芽孢杆菌对创口的威胁。早期救治阶段应认真做好清创和特异性免疫球蛋白注射工作。

第三节　救援措施

现场救援中检伤分类(triage)是对伤员实施有效救治的重要环节之一,是灾害、各类事故现场实施医疗急救的首要环节。检伤分类的目的和原则是利用灾难现场临时有限的医疗资源(医疗物资和医务人员)救更多的人。地震发生后,急救现场的医护人员面对短时间内形成的大批伤员,首要救援措施就是进行快速的检伤分类,尽快将可通过救援而生存的重伤员从伤亡人群中筛选出来,随后按照伤情的轻重,依先后顺序给予医疗急救和转运后送。

一、检伤分类原则

地震现场应急救援中检伤分类和救治的优先顺序为:①伤员目前生命处于紧急危险状态,如大出血所致血压降低等,能够通过止血等抢救措施挽救生命;②伤员生命处于危险状态,但程度较轻,如肋骨骨折有刺破胸腔的危险等,能够通过医学处理挽救生命;③伤员生命没有处于危险状态,如四肢骨折和可以通过自救互救措施止血的表面出血等,或有合并感染和其他污染的可能,需要通过医学处理避免进一步损伤并预防后遗症,或需进行清洗和包扎的伤员;④伤员精神创伤严重,需要医疗处理;⑤伤情十分严重,瞳孔散大,无生命迹象或应用大量医疗资源救治但生存概率极低者。此外,在地震初期医疗资源相对缺乏,需要带动灾民进行有效的自救互救。

二、自救互救

面对突如其来的地震,应掌握足够的自救互救技能,将地震对民众身心的危害降到最低。

1. 保持镇静,就地避震　地震发生后的短时间内,许多灾民并非被坍塌的房屋砸伤致死,而是由于精神崩溃,丧失生存希望,在极度恐慌的状态下使得新陈代谢加速,耗氧量增加,体力透支,同时无谓地大喊大叫,吸入大量烟尘发生窒息而导致不必要的死亡。正确的做法是,在剧烈的地震来临时,应保持镇静,选择跨度小、刚度大、抗震效果较好和具有水源的厨房或厕所作为临时避震处,危急情况下,可选择躲避在坚实的家具下或墙角处,切忌选择靠近墙体的门窗夺窗逃生。

2. 树立信心,积极自救　地震发生时,房屋大量坍塌严重威胁人们的生命安全。1983 年山东菏泽发生 5.9 级地震,造成大量房屋倒塌,约 2 万人被埋在废墟中。由于开展自救活动迅速,其中 90% 以上被埋人员都在 2 h 内获救,生存率达 99.2%。因此,被倒塌建筑物掩埋时,一定要树立生存信心,千方百计自救。正确的方法:用湿毛巾、衣服或手捂住口鼻遮挡灰尘或次生火灾时导致的烟熏,以免窒息;在可活动范围内间隔一定时间轻轻活动手脚,在保存体力的情况下清除压在身上的物件;同时就地取材,利用砖块、木头支撑倒塌的重物,尽量将安全空间扩大,以保证呼吸通畅。

3. 耐心保护自己,等待救援　被掩埋于废墟下暂时无法脱险时,应首先对自己所处的环境做出正确判断,尝试寻找出路,如能找到,应迅速脱离坍塌的房屋废墟;如无法自救逃生,则应保存体力,保持安静,在听到有人或有挖掘机的声音时再大声呼救,或敲击管道及墙壁。另外,在被掩埋期间要设法寻找代用水或食物,最大限度地保存体力、维持生命,等待救援。

震后的自救与互救是灾区群众性的、自发的救助行动,能够为抢救伤员赢得有效时间。良好有序的自救互救依赖于日常对民众进行的灾难教育,使民众具有自救互救的知识和技能,此外灾区驻扎部队、消防人员、警察和预备役官兵是自救互救的中坚力量。救灾实践表明,有组织的自救互救能有效节约救援时间,降低死亡率,并在后期可成为自觉持久的救助工作。

在鼓励群众性自救互救积极开展时,应注意方式方法,避免盲目图快而增加不应有的伤亡。开展救援工作时,可通过被埋压人员亲属、邻里的帮助,迅速判断、查明被埋压者的位置,或者根据被埋人员呼喊、呻吟、敲击管道墙壁的声音、露在瓦砾堆外的肢体及留下的血迹初步判断被埋压的位置后进行解救。救人时要首先确定伤员的头部,以准确、轻巧、快捷的动作使头部暴露,清除其口鼻内的灰尘和异物,随后暴露胸腹部。如有窒息,应及时进行人工呼吸。如果灾民不能自行挣脱危险环境,不应强拉硬拽,应尽快暴露全身查明伤情,进行急救、包扎固定后,迅速采取适宜方式转运至医疗救护服务中心。

三、现场救援

地震发生后最紧迫的任务是保障救援队伍和设备尽快到达现场对大量被埋压人员实施挖掘,对掩埋于废墟下的伤员解救出后就地急救,争取尽快使受灾人员脱险。解救被埋压的人员时,营救人员应做好安全防护工作,运用红外线(如 HY2813JC 是一款带视频记录功能的生命探测仪)、搜救犬等探测设备及时寻找被埋压人员,找到后尽量用手工方法进行营救,利用工具时应避免使建筑物再次坍塌而误伤受害者和救援人员。如无法接近被掩埋者,应先建立生命通道,给予必需的空气、水、食物等。可接近被埋压者后,首先暴露被埋压者的头部,清除其口腔异物,保持呼吸畅通。应避免过于用力拉扯难以摆脱压迫物的被埋压者,最好用特殊气袋和杠杆等支撑压迫物以协助被埋压者逃脱。解救出后应检查是否有损伤、出血,砸伤和挤压伤是地震中常见的伤害。地震救援最初的 72 h 被称为"黄金 72 h",在这个时间内施救效果较明显,但在地震真实发生时,抢救组织初期往往处于混乱阶段。地震现场由于瓦砾堆积,道路被塌落的建筑物、广告牌、倒塌的电线杆和抛锚车辆等所阻塞,救援人员、车辆、设备难以开进现场;其次,通信的中断使灾民和救援人员、救援人员和指挥组织难以及时沟通;供水、供电中断及可能发生的次生灾害和频繁的余震也会为抢救工作增加难度,使遇难者和救援人员面临伤害的危险;此外,大量人员伤亡会使灾区行政机构职能丧失,医疗卫生基础设施(如医院等)遭到的严重破坏和医务人员减员,可直接导致现场抢救工作难以立即有效地展开。

在抢救工作初期,必须迅速建立起现场指挥系统和组织机构,及时领导现场开展抢救工作。利用有限的医疗资源,尽快开展检伤分类,按伤势的轻重缓急有条不紊地展开现场医疗急救和梯队顺序后送,使轻伤员迅速脱离现场,重伤员及时得到救治,从而提高灾害救援效率,积极改善预后。同时,迅速通过流行病学方法掌握灾情和人员的伤亡分布情况,例如通过检伤分类可以从宏观上对伤亡人数、伤情轻重和发展趋势等做出全面、正确的评估,以便及时、准确地向有关部门汇报灾情,指导灾害救援,决定是否增援。在灾害现场每位伤员均应进行检伤分类,确定其伤情等级,决定是否需要给予优先救治和后送,对重伤员的全身伤情和局部伤情的变化进行动态观察,对照比较创伤评分,有助于全面、准确地判断伤情的严重程度,采取有效的救治措施,提高救治的成功率。

四、急救处理

地震中常见的急症包括窒息、机械性因素引起的多部位损伤、出血或创伤性休克等。在现场对抢救出来的伤势较重或处于濒死状态的伤员,为减少受灾者的伤残或死亡,应开展及时正确的现场急救,如心肺复苏等。

1) 对于窒息和呼吸道梗阻的伤员,在抢救前应迅速了解伤情,以头面部、颈部、胸部、脊柱为重点进行系统检查,了解脉搏、心跳、呼吸等体征,针对埋压阻塞、肋骨骨折、血气胸等不同病因进行急救以维持呼吸道畅通。如果发生中毒或合并外伤及其他损伤,应在恢复呼吸道畅通的同时,针对不同病因实施相应的急救措施。经初步急救待体征较为平稳后,转移到安全、通风、保暖、防雨的地方继续救治。病情稳定好转后,由医护人员后送至后方医疗机构。

2) 对于开放性创伤、外出血者应首先止血,抬高患肢。止血直接关系到抢救措施的成功与否。现场应急常采用指压法,但不能持久,仅适用于急救。控制伤处外出血最有效的止血方法通常为加压止血法,即将敷料加压于出血部位,或者使用止血带止血法,如橡皮止血带等。止血过程中应间隔一定时间放松绷带以预防末端肢体坏死。止血后将伤口或创面及时包扎好,以免污染创面且有利于后送搬运。

3) 对不同部位的骨折、关节损伤和大面积软组织损伤者,应按不同要求进行固定,固定范围包括伤部的远、近端两个关节。在灾难发生的特殊情况下,固定所用的夹板可就地取材,例如利用断裂但表面光滑的树枝、木板等。固定后应注意观察血液循环,如伤员出现剧痛、麻木,或伤肢末端苍白、发凉、青紫,应及时松开重新固定。同时应按照不同伤势、伤情对伤员进行分类分级,然后送医院进行进一步处理。对开放性骨折者,不适合做现场复位,以防组织二次损伤,一般采用清洁纱布覆盖创面,简单固定后进行后送;对挤压伤者,应设法尽快解除重压,如果创伤面积较大,应先进行清洁,然后用干净纱布包扎创面;怀疑有破伤风和梭状芽孢杆菌感染者,应及时将其转送到医院进行诊断治疗;对于创伤严重且创伤面积较大者,需口服糖盐水,预防休克的发生。

4) 创伤性休克是由于机体有效血液循环量锐减而产生的一种反应。地震发生时被倒塌的建筑物、家具砸伤极易造成严重的大范围组织破坏、大血管损伤、骨折、内脏损伤,这些损伤均可能引起大出血,进而造成创伤性休克。此外,长期被困于倒塌建筑物下的伤员在遭受饥饿、脱水、疲劳、精神创伤等状况时也可造成休克。对创伤性休克伤员的急救处理主要包括冬天保暖,夏天通风;应取平卧位,避免头低脚高;保持衣领、腰带宽松不紧绷;清醒的伤员可适量饮水,但不宜过多;及时妥善的包扎止血也便于减轻休克。

5) 挤压综合征主要指肌肉等组织在较长时间严重挤压作用下会造成局部缺血、坏死,发生横纹肌溶解,进而导致大量肌纤维蛋白入血阻塞肾毛细血管,导致急性肾损伤和肾衰竭,出现少尿、血尿和休克。地震中挤压综合征的发生率及病死率均较高。在地震救援中对肢体长期受压并出现肢体严重缺血表现的伤员,应及时采取截肢处理挽救生命。

五、早期救治

早期救治是指在地震灾区的医疗机构及临时设置的医疗救援点对伤员开展的救治工作,主要负责第2线的医疗救护,以减少伤残和死亡(图9-2)。经第1线急救处理送来的伤员,或未经处理直接送来的伤员,在接收后首先对伤员进行检伤分类,重点抢救危重伤员,突击治疗轻伤员。可根据不同的损伤类型设置不同的医疗区,并针对相应损伤调配专业技术强的医务人员负责救治工作。如内脏损伤为第1医疗区;骨折伤为第2医疗区;软组织伤为第3医疗区;颅脑、脊柱损伤为第4医疗区;其他为第5医疗区。只需一般处理的,均送入轻伤员室。凡需手术急救者直接送入手术室。有休克症状者直接送入抗休克室。

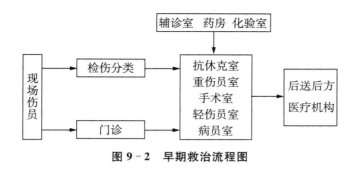

图 9 - 2　早期救治流程图

六、伤员后送

重大地震灾害发生后,由于伤员数量多、伤情复杂、伤势严重,无法做到完善的就地救治,食宿、医疗和公共卫生都面临巨大的困难。因此,伤员后送就成为重要环节。地震灾区大规模救援和后送常采用军队作战模式进行。以唐山大地震为例,主要后送方式有 3 种:飞机后送、卫生列车后送和普通客车后送。其中,飞机运输由于其速度快、容量大的特点,成为各国在灾难发生后所采用的最普遍且理想的后送方式。不同的后送途径在合理调配的前提下,能够保证伤员及时有序地后送至后方医疗机构。

第四节　遇难者遗体的医学处理

对地震后遇难者尸体的处理应遵循两个重要原则——尊重逝者和防治疫病,同时应体现地方政府的人道主义关怀。遇难者只是我们当中不幸的人,因此在遗体处理时应怀有悯惜之心。在处理逝者遗体时应尽量保存逝者遗体的完整性、可辨认性和应有的尊严。对用肉眼不可辨认的尸体,应当通过公安部门的法医提取逝者组织样本,对已经腐烂的尸体尽量提取牙齿样本,用于日后 DNA 鉴定尸体归属和死亡人口登记。使用重型装备从坍塌的建筑物中清理尸体时,应尽量避免重型装备对尸体完整性的破坏,同时避免使用爆破手段清理建筑物废墟导致尸体完整性的破坏。暴露在外的人畜尸体会很快腐烂、散发尸臭、污染环境。地震遇难者应区别于传染病致死者,因为地震遇难者很少携带传染病病原体,不能被视为某些传染病的传染源,但是腐烂的尸体却可以成为细菌等传染病病原体滋生的场所。因此,及时处理尸体是震后防疫的主要工作内容之一。清理尸体和卫生防疫主要针对以下 3 项工作。

一、遇难者遗体的处理原则

我国国土面积广阔、少数民族众多,因此,不同地区往往具有不同的风俗习惯及丧葬习俗。救援队在处理地震遇难者尸体时,应在充分尊重当地特点和民族风俗习惯的基础上着重考虑防疫工作需要。对于死亡人数较少的中等地震,应尽可能安排遇难者遗体进行火葬。对于因为宗教或其他原因无法实施火葬的受灾地区,可安排遇难者遗体进行土葬,但应考虑到防疫的重要性,尽可能深埋。对于死亡人员众多的特大地震,最为妥当的方法是采取遇难者遗体集中深埋并建立公墓,应特别注意公墓地点的选择,设在远离饮用水水源且受塌方和洪水破坏危险性较低的地点,同时应远离居民生活区。地震后集中建立的遇难者公墓外观应庄严肃穆,不仅应标注清楚逝者的姓名,还应注明地震发生的时间,以供后人祭奠。唐山大地震发生时,由于交通瘫痪,震后数天内约 7 万具尸体只能在市内掩埋,埋葬的深度仅距地面下 1 m,对环境卫生和市民心理都造成了极端不利的影响。因此,从地震发生当年 11 月开始,政府集中动员 2 000 余名民兵,在 1 个多月的时间内,重新清理出地震发生初期掩埋于市区及村边的尸体,使用大塑料袋将每具尸体独立包装后,分葬于 8 个公墓及农村坟地。

二、遇难者遗体的挖掘、搬运及掩埋

遇难者遗体和集中摆放过遗体的地点及相关环境、处理遗体的工具都需要进行消毒除臭处理,这对顺利完成遗体处理工作十分重要,特别是当地震发生于炎热的夏季,尸体腐烂速度会很快,如不及时处理会造成蚊蝇滋生,并成为许多细菌的寄生繁殖场所。在遗体处理的过程中,应同时做到杀虫(主要是去除苍蝇幼虫)和除臭(可采用"万洁芬"等除臭剂),这样的处理过程不仅是为了防止疫情发生,同时也是维护遇难者的尊严。从瓦砾下清理出来的遇难者尸体经家属辨认或采集 DNA 样本后应首先用杀虫剂清理蛆虫,随后用除臭剂减轻尸臭,再用 10% 的漂白粉水喷洒尸体进行消毒。消毒完用衣物将尸体包裹严密后装入尸体袋中扎紧袋口,随后尽快装上已铺好沙土或塑料布的车辆,以免尸液漏出污染运输车。尸体挖埋工作小组同样需配备专业的消毒人员,在挖掘的同时应向挖掘地点喷洒高浓度的漂白粉、三合二乳剂或除臭剂,将尸体移开后应对现场再次消毒除臭。工作人员在认真完成尸体处理工作的同时还应把握处理原则及尺度。遇难者生前绝大多数并非传染病患者,也不会直接传播疾病,即使是传染病患者,在死后原感染疾病的传播能力也极为有限。如果因为工作人员过度恐惧而实施过度消毒不但可能破坏该地区环境及地下水,而且会影响遗体归土化过程。对于大地震中死亡人数较多,地震中心建筑物严重下陷导致尸体清理工作开展极其困难的情况下,可放弃尸体清理工作,将结构尚稳定的建筑物保留以供后人纪念。

在处理遇难者尸体时,应做好尸体挖掘、搬运和掩埋人员的卫生防护工作,清理和掩埋遇难者尸体的工作人员应分成多个小组,轮流作业,防止过度疲劳且减少接触尸臭的时间。相关工作人员在工作时应着工作服,穿高帮胶鞋并扎紧裤脚和袖口,同时佩戴防毒口罩、厚橡胶手套等防护工具,防止吸入尸臭中毒或触碰到尸液损伤皮肤。人死后细胞内会释放各种溶解酶,如直接接触到遗体流出液可能对皮肤造成有限的损伤,因此,工作人员在处理遗体时应佩戴橡胶手套。此外,在肠道和皮肤正常菌群的作用下,遇难者遗体中的蛋白质会降解,进而产生大量胺类和吲哚类气体,如呼吸系统直接暴露于尸体所产生的气体会导致一过性强烈刺激,因此,工作人员应尽量减少直接暴露于尸臭的时间,并在处理尸体时佩戴活性炭口罩,防止尸体腐烂释放的大量高浓度的吲哚类物质导致工作人员中毒。此外,应划出远离生活区 50 m 左右的隔离带,用于在工作开始前和结束时穿脱工作服,并对工作人员以及所穿工作服和配备器具进行消毒。橡皮手套可放入消毒缸,运输车和挖埋工具应停放于消毒站进行消毒,工作人员的双手需用 3%～5%来苏液浸泡后再用酒精棉球擦拭,最后用清水肥皂洗净,有条件时最好进行淋浴彻底清洗。

第五节　卫生学处理和恢复重建

一、地震发生后的卫生学处理

地震发生之后,由于公共卫生基础设施遭到破坏,伤亡人员数目巨大,会引发一系列卫生

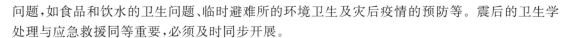

问题,如食品和饮水的卫生问题、临时避难所的环境卫生及灾后疫情的预防等。震后的卫生学处理与应急救援同等重要,必须及时同步开展。

(一) 地震发生后环境卫生的处理原则

地震发生后,伤员的机械外伤受土壤污染较普遍,要注意地震中受伤人员发生破伤风和气性坏疽,以及其他感染的可能。救援营地应有足够的面积,合理的布局,及时修建临时厕所,且营房、厨房、厕所、垃圾站等区域的设置都应符合卫生学要求,定期喷洒杀虫剂控制蚊蝇滋生。由于地震后救援人员和受灾民众大量集结,临时厕所和临时垃圾处成为灾后防疫工作的主要内容。临时厕所的数量应根据救援人员和受灾民众数量而定。临时厕所的设置应统一规划,设置在远离饮用水水源、低洼、隐蔽且离临时生活点不远处,避免设置在主要河道上游以免污染水源。最好应用大容器收集粪便等排泄物,并定期消毒、杀虫和深埋处理。临时垃圾处理场也应集中设置,最好设置在离集中居住区 50～100 m 距离的路旁,以便集中消毒、杀虫和使用车辆运往远处集中焚烧处理。焚烧垃圾场应远离直升机起降场地并处在直升机起降场地下风向,避免焚烧垃圾所产生的烟雾影响直升机起降。

震后居民和救灾队伍临时生活区灭蚊蝇的主要方法包括应用消毒车对污染区进行超低容量杀虫剂的喷洒,该方法高效、速效、面广,但无法喷洒到室内和倒塌建筑物的空隙;对于分散的居民点室内和道路狭窄地区,可运用手动压缩式喷雾器等手提喷雾器进行喷洒;对于地窖、地下道等空气流动缓慢的场所,可采用烟剂熏杀和消毒剂低容量喷洒。对地震灾区应避免过度消杀灭和不恰当地使用消杀药剂。在过去地震灾区防疫工作中曾出现诸如对遇难者集中区进行所谓"7 天大剂量终末消毒"和对进出灾区现场的汽车轮胎进行消毒等奇怪现象。条件差的防疫队用喷雾器消毒,条件好的防疫队用消毒喷洒车到处喷洒,最后改成应用消防车"灌溉"。这些极端的消毒措施实施后,大部分没有对消毒效果进行评价,有些单位甚至用蚊蝇密度评价消毒效果。在消杀药剂的品种和浓度上各防疫队也有很大不同,消毒剂和杀虫剂往往混为一谈,有些单位用含氯消毒剂消灭苍蝇,个别单位还用奋斗呐(fendona)等滞留性灭虫剂进行生活用品的"消毒",有的单位应用超高剂量含氯消毒剂处理露天厕所,导致如厕者集体"落泪"、呼吸困难。地震灾区非传染病疫区,地震遇难者绝大多数并非传染病患者。对灾区环境和遇难者遗体消杀处理一定要谨慎。拟通过大剂量消杀灭一次性达到清除病原体、消灭病媒来杜绝灾后疫情是不科学的。病原体作为物种不易被彻底消灭,即使消灭了还可以"引进",病媒随季节变化有自身消长规律,因此疫情也有一定的季节性。防疫工作中有很多科学问题,不能以大剂量消杀灭代替日常的防疫工作,更不能以消杀灭的投入量和面积计算防疫工作的成绩。所有灭虫药物,如奋斗呐等菊酯类灭虫剂和敌敌畏等可在环境中长期滞留,多数消毒剂可污染环境,毫无目的地对环境进行大剂量消杀灭,不但对人体健康无益,而且可能对当地和下游人类赖以生存的生态环境造成破坏,化学污染还会影响子孙后代。此外,长期大剂量使用消杀药剂,可使病原体和医学昆虫产生"耐药性",增加后期疾病控制难度。针对灾区生活环境的杀虫工作应在对医学昆虫密度进行监测的基础上进行,如每立方米空间超过 1 只苍蝇才有灭蝇的必要。因此,灾后防疫需在科学指导下进行。大灾之后防大疫固然重要,但并不是说大灾之后马上就有大疫,大疫往往在地震后 1 年发生,因此灾后防疫工作应有长期打算。

(二) 饮用水和食品的卫生处理

做好食品卫生检验和监督,防止消化系统疾病的流行。应注意饮水卫生,尽可能利用未被破坏的自来水,尽快恢复卫生供水。分散式给水应优先选用地下水,其次是流量大、稀释能力强的江河,同时应防止水源污染,上游 1 000 m、下游 100 m 的沿河两岸禁止排入污水,防止大灾后大疫。

地震发生之后的灾区卫生防疫工作十分重要。震后传染病的流行具有很大威胁,如疟疾、斑疹伤寒、细菌性痢疾、病毒性肝炎等。唐山大地震之后曾有痢疾流行;溧阳地震后局部地区曾流行疟疾,并出现携带狂犬病病毒的狗咬伤 156 人的事件;邢台地震后出现了流脑和麻疹的流行。因此,需建立健全的疫病监测系统及传染病报告制度,建立世界范围的疫情信息网络。震后医疗条件恢复较好后应开展预防接种,降低人群易感性。同时消灭传染源,切断传播途径,控制传染病的发生和蔓延,预防灾后疫病。

二、地震发生后的恢复重建

地震后的恢复建设事关群众生产生活和灾区长远发展,必须经得起实践和历史的检验,把科学规划作为灾后恢复重建的依据和基础。

(1)妥善安置灾民,打好重建基础:安民工作是灾后重建工作的基础和前提。我国坚持农村自建、政府补助、社会帮扶相结合,实施就地分散安置,尽快恢复受灾群众的家庭生活。在城镇,对居民住房及机关、学校、医院等公用事业单位,主要采取活动板房解决过渡性安置。在农村,主要采取帐篷和充分发动群众自己动手搭建简易住房。有条件的地方,鼓励农民逐渐建设永久性住房。在搞好城镇总体规划的基础上,抓紧建设廉租房、经济适用房和普通商品房。

(2)抓紧灾后公共卫生和教育设施的恢复,创建重建条件:包括基础设施的恢复建设,抓紧时间恢复受灾地区的水电供应,尽快使居民饮用水得到充足供给,日均用电量恢复到灾前水平;同时抓紧恢复通信、商贸流通和服务业,在居民安置点设置便民商店;此外,尽快恢复学校上课,汶川地震后,当地政府在灾情稳定后迅速安置灾区学校复课,7月初中小学复课率达 82.8%,并保证了重灾区县高考的顺利进行,以及秋季的顺利开学;另外,应加紧恢复工农业生产,农业生产的恢复应考虑到当时的季节性和灾后多变的天气气候条件;受灾工业、企业可酌情先部分复产,对仪器设备进行质量安全检查,情况稳定成熟后逐步完全恢复生产。

(3)全面统筹规划,强调恢复重建的科学性:将公共事业的重建列为先期启动项目,重点突出学校、医院等关键基础设施的建设,并严格保证建筑物质量,提高抗震标准;同步优先安排交通、电力、通信设施的恢复重建,以尽快恢复基础设施功能为目的;对于产业的恢复,应加强前期的统筹工作,在条件允许的情况下,重建的同时可进行进一步的结构升级。重建和迁建时,应合理选择时间和地点。重建工作应及时筹划,但在大地震发生后不宜马上开展,因为大地震发生后的一段时间余震频发,山体和地基松动,为避免引起不必要的二次伤亡和损失,应待当地灾情稳定后抓紧开展。另外,应选择地基牢固的地点进行重建,例如汶川地震的震中位于龙门山地区,地震发生时导致严重的山体滑坡,使得山体土质疏松,如立刻原址重建,遭受强降水时,可能再次发生山体滑坡并引发泥石流而导致江河改道、新建居民区损毁和大量财产损失。类似地区,震后重建的居民住所及厂房应避开山区迁建,或将原地址空置 3 年以上,稳固土壤后实施重建回迁。

(4)着眼未来需求,组建人才队伍:在重建各项设施,逐步恢复工农生产的同时,应总结地震发生前的薄弱环节及灾情发生后应对措施的弊端,针对各方面的不足重新组建各行各业所需的人才队伍,加强专业技术培训,防患于未然。例如,在灾后应加强对医务人员的补充和培养,以应对医务工作者因灾情导致的减员。对一线医务工作者在提高专业技能的同时,还应强化灾难医学知识的培训。此外,应向灾区派遣有管理背景的卫生干部和专业医学专家对灾区卫生设施及医疗队伍重建进行培训和督导,提升当地医务人员业务能力和医疗系统的"造血功能"。

第六节 地震造成伤亡的预防和灾前准备的必要性

对于地震,目前尚未找到预测地震何时发生、在哪里发生或者发生等级的准确方法。但做好防震准备,如确保建筑物和构筑物的质量标准;同时掌握抗震知识,在灾难发生后不至于手足无措,从防患于未然的角度出发,有助于将人员伤亡和经济损失降至最低。

一、建筑物的抗震检测及要求

本章第一节提到的土耳其大地震的惨痛伤亡警示,在灾难未发生时应居安思危,对建筑工程应严格把关。按照我国法律规定,竣工的建筑物,尤其是大型建筑(建筑物总高>100 m、单体建筑面积>20 000 m² 的),必须进行抗震检测,符合要求后才能投入使用。一般房屋应按《建筑抗震鉴定标准》(GB50023-95),采用逐级鉴定方法,进行综合抗震能力分析。抗震鉴定方法分为两级:第 1 级鉴定,以宏观控制和构造鉴定为主进行综合评价;第 2 级鉴定,以抗震验算为主,结合构造影响进行房屋抗震能力综合评价。房屋满足第 1 级抗震鉴定的各项要求时,房屋可评为满足抗震鉴定要求,不再进行第 2 级鉴定;否则应由第 2 级抗震鉴定做出判断。

房屋抗震能力检测项目分为现场检测项目和非现场检测项目。现场检测项目包括倾斜、沉降、裂缝、地基基础、砌体结构构件、木结构构件、混凝土结构构件、钢结构构件等现场检测项目。非现场检测项目包括:①混凝土结构构件检测,应用混凝土钻芯法检测混凝土强度;②钢结构构件检测,应用钢材抗拉强度试验法检测钢材试件抗拉强度、钢材弯曲强度试验方法检测钢材试件弯曲变形能力;③木结构构件检测,应用木材顺纹抗压、抗拉、抗剪强度试验,木材抗弯强度及弹性模量试验,木材横纹抗压强度试验。

2010 年 9 月 4 日,当地时间凌晨 4 点 36 分,新西兰发生里氏 7.1 级地震。尽管地震发生时,绝大多数人正在家里睡觉,但这次地震却未造成严重的人员伤亡。造就这个奇迹的一个重要原因就是大多数新西兰居民所居住的是高度防震的轻型木结构房屋,通常为 1~2 层高,除外墙装饰和烟囱外均为木质结构。这样在地震发生时,即使外墙倒塌也不易造成整个房子倒塌。此外,房屋并非与地基直接连在一起,而是在中间架了一块巨大的板子,被地震工程专家称为"基底隔震"。所有轻型木结构的房屋都经过了严格设计,符合由地震工程师们制定的抗震标准。对于像新西兰地震这样发生在午夜的地震而言,没有民房倒塌就意味着保住了民众的性命。新西兰地震工程学界的信条始终是"地震不会杀死人,杀死人的是糟糕的建筑"。

二、居民防灾抗灾的知识普及

日常生活中应加强对民众的防灾抗灾教育,使民众在灾难发生时不至于慌乱无措,能根据了解的知识进行科学合理的自救互救。灾难发生后,面对家园被毁和亲人离去,在心理医生的帮助下能够及时从痛苦中脱离出来,恢复正常生活,重建家园。

(一) 地震发生时的避难措施

1) 地震发生时应就近躲避。位于室内时,应选择相对狭小、支撑较好且有水源的空间进行避难(如厨房、洗手间);若远离这样的场所,则应选择室内结实、有支撑作用、能掩护身体的物体进行暂时避难。对于正在上课的学生,应在教师指挥下迅速抱头、闭眼、躲在各自的课桌下,待情况稳定后迅速撤离到室外开阔安全的地方。在室外时,可原地不动蹲下,双手保护头部。无论室内外,在避难时应注意避开高大建筑物、玻璃门窗、易碎品的货架,以及广告牌、吊灯等高耸物或悬挂物。

2)处于公共场所时,应听从现场工作人员的指挥,不要慌乱地拥向出口,应避开人流,防止拥挤,避免被挤到栅栏处或发生踩踏。

3)避难时应采取蹲下或坐下的姿势,尽量蜷曲身体,降低身体重心,抓住桌腿等牢固的物体,同时保护头颈、眼睛,掩住口鼻。

4)如地震发生后突然断电,不要随便点明火,防止由于设备受损导致空气中可能有的易燃易爆气体点燃或爆炸。

5)切忌在地震发生后立即返回室内,有些居民急于回家中寻找存折、珠宝或有纪念意义的物品等时,由于余震或建筑物的脆弱性被困于倒塌物下,造成不必要的人员伤亡。

6)被倒塌建筑物掩埋时,可用湿毛巾、衣服或手捂住口鼻遮挡灰尘,以免窒息;在可活动范围内间隔一定时间轻轻活动手脚,在保存体力的情况下清除压在身上的物件;同时,就地取材利用砖块、木头支撑倒塌的重物,尽量将安全空间扩大,以保证呼吸通畅。

(二) 心理教育

大地震发生后短期内会造成大批孤儿,许多居民失去亲人,心理无法承受,甚至有幸存者一时间难以接受亲人的离去而轻生自杀。因此,在普及抗震知识的同时,还应对居民进行人群脆弱性评价,针对特殊群体开展心理教育,增强民众心理承受力,避免灾后犯罪率升高,同时对于儿童应特别注重心理疏导,预防自闭症等心理疾病的发生。

在抗震防震的宣传方面,新西兰同样树立了良好的榜样。新西兰是一个自然灾害频发的国家,为了最大限度地降低由地震导致的伤亡,新西兰政府民防部花费大量时间和精力致力于灾前准备和教育。让居民了解当地震来临时,有可能在数小时、数天、数星期无法得到政府的紧急服务,首先应依靠自己和社区维生。2006年,新西兰启动了两项大型的国民防震教育,一个题为“什么是减灾计划?”旨在教育所有1年级和2年级的小学生;一个题为“准备好,闯过去”,通过广播和电视广告、电话黄页、网站来告诉人们地震逃生要领。

因此,借鉴经验,在地震未发生时,就应该防患于未然,建筑物在设计和建造时应符合相应的抗震标准。此外,相关部门应通过各种宣传渠道对居民加强抗震和求生技能的宣教,并且避免麻痹思想的存在,反复宣传,牢记于心。

(韩一芳　曹广文)

主要参考文献

[1] 许超亚.对地震后建筑倒塌的抢险救援及设备需求分析[J].中国设备工程,2022,506(18):225 - 227.

[2] 吴磊,孙国栋.地震应急管理体系优化分析与研究[J].科技资讯,2021,19(27):91 - 93.

[3] 晁洪太,关友义,刘敏,等.中国地震标准体系进展综述[J].中国地震,2021,37(01):1 - 14.

[4] 潘伟杰,翟国方.城市大地震风险需要全过程治理[J].防灾博览,2022,125(04):8 - 13.

第十章 海　　啸

海啸(tsunami)是指短期内强烈的海水波动现象,最常见的引发原因有震源在海下 50 km 以内、里氏 6.5 级以上的海底强烈地震或火山爆发,以及水下或海岸大规模滑坡。

现有资料表明,并不是所有的水下地震都可以引发海啸,其发生主要与海底地壳运动有直接关系,如引起海底地壳运动的浅源地震可以产生海啸,而一些未引起地壳运动但强度较大的地震却不会引起海啸,地震引起的混浊流也有可能引起海啸。海底地震、山崩、火山爆发等各种原因引起的海底剧烈变动,均可导致海洋水面突然上下起伏,其中具有较长波长和周期的波浪可从变动源头向四周传播,当传至近海岸的海湾时,能量积蓄形成巨大的波浪扑向海岸会造成极大的伤害。

海啸的波长可达数百千米,且海啸的波常常并非单一波,而是一系列的水波,传播速度达每小时数百千米,均超过了一般性海浪或风浪的标准。海啸的传播速度和海水深度的平方根成正比,也就是说海啸发生的水深越深,传播速度越快,在太平洋的深水区内,海啸的传播速度可达 600~1 000 km/h。一般海啸的第 1 个波类似巨大的海浪,形成壮观的景象,不明情况的旁观者常会对这种景象着迷,而被随后袭来的巨浪吞没。海啸因为波长不同及海底地形差异,海啸波的周期很长,一般为 15 min~1 h 或更长;海浪波的周期很短,只有 5~20 s。因此在第一个或前面几个巨浪袭击海岸后会出现数小时的平静期,形成海啸已经过去的假象,使人们思想麻痹,放松警惕。

第一节　典型灾难实例

世界上关于海啸的最早记录为我国西汉初元仁年(公元前 47 年)莱州湾海啸。太平洋沿岸为全球海啸多发地区。根据数据统计,约 80% 的海啸发生在太平洋地区,10% 发生于大西洋地区,其余地区占 10%。海啸多发于太平洋地区的主要原因在于日本、加拿大和美国等国家和地区的太平洋沿岸是地震和火山的多发地带。位于北太平洋的美国夏威夷群岛平均每 25 年受到一次破坏性的海啸袭击。日本是一个深受海啸危害的国家,海啸在西方语言中称为"tsunami",其词源即来自日语"津波",即"港边的波浪"("津"即"港"),这也说明日本经常遭受海啸袭击。自有记载以来,日本太平洋沿岸受到猛烈海啸袭击达 30 多次,其中三陆、东海和南海沿岸尤易受到海啸破坏。

1896 年 6 月 15 日,日本三陆遭受巨大海啸袭击,这次海啸是由距岩手县宫古外 200 km 的海域发生 7.6 级海底地震引起,最大波高可达 24 m,有记录死亡人员 27 122 人。开始时,三陆沿岸的震感并不是很明显,但 30 min 之后海水迅猛上涨,巨大的波浪涌向海岸,吞没了沿岸居民。1933 年 3 月 3 日,同地区再次发生 8.3 级地震引发海啸,最大波高为 25 m。此次海啸虽然与 1896 年规模近似,但并未造成重大的人员伤亡,死亡人数为 3 000 多人。究其原因,主要在于人们吸取之前教训不断积累经验,在海啸发生时采取有效方式及时躲避,进而减少了人员伤亡。

印度洋海域也广受海啸袭击,1883 年,位于印度尼西亚苏门答腊岛和爪哇岛之间的巽他海峡因大规模火山爆发引起巨大海啸,最大波高35 m,第1波之后1 h内,第2、第3个后续波接踵袭来,造成36 000人死亡。且海啸的波在海峡出口处随着水深急剧增加,诱发了调和波开始波及全世界,毛里求斯波周期为30～40 min,印度洋沿岸各地为60～88 min,非洲南端的开普敦为60 min。2004年12月26日,世界第二大岛苏门答腊岛西南印度洋深海下的地壳运动引发地震,形成了有地震记录史以来全球第三大的地震海啸,地下断层为逆断层,震级9级。这次地震数秒之内在海洋底部形成了100 km宽、1 000 km长、数米深的大坑。其能量相当于100万枚投在日本广岛的原子弹,使印度洋周边印度尼西亚、印度、斯里兰卡、泰国、索马里和塞舌尔等十几个国家受灾,20余万人死亡,600万人无家可归。2010年10月25日,印度尼西亚苏门答腊岛发生7.2级强烈地震,随后余震频发,一连串地震冲击后再次引发巨大海啸。

2011年3月11日,日本9.0级地震引发海啸,波高达37.9 m。日本东北大学地震和喷火预知研究观测中心全球首度针对海底地盘隆起进行了实测。该研究中心应用水压计进行了调查,水压计设置于震源以东约100 km的海底,水深约5 800 m,位于海洋板块下沉至陆地板块的交界处(日本海沟)附近。中心于3月24日回收水压计,继而推定海水面的变动幅度。研究发现,此次地震使位于震源东端的海底地盘隆起约5 m,由于7级地震通常使地盘隆起约1 m,因此这一大幅隆起被认为是导致大海啸的原因。此次大地震海啸死亡、失踪及与震相关的死亡人数约2.2万人。

第二节　灾难特点及伤情特征

海啸的形成有多种原因,地震引发的海啸灾害形成需具备3个必不可少的条件:①深海水深数百至数千米;②震级在6.5级以上的大地震;③有利的地形,包括海岸和海底。一般来说,不是所有的海底地震都会引发海啸,一般6级以下的地震基本上不可能引起海啸;另外,不引起地壳运动的地震也不会引发海啸。

一、海啸灾难特点

海啸具有破坏性大、波及范围广、短时间内可对沿岸居民造成多种危害的特点,且造成的各种损伤又具有范围大、伤员多、受伤者病情发展迅速等特点。另外,海啸的发生,常具有一定的迷惑性,先行波之后常有一个相对平静的时期,这段时期实际上蕴藏着危险。许多人常误以为第1个波是海浪,等退去后跑到岸边捡拾被海浪冲上来的贝壳等海洋生物,结果无法及时向远离海岸的方向撤离,造成伤亡。

海啸发生时,大量海水涌上海岸将周围地区淹没时所造成的最直接伤害就是海水的淹溺;此外,由于巨浪的冲击及海水的浸泡,可导致建筑物发生坍塌,进而形成大批挤压伤伤员;而且强烈的海啸会使公共卫生系统遭受严重破坏;由于居住场所倒塌损坏或被淹没,受灾人群会相对集中到临时避难场所,群体的居住环境极易导致多种传染病的流行,特别是水媒传染病的流行;此外,由于痛失亲人和居住场所,居民及伤员在身体损伤的同时还遭受了巨大的精神创伤。

二、伤情特征

(一) 溺水

溺水是指大量水被吸入肺内,引起人体缺氧窒息的危急病症。溺水者面色发绀、肿胀,眼结膜充血,口鼻内充满泡沫、泥沙等异物,特别是海啸发生时,由于海水倒灌,冲刷沿岸农田,海水内常常有很多杂物,在营救后应立即清除溺水者口鼻内的泥土、杂草等异物,确保呼吸道畅通。部分溺水者吸入大量海水后会出现上腹部膨胀,产生明显的血容量和电解质紊乱。海水中氯化钠含量达 3.5%,其渗透压为血液的 3～4 倍,当海水渗入肺部后,循环系统内大量液体会因为渗透压的改变而进一步加重肺内分流,使肺组织水分增加,引起肺水肿并导致血液浓缩。<20℃的海水淹溺,可使体温缓慢且明显的下降,<5℃的海水中,体温下降会更为迅速。多数溺水者四肢发凉、意识丧失,重者心跳、呼吸停止,因此除了直接被海水淹溺之外,在海水中浸泡造成的体温过低是被海啸冲入大海者死亡的另一重要原因。

(二) 挤压综合征

海啸发生引起的房屋建筑坍塌会造成大批挤压伤伤员及各系统的损伤,如肌肉挤压综合征、颅脑损伤、脊椎四肢损伤等。导致挤压综合征的主要原因是四肢或躯干肌肉丰富的部位,遭受重物长时间挤压后,受压部位肌肉因血液循环被阻断而出现坏死,血管受损后通透性发生改变。经救援解除压迫后,血液循环恢复,大量血浆样液体,甚至血液从血管溢出至肌肉及其间质出现肢体肿胀;肌肉长时间受压后会产生大量肌红蛋白,在酸性尿中会发生沉淀,阻塞肾小管,导致肌红蛋白尿,进而造成急性肾衰竭。当然,海啸造成的建筑物倒塌在海水淹没的区域相对于地震和未被海水淹没的地区而言,会因海水对倒塌破坏物体的浮力使得挤压力有所缓解,但挤压综合征仍然是海啸灾难中威胁受灾民众生命安全的重要伤情之一。

海啸造成的各部位创伤往往为复合伤,伤情较为复杂。尽管损伤的部位和类型都有不同程度的差异,但直接威胁受伤人员生命的主要是呼吸循环功能不足、休克和大出血。在不同类型的创伤中,3 种威胁常并存,需在创伤救治过程中优先解决。

(三) 传染病流行

大灾常伴有大疫,海啸也同样如此。公共卫生设施,尤其是洁净水供应系统在海啸中会遭受严重破坏,导致生活饮用水源被污染、食物短缺、卫生状况恶化、大量难民聚集于公共避难所,这些都为传染病的发生和传播流行创造了适宜的条件。各种类型传染病,如痢疾、疟疾、霍乱、伤寒、甲型肝炎、登革热、炭疽等的病原体可经空气、水、食物、接触、虫媒等不同途径进行传播,造成较为复杂的疫情。

第三节　救援措施

海啸灾难的破坏性之大,给医疗救援带来了极大的挑战,尽快对损害程度和所需医疗救助进行准确详细的数据统计,对灾情做出较为准确的估计,对于国内救助和申请国际援助是必不可少的。海啸发生后,应及时掌握被海啸袭击的范围和人数,了解公共服务系统包括通信、电力等系统的破坏情况。同时,尽快了解受伤民众所需的医疗救助设施,包括主要伤情类型、缺少的医护人员和急需的医疗设施等;掌握整体信息后利用流行病学方法进行归纳总结。关于损伤和救援的各种资料统计都应越详尽越好,以便能使灾区伤员尽早受到最优的医疗救护。

涉及健康的问题不仅局限于对大量创伤人员的救助,还应恢复洁净的水源或重新建立水源净化系统。在早期应急预案中,应对有关的设备情况进行了解,并针对受害地区人群的生活饮用水和食物供给做好人力、财力的准备。此外,在满足日常生活供给和对受伤人员进行医疗救助的同时,还应关注灾区人民的心理健康问题,及时分派相关人员对受灾民众,特别是对丧失家人的灾民进行心理疏导。

一、建立救护组织

海啸发生时,开展救援工作的主要困难在于损伤多发生于水中,不易及时发现且难以及早抢救。因此,医疗救护必须有严密而良好的急救组织和正确有效的救护措施。统筹考虑灾区环境、气候、地域和经济条件等各方面因素,建立完善的组织机构,对伤员的伤情准确估计并进行检伤分类,实施营救、治疗、后送。救护组织的建立一般可分为以下3线。

第1线救护组织:是在当地干部的领导下广大群众的自救与互救,将溺水和受困群众解救后由当地医院和地方红十字卫生院的医务人员进行现场抢救。利用当地人民熟悉环境的特点,迅速寻找伤员,进行及时有效的救治,初步处理之后送至基本急救器械配备齐全的医疗救护站。

第2线救护组织:由距离灾区较近的医院、卫生所,以及各级医疗机构派出的救援小分队组成。主要承担的救护任务包括对第1线转来的危重伤员实施必要的急救手术进行抢救,对重伤员进行复查,做进一步处理,按照病情轻重和医疗条件部分留治,部分后送。

第3线救护组织:由各省、市、区、县的医院及各部队、企业的附属医院组成。主要负责将现场后送转来的各类伤员送至相应的科室进行后续治疗,直至伤员早日恢复健康。

二、自救与互救

从心理学的角度来说,当人们对即将发生的灾难的相关知识有一定程度了解且掌握逃生技能时,面对海啸的发生有助于保持冷静的头脑,并能够科学合理地应对海啸所致的破坏,从而将不必要的生命财产损失降至最低。因此,对于沿海居民必须有针对性地进行海啸灾难特点的宣教,同时普及自救互救知识,使居民掌握一定的求生技巧和简单的急救措施,如被冲入海水中如何保持冷静,如何节省体力等待救援,未受伤的群众如何为伤员实施人工呼吸、心脏按压、外伤止血等。此外,相关教育应反复开展,避免由于一段时期未经历破坏性海啸而产生麻痹思想。

海啸发生时,应保持清醒的头脑,避免慌乱,尽快逃离岸边及受损的危险建筑物。如无法及时逃离危险地带,应尽可能寻找可用于救生的漂浮物,落入水中后借助事先准备好的漂浮物浮于水面,同时减少手脚运动节约体能,避开水面上尖锐的漂浮物,防止巨浪袭来时将落水者砸伤。海啸发生时会损害沿岸居民住房、厂矿及公共基础设施,导致一些化学物质及燃料(如柴油、汽油等)泄漏漂浮于海面,落水者应注意防止吸入呼吸道。在周围无危险漂浮物及化学物质泄漏时,保存身体能量的正确方法为采取仰卧位,头顶向后,口鼻向上方露出,确保呼吸通畅。

落入水中时对生命最构成威胁的是寒冷,特别是在较为寒冷的秋冬季节,体温的迅速下降可导致身体冻僵,甚至冻死。值得注意的是,处于海水中体温在穿衣服的情况下会比不穿衣服下降得慢,静止比活动时下降得慢。因此,为防止或者延迟体温下降速度过快,在海啸发生时应穿一些保暖性能好的衣服,并将头颈部和手脚覆盖严实。尽可能接近高处,如无法达到,在保证漂浮的情况下不要游泳,等待船只和救生人员抵达。

夏季天气较为炎热,水温较高,落水者会较秋冬季节生存时间更长,但要面对的另一个严峻问题是炎热的高温会使人体水分蒸发散失较多,落水者会很快觉得口渴。不具备常识且口渴难忍的人常会误喝海水,事实上盐分较高且苦咸的海水非但不能解渴,反而会导致腹泻并出现幻觉、精神失常,甚至死亡。

多人同时落水时,应靠拢在一起等待救援,这样不仅有助于互救,还可以相互鼓励安慰保持求生的意念和信心,同时聚拢在一起,目标较大容易被发现而获得及时的救援。在互救的过程中应注意避免被溺水者紧抱缠身。如果溺水者由于过度慌张紧抓救援人员,救援人员可先将手松开,再进行二次施救,不应长时间僵持累及自身。

三、搜寻伤员进行现场抢救

海啸具有受灾面积广、难以及时发现遇难者的特点,因此,建立有效的警报呼救系统极为重要。完善的报警系统应逐级建立,包括国家报警系统的完善及地区范围内警报系统的发展,如建立国家紧急呼救的无线电频率和电话号码,且尽可能与国际呼救系统联网;其次,可利用大众传播媒介宣传求生求救知识,在十分必要时可考虑播出失踪人员名单;此外,沿海居民,特别是渔民应具有紧急信号灯或无线电通信设备等求救设备,渔船在遭遇紧急情况时,可发送国际统一的求救信号"SOS"。搜救人员在获悉呼救信息后,结合当时的气候条件对遇难地点及实际情况进行准确估计,迅速组织人力、物力积极搜寻遇难人员。发现遇难民众后,采取适当的营救措施帮助遇难人员脱离险境,迅速检查并判断伤情的严重程度,进行必要的现场急救处理,如人工呼吸、心脏按压等。如果伤员病情严重,在急救处理的同时,紧急组织后送力量将重症伤员迅速后送至后方医疗机构。后送时确保方法得当,头颈部损伤和骨折伤员在搬运过程中应防止不恰当的动作以免加重损伤,特别是脊柱骨折和脊髓伤伤员,禁用软担架。

海面搜救是对第一波海啸中幸存的遇难者实施医学救援的首要关键举措,如上所述,长期浸泡于海水中的落水者体温会明显下降,严重危害人体健康和生命安全。如果被捞救上来的落水者因长时间漂浮,导致体温下降甚至昏迷不醒,应尽快恢复落水者体温,有条件的情况下将其全身浸泡于40℃左右的温水中;如不具备浸泡条件,可喂饮热糖水以帮助其体温迅速恢复,切忌利用饮酒、局部加热或按摩的方法帮助昏迷的落水者恢复体温,这些错误的方法不仅达不到复温的目的,相反会加速其体内热量的丧失。神志清醒且体力未严重受损的落水者,换下湿衣物后饮用热糖水休息一段时间即可恢复。

四、检伤分类

在破坏性海啸发生后,应对短时间内出现的大量伤员进行科学合理的分类,以便组织相应的医疗和运输力量进行有条不紊的救治。根据海啸发生后伤员的损伤类型及体征,如神志、呼吸、脉搏、血压和各种损伤情况,一般可分为如下3类。

1. 危重伤员 溺水时间较长,处于深度昏迷状态。呼吸脉搏微弱,伴有严重休克、大出血或血气胸,需要立即采取急救的伤员。

2. 重伤员 溺水时间较长,但呼吸和循环系统的功能已基本恢复,或者并发脑外伤、内脏伤、骨折等,在采取现场急救后需要后送治疗的伤员。

3. 轻伤员 淹溺时间较短,就地抢救后已无大碍,或软组织损伤人员,如擦伤、皮下血肿等。此类伤员行动能力较好,可进行自救或互救,无须后送至医疗机构。

第四节　遇难者救治

破坏性海啸影响面积广、破坏性大，可造成大批伴有复合伤的重伤伤员，应针对伤病类型进行有效、及时、正确的治疗。

一、溺水伤员的抢救

溺水者脱离险境后应立即对其进行现场抢救，迅速将其衣服和腰带解开，擦干身体，清除口鼻中的淤泥、杂草、泡沫和呕吐物，使其上呼吸道畅通。存在呼吸道阻塞时，可将溺水者脸部转向下方，救生者一腿跪地，另一腿屈膝，将溺水者腹部置于救生者屈膝的腿上，然后一手扶住其头部，另一手用力按压其背部，将水分和阻塞物拍出气管。如果溺水者牙关紧闭，救生者可在其身后，用两手拇指顶住溺水者的下颌关节用力前推，同时用两手示指和中指向下扳其下颌骨，将口掰开。若溺水者呼吸停止，人工呼吸是使其恢复呼吸的关键步骤，在气道畅通的情况下应进行口对口人工呼吸，节律为 15～20 次/分。此外，若溺水者心跳停止或极其微弱，可实施胸外心脏按压，必要时可酌情在静脉或心腔内注射 0.1％肾上腺素 0.5～1 mL。

急救处理后应对溺水者进行密切的监护，持续观察其呼吸、心跳和血压的变化，特别强化对肺部的监护，细胞和组织的低氧总伴有代谢性酸中毒，充分的肺泡通气和组织灌注的恢复对达到理想的血气水平和酸碱平衡至关重要。此外，可采取单纯的输氧直至气管插管和持续的机械人工呼吸。为防止并发肺水肿，可酌情使用适量的脱水剂，如甘露醇、高渗葡萄糖注射液等。若并发脑水肿，可使用地塞米松等肾上腺皮质激素类药物。在条件允许的情况下，采用低温治疗可减低脑组织的耗氧量，降温越早越好，以头部为主，腋窝、肘窝、腹股沟处可放置冰袋加强降温效果，维持肛温在 30～32℃。另外，溺水者多有蛋白尿、血尿，在用药时应注意对肾脏的保护。

二、挤压综合征的治疗

对于海啸灾难中造成的挤压综合征，关键在于早发现、早诊断；补充血容量防治休克，补入液体包括等渗盐水、5％葡萄糖盐溶液、平衡盐溶液、右旋糖酐和血浆等，由于血液浓缩，早期应避免输入全血；静脉输入平衡盐溶液可碱化尿液以减少肌红蛋白在肾小管酸性尿中的沉积。若有血肿，应妥善处理伤肢，尽快解除局部压力，若重物难以移开，应及时采取措施缩短受压时间以改善循环。切开受累部位，去除坏死组织，清除血肿后应防止伤口感染，另外需避免中毒和并发症。

三、创伤的救治

针对海啸造成的创伤伤害，以下 3 种情况会严重危及伤员生命：①溺水后异物阻塞及头颈部的创伤会使得伤员通气功能不足，最直接有效的处理方法就是立即进行气管内插管，其中最安全并可防止误吸的是带有气囊的气管内插管；②创伤严重的伤员常出现血容量减少、循环功能不足，应快速从静脉输注生理盐水等含盐液体补充血容量，若补液后休克状态仍无法缓解，应检查创伤部位以外是否有胸腔、腹腔内大出血；③针对大出血伤员的首要处理方法就是控制出血，控制外出血最有效的急救方法是用敷料按压出血部位，包扎压迫止血。对于隐匿性出血应依部位进行诊断，如腹腔或胸腔穿刺等。

另外,骨折伤员应根据不同的骨折部位做好妥善的固定,合并外伤时应先清除创面污物再进行包扎。为防止细菌污染,可根据伤情判断可能的致病菌,并结合伤员身体状况选择适宜的抗生素防止感染。

第五节　善后处理

一、灾民安置和灾区恢复重建

由于海啸具有破坏范围广、破坏程度大且伤情多样复杂的特点,善后工作常较为繁重。首先应建立统一的指挥组织,领导安排灾区恢复重建工作,保障灾区的安全稳定,为灾区人民建立信心。同时广泛动员全国乃至全社会各界人士,必要时申请国际援助,筹措灾民的生活必需品,并保障各类捐助物资有序发放到灾民手中。

海啸发生后,沿海居民几乎完全失去了家园及基本的生活保障,如水源污染、电力瘫痪、通信阻断等。因此,应尽快恢复基础设施建设,包括水电系统、通信设施及卫生设备,保障受灾民众的正常生活,同时抓紧时间恢复生产。在重建时,对居民住所、道路桥梁及公共基础设施的建设都必须进行防震和抵抗海啸袭击的能力评估。

二、传染病预防

海啸发生后,食物和洁净的生活饮用水短缺,环境污染严重,存在霍乱、感染性腹泻、痢疾、伤寒、甲型和戊型肝炎等肠道传染病流行的危险。此外,灾情发生后,人群集中居住于临时搭建且卫生条件较差的避难所,暴露感染机会增加,苍蝇、蚊子等可作为传染病传播媒介的昆虫大量滋生,易导致登革热、疟疾、丝虫病、流行性乙型脑炎等虫媒传染病的流行。特别是对于疫苗普及接种率较低的地区,流感、麻疹、白喉、脊髓灰质炎等呼吸道传染病也有可能传播。因此,结合海啸发生后的灾情特征,传染病的预防显得尤为重要。应结合传染病传播的三要素采取综合治理措施,预防和应对可能的传染病流行。

(一) 控制传染源

根据受灾地区既往传染病的流行情况,结合当前环境卫生状况和流行病学调查结果,采取有效措施及早发现传染病患者并尽早进行诊断;对确诊的患者或可疑患者及早隔离,同时进行早期治疗;对可能与传染源有接触者进行检疫排查。

由于海啸发生后,大量海水会冲刷上岸污染饮用水水源,而不洁净的饮用水往往会成为引发消化系统传染病的重要传染源。救援组织应抓紧调配纯净水分发给灾民,同时即刻开展水源净化工作,防疫人员应及时向灾民普及传染病预防知识,禁饮不清洁的生水、注意饮食卫生、勤洗手并保持环境卫生。

对于动物性传染源而言,生病的家畜应实施隔离治疗并妥善处理其排泄物,死亡的家畜应挖坑深埋,苍蝇、蚊子等昆虫应直接消灭。

(二) 切断传播途径

由于各种传染病的传播途径不同,应制定不同的措施切断传播途径。针对呼吸道传染病,如流感、流行性脑脊膜炎,应保持室内空气流通。特别是灾民大量集中居住于临时避难所时,人员众多,每天应定期通风并周期性进行空气消毒,同时加强个人防护,必要时佩戴口罩。

对于消化系统传染病,如痢疾、甲型肝炎、戊型肝炎等,重点注意食物和饮水卫生,勤洗手,加强个人卫生防护,保持环境卫生。同时加强生活饮用水的净化和消毒处理,对粪便的处理应加强管理,此外同样需要对居住场所及用具进行定期消毒。

(三) 保护易感人群

海啸的发生常造成大批伤员,且使得大批灾民无家可归,许多孤儿和老年人无人照顾,而儿童、老年人及伤员又是传染病的易感人群,应进行重点防护,包括饮食、饮水、居住条件和环境卫生等,必要时应针对灾区可能或正在流行的传染病实施有效的免疫接种进行预防。

第六节　预防措施

降低海啸对人类生命财产安全损害的首要措施为准确及时的预报。其中,监测系统、追踪系统、通信系统对于灾难预警是必不可少的因素。针对海啸的预警包括以下三方面。

第一,针对地震海啸应完善地震监测系统,根据已知的地震位置、震源和可能受害目标之间的大洋深度,预测海啸到达的时间。

第二,发生海啸后应对海啸进行动态追踪,监测波的位置,最大波高、波长及后续波的间隔时间。

第三,对于监测所得到的信息应利用当地预警系统,或者利用大众传播媒介及时通知当地居民。

从海底地震或火山爆发到海啸形成第 1 波海浪和随后破坏力更大的海浪均有一定的时间间隔或时间差,这个时间差是海啸灾难预防的"黄金期"。准确预测"黄金期"对降低海啸所致人员伤亡具有重大公共卫生意义。随着科技的进步,全球易受海啸袭击的国家均已建立了较完善的海啸预警系统,并建立了联合机构——太平洋海啸预警中心。该中心原本是美国地区警报系统,1946 年成立于太平洋中部夏威夷岛的檀香山,后发展为包括我国在内的 28 个国家和地区的太平洋沿岸国际海啸警报机构。该系统位于檀香山的中心,一旦验潮仪显示潮高超过标准值,观察人员判读记录后会向中心进行报告或直接向社会发出警报。太平洋海啸警报中心成员之间通过通信网、无线电高频通信和卫星 24 h 不间断通信联络。

对于易受海啸袭击国家的居民和游客,应掌握一定的安全常识,了解在遇到海啸之后应该怎样做。

第一,地震是海啸最明显的前兆,如果感觉到较强的震动,一定不要靠近海边及江河入海口。沿海居民应及时关注电视、新闻广播等媒体信息,在听到有关附近地震的报告时,做好预防海啸的准备。

第二,海上船只听到海啸预警后应避免返回港湾,海啸在海港中造成的落差和湍流非常危险。如果时间充裕,船主应在海啸到来前将船开到开阔的海面,如无时间开出海港,应及时从停泊在海港里的船只撤离。

第三,海啸登陆时海水往往会明显升高或降低,如发现海面后退速度异常快,应立即撤离到内陆地势较高的地区。

(韩一芳　曹广文)

主要参考文献

［1］于福江.现代地震海啸预警技术［M］.北京:科学出版社,2020.

［2］中国医学救援协会心理救援分会.突发事件应急心理救援工作指南(2022)［M］.北京:人民卫生出版社,2022.

［3］布林斯.张茂,干建新译:高级灾难医学救援手册［M］.2版.杭州:浙江大学出版社,2017.

［4］朱凤才.公共卫生应急——理论与实践［M］.南京:东南大学出版社,2017.

［5］任叶飞.海啸危险性分析理论与实践［M］.北京:科学出版社,2022.

［6］任鲁川.地震海啸危险性分析导论［M］.北京:科学出版社,2022.

［7］刘中民.现代城市灾难医学救援［M］.北京:清华大学出版社,2019.

［8］李彤,杨伟锐,郑夏兵,等.突发事件中医疗救援队伍的全方位心理支持措施［J］.中山大学学报(医学科学版),2020,41(02):174－179.

［9］李裕澈.朝鲜半岛历史地震海啸火山喷发(公元2年—1904年)［M］.北京:地震出版社,2021.

［10］侯世科.救援防护医学［M］.武汉:华中科技大学出版社,2022.

第十一章　洪灾、山体滑坡、泥石流

洪涝灾害自古以来就是人类最大的威胁之一。根据联合国救灾协作局的统计,全球因为洪灾造成的人员伤亡和经济损失在 15 种自然灾害中位居首位。此外,洪灾也是山体滑坡、泥石流等次生灾害发生的主要诱因。

第一节　典型灾难实例

一、洪灾

(一) 洪灾的定义

洪灾(flood)是指一个流域内因集中大暴雨或长时间降雨,导致该流域内江、河、湖、库水位猛涨,超过其泄洪能力而漫溢两岸或造成堤坝决口导致泛滥的自然灾害。

(二) 典型洪灾实例

就全球陆地而言,由暴雨引起的洪灾在大部分地区均可发生。其中,南亚的印度、孟加拉国、巴基斯坦,太平洋西部的日本、菲律宾,以及北美的美国都是发生洪灾较频繁的国家。我国幅员辽阔,地形复杂,河流众多,地处欧亚大陆东侧,跨高、中、低三个纬度区,季风气候十分明显,也是一个多水患的国家,东部受东南季风的影响,多雨,属“夏汛型”,河川周期性涨发洪水已是自然规律。据统计,长江在过去 900 年中共发生过 9 次特大洪灾,其中 5 次发生在 20 世纪(1931 年,1934 年,1954 年,1996 年,1998 年)。

1.“98”洪灾　1998 年从 6 月中下旬开始,我国境内长江、嫩江和松花江流域普降暴雨,洪水泛滥,在江西九江等地的堤坝决口,对人民群众的生命及财产安全造成了巨大危害。其特点如下:①受灾面积大,洪灾遍及 28 个省区,受灾人口 2.3 亿人,受灾耕地面积 3.8 亿亩,占全国耕地的 19.3%。②雨量集中、强度大。连续出现的几次洪峰使长江、松花江和嫩江屡屡超过历史上的最高水位。③汛期长、雨来得早、来势猛、持续时间长,尤其是长江流域的洪水,其持续时间长达 3 个多月。④灾情损失异常严重。据统计,此次洪灾造成的直接经济损失超过 2 500 亿元,并且对洪灾波及地区的农业生产产生了直接的负面影响。

2. 台湾“八八水灾”　“八八水灾”是 2009 年 8 月 6 日至 10 日发生于我国台湾地区中南部及东南部的一起严重水灾,起因为台风“莫拉克”吹袭台湾所带来创纪录的雨势,故亦称“莫拉克风灾”,为台湾自 1959 年“八七水灾”以来最严重的水患。洪灾侵袭南台湾屏东、高雄、台南等多个城市,引发多处水患、坍塌与泥石流,总死亡人数超过 500 人。高雄县甲仙乡小林村因水灾引发了泥石流而导致灭村事件的发生,数百人被活埋。

二、山体滑坡

(一) 山体滑坡的定义

山体滑坡(landslide)是指山体斜坡上某一部分岩土在重力(包括岩土本身重力及地下水的

动静压力)作用下,沿着一定的软弱结构面(带)产生剪切位移而整体地向斜坡下方移动的现象,俗称"走山""垮山""地滑""土溜"等,是常见的地质灾害之一。

(二) 典型山体滑坡实例

地壳运动的地区和人类工程活动频繁的地区是滑坡多发区。外界因素的作用可以使产生滑坡的基本条件发生变化,从而诱发滑坡。主要的诱发因素有:地震;降雨和融雪、河流等地表水体对斜坡坡脚的不断冲刷;不合理的人类工程活动,如开挖坡脚、坡体上部堆载、爆破、水库蓄(泄)水、矿山开采等都可诱发滑坡;还有如海啸、风暴潮、冻融等作用也可诱发滑坡。

贵州关岭"6·28"重大山体滑坡事件:2010年6月28日14:00左右,贵州安顺市关岭布依族苗族自治县岗乌镇大寨村永窝组、大寨组两处发生暴雨导致的山体滑坡,有38户107人被掩埋。

三、泥石流

(一) 泥石流的定义

泥石流(mudslide)是指在山区或者其他沟谷深壑、地形险峻的地区,因为暴雨、暴雪或其他自然灾害引发的山体滑坡并携带有大量泥沙及石块的特殊洪流。

(二) 典型泥石流实例

泥石流是一种广泛分布于世界各国一些具有特殊地形、地貌状况地区的自然灾害,是山区沟谷或山地坡面上,由暴雨、冰雪融化等水源激发的、含有大量泥沙石块的介于挟沙水流和滑坡之间的土、水、气混合流。泥石流大多伴随山区洪水而发生。

影响泥石流强度的因素较多,如泥石流容量、流速、流量等,其中泥石流流量对泥石流成灾程度的影响最为主要。此外,多种人为活动也在多方面加剧上述因素的作用,促进泥石流的形成。

1. "8·7"甘肃舟曲特大泥石流　2010年8月7日22:00左右,甘南藏族自治州舟曲县突降强降雨,降雨量达97 mm,持续40多分钟,县城北面的罗家峪、三眼峪泥石流下泄。泥石流长约5 km,平均宽度300 m,平均厚度5 m,总体积750万 m^3,由北向南冲向县城,沿河房屋被冲毁,泥石流阻断白龙江,形成堰塞湖。舟曲特大山洪泥石流灾害造成1 463人遇难,失踪302人,受伤住院人数72人。

2. "8·14"四川汶川泥石流　2010年8月13日夜间至14日凌晨,四川汶川突降暴雨,多个乡镇多处发生泥石流,造成国道213线汶川段多处阻断。这是汶川地震后,该地区遭受的又一次大型地质灾害,共有13人因灾死亡、59人失踪。

第二节　灾难特点及伤情特征

一、灾难特点

(一) 洪灾

我国幅员辽阔,各地气候、地形、地质特性差异很大。如果沿着400 mm降雨等值线从东北向西南划一条斜线,将国土分为东西两部分,那么东部地区的洪灾主要由暴雨和沿海风暴潮形成;西部地区的洪灾主要由融冰、融雪和局部地区暴雨形成。此外,北方地区冬季可能出现冰凌洪水,对局部河段造成灾害。

暴雨洪水是我国洪灾的最主要来源。我国大部分地区在大陆季风气候影响下,降雨时间集中,强度很大。除新疆北部和湖南南部以外,全年降雨量绝大部分地区 50% 以上集中在 5～9 月。其中淮河以北大部地区和西北大部,西南、华南南部,台湾大部有 70%～90%,淮河到华南北部的大部分地区有 50%～70% 的全年降雨量集中在 5～9 月。在我国东部地区,有 4 个大暴雨多发区:①东南沿海到广西十万大山南侧,包括台湾和海南岛,24 h 雨量可达 500 mm 以上。②自辽东半岛,沿燕山、太行山、伏牛山、巫山一线以东的海河、黄河、淮河流域和长江中下游地区,24 h 暴雨量可达 400 mm 以上;太行山东南麓、伏牛山东南坡曾有 600～1 000 mm 或者更多一些的暴雨记录。③四川盆地,特别是川西北,24 h 暴雨量常达 300 mm 以上。④内蒙古与陕西交界处也曾多次发生大暴雨。高强度、大范围、长时间的暴雨常形成峰高量大的洪水。在东部地区,有 73.8 万 km² 的国土面积地面处于江河洪水位以下,有占全国 40% 的人口、35% 的耕地、60% 的工农业总产值受洪水严重威胁。然而,这些地区为发展农业,进行扩大耕地、修筑堤防和围湖造田等一系列活动,与水争地,从而使洪水的排泄出路和蓄洪场所不断受到限制,自然蓄洪能力日趋减少和萎缩;加上山丘区土地的大量开垦利用,山林植被的破坏,以及居民点、城市、交通道路的形成等,都不断改变着地表状态,使洪水的产生和汇流条件不断发生变化,从而加重了洪水的危害程度。

受气候地理条件和社会经济因素的影响,我国的洪灾具有范围广、发生频繁、突发性强、损失大的特点。

1. 范围广 除沙漠、极端干旱地区和高寒地区外,我国大约 2/3 的国土面积都存在着不同程度和不同类型的洪灾。年降水量较多且 60%～80% 集中在汛期 6～9 月的东部地区,常发生暴雨洪水;占国土面积 70% 的山地、丘陵和高原地区常因暴雨发生山洪、泥石流;沿海省、自治区、直辖市每年都有部分地区遭受风暴潮引起的洪水的袭击;我国北方的黄河、松花江等河流有时还会因冰凌引起洪水;新疆、青海、西藏等地时有融雪洪水发生;水库垮坝和人为造成的决口而形成的洪水也时有发生。

2. 发生频繁 据《明史》和《清史稿》资料统计,明清两代(1368—1911 年)的 543 年中,范围涉及数州县到 30 州县的水灾共有 424 次,平均每 4 年发生 3 次,其中范围超过 30 州县的共有 190 年次,平均每 3 年 1 次。新中国成立以来,洪灾年年都有发生,只是大小有所不同而已。特别是 20 世纪 50 年代,10 年中就发生大洪水 11 次。

3. 突发性强 我国东部地区常发生强度大、范围广的暴雨,而江河防洪能力又较低,因此洪灾的突发性强。1963 年,海河流域南系 7 月底正值大面积干旱,8 月 2～8 日却突发了一场特大暴雨,使这一地区发生了罕见的洪灾。山区泥石流突发性更强,一旦发生,人民群众往往来不及撤退,造成重大伤亡和经济损失。如 1991 年四川华蓥山一次泥石流死亡 200 多人,1991 年云南昭通一次泥石流也死亡 200 多人。风暴潮也是如此,如 1992 年 8 月 31 日至 9 月 2 日,受天文高潮及 16 号台风影响,从福建的沙城到浙江的瑞安、敖江,沿海潮位都超过了新中国成立以来的最高潮位。上海潮位达 5.04 m,天津潮位达 6.14 m,许多海堤漫顶或被冲毁。

4. 损失大 如 1931 年江淮大水,灾灾就涉及河南、山东、江苏、湖北、湖南、江西、安徽、浙江 8 省,淹没农田 1.46 亿亩,受灾人口达 5 127 万,占当时 8 省总人口的 25%,死亡 40 万人。1991 年,我国淮河、太湖、松花江等部分江河发生了较大的洪水,全国洪涝受灾面积达 3.68 亿亩,直接经济损失高达779亿元。其中安徽省的直接经济损失达249亿元,约占全年工农业总产值的23%,受灾人口4 400万,占全省总人口的76%。

(二) 山体滑坡

1. 山体滑坡的活动强度　山体滑坡的活动强度主要与滑坡的规模、滑移速度、滑移距离及其蓄积的位能和产生的功能有关。一般来说,滑坡体的位置越高、体积越大、移动速度越快、移动距离越远,则滑坡的活动强度越高,危害程度也就越大。具体地说,影响滑坡活动强度有以下因素。

(1) 地形:坡度、高差越大,滑坡位能越大,所形成滑坡的滑速越快。斜坡前方地形的开阔程度,对滑移距离的大小有很大影响。地形越开阔,则滑移距离越大。

(2) 岩性:组成滑坡体的岩、土的力学强度越高、越完整,则滑坡往往就越少。构成滑坡滑面的岩、土性质,直接影响着滑速的快慢,一般讲,滑坡面的力学强度越低,滑坡体的滑速也就越快。

(3) 地质构造:切割、分离坡体的地质构造越发育,形成滑坡的规模往往就越大越多。

(4) 诱发因素:诱发滑坡活动的外界因素越强,滑坡的活动强度则越大。如强烈地震、特大暴雨所诱发的滑坡多为大的高速滑坡。

2. 影响山体滑坡活动时间的诱发因素及其规律　滑坡的活动时间主要与诱发滑坡的各种外界因素有关,如地震、降温、冻融、海啸、风暴潮及人类活动等。大致有如下规律。

(1) 同时性:有些山体滑坡受诱发因素的作用后,立即活动。如强烈地震、暴雨、海啸、风暴潮等发生时和不合理的人类活动(如开挖、爆破等)有关,会有大量的滑坡出现。

(2) 滞后性:有些滑坡发生时间稍晚于诱发作用因素的时间,如降雨、融雪、海啸、风暴潮及人类活动之后。这种滞后性规律在降雨诱发型滑坡中表现最为明显,该类滑坡多发生在暴雨、大雨和长时间的连续降雨之后,滞后时间的长短与滑坡体的岩性、结构及降雨量的大小有关。一般来说,滑坡体越松散、裂隙越发育、降雨量越大,则滞后时间越短。此外,由人为活动因素诱发的滑坡滞后时间的长短与人类活动的强度大小及滑坡的原先稳定程度有关。人类活动强度越大、滑坡体的稳定程度越低,则滞后时间越短。

3. 影响山体滑坡空间分布的诱发因素及其规律　滑坡的空间分布主要与地质和气候等因素有关。通常下列地带是滑坡的易发和多发地区。

(1) 江、河、湖(水库)、海、沟的岸坡地带,地形高差大的峡谷地区,山区、铁路、公路、工程建筑物的边坡地段等。这些地带为滑坡形成提供了有利的地形地貌条件。

(2) 地质构造带之中,如断裂带、地震带等。通常地震烈度>7度的地区,坡度>25°的坡体,在地震中极易发生滑坡;断裂带中的岩体破碎、裂隙发育,则非常有利于滑坡的形成。

(3) 易滑(坡)的岩、土分布区。如松散覆盖层、黄土、泥岩、页岩、煤系地层、凝灰岩、片岩、板岩、千枚岩等岩、土的存在,为滑坡的形成提供了良好的物质基础。

(4) 暴雨多发区或异常的强降雨地区。在这些地区,异常的降雨为滑坡发生提供了有利的诱发因素。

上述地带的叠加区域形成了滑坡的密集发育区。如我国从太行山到秦岭,经鄂西、四川、云南到藏东一带就是这种典型地区,滑坡发生密度极大,危害非常严重。

4. 人类活动影响山体滑坡发生的诱发因素　违反自然规律、破坏斜坡稳定条件的人类活动都会是诱发山体滑坡发生的因素。

（1）开挖坡脚：修建铁路、公路、依山建房、建厂等工程，常会造成坡体由于失去下部支撑而发生下滑。例如，我国西南、西北的一些铁路、公路因修建时大力爆破、强行开挖，事后陆续在边坡上发生了滑坡，给道路施工、运营带来危害。

（2）蓄水、排水：水渠和水池的漫溢和渗漏，工业生产用水和废水的排放、农业灌溉等，均易使水流渗入坡体，加大孔隙水压力，软化岩、土体，增大坡体容重，从而促使或诱发滑坡的发生。水库的水位上下急剧变动，加大了坡体的动水压力，也可使斜坡和岸坡诱发滑坡发生。坡体支撑不了过大的重量，失去平衡而沿软弱面下滑。尤其是厂矿废渣的不合理堆弃，常常触发滑坡的发生。

此外，劈山开矿的爆破作用，可使斜坡的岩、土体受震动而破碎产生滑坡；在山坡上乱砍滥伐，使坡体失去保护，便于雨水等水体的渗入从而诱发滑坡等。如果上述的人类作用与不利的自然作用互相结合，则更容易促进山体滑坡的发生。

随着经济的发展，人类越来越多的工程活动破坏了坡体的自然形态，因而近年来山体滑坡的发生越来越频繁，并有愈演愈烈的趋势。

5. 山体滑坡的灾情特点　山体滑坡灾情具有突发性的特点，能造成一定范围内的人员伤亡和财产损失，还会对附近道路交通造成严重威胁。2001 年 1 月 17 日凌晨 1:20，重庆市云阳老县城背靠的五峰山发生大面积滑坡，整个滑坡持续约 5 h，至 17 日凌晨 6:00 才处于相对稳定状态。滑坡总体方量约为 5×10^4 m^3，直接经济损失高达 300 多万元。2001 年 5 月 1 日 20:30 左右，重庆市武隆县县城仙女路西段发生山体滑坡，一幢 9 层居民楼被垮塌的岩石掩埋，造成 79 人死亡。2010 年 6 月 28 日 14:00 左右，贵州安顺市关岭布依族苗族自治县岗乌镇大寨村永窝组、大寨组两处发生暴雨导致的山体滑坡，有 38 户 107 人被掩埋。2015 年 12 月 20 日 11:40 左右广东深圳市光明新区凤凰社区恒泰裕工业集团后侧发生山体滑坡事故，造成 22 栋厂房被掩埋，涉及 15 家公司，伤亡无法估计。

（三）泥石流

泥石流是一种广泛分布于世界各国一些具有特殊地形、地貌状况地区的自然灾害，是山区沟谷或山地坡面上，由暴雨、冰雪融化等水源激发的、含有大量泥沙石块的介于挟沙水流和滑坡之间的土、水、气混合流。泥石流大多伴随山区洪水而发生。它与一般洪水的区别是洪流中含有足够数量的泥沙石等固体碎屑物，其体积含量最少为 15%，最高可达 80% 左右，因此比洪水更具有破坏力。

1. 泥石流的形成条件　泥石流的形成需要 3 个基本条件：有陡峭便于集水集物的适当地形；上游堆积有丰富的松散固体物质；短期内有突然性的大量流水来源。

（1）地形地貌条件：在地形上，山高沟深，地形陡峻，沟床纵度加大，流域形状便于水流汇集。在地貌上，泥石流的地貌一般可分为形成区、流通区和堆积区三部分。上游形成区的地形多为三面环山，一面出口为瓢状或漏斗状，地形比较开阔、周围山高坡陡、山体破碎、植被生长不良，这样的地形有利于水和碎屑物质的集中；中游流通区的地形多为狭窄陡深的峡谷，谷床纵坡降大，使泥石流能迅猛直泻；下游堆积区的地形为开阔平坦的山前平原或河谷阶地，使堆积物有堆积场所。

（2）松散物质来源条件：泥石流常发生于地质构造复杂，断裂褶皱发育，新构造活动强烈，地震烈度较高的地区。地表岩石破碎，崩塌、错落、滑坡等不良地质现象发育，为泥石流的形成提供了丰富的固体物质来源；另外，岩层结构松散、软弱、易于风化、节理发育或软硬相间成层

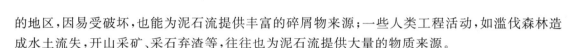

的地区,因易受破坏,也能为泥石流提供丰富的碎屑物来源;一些人类工程活动,如滥伐森林造成水土流失,开山采矿、采石弃渣等,往往也为泥石流提供大量的物质来源。

(3)水源条件:水既是泥石流的重要组成部分,又是泥石流的激发条件和搬运介质(动力来源)。泥石流的水源,有暴雨、冰雪融水和水库溃决水体等形式。我国泥石流的水源主要是暴雨和长时间的连续降雨等。

2. 泥石流灾情特点

(1)地理趋向性:在断裂构造带、火山、地震频发地区和数年干旱或人类活动频繁而水土流失严重地区的多雨、暴雨年份及冰川发育、现代冰川活跃的高山地区,易形成泥石流;当气候转暖,冰川衰退、积雪消融、冻土解冻的时期,也易形成泥石流。

在我国,泥石流主要分布在2个地带:①青藏高原与次一级的高原与盆地之间的接触带;②上述的高原、盆地与东部的低山或平原的过渡带。高频率的泥石流主要分布在云南、四川、甘肃、西藏等地区;低频率的泥石流主要分布在东北和南方地区。

(2)季节性与周期性:我国泥石流的暴发主要受连续降雨、暴雨,尤其是特大暴雨集中降雨的激发。因此,泥石流发生的时间规律是与集中降雨时间规律相一致,具有明显的季节性。一般发生在多雨的夏秋季节,因集中降雨的时间差异而有所不同。四川、云南等西南地区的降雨多集中在6~9月,因此西南地区的泥石流多发生在6~9月;而西北地区降雨多集中在6~8月,尤其是7~8月降雨集中,暴雨强度大,因此西北地区的泥石流多发生在7~8月。据不完全统计,发生在这2个月的泥石流灾害占该地区全部泥石流灾害的90%以上。

泥石流的发生受暴雨、洪水的影响,而暴雨、洪水总是周期性地出现。因此,泥石流的发生和发展也具有一定的周期性,且其活动周期与暴雨、洪水的活动周期大体相一致。当暴雨、洪水两者的活动周期是与季节性相叠加,常常形成泥石流活动的一个高潮。

(3)突发性与短暂性:连续降雨或突降大暴雨,山区会发生山洪暴发。如果山高坡陡谷深,乱石沙土遍野,大量土石混入山洪之中,就形成黏稠浑浊的泥石流。一场泥石流,从形成到停息,短则数分钟到数十分钟,长则1 h到数小时。泥石流经常突然爆发,来势凶猛,可携带巨大的石块,并以高速前进,具有强大的能量,因而破坏性极大。它不仅可以冲毁沿途碰到的一切,还可掩埋乡镇农田,阻塞河流。

(4)多相性与不均质性:泥石流是由泥沙、石块与水组成的不均质的固液两相流体,其中固体物质的体积含量高达30%~80%。按物质组成可分为泥石流、泥流及水石流。泥石流由大量黏性土和粒径不等的砂粒、石块组成;泥流以黏性土为主,含少量砂粒、石块,黏度大,呈稠泥状;水石流由水和大小不等的砂粒、石块组成。按物质状态可分为黏性泥石流和稀性泥石流。黏性泥石流含大量黏性土,稠度大,固体物质占40%~60%,最高达80%,石块呈悬浮状态,爆发突然,持续时间短,破坏力大,其中的水不是搬运介质,而是组成物质;稀性泥石流以水为主要成分,黏性土含量少,固体物质占10%~44%,有很大分散性,水为搬运介质,石块以滚动或跃移方式前进,具有强烈的下切作用,其堆积物在堆积区呈扇状流,淤积后似"石流"。

二、洪灾、山体滑坡和泥石流的伤情特征

洪灾、山体滑坡和泥石流等自然灾害除毁坏村庄、农田、水利、工厂等各种建筑物外,也常伤害人畜的生命。由于灾害的不同,可以造成对人体不同的伤害,如溺水、窒息、外伤、掩埋、毒蛇咬伤、蚂蟥叮咬等。

(一) 溺水

溺水(drowning)也称淹溺,是指人淹没于某种液体(大多为水)中,由于呼吸道被外物堵塞或喉头、气管发生反射性痉挛而造成的窒息和缺氧,以及液体进入肺后造成呼吸、循环系统及电解质紊乱,发生呼吸、心跳停止而死亡。

1. 溺水的病理生理　按照溺水机制,溺水可分为干性溺水和湿性溺水两大类:①干性溺水,是指溺水者肺内无水或只有一点水,占溺死者的 $10\%\sim40\%$。其机制是人入水后,因受强烈刺激(惊慌、恐惧、骤然寒冷等),引起喉头痉挛,以致呼吸道完全梗阻,造成窒息死亡。喉头痉挛时,心脏可反射性地停搏,也可因窒息、心肌缺氧而致心脏停搏。②湿性溺水,是指人淹没于水中,本能地引起反射性屏气,避免水进入呼吸道。由于缺氧,不能坚持屏气而被迫深呼吸,从而使大量水进入呼吸道和肺泡,阻滞气体交换,引起全身缺氧和二氧化碳潴留;呼吸道内的水迅速经肺泡吸收到血液循环。

由于淹溺的水所含的成分不同,引起的病变也有差异。由于心脏停搏和窒息引起的缺氧性脑损害,会导致脑细胞受损和脑水肿;当肺泡进水时,无论是淡水还是海水均可导致呼吸窘迫综合征。当溺水发生在淡水时,低渗液体进入血液循环,稀释血液,引起低钠、低氯和低蛋白血症;溺水发生在海水时,高渗液进入血液循环,引起电解质紊乱;机体抵抗力下降等原因可继发肺部感染;当病情进一步恶化,可发生心力衰竭和急性肾衰竭。淡水溺水多发生在内陆地区的洪水灾害中,海水溺水多发生在海啸引起的洪灾中。

2. 溺水的临床表现　由于窒息轻重不等,溺水量的多少与持续时间长短不同,故溺水者的临床表现亦有所不同。轻者神志清楚,可有胸闷、气短、咳嗽等症状,可有反射性血压升高、心率增快。严重者出现面部肿胀,双眼充血,口腔、鼻腔充满血性泡沫或污泥、杂草,皮肤黏膜苍白、发绀,肢体冰冷,烦躁不安,可伴有抽搐,双肺满布湿啰音,腹部隆起,直至血压下降、呼吸和心跳微弱或停止。

(二) 窒息

人体的呼吸过程由于某种原因受阻或异常,所产生的全身各器官组织缺氧,二氧化碳潴留而引起的组织细胞代谢障碍、功能紊乱和形态结构损伤的病理状态称为窒息(asphyxia)。

1. 窒息的分类

(1) 创伤性窒息:创伤性窒息又称为胸部挤压伤,是指在胸部挤压瞬间受伤者声门突然紧闭,气道和肺内空气不能外溢,胸内压力骤升,迫使静脉血聚集于上半身,引起毛细血管破裂,血液向头、肩部、上胸组织外溢,造成点状出血。患者多伴有其他胸部损伤:如多发性肋骨骨折、气胸、血胸或心脏挫伤等。

(2) 中毒性窒息:如一氧化碳中毒,大量的一氧化碳由呼吸道吸入肺,进入血液,与血红蛋白结合成碳氧血红蛋白,阻碍了氧与血红蛋白的结合与解离,导致组织缺氧造成窒息。

(3) 病理性窒息:如溺水和肺炎等引起的呼吸面积的丧失;脑的血液循环障碍引起的中枢性呼吸停止等。其症状主要表现为二氧化碳或其他酸性代谢产物蓄积引起的刺激症状和缺氧引起的中枢神经麻痹症状交织在一起。

洪灾、山体滑坡和泥石流等自然灾害造成的窒息多为山体滑落石块或树木对人们造成创伤带来的创伤性窒息和溺水导致的病理性窒息。

2. 窒息的病理生理

(1) 窒息前期:发生呼吸障碍,首先是氧气吸入的障碍,因体内还有一些氧的残留,故短时间患者无症状。此期一般持续仅 0.5～1 min,身体虚弱的人难以支持,而身健或训练有素的登山、潜水运动员,却可延长 3～5 min。

（2）吸气性呼吸困难期:新陈代谢消耗体内的残余氧并产生大量二氧化碳潴留,使体内缺氧加重,在二氧化碳的刺激下,呼吸加深加快,但以吸气过程最为明显,呼吸呈喘气状,此时心跳加快,血压上升,此期持续 1～1.5 min。

（3）呼气性呼吸困难期:此期体内二氧化碳持续增加,呼吸加剧,呼气强于吸气。此时患者颜面青紫肿胀,颈静脉怒张,呈典型的窒息征象。并可能出现意识丧失、肌肉痉挛,甚至出现排尿、排便现象。此时为呼吸暂停期,呼吸中枢由兴奋转为抑制,呼吸变浅、慢,甚至暂时停止,心跳微弱、血压下降,肌肉痉挛消失,状如假死,此期持续约 1 分钟。

（4）终末呼吸期:由于严重缺氧和过多的二氧化碳潴留,呼吸中枢再度受刺激而兴奋,呼吸活动又暂时恢复,呈间歇性吸气状态,鼻翼扇动。同时血压下降,瞳孔散大,肌肉松弛。此期持续 1 min 至数分钟。

（5）呼吸停止期:此期呼吸停止,但尚有微弱的心跳,可持续数分钟至数十分钟,最后心跳停止死亡。

3. 窒息的临床表现　洪灾、山体滑坡和泥石流造成窒息的患者,其临床表现为呼吸极度困难,口唇、颜面青紫,心跳加快而微弱,处于昏迷或者半昏迷状态,发绀明显,呼吸逐渐变慢而微弱,继而不规则,直到呼吸停止,心跳随之减慢而停止,瞳孔散大、对光反射消失等。

（三）创伤

创伤(trauma)有广义和狭义之分,广义的是指机械、物理、化学或生物等因素造成的机体损伤。狭义的是指机械性致伤因素作用于机体造成的组织结构完整性破坏或功能障碍。严重者涉及心、肺、脑、肝、肾等重要脏器而危及生命。洪水、山体滑坡及泥石流等自然灾害发生时,夹带有树木、石块等坚硬物体,速度快、能量大,易导致创伤的发生。

1. 创伤的分类

（1）按致伤原因可分为:刺伤、火器伤、挤压伤、钝挫伤和玻璃碎片伤等。

（2）按有无伤口可分为:闭合伤和开放伤。

（3）根据损伤的解剖部位可分为:头部伤、颌面部伤、颈部伤、胸部伤、骨盆部（或泌尿生殖系统）伤、上肢伤和下肢伤。

（4）按伤情轻重和需紧急救治的先后分为:轻伤、中度伤和重伤。

2. 创伤的病理生理

（1）致伤因素与临床特征:不同的致伤因素将引起不同的病理特征。多发伤因创伤部位多,伤情严重,组织破坏广泛,生理扰乱大。尤其钝性伤往往比贯穿伤的伤情更加严重而复杂。较局限的冲击常致腹内空腔脏器伤,如小肠撞击在脊柱前所致的穿孔、断裂、肠系膜血管破裂等。但有时致伤暴力作用的部位与方式不易判断,亦有在很轻微的创伤情况下,如平地跌倒、从自行车跌下等,当时未发现严重创伤,但随后却出现严重情况,如肝、脾延迟性破裂,胸腔、颅内延迟性出血等。

（2）机体应激反应剧烈:由于多发伤失血,导致低血容量性休克,颈动脉窦及主动脉壁压力感受器兴奋,通过中枢兴奋交感-肾上腺髓质系统,释放去甲肾上腺素和肾上腺素,使心跳加快加强,提高心输出量。外周小血管收缩,内脏、皮肤及四肢血流量减少,血管内、外的体液转移来调节心血管的功能和补偿血容量的变化,以保证心、脑能得到较好的血液灌注。这些应激反应在短时间内对机体有利,但如失血量大,持续时间长,失血得不到及时纠正,上述保护性措施减弱和血管收缩延长,组织在低灌注状态下所形成的毒性物质,如缓激肽、5-羟色胺、血栓素、前列腺素等,使毛细血管通透性增加,会导致循环体液进一步丢失。由于缺氧,ATP减少,钠泵衰竭,又使细胞内液增加,因此造成严重血容量丢失,外周循环灌注低下,使血流动力学受损。

(3) 免疫功能抑制,易继发感染:机体遭受严重创伤后,被破坏的组织激活血管活性物质及活性裂解产物,导致异常炎症反应,抑制免疫功能,尤其是细胞免疫功能。主要表现在创伤早期外周血中出现大量幼稚型单核细胞,巨噬细胞趋化性、吞噬功能、杀菌活性能力明显下降。近年的研究证明,创伤早期继发感染来源于肠腔。正常肠道内寄生着厌氧菌及革兰氏阴性菌和革兰氏阳性菌构成肠道微生物,由于严重创伤后出血性休克引起肠黏膜缺血水肿,局部坏死,肠道机械屏障遭到破坏,肠道内细菌穿过肠黏膜上皮细胞或间隙进入固有层,侵入淋巴、血流并扩散至全身,这个过程称为"细菌移位"。肠源性感染多为2种或以上的细菌混合感染。

(4) 高代谢状态:创伤后高代谢状态是机体在遭受烧伤、创伤、大手术和大出血等情况下发生的一种应激性反应。多发伤后代谢的改变主要是由于失血性休克及创伤应激反应引起的。常在伤后第3天出现高代谢反应,可持续14~21 d。高代谢反应包括心血管和代谢的变化,一般表现为心率加快,心输出量增加,外周循环阻力下降,血中白细胞增加,静息能耗增加,耗氧量增加,糖类、脂类和氨基酸的利用增加;糖代谢紊乱,糖原分解、脂肪动员,血糖升高;肌肉蛋白严重分解,尿氮丢失,血尿素氮升高,负氮平衡显著。因此,高代谢状态若不控制,将发展成为多器官功能衰竭。

(5) 易发生多器官功能衰竭:多发伤患者在休克基础上合并感染易发生多器官功能衰竭。多器官功能衰竭是指伤前器官功能良好的健康人受到严重创伤后,在治疗过程中陆续发生的2个或以上的器官功能衰竭。氧自由基在多器官功能衰竭的发生、发展中占有重要地位。氧自由基是一类化学性质十分活跃、具有强烈毒性的氧代谢中间产物,一旦生成,便即刻与周围组织细胞发生反应,并具有连锁性而使损伤反应不断扩大。缺血后再灌注产生大量氧自由基,且对由于内源性自由基清除能力下降,大量自由基在组织内蓄积,并对组织细胞的生物膜及膜蛋白、核酸等物质进行攻击,启动一系列自由基的连锁反应,使细胞的结构和功能造成损伤,加重缺血组织的损伤。胃肠黏膜损伤使肠道内细菌能通过肠黏膜屏障而侵入血流造成内源性感染,在休克基础上并发感染加速多器官功能衰竭的进程。因此,胃肠道是多器官功能衰竭的"始动部位"。另外,高代谢状态和异常的免疫反应均促进多器官功能衰竭的发生、发展。

3. 创伤的临床表现

(1) 各部位的创伤具有不同表现和危险性:头部创伤主要是引起神志变化,严重者出现昏迷;面、颈部创伤则应注意气道阻塞而导致窒息;胸部创伤85%以上是肋骨骨折引起的血气胸和肺挫伤。肋骨骨折多发生在第4~7肋骨。仅有1根肋骨骨折称为单根肋骨骨折,有2根或以上肋骨骨折称为多发性肋骨骨折。肋骨骨折可以同时发生在双侧。每根肋骨仅1处折断者称为单处骨折,有2处以上折断者称为双处或多处骨折。只有肋骨骨折而不伴有血气胸和胸内脏器及结构损伤者称为单纯性肋骨骨折。直接暴力撞击所引起的肋骨骨折,断端向内移位,易刺破肋间血管、胸膜和肺,产生血胸和血气胸。严重的胸部创伤可导致多根多处肋骨骨折,因肋骨前后端均失去骨性连接,受累胸壁不稳定造成胸壁软化,称为连枷胸。发生连枷胸时,胸痛和胸廓稳定性破坏严重,浮动胸壁下方的肺实质遭受挫伤,引起动静脉分流和低氧血症,是导致呼吸功能障碍的重要原因。自由浮动的胸壁部分随自主呼吸发生反向运动。吸气时胸腔内负压加大,软化部分胸壁向内凹陷;呼气时胸腔内压力增高,损伤的胸壁浮动凸出,这与其他胸壁的运动方向相反,称为"反常呼吸运动"。"反常呼吸运动"使呼吸运动严重紊乱,导致通气不足和二氧化碳潴留;还可引起"纵隔摆动",造成循环功能紊乱,是导致和加重休克的重要因素之一。

（2）休克发生率高:由于多发伤损伤范围广,失血量大,创伤的应激反应剧烈,易发生低血容量性休克,有时可与心源性休克同时存在。

（3）感染发生率高:创伤后机体免疫功能受到抑制,伤口污染严重,肠道细菌移位,以及侵入性导管的使用,感染发生率高。据统计,创伤感染所致的死亡占全部死亡的78%。多发伤感染多为混合感染,菌群包括革兰氏阳性菌、革兰氏阴性菌及厌氧菌。

（4）严重低氧血症:多发伤早期低氧血症发生率高,可高达90%,尤其是颅脑伤、胸部伤伴有休克或昏迷者,PaO_2可降至30～40 mmHg。

（5）易发生多器官功能衰竭,死亡率高:多器官功能衰竭一般从单个脏器功能衰竭开始,后累及其他脏器。器官衰竭发生的顺序依次是肺、肝、胃黏膜与肾。衰竭的脏器数目越多,死亡率越高。据统计,1个脏器衰竭死亡率为25%,2个脏器衰竭死亡率为50%,3个脏器衰竭死亡率为75%,4个以上脏器衰竭无一生存。

第三节　救　援　措　施

在具体的救援过程中应针对洪灾、山体滑坡和泥石流等灾害对人们造成的不同伤害采取相应的救护措施。

一、溺水的救援措施

(一) 现场急救

1. 迅速清除呼吸道异物　将溺水者从水中救起后,其呼吸道内常被呕吐物、泥沙、藻类等异物阻塞,应立即让其平躺,头向后仰,抬起下巴,撬开口腔,将舌头拉出,清除口鼻内异物,如有活动义齿也应取出,以免坠入气管;对牙关紧闭的溺水者,捏其两侧颊肌或用开口器用力撬开口腔,用纱布包裹示指向外掏出异物;有紧裹的内衣、乳罩、腰带等均应解除。

2. 控水处理　当溺水者有心跳时,多先进行控水处理,迅速抱起溺水者的腰部,使其背向上、头下垂,尽快倒出肺、气管和胃内积水;也可将其腹部置于抢救者屈膝的大腿上,使头部下垂,然后用手平压其背部,使气管内及口咽的积水倒出;也可利用小木凳、大石头、倒置的铁锅等物做垫高物。在此期间抢救动作一定要敏捷,切勿因控水过久而影响其他抢救措施。以能倒出口、咽及气管内的积水为度,如排出的水不多,应立即采取人工呼吸、胸外心脏按压等急救措施。

3. 心肺复苏　人工呼吸和胸外心脏按压是初期心肺复苏的主要措施。当确定呼吸道已通畅时,以耳靠近溺水者的口和鼻,通过听或感觉来判断是否有气流,并观察溺水者胸廓是否有起伏,以判断呼吸是否停止。如胸廓无起伏亦无气流,表示呼吸已停止,应立即进行人工呼吸。口对口或口对鼻正压吹气法最为有效,其要领是每次深吸气时尽量多吸气,吹气时必须用力,这样可使吹出的气体中氧浓度较高。施行胸外心脏按压时,溺水者必须平卧,背部垫一个木板,抢救者立于或跪于溺水者一侧。胸外心脏按压的部位在胸骨下 1/2 处。将一手掌根部置于按压点,另一手掌覆于前者之上。手指向上方翘起,两臂伸直,凭自身重力通过双臂和双手掌,垂直向胸骨加压,使胸骨下陷 4~5 cm。胸外心脏按压应有力而迅速,每次按压后使胸廓完全恢复原位。按压与松开的时间比是 1∶1 时心输出量最大,按压频率以每分钟 100 次为宜,按压与人工呼吸比例以 30∶2 为宜。溺水心肺复苏时间应>30 min。

(二) 院内治疗

如溺水者的呼吸、心跳仍未恢复,要及早行气管插管,用呼吸机进行机械通气,并可考虑应用呼气末正压,使塌陷的肺泡重新张开,改善供氧和气体交换。在胸外心脏按压的同时,可应用肾上腺素等药物以促使心脏复跳,对心室颤动者可行电除颤。另外,尚可考虑行开胸心脏按压。同时予以高流量氧气吸入,以保证充分的氧合。有昏迷、抽搐时,予以 20% 甘露醇或甘油果糖及糖皮质激素,并配合冰帽局部降温以治疗脑水肿。对神志持久不清者,可考虑应用三磷酸腺苷、细胞色素 C、辅酶 A、胞磷胆碱等以促进脑细胞功能恢复。积极治疗成人呼吸窘迫综合征、急性肾衰竭和弥散性血管内凝血等严重并发症。

二、窒息的救援措施

(一) 现场急救

1) 及时有效的现场急救是窒息救治成功的关键。一旦发生窒息,应立即设法畅通呼吸道,迅速清除呼吸道内异物,解除呼吸道堵塞,可用倒置拍背法、负压抽吸、气管镜夹取、气管插管,甚至紧急气管切开或环甲膜穿刺;迅速脱离低氧或毒物环境,必要时在畅通呼吸道的同时行有效的口对口人工呼吸和胸外心脏按压;尽早吸氧以纠正低氧血症,就近就地抢救。

2) 昏迷的伤员,由于舌根后坠而引起呼吸道梗阻时,可将伤员平卧,头后仰,用手将其下颌托起,使下齿列错于上齿列前面,将舌牵拉出,并用别针或缝线穿过舌前部,固定在胸前衣服上,以保持呼吸道畅通。

3) 对呼吸刚停、仍有心跳的伤员,应立即进行人工呼吸。可采用口对口吹气法,每分钟15~20 次,或采用仰卧压胸法。

(二) 院内治疗

窒息伤员院内救治的主要措施是保持呼吸道通畅,调整体位,助堵塞物咳出,并给予高流量吸氧。大咯血并深部气管、支气管的血液、血凝块堵塞所致严重窒息者,选择气管插管、气管切开或硬质气管镜下用粗内径的鼻导管经气管导管吸引,也有采用纤维支气管镜吸引,这些都是抢救大咯血窒息的有效措施。对于会厌以上咽喉部堵塞所致窒息,可首选喉镜下吸引清除咽喉分泌物,抢救成功率高。

三、创伤的救援措施

(一) 救难原则

1) 首先处理可导致死亡的原因,如气道阻塞,再处理其他较轻微伤势,如骨折、出血等。

2) 在伤员的诊断尚未明确的情况下即对其施行一些相应的急救治疗,如在未能肯定伤员是否有腹部内伤的情况下即对其严重的腹部出血进行止血。

3）在尚未了解伤员详细病史前就要开始对严重创伤伤员施行全身评估及抢救。

(二) 现场急救

1. 现场急救　现场急救人员必须迅速到达现场,除去正在威胁伤员生命安全的因素。现场急救的关键是气道开放、心肺脑复苏、包扎止血、抗休克、骨折固定及安全地运送,使伤员能活着到医院。

2. 急诊室治疗

(1) 呼吸道管理:在急诊室,建立人工气道最可靠的方法是气管插管,它能完全控制气道、防止误吸、保证供氧及便于给药。疑有颈椎骨折伤员,不能颈部过仰,紧急情况下可行环甲膜穿刺术,然后行气管切开术。

(2) 心肺脑复苏:对于多发伤伤员如伴有胸骨骨折、多发性肋骨骨折、血气胸、心脏压塞、心肌破裂,可开胸行胸内心脏按压。

(3) 抗休克治疗:多发伤伤员到急诊室时大多伴有低血容量性休克。应根据血压、脉搏、皮温、面色判断休克程度,控制外出血,迅速建立 2 条以上静脉通路,进行输液治疗。

(三) 院内治疗

1. 各系统脏器损伤的处理　当伤员的生命体征稳定或基本稳定后,应进一步处理各系统脏器的损伤。

(1) 颅脑损伤的处理:有颅脑损伤者,应注意防治脑水肿,可用 20% 甘露醇与呋塞米交替使用,也可用胶体液如白蛋白、血浆提高胶体渗透压。如明确有颅内血肿,应尽早开颅减压,清除血肿。

(2) 胸部损伤的处理:少量闭合性气胸可自行吸收,不需特别处理,但应注意观察其发展变化。中、大量气胸可先行胸腔穿刺抽气,效果不佳者应及时行胸腔闭式引流。中等量以上的气胸也可直接放置胸腔闭式引流管。单纯性气胸,可于锁骨中线第 2 肋间置管;若合并血气胸,最好在腋中线第 4 或第 5 肋间隙置管。张力性气胸紧急处理是迅速行胸腔排气减压。可用大号针头在锁骨中线外侧第 2 或第 3 肋间刺入胸膜腔,立即可见到高压气体向外冲出。开放性气胸伤员急救措施为尽快封闭胸壁创口,变开放性气胸为闭合性气胸,然后按闭合性气胸原则进行治疗。封闭伤口可用多层清洁布块或厚纱布垫,在伤员深呼气末敷盖创口并包扎固定。有血气胸者,行胸腔闭式引流,当置管后一次引出 1000～1500 mL 血量或引流 3 h 内,引流速度仍在 200 mL/h 以上者,应准备行开胸探查术。对心脏损伤者,应及时手术修补。

(3) 腹部损伤的处理:多发伤伴有腹部伤,应密切注意腹部体征,如情况可疑,在通过 B 超或腹腔穿刺检查证实后,应及时行开腹探查术,切不可为等待诊断明确而贻误手术时机。

(4) 四肢、骨盆、脊柱损伤的处理:多发伤的伤员 90% 以上合并骨折。四肢开放性骨折在全身情况稳定下应尽早行清创或一期内固定术。对于闭合性骨折可采用骨牵引、小夹板、石膏固定等方法,待伤员情况稳定后再做进一步处理。

2. 多发伤的手术处理顺序及一期手术治疗　多发伤伤员一般具有 2 个或以上需要手术的部位,顺序选择合理与否是抢救成功的关键。应成立一个创伤抢救小组,由高年资急诊科医生或外科医生组织协调脑外科、心胸外科、普外科、骨科等专科医生,根据对伤员生命威胁程度决定手术顺序。

3. 营养支持　创伤后机体处于高代谢状态,能量消耗增加,大量蛋白质分解,负氮平衡,如不能及时纠正,伤员易发生感染和多器官功能衰竭。因此,创伤后的营养支持是一个非常重要的问题。一般来讲,消化道功能正常者以口服为主;昏迷或不能进食者,可用鼻饲;不能从消化道进食者,可采用短期全胃肠外营养。

4. 防止感染 严重创伤使各种防御功能下降,创口污染严重,易发生感染。因此,早期局部创口处理要彻底,选用适当的抗生素,以预防感染发生。

5. 并发症的治疗 多发伤伤员由于休克和感染易发生多器官功能衰竭。多器官功能衰竭一旦发生,死亡率极高,关键在于预防。早期进行抗休克及防止感染可预防多器官功能衰竭的发生,发生后应积极支持已衰竭的脏器,阻断炎症介质,尽量减少衰竭脏器的数目。

第四节　遇 难 者 处 理

为妥善及时处理灾后遇难人员遗体,预防灾后疫情的发生与流行,保障灾区群众身体健康和公共卫生,维护灾区社会稳定,民政部、公安部、卫生部(现国家卫生健康委)结合以往救灾经验联合制定了遇难人员遗体处理意见,对遗体处理方式、遗体辨认程序、境外人员遗体处理、卫生防疫、协调配合和经费保障等方面提出了明确要求。

意见指出,根据遇难者有效身份证件或经亲属辨认,能够确认死者身份的,由民政部门安排火化;不具备火化条件的,土葬处理。既无有效身份证件也无亲属辨认,无法确认遇难者身份的,公安、卫生部门根据灾区实际情况,要尽力对遗体进行编号、记录、拍照、提取可供 DNA 检验的检材,并由公安部门统一保管和检验,建立遇难人员身份识别 DNA 数据库。遗体及时火化或土葬。伤员在转移救治过程中死亡的,由救灾地民政部门指定当地殡仪馆统一负责遗体火化工作。遇难者经确认是外国人的,遗体由中国殡葬协会进行防腐处理,遇难者身份确认、通知、遗体运输等问题按有关规定处理。遗体搬运和土葬,应当在卫生部门的指导下,参照卫健委有关技术方案进行。为避免因遗体腐烂造成环境污染,在遗体发现后应尽快完成相关鉴别程序并进行处理。在遗体处理时,要严格遵守操作规程,尊重遇难者尊严,并做好遇难者家属安抚工作。

在极端灾害的情况下,大量遇难者遗体的快速处置尤为关键。如何正确处理尸体及如何防疫和保护现场救助人员一直是全球关注的热点问题。

一、应急条件下的遗体处置

(一) 处置原则

洪灾、山体滑坡和泥石流等大型自然灾害发生后,为避免因遗体腐烂造成环境污染,导致传染病的流行及出于人道主义关怀精神,遗体的处理应遵循以下原则:①因地制宜,选择合适处置方式,包括火化和掩埋两种;②做好消毒措施,及时快速处理遗体;③维护遇难者尊严,并做好遇难者家属安抚工作。

(二) 处置方式

在应急条件下,尸体最终处置方式有火化与掩埋两种:尸体火化后不具有传染性,但需要专用设备和大量燃料,同时耗时长,不适合灾后大批尸体的处置,在尸体身份未确认时也应避免火化。

二、遗体处置人员的现场防护

（一）直接接触尸源可能感染的传染病

现场救助人员若直接接触尸体,可能感染的传染病主要以血源性传染病、肠道传染病和呼吸道传染病为主,尽管遇难者携带这类传染病的比例与一般人群相似,同样需要加以重视。

1. 血源性传染病　血源性传染病感染风险取决于死者的感染状况（概率与一般人群相似）,暴露机会与方式及免疫接种（如是否接种乙型肝炎疫苗）等。3 种血源性传染病的人群感染率分别为乙型肝炎 8%～10%（非洲、中东、东南亚、拉丁美洲、亚太地区等）、丙型肝炎 3%（全球平均水平）、HIV 0.1%～40%（亚洲与东、西欧洲为 0.1%,拉丁美洲与加勒比地区为 0.1%～6%,非洲一些国家 14～45 岁人口感染率达 30%～40%）。感染途径包括直接接触皮肤创伤面、碎骨划伤、血液或体液意外飞溅到眼、口、鼻及黏膜处等。

2. 肠道传染病　尸体常有粪便及分泌液溢出,直接接触尸体或污染衣服后,可通过粪-口途径传播疾病。接触转运尸体的车辆或担架也可能污染相应血源性传染病,救助人员处置尸体更易感染肠道传染病。当尸体腐败一段时间后,肠道类病原微生物在该环境下较难存活,感染性会快速降低。

3. 呼吸系统传染病　呼吸道传染病的传播在尸体处置者中出现的概率比较少见,其传播机制主要是尸体胸腔及组织器官腐败后产生的液体可在口鼻处堆积并溢出,以及尸体肺中残留气体在搬运尸体过程中呼出。

（二）控制感染的途径与方法

直接接触尸体的灾后现场救助人员有可能暴露并感染一些血源性或肠道传染病,需要加强自身防护。鉴于现场救助人员缺乏尸体处置经验,一些潜在危险与基本防护措施应事先加以告知,必要时应加以培训并携带防护手册。对血液、体液及肠道排泄物等要全面消毒。救助人员处理伤损严重的尸体时,要戴手套,一次性手套用后要集中销毁处理,反复使用的手套随时注意清洁与消毒。最好每处理一具尸体更换一副手套。避免个人物品、饰品的交叉感染。出血量大或有血液、体液飞溅时,推荐使用防护服、防护眼镜和防护口罩。饭前一定要洗手消毒,对尸体处置的所有相关设备,包括衣服、担架、车辆等均应做到全面彻底消毒（0.1%家用漂白粉,按照 1∶49 稀释喷洒）。

第五节　善　后　处　理

洪水、山体滑坡和泥石流灾后传染病的流行受基础设施被破坏的程度、地理和气候等自然因素和人为因素的影响。水源污染、病媒密度增加、环境卫生恶劣及当地输入性病原体是洪水、山体滑坡和泥石流后消化道、虫媒和呼吸道传染病的主要危险因素。灾区防疫工作应针对传染源、传播途径和易感人群 3 个关键环节展开。同时应重视过度"消杀灭"对生态环境的破坏。对灾民进行卫生教育和重建当地卫生防疫力量是长期控制疫病的关键。

一、灾后防疫的重要性

大灾之后防大疫是目前全社会最关心的问题之一。洪水、山体滑坡和泥石流对防疫工作的直接挑战是不同程度地破坏了清洁水(食)源和污水(物)处理系统之间的物理隔绝。此外,毁坏建筑物中遇难者遗体和动物尸体腐烂,以及随处可见的生活垃圾导致大量苍蝇滋生;灾区群众临时居所不良生活环境导致跳蚤、虱子等大量滋生,虫咬性皮炎发生率曾一度很高;与地理、气候、气象密切相关的各种医学昆虫密度较高。这些因素增加了相应疫病的暴发危险。洪水、山体滑坡和泥石流对医疗卫生基础设施和秩序造成的严重破坏,群众的精神创伤也增加了各种疾病和中毒事件,尤其是传染病暴发的机会。因此大灾之后的疫情预防控制工作非常重要。

传染病有多种,表现多样,但是所有传染病流行有 3 个关键环节:传染源、传播途径和易感人群。所谓传染源是指传染病患者或病原携带者,也可以是动物,其中隐匿性感染者的流行病学意义更加重大。传播途径是病原体在个体间传播的主要途径,灾后传染病主要传播途径依次为消化道、呼吸道和经皮肤传播。易感人群就是容易患病的人群,包括缺乏对某些传染病有特异免疫的人群(疫苗接种不全和失效人群)、非特异性免疫不全人群(儿童和老弱人群)和精神创伤较重的人群。灾区防疫工作应围绕传染病流行的这 3 个主要环节进行,包括对传染病进行监测和早期识别,分别对患者和密切接触者进行积极治疗和检疫(隔离到传染病最长潜伏期);对传播途径进行有明确目的的消毒、杀虫灭鼠和环境整治,有针对性地保持饮食卫生、降低蚊蝇等病媒的密度和避免人口过于密集是主要的措施。对易感人群的保护主要有免疫接种、物理预防和化学预防等。

洪水、山体滑坡和泥石流灾区非传染病疫区,遇难者绝大多数并非传染病患者。对灾区环境和遇难者遗体的处理一定要谨慎。拟通过大剂量消杀灭一次性达到清除病原体、消灭病媒来杜绝灾后疫情是不科学的。病原体作为物种不易被彻底消灭,即使消灭了还可以"引进"。病媒随季节变化有自身消长规律,因此相应的疫情也有一定的季节性。防疫工作有很多科学问题,灾后防疫不能蛮干。不能以大剂量"消杀灭"代替所有防疫工作,更不能以"消杀灭"的投入量和面积计算各单位工作成绩。因为,所有灭虫药物,如奋斗呐等菊酯类灭虫剂和敌敌畏等可在环境中长期滞留,多数消毒剂会污染环境。此外,病原体和医学昆虫也可产生"耐药性",增加后期疾病控制难度。针对灾区生活环境的杀虫工作应在对医学昆虫密度进行监测基础上进行,如每立方米空间超过 1 只苍蝇才有灭蝇的必要。因此,灾后防疫需要在科学指导下进行。大灾之后防大疫固然重要,但并不是大灾之后马上就有大疫,因此灾后防疫工作应有长期规划。

二、洪水、山体滑坡和泥石流灾后科学防疫措施

(一) 确定水源

迅速确定能用于后期建设和居民生活用水的水源,实时监测水源生物和化学污染,同时加以安全保护。

洪水、山体滑坡和泥石流等灾害过后,城市自来水系统可能遭到严重破坏,供水中断;农村水井也有可能受到严重污染,供水极为困难,有时不得不饮用被污染的洪水。能否解决灾后群众饮水问题是关系灾区能否控制传染病发生和流行的关键。

1. 水源选择 根据灾前水源分布,并通过现场调查,选择水量大,水质好,便于保护的水源,最好是地下水(如井水)。水源选择不宜离居民点太远,如果水源离居民点很远,可用运水车拉水,消毒后供居民饮用。

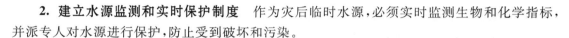

2. 建立水源监测和实时保护制度　作为灾后临时水源,必须实时监测生物和化学指标,并派专人对水源进行保护,防止受到破坏和污染。

(二) 合理调配

合理配置卫生防疫资源,大量降低灾后救灾人员负荷,缓解对卫生防疫所依赖的生活环境造成的巨大压力。

洪水、山体滑坡和泥石流等灾难发生后各类救援队伍涌入灾区,消耗了大量包装食品,产生了大量塑料垃圾,不能焚烧,深埋也迟早会暴露出来。由于公共设施的破坏,大量生活垃圾、排泄物无法有效处理,人为造成了传染病流行的条件。灾后防疫不能搞人海战术,应降低数量,提高质量。

(三) 加强对救灾物资如粮食和药品的保护

灾后初期,灾民主要依靠救济食品维持生活,饮食工作卫生的重点是做好救灾食品的卫生监督。杀虫药严禁和粮食放在一起,大米不能存放在比较潮湿的低洼环境中。要改善粮食等救命物资的储存条件,加强食品和药品的卫生学监测和监督。

(四) 后期防疫

灾难救援后期的消毒杀灭工作一定要有目的性和选择性。在没有疫情的时候应采用环境整治的方法对垃圾、厕所和水沟的蚊蝇密度进行控制。对粪便的处理只做到灭蝇即可,不可过度消毒,从而影响自然状态下的粪便无害化过程。目前鼠患尚不存在,一旦出现应首选物理灭鼠方法。在有疫情的时候,要针对传染源、传播途径和易感人群进行综合控制。应用合适品种和剂量的消毒剂、灭虫剂和灭鼠装备迅速切断传播途径,在疫情控制后应立即停止使用。

(五) 厕所和垃圾处理

尽快根据灾民定居点人群分布建立较大规模的有化粪池的标准化厕所和能分别处理可再利用垃圾和不可再利用垃圾的标准化垃圾处理场。利用灾后重建之机,在建造厕所时可同时考虑利用粪便生产沼气,纯化后供居民日常使用。避免居民从灾后废墟中取木材作为生活燃料,污染空气。污水的处理应符合卫生防疫的要求。这些卫生设施的建设以不影响江河水质和下游生态环境为前提。地方政府应提高卫生执法的严肃性,加大卫生执法的力度。

(六) 做好心理疾病预防工作

受灾群众目睹灾难的恐怖景象、经历丧失亲人的痛苦,救灾部队从废墟中清理大量遇难者遗体,这些心理刺激可能导致心理问题。这些心理问题绝大多数属于一过性的,会在向同伴倾诉、榜样力量和社会关爱下逐渐消失。但是受灾群众和救援部队中均有长期在夜里不自主回忆恐怖场景症状[应激后心理障碍(PTSD)]的人员。随着社会关爱的减少和独处机会的增多,PTSD症状可能有反复,需要进行监测、专业疏导和药物治疗。

(七) 对流浪牲畜和家禽的管理问题

洪水、山体滑坡和泥石流等灾难发生后受难者多,逃难者也多。部分群众逃难后家畜家禽(如猪、鸡和犬)因无人饲养逃出来,散落在街道和附近山上,有些不明原因死亡。动物死亡是疾病监测敏感指标之一。同时,灾民的牲畜属于个人财产,在没有疫情的前提下不能被剥夺。政府不应集中扑杀和深埋这些牲畜家禽,而应派人将动物圈养起来,并每天监测疾病发生情况以预测传染病流行态势,2个月后交还返乡的主人或其法定继承人。

(八) 重建及完善灾区各级卫生防病体系

洪水、山体滑坡和泥石流灾害导致公共卫生设施的损毁、专业人员的伤亡。因此,加快灾后卫生防病体系基础建设,尤其是传染病专科医院的建设;加强培养卫生专业人员在转入常态后识别和处理疫情的能力,培养一支当地的防疫队伍是后续防疫的基础。

(九) 对灾区群众进行广泛的爱国卫生教育,开展群防群控

城镇居民灾后部分选择了移民,在偏僻山上居住的群众灾后多选择来到镇上居住。高山居民的卫生习惯亟须改进,需要大量的卫生教育工作。通过各种媒体和入户宣教,开展大规模爱国卫生运动,发动群众开展群防群控,杜绝疫情隐患和病媒滋生条件。

(十) 大力加强疾病监测工作

疾病监测以医院监测为主,辅以症状监测等主动监测措施。同时,对各种医学昆虫的密度和携带病原体情况进行监测。加强对灾后常见传染病,如霍乱、甲型肝炎、感染性腹泻等肠道传染病,肺炎、流感、结核等呼吸道传染病,乙型脑炎、疟疾、流行性出血热等虫媒传染病的病例监测和及时有效的流行病学调查工作。

(沈佳莹　张宏伟)

主要参考文献

[1] 杨强,王高峰,李金柱,等.白龙江中上游泥石流形成条件与成灾模式探讨[J].中国地质灾害与防治学报,2022,33(06):70-79.

[2] 邱海军,马舒悦,崔一飞,等.重新认识滑坡作用[J].西北大学学报(自然科学版),2020,50(03):377-385.

[3] 陈顺龙.山体滑坡地质灾害的成因分析及综合治理方法[J].城市建设理论研究(电子版),2019,(04):100.

[4] 姚昌荣,王友彪,李亚东,等.泥石流冲击桥梁2019年度研究进展[J].土木与环境工程学报(中英文),2020,42(05):28-36.

[5] 晋争,王一乐,赵凯宾,等.洪灾暴露与应急支持对创伤后成长和应激障碍的交互作用[J].中国健康心理学杂志,2022,30(10):1452-1459.

[6] 徐继维,张茂省.泥石流风险评估综述[J].灾害学,2016,31(04):157-161.

[7] 蒋勇军.山体滑坡地质灾害防治措施分析[J].中国金属通报,2018(05):205-206.

[8] 程子浩,黄方圆,邓心怡,等.1998年洪灾以来国内洪灾防治新进展[J].科技创新与应用,2020,(15):63-66.

[9] 翟毅飞,陈宁生,王涛,等.甘洛县泥石流灾害的特征及分布规律[J].防灾减灾学报,2022,38(04):9-16.

[10] PATERSON D L, WRIGHT H, HARRIS P N A. Health risks of flood disasters. Clin Infect Dis, 2018,67(9):1450-1454.

第十二章 台 风

台风(typhoon)被列为全球最严重的自然灾害之一,对人类社会造成了巨大的破坏。

飓风和台风都是产生于热带洋面上的一种强烈的热带气旋,在北大西洋及东太平洋称为飓风,在北太平洋西部称为台风,因为发生的地点不同,所以叫法不同。台风经过时常伴随着大风和暴雨或特大暴雨等强对流天气,并引发受灾害地区出现泥石流、山体滑坡等次生灾害,造成房屋倒塌,城镇和农田受淹,交通、电力、通信、供水、排水、供气、供热等公共设施中断,对人类生命及财产安全构成严重威胁。中国是世界上少数几个受台风影响严重的国家之一,台风灾害已成为我国沿海地区社会经济持续发展的主要障碍因素。本章侧重介绍台风的典型灾难实例与特点、台风的危害及预防预警、医学应急救援措施和台风灾难善后处理等。

第一节 典型灾难实例

台风是形成于热带和副热带洋面上强大而深厚的气旋性旋涡,它主要是依靠水汽凝结时放出的潜热而形成和发展起来的。当旋涡中心风力达 6~7 级,风速达 10.8~17.1 m/s 时,称为热带低压(tropical depression);中心风力达 8~9 级,风速达 17.2~22.4 m/s 时,称为热带风暴(tropical storm);中心风力达 10~11 级,风速达 24.5~32.6 m/s 时,称为强热带风暴(severe tropical storm);中心风力达 12 级以上时,称为台风。台风经常伴有狂风、暴雨、风暴潮及由它们引发的次生灾害,具有很强的破坏力,是一种重要的灾害性天气。

一、卡特琳娜飓风

2005 年 8 月 29 日,大西洋卡特琳娜飓风以 233 km/h 的风速在美国墨西哥湾沿岸新奥尔良外海岸登陆。作为头号飓风侵袭了佛罗里达州南部,并带来了美国历史上经济最凄惨的灾难。卡特琳娜飓风在路易斯安那州海岸达到 200 km/h 的速度,摧毁了新奥尔良市的防洪大堤,新奥尔良市 80% 城区受到海水的覆没,死亡人数达到 1836 人,造成 1250 亿美元损失。

二、桑美台风

台风桑美是 2006 年太平洋台风季的一个热带气旋,名字来自越南,意即"金星"。8 月 10 日,"桑美"在浙江省苍南县马站镇登陆,登陆的风速高达 60 m/s。浙江省从 10 日 17:00 开始降雨,暴雨区主要集中在温州、台州地区,累计降雨量>100 mm 的站点有 33 个,降雨量>200 mm 的有 13 个,降雨量>300 mm 的有 9 个,降雨量>350 mm 的有 4 个。截至 10 日 20:00 左右,100 mm 以上降雨笼罩面积 3512 km²,200 mm 以上降雨笼罩面积为 509 km²,300 mm 以上降雨笼罩面积为 113 km²。10 日晚上,在"桑美"登陆时,温州既往记录最大增水是 3.58 m,实际最高的潮位约 6 m,与最后的潮位预测相差 60 cm 左右。桑美是自 1949 年新中国成立以来登陆我国大陆最强的台风,具有强度大、雨量多的特点,登陆强度比 2005 年登陆美国的飓风卡特琳娜还要强,严重影响了中国东部沿岸地区,造成了 25 亿美元的损失。

三、莫拉克台风

2009 年 8 月 2 日,日本气象厅报告该年第 11 热带低气压形成于菲律宾东边约 1 000 km 处。8 月 3 日,它进入菲律宾大气地理天文部门的负责范围,该部门命名热带低气压为 Kiko。当天它迅速离开了该部门负责的范围。在日本气象厅命名为莫拉克之后,莫拉克升级为热带风暴。在 8 月 5 日 20:30,中央气象局开始发布台风警报,并将莫拉克升格为中度台风。在 8 月 6 日 14:00,已经形成台风眼,持续增强。8 月 7 日于 23:50 由中国台湾地区花莲县登陆。8 月 9 日迫近中国大陆,18:30 由霞浦进入福建,移动速度稍微加快。随着莫拉克迫近,浙江和福建两省共疏散接近 100 万人,7 万多艘船回港避风。浙江苍南县的降雨量 > 250 mm。在 8 月 10 日 5:30,中央气象局解除台风警报并在 10 min 后发布豪雨特报。莫拉克在 8 月 11 日凌晨减弱为热带低气压。

四、鲇鱼台风

2010 年第 13 号台风"鲇鱼"于 10 月 16 日晚加强为强台风,17 日上午 8:00 左右再度加强为超强台风,中心最大风力达到 17 级,成为 2010 年最强台风。"鲇鱼"21 日 7:00 左右中心位于北纬 19°4′、东经 117°5′,就是在诏安偏南方约 480 km 的南海海面上,中心气压 940 百帕,近中心最大风力 16 级,7 级风圈半径 320 km,10 级风圈半径 150 km。当时预计,"鲇鱼"将以 10 km/h 左右的速度向西北偏北方向移动,逐渐向广东中东部附近沿海靠近。台风"鲇鱼"是 1949 年以来登陆福建省最晚的台风。

五、海燕台风

2013 年第 30 号超强台风"海燕"于 11 月 5 日上午 9:00 左右由热带风暴升级为台风,并于当日晚间加强为超强台风。由于"海燕"的风力太大,在"海燕"登陆路线附近的风速计、气压计等气象设备遭到全数摧毁,导致台风"海燕"的中心风力及气压没有官方实测数据,"海燕"的强度只能用卫星云图及雷达图像进行推算。据美国联合台风警报中心评估,"海燕"的中心风力(以 1 min 平均风速计算)达到 170 节,即 315 km/h,成为有可靠纪录以来,全球 1 min 平均风速最高的热带气旋。由于海燕以接近巅峰状态登陆菲律宾,其猛烈风力及引起的大规模风暴潮在菲律宾中部造成了毁灭性破坏,其以 200 km/h 以上的持续风速,连同 5~6 m 高的巨浪,摧毁菲律宾中部地区,死亡人数超过 1 万人,受灾人口约 950 万人,其中约 63 万人无家可归,事隔一整年后,在 2014 年末,罹难人数仍然在继续上升。受"海燕"影响,我国广西地区出现了大范围的大暴雨或特大暴雨,仅 11 月 10 日 20:00 至 11 日 20:00 的 24 h 里,广西 61 个县市中有超过 40 个县市出现暴雨,其中有 31 个县市出现了大暴雨或特大暴雨。

六、威马逊台风

台风"威马逊"于 2014 年 7 月 9 日在西太平洋海面生成,并于 7 月 12 日升级为热带风暴,在菲律宾登陆后依然不断加强,随后在我国海南、广东和广西依次登陆,登陆时最大风力达到 17 级。由于"威马逊"多次登陆,导致我国海南、广西和广东共计 59 个县、市、区受灾,受灾人群超过 700 万人,直接经济损失达到 250 亿元。同时由于台风携带大量水汽,导致海南、广东、广西三省出现大面积强降水,造成近万间民房倒塌,数千公顷农作物绝收。台风的巨大风力也对三省区的电力、交通等基础设施造成大面积损毁,南方电网多次跳闸,数十条公路及铁路中断,数百条航班全部停运。

七、利奇马台风

台风"利奇马"于2019年8月10日在浙江省温岭市沿海登陆,登陆时最大风速达到16级,是自1949年以来登陆我国大陆地区的第5位超强台风,登陆后经过浙江、江苏两省后移入黄海海面,并继续向西北方向移动,又于8月11日在山东省青岛市再次登陆,最大风力达9级。由于"利奇马"登陆浙江后持续北上,且滞留时间长达44 h,因此造成我国浙江、福建、江苏、上海、安徽、山东、河南、河北、天津、辽宁、吉林等省、市先后受灾,灾害覆盖面积达到24.8万 km²,且影响区域绝大部分位于我国东部沿海经济发达、人口密集区域,因此造成了严重的经济损失。根据我国应急管理部门统计,此次台风袭击造成1 400万人受灾,56人死亡,14人失踪,113.7万公顷农作物受灾,直接经济损失515.3亿元。

第二节 灾难特点及伤情特征

一、台风灾难的一般特点

台风是发生在西太平洋和南海,中心附近最大风力达12～13级的热带气旋。它是由海水蒸发的水汽凝结释放潜热,促使对流运动,令海平面处气压下降,造成周围的暖湿空气流入补充,然后再抬升而形成的(图12-1)。

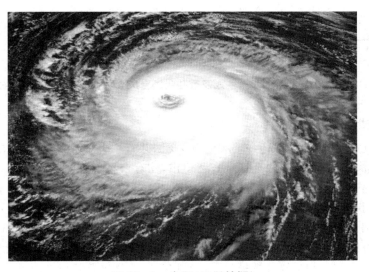

图 12-1 台风(卫星拍摄)

(一) 年际变化

1949—2015年,西太平洋(含南海)上平均每年生成约27个台风,平均每年有7个台风登陆我国,其中1967年生成台风最多,共计40个,其中11个登陆我国(图12-2)。但近年来随着全球气候变暖,我国台风平均登陆强度呈现逐年增大的趋势。

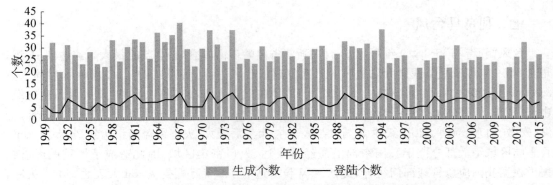

图 12 - 2　1949—2015 年西太平洋生成及登陆我国台风数量统计

(二) 季节变化

从总体时间上看(图 12 - 3),1～12 月均有台风生成,其中 8 月和 9 月生成台风最多;4～12 月均有台风登陆,其中 7～10 月登陆的台风最多,且登陆强度最强。

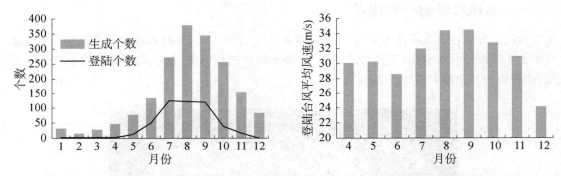

图 12 - 3　1949—2015 年西太平洋生成及登陆我国台风个数(左)及平均强度(右)逐月统计

(三) 登陆地区分布

根据我国气象局数据资料,1949—2019 年,我国共有 491 个台风登陆,登陆地点沿我国海岸线分布,南起海南省三亚市,北至辽宁省营口市,均有台风登陆。其中广东省因为海岸线最长同时处于副热带高压区,登陆的台风数量最多,其次为海南、台湾和福建各省。而从具体的登陆地点来看,我国台湾地区花莲县是最易遭遇台风的县市,1949—2019 年,仅登陆花莲县的台风数量就达到 37 个。另外有数据显示,1949—2016 年共计有 629 个热带气旋影响南海,其中 332 个在南海沿海省份直接登陆,集中分布在海南省东南沿海、雷州半岛及珠江口及其沿岸地区(图 12 - 4)。并且,根据既往数据显示,台风在 5～6 月仅登陆华南诸省区沿海;7～8 月扩大至辽宁沿海地区;9～10 月登陆范围开始逐渐缩小,分布在长江口以南地区;11 月登陆范围继续缩小,仅见于广东、海南、台湾三省;12 月则仅在广东省偶有台风登陆。

(四) 我国台风灾害的主要特点

1. 发生频次高　事实表明,台风登陆都会造成一定的灾害,只是受灾程度或重或轻、受灾范围或大或小而已。即使有些台风在近海转向或登陆时已经减弱成低气压,但其带来的风、

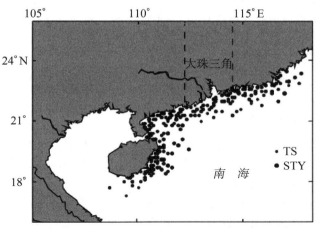

图 12 - 4　1949—2016 年我国南海沿海地区台风登陆分布

(TS:热带风暴;STY:强台风)

雨、潮也会造成不同程度的危害。

　　西北太平洋地区是全球台风发生次数最多、势力最强的海区,平均每年有 28 个台风生成,约占全世界台风总数的 1/3。由于台风的结构及其所处的环境决定了西北太平洋台风具有向西北方向移动的特性,因此我国极易遭受台风的袭击。据前面的统计分析,平均每年有 7 个台风正面登陆我国,约占西北太平洋台风总数的 1/4。倘若把登陆时已减弱成低气压或虽未登陆但已造成影响的台风计算在内,那么比例会更高。可见,台风对我国的影响十分频繁。

　　2. 影响范围广　1949—1992 年,风力≥8 级的热带气旋在我国登陆或经过的省(区、市)有 14 个,如果把风力为 6～7 级的热带气旋也统计在内,则多达 25 个。也就是说在我国 31 个省(区、市)中约有 4/5 的省(区、市)可以直接受到热带气旋的影响。此外,在 6 个未有热带气旋入境的省(区、市)中,有的还可以受到孟加拉湾风暴或者台风外围风雨的影响。可见,台风在我国的影响范围相当大。

　　3. 受灾程度重　1983—1992 年台风造成的损失资料显示,10 年间我国(除台湾地区外)平均每年遭受台风危害的面积累计达 4700 多万亩,死亡人数超过 500 人,倒损房屋 80 多万间,直接经济损失 31 亿元以上。如果按每年 7 个台风影响计,则每个台风可造成近 5 亿元的巨大损失。

　　4. 台风重灾多发生在东南沿海地区　我国绝大多数省(区、市)都能受到台风危害,但重大的台风灾害多发生在沿海,特别是东南沿海一带,具有显著的地域性特点。广东、海南、福建、浙江等省最多,占全国的 74%,是我国台风重大灾害的多发地区。安徽、湖南、江西是内陆省份中发生重大台风灾害较多的地区。

　　5. 台风重灾多出现在盛夏和初秋　我国重大台风灾害多发生在盛夏至初秋这段时间内,占全年总数的 83%。

二、台风的危害及预防预警

(一) 台风引起的风灾危害

　　台风引起的风灾危害是指由风和风压直接产生的灾害。通常在热带地区表面气压相差不大,一般在 0.3% 左右。一旦台风形成,台风中心的气压常低于平均海面气压 5%～10%。台风中心的气压为了达到与中心气压的均衡,便迅速递减下降,风速相应猛烈增强。

风速和风压有着密切的关系,风速越大,风力越强,在每一单位面积上受的压力也越大。台风产生的猛烈大风所造成的破坏很大。在海上,船只遇上台风如不及时躲避,很难逃脱。在陆地上,台风引起的大风也能刮倒大树、电线杆,造成房屋倒塌,引起人畜伤亡及巨大的财产损失。

(二) 台风引起的水灾危害

台风是一种强降水天气,它造成的降雨强度和降雨范围都很大。一次台风经过时,可带来 150～300 mm 的降水量,有的甚至可引起 1 000 mm 以上的强降雨,以致造成江河横溢、山洪暴发、泥石流、淹没村庄,冲毁道路、桥梁。

当台风在洋面形成,并向大陆沿海移动时,可以产生风暴潮。所谓风暴潮,就是当台风移向陆地时,由于台风的强风和低气压的作用,使海水向海岸方向强力堆积,潮位猛涨,水浪排山倒海般向海岸压去。强台风的风暴潮能使沿海水位上升 5～6 m。风暴潮与天文大潮高潮位相遇,产生高频率的潮位,导致潮水漫溢,海堤溃决,冲毁房屋和各类建筑设施,淹没城镇和农田,造成大量人员伤亡和财产损失。风暴潮还会造成海岸侵蚀,海水倒灌造成土地盐渍化等灾害。

(三) 台风对人体产生的伤害

1. 直接灾害 遭强台风袭击时,建筑、房屋、电杆、汽车、人畜被卷走,直接引起人员被砸伤、压伤、失踪或丧命;会造成脊柱脊髓损伤、多发性骨折、多发性脏器损伤、颅脑外伤、严重出血等创伤。伴随台风而来的是暴雨,暴雨使得河水暴涨,易造成堤坝决裂,船翻人淹,泛滥成灾,灾民流离失所,生命财产遭受巨大损失。

2. 间接灾害 台风易造成停电、停水、交通中断,运输受阻,通信中断,生产受阻,人民生活和工农业生产遭受严重影响。雨水有时甚至会引发山体滑坡或泥石流,严重时能将整座村庄、城镇夷为平地。台风会引发陆地被海水淹没,容易导致蚊虫滋生、传染病流行等。

风灾引发的次生灾害同样能对人造成严重的伤害。特大风暴潮过后会造成大片农作物及各种建筑和交通设施的严重损坏,也会造成大量人畜的死亡。给灾区人民在经济上造成巨大损失的同时,在生活上也带来了严重的困难,台风过境的灾区环境污染,卫生设施遭到破坏,灾民抵抗疾病能力下降,容易引发各种流行病,外伤后继发严重感染,心血管、呼吸道及肠胃疾病。且台风多发生在夏秋季,受灾后还可能引起各种传染病的流行。

(四) 台风的预防预警

1. 及时获取台风预报信息 在科学技术高速发展的今天,用现代化设备已经可以准确地预测出台风的具体移动方向、登陆地点及时间。

2. 提高危害意识 台风引起的灾害非常严重,一定要给予极高的关注与重视。不重视台风危害的人群伤害的发生率是重视人群的 17 倍。

3. 做好提前预防工作 台风伤害的预防重点时间是台风登陆前 1～6 h,尤其是登陆前 3～4 h。因此一切准备工作要在台风登陆前 12 h 完成,台风登陆前 1～6 h 应避免外出,尽量留在屋内。不在屋内的人群发生伤害的风险是留在屋内人群的 4 倍。

4. 做好重点人群和重点地区的防范工作 台风预防重点人群是儿童和老年人。重点地区是指可能由于台风而引起重大经济损失、人员伤亡或影响局部地区稳定的地区等。

根据热带气旋影响范围和程度,台风预警等级分为 4 级:Ⅰ级(红色,特别严重)、Ⅱ级(橙色,严重)、Ⅲ级(黄色,较重)和Ⅳ级(蓝色,一般)。

蓝色预警信号:24 h内可能受热带气旋影响,平均风力可达6级以上,或阵风7级以上;或者已经受热带气旋影响,平均风力为6～7级,或阵风7～8级并可能持续。

黄色预警信号:24 h内可能受热带气旋影响,平均风力可达8级以上,或阵风9级以上;或者已经受热带气旋影响,平均风力为8～9级,或阵风9～10级并可能持续。

橙色预警信号:12 h内可能受热带气旋影响,平均风力可达10级以上,或阵风11级以上;或者已经受热带气旋影响,平均风力为10～11级,或阵风11～12级并可能持续。

红色预警信号:6 h内可能或者已经受热带气旋影响,平均风力可达12级以上,或者已达12级以上并可能持续。

台风是可以预防的,在台风来临前要注意收看各级气象台发布的台风灾害性天气预警信息。台风多发地的政府应提前制定相应应急预案,做好相应的准备工作,确保广大人民群众的生命安全,减少人员外出,检查低洼地区及海边等危险地区和树木、广告牌等危险设施或物品。将地处在危险地区的群众提前转移至安全地区。只要采取有效的防御措施,提高科学探测预警水平,全力做好防、抗、救工作,趋利避害,就能使受灾程度降至最低。

第三节　救　援　措　施

台风引起的灾害除在经济上造成巨大损失外,对人有砸伤、土埋窒息、淹溺、电击等直接威胁。

一、机械性损伤的急救处理

各种民房及城镇建筑物等受台风袭击后倒塌可导致大量的外伤发生。在野外也有可能被泥石流、塌方和树木及电线杆等砸伤,而受伤者以机械性损伤为主。

机械性损伤的救治措施和步骤,一般分为现场急救与医院抢救。

(一) 现场急救

1)伤员若无意识,立即让伤员头后仰或偏向一侧,防止舌根下坠阻塞呼吸道。

2)伤员若停止呼吸,立即保持呼吸道畅通,并用人工呼吸维持有效呼吸。

3)伤员若心跳停止,立即开始胸外心脏按压。

4)伤员若体表有大出血,应立即压住出血部位近心端的大血管,或用加压包扎止血,尽可能少用止血带。

5)伤员若存在脊椎损伤的可能性,在搬动伤员前,必须采取保护性措施,防治脊髓继发损伤。

6)伤员四肢有骨折时,用夹板等物暂时固定。

经上述紧急处理后,将伤员送到就近的医疗单位,进一步抢救治疗。

(二) 医院抢救

1. 迅速判断有无威胁生命的征象　伤员送至医疗站后,医务人员应先做快速、全面的检查,及时发现可能存在的凶险情况。对呼吸心跳停止者,应立即实施心脏按压、人工呼吸、给予吸氧、注射强心剂等措施。对神志昏迷者,应保持呼吸道畅通,并观察呼吸、瞳孔、脉搏和血压的变化,为下一步诊断提供资料。

2. 进一步检查和诊断 在伤员的窒息、休克和出血获得控制后,应进一步检查,以使创伤者能获得尽可能准确和有效的治疗。体检要系统且多次重复进行,体检时应注意伤员的生命体征,从头、颈、面颌、胸、腹、脊柱、四肢的顺序进行仔细检查。

3. 抢救措施 多发损伤的全身处理,主要是抗休克,解除伤员窒息并止血。

二、对挤压综合征的处理

台风灾害发生后,由于建筑物的倒塌容易产生大量的挤压伤伤员,肌肉部位受挤压后极易产生挤压综合征。一般情况下,受压时间越长、物体越重,受伤部位肌肉越多,范围越广,就越易发生急性肾衰竭。受压部位常有压痕,解压后迅速肿胀,皮下淤血。严重者受压肢体运动失常,血压降低,甚至发生休克,若不及时处理,严重时可导致伤者死亡。

此种情况的处理原则:早发现,早诊断,早治疗,防止休克、感染和急性肾衰竭,妥善处理伤处。

1. 及时补充血容量 这是防止休克的重要措施,同时增加了肾血流量,对肾功能也起到了一定的保护措施。但应注意的是,早期应尽量避免输入全血。

2. 碱化尿液和利尿 这样可减少肌红蛋白在肾小管酸性尿中的沉积。

3. 伤肢的处理 应尽快移除重物,减少受压时间。解压后,肢体制动,局部冷敷。病情严重者可酌情进行筋膜腔早期切开减压,切口应足够大,要充分暴露,切除坏死组织并消肿止血,换药时,应及时清除坏死组织。

4. 防止感染 感染不仅可使局部状况恶化,还可引起其他脏器的感染,甚至会直接威胁伤者的生命。需要注意保护伤肢,及时清除坏死组织,脓肿形成应做引流,选择合适的抗生素。

三、溺水的急救处理

特大台风来势凶猛,水上船只翻船后人员落水特别容易淹溺,尤其是老人和儿童更容易受害。溺水是台风危害中直接危及人民生命的严重情况之一,一旦发现必须立即抢救,否则后果不堪设想。

溺水致死的原因主要是由于人被台风海潮卷入深水或江河湖海中,水进入呼吸道或因反射性的声门紧闭,空气不能进入肺内发生窒息,最终因急性缺氧而死亡。诊断时应注意,体格检查有无呼吸、心跳,口鼻有无泥沙等异物堵塞,有无外伤等。

(一) 现场急救

1)尽快将溺水者救捞到船上或岸边陆地,立刻做俯卧位人工呼吸,至少连续不间断做15 min,同时其他的人解开溺水者衣扣,检查呼吸、心跳情况,取出口鼻内的异物,保证呼吸道畅通。

2)救起的溺水者若还有心跳,可先倒水,动作要敏捷,方法如下:救护者单腿跪地,另一腿屈膝,将溺水者的腹部置于其屈膝的大腿上,将溺水者头部下垂,然后用手按压背部使呼吸道和消化道中的水倒排出来;抱住溺水者的腿、腹部放在救治者的肩上并快速走动。

3)如呼吸、心跳已停止,应立即进行心肺复苏术、胸外心脏按压及口对口人工呼吸,坚持2~3 h,不要轻易放弃。

4)昏迷者可针刺人中、涌泉、关元等穴位,强刺激留针5~10 min。

5）呼吸、心跳恢复后,可停止人工呼吸,同时用毛巾向心按摩四肢及躯体,以促进血液循环。

6）有外伤的及时对症处理伤口,包扎、止血、固定等。

(二) 医院抢救

1）了解溺水者的溺水时间、地点及复苏经过,有无外伤。

2）酌情补液,必要时可进行血流动力学监护。

3）放置胃管排除胃内容物,以防止呕吐物误吸;应用抗生素,防止吸入性肺炎及其他继发性感染。

4）警惕急性肾衰竭、急性肺水肿及脑水肿等并发症。

四、土埋窒息的急救处理

台风暴雨袭击后可能发生泥石流、山体滑坡及房屋倒塌,这些可造成人员被埋于泥石沙土中,使其发生不同程度的窒息,如能及时救援,可以减少伤员的死亡率。

土埋窒息的伤员在抢救时的处理原则是:从倒塌的建筑物或掩埋泥土沙石中把伤员抢救出来后,对窒息和呼吸道梗阻伤员,需迅速移至安全地区抢救,以抢救生命为首要目的。

1）若伤员埋在泥浆沙石中,口鼻被异物堵塞,发生窒息。挖出后应立即清除其口、鼻腔中的异物,进行人工呼吸。解开伤员领口、内衣等,以便检查和治疗。

2）对因有口、鼻、颈部外伤引起的窒息者,应及时吸出其口、鼻腔内痰、血等。如发生舌后坠影响呼吸,可将伤员置半俯位,将舌牵出。

3）可进行有效的人工呼吸口对口吹气法,必要时有条件者可做气管内插管术。

4）对呼吸、心跳均已停止者,在实施人工呼吸的同时,进行胸外心脏按压。呼吸、心跳恢复后,视情况送至医疗站继续救治。

五、电击伤的急救处理

当台风袭击时,被毁坏的高压输电设备及各种房屋建筑内的电气设备可使人触电,暴雨式的雷电等也可将人击伤。电击伤是人体接触电流或电弧所引起的损伤,常见于工业或生活用电或雷电击伤。接触 220～1 000 V 的电压可致心脏和呼吸中枢麻痹,呼吸、心跳停止,接触1 000 V 以上的高压电多直接出现呼吸停止。

1）在现场应立即切断电源,即刻关闭电源或用木棍、竹竿等绝缘体使伤员与电线等电源分开。

2）将触电者移到通风处,平卧解开衣扣,抬起下颌,以保持呼吸道畅通。神志清醒的轻度伤员予以卧床休息,并对血压、呼吸、脉搏、心跳等进行密切观察。

3）若呼吸、心跳微弱或停止者,应立即进行心肺复苏术进行抢救,不可轻易放弃。

4）对昏迷或休克者早期可针刺人中、中冲等穴位。

5）对电灼伤、软组织损伤或骨折者应包扎、止血、固定等处理后,送至医疗站继续治疗。

第四节　善 后 处 理

特大台风灾害过后除了对大片农田、建筑物及各种设施的破坏,造成人畜的死亡,使灾民在经济上造成巨大损失之外,环境严重污染、卫生设施的破坏等也给灾民的生活造成不便,还会引起饥饿和营养不良等症状,加之精神上的巨大创伤,使得灾民抵抗力下降,容易引起多种传染病流行。

各级政府应做好灾区生活补给、卫生防疫、物资供应、治安管理、学生复课、生产恢复和重建家园等善后工作。

一、救助

1）加强思想疏导,稳定群众情绪。及时分析灾情,做出救灾工作部署,组织各方力量,全力开展救灾工作。

2）核实受灾情况。负责受灾群众生活救助,及时调配救灾款物,组织安置受灾群众,做好受灾群众的临时生活安排,解决受灾群众的基本生活问题。

3）深入灾区抢救伤员,减少不必要的人员损失。

4）做好灾区治安管理工作。加强巡逻值班,维护社会治安秩序。

5）组织自救。尽可能恢复水、电、通信、交通等,积极恢复生产,挽回损失。

6）收集重要灾情,将有关材料汇总后向上一级部门汇报,便于统筹安排。

二、防疫

1）及时修复被破坏的水源,认真做好水质检验,对饮用水进行清洁和消毒。

2）做好饮食卫生、救灾食品的卫生监督,以防止食物中毒和预防肠道传染病流行。

3）做好散在的、暴露的人畜尸体的收集、搬运和掩埋等卫生防护工作。

4）搞好环境卫生,选择合适地点,就地取材,建立应急的临时厕所、垃圾坑和污水坑,定期喷洒杀虫剂。

5）采取各种方法,动员一切力量努力消灭蚊蝇等,以预防各类传染病的发生。

6）建立疫情报告制度,发动群众有病自报或互报。组织卫生人员深入灾区开展巡回医疗,以便及早发现传染病病人,及时隔离治疗,防止传播。

（吴　婷　丁一波　张宏伟）

主要参考文献

［1］肖振忠.突发灾害应急医学救援［M］.上海:上海科技出版社,2007.

［2］徐良炎.我国台风灾害的初步分析［J］.气象,1994,10(1):50-55.

［3］殷成团,张金善,徐俊晖,等.我国南海沿海台风及暴潮灾害趋势分析［J］.热带海洋学报,2019,38(01):35-42.

［4］高文学.论沿海地区减灾与发展［C］.全国沿海地区减灾与发展研讨会论文集.中国灾害防御协会,1991,10:78-82.

［5］曹广文.灾后防疫非朝夕之功,科学防疫是重中之重［J］.第二军医大学学报,2008,29(7):720-724.

［6］康斌.我国台风灾害统计分析［J］.中国防汛抗旱,2016,26(02):36-40.

［7］LEE C Y, RILEY J M. Public health and disasters［M］//Ciottone GR. Disaster Medicine. USA: Mosby Elsevier publisher,2006.

第十三章　火山爆发

　　火山是地下岩浆运移上升穿过地壳喷出地表形成特殊结构及形态的地质体。一般有锥形、穹状或盾状。火山喷发时的地表出口叫火山口。火山是一种地质现象,然而火山爆发在人们看来,则是"恐怖"与"可怕"的代名词。目前,世界上共有3种类型的火山:活火山、死火山和休眠火山。据调查,目前世界上大约有2500多座火山,其中"死火山"约有2000座,已发现的"活火山"约有523座,其中陆地上有455座,海底有68座。火山的分布受控于全球板块构造,就世界范围而言,火山主要集中在环太平洋一带和印度尼西亚向北经缅甸、喜马拉雅山脉、中亚西亚到地中海一带,现今地球上的活火山80%都分布在这两个带上。中国境内的新生代火山约有900座,以东北和内蒙古的数量最多,有600～700座。最近一次爆发的火山是位于新疆于田县卡尔达的火山。火山爆发作为一种地质灾害,已经列入1991—2000年"国际减少自然灾害十年"计划中,排在主要自然灾害中的第6位。

第一节　典型灾难实例

　　世界上有火山活动的国家有亚洲的日本、印度尼西亚、菲律宾,美洲的哥伦比亚、厄瓜多尔、墨西哥、危地马拉,欧洲的意大利和冰岛。我国历史上有记载的活火山喷发有3处:黑龙江五大连池火山群、云南腾冲火山群和吉林长白山天池火山。现在,地球上每年约有50多座规模不等的火山爆发,给人类带来巨大的灾难。2020年,共有27个国家的89座火山发生喷发活动。

一、1815年坦博拉火山爆发

　　坦博拉火山是印度尼西亚松巴哇岛北部的一座活火山,在1815年4月12日至7月15日,火山爆发指数为7,人们在2500 km之外都能听到火山爆发的巨响。此次爆发释放的能量是第二次世界大战时期美国在日本广岛投放的原子弹爆炸威力的5000万倍,是目前人类所知道的最壮烈的火山爆发。

　　在整个爆发过程中,火山顶部被削去了大约700亿吨山体,其高度从4100 m下降到2850 m,并最终形成了一个直径超过6000 m、深700 m的巨大火山口。坦博拉火山爆发向高空中释放出600多亿吨火山灰和气体,烟雾在大气层中扩展并蔓延超过4000 m,在以后的3 d内,厚重的火山灰将附近480 km范围内的天空完全遮黑,在距离火山口400 km远的地方,火山灰厚度高达22 cm。

　　火山爆发的碎屑物与灼热的火山灰结合形成了一条长达160 km的火山灰流,倾泻而下,将沿途经过的建筑物、农田和停泊在港口的船舶悉数毁尽。火山爆发伴随的地震还引起了剧烈的海啸,使陆地大面积沉陷,坦博拉镇沉到了6 m深的海底。火山碎片随风喷射到数百里以外的地区,烧毁了大面积的庄稼和森林,并使许多房屋坍塌。此次火山爆发还影响了全球气候,方圆近500 km范围内连续数天都见不到阳光,科学家称这一年为"没有夏天的年份"。爱尔兰在这一年夏季雨量出乎寻常的多,使马铃薯减产,导致饥荒的发生,并最终导致爱尔兰出现斑疹伤寒,夺走了成千上万条人命。在英国伦敦、美国纽约都出现了异常天气,北半球的大部分国家发生粮食减产甚至绝收,粗略统计,仅法国、瑞士因饥荒而死亡的人数就高达20万。据史料记载,坦博拉火山此次爆发直接或间接杀死了松巴哇岛及附近岛上大约9万居民,所造成的财产损失无法估算,是历史上规模空前的火山大爆发。

二、1980年美国圣海伦斯火山爆发

圣海伦斯火山(Mount St Helen's,US)是北美洲近期爆发的活火山。它位于美国西北部的华盛顿州,北纬49°20′,西经122°18′,海拔2549 m,大约形成于4万年前,是一座年轻的火山。在1980年3月27日,圣海伦斯火山突然复活,并且以5月18日的爆发最为剧烈,持续时间长达9 h,其威力相当于每秒爆炸一颗原子弹。火山爆发产生的烟云升腾到2万米高空,火山灰随气流运动扩散到4 000 km以外,在距火山800 km处地面的火山灰也厚达1.8 cm。此次火山爆发产生的熔岩流还引起了森林大火,并灭绝了周围数十公里内所有生物。滚烫的熔岩和火山灰融化了高山上的冰雪,混合火山灰形成的泥浆洪流倾泻千里,堵塞了火山附近的河流,淹没道路,严重毁坏了沿途的农田、森林及其他一切设施。此次火山爆发还导致了剧烈的山崩,原来的火山锥顶部崩坍,使圣海伦斯火山的高度由2 950 m降为2 550 m,并使附近地形发生巨大变化,在火山北侧形成一个宽度为1 500~3 000 m,深度约为3 400 m新爆发口。

圣海伦斯火山的这次爆发是美国历史上最具摧毁力的一次火山活动,也是地球有史以来发生的最大的一次山崩。由于圣海伦斯火山爆发非常突然且迅猛,造成了严重的人员及财产损失,特别是山崩、泥石流和横向冲击波给当地居民的生产生活带来了极大毁坏。据资料显示,这次火山爆发共导致57人死亡(遇难者大多是由于吸入火山灰窒息而死的,只有一小部分是死于烫伤或其他外伤),数百人受伤。此外,根据统计,许多大型动物种群(包括麋鹿、鹿和熊在内)、所有鸟类以及大约6 570种小型哺乳动物都从重灾区消失了。只有部分小动物(如火蜥蜴、青蛙以及啮齿类穴居动物等)得以幸存。1980年5月以后,圣海伦斯火山又经历过数十次爆发活动,依然处于一种间歇式活动的状态。所以要加强对圣海伦斯火山的监测,将火山爆发所造成的损害降到最低。

三、1883年印度尼西亚喀拉喀托火山

喀拉喀托火山位于印度尼西亚爪哇岛和苏门答腊岛之间的巽他海峡,海拔813 m。1883年喀拉喀托火山大爆发产生强大的爆炸力,相当于日本广岛原子弹的100万倍。火山爆发时,3 500 km以外就可以听见爆炸声,爆发出的火山灰冲向80 km多的高空,周围80万平方千米的范围布满了下落的厚达100 m的火山灰及浮石层。这次爆发使得原喀拉喀托火山约有2/3的山体被海水淹没,还形成了深达274 m的环抱火山口湖。火山爆发时强烈的气流甚至摧毁了1 300 km以外位于马来半岛吉兰丹与丁加奴两州的部分森林。这次爆发还引起了强烈的地震和海啸,海啸激起的狂浪高达30~40 m,超过10层楼高,致使海水侵入到爪哇和苏门答腊岛的内陆,摧毁了295个村镇,夺去了约50 000人的生命。地震和海啸引起的狂浪,还冲出海峡,冲进了印度加尔各答和澳大利亚帕斯等大海港,甚至冲到了南非好望角及西欧海岸等地。1928年火口湖中冒出一座新山峰,被命名为阿纳喀拉喀托。1930年8月,喀拉喀托之子终于成为永久岛屿,自那以后一直是火山学家研究火山岛形成的对象。自19世纪50年代开始,该火山岛以每星期约13 cm的速率持续增高中。1883年5月20日开始的这次大爆发,到当年8月27日

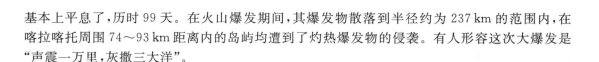

基本上平息了,历时 99 天。在火山爆发期间,其爆发物散落到半径约为 237 km 的范围内,在喀拉喀托周围 74～93 km 距离内的岛屿均遭到了灼热爆发物的侵袭。有人形容这次大爆发是"声震一万里,灰撒三大洋"。

四、1792 年日本云仙岳火山爆发

云仙岳位于日本九州岛原半岛中部,距长崎约 40 km,海拔 1 359 m,是一个复式火山群,最高峰是普贤岳,是世界著名的活火山之一。1934 年这里被开辟为云仙国立公园,是日本最早的国立公园之一,拥有醉人风光的同时,云仙岳在历史上曾经多次喷发,造成了巨大灾害。最大的一次是在 1792 年 2 月 10 日,云仙岳东北斜坡开始喷火。10 天后,熔岩流涌出,沿着山坡直泻而下,把森林、道路和各种房屋建筑一扫而光。同时,出现了大塌方,山体落入海中,引发了海啸。山崩和海啸导致 15 000 人死亡,这是日本史上造成伤亡人数最多的火山灾难。1991 年 6 月 3 日,云仙岳火山又重新活跃,汹涌的熔岩和四处洒落的火山砾、火山灰,把这个人间天堂瞬间变成了炼狱。火山灰流以每小时 200 km 的速度冲下山坡,短短数个小时,岛原半岛上的好多村庄都被摧毁,迫使火山附近成千上万的人迁离避难。

五、1991 年菲律宾皮纳图博火山爆发

皮纳图博火山位于菲律宾吕宋岛,海拔 1436 m。1991 年 6 月 9 日,皮纳图博火山突然猛烈爆发,在此之前,它沉寂了 600 多年。此次皮纳图博火山爆发喷发出大量的火山灰、有毒气体和碎屑物,造成 700 多人伤亡,并使 20 多万人逃离家园,损失高达 26 亿元。皮纳图博火山爆发产生的火山灰,覆盖了周围大约 4 000 km² 的区域,几乎所有的农作物都惨遭掩埋,房顶上的火山灰厚达 5 cm,披上一层厚厚的"尘衣"。四处飞扬的火山灰还导致 3 亿平方米农田绝收,超过 46 万平方米森林被毁。火山灰随风飘扬,甚至远落到印度尼西亚、马来西亚、新加坡、泰国及我国的海南和福建等地。皮纳图博火山的这次爆发强度非常大,是 1980 年圣海伦斯火山的 10 倍,专家指出,此次火山爆发的影响是全球性的,因为大气中的火山灰尘埃遮天蔽日,导致照射到地球表面的阳光减少了 10%,使得全球气温降低了 1℃,北半球的农作物因此减产。而且,美国科学家经过研究发现,因为此次火山爆发产生大量的二氧化硫等有毒气体,导致热带上空的臭氧数量减少了 30%,进而导致进入对流层的紫外线辐射增多,使得地面大气中各类污染物相互间的反应加剧,对地球环境产生了重大影响,还可能会增加人们患皮肤癌的风险。

六、2010 年冰岛火山爆发

沉寂了近 200 年的冰岛第五大冰川——埃亚菲亚德拉冰盖冰川于 2010 年 4 月 14 日爆发,这是该冰川继 3 月 21 日爆发后的第 2 次爆发,巨量火山灰冲上 1.1 万米高空,并迅速扩散至整个欧洲。在此次爆发过程中,火山灰还造成埃亚菲亚德拉冰川融化,有 1～1.5 亿立方米的冰川被融化,部分冰川融化引发洪水,冲毁道路和桥梁,附近居民 700 余人撤离。因为此次火山爆发喷出巨量的火山灰,欧洲许多国家宣布禁飞,在被迫延长禁飞时间期间,不仅全球航空和旅游业受到重创,蔓延的火山灰同时扩散到全球经济的各个领域,给欧洲乃至世界的经济复苏蒙上阴影。冰岛火山灰使得整个欧洲的航空交通陷入混乱,共计 30 个国家关闭或限制领空,导致超过 680 万名旅客滞留,共有 313 个机场陷于瘫痪。这是 2001 年"9·11"恐怖袭击事件以来,全球最大规模的停飞事件。据欧洲航空安全组织统计,自 15 日禁飞开始至 19 日结束共有超过 6.3 万次航班被迫取消。规模空前的航空管制给欧洲航空业造成的损失非常巨大。

据统计,在此期间欧洲航空业每天损失达 1.48 亿欧元(约 2 亿美元)。此外,火山灰导致的经济影响正从航空、旅游业蔓延至贸易以及其他一切依赖空运的行业。损失最惨重的行业之一是新鲜蔬菜、瓜果和鲜花的出口,对保鲜时效要求严格的产业受到的影响则更明显。由于三文鱼对保鲜的要求很高,禁飞导致挪威和苏格兰等地三文鱼无法及时运到世界各地从而腐败变质,时间越长损失越大;远在东非的肯尼亚也受到影响,大约有近千吨鲜花滞留机场而不得不销毁,估计损失达数百万英镑。有分析人士指出,此次"火山灰事件"严重影响了非洲和拉美等地区的农民,因为他们的产品主要出口到欧洲。此次,火山爆发产生的火山灰反射太阳辐射,使全球气温降低,持续数月乃至数年时间,但是科学家表示这种降温并不能扭转全球变暖的趋势。同时火山灰中高浓度的氟,会对动物的健康构成严重威胁。

七、2022 年汤加火山爆发

2022 年 1 月 15 日太平洋岛国汤加的洪阿哈阿帕伊海底火山(20.54°S,175.38°W)喷发并引发地震、海啸和剧烈的大气扰动。该次爆发被认为是自 1883 年喀拉喀托火山以来最强的喷发事件,羽流高达 57 km,这是人类第一次观测到火山喷发的羽流通过平流层进入中间层,也是有记录以来最高纪录。此次火山爆发的威力巨大,已经达到 VEI5 级,释放的能量大概相当于 1000 颗广岛原子弹。首都努库阿洛法出现 1.2 m 高的海啸,因为火山爆发引发的海啸已造成至少 8.5 万人受灾,其中包括 3.65 万名儿童。海啸还直接蔓延到了斐济、萨摩亚、新西兰多国,日本、美国、智利海岸线开始紧急疏散,太平洋沿岸的智利、日本等国的潮位站监测到 30~150 cm 的海啸波,中国沿海海域于 16 日凌晨监测到海啸波,其中浙江石浦站最大海啸波幅约 20 cm。汤加火山喷发还导致连接该南太平洋岛国与外部的海底电缆损坏,汤加的对外通信基本中断,汤加各岛屿受到火山灰和海啸的双重冲击,损失惨重。洪阿·哈阿帕伊岛在火山喷发后,火山口及岛屿的绝大部分土地都沉入海面之下,无法从太空观察到。火山灰则污染了汤加整个国家的空气和饮用水,农业几乎遭受了毁灭性打击。汤加洪阿·哈阿帕伊岛火山喷发将约 5 km³ 的火山灰喷到大气中,大量火山灰喷射到超过 30 km 的高空,形成了一个直径约 450 km 的火山灰柱,进入平流层。大量悬浮的火山灰在以每小时超过 90 km 的速度向澳大利亚方向移动,这些火山灰除了污染空气和水源、对民众生命健康产生威胁外,还可能对航线在该地区的航班造成影响。中国科学家团队认为汤加火山喷发后,次年全球平均地表温度仅会下降 0.004℃,我国大部分地区的降温则在 0.01℃ 以内,不足以对全球气候产生显著影响。

第二节 火 山 监 测

一、火山爆发前兆

研究表明,火山爆发之前,火山口周围地区的各种地球物理量都会发生相应的变化。例如,小震活动增强,岩石密度降低,倾斜面与水准面变化等。在这些地球物理量中,变化最明显的、也容易观测到的是地震活动与大地形变。在这些地区采取有效的观测措施,对火山动态和火山地震活动进行连续监测,对于防灾减灾、维护社会稳定具有重要的现实意义。此外,通过多年观察发现,火山爆发的前兆主要有以下 2 种异常。

1. 宏观前兆异常 宏观前兆异常是指以肉眼和感官容易察觉的火山骚动反应及表现。

1) 地下发出噪声,地震和其他由地震而引起的震动。

2) 可见的地表变形标志。

3) 从蒸气喷孔、喷气孔、泉眼等发出气体的气味、颜色和噪声及其爆发物体积和速率的增减变化。

4) 水位、水温、水化学等异常变化。

5) 生物异常,包括植物褪色、枯死与小动物的行为异常及死亡等。

2. 微观前兆异常 微观前兆异常是指信号微弱而不易被人体或动物感官系统所察觉,只能通过仪器才能检测到的异常现象。主要包括:①火山性地震活动;②火山地表形变;③电磁变化;④重力变化;⑤地热变化;⑥地下水水位、温度及化学成分变化。

二、火山监测

火山喷发是地球内部物质和能量骤然强烈的一种突发性释放的自然现象。据不完全统计,在过去的 4 个世纪中,火山喷发已经夺去了近 27 万人的生命。为了引起人们对火山喷发等自然灾害研究的重视,联合国在 20 世纪 80 年代末 90 年代初就倡导开展了"国际减少自然灾害十年"活动,并将每年的 10 月 4 日列为世界减轻自然灾害日。我国从"九五"计划开始,就一直致力于活动火山的监测与研究。

对火山的监测研究表明,几乎所有的火山在喷发前都会由于岩浆从深处到浅处的移动及其内部压力增加等作用,在火山下方及其周围出现地震活动增加、地表形变、流体化学改变和电、磁异常等现象。这些明显前兆的存在,对于我们预测火山喷发起到了重大的作用。目前,全世界各国对火山的监测主要有以下几种方式。

(一) 地震活动监测

火山地震活动监测是火山喷发预报极为重要和有效的工具。火山喷发前,因为熔岩的入侵,导致火山地区的各种地球物理量发生变化,因此,几乎所有的火山喷发前,都会有大量的微震出现,特别是临近喷发的几天,火山口附近往往会发生频繁的震动,因此目前世界上所有的火山监测几乎都设有地震监测。为了了解岩浆系统活动的动力学特征、物理特性、岩浆囊分布范围和演化过程,从而来区分火山地震和普通地震,一门新的学科——火山地震学就此诞生了。为了能够更好地预测火山喷发,必须依赖于精确的地震观测系统。

(二) 地表形变监测

岩浆在其存储地——岩浆房和火山通道内流动时,由于压力的变化,会导致周围地壳岩石的变形。地面倾斜角迅速变大和火山顶峰快速下降常常是火山倾侧喷发的前兆。目前对于形变观测的手段很多,主要包括大地水准测量、全球定位系统(GPS)观测、地倾斜监测、电子测距(EDM)和包括应变计和倾斜仪的山洞传感器测量。差分干涉测量技术(D-InSAR)可进行稳定的全天候、全天时观测,能够实现高空间分辨率及大空间区域连续覆盖,可以利用 JERS-1 SAR 卫星的历史数据来获取火山附近缺失的形变信息,使形变观测的时间得到扩展,能更好地预测火山的喷发,因此越来越受到研究人员的青睐。

(三) 地重力监测

对火山区重力的研究发现,重力变化与垂直形变之间存在着很好的相关性。这可能是由于地底下高密度岩浆的流动,造成了地表地形的改变,从而引起重力的变化。在地表隆起区,重力值会增加,而在地表下降区,重力值降低。

(四) 流体化学监测

气体地球化学监测是最重要的火山预警方法之一。

火山逸出气体的化学组分浓度和比值能反映深部岩浆的温度、压力和氧逸度条件等重要信息。早期通过对火山口二氧化硫量的研究发现,其释放量的增加与火山地震的频繁程度及形变的程度相关联,因此将这些数据结合起来分析能够帮助科学家正确地评估火山状态,利于预报火山喷发。但是后来发现二氧化硫也不是与地震和形变一一对应的。经过深入的研究发现,二氧化碳、氮气、氢气、甲烷等气体在临火山喷发前也有相应的改变,对于不同的火山活动期的增加与否也是不一样的。因此,建立一个统筹各个因素的数据模型是很有必要的。

(五) 遥感监测

遥感技术能够监测火山的很多方面,不仅包括前面已经提到的火山区大地形变、火山总体变化及火山变化历史,还包括火山区的热异常、熔岩结构和熔岩流温度等。目前世界上最常用的遥感技术是卫星热红外遥感监测,通过卫星热红外探测器可以更容易地观测到火山区的热异常、热活动及火山气体的溢出和变化等现象。使用卫星遥感技术还可以提高火山灰云的监测效率和其准确性。

火山监测系统在各个国家科学家的努力下正在逐步地完善,随着科技的不断进步,相信总有一天能够准确地预报火山喷发,避免不必要的人员和财产损失。

(六) 利用 GPS 测量技术监测

火山气象台常使用地基或空基设备观测火山动荡,对潜在危害示警。由于大气中的火山喷发物还会影响卫星信号,所以 GPS 可用于火山监测。用 GPS 接收机测量水平和垂直位移,以及与火山相关的地震频率、烈度、位置、类型。GPS 信噪比(SNR)多路径测量充分利用 GPS 优势,且 SNR 处理简单,又具有对颗粒敏感而对水蒸气不敏感的特点,在监测火山喷发事件上具有很大的应用前景。SNR 是接收信号功率与噪声功率的比值,不提供任何距离信息,受天线增益参(卫星高度角)、多路径效照和接收机钟噪声的影响,单位 dB。但火山灰的存在会造成信号功率的衰减,造成 SNR 的降低及火山灰传播速度不清楚,因此,不是所有 GPS SNR 观测都能监测火山。

三、防护对策

虽然预测火山爆发迄今为止仍然是一个比较棘手的问题,但是结合火山爆发的历史,分析各种可能的前兆,做好火山爆发的防灾和减灾措施,可以有效降低人员和财产损失,也是我们今后要进行的首要任务。火山减灾工作包括以下几个步骤。

1)评价将来爆发的潜在危险性,对高危险性火山进行鉴定,将其过去喷发和现在状态相结合,作为火山灾害评价的基础。

2)长期土地利用计划,对高危险区域进行撤离,对火山灰土壤做好利用分析。

3)发现爆发的先兆,要首先进行分析,评价其危险性;一旦发生爆发,要有详细的应急计划。

4)对火山状态进行检测,以获得爆发的开始及其持续过程,为后续研究打好基础。

5)对居民生命财产和重要设施进行评估,提出保护性测量指标。

四、我国火山爆发的潜在危险性

我国的火山主要分布在环太平洋和青藏高原地区,根据现在掌握的资料,我国具有潜在危险的火山主要分布在长白山、五大连池、镜泊湖、台湾地区、雷琼、腾冲及西昆仑阿什库勒等地,其中潜在危险性最大的是长白山火山。上述火山基本都在第4位火山活动区,以中心式喷发、中-小型火山锥成群出现为特征。虽然近代以来,我国很少有火山喷发,但是由于我国火山带所处地区构造运动非常强烈,地震活动频繁,具有诱导火山喷发的地质基础。2000年2月12日,中国地震局火山研究中心成立,设立了长白山火山监测站、龙岗火山监测站、五大连池火山监测站、镜泊湖火山监测站、腾冲火山监测站和琼北火山监测站。通过这些监测站,密切监视和注意火山的活动状态,为火山区人们的生命和财产安全提供强有力的保障。

第三节　灾难特点及伤情特征

一、灾难特点

火山爆发向来就是"可怕"与"恐怖"的代名词,原因在于它可以用太多方式给人类造成灾难。火山爆发可通过火山灰降落沉积(公元79年维苏威火山爆发,掩埋了庞贝城)、致命性气体排放、爆炸、火山泥石流、熔岩流、次生泥石流、滑坡、岩崩等造成灾难性成果。火山爆发的危害分为直接危害和间接危害。爆发式的火山爆发往往在短时间内从火山口向四周抛射出大量的火山物质,如灰、渣、岩块、岩浆等。它们具有炽热、高速等特点,可以摧毁和掩埋火山附近的居民点,造成人们生命财产的损失,并且,它还能造成以群体伤为主、复合伤多、伤情复杂的突发意外性损伤。火山爆发引起的间接危害包括地震、海啸、洪水、泥石流、山崩、雪崩、毒气及气候异变。实际上,在火山爆发时,这两类灾害常兼而有之。火山碎屑流、火山熔岩流、火山爆发物(包括火山灰等),以及火山爆发引起的泥石流、滑坡、地震、海啸等都能造成火山灾害。但不可否认的是,火山爆发也会为人类提供多种资源,加以利用就能造福人类。

(一) 火山气体

火山气体是火山活动的主要产物,主要是水蒸气,然后依次是二氧化硫、二氧化碳及其他少量气体,如硫化氢、一氧化碳等。一旦发生火山爆发,这些气体便释放进入大气层,危及人类生命和健康。据统计,全球火山爆发产生的二氧化碳超过1.3亿吨。二氧化硫、二氧化碳和硫化氢是最重要的影响人类生命财产安全以及动物、农作物的火山气体。二氧化硫进入大气层会导致局部地区的空气污染和酸雨,同时,一旦发生大规模的火山爆发,将会形成大量的硫化物气溶胶进入平流层,最终导致地面温度的降低和臭氧层的破坏。二氧化碳无色、无味、比重大,可下沉到相对低洼区或聚集到土壤中,高浓度的二氧化碳可导致人和动物死亡。氯气、硫化合物及氟气可以与水发生反应形成有毒性的酸,很低浓度就会导致眼睛、皮肤及动物呼吸系统的损害。不同浓度的酸会使植物遭到破坏,甚至会损坏金属制品。氟一旦达到较高的浓度时就会成为有毒气体,它能够被吸附到火山灰颗粒中,降落到地面,导致牲畜饲草和当地地下水源的污染,严重时会致人死亡。历史上因火山爆发喷出的大量火山气体导致人或动植物死亡的例子不胜枚举。1873年冰岛拉基火山爆发后出现了淡蓝色的雾(可能含二氧化硫),严重阻碍了绿色植物的生长,造成严重的饥荒和疫病,使冰岛人口减少了近1/5,并且导致了3/4的羊、马和1/2的牛死亡。1902年圣文森特岛苏弗里埃尔火山和1911年菲律宾塔尔火山爆发时就产生了大量的二氧化硫等有毒气体,导致了当地许多居民窒息而死。1970年冰岛海克拉火山爆发,在距离火山爆发地点190 km处的地方发现羊群大量死亡,主要是因为降落在此处的极薄的火山灰中吸附了大量的氯气,污染了当地的牧草,最终导致7 500只羊死于氯气中毒。1986年喀麦隆尼奥斯湖底火山爆发,喷出大量的二氧化碳气体,因其比重较大,沿着周围山谷快速蔓延,使当地1 700余人和8 300头牲畜窒息死亡。仅21世纪以来就有多起因火山爆发喷出有毒气体致使人和动物死亡的例子,占全球死亡人数的25%,损失可谓惨重,不能不引起我们的高度重视。

(二) 火山灰

火山灰通常直径<2 mm,是从火山口喷出的最小碎片,成分主要是岩石、矿物等。火山灰可以上升到大气平流层,形成火山灰云,其危害性主要与其特点有关。由于"大气环流的作用"发生漂移和扩散,危及面更广,破坏程度更大。火山灰下沉是最常见的现象,它下沉产生的效应取决于火山爆发产生的火山灰容积、火山爆发的强度及持续时间。大量的火山灰可能使建筑物、森林、庄稼等被掩埋,甚至导致屋顶坍塌,交通破坏,供电、供水中断;火山灰会使人、畜呼吸困难甚至窒息,还会形成浮云,阻挡人们视线,妨碍灾区居民的疏散及各种救灾物品的支援与发放。1199年,我国长白山天池火山大爆发,在1 000 km以外的日本北海道南部一带发现了厚度高达5 cm的火山灰。而且,极细的火山灰悬浮在水中,导致有毒物质溶解在松花江水中,使水质呈现强碱或强酸现象,无法饮用,给人们的生产和生活带来极大的不便。火山爆发产生的大量的火山灰对人类在大气中活动的最大威胁就是飞行安全。飞机雷达的荧光屏不能有效地检测这种极为细小而近乎透明的火山灰颗粒,飞机驾驶员的肉眼也难以察觉,尤其是在夜间。火山灰在空中长时间悬浮飘移,大量细小的火山灰能进入飞机引擎,有可能导致引擎熄火。在近30年来,先后有90架民航飞机遭遇火山灰云,并不同程度受损,有几次险些机毁人亡,足可见其破坏力之大。微粒火山灰能发生聚集,形成较大的颗粒,这些颗粒顺风向从火山云中迅速地沉积到地面。细火山灰还会引起电力传送装备的电流短路。此外,还会使电话线、电台及电视发射机受到闪电的电子干扰和破坏,导致通信中断。

(三) 火山山崩

岩浆爆发和上升通常会形成巨大陡峭的火山锥,但它通常是不稳定的,一旦下部岩浆继续侵入,或遇到地震和降雨,都会导致灾难性的山崩。火山山崩的体积大小不等,由于重力作用,崩落的锥体能以>100 km的时速摧毁数百米高的建筑物。火山山崩是一种极具毁灭性的火山灾害,除了毁灭途经的一切物体外,还可能导致其他相关的灾害,如海啸、泥石流等。1972年,日本云仙岳火山爆发时导致了火山山崩,岩块冲向海湾时产生强烈的冲击波,使对岸15 000人死亡,成为日本最大的火山灾难。山崩除了掩埋和破坏所途经的所有东西外,还会严重地改变先前的地形,引起火山泥石流。此外,火山泥石流也可以导致岩崩,从而可能直接产生洪水;山崩还可能堵塞河流并形成湖泊,一旦发生决口,就会灾难性地泄出并进一步导致火山泥流或洪水;山崩产生的岩块一旦进入局部海湾或湖泊,可形成极高的波涛,而如果在海底的火山爆发产生的山崩,甚至可以导致海啸。

(四) 全球气候

火山爆发还会使全球气候异常,火山爆发喷出的气体中含有大量的二氧化硫,它能与水蒸气结合形成硫酸,除一部分以酸雨形式下降外,还有大部分以气溶胶形式漂浮在平流层高空。由于其颗粒极为细小、漂流时间长,再加上它能反射阳光,同时又能使地面的长波辐射透过大气层,这样就使地球表面所获得的太阳辐射进一步减少,从而使地面气温下降。据统计,空气中存在的气溶胶使地球获得的总辐射减少5%左右。1815年印度尼西亚的坦博拉火山大爆发之后的第二年,即1816年,全球的平均气温下降了3℃,历史上称这一年为"没有夏天的年份"。该年正好是清朝嘉庆二十一年,我国南北各地也都出现了严重的灾荒。1991年菲律宾皮纳图博火山爆发,我国华东地区出现了百年不遇的特大洪水,经过分析后专家一致认为,菲律宾皮纳图博火山爆发可能导致了亚洲广大地区的天气异常,这也可能是洪水暴发的主要原因之一。

(五) 火山地震

火山爆发、岩浆的进一步上涌和随之形成的裂隙,都可能引发火山地震,这种地震的强度都不大,大部分为小至中等程度的浅震($M \leqslant 5$),并且在距离火山源较远的地区很少引起破坏,但是仍然要引起我们的高度注意。1991年,菲律宾的皮纳图博火山爆发,就引发了多次地震,导致周围地壳变形,并对周围建筑物造成危害,导致房屋倒塌,甚至危及人们的生命安全。火山地震的影响范围较小,一般仅限于火山源邻近的地区。但是,有的火山地震还会引起一些其他的灾害性后果,例如山崩。此外,地震有时也会引起火山爆发,尤其在火山爆发之前,地震是很频繁的,因此在火山活动的地区,人们常把地震看作火山爆发的前兆。例如,1960年智利的契里安大地震($M = 9.5$),4.8 h后在距离震中300 km处的普耶韦火山发生了强烈的火山地震。

(六) 火山碎屑

火山碎屑是在火山爆发早期阶段岩浆凝固而形成的火山岩小碎屑,或者是由于火山通道周围的岩石及火山基底的岩石在火山爆发时被炸裂、崩裂而成,它是一种火山碎屑物质。火山碎屑降落和弹道抛射可能会通过如下方式危害人类的生命和财产安全:①碎屑降落时产生的强力冲击;②大量碎屑可能埋葬建筑物,导致人、动物和植物受到伤害;③可以在空气和水中长时间漂浮,产生微细颗粒,威胁人们的呼吸道健康;④在降落时可能携带大量火山爆发产生的有害气体、酸和大量的热蒸气。火山爆发时产生的大量火山碎屑,可能会使建筑物的顶部崩塌,电源和通信线路遭到破坏,甚至可能损害或压死植物、动物等。火山碎屑对建筑物的影响因为其设计和结构的不同而产生不同的影响,相比较而言,平顶建筑比陡斜屋顶建筑更容易受到破坏。研究发现,人们利用最小的掩蔽所就可以成功躲避一部分小的火山碎屑降落产生的冲击。但是,一旦发生火山碎屑大量降落,即使在坚固的掩蔽所内部,人们仍然有可能会受到伤害。

(七) 火山碎屑流

火山爆发时,火山口能快速喷出高密度气体和岩石碎屑,二者可以相互结合形成混合物,同时岩浆、固体岩石在火山爆发时也可以相互混合,随着火山爆发喷射而出,蔓延数公里。它是火山爆发产生的最具毁灭性的灾害,火山爆发柱垮塌是其主要形成方式。由于火山碎屑流高质量、高温度、高速度和潜在的巨大活动性,它可以从火山口流到100 km以外,甚至更远的地方。火山碎屑流的最高温度可高达715~1 000℃,它最高能以每小时200 km的速度紧贴地面而过,并且能横向扩散,可以毁灭途中的任何生命和物体。火山碎屑流还会引起多种不同的附加危害,包括岩石碎块的冲击、埋葬建筑物和一切生命体,由于燃烧引起的火灾以及有毒气体产生的窒息作用。在可能产生火山碎屑流的高危险区,由于火山碎屑流具有流动冲撞、掩埋、高温灼烧等一系列的破坏作用,在该范围内的建筑物、桥梁、植被、人员等都有可能遭受毁灭性危害,这应该引起政府和人们的高度重视,提前做好防范,将损失降到最低;而低危险区的受灾程度则可能相对低一些。1902 年培雷火山爆发,火山碎屑流在短短数分钟内就夺走了近 3 万人的生命。1980 年美国的圣·海伦斯火山爆发,有近 600 km² 森林也被火山碎屑流所毁。据统计,在 20 世纪,全世界因火山碎屑流死亡的人数在火山总死亡人数中的比例高达 70%。火山碎屑流除能够引起窒息、埋葬建筑物和生命体及冲撞等直接影响之外,一旦和冰雪、雨水及地表水混合,就可能产生灾害性的火山泥石流和洪水灾害,影响河谷较远的下游地段。

(八) 火山泥石流

火山泥石流是指火山爆发时喷出的碎屑或岩石与雨水或者地表水等发生混合,形成类似混凝土泥浆样,向火山的边坡和河谷流动。其携带的岩石碎块直径大小不等,规模和速度也具有明显的差异,一旦发生较大规模的泥石流,人们很难逃脱。火山泥石流所经之处,能够掩埋村镇、庄稼和各种工程设施,是最主要的火山次生灾害。由于火山泥石流密度高、流速高、比重大,可摧毁和掩埋其流经途中的所有人、车辆和建筑物。一旦发生掩埋,可以在数秒之内让人窒息,被掩埋者生还机会极为渺茫。如 1985 年哥伦比亚鲁伊斯峰火山爆发,距火山 74 km 的阿尔梅罗城被火山泥石流掩埋,死亡 23 080 人,火山泥石流堆积物厚达 3 m。火山爆发时,携带热量的火山灰如果降落在冰雪地面之上,就会促使冰雪融化,二者相互混合,同样有可能形成火山泥石流。1943 年 2 月墨西哥的帕利科耶火山爆发,产生大量的火山灰,附近山坡火山灰厚度达 60~70 cm。1944 年 6 月,飓风携暴雨袭击墨西哥,大量雨水和火山灰混合冲下山坡,形成泥石流,瞬间埋葬了山下 3 个村庄和数十位村民,毁坏了 600 km² 农田。火山泥石流沉积物由于沉积作用,还可能填充河道,可影响河道的能量和通航能力,同时还会导致河道排泄洪水的能力降低,甚至引发洪水灾害。火山泥石流还可能溢出河床,造成高速冲撞、掩埋等作用,致使农田、建筑物、桥梁、铁路等遭到破坏,甚至造成人员伤亡。总之,火山泥石流无论是发生在火山口附近,还是在排泄它们的河谷里,都可能威胁人类的生命和财产,应当引起我们的高度重视。

(九) 火山熔岩流

熔岩流是指火山爆发时从火山口倾出或溢出的熔岩喷泉。熔岩流主要是通过破坏、压碎、埋葬甚至完全摧毁所途经的任何物体给人们造成损失。此外,熔岩流还会引起火灾,影响范围更加广阔的地区;熔岩流也能够融化积雪和冰,因而产生洪水和碎屑流。然而,与火山碎屑流冲蚀并且与雪和冰混合成泥石流相反,在冰雪覆盖地区的熔岩流爆发,一般不会产生大的洪水和碎屑流,除非融化的水经大量储藏后一次性排放,例如冰岛火山爆发时产生的融冰洪流。因为熔岩流顺河道流动,它们能够堵塞支流并形成湖泊,这些湖泊可逆向泛滥覆盖,导致大面积回灌,而且一旦堤坝被毁坏,将成为潜在的洪水和碎屑流源头。火山熔岩流的速度较为缓慢,一旦在较为平缓的地区发生,人们有足够的时间可以逃脱。但是,当熔岩流通过陡坡的狭窄通道时,它的主体速度可 >30 km/h。1977 年,刚果(金)东部城镇戈马附近的尼拉贡戈火山爆发时产生的熔岩流在短短 0.5 h 内就夺去了 2 000 人的性命。2002 年 1 月 17 日,尼拉贡戈火山在沉寂了 25 年后再度爆发,灼热的熔岩流顺着低矮的山隙、河谷迅速向低处蔓延,毁灭途径的一切建筑物,造成 100 多人死亡,当时逃到卢旺达的灾民多达 30 万人。

(十) 火山次生火灾

火山爆发时可以喷出大量高温物质,仅喷出的岩浆温度就可高达 1 000℃,因此最容易引发火灾。在 1997 年 1 月 7 日非洲尼拉贡火山爆发时,扎伊尔和卢旺达两国 430 km² 的热带雨林全部被烧毁,仅扑灭大火就用了半个月时间。

(十一) 海啸

在海底发生的火山爆发会引起海啸。火山爆发能够产生巨大的能量,在短时间内集中地传递给这一局部海域,能掀起高达数十米的惊涛骇浪。海啸凶险无比,破坏力极大,能够毁灭在该海域的任何船只和建筑物。在大陆架及其附近地区一旦发生火山爆发,产生的次生海啸破坏性最强。环太平洋板块的海洋是火山次生海啸灾害频发的地区,除印度尼西亚外,日本、菲律宾以及澳洲的一些岛屿都曾遭受过特大海啸,造成千万人遇难和大量经济的损失。1883 年印度尼西亚巽他海峡中的喀拉喀托火山爆发时导致了次生海啸,那次海啸掀起的狂涛巨浪高达 30~40 m,吞没了这一海域的所有船只,并把爪哇、苏门答腊岛沿岸的房屋、车辆、人畜全都卷入海中。据统计,仅印度尼西亚就有 3.6 万人在这次海啸中遇难,造成的经济损失不可估计。这是人类有文字记载以来火山次生海啸造成的最惨重的一次灾难。

(十二) 洪水灾害

火山爆发如果发生在高原或高纬度地区,灼热的火山爆发产物会使那里常年的冰川积雪融化而酿成洪水灾害。此外,火山爆发而导致的山崩、熔岩流、碎屑流及泥石流,都有可能引起洪水灾害。1985 年 11 月 13 日哥伦比亚托马利省火山爆发,灼热的爆发物导致山上千百年来的积雪融化,雪水夹带着火山爆发的碎屑物质转眼间都倾泻到山下的沁齐纳河,河水猛涨,洪灾波及 3 万余平方千米,导致 2.5 万人丧生,13 万人无家可归,15 万头牲畜死亡,200 多平方千米的农田、果园被毁,直接经济损失超过 50 亿美元。火山爆发有时会产生火山口湖,有时也会酿成另一类山洪灾害。1991 年菲律宾棉兰老岛上的帕克火山爆发后,火山口部下陷,雨水过后就成为火山口湖。1995 年 8~9 月当地连下暴雨,火山口湖水暴涨,使湖堤边缘决口,造成山洪暴发,摧毁了附近 4 个村庄,并造成 500 余人死亡或失踪。此外,火山爆发时还有可能引起强烈的空气对流和水汽蒸腾,从而引发狂风暴雨和闪电等自然现象,这有时也会转化成危及人类的灾害。

二、伤情特征

火山爆发导致的灾难会以各种各样的方式影响人们精神健康和行为:①给人们造成某些实质性的创伤(烧伤、呼吸道灼伤,甚至死亡)和精神障碍;②由火山灾难引起的慢性精神障碍非常少见;③灾后人们普遍能够进行自我调整,绝大多数的痛苦在灾后 1~2 年内都会消失;④严重扰乱了国家、社会、家庭及个人的生活。

此外,火山爆发还会引起压力、焦虑、压抑及其他情绪和知觉问题。受害者表现出焦虑、压抑和其他情绪问题,影响的时间仍然是未知数。火山爆发引发的其他一系列次生灾害,会产生一种极度的灾难持续效果,即经历了创伤以后会出现持续的、不必要的、无法控制的无关事件的念头,或者是强烈的避免提及该事件的愿望,以及睡眠障碍、社会退缩和强烈警觉的焦虑障碍等,称为创伤后应激障碍。

第四节　应对措施及救援

据历史记载，公元 79 年 8 月 24 日维苏威火山的爆发，在短短的数分钟内就掩埋了庞贝城和赫库兰纽姆城，使城内居民全部丧生。在人们的心中也形成了这样一种印象，即一旦发生火山爆发，火山口周围的居民只有死亡和存活两种选择，不存在伤员救治问题。随着后来世界上火山爆发活动的逐渐频繁，人们也逐渐认识到，火山爆发及其引发的一系列次生灾害，例如洪水、海啸、火灾和火山地震等，也会出现一些重伤员，因此也会存在伤员救治和遇难者处理问题。次生灾害导致的人员伤亡与平时这些灾害出现导致人员伤亡的救治没有什么区别，可参考其他章节，本章在此不多做介绍。但是从医学角度来看，火山灰、火山爆发气体、高热空气对人们呼吸系统的损伤以及火山熔岩流、碎屑流和火山喷射物给人类造成的损害更要引起人们的高度重视。下面本章将具体介绍一下这方面的救治及危险应对措施。

一、火山灰带来的危险及应对救助措施

在室外轻度暴露的人员，吸入火山灰后可能会引起成人呼吸窘迫综合征（acute respiratory distress syndrome，ARDS），ARDS 的治疗包括改善换气功能及氧疗，纠正缺氧，正确应用肾上腺糖皮质激素和输入液体，呼气末正压通气及持续正压通气，并要及时去除病因，使原发病得到控制，才能彻底治愈。火山爆发还会产生很多有毒气体，这些有毒气体混杂着火山灰，会对肺部产生伤害，特别是对儿童、老人和呼吸道疾病患者，只有当离火山爆发处很近、气体足够集中时，才能伤害到健康的人。当火山灰下沉后，呼吸道疾病患者明显增多，主要是以哮喘、支气管炎及慢性呼吸衰竭加重为主要表现。此外，当火山灰中的硫磺和雨水一起降落时，会产生大面积、高密度的硫酸（混杂一些别的物质），会严重灼伤人们的皮肤、眼睛和黏膜，如有条件最好戴上护目镜，此外通气管面罩或滑雪镜也可以很好地保护眼睛。虽然火山灰没有明显的毒性，但若是长期吸入火山灰也可能会增加人们发生尘肺的危险。

遇到火山爆发出大量的火山灰时，若此时距爆发地点较远并在家中，应紧闭门窗，若家中有哮喘患者，要高度重视。若此时待在室外，要尽量穿着不易燃烧的衣服，尽快寻找有遮挡物的地方，同时要紧闭双眼，最好戴上口罩或用浸湿的纱布捂住口鼻，因为此时人们的眼睛、鼻子和喉咙可能受到火山烟尘中所含的氟与硫磺的刺激。在到达庇护场所后，要尽快脱去衣服，彻底洗净暴露在外的皮肤，并用干净水冲洗眼睛。若此时在驾车行驶中，千万不要继续开车逃跑，因为此时汽车的发动机常常会因为吸入火山灰而遭到损坏。救援人员在做好自身防护的同时，要尽快到达，并及时为受灾地区居民发放了口罩、防护服和护目镜。在火山爆发结束后，政府有关部门要积极组织人员进行清理，尤其是房顶上的火山灰，以阻止厚层火山灰的形成，导致房屋坍塌造成不必要的损失。在有活火山活动的地区，政府可以统一规划设计房屋顶的方向和坡度（因为尖屋顶与平屋顶相比更不易被火山灰压塌），同时可以考虑为机器设计过滤器，尽量将火山灰的影响降到最低。

二、吸入性损伤及应对救助措施

吸入性损伤的原因主要是热力作用，但同时吸入大量未燃尽的烟雾、炭粒、有刺激性的化学物质等，同样损伤呼吸道及肺泡。因此，吸入性损伤是热力和化学物的混合损伤。当吸入热空气时，上呼吸道具有水热交换功能，可吸收大量热量使其冷却；干热空气到达支气管分叉的

隆突部时,温度可下降至原来的 $1/10 \sim 1/5$。故干热往往造成上呼吸道损伤。湿热空气比干热空气的热容量大约 $2\,000$ 倍,传导能力较干空气大约 $4\,000$ 倍,且散热慢,因此湿热除了引起上呼吸道损伤和气管损伤外,亦可致气管和肺实质损伤。火山爆发时还喷出大量的有害物质,包括一氧化碳、二氧化氮、二氧化硫等。这些物质可通过热力作用对呼吸道造成直接损伤。有毒气体可刺激喉及支气管痉挛,并对呼吸道具有化学性损伤。水溶性物质如氨、氯、二氧化硫等与水合成为酸或碱,可致化学性烧伤。

吸入性损伤的治疗原则是据其病程的阶段性变化,给予相应的对症处理。吸入性损伤因组织、黏膜水肿,分泌物堵塞,支气管痉挛等,早期即可出现气道梗阻,故应及时进行气管插管或切开术,以解除梗阻,保持气道通畅。同时保证血容量,应根据尿量、血压及生命体征等变化,进行正确的液体复苏,维持足够的血容量,避免因不能维持有效循环血量,导致组织灌注不良,进一步加重组织损害。最重要的是维持气体交换功能,纠正低氧血症。吸入性损伤后,患者往往都出现不同程度的呼吸功能不全,若治疗不及时,可出现呼吸衰竭而危及生命。

吸入性损伤后,还要高度重视防治感染。由于气道及肺部受损,纤毛功能被破坏,气道分泌物及异物不能及时排出,局部及全身抵抗力下降等,常致气道及肺部感染。一旦感染,若治疗不及时,可并发急性呼吸衰竭,并成为全身感染的重要病灶,诱发败血症。

彻底清除气道内异物和脱落的坏死黏膜组织,引流通畅,是防治感染的基本措施,其次是严格的无菌操作技术和消毒隔离,控制创面—肺—创面细菌交叉感染;定期做气道分泌物涂片和培养,选用敏感抗生素。另外,应加强全身支持疗法,以提高机体免疫功能,对防治感染有重要意义。

三、火山气体带来的危险及应对救助措施

火山爆发可以爆发出大量的有害气体,这些有害气体的吸入可引起严重的呼吸困难,影响人们的身体健康。

(一) 二氧化硫

二氧化硫对人类的呼吸系统有严重的危害,易被湿润的黏膜表面吸收生成亚硫酸、硫酸。对眼睛及呼吸道的黏膜有强烈的刺激作用。轻度中毒时,发生流泪、畏光、咳嗽及咽、喉部灼痛等;严重中毒可在数小时内发生肺水肿;极高浓度吸入可引起反射性声门痉挛进而导致窒息。火山爆发的气体中含有大量的二氧化硫,皮肤或眼与之接触可发生炎症或灼伤。若不慎进入眼睛,应该尽快提起眼睑,用流动清水或生理盐水冲洗并积极就医。若不小心吸入,最好立即寻找空气较为新鲜的地方或立即就医,可用氧气雾化吸入 $2\% \sim 5\%$ 碳酸氢钠＋氨茶碱＋地塞米松＋抗生素治疗,并用生理盐水或清水彻底冲洗眼结膜囊及被液体二氧化硫污染的皮肤。对吸入高浓度二氧化硫有明显刺激症状,但无体征者,应密切观察不少于 $48\,h$,并对症治疗。同时要密切观察,积极防治肺水肿,可早期、足量、短期应用糖皮质激素,需要时可用二甲硅油消泡剂。

(二) 一氧化碳

一氧化碳进入人体之后会和血液中的血红蛋白结合,由于一氧化碳与血红蛋白结合能力远强于氧气与血红蛋白的结合能力(大约比其高 200 倍),进而使能与氧气结合的血红蛋白数量急剧减少,从而引起机体组织出现缺氧,甚至导致人因窒息死亡。因此一氧化碳具有毒性,并且一氧化碳中毒的症状和体征与人体血中碳氧血红蛋白的含量密切相关。碳氧血红蛋白含

量在 20% 以下通常不引起症状,但是含量若达到 30%～40%,除恶心、呕吐外,还可出现心率加速、心律失常,经及时抢救,可较快清醒,一般无并发症和后遗症。但是随着浓度的持续增高,中毒者可能会出现严重缺氧、昏迷,最终会导致死亡。

火山爆发气体中含有一氧化碳,若不幸吸入,应尽快寻找空气畅通场所,注意保暖,避免着凉。一氧化碳吸入较少、中毒症状较轻者离开有毒场所即可慢慢恢复。若吸入较多,中毒较深,那么供氧就显得非常重要。研究表明,血中一氧化碳减半时间,在室内需 200 min,吸纯氧时需 40 min。故应用高压氧舱是治疗一氧化碳中毒最有效的方法。将患者放入 2～2.5 个大气压的高压氧舱内,30～60 min,血内碳氧血红蛋白可降至 0,并可不发生心脏损害。中毒后 36 h 再用高压氧舱治疗,则收效不大。急性中毒后 2～4 h,患者可呈现脑水肿,24～48 h 达高峰,并可持续多日,故应及时应用脱水剂如甘露醇与高渗葡萄糖溶液等交替静脉滴注,同时并用利尿剂及地塞米松。

遇到火山爆发出大量有害气体时,应该学会自救互救,快速跑到空气较为新鲜、流通较为顺畅的地方。若吸入有害气体过多,应寻求帮助,尽快到达医院,进行吸氧治疗。

四、火山泥石流的危险及应对救助措施

火山爆发可以使大量冰雪融化,引发水灾,在水流下泄过程中可能伴有泥土,形成泥石流,它可以使房屋倒塌,人、畜被埋,一切物体都会被厚重黏稠的泥石流所覆盖,给人类带来毁灭性的后果。1985 年在哥伦比亚就曾发生这种惨剧。据资料显示,防洪建筑物既可以防洪,也能够减轻火山泥石流的影响,如日本和印度尼西亚政府已经建筑拦沙坝、分流和堤坝及滞留沉积的建筑物,用以分流、淤积或减少火山泥石流以及与其相关的洪水的洪峰流量。但即便如此,庞大的火山泥流仍然很少受到控制。另外,低位大水库可以用来储存大量的水和沉积物。也可以在其源头地带附近警戒火山泥石流,尽可能地为下游的人们及时提供警告。与火山碎屑流相反,火山泥石流和洪水基本上局限在沟谷的上限,在许多情况下,如果火山泥石流方向和安全地区事先确定,人们也可以迅速地爬到安全地带。人们一旦发现泥石流后,要马上与泥石流成垂直方向一边的山坡上爬,爬得越高越好,跑得越快越好,并尽可能防止被压埋,绝对不能向泥石流的流动方向走。但是,事实证明:一旦发生火山泥石流,很难逃脱,只有及早预断并撤离危险区域才是唯一正确的选择。

五、熔岩流、碎屑流的危险及应对救助措施

火山熔岩流能够破坏、压碎、埋葬或完全摧毁、燃烧沿途中的任何物体。此外,熔岩流还会引起火灾、洪水和碎屑流。火山熔岩流沿河谷流动,还可以堵截河谷或河床形成熔岩堰塞湖。堰塞湖决口会对下游形成洪峰,处置不当会引发重大灾害。一旦发现堰塞湖威胁,就必须事先以人工挖掘、爆破、拦截等方式来引流或疏通湖道,使其汇入主流流域或分散到水库,以免造成洪灾。

在火山的各种危害中,熔岩流对人类生命的威胁可能是最小的。因为熔岩流基本沿山沟前进,人们可以较容易地避开。在火山活动地区,一旦能够确定潜在的或真正熔岩流火山口,就可以根据周围的地形来预报其可能的路线,指导人们有计划地撤离。但是,目前比较困难的问题是准确预测熔岩流的最终范围,因为其流溢速度和物理性质可以使主流分叉,进而影响其流动方向。目前世界上很多国家已经试图用若干方法控制熔岩流的流经路线,包括用堤坝和改道的渠道、熔岩通道分叉和截断熔岩流通道和管道等以促使熔岩流分叉。此外,还可以考虑

用水冷却熔岩流,以使熔岩流变厚而停止流动,但此项措施耗费巨大。纵观世界各国,我们可以发现许多在预防熔岩流方面较成功的国家。1973年,冰岛政府在赫马岛通过建设堤坝和向熔岩流喷射海水等措施,有效地拦截熔岩流前锋,使有价值的海港免遭破坏。1981年,意大利埃特纳火山爆发时,政府利用堤坝和爆破技术,救援队员采用混凝土石墩垒筑于要道,有效地改变埃特纳火山熔岩流的方向,阻止熔岩流侵入,保护了人们的生命财产安全。

相对于火山熔岩流,火山碎屑流和有关的火山碎屑激流,由于其具有高温度、高速度和潜在的巨大活动性等特点,具有冲撞、埋葬建筑物和窒息人畜等严重的灾害,因此火山碎屑流一旦发生是很难逃脱的。在可能受到火山碎屑流影响的区域,减轻灾害的唯一有效办法就是在火山爆发前撤离。火山地质工作者经过多年的研究发现,保护居民免遭火山碎屑流灾害的掩体应该建造在合适的环境中,人们处于地下或个别地面上的掩体,尤其是距离较远的地区都能在碎屑激流灾害中幸免于难。同时,火山地质工作者也明确指出,在火山活动地区,要想为人们建造火山碎屑流的掩体需要耗费大量的人力、物力、财力,真正实行起来比较困难。

第五节　善　后　处　理

火山爆发通常是剧烈的、突然的、有力的,无法控制,破坏力极大。火山一旦爆发,无论是其爆发本身产生的直接灾害,还是其引发的一系列次生灾害(如地震、海啸、泥石流等)都会造成大规模的人员伤亡,此时正确处理遇难者尸体、防止灾后传染病暴发就成为政府有关部门关注的首要问题。综合相关资料和文献,可以发现火山爆发及其引起的次生灾害导致的遇难者处理与平时这些灾难遇难者处理基本一致,可参考其他章节,本章不再详细叙述。但是有一点要引起我们的高度重视,那就是要尊重受灾群众的文化宗教信仰,在条件允许的情况下,家属可以根据当地习俗举行葬礼。

一、群众疏散

对于生活在活火山周围地区的人们,面临火山爆发时要有明确的撤离计划,包括以下几个方面。

1) 要提高认识,做好防护工作,掌握一些简易的防毒方法,定期进行警报演习,明确报警方式。平时应定期组织居民进行演练,以保证火山爆发时撤离工作的顺利进行。

2) 政府部门应对参与疏散群众和救援的人们进行有效的培训,以增加工作效率,避免不必要的损失和伤亡。

3) 灾害发生后政府部门要做好疏散工作,对于需要居民撤离的地区,要确定临时居民疏散点和撤离道路。

4) 在临时居民疏散集合点附近要确定救护医院和其他相关的医疗部门,如疾病控制中心等。

二、群众安置

对于灾后幸存人民群众的安置,可采用多种过渡性、灵活多样的方式进行。这是地震灾区受灾群众过渡性安置的基本政策。在安置方式上,要根据实际情况选择对受灾群众最方便、成本最低的安置方式。过渡性安置点选址的基本原则是便利和安全。它首先要利于灾民生产、生活的恢复,能够为灾民自救创造条件。其次,安置点要保证安全,避开危险因素,防止对灾民造成二次灾害。

过渡性安置点容易发生火灾、疾病流行、环境污染等灾害,而且由于规模大,一旦发生灾害,影响的人多面广,造成的损失大。因此,必须重视过渡性安置点的工作。其基本方法有两个:①监测,及时发现,及时安置;②预防,整治环境卫生。灾区社会秩序混乱,正常的社会功能暂时遭到破坏,犯罪率可能会升高,因此,应该加强治安管理,依法打击各种违法犯罪行为,维护正常的社会秩序。灾区政府及有关部门,应当及时组织恢复生产,增强灾区的自救能力和恢复效率,尽快恢复灾区正常的经济社会秩序,促进灾区经济社会发展。

灾区居民的心理健康问题也是我们应该高度重视的问题。如果不及时疏导,往往产生绝望、无助、抑郁等心态,轻者将导致神经衰弱,重者可能导致抑郁症或精神分裂症等精神疾病,留下挥之不去的后遗症。大灾之后灾民迫切需要心理疏导和心理援助。社区工作者可以在灾后救援和心理援助方面扮演重要角色,他们可以利用专业特长,有针对性地为灾民开展安置服务、情绪安抚,帮助生活重建、关怀弱势、心理重建及建立制度等。

第六节　火山爆发应急救援的机制建设

国家政府部门要根据本国的火山情况进行详细研究,建立火山爆发应急救援机制,做好组织救援和应急指挥工作,主要包括以下几个方面。

(1) 机构设置:国家层面上,要成立专门的机构统一领导指挥全国的火山爆发应急救助工作,在此基础上,各省、市、自治区都要相应地建立完整的应急管理体系,由国家防灾救灾委员会统一进行指挥、协调和控制。同时,必须广泛动员和组织社会各种应急救助力量,鼓励大家积极参与。

(2) 人员设置:国家层面上,要建立专业救援队伍,这是国家重大灾害应急和救助的骨干队伍。美国、日本等救灾比较先进的国家早就设立了这种组织。省、市、自治区也要广泛动员社会力量,组织成立业余救助队伍,实现全民动员,广泛参与。

(3) 应急物资准备:国家要设立救灾物资储备库,储备相应的救灾物资(如帐篷、净水设备、药品及各种必需的救灾装备等);对现有救灾储备物资和储备库进行整合、规划,分级、分类管理储备救灾物资和储备库。在发生灾害时,积极动员社会力量,实现一方有难八方支援。

(4) 建立预警预报体系:国家层面上,要成立国家灾害预警预报中心,以现有灾害预警预报信息部门和专家为骨干力量,结合具体国情,绘制各种灾害高发区域图谱;应加强对火山情况的监测,尤其是活动频繁的活火山更要长期进行监测,加强早期预报的能力,及时通知可能受到自然灾害威胁的相关地区责任人,向该区域的人们做出灾情预警。以便及时做好疏散工作,减少人员和物资的损害。

(5) 开展火山爆发防护知识的宣传教育:在火山爆发的高危地区进行宣传普及防灾、抗灾、救灾知识,提高国民抵御重大灾害的信心和能力,增强广大人民群众的防灾救灾的意识,是防灾抗灾的一项重要的工作。

(6) 充分发挥地方政府的作用:地方政府应针对本地区的实际情况,制定灾前防范、灾中应急救援和灾后重建规划,设置相应的组织体系,将防灾减灾纳入地方经济发展规划,并开展相应的火山灾害预防方面的科普工作,加强社会防范意识。

(7) 重视火山地质工作者的作用:由于近年来我国没有发生灾害性火山爆发,个别活动性火山也都分布在比较偏远的地区,因此,从国家到地方都缺乏对火山灾害的高度重视。因此,火山地质工作者更要加强对我国潜在危险区域的监测、预报和宣传教育工作,引起人们的重视,发挥应有的作用。

(蒲　蕊　张宏伟)

主要参考文献

［1］刘东阳,范昱宏,张宇,等. 火山气体地球化学监测与研究进展[J]. 矿物岩石地球化学通报,2020,5(2):336-343.

［2］刘松雪,刘祥. 长白山火山灾害及其对大型工程建设的影响[J]. 世界地质,2005,9(24):289-292.

［3］江风. 火山灾害及逃生办法[J]. 中国减灾,2004,1(1):60-61.

［4］孙立影,盘晓东,朱大庆. 2020年全球火山活动综述[J]. 城市与减灾,2021,3:22-28.

［5］张勤耘,沈文辉. 利用GPS测量技术监测火山的研究[J]. 工业控制计算机,2018,11:19-21.

［6］陈适宜. 构建我国重大灾害应急救助机制的初步设想[J]. 重庆科技学院学报(社会科学版),2010,(7):100-101.

［7］屈春燕,单新建,马瑾. 卫星热红外遥感在火山活动性监测中的应用[J]. 地震地质,2006,3(28):99-109.

［8］诸凡岙. 话说火山灾害[J]. 生命与灾害,1998,2(1):2-4.

［9］韩宇飞,宋小刚,单新建,等. D-InSAR技术在长白山天池火山形变监测中的误差分析与应用[J]. 地球物理学报,2010,7(53):1571-1579.

［10］韩振海,任锦章,陈洪洲. 火山灾害及其监测预防[J]. 自然灾害学报,1993,10(2):85-90.

［11］樊祺诚. 走近火山[J]. 大自然,2005,1(1):42-51.

第十四章 传染病暴发

在漫长的历史中,传染性疾病(communicable disease)一直是人类生命健康的主要危害,每一次传染病暴发都导致人们生命财产的巨大损失,造成社会混乱。2003年的严重急性呼吸综合征(SARS)、2009年的甲型H1N1流感,以及2021年的新型冠状病毒肺炎在世界范围内的暴发是人类进入21世纪后遭遇的重大传染病威胁,其波及范围广、持续时间长、造成的破坏严重,给人们留下了极为深刻的印象。因此,传染病至今仍是一类严重威胁人类健康的重要疾病。

近年来,随着地球气候的变化和自然环境的破坏,地震、海啸、台风、洪涝等自然灾害频繁发生,这些灾害导致人和动植物的大量死亡及生态环境的剧烈变化。由于动植物尸体污染的土壤、空气、水源对人体的危害,以及生活设施和条件的损坏等,使处于灾区的幸存者身体抵抗力减弱。此时通常会在较小范围内的人群中短时间内出现大量某种传染性疾病患者,即自然灾害次生传染病暴发。

生物武器是随着人们对微生物的认识不断深化而逐渐发展起来的一种非常规武器。在战争史上,生物武器曾被多次使用。交战一方通过各种方式投放生物战剂,使大批人畜被感染而发病,造成对方广大地区传染病流行,从而削弱对方战斗力,破坏其战争潜力,达到不战而胜的目的,发挥常规武器所不具有的威力。2001年美国的"炭疽邮件事件"标志着生物恐怖袭击成为现实的威胁,已引起世界各国的普遍关注。由生物战剂的使用而导致传染性疾病暴发的相关内容在本书第二十二章有详细叙述,本章主要对自然灾害发生后引起传染病暴发的相关内容进行介绍。

第一节 典型灾难实例

一、鼠疫

鼠疫(Pestis)是由鼠疫杆菌引起的一种烈性自然疫源性疾病,也称为黑死病。鼠疫的临床特征主要表现为高热、淋巴结肿痛、出血倾向、肺部特殊感染等,其传染性极强,曾经是肆虐最久、死亡人数最多、最神秘可怕的敌人,属于我国甲类法定报告传染病。本病远在2000年前即有记载,世界上曾发生过3次鼠疫大流行:第1次发生在公元6世纪,起源于中东,中心在地中海沿岸,几乎蔓延到当时世界上所有著名的国家,流行极期每天死亡5 000~10 000人,共导致近1亿人死亡。第2次发生在14世纪,持续了近300年,此次流行遍及欧洲、亚洲和非洲北海岸,尤以欧洲为甚。欧洲死亡人数达2 500万人,占当时人口的1/4,意大利和英国的死亡人数更是达到其全国人口半数。第3次鼠疫大流行发生在19世纪末至20世纪中叶,它是突然暴发的,疫情起源于我国云南,传遍亚洲、欧洲、非洲、北美洲及南美洲的60多个国家,几乎遍及当时全世界沿海各港阜城市及其附近内陆居民区。据不完全统计,这次流行导致大约1 300万人死亡。

20 世纪后期,随着抗生素的出现,鼠疫的治疗和预防措施不断完善,鼠疫的流行明显减少,60~80 年代只在 20 多个国家有鼠疫病例报告,在我国曾一度销声匿迹。进入 20 世纪 90 年代,鼠疫又呈明显上升趋势,较 60~80 年代年均病例增加了 1.6~1.8 倍,以非洲为重,亚洲次之,也有大规模暴发流行。1994 年 8 月印度苏拉特市发生震惊世界的肺鼠疫暴发流行,患者数近千人,是近年来最大的一次鼠疫流行。

二、SARS 大流行

严重急性呼吸综合征(SARS)是一种因感染 SARS 相关冠状病毒而导致的以发热、干咳、胸闷为主要症状,严重者出现快速进展性呼吸衰竭的新呼吸道传染病,传染性极强,病情进展迅速,也是人类进入 21 世纪后经历的第 1 个引起世界性恐慌的入侵病毒。

自 2002 年年底开始,在我国广东省出现了一些病因不明的 SARS 病例,伴有严重的可以危及生命的呼吸系统症状。疫情随即蔓延至北京等地,同时也陆续发生于其他一些国家和地区,出现人群聚集感染的现象。据世界卫生组织(WHO)统计,截至 2003 年 4 月 14 日,在全球 21 个国家和地区共出现 3 169 例 SARS 病例,死亡 144 例,病死率高达 45.44‰,其中以我国大陆(1 418 例,64 例死亡)及中国香港(1 190 例,47 例死亡)最严重。此次 SARS 疫情扩及全球,成为一次世界性流行性疾病。暴发期间发生了一系列重大事件,引起国际、国内社会恐慌,世界各国对阻止该病扩散采取一系列措施。由于其传染性极强且病死率高,引起了全世界的高度关注,在 2003 年 2 月被命名为"严重急性呼吸综合征"。我国卫生部也于 2003 年 4 月宣布将其列为乙类法定传染病管理范畴。

三、甲型 H1N1 大流行

2009 年在全球范围内大规模流行的甲型 H1N1 流感是继 SARS 后人类在新世纪遭遇的第 2 次重大传染病侵袭。此次甲型 H1N1 流感的危害主要表现:①传播速度快,人体对新变异病毒没有天然抗体;②传播途径简单,打喷嚏、咳嗽和物理接触都有可能导致该病毒在人群间传播;③人群普遍易感,确诊的死亡病例大多数年龄为 25~45 岁,感染病毒的患者也以青壮年为主。人感染后的早期症状与普通流感相似,包括发热、咳嗽、头痛、喉痛、身体疲劳等,部分患者还会出现腹泻或呕吐、肌肉痛或疲倦、眼睛发红等。从 2009 年 3 月 18 日开始,"人感染猪流感"疫情首先在墨西哥暴发,并陆续发现人类感染、死亡病例,之后迅速在全球范围内蔓延。世界卫生组织(WHO)初始将此型流感称为"人感染猪流感",后将其更名为"甲型 H1N1 流感"。从 4 月 27 日起,WHO 将甲型 H1N1 流感病毒疫情从 3 级升到 4 级警报,2 日后又升级至 5 级警报。6 月 11 日,WHO 宣布将甲型 H1N1 流感大流行警告级别提升为最高级 6 级,全球进入流感大流行阶段。

据 WHO 于 2009 年 12 月 30 日公布的疫情通报,截至 2009 年 12 月 27 日,此次甲型 H1N1 流感在全球已造成至少 12 220 人死亡,其中美洲地区死亡人数最多。据我国卫生部通报,截至 2010 年 1 月 10 日,我国内地已有 124 764 例甲型 H1N1 流感确诊病例(不包括临床诊断病例),其中 744 例死亡。除海南外,所有省区都报告了死亡病例。2010 年 8 月,WHO 宣布甲型 H1N1 流感大流行期结束。经国务院批准,我国卫生部于 2009 年 4 月 30 日发布第 8 号公告,明确将甲型 H1N1 流感纳入传染病防治法规定管理的乙类传染病,并采取与甲类传染病对应的预防控制措施。

研究发现,此次甲型 H1N1 流感病毒是整合了北美和欧洲地区猪 H1N1 序列的基因重排病毒,其抗原与北美地区猪 H1N1 具有同质性,而与普通季节性流感病毒不同,因此以前用于预测人流感病毒的分子标志已不适合这次暴发的新型流感病毒。因此,目前全人类的整体免疫保护水平仍较低,有效的免疫保护屏障尚未建立,研究开发新的强效疫苗,增强人群对甲型 H1N1 流感病毒的免疫力是重要的预防措施。

四、新型冠状病毒肺炎大流行

2019 年 12 月 8 日,湖北省武汉市发生了不明原因的严重肺炎集聚性病例。经测序研究确定引起本次新型肺炎疫情的病原体属于冠状病毒(coronavirus, CoV),由 WHO 命名为 2019 - nCoV。我国和 WHO 共同在 2020 年 1 月 20 日确认此病毒可以在人际传播。在暴发早期阶段,病例倍增时间约为 7 d。在 2020 年 1 月上旬,疫情蔓延至其他省份,2020 年 1 月 20 日全国累计患者 6 174 人。2020 年 1 月 31 日,意大利出现首例确诊病例;2020 年 3 月 19 日,意大利超过我国成为死亡病例最多的国家。2020 年 3 月 26 日,美国成为全球确诊病例最多的国家。病毒基因组研究表明,纽约大多数病例来自欧洲旅行者,而非我国或其他亚洲国家。虽然我国华南海鲜市场是最早报道的疾病暴发地点,但是 2019 年 12 月 8 日在意大利米兰和都灵收集的废水样本中均发现了这种病毒。同时 2019 年 11 月在巴西和意大利的废水样本中也检出了病毒核酸。因此认为早在 2019 年,病毒已经在欧洲传播。虽然各国加快了疫苗研发和接种速度,但是由于病毒感染基数较大,催生了大量变异株;结合部分国家消极的防疫措施,变异株被筛选并进一步传播,影响了疫情控制速度。截至 2022 年 1 月 20 日,全球已有感染者 7 000 万人,累计确诊病例 3 亿人,死亡 500 万人。

新型冠状病毒肺炎暴发突然、传播迅速、隐匿性高,短期内对疫区的临床和公共卫生体系造成巨大压力,相关资源和人力的迅速耗竭是导致疫情蔓延的主要原因之一。面对突发疫情,我国付出巨大代价和牺牲,有力扭转了疫情局势,用 1 个多月的时间初步遏制了疫情蔓延势头,用 2 个月左右的时间将本土每天新增病例控制在个位数以内,为应对传染病暴发类灾难事件提供了典型的成功范例。回顾我国暴发前期的抗疫经验,主要包括:①建立统一高效的指挥体系。在中共中央坚强领导下,建立中央统一指挥、统一协调、统一调度,各地方各方面各负其责、协调配合,集中统一、上下协同、运行高效的指挥体系。基于这一体系,有令必行、有禁必止,严格高效落实各项防控措施,全国形成了全面动员、全面部署、全面加强,横向到边、纵向到底的疫情防控局面。②构建全民参与严密防控体系。针对春节期间人员密集、流动性大的特点,我国迅速开展社会动员、发动全民参与、坚持依法、科学、精准防控,在全国范围内实施史无前例的大规模公共卫生应对举措,通过超常规的社会隔离和灵活、人性化的社会管控措施,构建联防联控、群防群控防控体系,通过非药物手段有效阻断了病毒传播链。随着对病毒认识的不断深化,及时调整和优化工作措施,不断提升防控水平。根据疫情形势变化和评估结果,先后制(修)订 6 版新冠肺炎防控方案,科学规范开展病例监测、流行病学调查、可疑暴露者和密切接触者管理及实验室检测等工作。针对重点人群、重点场所、重点单位发布 15 项防控技术方案、6 项心理疏导工作方案,并细化形成 50 项防控技术指南。③全力救治患者、拯救生命。医疗救治始终以提高收治率和治愈率、降低感染率和病亡率的"两提高""两降低"为目标,坚持集中患者、集中专家、集中资源、集中救治"四集中"原则,坚持中西医结合,实施分类救治、分级管理。加强医疗机构感染控制和医务人员防护。制定感染控制技术指南和制度文件,明确医疗机构重点区域、就诊流程"三区两通道"建筑布局要求。加强对医务人员的感染控制培训,开展全国督导,确保感染控制措施落实。④依法及时公开透明发布疫情信息。建立严格的疫情发布机制和分级分层新闻发布制度。依法适时订正病例数据。多渠道、多平台传播信息。⑤充分发挥科技支撑作用。实施科研应急攻关。遵循安全、有效、可供的原则,加快推进药物、疫苗、新型检测试剂等研发和应用。聚焦临床救治和药物、疫苗研发、检测技术和产品、病毒病原学和流行病学、动物模型构建 5 大主攻方向,组织全国优势力量开展疫情防控科技攻关,加速推进科技研发和应用,部署启动 83 个应急攻关项目。按照灭活疫苗、重组蛋白疫苗、减毒流感病毒载体疫苗、腺病毒载体疫苗、核酸疫苗等 5 条技术路线开展疫苗研发。

结合上述 3 个案例,我们认识到,在现代医学高度发达的今天,人们对传染病尽管已经不再有过去的那种恐惧感,但是,自然灾害的发生、生物战剂的使用,以及病毒不断发生突变,仍将导致大规模传染病疫情的发生,严重危害人们的生命健康,破坏经济社会的发展。研究传染病暴发的疫情特征及相应的预防、控制措施,建立正确的应对预案,具有重要的意义。

第二节 灾难特点及伤情特征

一、灾难特点

传染病是由病原微生物或寄生虫感染人体后产生的有传染性的疾病。传染病的传播是由传染源排出的病原体,通过相应的传播途径,使该病的易感人群受到传染而相继发病。在地震、洪水、海啸等自然灾害发生后,次生传染病流行,导致大量人员患病或死亡,给灾民带来雪上加霜的苦难,是千百年历史上大灾之后必有大疫的灾害纪实。对以往自然灾害的灾难特征进行总结,探索其次生传染病流行的发生规律,对于制定今后自然灾害救援和减灾防病措施,具有重要的指导价值。自然灾害对传染病发生及流行机制的影响主要有以下几个方面。

(一) 生活条件和环境发生剧烈变化

自然灾害发生后,由于人与其生活环境间的生态平衡被破坏,从而形成传染病易于流行的条件,包括:①饮用水供应系统被破坏,绝大多数自然灾害(地震、洪水、海啸、台风等)直接造成饮用水供应系统破坏,人们被迫利用被各种污染物污染的水源作为生活用水,常导致灾后早期暴发大规模的肠道传染病,是在这些灾害发生后首先面临的严峻问题,对于城市居民的影响更为严重。②食物短缺,在洪水灾害发生的季节,常伴随阴雨潮湿天气。此时,储存的粮食极易霉变。1998 年在我国南方多省发生的洪水灾害中,曾发生多起霉变食物中毒事件。当灾害发生在天气炎热的季节时,也极易发生食物的腐败变质。由于腌制食品较易保存,在大规模灾害期间,当副食品供应中断时,腌制食品往往成为居民仅有的副食,而这也为嗜盐菌中毒提供了条件。食物短缺还会造成人们的身体素质普遍下降,从而使各种疾病易于发生和流行。③居住条件被破坏,地震、水灾、火山喷发和海啸等,都会对居住条件造成大规模破坏。灾害发生后的早期,在外界救援未到达之前,人们往往被迫露宿,易受到吸血节肢动物的袭击。因而在这一阶段,虫媒传染病的发病率可能会增加,如疟疾、乙型脑炎和流行性出血热等。然后,由于临时板房或简陋棚屋的搭建,又出现人口集中和居住拥挤的情况。唐山地震时,在唐山、天津等大城市中,简易棚屋绵延数十里,最长时间的居住达到 1 年以上。即使在回迁之后,由于大量的房屋被破坏,部分居住拥挤状态仍持续很长时间,而这种状态又导致一些通过人与人之间密切接触传播的疾病流行,如病毒性肝炎、红眼病等。如果这种状态持续到冬季,则呼吸道传染病将成为严重问题,如流行性感冒、流行性脑脊髓膜炎等。④水体污染,洪水往往造成水体污染,导致一些经水传播的传染病大规模流行,如血吸虫病、钩端螺旋体病等。但洪水对于水体污染的作用是两方面的:一方面,在大规模的洪水灾害中,由于洪水的稀释作用,这类疾病的发病并无明显上升的迹象;另一方面,当洪水开始回落,在内涝区域留下许多小的水体,如果这些小的水体遭到污染,则极易造成这类疾病的暴发和流行。

(二) 常见传染病的发病率上升

自然灾害发生后,常见传染病(如痢疾、伤寒、甲型肝炎等)的发病率会出现明显上升,可能与灾后食品、饮水污染有关。

人群流动性的增加也是重要因素。自然灾害往往造成较大规模的人口流动,如2008年汶川大地震发生后,数千伤员被运送到北京、上海等地进行治疗。而在灾后重建期间,灾区群众大量外出从事劳务活动,几乎成了生产自救活动中最重要的形式。人口的大规模迁徙,首先是给一些地方病的蔓延造成了条件,并使一些疾病发生大流行。我国云南省历史上最近一次鼠疫大流行,就是从人口流动开始的。人口流动造成了两个方面的问题:其一,当灾区的人口外流时,可能将灾区的地方性疾病传播到未受灾的地区。更重要的是,当灾区开始重建,人们陆续返乡时,又可能将各地的地方性传染病带回灾区。如果受灾地区具备疾病流行的条件,就有可能形成新的地方病区。人口流动带来的第2个重大问题,是它干扰了一些主要依靠免疫来控制疾病者群的免疫状态,形成局部无免疫人群,从而为这些疾病的流行创造了条件。同时,由于灾害的干扰,使计划免疫工作难以正常进行,部分儿童漏种疫苗,这种情况均有可能使这类疾病的发病率升高。

(三) 传染病传播媒介生物的密度明显增高

受灾地区由于人和动物尸体腐烂,粪便和垃圾的外溢,造成环境卫生的极度恶化,为疾病传播媒介(如蝇类、蚊类和其他吸血类节肢动物)的滋生创造了条件,从而导致经这些媒介节肢动物传播的传染病流行。

(四) 某些病原体的传播途径发生改变

传播途径是传染病流行的3个环节之一,在自然状态下,每种病原体都通过其固有的途径进行传播,如SARS、麻疹等通过呼吸道传播;甲型肝炎病毒、出血性大肠埃希菌、沙门菌等通过粪-口途径传播;登革热、乙型脑炎病毒等通过蚊虫叮咬传播;血吸虫病、钩端螺旋体病是通过皮肤、黏膜接触疫水而传播等。但是,当自然灾害导致环境条件发生较大变化时,病原体可改变其原有的传播途径进行传播。如在灾后人群密度比较大的情况下,乙型脑炎病毒、流行性出血热、狂犬病毒等由于在空气中的密度比较大而形成气溶胶,便可通过呼吸道传播引起流行。

(五) 某些传染病的地理分布发生改变

作为疾病的重要流行病学特征,地理因素对传染病的流行具有较大影响。例如,我国嗜盐菌中毒多见于沿海地区;血吸虫病分布于我国南方13个省、市、区的沿水系地域,均具有明显的地理分布特征。但是,当自然灾害发生后,由于灾区人口向外地流动,以及灾后重建过程中外地人口回流,均可造成传染性疾病的地理分布发生一定的变化。

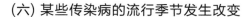

(六) 某些传染病的流行季节发生改变

在自然条件下,各种传染病的分布具有明显季节性,即时间分布方面的特征。一般而言,病原体大量繁殖和媒介动物大量存在的季节,也是传染病普遍发生和广泛流行的季节。如在我国北方,流行性乙型脑炎的发病高峰在8~10月,在此前后很少发生,而南方稍早,其主要原因与乙型脑炎病毒在媒介昆虫体内繁殖特性及蚊虫滋生条件有关。又如细菌性痢疾在我国各地终年均可发生,但也有季节性升高,一般为8~9月,南方稍早,北方稍晚,有的地区季节性高峰内的病例数占全年病例数的40%以上。但是,有些传染病如乙型肝炎、结核、麻风、梅毒等的发病则无季节性。究其原因,可能与这些疾病的传播方式有关。然而,在自然灾害发生后,由于人员的大规模流动,这些疾病可能改变其季节性分布特点。如在第2次世界大战以前,斑疹伤寒在苏联的发病高峰是在每年的第1季度,而战后随着人群的大规模流动,1941年,斑疹伤寒的流行高峰已变为在第4季度了。

除了自然灾害次生传染病暴发及使用生物战剂导致传染病疫情发生外,由于病原体自身变异而导致大规模传染病暴发或流行的情况越来越频繁,如前面介绍的2009年甲型H1N1流行及最近在欧洲肆虐的肠出血性大肠埃希菌疫情均属于这类情况,其灾情特点有以下几个方面。

1. 影响范围广 从SARS暴发到禽流感、甲型H1N1、肠出血性大肠埃希菌,以及新型冠状病毒肺炎的流行,每一次疫情都是在首例病例出现后的较短时间内超出国界,在大洲或世界范围内普遍流行,引起国际社会的密切关注和重视。

由于交通的发达,国际交往越来越密切,使世界范围内的人群流动越加频繁,规模也越来越大;同时,国际贸易的发展,尤其是食品、饮料、化妆品等生活用品的进出口增加,当某地出现传染病疫情后,患者、感染者或接触者的活动及通过食品、空气飞沫等传播,疾病迅速蔓延,从而导致大流行。

2. 人群普遍易感 20世纪70年代以来,WHO开展的扩大免疫规划(expanded programme on immunization,EPI)不断提高免疫覆盖率,使每个儿童在出生后都能按计划获得免疫接种,有效地提高了人群对常见传染病的整体免疫力,已成功地降低了如百日咳、麻疹、脊髓灰质炎等传染病的发病率与死亡率。同时,由于人体的免疫压力,这些病原体也不断发生变异,尤其是通过基因重组的方式,产生具有新抗原特性的病原体,使人群的机体免疫系统和已有的抗体失去保护作用而感染发病。

德国肠出血性大肠埃希菌具有较强的侵袭力、产毒力和耐药性,人群普遍易感。仅2个月内,疫情已造成4 000多人感染,近50人死亡。WHO食品安全专家表示,初步基因组测序结果显示,此次疫情的致病菌是由2种不同大肠埃希菌基因结合的突变体,以前从未被发现过。深圳华大基因科技有限公司的初步分析结果显示,这次肆虐欧洲的血清型0104大肠埃希菌带有新型特异基因,与2002年从中非共和国艾滋病患者腹泻标本中分离的肠聚集性大肠埃希菌55 989菌株同源性超过93%,同时它还通过基因水平转移,获得肠出血性大肠埃希菌的毒力基因和毒力相关质粒,这可能与该菌株强毒性和重症感染有关。

3. 传染源不易获得 从近年来数次大规模的传染病暴发流行可以发现,自然状态下在动物间传播的传染病病原体通过基因重组等方式获得变异而感染人体,并在人群间传播,使传染源的快速、准确追踪更加困难。如对2003年SARS冠状病毒来源的研究就经历了从老鼠、果子狸到蝙蝠的推测。此次肠出血性大肠埃希菌疫情发生后,对传染源的研究从进口黄瓜到芽苗菜后,最后认定从埃及进口的胡芦巴种子才是德国和法国疫情的源头。因此,跨国或地区间的食物进出口增加也使传染源不易被发现。因此,不能及时控制传染源,也导致了疫情的快速扩散。

4. 防治传染病国际化　在传染病疫情跨国家或大洲在世界范围内流行的同时,网络和通信的发达便于各个国家之间开展合作,共同防治传染病,控制传染病疫情。如对机场、港口人员和货物出入的检疫等。此外,以 WHO 为中心,其发布的世界范围的传染病疫情为人们提供重要信息,同时协调指导各国开展针对性的防治也起到重要的作用。

二、伤情特征

自然灾害发生后,由于特殊自然条件和社会条件的存在,以及人群免疫力低下,在灾区人群中发生的传染病疫情与平时人群中流行的传染病具有不同的特点。这一类传染性疾病暴发时的病情特点主要有以下几个方面。

(一) 疾病潜伏期较短

潜伏期(incubation period)是指从病原体侵入机体到最早临床症状出现的这一段时间。各种传染病均有相对固定的潜伏期,病原体在此期间增殖至引起宿主产生症状的阈值量。各传染病的潜伏期长短各异,其变化范围从数小时到数十年,受到病原体数量、毒力、侵入途径和机体状态等的影响。

在自然灾害发生后,由于环境的剧烈变化和机体免疫力的降低,宿主一旦感染传染病病原体,所致疾病潜伏期都较短。而且一旦流行,常呈暴发,疫势凶猛。由于潜伏期较短,我们可以相对容易地判断患者的受感染时间,有助于追踪传染源和寻找传播途径的线索;同时,我们可以更加清楚地确定该患者感染病原体后所接触的人员,对于控制这些人员进行隔离和治疗,防止疫情进一步扩散具有重要意义。

(二) 感染者出现明显消化道或呼吸道症状

由于自然灾害发生后主要流行经呼吸道和肠道传播的传染病,因此,这两个系统会出现比较明显的症状。呼吸系统的症状主要是咳嗽、咽痛、胸痛、呼吸困难及呼吸衰竭等。消化系统症状主要表现为恶心、呕吐、腹痛、反酸、胃灼痛、严重腹泻等。

(三) 易导致严重的全身症状

自然灾害发生后传染病流行时,在机体与病原体相互作用中,由于机体的免疫功能薄弱,不能将病原体限于局部,以致病原体及其毒素向周围扩散,经淋巴道或直接侵入血流,引起全身感染。有些个体可能先出现一些局部症状,但很快就会表现出严重的全身中毒症状,主要表现为发热、头痛、恶心、呕吐、乏力、精神欠佳、食欲缺乏等,严重者会出现菌血症、败血症和脓毒血症而导致昏迷或死亡。

(四) 病死率较高

自然灾害发生后出现传染病暴发时,除了环境恶劣、饮食和居住条件差、机体免疫力低下等不利因素,由于交通和通信受阻,导致医疗救援力量不能及时跟上,使得对大批患者开展医疗救援的能力不足,从而会导致传染病患者病死率较高。因此,对传染病疫情的快速、有效控制是灾后救援比较困难但非常关键的问题。

第三节 救 援 措 施

传染病疫情发生后,政府职能部门和各灾害救援力量必须在统一指挥调度下,快速采取各种救援措施,包括传染病报告和针对传染源、传播途径和易感人群的多种控制措施。

一、稳定群众情绪

在自然灾害发生后,家园被毁、生存环境严重破坏使受灾群众遭受严重心理打击,此时若再有病死率较高的传染病暴发,必然会造成群众心理恐慌。因此,要正确引导新闻传媒,及时发布疫情信息,防止谣言,同时解释群众疑问,指导群众做好个体防护,以稳定群众情绪,为救援和防治工作创造良好氛围。

二、上报疫情

传染病报告是传染病监测的手段之一,也是控制和消除传染病的重要措施。在发生自然灾害或使用生物战剂后,应密切关注出现的第 1 例患者及其症状和体征并立即上报,它可能为即将出现的传染病疫情提供线索。

(一) 传染病报告种类

传染病的上报应按照《中华人民共和国传染病防治法》的规定进行,包括甲、乙、丙 3 类共 39 种。其中甲类是指鼠疫、霍乱 2 种烈性传染病。乙类包括 SARS、人感染高致病性禽流感、病毒性肝炎、艾滋病、脊髓灰质炎、麻疹、流行性出血热、狂犬病、流行性乙型脑炎、登革热、炭疽、细菌性和阿米巴性痢疾、肺结核、伤寒和副伤寒、流行性脑脊髓膜炎、百日咳、白喉、新生儿破伤风、猩红热、布鲁菌病、淋病、梅毒、钩端螺旋体病、血吸虫病、疟疾,以及新增的甲型 H1N1 流感共 26 种。丙类包括流行性感冒、流行性腮腺炎、风疹、急性出血性结膜炎、麻风病、流行性和地方性斑疹伤寒、黑热病、棘球蚴病、丝虫病,除霍乱、细菌性和阿米巴性痢疾、伤寒和副伤寒以外的感染性腹泻病,以及新增的手足口病共 11 种。

(二) 传染病报告人

按照《中华人民共和国传染病防治法》的规定,执行职务的医疗保健人员和卫生防疫人员是传染病上报的责任人。

(三) 传染病报告的内容与要求

传染病报告人在发现传染病患者、病原携带者或疑似传染病患者后,应依法填写疫情报告卡,将传染病暴发时间、感染者的主要症状和体征、疫情的强度等情况向当地卫生防疫机构报告。同时,对甲、乙、丙 3 类法定传染病的上报时间也有相应规定:发现甲类传染病和乙类传染病中的 SARS、人感染高致病性禽流感、甲型 H1N1 流感、艾滋病、肺炭疽、脊髓灰质炎的患者、病原携带者和疑似患者时,城镇应于 2 h 内,农村应于 6 h 内通过传染病疫情监测信息系统进行报告。对其他乙类传染病的患者、疑似患者和伤寒、副伤寒、痢疾、梅毒、淋病、乙型肝炎、白喉、疟疾的病原携带者,城镇应于 6 h 内、农村于 12 h 内通过传染病疫情监测信息系统进行报告。对丙类传染病和其他传染病,应在发现后 24 h 内进行报告。

三、管理和控制传染源

传染源(source of infection)是指体内有病原体生长、繁殖并且能排出病原体的人和动物,包括患者、病原携带者和受感染动物。管理和控制传染源对于预防和控制传染病具有重要的流行病学意义。

(一) 传染病患者

由于传染病患者体内病原体浓度较高,并且经常出现打喷嚏、咳嗽和腹泻等临床症状而容易将病原体排出体外,感染其他人或动物,因此,传染病患者是最重要的传染源。

对传染病患者应做到早发现、早诊断、早报告、早隔离、早治疗。患者一经诊断为传染病或疑似传染病,就应按传染病防治法规定实行分级管理。只有尽快管理传染源,才能防止传染病在人群中的传播蔓延。

(二) 病原携带者

病原携带者是指没有任何临床症状而能排出病原体的人。按其携带状态和临床分期的关系又可分为潜伏期、恢复期和健康病原携带者。病原携带者作为传染源的意义主要取决于其排出的病原体量、携带病原体时间长短、携带者的职业、社会活动范围、个人卫生习惯及防疫措施等。由于这类人员没有出现临床症状而不易被察觉,但是却能持续排出病原体,在人群中感染他人,因此对这类传染源的发现和管理具有重要的流行病学价值。

因此,对病原携带者应做好登记、管理,并随访至其病原体检查 2~3 次阴性后。在饮食、托幼和服务行业工作的病原携带者必须暂时离开工作岗位,久治不愈的伤寒或病毒性肝炎病原携带者也不得从事上述职业。艾滋病、乙型和丙型病毒性肝炎、疟疾病原携带者严禁献血等。

(三) 动物传染源

正常情况下,一些疾病的病原体只在自然界的动物间传播,然而在一定条件下也可以传给人,使人被感染,这类疾病被称为自然疫源性疾病,如鼠疫、森林脑炎等。还有一些疾病在人和动物间均可传播,并且由相同的病原体引起,称为人畜共患传染病,如血吸虫病、狂犬病等。动物作为传染源的意义主要取决于动物的种类和密度、环境中是否有适宜该疾病传播的条件,以及人与受感染的动物接触的机会和密切程度等。

对不同类型的受感染动物应采取不同的措施,既保证控制传染病的传播,也最大限度降低经济损失,尤其对珍贵野生动物更应谨慎处置。对危害大且经济价值不大的病畜或野生动物传染源应予彻底消灭,如捕杀、焚烧或深埋;对危害不大且有经济价值的病畜可予以隔离治疗。此外,还要做好家畜和宠物的预防接种和检疫。

在灾区发现传染病疫情后,应尽快确定上述 3 类传染源,对与传染源有过接触并有受感染可能的所有人员进行检疫。检疫期为最后接触日至该病的最长潜伏期。常见传染病的潜伏期、隔离期与观察期见表 14-1。

四、切断传播途径

传播途径(route of transmission)是指病原体从传染源排出后,到侵入新的易感宿主前所经历的全部过程。传染病可通过多种途径如空气、水或食物、接触、媒介节肢动物、土壤等进行传播。对于消化道传染病、虫媒传染病及许多寄生虫病来说,切断传播途径通常是起主导作用的

表 14-1 常见传染病的潜伏期、隔离期与观察期

疾病名称	潜伏期		传染源	传播途径	隔离期	接触者检疫或观察时间
	常见	最短至最长				
严重急性呼吸综合征（SARS）	4~7 d	2~21 d	患者	飞沫、接触	3~4 周	3 周,流行期末自疫区入人员观察 2 周
甲型肝炎	30 d左右	5~45 d	患者、隐性感染者	粪-口	自发病之日起 3 周	45 d
乙型肝炎	60~90 d	30~180 d	患者、病毒携带者	母婴、血液、体液	急性期隔离至 HBsAg 阴转	45 d
流行性感冒	1~3 d	数小时至 4 d	患者、病毒携带者	飞沫	热退后 2 d	大流行时集体单位进行检疫
霍乱	1~3 d	数小时至 6 d	患者、带菌者	粪-口	腹泻停止后 2 d,隔日送大便培养 1 次,连续 3 次阴性	5 d,连续粪培养 3 次阴性
鼠疫	腺鼠疫 2~4 d 肺鼠疫 1~3 d	1~8 d 数小时至 3 d	鼠类和其他啮齿动物	鼠蚤、皮肤、呼吸道飞沫	腺鼠疫至淋巴结肿大完全消退,肺鼠疫在临床症状消失后连续痰培养 6 次阴性	9 d
细菌性痢疾	1~3 d	数小时至 7 d	患者、带菌者	粪-口	急性期症状消失,大便培养 2 次阴性或症状消失后 8 d	7 d
伤寒	8~14 d	3~60 d	患者、带菌者	粪-口、接触	症状消失后同歇粪培养 2 次均阴性,或体温正常 15 d后	23 d
猩红热	2~5 d	1~12 d	患者、带菌者	飞沫	发病后 6 d	12 d
登革热	5~8 d	3~19 d	患者、隐性感染者	蚊子叮咬	至发病后 7 d	不检疫
百日咳	7~10 d	2~20 d	患者	飞沫	痉挛性咳嗽后 30 d 或发病后 40 d	21 d
流行性脑脊髓膜炎	2~3 d	1~10 d	患者、带菌者	飞沫	症状消失后 3 d	7 d
水痘	14~16 d	10~24 d	患者	飞沫、接触	至水痘疹完全结痂	21 d
麻疹	8~12 d	6~18 d	患者	飞沫	发病之日起至退疹时或出疹后 5 d	未接种者 21 d,经被动免疫者 28 d
流行性乙型脑炎	10~14 d	4~21 d	患者、感染动物	蚊子叮咬	至体温正常	不检疫
脊髓灰质炎	5~14 d	3~35 d	患者、隐性感染者、病毒携带者	粪-口	发病后 40 d	20 d

预防措施,而其中又以爱国卫生运动和除四害(老鼠、臭虫、苍蝇、蚊子)为中心的一般卫生措施为重点。

消毒(disinfection)是指对传染源污染的环境、物品用化学、物理或生物的方法杀灭或消除其中的致病性微生物以达到无害化程度,是切断传染病传播途径的重要措施。广义的消毒包括消灭传播媒介即杀虫措施在内,狭义的消毒是消灭污染环境的病原体。因此,消毒可以分为预防性消毒及疫源地消毒两大类。

(一) 预防性消毒

预防性消毒是指对可能受到病原微生物污染的场所和物品进行消毒,常用的方法有空气消毒、饮水消毒、乳制品消毒等。

(二) 疫源地消毒

疫源地消毒是指对现在或曾经有传染源存在的场所进行消毒,其目的是消灭传染源排出的致病性微生物,分为随时消毒和终末消毒。

(1) 随时消毒(current disinfection):指在现有传染源的疫源地对其排泄物、分泌物及所污染的物品及时进行消毒,以迅速将病原体杀灭,例如对患者的粪便进行随时消毒。因为随时消毒要经常进行,所以一般要指导患者家属进行,或由病房护理人员完成。

(2) 终末消毒(terminal disinfection):指传染源痊愈、死亡或离开后,对疫源地进行一次彻底的消毒。首先,应明确哪些传染病应进行终末消毒。一般是指病原体在外界环境中能较长时间存活的疾病如霍乱、鼠疫、炭疽、伤寒、病毒性肝炎等,才进行终末消毒。而病原体抵抗力较弱或存活时间较短的疾病,如麻疹、水痘、百日咳、流行性感冒等病的病原体,一般不需要进行终末消毒。此外,进行终末消毒前应进行流行病学调查,以确定消毒的范围、物品及方法等。

五、保护易感者

人群易感性(herd susceptibility)是指人群作为一个整体对传染病的易感程度,其高低取决于该人群中易感个体所占比例的大小。一般来说,某地区新生儿比例增加、易感人口迁入、免疫人口免疫力自然消退和免疫人口死亡等因素可以使人群易感性增加。而计划免疫的执行和传染病流行则导致人群易感性降低。增加人群易感性、保护易感者不受感染是预防和控制传染病的有效措施,常见的方法主要有以下几个方面。

(一) 免疫预防

对传染病进行免疫预防有两种方法:主动免疫和被动免疫。计划免疫是预防传染病流行的重要措施。此外,当传染病流行以后,对灾区群众或救灾人员进行被动免疫可以为易感者提供及时的保护抗体,如注射胎盘球蛋白和丙种球蛋白可以预防甲型肝炎、麻疹、流行性腮腺炎等。高危人群应急接种可以通过提高群体免疫力来及时制止传染病大面积流行,如麻疹疫苗在感染麻疹 3 d 后或潜伏早期接种均可控制发病。

(二) 药物预防

对某些有特效药物防治的传染病,药物预防也可以作为一种应急措施来预防传染病的传播。如以抗疟药乙胺嘧啶、氯喹或伯氨喹预防疟疾;服用哌喹、增效磺胺甲氧吡嗪或青蒿素等预防耐药性疟疾;用多西环素预防霍乱;用青霉素或磺胺药物预防猩红热等。但是,药物预防的作用时间短、效果不巩固,易产生耐药性,因此,要防止滥用药物进行预防,以避免浪费药品和增加病原体的耐药性。

(三) 个人用具防护

接触传染病的医务人员和实验室工作人员应严格遵守操作规程,配置和使用必要的个人防护用品。对于流感、SARS等呼吸道传染病暴发后的个人防护,在户外戴口罩,室内保持空气流通等方法均可起到较好的作用。对有可能暴露于传染病生物媒介(如蚊、跳蚤)的个人,需穿戴防护用品(如手套、护腿、鞋套等),在疟疾流行区还应当使用个人防护蚊帐。

此外,根据传染病防治法规定,在有传染病暴发、流行时,当地政府需立即组织力量进行防治,报经上一级政府决定后,还应采取下列紧急措施。

1) 限制或停止集市、集会、影剧院演出或其他人群聚集活动。

2) 停工、停业、停课。

3) 临时征用房屋、通信和交通工具等。

4) 封闭被传染病病原体污染的公共饮用水源和食品。

在采取紧急措施防止传染病传播的同时,政府卫生部门、科研院所的流行病学、传染病学和微生物学家、各级卫生防疫机构的防疫检疫人员、各级医院的临床医务人员和社会各相关部门应立即组织开展传染病暴发调查。采集样本,分离和检验病原体;治疗患者,尤其是抢救危重患者;采取措施消除在暴发调查过程中发现的危险因素,如封闭可疑水源,饮水消毒,禁食可疑食物,捕杀动物传染源和应急接种等。

第四节 受灾人员处理

出现传染病暴发疫情,即意味着在很短时间内,在某个局部地区或集体中出现大量相似症状和体征的传染病患者。在病原体未确定前,进行快速、有效的防治具有很大的难度。但各种传染病均具有一定的潜伏期,在最早被感染者出现至其后每一批传染病患者出现存在时间间隔,因此,在这段时间内应对接触者或可疑感染者进行有效的处理。一旦发现被感染者,应立即采取有效措施进行处置。

一、发现患者并及时隔离

在本章第三节中,我们已经谈到了对传染病患者采取及时的隔离措施是管理和控制传染源的一项重要措施。由于不同传染病的传染强度和传播途径不一样,因此对隔离的常规措施和标志也有差异。在传染病患者的运送和隔离过程中也要注意采取相应的保护措施。对传染病患者的隔离形式一般分为严密隔离、呼吸道隔离、消化道隔离、接触隔离、昆虫隔离、结核病隔离等。

1. 严密隔离 严密隔离适用于传染病疫情暴发后对病原体传播途径仍不明确的传染病,对发现的患者应采取此种隔离,其具体要求如下。

1) 单间隔离、关闭门窗;病原体相同者可同住一室;病室空气、地面、物体表面按每天1~2次进行消毒。

2) 进入病室者应穿隔离衣、鞋,戴口罩、帽子及手套;离开病室时应消毒双手,脱去隔离衣、鞋。

3）患者不能离开隔离室,如必须移出,应妥善覆盖,防止转移过程中污染环境和他人。

4）有呼吸道感染或手指皮肤破损者,应停止接触此类患者。

5）室内物品固定使用,未经消毒或隔离包装不得移出病室;所用物品需消毒后方可转用;分泌物、排泄物经严格消毒后废弃;污染物品应装双层污物袋,标记、消毒后送出销毁或洗消处理。

6）患者出院或死亡后,病室及一切用具均须严格执行终末消毒 1~3 次,经检测合格后方可使用。

7）使用黄色隔离标志。

2. 呼吸道隔离　呼吸道隔离适用于新冠肺炎、SARS、流行性感冒、麻疹、水痘、流行性腮腺炎、猩红热、白喉、百日咳、流行性脑脊髓膜炎及支原体肺炎等经呼吸道传播疾病,隔离要求如下。

1）同一病种患者可同住一室。

2）进入病室者应戴口罩,必要时穿隔离衣。

3）接触患者或可能被污染物品后,在护理下一名患者前应严格洗手。

4）患者所用餐具、痰杯等应予隔离;餐具每餐消毒,痰杯每天消毒;呼吸道分泌物应予消毒后废弃。

5）病室空气按每天 1~2 次进行消毒。

6）患者有必要离开病室时,必须戴口罩。

7）使用蓝色隔离标志。

3. 消化道隔离　消化道隔离适用于出血性大肠埃希菌、菌痢、甲型肝炎、戊型肝炎、伤寒、副伤寒、脊髓灰质炎等经消化道传播疾病,隔离要求如下。

1）不同病种的患者最好分室收治;病室内应做到无蝇、无蟑螂;病室地面、物体表面每天进行 1~2 次消毒。

2）密切接触时,应穿隔离衣、戴口罩,接触污物时需戴手套;接触不同病种应更换隔离衣。

3）接触患者或污物,在护理下一名患者前应严格洗手。

4）用品、餐具、便器、排泄物、呕吐物等,均须消毒;指导患者养成饭前、便后洗手的习惯。

5）使用棕色隔离标志。

4. 接触隔离　接触隔离方式适用于婴幼儿急性呼吸道感染、咽炎或肺炎、新生儿淋球菌眼结膜炎、狂犬病、皮肤炭疽病等传染性疾病,隔离要求如下。

1）同种病原体感染者可同住一室。

2）密切接触患者应戴口罩,穿隔离衣,接触传染性物质时戴手套;手部有破损者,应停止接触此类患者。

3）接触患者、污染物后,在护理下一名患者前应严格洗手。

4）患者用品不得转交他人应用;一切污染用品,须严密消毒后方可使用。

5）污染物应装袋并做好标记后,送出销毁或进行洗消处理。

6）使用橙色隔离标志。

5. 昆虫隔离　昆虫隔离适用于流行性乙型脑炎、丝虫病、斑疹伤寒、回归热、肾综合征出血热、黑热病、疟疾等经媒介生物传播的传染病,隔离要求如下。

1）病室应有防蚊、灭蚊措施。

2）患者入院后及时进行个人卫生整顿,如洗浴、换衣、灭虱、灭蚤等。

6. 血液/体液隔离　血液/体液隔离适用于乙型肝炎、丙型肝炎、梅毒、钩端螺旋体病、登革热等,隔离要求如下。

1) 同种病原体感染者可同住一室;个人卫生不能自理或出血不易控制、易污染者单间隔离。

2) 血液、体液可能污染工作服时,应穿隔离衣;接触血液、体液时,应戴手套,必要时戴口罩和护目镜。

3) 手被血液/体液等污染或可能污染后,应立即用消毒液洗手。

4) 工作中严防被注射针头等利器刺伤;患者用过的针头和注射器,应放入防水、耐刺并有标记的容器内,送出焚烧或进行灭菌杀毒等无害化处理。

5) 被血液/体液污染的敷料应装袋标记,送出消毒或焚毁;被血液/体液污染之处,应立即用5.25%次氯酸钠消毒。

6) 使用红色隔离标志。

7. 结核病隔离　结核病隔离适用于痰菌阳性或胸片显示活动性阴影的肺及喉结核患者,隔离要求如下。

1) 同病种患者可同住一室;关闭门窗,要有特殊的通风装置。

2) 密切接触患者时应戴口罩,穿隔离衣。

3) 接触患者、污物后,护理下一名患者时应严格洗手。

4) 污染物应彻底清洗、消毒后销毁。

5) 使用灰色隔离标志。

二、查明病因

发现传染病疫情后,必须尽快确定病原体、查明病因,做出正确的诊断,这是及时隔离和采取有效治疗的基础,从而防止其扩散。特别是鼠疫、霍乱等烈性传染病及我国尚未发现但可能传入的疾病,对首例的诊断具有重要意义。传染病的诊断主要根据患者出现的临床症状和体征、实验室检查结合流行病学特征进行。

(一) 询问临床资料

主要是详细询问病史,结合患者的临床症状和体征加以综合分析。根据潜伏期长短、起病缓急、发热特点、皮疹特点、中毒症状等可做出初步诊断。如猩红热的红斑疹,麻疹的口腔黏膜斑,百日咳的痉挛性咳嗽,白喉的假膜,流行性脑脊髓膜炎的皮肤瘀斑,伤寒的玫瑰疹,脊髓灰质炎的肢体弛缓性瘫痪,流行性出血热的"三红"及球结膜渗出等特殊性体征都有助于该疾病的快速诊断。

(二) 搜集流行病学资料

主要是对传染病暴发的地区,暴发的季节,患者年龄、性别、籍贯、职业等分布特点等进行调查。同时,获取该病在该地区的既往流行情况,患者接触史、预防接种史、流行地区旅居史等信息,结合之前临床资料的归纳分析,有助于临床诊断。

(三) 实验室检查

由于传染病种类繁多,不同病原体可以引起相同的症状或体征,因此,仅靠临床特点的检查很难进行快速、准确诊断。为了尽快确定病原体,及时针对病因进行有效的治疗,还必须进行实验室的检查。

1. 一般实验室检查

（1）血液常规：血液常规检查中，白细胞的分类和计数结果具有重要价值。化脓性细菌性传染病常导致白细胞计数增多，如流行性脑脊髓膜炎、败血症和猩红热等。革兰氏阴性杆菌如布鲁菌、伤寒感染时，白细胞计数通常升高不明显甚至减少。绝大多数病毒性传染病的白细胞计数减少或正常且淋巴细胞比例增高，但流行性出血热、流行性乙型脑炎计数增高。血中出现异型淋巴细胞，常见于流行性出血热。原虫病患者的白细胞计数偏低或正常。

（2）尿常规：有助于流行性出血热、钩端螺旋体病的诊断，患者尿中有蛋白、白细胞、红细胞，且前者尿中有膜状物。黄疸型肝炎患者的尿胆红素阳性。

（3）粪常规：有助于蠕虫病和感染性腹泻的诊断，如菌痢、肠阿米巴病，呈黏液脓血便和果浆样便；细菌性肠道感染多出现水样便或血水样便，或混有脓及黏液。病毒性肠道感染多为水样便或混有黏液。

2. 病原学检查

（1）直接检出：脑膜炎双球菌、疟原虫、微丝蚴、溶组织阿米巴原虫及包囊、血吸虫卵、螺旋体等病原体可在镜下或肉眼检出，及时确定诊断。

（2）病原体分离培养：依不同疾病分别取血、尿、粪、脑脊液、骨髓、鼻咽分泌物、渗出液、活检组织等进行分离与培养鉴定。细菌能在普通培养基或特殊培养基内生长，病毒及立克次体必须在活组织细胞内增殖。培养时应根据不同的病原体，选择不同的组织与培养基或动物接种。

3. 免疫学检查　最常见的免疫学检查方法就是应用已知抗原检测血清或体液中的未知抗体，或用已知抗体检测血清或体液中的未知抗原，若能进一步鉴定其抗体是属于 IgG 或 IgM 型，对近期感染或过去发生过的感染有鉴别意义。免疫学检查还可用于判断受检者的免疫功能是否正常。

（1）特异抗体检测：在传染病早期，特异性抗体在血清中往往尚未出现或滴度很低，而在恢复期或后期则有显著升高。因此，在急性期和恢复期双份血清检测其抗体由阴性转为阳性或滴度升高 4 倍以上时往往有重要的意义。

（2）特异性抗原检测：在病原体直接分离培养不成功时，对病原体进行特异性抗原检测能够提供病原体存在的直接证据。如在乙型肝炎病毒分离培养还未成功时，检测乙型肝炎病毒表面抗原即可为诊断提供重要根据。因此，其诊断意义往往比抗体检测更加可靠。

4. 分子生物学检测

（1）分子杂交：利用放射性核素^{32}P 或生物素标记的分子探针可以检出特异性的病毒核酸，如乙型肝炎病毒（HBV）的 DNA。

（2）聚合酶链反应（polymerase chain reaction，PCR）：它是利用人工合成的核苷酸序列作为"引物"，在耐热 DNA 聚合酶的作用下，通过变化反应温度，扩增目的基因片段，能将标本中的 DNA 分子扩增 100 万倍以上，是特异性和灵敏度均很高的方法。随着分子生物学技术的进一步发展，可以设想分子生物学技术将在传染病诊断方面有着非常好的前景。

通过以上实验室检查找到病原体以后，根据著名的科赫（Robert Koch）原则确定导致本次传染病暴发的病原体。该原则要求：首先，在所有患者身上发现这种病原体，但健康人身上没有；其次，从患者身上分离出这种病原体，并使其在实验室的培养皿内繁殖；再次，用培养皿中的病原体能使实验动物患上与人同样的疾病；最后，要求从患病的实验动物身上分离出该病原体，并证明其能在培养皿中发育。

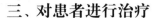

三、对患者进行治疗

对传染病进行治疗的目的,不单在于促进患者的康复,还有助于控制传染源,防止疾病的进一步传播。对传染病的治疗要坚持综合治疗的原则,即治疗、护理与隔离、消毒并重,一般治疗、对症治疗与特效治疗并重的原则。

(一) 一般及支持疗法

1. 一般治疗 包括隔离、护理和心理治疗。对传染病患者按其传播途径和病原体排出方式不同进行分类隔离及其要求在前面已有说明。对传染病患者的护理要注意保持病室安静清洁,空气流通新鲜,使患者保持良好的休息状态。良好的护理对于保证患者处于一个舒适而卫生的环境,各项诊断及治疗措施的正确执行和密切观察病情变化具有非常重要的意义。医护人员的良好服务态度、工作作风和对患者的同情心都是心理治疗的重要组成部分,有助于增强患者战胜疾病的信心。

2. 支持疗法 首先,传染病患者的饮食要求保证一定热量的供应,即适当的营养;其次,根据不同的病情给予流质、半流质的食物等;再次,需补充各种维生素,以及维持患者水和电解质平衡等。对进食困难的患者需喂食、鼻饲或静脉补给必要的营养品。这些措施对调动患者机体防御和免疫功能起重要的作用。

(二) 病因治疗

对于已查明病因的传染病患者应当针对病原体进行病因治疗,特别是细菌和立克次体感染者一般都有特效的抗生素,但要考虑到耐药性的问题。对于病毒性传染病,目前尚无特效疗法,除了可以应用广谱低毒的抗病毒药物外,还可以使用高效价的精致 α 干扰素,对某些烈性病毒性传染病,还可以应用特异性免疫血清疗法。常见的传染病病因治疗方法如下。

1. 抗生素疗法 病因治疗中抗生素的应用最为广泛。选用抗生素的原则:①严格掌握适应证,先用针对性强的抗生素。②对病毒感染性疾病,抗生素无效,不宜选用。③使用抗生素前需要做病原体培养,并按药敏试验结果选药。④经多种抗生素治疗无效的不明病因的发热患者,不宜继续使用抗生素,因抗生素的使用发生菌群失调或严重不良反应者,应停用或改用其他合适的抗生素。⑤对疑似细菌感染又无培养结果的危急患者,或免疫力低下的传染病患者可试用抗生素。⑥预防性应用抗生素必须目的性明确。

2. 免疫疗法 ①抗毒素,用于治疗破伤风、白喉、肉毒杆菌中毒等外毒素引起的疾病;②免疫调节剂,用于临床的有左旋咪唑、胎盘肽、白介素-α 等。

3. 抗病毒疗法 ①金刚烷胺、金刚烷乙胺可改变膜表面电荷,阻止病毒进入细胞,可用于甲型流感的预防;②碘苷(疱疹净)、阿糖腺苷、利巴韦林等可抑制病毒基因的复制,用于疱疹性脑炎、乙型脑炎、流行性出血热等的治疗;③干扰素、聚肌胞等药用于乙型肝炎、流行性出血热等疾病的治疗。

4. 化学疗法 ①磺胺类药用于治疗流行性脑脊髓膜炎;②氯喹、伯氨喹治疗疟疾;③吡喹酮治疗血吸虫病和肺吸虫病;④甲硝唑治疗阿米巴病;⑤枸橼酸乙胺嗪治疗丝虫病;⑥喹诺酮类药物,如吡哌酸、培氟沙星、诺氟沙星、氧氟沙星、依诺沙星等对沙门菌、各种革兰氏阴性菌、厌氧菌、支原体、衣原体有较强的杀伤作用。

(三) 对症疗法

对症治疗不但可以减轻患者痛苦,而且通过调整患者各系统的功能,可达到减少机体消耗、保护重要器官,使损伤降至最低限度的目的。常见的对症治疗包括降温、纠正酸碱失衡及电解质紊乱、镇静止惊等。

1) 降温:对高热患者应采取各种降温措施,如在头部放置冰袋、酒精擦浴、温水灌肠等物理疗法,也可针刺合谷、曲池、大椎等穴位。超高热患者可用亚冬眠疗法,亦可间断注射肾上腺皮质激素。

2) 纠正酸碱失衡及电解质紊乱:高热、呕吐、腹泻、大汗、多尿等所致失水、失盐、酸中毒等,通过口服及静脉补液及时补充纠正。

3) 镇静止惊:因高热、脑缺氧、脑水肿、脑疝等发生的惊厥或抽风,应立即采取降温措施,使用镇静药物、脱水剂等处理。

4) 心功能不全者,给予强心药以改善血循环,纠正与解除引起心功能不全的诸多因素。

5) 出现微循环障碍时,应补充血容量,纠正酸中毒,调整血管舒缩功能。

6) 发生呼吸衰竭时,应立即去除引起呼吸衰竭的原因,使用吸氧、呼吸兴奋药、人工呼吸器等,以保持呼吸通畅。

(四) 康复疗法

某些传染病(如脊髓灰质炎、脑膜炎等)可引起一定程度的后遗症,需要采取针灸、理疗等康复疗法促进患者康复。

(五) 中医中药疗法

中医中药治疗对于调整传染病患者各系统的功能起相当重要的作用,某些中药如黄连、鱼腥草、板蓝根等还有抗微生物的作用,可以配合前面的治疗使用。

第五节　善 后 处 理

自然灾害发生以后,政府各部门和救援力量应在统一指挥和协调下,迅速控制传染病疫情,妥善处理灾后各种问题,为灾区重建做好准备。因此,在自然灾害发生后,卫生防疫工作尤为重要。全面、科学的善后工作可以保证"灾后无大疫",甚至不出现传染病疫情。反之,可能出现传染性疾病的流行,威胁灾区人民的生命和健康,严重影响灾后重建工作。善后处理中主要围绕以下几个方面开展工作。

一、清理人畜尸体

各种自然灾害都不可避免地造成人和牲畜的死亡,导致灾区突然出现大量的人和牲畜尸体,诱发或加剧疾病的暴发。尤其是在严重的自然灾害发生时,如 2008 年"5·12"汶川大地震,大批人员和牲畜来不及逃离而遇难,造成尸体无法及时清理而大量停放的情况。特别是在夏季,当环境温度比较高的时候,人畜尸体腐烂发臭,既污染环境和水源,使蚊蝇等滋生,为传染病的传播提供机会,又影响灾区群众的思想情绪。所以,必须尽快组织清查和处理。清理人畜尸体是在现场伤员抢救高峰过后开始的,尸体的处理程序主要包括以下几个方面。

(一) 尸体搜寻

由于灾难种类不同,尸体的分布也不一样。例如,地震后的尸体一般都在倒塌的建筑物废墟下;水灾之后的尸体一般都在洪水退后的泥土中等。因此,必须组织人力搜寻人和牲畜的尸

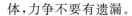

体,力争不要有遗漏。

(二) 尸体消毒

可用喷雾器或喷洒车向尸体喷洒消毒剂,常用的消毒剂包括"三合二"液(DTC-HC)、漂白粉液等。这些消毒剂不仅能起消毒作用,还能清除部分尸体臭味。因此,在搜寻尸体的同时还应配合使用消毒剂。

(三) 尸体鉴别

尸体鉴别是灾难救援中的一个难题,一般可以通过以下 3 个方式进行:①亲友辨认;②指纹和牙齿记录;③医用植入物的记录。另外,有条件的应为遇难者保存个人物品以供识别或者为尸体拍照。

(四) 尸体处理

对尸体处理的一般要求是必须对逝者给予充分尊重,坚持及时就地清理和尽快掩埋处理的原则;必须辨明身份而不能马上处理者,存放时间也应尽量缩短。

1. 尸体暂时存放的要求

1）对遇难者遗体存放地点的要求是应远离水源,避开人员活动区,避开低洼地。

2）对尸体存放时间的要求是:平均气温低于 20℃的情况下,自然存放不宜超过 4 d,放入存尸袋的可适当延长存放时间,但应在尸体上下洒盖漂白粉,降低尸体腐败的速度,减少异味,尸体出现高度腐烂时应及时进行火化或掩埋处理。条件许可的情况下适宜适当集中存放,便于管理。

2. 尸体包裹的要求 对找到的尸体进行身份鉴定后,应及时对其进行包裹,其原则:①首选统一制作的裹尸袋;②可因地制宜选用逝者生前使用的被褥等进行包裹;③在尸体高度腐烂时在裹尸袋内要加棉织物吸收液体,并适当喷洒漂白粉或其他消毒除臭剂;④尸体的包裹要尽量严紧结实;⑤对轻度腐烂的一般性尸体,无须进行消毒除臭处理,为减轻周围环境的臭度,在尸体周围环境可适当喷洒消毒除臭剂。

3. 尸体运输的要求 自然灾害发生后出现大量的尸体,为预防传染病的出现,对其进行运输具有较高的要求。首先,必须有专门的尸体运输车辆;其次,尸体装车前要在车厢里衬垫液体吸收物,液体吸收物清除前需用漂白粉等对液体吸收物与车厢进行消毒处理;最后,进行尸体运输尽量选择人群较少的路线。

4. 尸体掩埋的要求 有条件进行火化处理的应为首选方法。对甲、乙类传染病死亡者,应做彻底消毒后,以最快速度运出火化或者 2 m 以下深埋;对高度腐烂的尸体应进行消毒除臭处理;尸体埋葬的场所应由当地政府指定,不得随意乱埋;如果选用土葬,应尽可能选择 2 m 以下深埋的方式;埋葬人数集中量大时或有特殊原因不能选择深埋方法时,如为避免对地下水的污染等,经现场卫生专家集体决定可选用浅埋(1 m)的方法;在城镇、村外选择好埋尸地点,在便于运输又在不影响城镇、村容的地点选择尸体掩埋地。应选择土壤结构结实、地下水位低的场所;掩埋场所还应选择地势较高的地点;埋葬地点必须远离水源地;尽量选择人口密集区的下风向。

5. 场所消毒要求 尸体清理后需要对其场所进行消毒处理,可选用漂白粉液喷洒。

6. 尸体清理工作人员防护要求 进行一般尸体清理、运输的工作人员需要具备一定的防护意识,使用卫生防护设备,如穿着工作服,戴医用防护口罩、手套、穿胶鞋等。尽量避免意外擦伤,出现外伤时需要及时进行医疗处理,应注意及时洗手并注意个人卫生。

7. 动物尸体处理要求　环境清理中发现的家畜家禽和其他动物尸体应用漂白粉或生石灰处理后深埋。

二、疫区处理

所谓疫区,是指发生传染病流行或者传染病可能聚集发生的地区。各类传染病,不论经哪种途径传播和传染性强弱,如发生流行均会形成该传染病的疫区。《中华人民共和国传染病防治法》对发生甲、乙类传染病暴发、流行后,疫区宣布、疫区划定和封锁的权限及条件等做出了明确规定。

(一) 宣布疫区的目的和条件

宣布疫区的目的在于明确疫区与非疫区的区别,防止因出入疫区的人员、物资和交通工具将疫区内传染病的病原体和媒介生物带出疫区,造成新的疫点或疫区,引起更大范围的暴发、流行。因此,必须对进出疫区的人员进行医学观察、检查,限制不必要人群的进出,并对疫区内的物资和交通工具进行卫生处理。在消除了病原体、媒介生物污染后才可离开疫区。在疫区内实施隔离、治疗、卫生处理的预防措施,可以防止疫情扩散或者把疫情控制在尽可能小的范围内。

由于宣布疫区不仅涉及疫情的控制工作,而且是一项直接关系人民群众生产和生活的重要行政措施。因此,宣布疫区的条件,一是在甲、乙类传染病暴发、流行并有发展趋势时;二是必须在疾病预防控制机构对疫区调查的基础上,由县级以上地方人民政府提出,经上一级人民政府决定后,由提出报告的机关宣布执行。

(二) 疫区范围的划定

疫区划定的主要原则是出现《国际卫生条例》所辖的,既非外来又非转移的第 1 例该传染病病例。自然灾害发生后,经过一定时间就有可能发生传染病流行,患者和与其有密切接触的人居住和活动的场所,包括家庭、院落、办公室、集体宿舍、食堂等都是疫区的范围。由于传染病的种类不同,其疫区范围也有所不同,特别是烈性传染病,其疫区范围就要相应划大一些,如鼠疫疫区应包括患者住宅所在的整个里弄或自然村;霍乱疫区应包括患者用过的水井、池塘、厕所等。如果传染病在人与人之间的传染性不大,如炭疽、类鼻疽等,疫区则只包括患者的住所和工作场所等。如果传染源属于毒素,就不存在疫区了。

总之,疫区不应划得过大,否则给处理带来很大的不便和麻烦,更会严重影响社会生产和居民的正常生活。同时,疫区也不应划得过小,否则会使疾病扩散,引起更大的流行。合理划定疫区范围就是为了将疫情控制在较小的局部内,有利于进行处置。

(三) 疫区的处理

1. 封锁疫区　凡是已确定某种烈性传染病正在流行,并已发现可疑患者的地区,应迅速报请上级有关部门批准,对疫区暂时进行封锁。在封闭期间,禁止人员出入。必须出来的有关人员应进行检疫,必须进入的有关人员应做好个人防护。

2. 人员检疫　对人员进行检疫是为了预防已被感染、但尚处于潜伏期的无症状携带者把疾病传播给其他人员。检疫分为两类:一类是完全检疫,对象是暴露于烈性传染病病原体的所有人员,检疫时间等于该传染病的最长潜伏期;另一类是不完全检疫,是对接触传染病病原体人员的活动进行部分限制,并对他们个人采取医学观察和监督,以便及时发现患者。检疫期间的医学观察项目包括测量每天的体温、观察被检疫者是否出现有关症状和体征,一旦发病,应立即隔离治疗。

3. 加强各项预防措施 在疫区封锁期间,应根据传染病的特点,做好经常性的消毒、杀虫和灭鼠等工作。

(四) 封锁疫区的意义和条件

甲类传染病是对人们生命健康危害最严重的传染病,《中华人民共和国传染病防治法》规定,在甲类传染病暴发、流行的疫区,根据疫情控制的需要,可以宣布实施疫区封锁。实行封锁的疫区,可由当地政府组织公安等有关部门,在通往疫区的出入口设立检查点,阻止疫区内外人员和交通的流动,以便切断传染病的传播途径。

实行疫区封锁的基本条件是必须为甲类传染病暴发、流行的地区。决定疫区封锁的权限有两种:一般疫区的封锁必须经省、自治区、直辖市人民政府决定;特殊疫区的封锁须由国务院决定。特殊疫区是指以下 4 种情况:①封锁的区域是大、中城市;②封锁的疫区跨省、自治区、直辖市;③因封锁需要中断干线交通;④封锁国境。

三、公共卫生管理

在自然灾害发生过程中,尤其是灾后初期,当出现大量人员伤亡,如传染病暴发造成大量传染病患者时,对伤员进行及时诊断和治疗是首要的、最紧迫的任务。虽然在救援的同时卫生防疫队伍做了大量卫生防疫工作,但是由于在复杂的条件下,没有统一的指导,缺乏防疫装备和资源。因此,在人员救治结束后,应当进行一次系统、彻底的卫生整顿,如消毒、杀虫、灭鼠等,以防再次出现传染病流行。

(一) 重建群众性疾病监测系统

由于重大自然灾害冲击,抗灾工作的繁重及人员的流动,平时建立起来的疾病监测和报告系统在灾后早期常陷于瘫痪。因而,卫生管理部门及机动防疫队伍所要进行的第一项工作,应是整顿,并根据灾民聚居的情况重新建立疫情报告系统,以便及时发现疫情并予以正确处理。监测的内容不仅应包括法定报告的传染病,还应包括人口的暂时居住和流动情况,主要疾病的发生情况,以及居民临时住地及其附近的啮齿动物和媒介生物的数量。

应当注意的是,在灾害冲击下,疾病监测工作的精确性是无法与正常时候相比的,因而,要特别注意对病情及其他有关情况的核实,并经常进行检查和督促。

(二) 重建安全饮水系统

饮水系统的破坏对人群构成最严重的威胁,应采取一切可能的措施,首先恢复并保障安全的饮用水供应。氯化物是可以广泛获得、廉价易用的药品,它可以有效抑制水中的大多数病原体。人员安置计划必须包括提供足够的水源,保证卫生条件及每个人都有相应的空间。

(三) 大力开展爱国卫生运动

改善灾后临时住地的卫生条件,是减少疾病发生的重要环节。因此,当居民基本上脱离险境,到达安全地点开始,就应组织居民不断地改善住地的卫生条件,清除垃圾污物,定期喷洒杀虫药以降低蚊、蝇密度,必要时进行灭鼠。在灾害后开始重建时,也应在迁回原来的住地之前首先改善原住地的卫生条件。

(四) 及时发现和处理传染源

在重大自然灾害的条件下,人口居住拥挤、人畜混杂等现象往往难于在短期内得到改善。

因此,及时检出患者,并正确地隔离与处理传染源是降低传染病发病率的基本手段。

一些疾病,人是唯一的传染源,如肝炎、疟疾等。因此,在灾区居民中应特别注意及时发现这类患者,并将其转送到具有隔离条件的医疗单位进行治疗。但许多疾病不仅可发生在人类,动物也会成为这些疾病的重要传染源。因此,应注意对灾区的猪、牛、马、犬等家畜和家养动物进行检查,及时发现钩端螺旋体病、血吸虫病及乙型脑炎等感染情况,并对成为传染源的动物及时进行处理。

(五) 对外流的人群进行检诊

大灾发生后,会有大量的人员以从事劳务活动或探亲访友等形式离开灾区。因此,在灾区周围的地区,特别是大中城市,应特别加强对来自灾区的人口进行检诊,以便及时发现传染病的流行征兆。在一些地方性疾病流行的地区,还应对这些外来人口进行免疫,以避免某些地方性传染病的暴发流行。

四、加强灾后心理干预

任何社会都会不可避免地遭受各种各样的灾难。灾难造成的损失分为两种,一种是物质上的,一种是心理上的。现代救灾的理念应是两方面并重,而心理创伤因难以平复更受到关注,由此,一种全新的救灾方式——灾后心理干预应运而生。灾后心理干预是指心理专业人员通过交谈、疏导、抚慰等方式,帮助心灵遭遇短期失衡的患者进行调整,帮助当事人从危机状态中走出,尽快恢复正常心理状态的一种治疗方式。

随着我国救灾理念的更新、救灾能力的增强以及社会主义和谐社会的构建,加强灾后心理干预的法律、法规已逐渐完善。2006 年 1 月 8 日国务院出台的《国家突发公共事件总体应急预案》规定:“对突发公共事件中的伤亡人员、应急处置工作人员,要按照规定给予抚恤、补助或补偿,并提供心理及司法援助。”其中所指的“心理援助”即心理干预。

五、全面总结和上报

在传染病暴发结束以后,卫生防疫人员应对该次暴发调查、控制的过程和发现的不足进行总结。根据全部调查材料对暴发的原因、促成因素、经验教训等做出结论,并写成书面的报告,一次成功的传染病暴发调查在流行病学上是有一定学术价值的(图 14-1)。

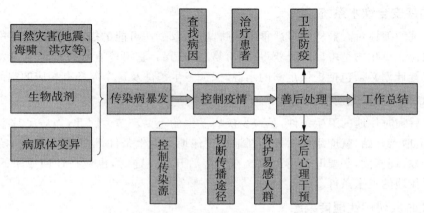

图 14-1 传染病暴发的一般处理过程

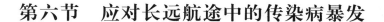

第六节　应对长远航途中的传染病暴发

传染病暴发的防控工作本就复杂烦琐,舰艇和航海的现实情况更增加了具体实施的困难。由于航行海区差异,季节变换频繁,昼夜温度起伏较大,船舶人员集中,卫生条件和设施简陋等因素,造成传染病的流行规律模糊,增加了分析疾病特征和传播途径的困难。其次,长远航途中发生疾病暴发时,往往远离卫勤保障力量,初期工作只能依靠单舰卫勤条件实现,所需要的人力、资源和空间均有限。此时应尽可能地救治和隔离患者、完成初步调查,同时第一时间上报舰船所属的上级部门。通过上级部门协调相关口岸进一步组织力量,以便第一时间完成后续的正规调查。

一、舰船在航行期间的初期调查处置工作

通过舰船自身力量达到以下目标:①确证暴发、初步评估疫情,以便通报上级部门和相关口岸,协助其确定暴发类型和级别并组织相应的力量;②应急处置,尽可能治疗患者并控制疫情;③初步调查,为后续深入调查提供资料。

(一)确证暴发,及时报告

长远航的疾病暴发判断标准是,舰船在抵达口岸前 2 周内在相对集中区域同时或相继出现以下情况的事件:①航行途中有人员发生不明原因死亡;②发生 1 例及以上高度怀疑为检疫传染病或乙类传染病甲类管理的病例(如 SARS 或新冠肺炎);③发生 3 例及以上高度怀疑为乙类、丙类传染病病例;④发生临床表现相似但致病原因不明,且有蔓延趋势或可能蔓延趋势的群体性疾病(如发生症状的人员同时具有高危接触史);⑤高度怀疑食物中毒,中毒人数 10 人及以上或有死亡病例。

值得注意的是,由于缺乏医疗条件,第一时间通常无法确定诊断并提出较为精准的判断标准。因此在确证暴发的初期,可大体判断为消化道、呼吸道或虫媒传染病。以消化道传染病为例,其判断标准是:①腹泻(24 h 内稀便的次数≥3 次);②超过个人一般正常次数;③呕吐并伴有下列症状之一:24 h 内稀便的次数≥1 次,腹部、胃部痉挛,头痛,肌肉痛和发热(体温≥38℃)。

更为具体的病例定义可根据现场病例的症状、体征、流行病学资料,综合分析,提出假设后确定。同时可根据事件进展情况和后续检测结果予以修订完善。疑似病例、密切接触者由病例定义推导确定。

当满足确证暴发的标准时,应向船舶所属上级、港口所在地或者离岸最近的卫生健康部门或检验检疫部门报告,并通报海事管理部门。报告事项包括:①船舶名称、船舶类型、船旗国、船籍港、国际海事组织编号或船舶呼号、在船船员及乘客人数;②最近 14 d 内船舶停靠港,包括疑似病员下过船的停靠港清单;③疫情发生的日期、时间和船舶地理位置;④相关疑似病例的姓名、性别、职务、出生日期、国籍和登船日期;⑤相关疑似病例的体温记录、症状和体征清单(包括各症状显现时间)、死亡人数(如有)、可能发生原因、已采取措施和发展趋势等。

(二)应急处置

1. 治疗患者,评估病情　向上级部门报告,需要时请求远程医疗救助,接受远程医疗指导。岸基和船舶共同评估疑似病例病情,如病情可控,可等船舶抵港后安排到当地医院检查、

治疗。如病情不可控,航运公司应当立即启动应急响应,岸基和船舶商定紧急靠岸或送岸方案,以最快速度将疑似病例送岸上医院检查和治疗。

2. 病例、疑似病例的隔离与看护工作 隔离区应选择有舷窗的房间,关闭布风器,阻断与其他房间的内部空气流通。但应加强自然通风或持续使用排气扇保持空气流通,注意环境清洁。隔离房间最好有独立卫生间。如条件有限,应按病例、疑似病例、密切接触、一般人员进行分区,不同类型的人员避免交叉使用公共卫生设施。船上应当使用船舶广播系统和对讲机与确诊和疑似病例进行信息沟通,减少人员直接接触。食品供应等事项应当约定错开接触物品的时间,降低交叉感染的可能性。

确诊和疑似病例应佩戴医用外科口罩,并在单独的舱室进行隔离,不参与船上群体性活动,在隔离舱室单独用餐,避免与其他人员直接接触。疑似病例使用过的防护手套、纸巾、口罩及其他废弃物都应当放在专用的垃圾袋封存,并标记为污染物。限制看护人数,尽量安排健康状况良好且没有慢性疾病的人员进行护理,看护期间应当佩戴好口罩、防护手套、护目镜,必要时应穿着防护服,并拒绝一切探访,防护用品使用后应当进行消毒或废弃处理。

3. 全船做好消毒和防护工作 全船做好消毒工作,对确诊和疑似病例的起居舱室和活动处所进行重点消毒。关闭公共场所布风器和回风,有舷窗的房间也关闭布风器,采用自然通风。空调系统只向没有舷窗的房间供风,并应调整至新风模式。有条件的可在空调房安装紫外线消毒器,根据紫外线消毒器消毒时长要求,完成消毒后短暂启动空调,实行间歇供风,保证没有舷窗的房间有足够的氧气含量。船舱或隔离处所内所有的废弃品须按照船舶医疗废物进行处理。如果废弃品可在船上焚烧,须进行焚烧;如果须送岸回收,应当提前通知港口当局并按要求采取特殊的防护措施。利用舰船携带的消毒剂进行消毒。餐具首选煮沸消毒 15 min,也可用 250~500 mg/L 含氯消毒液溶液浸泡 15 min 后再用清水洗净。拖布和抹布等卫生用具应当按房间分区专用,使用后以消毒液进行浸泡消毒,作用 30 min 后用清水冲净,晾干存放。单人隔离使用的厕所每天消毒 1 次。

(三)初步调查,总结资料

初步调查应包括:事件发生时间、病例人数、主要症状、死亡人数、病例和疑似病例的行动轨迹、病例分布舱位、是否已处置、目前情形、可能原因、已采取的措施、病例发生和死亡的分布及发展趋势、患者的呕吐物、分泌物或排泄物保留情况。

疫情防控相关的资料包括:病例客舱分布图、与病例同客舱人员名单、病例同行伙伴、家庭成员名单、餐厅分布图、病例就餐情况表、菜单、食品库清单、饮用水制备、废弃物处置等资料。船医介绍情况记录,包括:首发症状、继发症状、病例的主诉、用药有效性情况。

二、结合口岸力量进一步展开传染病暴发控制工作

受限于舰船自身资源和空间条件,仅能完成初步的调查处置。完整、充分的暴发调查和相应处置仍然依靠岸基防疫力量。按时间阶段大致可分为 3 部分:前期处置、现场处置和后期处置。

(一)前期处置

首先,通过舰船提供的调查报告和其他资料,了解基本情况。对事件的基本情况、严重程度、发展趋势及危害程度等进行评估。其次,确定隔离检疫范围。船舶应停靠指定锚地或泊位等候检疫,并在船舶显著位置悬挂检疫信号(06:00~18:00 期间,挂 2 面黄旗;18:00~06:00 期

间,亮红、红、白、红 4 盏信号灯),示意本船有染疫或者染疫嫌疑,请即刻实施检疫,同时在检疫工作未完成前禁止任何人员上下船。在锚地检疫的船舶周围 200 m 内不能有其他船舶进入;靠泊检疫的船舶其本身为小隔离区,其周围 50～200 m 为大隔离区。同一时期,应启动应急预案,成立应急处置队伍,包括应急指挥组、排查流调组、采样检测组、卫生处理组、健康宣教组。船舶直属部门应立专家组,包括传染病学、流行病学、临床医学、食品卫生、病原学检验和卫生处理等方面的专家。切实做好保障工作和技术储备,配备常见病原体快速检测试剂,保证对所采集样品的快速检测和检测确认工作。根据疾病暴发的分级,确定防护层级。

(二) 现场处置

1. 指挥组　负责组织指挥工作,包括与船方沟通处置措施及要求提供配合;及时向上级汇报相关情况,下达相关的指示和工作指导方针;和地方政府应急处理部门保持信息沟通,做出是否能继续航行的决定;现场处置完毕,事件隐患或相关危险因素得到消除后,宣布应急反应终止。

2. 流行病学调查组　上船需携带器具:流行病学调查包(内含体温计、听诊器、血压计、照相机、录音笔等)、患者样品采样包(咽拭子和肛拭子采样管、快速检测试剂、灭菌采样瓶、冰袋等)和通信器材。

工作内容:①根据发患者数、临床表现快速做出评估;②初步制定调查方案、调查目的、内容、方法等;③描述疾病的流行病学特征(时间、空间、人群间);④开展流行病学病因研究:提出假设和初步控制措施;通过分析研究验证假说;再推敲,修正和在检验假说并采取进一步的卫生控制措施;⑤控制效果评价;⑥总结报告。

调查目的:调查患者的传染源,追踪和判定密切接触者;调查患者发病和就诊情况、临床特征和危险因素等;调查分析聚集性疫情的传播特征和传播链。

调查对象:首先是个案调查。根据情况要包括首发病例、最新病例、有重要流行病学意义的病例,如发生消化道疾病时的厨房工作人员等。确定活动轨迹,接触史、暴露史等相关信息,分析可能的感染来源。

追踪判定密切接触者。描述病例与其密切接触者的关系、接触方式和频率、最早和最后接触时间,确定密切接触者总数、转归情况及人数。

根据活动范围判定可能的污染范围。描述暴露场所的环境、共同暴露人数、人员接触和防护情况。必要时,可绘制暴露场所平面图。对聚餐暴露,应调查聚餐时间、地点和人员及座位分布,聚餐环境、通风与空调使用情况、洗手设施情况,可能导致传播风险增加的行为等。对于其他公共场所,应明确时间,人员数量或密集程度及个人防护情况、公共场所布局与面积、通风和空调使用情况、电梯使用及消毒情况、洗手设施情况等。

资料分析:①病例传播链分析。根据病例发病时间绘制流行曲线,结合与首例病例的关系、发病前 14 d 暴露史及发病后的活动轨迹,绘制发病时序图或病例关系图,分析传播链。②潜伏期分析。对单个病例准确计算潜伏期应符合以下 3 个条件:二代病例与首例病例有明确的接触史;二代病例与首例病例接触时间较短;二代病例除与首例病例接触之外,在发病前无任何其他相关暴露史或接触史。③病例代际分析。根据流行曲线、时序图或病例关系图,结合潜伏期、暴露史,逐一判断病例代际。根据具体情况,还可以进一步分析无症状感染者情况、传播途径变化情况等。

伴随流行病学调查,同时应进行实验室检测。采集足量、足够的样本送疾控中心,从病原学上查找病因,为流行病学调查提供依据。呼吸道疾病采样对象主要是患者、接触面等。消化道疾病采样对象主要是患者、食品仓库、厨房加工环节、餐食准备间、饮用水储存点、餐厅、接触面等。病媒传染性疾病采样对象主要是患者、接触面等。采集样本:呼吸道疾病采集样本主要是患者的痰、咽拭子,接触面涂抹等,必要时可采集患者血液;消化道疾病采集样本主要是患者的呕吐物、粪便、肛拭子,食品从业人员的手部涂抹、肛拭子,可疑食品和水,接触面涂抹,必要时可采集患者血液;病媒传染性疾病采集样本主要根据症状采集患者的痰、咽拭子等,捕捉鼠、蚊等病媒生物,必要时可采集患者血液。样品记录包括样品名称、采集地点(或对象)、样品性状、样品包装情况、采样日期、采样人等。样品送相关资质单位检测。

初步诊断:根据流行病学调查结果、症状和体征、快速检测结果等资料,结合可疑病例发病前 72 h 的饮食情况及密切接触史,综合判断可疑病例是否属于某种传染病的疑似病例。

3. 处置组 首要工作是人员的分层管理,这对于充分利用防疫资源至关重要。根据排查结果,将船上人员分为确诊病例、疑似病例、密切接触者及一般人员。

消化道传染病密切接触者是指在日常生活、学习、工作中和交通工具运行途中,曾与消化道传染病可疑病例自其出现症状前 3 天起,有过较长时间近距离接触的下列人员:与可疑病例共餐的人员;与可疑病例共同居住的人员;未采取有效防护措施,接触过可疑病例的医护人员;其他已知与可疑病例有密切接触的人员。如与可疑病例接触期间,接触到病例的排泄物(呕吐物、粪便等),不论时间长短,均应作为密切接触者。

各人群的安置方式:对于重症病例及重点传染病的疑似病例,应立即送指定医院进行进一步诊疗,同时上报上级机构,通报当地卫生行政部门。对非重症病例及怀疑一般传染病的疑似病例,如症状和体征明显,可转送指定医院,否则可允许其在船上隔离治疗,但须及时向检验检疫部门通报情况。隔离方式包括医院隔离、船上隔离、指定场所隔离等。如舰船隔离条件有限,必须下船分流隔离时,应注意转移过程中的防护与顺序。按照一般人员、密切接触、疑似病例和确诊病例的顺序转移。对一般人员,登记个人信息,给予健康建议、发放"就诊方便卡"后放行,也可根据具体情况,通报目的地的卫生部门进行后续监督。

4. 卫生学调查及处理组 上船需携带器具:消毒药物(消毒片等)、喷雾器及配药用具(水桶、搅拌棒、量杯、药勺)、清洗工具(抹布、毛刷)、效果检测用品(ATP 检测仪、营养琼脂平板及其他培养基等)、警示标志和通信器材。

开展食品饮用水卫生、公共场所卫生和生物媒介检的检查;对可疑样品进行销毁,行李物品预防性消毒;对舰船进行终末消毒。同时做好卫生处理效果评价。首先要了解客舱、餐厅、其他公共场所的大致布局,根据所标注的病例客舱分布图及可能污染区域确定卫生处理范围,确定消毒方案。根据划定的污染区域,测算消毒污染面积,根据消毒对象选定消毒方法,配制消毒药液。客舱卫生处理组:包括疑似病例占用的部位、卫生间、接触的物品、呕吐物、排泄物等。

5. 健康宣传组 对船员开展安全健康教育,及时通报疫情防控信息和当前的管理措施,做好情绪安抚工作。及时向隔离人员提供心理支持、心理疏导等服务,缓解隔离人员的负面情绪,预防与减轻疫情所致的心理困顿,防范心理压力引发的极端事件。

(三)后期处置

进行船舶人员的后期追踪。采取有效控制措施并经专家组评估认为隐患或相关危险因素得到控制后,领导小组可宣布应急反应终止。在事件处置全部完成后,应对整个事件的发生和处置进行总结上报。在疫情控制的基础上,综合调查和检测结果进行疾病暴发的原因分析,确定传染源和传播途径,撰写报告等总结资料以供后续研究或借鉴。

(刘文斌 曹广文)

主要参考文献

［1］周楠华,周艺帆,陈佳奇,等.国际邮(客)轮消化道传染病暴发紧急状态下现场检疫管理模式的探讨［J］.口岸卫生控制,2015,20(2):53-55.

［2］袁媛,吴智君,孙承业.海上邮轮新型冠状病毒肺炎疫情暴发的风险探讨［J］.职业卫生与应急救援,2020,38(2):133-137.

［3］彭碧波,焦艳波,郭燕妮.四艘公主号邮轮新型冠状病毒肺炎疫情初探［J］.中华灾害救援医学,2020,8(6):326-329.

［4］KASPER M R, GEIBE J R, SEARS C L, et al. An outbreak of Covid-19 on an aircraft carrier［J］. N Engl J Med, 2020, 383(25):2417-2426.

［5］SEKIZUKA T, ITOKAWA K, KAGEYAMA T, et al. Haplotype networks of SARS-CoV-2 infections in the Diamond Princess cruise ship outbreak［J］. Proc Natl Acad Sci USA, 2020, 117(33): 20198-20201.

第十五章　火　　灾

火灾(fire),特别是重特大火灾,是严重危害人民生命财产安全,影响经济发展和社会稳定的一种常见的灾难。随着经济建设的高速发展,物质财富的急剧增多和新能源、新材料、新设备的广泛开发利用,以及城市建设规模不断扩大和人民物质文化生活水平的提高,火灾发生频率越来越高,造成的损失也越来越大。因此,认真分析研究火灾发生的规律、特点,科学预测火灾发展趋势,从而采取针对性的防范措施,预防火灾,减少灾害,对于维护社会稳定具有十分重要的意义。

据联合国世界火灾统计中心(Worldfire Statistic Center, WFSC)的不完全统计,全球每年发生火灾600万~700万次,20世纪90年代每年死于火灾的人数有65 000~75 000人,并造成了数以亿计的财产损失。据公安部消防局统计,2008年全年我国共发生火灾13.3万起,死亡1 385人,受伤684人,直接财产损失达15亿元,与上一年相比,除损失上升39.3%外,起数、死亡和受伤人数分别下降16.2%、2.9%和21.6%。2009年,全国共发生火灾12.7万起,死亡1 076人,受伤580人,直接财产损失13.2亿元,同比分别下降4.5%、22.3%、15.7%和23.4%。据报道,在火灾中,由于电气和用火不慎所引发的占总数一半以上。我国火灾发展趋势主要体现在:火灾在相当长一段时期内将呈上升趋势;城镇和工矿企业特大火灾所占比例增加,住宅火灾仍然频繁。电气、用火不慎是引发火灾的主要原因;火灾发生具有明显的时间、季节和地区性特点,主要体现在年初和年末、冬春季节,夜间重特大火灾事故多和主要集中在经济发达的沿海地区。

第一节　典型灾难实例

一、公众聚集场所火灾

(一) 台州天台县足馨堂足浴中心"2·5"重大火灾

2017年2月5日,浙江台州天台县足馨堂足浴中心发生重大火灾事故,造成18人死亡,18人受伤。

事故调查报告显示,该起事故中,由于部分人员逃生意识不强(部分逃生人员存在重返现场寻找物品现象,更衣室内有3人死亡,存在贪恋财物贻误逃生的可能)来不及逃生,还有部分人员因缺乏基本的逃生自救常识,选择逃生路线、方法不当而遇难。

事故原因为足馨堂2号汗蒸房西北角墙面的电热膜导电部分出现故障,产生局部过热,电热膜被聚苯乙烯保温层、铝箔反射膜及木质装修材料包敷,导致散热不良,热量积聚,温度持续升高,引燃周围可燃物从而蔓延成灾。

造成火势迅速蔓延和重大人员伤亡的主要原因是:汗蒸房密封良好,热量极易积聚;2号汗蒸房无人使用,起火后未被及时发现,当火势冲破房门后便形成猛烈燃烧;汗蒸房内壁敷设竹帘、木龙骨等可燃材料,经长期烘烤的各构件材料十分干燥,燃烧迅速,短时间形成轰燃。同时,汗蒸房内的电热膜和保温材料聚苯乙烯泡沫塑料为高分子材料,燃烧时产生高温有毒烟气,加之现场人员普遍缺乏逃生自救知识和技能,选择逃生路线、方法不当,造成大量人员无法及时逃生。

(二)江西南昌市红谷滩新区唱天下量贩式休闲会所"2·25"重大火灾

2017年2月25日,江西南昌市红谷滩新区唱天下量贩式休闲会所发生一起重大火灾事故,造成10人死亡、13人受伤。

唱天下会所改建装修施工人员使用气割枪在施工现场违法进行金属切割作业,切割产生的高温金属熔渣溅落在工作平台下方,引燃废弃沙发造成火灾。

造成火势迅速蔓延和重大人员伤亡的主要原因是:施工现场堆放有大量废弃沙发且用火切割作业未采取任何消防安全措施,火势迅速蔓延并产生大量高热有毒有害烟气,在消防设施被停用、疏散通道被堵塞、消防设施管理维护不善等多种不利因素下,造成了重大人员伤亡。

(三)黑龙江哈尔滨市北龙汤泉休闲酒店有限公司"8·25"重大火灾

2018年8月25日,黑龙江省哈尔滨市松北区哈尔滨北龙汤泉休闲酒店有限公司发生重大火灾事故,过火面积约400 m²,造成20人死亡、23人受伤,直接经济损失2504.8万元。

起火原因为二期温泉区二层平台靠近西墙北侧顶棚悬挂的风机盘管机组电气线路短路,形成高温电弧,引燃周围塑料绿植装饰材料并蔓延成灾。

火灾蔓延扩大原因:①火灾发生前一日,北龙汤泉酒店三层客房领班张某使用灭火器箱挡住E区三层常闭式防火门,使其始终处于敞开状态。起火后,塑料绿植装饰材料燃烧产生的大量含有二氯乙烷、丙烯酸甲酯、苯系物等有毒有害物质的浓烟,迅速通过敞开的防火门进入E区三层客房走廊,短时间内充满整个走廊并渗入房间,封死逃生路线,导致楼内大量人员被有毒有害气体侵袭,很快中毒眩晕并丧失逃生能力和机会。②酒店室内外消火栓系统控制阀处于关闭状态,消火栓系统管网无压力水,自动灭火系统处于瘫痪状态。③起火后,北龙汤泉酒店员工第一时间发现火情,随后工程部经理、保安员、保安队长、消防设施操作员等均确认火情,但酒店工作人员仅层层上报领导,均未在第一时间拨打报警电话。报警时,已是酒店发现火情9 min后,延误了最佳灭火救援时间。

二、地铁、隧道等地下空间火灾

(一)地铁火灾

地铁被誉为城市交通运输工具中的"绿色交通",与其他交通工具相比,运输量大、污染少、速度快、准点、低能耗、乘坐舒服方便,但是同时也应该关注一个突出的问题,这就是地铁火灾发生的次数逐渐增加,地铁内一旦发生火灾容易造成大量人员伤亡和巨大的经济损失。

我国地铁自1969年相继投入运行至2019年,因变电所、地铁车辆内的电气设备和线路出现故障及违章电焊和电器设备误操作等,共发生火灾168起,其中重大火灾事故3起,特大火灾事故1起。根据大量研究发现,造成地铁损失的最大因素就是火灾。2005年7月7日,英国伦敦发生连环爆炸案,3个地铁站和1辆双层公共汽车几乎同时发生爆炸,造成50余名乘客死亡、70多人受伤,强烈地震惊了国际社会。

表 15-1 20世纪90年代以来世界地铁火灾情况

时间	地点	起火原因	伤亡损失
1991年	瑞士苏黎世地铁	机车电线短路,停车后与另一地铁列车相撞起火	58人重伤
1995年4月28日	韩国大邱地铁	施工时煤气泄漏发生爆炸	103人死亡、230人受伤
1995年10月28日	阿塞拜疆巴库地铁	机车电路老化短路,多数人死于烟气中毒	558人死亡、269人受伤
2000年2月18日	奥地利地铁	空调过热,使保护装置失灵	155人死亡、18人受伤
2003年2月18日	韩国大邱地铁	精神病患者纵火	198人死亡、146人受伤
2004年2月6日	俄罗斯莫斯科地铁	上班高峰发生爆炸	40人死亡、120人受伤
2005年7月7日	英国伦敦	发生连环爆炸案	50余人死亡、70余人受伤
2017年2月10日	中国香港尖沙咀	人为纵火	18人受伤
2020年3月27日	美国纽约	人为纵火	1人死亡、16人受伤

(二) 隧道火灾

1. 国内公路隧道火灾案例统计分析 统计国内外20年来较大的公路隧道火灾事故,对事故造成的原因、伤亡情况进行总结。2002年,安徽试刀山隧道,大客车与大货车追尾起火,造成13人死亡、23人受伤;2003年,芜合高速试刀山隧道,货物自燃,造成隧道电缆、照明设施受损,一辆大货车烧毁;2004年,浙江猫狸岭隧道,由于车祸起火,1人受伤,烧毁3辆高级轿车;2005年,同三闽高速飞鸾岭隧道,由于刹车失灵引起火灾,造成8人重伤,一辆大客车烧毁;2006年,西潢高速响河隧道,车辆追尾碰撞起火,造成1人死亡、4人受伤,隧道设施严重损坏,直接经济损失近百万元;2007年,重庆大学城隧道,车辆自燃,造成6人受伤,隧道照明排风电线烧毁,1辆中巴车烧毁;2008年,京珠高速大宝山隧道车辆追尾碰撞起火,造成2人死亡、5人受伤,2辆车烧毁,隧道严重损坏;2009年,秦岭终南山隧道,载运货物燃烧引起火灾;2010年,无锡惠山隧道,由于夜班车突然起火,造成24人死亡、19人受伤,隧道结构轻微破坏;2011年,甘肃新七道梁隧道,油罐车追尾碰撞起火,造成4人死亡,3辆车烧毁,隧道衬砌及内部设施损毁严重。2014年,两辆危险化学品运输罐车在晋济高速山西晋城境内岩后隧道发生追尾相撞,导致前车甲醇泄漏,在司机处置过程中甲醇起火燃烧,隧道内车辆及煤炭等货物被引燃引爆,事故共造成31人死亡、9人失踪;2019年,G15沈海高速猫狸岭隧道发生一起较大货车起火事故,造成5人死亡、31人受伤(其中15人重伤),直接经济损失500余万元。

2. 国外公路隧道火灾案例统计分析 2003年,韩国弘治门隧道,由于撞车引起火灾,受伤30人;2004年,日本高山隧道,汽车连环相撞,造成5人死亡,4辆车烧毁;2005年,弗雷瑞斯隧道,卡车燃烧引起火灾,造成2人死亡、21人受伤,烧毁车辆7辆,隧道结构严重损坏;2006年,瑞士维马拉隧道,汽车追尾,造成6人死亡、6人受伤,烧毁车辆3辆;2007年,美国5号洲际公路隧道,由于车辆连环相撞起火,伤亡不详。2022年,韩国京畿道果川市葛岘洞第二京仁高速公路葛岘高架桥隔音隧道内,一辆行驶中的5吨级卡车起火,火势沿着隧道内的塑料隔音墙体蔓延,过火路段的长度达到600m,造成5人死亡。

三、森林火灾

（一）2019 年亚马孙森林火灾

亚马孙雨林位于南美洲亚马孙盆地,总面积 550 万平方千米,占世界雨林总面积的一半。这片雨林横跨 8 个南美国家,其中 60% 位于巴西境内。每年 7 月,巴西各地进入旱季,于是也成了森林起火的高峰期。森林着火点数量通常在 9 月达到峰值,进入 10 月后随着雨水的到来,着火点数量大幅减少。

据巴西国家空间研究所数据,截至 2019 年 8 月 23 日,巴西 2019 年森林着火点累计达 76 720 处,较 2018 年同期上涨 85%,其中逾半数着火点位于亚马孙雨林。2019 年 9 月 10 日,巴西隆多尼亚州,亚马孙雨林大火持续燃烧。2019 年 1～7 月,亚马孙雨林着火点累计达 15 924 处,同比上升 35.6%,为近 3 年之最。截至 2019 年 8 月 18 日,2019 年以来亚马孙森林火灾数量超过 7.2 万起,较 2018 年同期增长了 83%。

2019 年 8 月以来,森林着火点已达 36 771 处,较 2019 年 7 月同期激增 175%。23 日,巴西总统博索纳罗签署行政令派遣军队应对火灾;24 日起,巴西国防部在亚马孙地区部署 4.4 万名士兵协助扑灭森林大火。截至当地时间 2019 年 8 月 24 日的数据,过火面积已超过 80 万公顷。2019 年 8 月 25 日,风云三号 D 星的监测资料显示,南美洲仍然有大量鲜红的火点。火势较集中的地区位于巴西、秘鲁与玻利维亚交界处的亚马孙地区。火场上空可以清晰地看见大片的浓烟。

巴西、秘鲁与玻利维亚交界处的亚马孙地区为火灾重灾区,集中位于巴西的朗多尼亚州、马托格罗索州和亚马孙州及玻利维亚境内。欧盟哥白尼气候变化服务中心发出警告,该场大火已导致全球一氧化碳和二氧化碳的排放量明显飙升,不仅对人类的健康构成了威胁,还加剧了全球气候变暖,一系列连带后果不堪设想。

2019 年 8 月 19 日,从亚马孙雨林南下的火灾烟气对南马托格罗索州、圣保罗州和帕拉州部分地区造成明显影响。圣保罗市天空被黑云覆盖,白昼宛如黑夜。圣保罗大学研究人员在浑浊的雨水中发现植物燃烧后留下的有毒物质。

（二）澳大利亚丛林大火

2019 年 7 月,在澳大利亚发生了一场严重的森林火灾。高温天气和干旱是导致各地林火肆虐数月的主要原因。在 2 月中旬连续燃烧了近 7 个月的澳大利亚大火结束了。截至 2020 年 2 月 4 日,林火造成 33 人死亡,烧毁 3 000 多所房屋。

2020 年 2 月 20 日,澳大利亚总理莫里森宣布成立皇家委员会对此次林火灾害展开最高级别调查。截至 2020 年 7 月 28 日,澳大利亚丛林大火已致 30 亿动物死亡或流离失所。过火面积超过 8 万平方千米,面积几乎相当于一个奥地利。

自林火季开始以来,全澳大利亚有逾 180 人因涉嫌纵火而遭逮捕。新南威尔士州东南部的肖尔黑文地区,仅 3 个月就有 29 处林火被怀疑是纵火引发。2019 年 7～9 月,肖尔黑文地区纵火数字居新州之首,其次是肯普西地区,有 27 起疑似纵火案。新南威尔士州警方提供的数字显示,自 2019 年 11 月 8 日以来,有 183 人因与林火有关的违法行为而被指控或警告,其中有 24 人因故意纵火烧林而被逮捕。在昆州,有 101 人涉嫌在林区放火而被逮捕,其中有 32 名成年人、69 名青少年。在塔州,有 5 人涉嫌纵火烧植物而被逮捕。维州报告称,在 2019 年有 43 人涉嫌纵火烧林而被指控。

四、石化企业火灾

石化行业作为现代化社会的一个支柱产业,对经济发展起着举足轻重的作用。石化企业火灾爆炸事故的发生,除了给人民生命财产造成巨大损失外,还造成了局部环境的严重污染。

1) 1997年9月14日夜,印度某炼油厂液化石油气储罐爆炸,造成34人死亡、100人受伤,15 000多人被迫避难。大火燃烧了三天三夜,动用了60辆消防车,500多名消防员,最后在海军增援的情况下才将大火扑灭。

2) 2001年,沈阳大龙洋石油有限公司在油罐区接连发生了3次大爆炸,险些引爆与其毗邻的油罐群和附近的加油站、加气站。

3) 2005年11月14日,中石油吉林石化公司双苯厂发生爆炸,整个事故共造成8人死亡、1人重伤、59人轻伤,直接经济损失4 600万元,在整个爆炸事故和灭火过程中,有约80吨苯类污染物流入松花江,最终酿成重大水污染事件。

4) 2020年6月13日16:41,浙江省台州市温岭市境内沈海高速公路温岭段温岭西出口下匝道发生一起液化石油气运输槽罐车重大爆炸事故,共造成20人死亡、175人受伤,直接经济损失9 470万元。发生原因是,事故车辆行驶至弯道路段时,未及时减速导致车辆发生侧翻,罐体前封头与跨线桥混凝土护栏端头猛烈撞击,形成破口并快速撕裂、解体,导致液化石油气迅速泄出、汽化、扩散,因过往机动车火花产生爆燃,最后发生蒸气云爆炸。

五、家庭、学校等住宅火灾

近年来随着人们生活水平的不断提高,家庭物质条件有了很大的改善,电视机、电冰箱、电饭锅、空调、计算机、录像机、洗衣机等生活家电已成为居民家庭日常生活中的主要耗电设备。还有煤气、沼气、天然气、液化石油气等生活燃料,给人们的生活带来方便与快捷的同时,也带来了不安全因素。为了使居室美观豪华,现今的楼房大量采用易燃材料进行装饰装修,这就大大降低了住宅楼的耐火等级,加之装修过程中在可燃材料上没有用阻燃管铺设电器线路,更为火灾的发生创造了条件,而由此引发的家庭火灾更是层出不穷。

据调查,德国每年火灾死亡人数75%以上与住宅火灾有关,英国与其一致,而受伤者更多,达1 500～2 000人。日本家庭火灾首先以炉具引起为多,其中主要是燃气炉、油炉、电炉等。美国每年有超过4万起火灾发生在家中。根据美国消防协会估计,每个家庭成员在其一生中至少会2次遇到严重火灾。2010年11月15日,上海市静安区胶州路一幢28层公寓楼发生特别重大火灾事故,共造成58人死亡、70人受伤。事故直接原因为无证电焊工违章操作点燃了尼龙网、竹片板等可燃物,导致外立面墙壁的脚手架起火。起火点位于10～12层之间,火势蔓延迅速,整栋楼迅速被大火包围。2017年12月1日,天津市河西区君谊大厦1号楼泰禾"金尊府"项目发生一起重大火灾事故,造成10人死亡、5人受伤,直接经济损失约2 516.6万元。事故直接原因为烟蒂等遗留火源引燃君谊大厦1号楼的泰禾"金尊府"项目38层消防电梯前室内存放的可燃物。

六、油船火灾

1) 2001年5月30日6:00左右,停靠在江西省星子县南门码头的"赣州油0008"船(装载近500吨汽油)启动2台柴油发动机开航时,左侧发动机内突然喷出火焰引起轰燃发生火灾,由于灭火救援及时,没有发生爆炸,但2名船员被烧成重伤,3名船员轻伤,直接损失12万元。

2) 2004年10月15日2:10,"赣九江油0036"船装载480吨柴油,航行至安庆长江大桥上三号红浮标时,因机舱左机上方照明灯座内的电线发生短路,引发火灾,机舱、生活区、驾驶室全部烧毁,直接损失12.5万元。所幸的是出警灭火救援及时,才没有造成人员伤亡及更大的财产损失。

3) 2009年1月9日12:30,香港籍"安泰江"油轮从韩国蔚山装载沥青4080吨开往宁波途中,在长江口外海,机舱发生火灾,造成2人死亡、1人失踪。

4) 2018年1月6日,隶属伊朗光辉海运有限公司的油船"SANCHI轮"与香港籍散货船"CF CRYSTALI轮"在长江口以东约160海里(296 km)处发生碰撞,并爆炸起火。

第二节　灾难特点及伤情特征

一、公众聚集场所火灾的主要特征

公众聚集场所是人员高度集中的地方,如商场、市场等购物中心,歌舞厅、影剧院、体育馆等娱乐活动中心,图书馆、展览馆、科技馆等文化活动中心,宾馆、饭店、酒楼等旅客住宿中心,以及车站、码头、机场等交通枢纽中心等。

(一) 公众聚集场所火灾的主要特点

1. 人员伤亡数量大　由于这些场所人员高度密集,如果建筑防火标准不符合国家规范要求,消防设施不健全,加之人们缺乏必要的自救逃生训练,发生火灾必将酿成较大的伤亡事故。如河南省洛阳市东都商厦违章电焊火灾,就是典型的事例。

2. 财产经济损失大　随着我国社会物质财富和商品流通的迅速增长,公众聚集场所的发展规模空前扩大,集购物、娱乐、餐饮、住宿于一体的综合性高层建筑、地下工程越来越多;大型商场、大型文化、体育场馆越来越多。这些人员高度集中的场所设备、财产、流通物品数量多、价值高,一旦发生火灾,易造成较大经济损失。2000年1月11日,安徽省合肥庐阳宫批发市场发生大火,造成2178.9万元的直接财产损失。一般来讲,这些地方的火灾损失明显高于其他类别同等规模的火灾。

3. 社会政治影响大　人员密集场所既与人们的衣、食、住、行紧密相关,又是媒体传播的焦点,同时又因火灾易造成较大的伤亡,其政治影响和后果远远高于经济损失。2010年上海世博会刚结束后发生的"11·15"特大火灾在整个上海及全国造成很大的轰动,足以说明火灾后果的影响和严重性。

(二) 公众聚集场所火灾发生的主要原因

1) 大量公众场所的兴建和改造,生产生活用火、用电、用气、用油普遍增多,火灾发生频率随之增高。

2) 社会主义市场经济体制的建立,企业转换经营机制,有的企业消防安全管理工作严重滑坡。政府干预减弱,许多政府管理部门转化了职能,传统的消防管理模式出现了变化。许多单位削弱了保卫、消防组织,法人代表只追求一时的经济利益,忽略了消防安全。相关部门对火灾隐患整改不力,对消防安全缺乏应有的重视,因责任事故导致的火灾占相当比例。

3）市场经济的发展使人、财、物流动变大,带来正面效应的同时也带来了负面效应。有些单位未经公安消防机构审批,大量采用可燃材料装修,一旦发生火灾,严重威胁人们的生命安全。一些商场、市场中的大量商品乱堆乱放,在消防通道和其他防火间距内堆满了商品,一旦发生火灾,必将造成巨大的经济损失。一些部门盲目批准建设市场,摊群云集,车辆行人拥挤不堪,由于路面阻塞,如遇到火警,消防车难以通行,增大扑救难度。

二、地铁、隧道等地下场所火灾特征

1. 火场温度高,烟雾浓,危害严重 由于地下空间出入口少,空气流通不畅,通风不足,氧气供应不充分,发生不完全燃烧,致使一氧化碳、二氧化碳等有毒气体的浓度迅速升高,高温烟气的扩散流动,不仅使所到之处的可燃物蔓延燃烧,更严重的是导致疏散通道能见距离降低,影响人员疏散和消防队员扑救火灾。由于热量集聚,内部空间温度上升很快,发生轰燃的时间也比较短,一般发生轰燃的时间是起火后5~7min。但发生轰燃后,由于通风量的限制,轰燃之后的燃烧速度比地面建筑慢,而且燃烧产物中的毒性成分、一氧化碳等浓度较高,散热慢。

2. 人员疏散困难,逃生距离长 地下场所出入口少,受此条件限制,疏散的距离较长;火灾发生时,人员疏散只能步行通过出入口或联络通道,地面建筑火灾时使用的云梯车之类的消防救助工具对地下的人员疏散无能为力。最重要的是火灾时,平时的出入口在没有排烟设施或排烟设施效果较差时,将成为喷烟口,高温时浓烟的流动方向与人员逃生的方向一致,都是从下至上,而烟气的扩散流动速度比人群的疏散逃生速度快得多,人们只能在高温浓烟的笼罩下逃生,能见度大大降低,使人群心理更加恐慌,同时烟气中的有害气体,如氨气、氟化氢和二氧化硫等的刺激使人眼睛难以睁开,加上心理极度恐惧,可能会瘫倒在地或盲目逃跑,造成不必要的伤亡。

3. 对火灾的探测和扑救困难 地下场所的火灾比地面建筑的火灾扑救困难得多。我国地下建筑发生的数起大火中,最长的一次延烧时间为41d。抢救和灭火工作十分艰苦。地铁发生火灾时究竟发生在哪个部位,无法直观火场,需要详细询问和研究工程图,分析可能发生火灾的部位和可能出现的情况及危险,才能做出灭火方案。而且由于灭火线路少,出入口又经常是火灾时的冒烟口,消防队员在高温浓烟的情况下很难接近着火点。

三、森林火灾的特征

1. 破坏性大,烧毁大量野生动植物资源 森林一旦遭受火灾,最直观的危害是烧死或烧伤林木。一方面使森林蓄积下降,另一方面也使森林生长受到严重影响。特别是高强度大面积森林火灾之后,森林很难恢复原貌,常常被低林或灌丛取而代之。如果反复多次遭到火灾危害,还会成为荒草地,甚至变成裸地;森林火灾还会烧毁林下植物资源,森林除了可以提供木材以外,林下还蕴藏着丰富的野生植物资源。所有这些林副产品都具有重要的商品价值和经济效益。一旦发生森林火灾,就会烧毁这些珍贵的野生植物,使其数量显著减少,甚至使某些种类灭绝;森林火灾严重危害野生动物的生命,森林遭受火灾后,会破坏野生动物赖以生存的环境。火灾等原因造成的森林破坏使我国不少野生动物已经灭绝或濒危;森林火灾引起水土流失也不容忽视,森林具有涵养水源、保持水土的作用。

2. 地形多变,可制约火势 山林火灾(如凉山州火灾)的特点是地形地势多变,很大程度上制约着火势的蔓延,在山势大转折及山脊上,会出现自然终止燃烧的现象,但山林火灾一旦爆发,往往是"火借风势,风助火威",风对山林火的蔓延及火势的影响很大。火大时,会造成空气密度不均,又会产生新风或增强风势,形成局部小气候助长火势。另外火灾扩散也受山谷风的影响。当山谷风猛烈时,火灾常在火场上游一带扩展,当山风猛烈时,火势常在火场的下游一带蔓延。

3. 火源管理难度加大　随着恢复重建步伐的加快,旅游逐步恢复,进入林区旅游、探险、施工、务工人员逐年递增,形形色色的人群穿梭在林区,生产生活用火种类增多,使野外火源管理的难度日益加大。林区山高坡陡,悬崖峭壁林立,通视距离短,难以沟通联络,不便于观察火场和组织指挥灭火。地震发生后,林区交通基本处于瘫痪状态,严重影响森林防火工作的正常开展。

四、石化企业火灾特征

1. 火灾多为爆炸性,危害大　爆炸引起火灾和火灾中发生爆炸是石化企业火灾的显著特点。其中,先爆炸后燃烧的火灾最为常见。石油化工企业中的生产原料、产物等多为易燃、易爆化学品,生产装置多为密闭性压力容器,一旦生产过程中的易燃气体泄漏或者易燃液体挥发形成爆炸性混合气体,遇到明火就会发生爆炸,并引起火灾。石油化工企业的生产过程多为连续性操作,工艺流程中各个设备互相连通,发生爆炸后极易迅速波及毗邻设备导致连锁性爆炸。控制失利就会造成群死群伤的恶性事故。

2. 蔓延速度快,火场温度高　石化企业的火灾燃烧速度比普通建筑火灾的燃烧速度快一倍多。燃烧区的温度一般在500℃以上。火灾中设备升温快,还会加热相邻设备及可燃物,造成爆炸和引燃危险,使火势蔓延速度加快。

3. 易形成立体火灾,扑救困难　石化企业火灾在初期不易控制,生产装置布置的立体性和建筑孔洞互相连通,使得大量的易燃液体四处流淌,极易形成大面积火灾或者立体火灾。到了火灾发展的猛烈阶段,火势发展迅速,火灾中产生各种有毒物质,为火灾的扑救增加了难度。

4. 火灾损失大,影响大　石化企业发生火灾除了造成财产上的巨大损失外,还会对社会稳定造成一定影响。而且如果扑救不及时,就可能会造成大量的人员伤亡。石化企业一旦发生爆炸,会对所处区域构成很大威胁,给人们的日常生产生活带来不利影响。

五、住宅火灾特征

1. 用电不慎引起的火灾频繁　现代家庭常用电器品种多,其中存在质量缺陷的占相当大的比例,电线及阻燃管也存在质量问题。这些电器在使用过程中会因本身的质量问题或电器通电、断电、接地保护措施不完美而发生漏电、短路等现象,使电器内部电压突然升高、电流突然增大而导致燃烧或爆炸。另外,线路老化、裸露、接头松动、私拉乱接等家庭中常见的违章用电,都容易导致线路和电器因短路、接触电阻过大或过负荷引起火灾。用电不慎引起家庭火灾的形式多样。使用产生高热的电器用具,如电熨斗、电炒锅等,容易因为热量调节部件失灵、可燃物距电器用具太近及电器的隔热保护装置被拆卸或受损导致可燃物燃烧;不产生高热的电器用具,如电视、音响、洗衣机等,内部的电子电路中电容器易发生故障而使变压器过负荷运行,导致发热起火。

2. 生活用火不慎易引起火灾

(1)炊事用火不慎:厨房一般面积小,物品密集,用火次数频繁,易发生火灾事故。

(2)吸烟不慎:烟头落在比较干燥、疏松的可燃物上,经1~3 h阴燃可引起火灾。

(3)生活照明、取暖不慎:城乡居民夏季用灭蚊器或蚊香,由于蚊香等摆放不当或电蚊香长期处于工作状态,而招致火灾;停电后有些农民用蜡烛照明时粗心大意,来电后忘记吹灭蜡烛或点燃的蜡烛过于靠近可燃物,可因燃烧蔓延成灾。

六、油船火灾特征

1. 环境复杂,交通条件受限,难以迅速开展救援 由于油船空间局限,船舶结构设计一般比较紧凑复杂。发生火灾时,烟雾和火势蔓延快速,消防队员很难摸清船舱内情况,如果船舱的间隔板被烧塌、楼梯被烧毁而形成障碍,势必严重阻碍扑救的节奏,给扑救增加了难度。灾船上的灭火剂一旦施放完就无法补充,不像陆地可以得到各方面的支持。因风向、水流、水深、潮汐、浓烟和热辐射、热对流等因素的影响,使消防艇(船)不能或很难接近灾船,难以从几个方向接近火场实施有效的救援。灭火时大量的水灌进舱内,有可能导致船舶倾覆沉没。这些独特的不利因素,给火灾扑救造成相当大的困难。

2. 船体热传导性强,火势蔓延速度快,易形成立方体燃烧 船体结构采用钢板制造,热传导性能强,通常起火后 3～5 min 内,温度可达 500～900℃。钢板被迅速加热,极易引燃相邻可燃物质,扩大火势。随着温度的升高,钢材强度迅速降低,失去承重力,出现膨胀变形,容易发生垮塌。油船舱室发生火灾时,火势会沿着室内的机器设备、电缆线、油管线、走道、楼梯、出入口及具有良好传导性能的钢板,迅速向四周和上下层扩散蔓延,加上水面上空旷开阔,极易形成空气对流,使火势在短时间内扩展为大面积、多层次的立方体燃烧。货油舱、机舱都储存有大量易燃易爆油品,一旦发生燃烧或达到爆燃条件,几乎都伴有爆炸,破坏力极强。

3. 烟雾大,有毒有害气体较多 虽然油船已从结构防火上做出了严格的规定和限制,但是采用胶合板、聚氯乙烯板、聚氨酯泡沫塑料、化学纤维等可燃(阻燃)物质来装饰板壁、门窗的仍然不少;舱室内的家具、地毯、帘布、床铺等也多为可燃材料制成,一旦发生火灾,能释放一氧化碳、二氧化碳及氯化氢等有害气体和烟雾,在船舱室狭小空间里难以散开。另外,在燃烧时所产生的夹杂着毒害气体的烟雾阻碍人们的视线,不但会对人员直接构成生命威胁,而且会影响灭火人员寻找火源、疏散人员物资及战斗展开。

第三节 救 援 措 施

一、公众聚集场所

(一) 从灭火准备工作上要重点抓好以下三个方面

1. 公众聚集场所自救逃生训练和准备工作 公众聚集场所发生火灾时,我们要做的第一件事就是确认起火后,拨通 119 火警电话向公安消防部门报警。正确及时地报警,将缩短消防车和灭火人员到达现场的时间,为灭火救灾赢得宝贵的时间。及时疏散火场被困人员,是减少公众聚集场所火灾人员伤亡的关键。简单的防烟措施是用干、湿毛巾折叠后捂住嘴鼻。

2. 疏散与自救 采取防烟措施组织人员疏散的同时,要利用现场消防设施进行简单有效的自救。这是非常重要的一步,能将火灾控制或消除在初起阶段。如果烟雾较大,或者受灾单位或个人没有能力组织自救,应该在报警之后尽快撤离火灾现场。在火灾初期,消防队还没有到达的情况下,火灾现场的领导就是疏散的领导者和组织者,特别是公众聚集的场所,必须有组织地进行疏散,才能避免混乱,减少伤亡。公众聚集场所按国家建筑防火设计要求设置的事故报警电话、事故应急灯、疏散指示标志、事故广播、灭火设施等必须完好使用。在营业时安全门必须全部打开,消防通道保持畅通,以保障在紧急情况下人员迅速撤离。消防人员达到后,着火单位的保卫人员应引导并配合消防专业人员救火救人。被困人员应听从消防人员的指挥和安排,利用缓降器、救生袋、消防举高车的平台、云梯和充气垫等设备到达地面。

3. 充分发挥现代消防技术及设备的灭火功能 对于火灾危险性大、发生火灾后易酿成特大火灾的公众聚集场所,没有现代化的消防技术设施作保证就很难适应消防安全需要。为此,国家对设置的各类现代消防设施均有明确的要求。这些设施主要包括感烟、感温等火灾报警系统;电视监控系统;事故照明、事故疏散系统;自动喷水、水幕、雨淋灭火系统;卤代烷自动灭火系统;干粉、泡沫自动灭火系统等。经灭火实践证明,这些现代化消防设施,为成功扑救初期火灾,控制较大火灾提供了有力的保障。

(二) 救灾过程中需注意及改进的问题

目前,消防部队装备配备不适应火灾扑救需要的问题仍较突出:①消防防护装备数量少,种类不齐;②大功率消防车、特种消防车缺乏;③社会救灾专用破拆工具数量少、种类缺。这些问题的存在,严重影响公众聚集场所灭火救生任务的完成。针对上述问题,一方面要加强消防部队技术装备配备,另一方面要加强灭火应用技术训练和战术训练,向训练要战斗力,进一步弥补和缩小装备不足带来的问题。要深入消防重点单位开展熟悉训练,要开展公企一体联合演练,检验企业自救组织及消防部队扑救初期火灾的能力,在演练的基础上,及时修订灭火预案,搞好作业训练,提高和巩固训练效果,为有效预防火灾和减少火灾危害,保护公民人身、公共财产安全,维护公共安全做出贡献。

二、地铁、隧道、地下商场等地下场所

1. 结合火场实际,贯彻"救人第一"的原则 地铁或地下商场人员众多,发生火灾后会产生大量有毒有害的气体,极短的时间内就会对被困人员造成巨大的伤害,因此地下场所火灾的扑救必须坚持救人第一的原则。但坚持救人第一的原则,必须结合火场实际,正确决策,合理用兵。根据火灾现场情况,随机应变,可以先救人后灭火,也可以救人和灭火同时进行,有时也可以为救人先灭火。

2. 统一指挥,协同作战原则 接到地下场所火灾报警后,指挥员要迅速奔赴火场,组织指挥灭火战斗,立即成立火场指挥部,统一进行指挥。火场指挥部的位置应选择在地下商场出入口或进风口的附近,该处是消防官兵的作战出入口,有利于火场指挥员直接观察了解情况,便于实施靠前指挥。火场总指挥要亲自听取火灾情况汇报,掌握确切的地下火情和所处的发展阶段,以确定排烟救人和灭火等相应措施。另外,指挥部应根据火情适时组织调动专职消防队、自来水、卫生、电业、交通、巡警、部队等单位参与抢救、疏散、堵截火势的任务,以此来增强灭火的战斗力量,确保灭火任务的顺利完成。

3. 把握作战时机,灵活战术对策原则 地下场所一旦发生火灾,蔓延迅速,极易造成大面积的燃烧和人员伤亡。火灾扑救中把握战机,灵活运用好灭火方法是消灭地下商场火灾的先决条件。

(1) 加强第一出动:第一出动是到达火场的首批作战力量,对战斗的成败起着关键作用。第一出动到达火场后,必须正确选择进攻路线,控制火势发展,把火势控制在初期或发展阶段

初期,如果没有把握住战机,火场燃烧进入猛烈燃烧阶段,要救人灭火就特别困难。

(2)适时排烟:地下商场火灾,大量烟雾积聚,能见度极低。适时组织排烟,可以提高能见度,降低室内温度。在火场排烟的方法很多,地下商场火灾可利用地下的通风窗口自然排烟,也可利用机械排烟进行强制排烟。但是值得注意的是排烟适用于火灾的初期和后期。初期排烟可提高能见度,后期排烟散发余烟和炽热气。如果在火势进入猛烈发展阶段排烟,会提高氧气浓度,加速燃烧,使人员无法深入,对灭火工作造成新的困难。

(3)适时内攻:火场指挥员应在布置排烟的同时,还应依据侦察到的火情,分析判断,恰当地选择进攻时机。一般来说,火灾在初起阶段,烟气多积在上层,但下部烟气较少,这是内攻灭火的良好时机;火灾进入发展阶段,烟气充满建筑物,但仍可以通过排烟重点突破。如果火灾进入猛烈阶段,一般是不能进攻的,应将数支水枪集中在出入口,进行喷雾射水,使火势转弱,再进行内攻。

(4)全面封堵,窒息灭火:当地下建筑内火灾荷载大,火势猛烈,温度极高,现场又没有大功率风机,或无法使用大功率风机,消防人员实施内攻的行动严重受阻时,在确认无人员被困或被困人员已无生还可能的情况下,为减少火灾单位和消防队的扑救损失,避免不必要的伤亡,缩短作战时间,可酌情采用全面封堵出入口、进风口和排烟口的战术方法,实施窒息法灭火。

4. 先防后打,步步为营原则 由于地下商场火灾的特殊性,战斗人员的自身防护特别重要。在实施内部进攻前,战斗员要佩戴安全防护装备。一般情况下在前方情况不清无确实把握时,不得轻易深入,要运用各种方法判明情况后再实施进攻。通常的方法是先用水枪以其直流水柱向四周喷射一圈,听其声音,查看火光,判断周围情况,特别是对头上、脚下的情况要十分注意,以防受到伤害。在扑救堆垛燃烧时,战斗人员要避开通风口,依托掩体,先用扇面水流驱赶一下前面的浓烟,以防发生"轰燃"烧伤战斗人员。在向内部深入时,战斗人员要仔细听取内部发生的各种声响,特别是对布局复杂的大型地下商场,战斗人员一定要记住所走过的路线和每个房间里的情况,为及时撤退、防止里面窜出火焰做好准备,每深入一步都要用水彻底消灭周围的火势,建立一个安全地带,然后再向前挺进。当接近战斗替换时间,小组人员一起撤出阵地,不能强行坚守和分散撤离。

三、森林火灾

扑救森林火灾的办法都要因地制宜,首先应该对不同地区的地势地貌特点做分析,根据不同的地势地貌特点制订出适合本地的一些扑火方法。

(1)抓住有利时机扑火:森林火灾一般在初期的火势都比较弱,而且面积小,这时只要扑火队伍及时赶到现场扑救,措施到位,方法得当,火情较易扑灭。另外,根据发生火灾的地势地貌特点,盯准下山火,抓紧时间扑救,效果比较明显,因为下山火蔓延速度慢,火势弱,容易扑灭,这时应该尽可能地将下山火消灭在下山阶段。如果火灾发生在夜间,那救火相对容易些。夜间特别是在凌晨温度相对湿度大,风小,风势弱,蔓延速度慢,在窄谷及岩石裂缝处的火自然会灭,上山火爬坡也相对缓慢,有时也会不打自灭。

(2)直接灭火法与间接灭火法并用:如果遇到初发火,而且风力比较小,通常用直接扑打灭火,这样可以起到降温、隔离作用。扑打时要注意火势的走向,避免烟熏,最好是轮流作业。扑打时要轻拉重压,采用斜向抽打比较科学。

利用水灭火大致有3种形式:①就近原则,利用工具灭火,如火场附近有水,应当用水扑救,用复式水枪、机动水泵、消防车喷水灭火,灭火效率较高。②利用直升机外挂吊桶载水,从空中直接将水喷洒到火头、火线上方扑救森林火灾。③人工降雨灭火,人工降雨是在人为促进下,利用自然条件使云层早期降水或增加降水量,以达到灭火的方法,是扑灭大面积森林火灾的有效方法。

在土壤疏松、枯枝落叶较厚、杂草灌木较多的地带,还可以用土灭火法,这种方法是使用铁锹、铁镐等手持工具及推土机等大型机具,用土覆盖火线,促使火与空气隔绝、窒息灭火。根据地理特点,分析火势走向,利用地面工具或飞机将化学阻燃剂喷洒到火头前及火线上方扑救森林火灾,效果也非常不错。

近年来在护林防火方面出现了许多先进技术,如在对林火进行预测预报时利用电脑技术来帮助指挥人员更准确、更及时地对预情做出分析;应用计算机和数学知识建立了林火蔓延的模拟流程,进行动态模拟等。

四、石化企业火灾

1) 火场侦察燃烧油罐和相邻油罐储存的油的品种、数量,油面高低、水垫层的高度;被破坏的部位;防火堤是否完好;是否会发生沸溢,罐内油品能否转移;油罐区内的排水系统是否通畅,水封装置是否完好;现有的固定式或移动式泡沫灭火设备是否有效;储存泡沫液的数量是否充足;友邻单位的灭火设备情况,能否给予支援,等等。

2) 扑救燃烧油罐火灾,首先要使用水枪进行冷却,同时对相邻油罐也要进行冷却,直到燃烧油罐火焰完全熄灭,罐内温度降到安全温度为止。加强油罐冷却可提高泡沫灭火效率,减少泡沫损坏,能达到迅速灭火的目的。

3) 泡沫灭火时必须在最短时间内向着火油罐供给泡沫,泡沫供给量越大,供给速度越快,灭火效率也越高。延长燃烧时间不仅给灭火工作造成困难,同时还会增加对邻近油罐的威胁。尤其是大容量油罐更应加速供给泡沫。对于罐区防火堤内燃烧的油品,应及时用泡沫扑灭。一个罐区内几个油罐同时着火时,如果同时灭火有困难,应集中全部泡沫灭火设备和人力对位于上风向或对邻近油罐威胁最大的油罐进行灭火。着火油罐扑灭后,为防止罐内油品复燃,应继续供给泡沫5~10 min,必须对油罐内整个已燃烧的油面全部用泡沫覆盖,同时应继续冷却罐壁,直到油温降到常温为止。最后注意对相邻油罐及建筑物的影响,位于着火的油罐下风向的相邻油罐将受到直接威胁,处理不当会导致火势扩大,因此,应采取相应的措施。

五、家庭、学校等住宅火灾

家庭火灾发生后,蔓延速度是比较快的。火灾初期阶段是灭火的关键,应采取正确的方法和适当措施,通过自救,力争将火灾扑灭在初期阶段。初期火灾由于发生的场所、部位不同,从而采取扑救的方法也不同,综合起来,现代家庭初期火灾的灭火方法主要有以下几种。

1. 断绝可燃物 包括:①当起火点附近有可燃物存在,应及时想办法移走或隔挡;②对于易燃可燃气体或液体可采取关闭阀门,切断可燃物质的供给。

2. 冷却灭火 冷却的方法是喷水或喷射其他灭火剂。可采取以下方法:①应尽量采用一些就近的水源,自来水或有消防给水的室内外消火栓;②使用家庭配用的相应灭火器;③如缺乏必要的水源和器材,应通过接力传水等方法,保证源源不断地向火场浇水灭火。

3. 窒息灭火 包括:①使用泡沫灭火器喷射泡沫覆盖燃烧表面使燃烧断绝空气而窒息。②利用容器、设备的顶盖盖住,使燃烧熄灭。如油锅起火时,可立即盖上锅盖使之窒息。③利用毛毯、棉被、麻袋等浸湿后覆盖在燃烧物表面灭火。④用沙土覆盖燃烧物灭火。

4. 抑制灭火 采用卤代烷、干粉灭火器喷射灭火剂到燃烧区,使其参与到燃烧反应过程中去,使燃烧反应过程中的游离基消失,从而终止燃烧。

5. 扑打灭火 对小面积起火的地方,可用扫帚、衣物等扑打灭火。但要注意,对容易飘浮的絮状粉尘等物质,则不能用扑打的方法,以防着火物质因此飞扬,反而扩大灾情。

6. 断电灭火 对于电气线路、电器设备发生火灾,首先要切断电源,再采取措施扑救,在没有采取断电措施时,不能用水、泡沫灭火剂灭火。

7. 阻止火势蔓延 包括:①对密闭条件较好的小面积室内火灾,在未做好灭火准备前,先关闭门窗,以阻止新鲜空气进入。②与着火建筑相毗连的房间,先关上相邻的房门;可能条件下,还应向房门上浇水,防止火势因蔓延而危及相邻房间的安全。

第四节　烧　伤　处　理

烧伤的致伤原因很多,以热力烧伤最常见。近年来,由于化学工业的迅速发展、电力的普遍使用,使得化学烧伤和电烧伤发生率呈现上升趋势。无论是什么原因造成的烧伤,伤后能否得到及时正确的救治直接关系到烧伤患者的预后,甚至生命。

1. 现场紧急处理 火灾发生后,现场一般不会有机会由医务人员指导抢救,主要靠群众自救互救。首先要迅速脱离火灾现场,去除致热源:尽快脱去燃烧或被沸液、化学物质浸渍的衣服、鞋袜,以免致热源继续作用,使创面加大加深;伤者迅速卧倒,慢慢滚动,压灭火焰,或用非易燃的材料迅速覆盖着火处,使其与火源隔绝。

检查是否有危及伤员生命的情况。对呼吸、心跳停止的伤员,立即行胸外心脏按压和人工呼吸;对吸入性损伤或面部烧伤发生呼吸困难者,据情况行气管插管或切开,并予吸氧;对疼痛剧烈和烦躁患者,酌情予以镇静止痛,可口服止痛片或肌内注射哌替啶。

2. 创面处理 烧伤创面的早期处理是烧伤治疗成败的关键。烧伤后创面局部会发生微循环的变化,所以保护创面、防止感染、促进创面尽快愈合,会缩短疗程,以达到改善外观的目的。

对于小范围的局部烧伤,可以立刻用冷水冲洗伤处 0.5～1 h,尽量用流动的清水(凉水)。早期冷水处理的好处是:其一减轻疼痛;其二减轻水肿、余热造成的深部组织损伤;其三是可以使创面的一些毒性物质减轻,同时减轻继发性损伤。早期处理及时,患者愈合比较快,后期的瘢痕也比较轻。但是,如果烧伤面积比较大,用冷水处理可能会加重全身反应,此时应立即送医院抢救。

如果烧伤部位在颜面、头颈、会阴等特殊部位,即使烧伤面积不大,可能也会有并发症,此时为防止发生休克,可以给患者喝些淡盐水,补充血容量,减轻休克程度。但是不能在短时间内喝大量的白开水或饮料等,可能会引发脑水肿、肺水肿等并发症。还有一些治疗烧伤的"土方",如给创面涂抹牙膏、紫药水等,这些都是不科学的。因为烧伤最怕的是创面感染,这些东西一方面会影响医生对创面烧伤深度的观察判断,另一方面会增加创面感染的机会和增加处理难度。

对于早期患者创面的处理,应采用 0.1% 氯己定与生理盐水交替清洗创面,擦干后采用烤灯疗法。创面水疱的处理:对于未破溃的水疱,一般采取放液的方法以保持水疱皮肤的完整,使其紧贴创面,待愈合后去除。这样做有利于再生创面的修复。对深Ⅱ度烧伤的水疱,则不论感染与否,均应去除腐皮以避免感染。对于创面已感染的,首先应去除创面的分泌物,采用0.1‰苯扎溴铵冲洗,创面处理干净后,采用湿敷疗法或中药加压包扎疗法,隔日换药1次。下肢烧伤创面患者需抬高患肢15°。对于烧伤创面较大的患者,待创面肉芽新鲜后,需进行植皮术。

3. 烧伤创面用药 烧伤创面感染后,在清除创面分泌物后,做创面分泌物细菌培养。选用敏感的抗生素从低档到高档用药。当烧伤创面感染时,可用1‰水合氯醛5~10 mL,庆大霉素16万~32万U,生理盐水60 mL湿敷。一般湿敷2~3次后创面分泌物会减少,感染程度减轻,效果比较令人满意。对于感染创面久治不愈的,尤其是革兰氏阴性杆菌感染创面,可用氯霉素粉剂涂于创面,可以取得较好的效果。

综上所述,烧伤创面的处理,不拘泥于某一模式。药物、手术等方法的选择,应该根据创面的面积大小、深浅度、有无感染、部位、患者年龄等情况而定,不同的治疗方法都有其独到之处。

4. 处理复合伤 如有骨折应进行简便固定;出血者给予止血;颅脑、胸腹等严重创伤在积极进行抢救的同时,应以先后送至邻近医疗单位处理。

在现场救治过程中应注意:①迅速有效地灭火,可以减轻伤情。②禁止伤员奔跑呼叫,以免助燃和吸入火焰;不可用手扑打火焰,以免手烧伤。③越早冷疗,效果越好,既能阻止热力继续作用于创面使其加深,又可减轻疼痛,减少渗出和水肿。④使伤员迅速离开密闭和通气不良的现场,防止吸入烟雾和高热空气引起吸入性损伤。⑤注意保温,减少各种刺激,保护机体反应能力。⑥对有呼吸衰竭、合并颅脑外伤及小儿禁用哌替啶和吗啡,可改用苯巴比妥或异丙嗪,以免引起呼吸抑制。⑦烧伤后早期处理能减少感染,有利创面修复,减少各种并发症的发生和发展。⑧普及全民自救知识,使其熟练掌握各种制式灭火器的使用,学会利用身边材料进行各类致伤原因的灭火方法,能有效减轻烧伤程度。

第五节 善 后 处 理

火灾发生后,首先全力抢救伤员及遇难者,医疗机构全力配合,做好全部伤员的转院、接收和救治工作。相关单位要迅速启动应急预案,成立善后处理调查小组,一方面调查火灾事故发生的原因,公安部门要立即控制导致火灾发生相关单位或人员,对违反法律导致的火灾应按照相关法律进行惩处;另一方面做好伤员及遇难家属的安抚和救助工作,根据情况可向遇难家属发放一定数量的赔偿金。

政府部门立即关闭相关企业,全面进行整改,杜绝此类事故的发生。国家安监总局要做好安全监管工作,各司其职,完善相关法律法规,提高安全意识,做好防范措施。

(魏志敏 张宏伟)

主要参考文献

[1] 王洪亮.关于家庭火灾的成因和预防措施的几点思考[J].实用科技,2009,(06):247-248.

[2] 邓艳丽,谭志光.地铁火灾研究现状综述[J].安防科技,2008,1(1):6-8.

[3] 孙伯务,王秀芳.火灾现场烧伤急救体会[J].世界今日医学杂志,2004,5(2):105-106.

[4] 张丽敏.地下商场火灾特点及灭火战斗原则[J].武警学院学报,2009,25(2):26-28.

[5] 张鸿祺,周国泰,张愈.灾难医学[M].北京:北京医科大学、中国协和医科大学联合出版社,1993.

［6］陈自君,王建强."安泰江"油轮机舱火灾实例的分析[J].水上消防,2009,(02):23-24.

［7］陈雷.当前石化企业火灾危险性与安全对策[J].黑龙江科技信息,2009,(21):106.

［8］邵春玉.浅谈石油化工厂罐区的火灾特点及扑救对策.安全、健康和环境,2009,9(05):17-19.

［9］郜东华.浅谈内河油船的火灾特点与防范对策[J].水上消防,2009,(04):31-33.

[10] 徐芸涛,孙贤祥,于民辉.凉山州森林火灾的特点及防火工作对策[J].企业技术开发,2009,28(1):52-53.

[11] 高正超.我国当前火灾特点及发展趋势[J].武警学院学报,2002,18(4):46-49.

[12] 蒋艳青.公众聚集场所火灾特点及消防对策[J].现代职业安全,2009,(99):110-111.

第十六章 道路、铁路交通事故

我国是一个典型的大陆性国家,经济联系和交通网跨度大,需要有一种强有力的运输方式将整个国家和国民经济联系起来。铁路的特点是载运质量大、运行成本低、能源消耗少,因此在大流量的中长距离客货运输方面具有绝对优势,是适合中国经济、地理特征和人民收入水平的区域骨干运输方式。随着我国经济的快速发展,铁路列车的通车里程不断延长,至 2009 年,营运里程达 8.6 万千米;运行速度不断提高,经过 6 次提速,我国高速铁路营运里程数已达世界第一位。

铁路交通事故一旦发生,往往造成非常严重的后果。一方面,火车与机动车、非机动车辆不同,火车有自己的轨道,只能在限定的范围、限定的线路(铁路)上运行。因此,当遭遇险情或其他紧急情况时,火车不能自如地调整行驶方向,因此无法像机动车辆那样避让前方的障碍物,从此种角度上讲,当火车在道路上遇有违章的车辆或行人时,火车司机只能被动地接受事故的发生,具有被动性;另一方面,由于火车制动距离长,速度通常较快,当发生路外事故时,在其巨大的惯性下仍然会造成人员的重大伤亡,造成的财产损失也很巨大,产生极其不良的社会影响。因此,提高对铁路意外灾难的应激能力,完善院前急救网络系统,增强群众的社会急救意识,减少铁路事故造成的人员伤亡率及伤残率,是摆在我们面前的一项紧迫任务。

道路交通事故作为现代文明社会的"孪生兄弟",随着现代交通工具的高速发展及全球城市化而发生越来越多。如今,全球每年因交通事故死亡人数超过 120 万人,伤 3 000 万人以上,约 500 万人致残。换而言之,全球每 6 s 就有 1 人因交通事故而致残,每 25 s 即有 1 人因交通事故而死亡,交通伤因此也已成为严重威胁人类生命安全的"世界公害"。11 月 15 日被列为世界道路交通事故受害者纪念日。改革开放以来我国道路交通事业飞速发展,至 2009 年底,中国公路通车总里程达 386 万千米,高速公路里程达 6.5 万千米,随之而来的交通事故的发生率及致死率也呈急剧上升的趋势。1998—2002 年的 5 年中,全国道路交通事故起数、死亡人数、受伤人数年均增长率分别为 32.5%、8.8%、42.7%。由于交通事故的发生不仅造成大量人员伤亡,给无数家庭带来不幸,其处理工作涉及保护遵纪守法者,处罚违法肇事者,体现社会主义法律的权威性,所以引起了各级政府的高度重视和关注。因此,研究交通事故发生的原因、条件,掌握其规律和特点,不仅为预防交通事故提供依据,而且对促进社会主义法制建设和社会主义精神文明建设,保证道路交通的正常秩序,促进国民经济的发展都具有重要意义。

第一节 典型灾难实例

一、道路交通事故

随着我国经济的迅速发展,人民生活水平的提高,截至 2009 年底,中国机动车保有量约为 1.8 亿辆,其中,汽车超过 7 000 万辆。全国机动车驾驶人将近 2 亿人,汽车驾驶人数超过 1.3 亿人。随着机动车辆的不断增加,道路车流量日益增多,2009 年全国共发生道路交通事故约

2.4万起,造成6万多人死亡,至少27万人受伤,直接财产损失超过9.1亿元。根据事故危害结果不同,我国的道路交通事故可分为以下4类。

(1)轻微事故:是指一次造成轻伤1～2人,或者财产损失机动车事故不足1000元,非机动车事故不足200元的事故。

(2)一般事故:是指一次造成重伤1～2人,或者轻伤3人以上,或者财产损失不足3万元的事故。

(3)重大事故:是指一次造成死亡1～2人,或者重伤3人以上10人以下,或者财产损失3万元以上不足6万元的事故。

(4)特大事故:是指一次造成死亡3人以上,或者重伤11人以上,或者死亡1人,同时重伤8人以上,或者死亡2人,同时重伤5人以上,或者财产损失6万元以上的事故。

造成道路交通事故的原因是多方面的,主要有:①交通主体(人),占55％～95％,机动车驾驶员占63％;②交通工具(车),占7％～13％,未按规定进行车辆检查和保养或突发故障制动失效或爆胎;③道路,占19％～35％,工程质量、交通设施、交通标志,以及弯度坡度大、路面光线和照明不足;④环境(恶劣环境),如暴风雨、雪、台风及大雾等致道路积水、雪及冰,视线不清。交通安全需要驾驶员技术熟练,而且要求车辆机械本身具有安全性和可靠性,此外,道路及环境要有利于保证驾驶的安全性。这4个要素构成一个有机整体,相辅相成,互相影响,凡能破坏这三者协调性的因素,都可能导致交通事故的发生。下面我们列举一些典型的交通事故实例。

(一) 车速过快

驾驶员驾车"超速"是道路交通事故的最常见原因之一。据1990年全国事故统计,超速行车肇事占28.2％,究其主要原因是由于驾驶员过于自信,急于求成。

2006年5月10日10:35,四川省凉山自治州西昌市汽车总公司驾驶人谌某驾驶川W19104号中型客车,乘载14人(包括司乘人员,核载19人),由冕宁县驶往西昌市,当车辆行至冕宁县漫水湾镇境内107省道475 km加69 m公路桥处时,车辆失控撞断右侧桥栏,坠入桥下6.2 m深的水渠内,车辆被水流冲向下游,车内成员12人死亡,2人受伤。

经调查,肇事客车证照齐全,合法,无机械性故障,事发时排挡为5挡(最高挡位)。肇事驾驶人谌某有4年驾龄,无交通违法记录,对该线路的路况及该车的性能均较为熟悉,事发路段系三级公路,线性平直,水泥桥面宽8.9 m,未施划中心分隔线,桥侧无人行道和路缘石,护栏高1.0 m;路面及桥面上留有肇事车辆的制动拖印,其中左后轮侧拖印长达30.4 m。事发时天气晴朗,视线良好。

警队事故现场勘察和调查取证后确认,肇事驾驶人谌某在驾驶过程中,使用手机拨打电话,加之车速过快,致使车辆驶向道路左侧,当要撞上路侧行道树时,驾驶人猛然觉察,急向右转向,同时紧急制动,造成车辆失控侧滑,撞断公路桥右侧护栏坠入水渠。

(二) 疲劳驾驶

2009年8月22日凌晨4:00,在江苏省扬州市境内扬溧高速润扬(长江)大桥收费站北侧约1000 m处,发生一起特大交通事故,死亡5人。

经调查,此事故受害者是浙江省临安市高虹镇活山村壹组蜂农徐某(43岁)、妻子吴某(44岁)、儿子徐某(14岁)。该蜂农饲养180群意蜂,从山东省蒙阴县返回浙江临安途中遇难。少年徐某趁暑假到父亲放蜂的山东休假,随车返回准备上学时遇难。受害者受聘驾驶员,江苏省新沂市时集镇人,30岁。肇事者方某(已亡)系车主、驾驶员(28岁)。驾驶员在疲劳状态下,驾驶运蜂车在高速公路的主车道高速（80～90 km/h）冲向前面停驶的重型车后厢。因中型解放货车底盘比重型车低，高速行驶的运蜂车底盘嵌入重型车的底部，造成驾驶室及车厢前部被压扁，驾驶室内 5 人无一生还，蜂箱被压碎。

据现场勘察确认"8·22"特大交通事故是由于驾驶员疲劳驾驶引发追尾造成，运蜂车主驾驶员应承担主要责任为 70%，停在高速公路主车道的重型车承担 30% 次要责任。

(三) 酒后驾车

酒被广泛视为一种饮料，自古以来与个人及社会有着密切的关系。酒的主要成分是乙醇，乙醇可对人体中枢神经系统产生刺激作用。首先使人脑形成兴奋状态，同时减弱饮酒者的意志力和控制行为的能力，若驾驶车辆，易出现冒险行为，造成事故。当作用进一步加强时，中枢和小脑受到影响，会出现一系列运动神经障碍，此时的意志力、控制力、判断力均失常，导致饮酒者动作不协调，反应迟钝，视物不清，若驾驶车辆，极易引发事故。由于乙醇严重影响人体的反应，不同国家对饮酒与驾车的问题都做了相当严格的规定，严禁饮酒后驾车和醉酒后驾车，并且均制定了惩处规定（表 16-1），但是，酒后驾车现象并不能被完全杜绝，酒后驾车所造成的事故仍频频发生。

2004 年 5 月 17 日深夜，武汉市 22 岁男青年赵某与同伴黄某等 4 人吃夜宵后，由赵某驾驶一辆别克赛欧轿车乘载一行 5 人，次日凌晨 2:00 左右，车行至武汉市蔡甸区永安街附近时，车辆突然失控撞到路边树木后，翻入旁边一水塘内，坐在车内的黄某等 4 人当场溺水身亡，仅赵某逃生。后经交警部门鉴定，赵某系酒后且疲劳驾驶，应负全责。经法院判决，以交通肇事罪判刑 6 年，并与车主其父一并赔偿 4 名死者家属 45 万余元。

2008 年 12 月 14 日，孙某在中午大量饮酒后，仍驾车在成都市区内穿行来往。17:00 左右，孙某在一路口冲撞与其同向行驶的一辆轿车尾部后，继续驾车超速行驶，在往龙泉驿方向行驶过程中，孙某严重超速并越过中心黄色双实线（黄色双实线表示禁止车辆跨越超车，压线行驶和向左转弯），先后撞上反向正常行驶的 4 辆轿车，致使轿车内 4 人死亡，1 人重伤，财产损失共 5 万元。后经公安交通部门鉴定，孙某属于醉酒驾驶。经中级人民法院以"以危险方法危害公共安全罪"提出上诉。四川省高级人民法院以同样罪名判处孙某无期徒刑，剥夺政治权利终身。

表 16-1　世界各国对酒后驾车的处罚

国别	具体处罚措施
中国	血液中乙醇含量 200 mg/L 以上、800 mg/L 以下的饮酒驾驶机动车辆者，罚款 1 000～2 000 元，扣 12 分并暂扣驾照 6 个月；驾驶营运机动车者，罚款 5 000 元，扣 12 分，处以 15 日以下拘留，并且 5 年内不得重新获得驾照。血液中乙醇含量 ≥800 mg/L 的醉酒驾驶机动车辆者，吊销驾照，5 年内不得重新获取驾照，经过判决后处以拘役，并处罚金；醉酒驾驶营运机动车辆者，吊销驾照，10 年内不得重新获取驾照，终身不得驾驶营运车辆，经过判决后处以拘役，并处罚金
美国	驾驶员血液中乙醇浓度 >0.06% 时，无条件吊销其驾照，并将酒后开车的驾驶员送到医疗部门，专门看护那些住院的交通事故受害者
英国	酗酒开车的初犯驾驶员，吊销驾照 1 年；在 10 年内再犯者吊销驾照 3 年，外加 1 000 英镑罚款；在 10 年内若 3 次被判酒后驾车罪名成立，法院将对他的屡教不改吊销驾照 109 年；酒后发生事故者将终身不能再开车，经济上还将受到重罚
澳大利亚	对醉酒驾驶员，如系初犯，罚款 10 美元；如系再犯，处 10 年有期徒刑

续表

国别	具体处罚措施
土耳其	对酒后驾车的驾驶员,由警方押出城至 20 km 外的地方,然后强迫其步行回城
日本	当驾驶员血液中乙醇浓度>0.05%时,要判 2 年以下劳役,罚款 5 万日元,吊销驾驶执照,同时追究向驾驶员供酒者的责任。醉酒开车 2 次以上,处以 6 个月有期徒刑
法国	酒后驾驶的驾驶员驾驶证会被当场注销,如果醉酒驾驶员导致其他人死亡将直接被判入狱
墨西哥	每 100 mL 血液中含有>80 mg 乙醇即为违法。驾驶员将被强制送到墨西哥城郊的拘留所拘留 20~36 h,并扣 6 分
加拿大	凡酒后行车者罚款 1470 美元,监禁 6 个月;造成人身伤害者监禁 10 年;造成他人死亡者监禁 14 年

(四) 冰冻路面

2009 年 3 月 19 日 16:00~17:00,黑龙江省哈同公路方正县境内发生特大交通事故,造成死亡 19 人,重伤 5 人,受伤 17 人。事故发生时,先是一辆轿车因路滑撞到护栏,后面跟着的货车为躲避轿车撞到护栏翻到沟里,黑 D29033 号货车随后发生轻微碰撞停在路边,并设置了警示标识,一辆从哈尔滨开往方正县天门乡的黑 L49970 客车(定员 42 人,车上共有乘客 41 人)与其相撞。据有关部门介绍,事故路段处于下坡,由于背阴形成近 1 km 的冰面,残冰存留是导致事故的一大因素;另外大客车司机王某违法驾驶,并不具备驾驶大客车资格。

(五) 机械故障

据统计,约有 10%的事故原因是机械故障所引起的。按规定对车辆进行例行保养是避免这类事故发生的有效措施。

1987 年 12 月 30 日下午 16:20,长宁县汽车运输公司驾驶员罗某,驾驶重庆 661 型大客车,载客 84 人(准载 48 人),从宜宾市驶回长宁县城。当车行至宜宾市境内宜长路 9.07 km 下坡急转弯处南广桥头时,由于罗某超速行驶,加上严重超载,制动失效,使车冲向桥头右侧,撞垮约 6 m 长的石头桥栏,坠翻于 24 m 高的桥下河滩上,当场摔死 49 人,伤 37 人,大客车报废。事后经技术鉴定,制动失效的原因是制动软管接头处有一陈旧裂痕,长 3 cm,用一块黄铜皮包堵,行车中受制动气压冲击,铜皮变形,造成裂痕处漏气,制动气压迅速下降,从而导致制动失效。

1999 年 7 月 26 日 17:30,辽宁省法库县司机吴某(男性,51 岁,12 年驾龄)驾驶拖拉机,满载煤泥沿沈环公路由东向西下法县东大岭坡路时,刹车突然失灵,车辆失控后又冲出 2000 多米,驶向公路右侧并侧翻,将骑自行车的行人刘某当场砸死,随车装卸工吴某、推自行车行人王某砸成重伤,送医院抢救无效死亡,随车装卸工贾某被砸成重伤,路旁看电话亭人刘某被砸成轻伤。

(六) 携带危险品

2011 年 7 月 22 日凌晨 4:00 左右,一辆由山东威海开往湖南长沙的严重超载(核载 35 人,实载 47 人)双层大客车在京珠高速由北向南 938.7 km 处突发大火燃烧,造成 41 人死亡,6 人受伤,其中 1 人重伤。遇难旅客尸体被烧至炭化,无法辨别尸体,只有通过 DNA 验证才能辨别尸体的身份和人数。燃烧事故系事故车上非法携带、运输的易燃化工产品引发大火所致。

(七) 恶劣天气造成交通运输大面积瘫痪

各种极端气候,如暴风雪、洪水等自然灾害往往会导致交通运输中断,给人们的生活带来巨大不便,导致国民经济遭受重大损失,若处理不当,还会给我国的国际声誉带来不好的影响。2008年1月12日至2月5日,我国南方发生了罕见的大范围持续性低温雨雪冰冻天气,对我国公路、铁路造成了严重的影响。贯通我国南北的大动脉京珠高速公路湖南路段路面因路面积雪结冰而封闭,造成车辆滞留在湖南路段多达1万辆。由于接近春节,大批外地民工返回家乡以致大批旅客等候。雪灾也导致连接南北的铁路大动脉京广铁路湖南段的电气化接触网受损,其间无法开行电气化列车,引致多班列车取消。广州火车站有200万人滞留在火车站广场及周边地方。由于滞留人数众多及时间过长,旅客情绪一度不稳定,曾发生骚动、踩踏事件。上海市全线火车站停止长途班车售票,只办退款。湖南超过3000万人受灾,近10万名旅客在长沙火车站滞留等候。

在应对这次灾害的过程中,我国民政部和财政部累计拨款1.26亿元到灾区应急,主要是湖南、湖北、贵州、广西、江西及安徽六省。中国人民解放军超过20万人次参与抗冰救灾。为疏散滞留在广州火车站的旅客,广东省政府呼吁外来工留在广东过年,免费接送外来工返回原务工地点。在广州火车站周边、展馆、剧院、学校设置临时安置点,让滞留旅客在室内候车。由于要面对另一场风雪出现,中国人民解放军出动了3000名军人在南京长江大桥守候,随时清除路上的风雪,尽量保证道路畅通。

面对难以预测的灾害、事故,如何制定切实有效的交通应急预案,确保道路畅通无阻;灾害、事故发生后如何迅速、准确展开救援,尽量减少和降低损失,最大限度地保护群众生命和财产安全,已引起了相关部门的重视和关注,成为需要进一步研究的课题。

二、铁路交通事故

铁路重大行车事故是指旅客列车、货物列车或车站调车发生冲撞、脱轨、颠覆、火灾等造成人员伤亡,机车车辆损坏和中断行车的事故。铁路发生灾难性事故时,有的伤亡严重,有的造成长时间的线路中断,甚至导致铁路运输瘫痪,造成巨大经济损失。近年世界重大旅客列车事故见表16-2。在此,我们将根据常见铁路事故分类列举一些灾难实例。

表 16-2 世界重大旅客列车事故

国家	地点	时间(年)	发生事故原因	死亡人数
印度	比哈尔	1981	飓风将列车卷入河中	800
俄罗斯	乌法	1989	两辆客车底部爆炸	400
巴基斯坦	信德省	1990	列车相撞	210
安哥拉	本格拉	1994	机械故障导致冲入山谷	300
印度	阿格拉	1995	列车相撞	300
埃及	泰赫塔	2002	严重超载的列车起火	373
坦桑尼亚	多多马	2002	列车相撞	300
斯里兰卡	塔尔沃塔	2004	印度洋海啸吞没列车	1700
巴基斯坦	戈特基	2005	3辆客车相撞	132

(一) 列车冲撞脱轨

2005 年 4 月 21 日，一列载满旅客的客运列车在印度西部地区与另一列车相撞，造成 80 人死亡，70 多人受伤。调查显示，信号灯故障可能是这起灾难的主要原因。

2005 年 4 月 25 日，日本发生了数十年来最为严重的火车事故，日本西部兵库县尼崎市火车脱轨，死亡人数达 107 人。

2005 年 7 月 13 日，在巴基斯坦信德省的科德吉火车站发生了 3 辆旅客列车相撞的严重事故，有 127 人在事故中丧生，150 多人受伤。

2006 年 8 月 21 日，埃及两列火车在首都开罗以北的尼罗河三角洲地区相撞，造成 163 人伤亡。

2007 年 8 月 30 日，巴西里约热内卢发生一起火车相撞的事故，造成至少 8 人死亡，近 100 人受伤，其中 15 人伤势严重。

2008 年 4 月 28 日 4:48，由北京至青岛的 T195 次列车下行到胶济线周村至王村区间时，客车尾部第 9～17 节车厢脱轨，与上行的烟台至徐州的 5043 次旅客列车相撞，致使机车和 5 节车厢脱轨，造成 72 人死亡、416 人受伤，其中有 4 名法国旅客受伤。经调查，这起事故的原因是北京至青岛的 T195 次列车严重超速。在限速 80 km/h 的路段，实际时速居然高达 131 km/h。6 名相关责任人因构成铁路运营安全事故罪分别被追究刑事责任。其中机车司机李某被判有期徒刑 4 年 6 个月；王村站值班员崔某获刑 4 年，助理值班员张某获刑 3 年 6 个月；调度郑某被判有期徒刑 3 年，调度蒲某被判有期徒刑 3 年，缓刑 5 年；济南铁路局主管运输的副局长郭某被判有期徒刑 3 年，缓刑 3 年。

2011 年 7 月 23 日 20:30，北京至福州的 D301 次列车行驶至温州市双屿路段时，与杭州开往福州的 D3115 次列车追尾，造成 D301 次列车 4 节车厢从高架桥上掉落，被追尾的 D3115 次列车第 13～16 节车厢脱轨(图 16-1)。截至 2011 年 7 月 25 日，本次事故导致 40 人死亡，210 人受伤。初步了解，事故原因是 D3115 遭到雷击后失去动力停车，而同向行驶的 D301 次列车正以 180 km/h 的速度正常行驶，并未受到任何警示，换句话说，收到的信号为"绿灯"，其给予列车的行驶速度权限极高。尽管 D301 次司机潘某在最危急的时刻果断采取了紧急制动措施，但为时已晚，并没有避免灾难的发生。

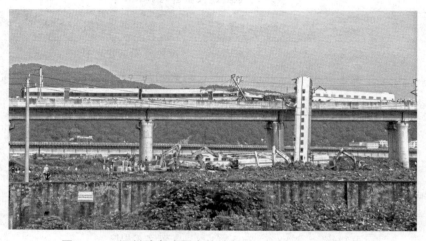

图 16-1　温州动车追尾事故情景(新华社　鞠焕宗　摄)

(二) 列车失火爆炸

2004年2月18日,一列装有燃料和化学物品的列车在伊朗内沙布尔附近发生剧烈爆炸。据伊朗官方媒体报道,爆炸造成近200人死亡,350人受伤,5个村庄遭到严重损毁。

2004年4月22日下午2时许,因调度失误,两列分别载有天然气和石油的火车在位于朝鲜西北部的龙川车站附近相撞,造成剧烈爆炸并引起大火。事故造成154人死亡,1249人受伤。爆炸还摧毁了附近的很多建筑,车站周围的房屋和树木几乎全部变成了废墟,爆炸产生的碎片与烟尘还大量冲向云霄,随着气流飘落到50 km以外的新义州一带。

(三) 桥梁、隧道车祸,铁路道口交通事故

铁路与公路在同一平面的交叉处称为道口,它是铁路运输和公路运输相互干扰并极易发生冲突的危险点。据统计,在中国每年发生道口交通事故约3000起,占全部铁路交通事故的95%,平均每年因道口事故伤亡人数约2万人,损坏的机动车辆和铁路机动车辆近万辆,所造成的直接经济损失在1亿元以上。

造成铁路道口交通事故的原因主要是机动车辆驾驶员抢道。此外,铁路道口报警装置因故障不报警,道口工失职或技术业务不熟,以及道口秩序混乱等,也是酿成道口事故的重要原因。1987年4月18日,沪杭线曹杨路口,因道口员值夜班违纪睡觉,列车通过时未放下火车道口横栏,与正在行驶的63路公共汽车相撞,酿成伤亡44人之恶果。

(四) 自然物理现象与行车安全

2004年12月26日海啸造成的斯里兰卡火车出轨事故死亡人数估计在1700人左右,是世界上最严重的火车事故。当时海洋女王号(英文:Queen of the sea;僧伽罗语:Samudradevi)列车沿斯里兰卡的海岸线从科伦坡驶往南部城镇加勒,车上载有约1500名乘客,处于满座状态。大约在9时30分时,列车驶至塔尔沃塔(Telwatta)时,当地村落帕拉利亚(Peraliya)的海滩突然间被一波来自印度尼西亚的海啸冲击,当时列车因为被水包围而立即停驶,而当地人认为列车在路轨上十分安全,所以都爬上了车顶避免被冲走。另外一些人站在列车后,希望列车能吸收海浪的力量。列车水浸时引起了乘客的恐慌,但下一波的海啸超过6 m高,把整列列车提起,撞向路轨旁的树木和房屋,把所有正寻找地方避难的人冲走。8节车厢都满载乘客,令车门不能开启,当列车注满水时,把车上几乎所有乘客淹死,后来海啸再几次冲击列车残骸。由于意外规模庞大,当局完全无法应付这次意外,而救援服务和军方又被众多意外弄得手忙脚乱,令救援工作不能及时进行。事实上,斯里兰卡政府在事发后数个小时都无法确定列车位置,直至列车露出水面。而当地的救援服务又陷于瘫痪,要很长时间才展开救援工作。有相当多的重伤者于当日在列车上死去,而1周后仍有很多尸体未被发现。

据斯里兰卡当局称,只有少数乘客生还,死亡人数最少有1700人,甚至有可能超过2000人。当时只能找到900具尸体,其余的都被冲到海中,或被其亲友带走。帕拉利亚也被冲毁,当地有数以百计的人死亡,不少是走上列车避难的人。超过200具尸体无法辨认或无人认领,3 d后举行佛教仪式,于损毁的铁轨附近将其集体埋葬。此事件超越了1981年印度发生的比哈尔火车意外,该火车驶至一座桥时出轨并跌进河中,造成约800人死亡。

第二节　灾难特点及伤情特征

充分认识公路、铁路交通事故的灾难特点,便于人们及时采取各种科学化的对策,防止类似事件重演。熟悉事故中的伤情特征,为及时、有效地对伤员实施院前急救,降低伤员的死亡率及伤残率提供科学依据。因此研究道路、铁路交通事故的特点及其所造成的伤情特征,是交通安全部门防灾和救灾计划的重要内容。

一、道路交通事故

(一) 道路交通事故的特点

1. 突发性　交通事故过程中驾驶员从感知到危险情况到事故发生,所经历的时间非常短暂,通常不足以使驾驶员从反应危险信息到采取有效措施,这使得现实中交通事故的发生表现出突发性的特点,给人的感觉只有一刹那。一般情况下,从险情形成到损失形成往往表现为当驾驶员或其他交通参与者以及周围人群尚未反应过来时,交通事故已经发生了。

2. 随机性　因为交通事故的发生受多种因素的影响,这些因素往往属于单纯的随机事件。例如,交通流量、行驶速度、车流密度等在一天内、一年内和若干年内在不同路段都是变化的,车辆的行驶行为,如加减速、转移车道等都呈现非常大的随机性;此外,交通干扰,如交通事故、车辆抛锚、物品散落、道路维修工程等,这些事件发生的时间、地点都是随机的;行车环境的变化,如白天黑夜、进出隧道、恶劣天气等也都是随机的。因而交通事故的发生也具有随机性的特点。

3. 不可复制性　由于道路交通事故随机性、突发性的特点,使得道路交通事故又具备不可复制性特点,即现实中不可能使得任意两起道路交通事故完全相同。道路上的交通环境不断在改变,加之影响道路交通事故发生的因素多且难以控制,导致每一起交通事故都有其唯一性。即使因为科学研究或其他原因需要对某一起道路交通事故进行模拟,也只能是进行部分模拟,不可能进行完全复制。

(二) 道路交通事故伤情特征

交通事故伤有许多类型,如撞击伤、烧伤、碾压伤、爆炸伤等,其中最多见的为撞击伤。由于交通事故致伤因素多,多发伤和复合伤发生率比较高。据统计,因车祸而致伤的人员中平均有 2.15 处伤,较严重的受伤者平均有 2.70 处伤,多发伤呈渐增趋势。同时,多发伤由于损伤范围广,伤情复杂,出现广泛的软组织损伤、坏死、污染,常伴随严重感染的发生。在致伤部位中,以颅脑和四肢所占比例最高,腹部和脊柱伤较低。颅脑伤员中,以非机动车和摩托车乘员较多。四肢伤员中,则以行人和机动车交通方式者多见。自行车引起的损伤仍以颅脑和四肢为多,但有其特征性损伤,小儿踝部和足跟部损伤多见骑车搭载小儿时;车把综合征则因车把撞击腹部等致内脏损伤。

二、铁路交通事故

(一) 铁路交通事故的特点

1. 地域局限性　作为铁路交通事故的标志——列车,必须在固定的铁轨上运行,铁路交通事故也就必然发生在铁轨上或其附近,换言之,只有通列车的地方才有可能发生铁路交通事

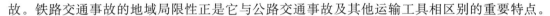

故。铁路交通事故的地域局限性正是它与公路交通事故及其他运输工具相区别的重要特点。

2. 量少,危害大　尽管铁路交通事故每年大约发生上千起,但 95% 是发生在道口并损及机动车辆等的事故,纯粹重大的铁路交通事故数量并不多,每年少则几起,多则几十起,从数量上讲,铁路交通事故比绝大多数灾难都要少。然而,一旦重大铁路事故发生,即意味大难临头,其损害后果及震动性特别大,危害远非一般公路交通事故个案可以比拟。

3. 致灾原因众多　引起铁路交通事故的原因是多方面的:①司机违反操作规程,导致列车闯红灯出事;②铁路信号系统失灵;③车站调度混乱;④路、桥、隧洞年久失修酿成事故;⑤乘客携带易燃、易爆危险品上车;⑥所运货物等发生意外;⑦道口机动车辆或人畜的不当行为致使出事;⑧自然灾害的影响如地震、崩塌、洪水的突发亦会致灾,这类事故十分罕见。除第 8 条属人力不可抗拒外,其他因素均属人力可控制的,因此,铁路交通事故几乎都属人为责任性事故。

4. 事故种类多　列车成灾的灾种就有火灾、碰撞、爆炸、出轨、颠覆、车厢脱钩、其他意外等多种,其中又以火灾与碰撞最为常见。

5. 造成很坏的社会影响和政治影响　铁路运输不安全,其后果极其严重:①不仅生产不能正常顺利进行,而且会造成巨大的经济损失。一趟列车颠覆,相当于毁掉一个中型企业,社会间接经济损失则更大,一般为直接经济损失的 10 倍。②危机人民生命财产安全,直接影响社会安定。③损害国家声誉。

(二) 铁路交通事故伤情特征

1. 颅脑损伤居首位　头颅较躯干重,列车碰撞突然停止运动时,头部的减速落后于躯干,因而头部强度前伸,使头面部与前方碰撞面发生剧烈撞击致伤,同时颅颈交界处的韧带、关节、骨骼及椎管内脊髓和颅内的脑组织亦可发生损伤。据统计,因交通事故引起的死亡病例,其中 2/3 是由于颅脑损伤。这也正是铁路伤亡事故中死亡率高的主要原因。

2. 复合伤、多发伤发生率高　高速行进中的列车事故,可使人体遭受多方面的暴力,因此常发生多个部位、多个脏器和多个类型的损伤。列车骤停时,车内乘员依惯性作用,躯体依然向前行进,车厢内的各种结构如座椅、铺位、门窗等均成为强有力的碰撞面,可致使头部、颈部受伤,心脏、胸及腹部受伤,关节脱臼、骨折等。伤员有时遭遇车辆撞击后,被抛出数米之外才着地,此时,接触地面的头颅可发生直接的颅脑伤和间接的对冲性脑损伤,剧烈震荡常可发生内脏破裂。列车车厢受到剧烈撞击后可严重变形扭曲,人体被挤压在车体之中,或被大量的行李物品挤压,最初受压部位可变形,组织被牵拉撕裂,如挤压力量超过组织的耐受力,即引起破裂、断裂。飞来的物品或破碎的各种构件,亦可造成身体任何部位的穿透伤、钝器伤。事故发生火灾后可放出大量的有毒气体,除了造成不同程度的皮肤烧伤外,还可引起吸入性中毒。

第三节　救援措施

一、道路交通事故

对于大量发生的交通事故,绝大部分事故仅造成少数或个别人员的伤亡和轻微的财产损失,其救援措施也相对简单。此类事故发生后,驾车人首先应立即停车,保护现场,查看伤者情况。对伤情严重、生命垂危者,立即实施现场紧急抢救,过往车辆驾车人和行人应积极协助。同时迅速通知交通部门及急救部门,抓紧时间将伤员送往医院进行抢救和治疗。在交通警察现场勘察完毕后,迅速恢复交通秩序。对于少数伤亡惨重的事故,虽然发生频率较低,但社会影响极坏,其救援措施则常涉及政府、公安机关、卫生当局、急救部门等多部门,如何加强这类事故的现场救援措施,是灾难医学救援重点关注的内容,包括以下几个方面。

1. 现场控制   当交通部门接到事故发生的信息后,应尽快掌握事故的大致情况,如时间、地点、可能的伤亡情况等。然后立即组织相关人员赶赴现场,并与当地医疗急救部门和卫生当局取得联系,并告知事故的基本情况,以便急救部门安排调动人员、车辆和设备及有关医院做好抢救治疗伤员的准备工作。

各有关人员赶到现场后,应在统一指挥下,密切配合,有步骤地实施现场紧急救援措施。

(1)维护现场秩序:设置必要的警戒线和警戒标志,控制和隔离围观群众,保证有条不紊地实施现场救难。

(2)查明现场状况:首批救援人员赶到现场后应确定是否需要增援,包括遇难的人员、车辆、物资等。

(3)解除危险:尽快使正在受到威胁的人员或物资脱离险境。如事故引起火灾时,应尽快灭火和使人员、物资脱离火源;如发生溺水事故时,应使溺水者迅速脱离水源等。当现场中潜伏着新的更大危险时,应谨慎地消除危险,以免造成新的伤亡和损失。

2. 抢救伤员   在查明事故状况、消除危险的同时,应立即确定现场伤员临时抢救治疗点,并标明明显标志,待危险除去后,迅速对伤员进行及时有效的抢救。如出血时的止血、包扎,骨折固定,畅通气道,人工心肺复苏等。

3. 伤员的筛选和转运   对伤员进行紧急救命的同时,专人负责对伤员进行检伤分类并填写伤员分类卡,以确定首先需要送到医院的重伤员或生命垂危的伤员,以便进一步检查和抢救,然后再将伤情较轻的伤员送到相应医院进行检查和治疗。

4. 现场勘察和清理   伤员紧急抢救完毕后,交通警察机构应立即进行现场勘察、收集证据,对现场遇难者应分别编号、拍照、记录和包裹,对明确的遇难者遗物也应进行分类包装、编号(应与遇难者编号同)、记录,连同尸体一并运往停尸处,以便下一步的尸体检验和辨认。对现场其他物品,应分别进行清理、登记,并运往指定地点,以便物主和死者亲属认领。最后,解除现场警戒,恢复正常秩序。

二、铁路交通事故

铁路交通事故发生突然,在发生事故的初期,往往医务人员很难迅速出现在事故现场。因此,最初的急救工作通常是围观的群众及未伤、轻伤的旅客来进行,以后才有大量的组织救治工作延伸到事故现场。由于铁路的特殊性质,在救灾过程中除了应以最快速度抢救伤员,妥善安置遇难者,对事故现场拍照、录像、测量以备事后调查之用,还有其特殊的救难原则。

第一,救援中要保证优先通路。在双线中两线均堵时,要尽快开通一线;干线和支线同时堵塞时,优先开通干线;多条线堵塞时,优先开通汇线;车站堵塞时,应尽快开通有车一线,使列车能及时通过。

第二,救援中为尽快开通正线,可能造成设备及物资损耗时,除国家贵重器材或稀有物资应尽量注意减少损失外,一般物资的耗费使用应以保证线路畅通为主。

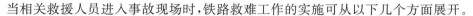

当相关救援人员进入事故现场时,铁路救难工作的实施可从以下几个方面展开。

(一) 组成现场指挥部

准确、迅速、有效的院前急救直接关系抢救效率和质量,关系到伤员的生命安危。旅客列车发生事故时,往往伤员众多,除了需要及时抢救大批重、轻伤员和处理死难人员外,还要安置为数众多的旅客。发生事故后,现场应立即组成救灾指挥部,由具有较高组织能力和果断作风的负责人统一指挥各部门救灾协调工作,保证救灾工作有条不紊、有效进行。现场指挥部的工作具体内容包括以下几方面。

1) 根据具体情况,联络各医院急诊科、医疗单位,组织医护人员和有关人员参加现场急救或在医院进行抢救治疗。

2) 组织有关药品、器材和物资的运输和供应,尤其在中毒抢救中所需的特殊药品。

3) 在现场实施指挥抢救的同时,应迅速地掌握有关信息、动向,及时向领导机关提出报告,报告的内容至少包括:灾难发生情况,当地地形道路情况,伤亡情况,救援情况,是否需要支援力量及要求解决的问题。

(二) 组织现场医学抢救

1. 现场急救的组织分工　现场抢救应根据现场条件、受伤人群、伤情和医务人员数量,尽快确定抢救方案。如受伤人员较多,为保证工作有条不紊,最大限度地减少现场死亡率,救护工作应分成4组进行。

1) 检伤分类组:负责对全体受伤人员进行检伤分类,紧急处置重点伤员。

2) 现场救护组:负责对伤情危重的伤员进行现场抢救,处置一般创伤的伤员。

3) 巡回检查组:负责对每个伤员进行详细检查,防止重要伤情漏诊、误诊。

4) 后送组:负责对现场已脱离危险并需要专科治疗伤员的后送及途中维持生命体征。

2. 伤情初级处理　检伤分类与初级处理同时进行。检伤分类是预见性和计划性地对所有伤员分门别类地进行有组织的抢救,以便高效施救。初级处理的原则:轻伤伤员,适当处理;重危伤员,及时正确处理;危重伤员,立即抢救;濒死伤员,以救死扶伤的精神处理。当出现危及患者生命的指征,如窒息、大出血、心搏及呼吸骤停等,现场医护人员应立即对伤员进行抢救;对生命体征和血流动力学不稳定的伤员,应视伤情尽快进行气管插管给氧,人工呼吸,抗休克,降低颅内压,直至进行急诊手术和紧急开胸施行心肺复苏术。

3. 伤员转运后送　条件允许时切忌忙乱中由非医务人员随意搬动伤员。重症伤员应标有医务人员熟悉的标志,以便对重点伤员实施特殊处置和护送。后送的工具在长途转运中十分重要,一般靠列车、救护车、汽车来完成。特殊情况下有飞机和船只。直升机是一种较好的伤员运送工具。

(三) 救护车或就地急诊室抢救

在伤员众多、伤势严重时,往往需要边转运边抢救,即在救护车上或就地急诊室抢救。为了减少病危伤员的死亡率,其抢救重点为保持呼吸道畅通,积极抗休克,做好紧急手术前准备,必要时开展急诊手术。

第四节　遇难者处理

道路及铁路交通事故遇难者的处置是继现场救难处置后的进一步处置,是在停尸场所(医院太平间或殡仪馆等处)进行的,以法医学检验为主的一项工作,包括损伤死亡原因、死亡时间、死亡方式、死者身份确定等一系列问题,在这些问题明确之后,交由死者家属办理丧葬事宜,从而完成全部遇难者的处置工作。处置的好坏,直接影响下一步的善后处理和社会稳定。

(一) 遇难者的法医学检验

1. 一般遇难者的检验　一般遇难者主要是指遇难者人数较少,且身份明确的情况,道路交通事故通常为此类情况。由公安机关指派或聘请法医或有经验的医生,依法对遇难者的尸体进行严格而科学的检验,查明遇难者的损伤、死亡原因、死亡时间、死亡方式等。检验以尸表检验为主。对死因不明者,可在征得家属同意之后,进行解剖检验。对驾车人死亡者还应注意是否有饮酒情况及其他药物使用情况。当怀疑其他暴力行为时,必须进行解剖检验,并邀请有关刑侦、治安等方面人员参加。检验完毕后,还应对尸体的处理提出是否有保留必要的建议。最后,应对检验所见形成书面文书,报告公安机关,作为定案的重要依据之一。

2. 身份不明遇难者的检验　对身份不明遇难者的处置除前述的有关检验外,还必须注意辨别死者身份的有关检验。如对死者的体貌、衣着、携带物品、体表特征等,做出详细如实的记录和拍照固定,以便查找死者家属,明确尸源。某些特殊情况下,如被烧死者或高度腐败的落水尸体等,为了查明死者身份及死亡原因,也可进行解剖检验。

3. 群死尸体的检验　群死多指一次死亡 3 人以上,常见于铁路行车事故中。对这类遇难者的处置难度较大。由于遇难者多,尸体辨认复杂,涉及家属多,如处置不好,将严重影响事故处理。

首先,对尸体进行编号,拍照及尸体包裹。在检验时,可依照这一编号。

其次,提取证物。在检验前应对每具尸体进行拍照,并提取指纹、毛发、血迹、重要衣物等,以供尸体识别时使用。提取证物编号应与尸体编号同,最好随尸体同行,以免混淆。

再次,组织并实施检验。由于遇难者众多,工作量大,任务重,时间紧迫,故应组织一定数量的法医或医生,分组对遇难者进行检验,并尽可能地收集有关个人识别的资料、其他暴力损伤或急死资料。对死因不明、驾车人死亡等,还应争取进行解剖检验,并提取病理、生化、毒理等方面检材送检。

(二) 尸体辨认

发生事故后,经常遇到有群死尸体,尤其是在铁路事故中常出现身份不明的遇难者,必须在检验完毕之后,迅速对尸体进行法医学辨认,以供遇难者家属认领。

1. 索取失踪者资料　首先向前来认领遇难者尸体的家属讲明情况,然后令其提供失踪者的衣着和体貌特征,如年龄、性别、身高、体重、发色、发式、体型、脸型、体表瘢痕、痣、牙齿状况,以及生育婚姻史、疾病史和血型等,并请认领者填写"失踪者情况登记表",力求描述详细,并由主持辨认的法医及当局签字盖章。这样,既可获得全面系统的关于失踪者的资料,又为具体辨认提供了文字依据,提高辨认的可靠性。

2. 资料审查　根据失踪者情况,结合法医检验所获得的资料,先进行资料审查,初步分析判断失踪者与遇难者之间的一致性如何。当基本特征或主要特征能够吻合时,可进行下一步的工作,有时前来认领者难以提供全面的资料,只要主要特征具备,即可考虑下一步工作的进行。

3. 实地组织辨认 在资料审查基本认可时,由法医或司法人员带领认领者前往停尸场所,实地辨认尸体。组织辨认者应密切观察认领者的一举一动,并逐一查找遇难者特征,以防误认误领尸体,造成不良后果。因为,认领者的心情常十分激动,不易冷静地仔细辨别尸体特征,可能出现误认。

实地辨认后,认领者和组织认领者应在失踪者登记表或认领表上分别签名,并注明辨认同一的主要依据,同时制作书面文书,报告公安司法机关,以便事故处理后续工作的进行。

(三) 办理丧葬事宜

事故遇难者尸体在检验和认定完毕后,公安机关依照有关规定认为尸体无保留必要时,应交由遇难者家属办理丧葬事宜。

第五节　善　后　处　理

一、道路交通事故

交通事故的善后处理总的来说即为损害赔偿及调节、诉讼等问题。因此,首先要弄清交通事故的责任,然后明确损害赔偿范围及其计算标准,最后是实现损害赔偿的方法手段——调解和诉讼。

(一) 道路交通事故的责任认定

我国《道路交通安全法》规定:①不管是机动车之间,机动车与非机动车、行人之间发生交通事故的,首先由保险公司在机动车第三人强制责任限额内予以赔偿,意味着受害人对保险公司享有直接请求权。②机动车与非机动车、行人之间发生交通事故的,由机动车一方承担责任。③对于交通事故逃逸,可以首先从国家设定救助基金中得到抢救费偿付。

(二) 算还赔偿范围及标准

《道路交通安全法实施条例》规定:道路交通事故损害赔偿项目和标准依有关法律规定执行。由此,发生交通事故造成人身损害的,可按《最高人民法院关于审理人身损害赔偿案件适用法律若干问题的解释》的规定执行。根据不同情况,获得相应的包括医疗费、误工费、护理费、交通费、住宿费、住院伙食补助费、必要的营养费等经济赔偿。此外,还指出"受害人或者死者近亲属遭受精神损害,赔偿权利人向人民法院请求赔偿精神损害抚慰金的,适用《最高人民法院关于确定民事侵权精神损害赔偿责任若干问题的解释》予以确定"。

(三) 调解、裁决和诉讼

1. 调解 在充分调查当事人、目击者,进行现场勘察,伤者痊愈,事实清楚的情况下,及时召集事故各方当事人进行调解。调解所依据的法律层次顺序为:①法律;②法规;③部门规章;④地方性行政法规。调解中要耐心细致地把法律、法规依据向当事人讲解清楚,做到事故责任判断准确,以责论处,同时做好调解笔录,由当事人签字认可。达成调解协议的,要制作调解协议书,由双方当事人和事故处理机关签字、盖章后生效执行。调解一般不应超过3次。

2. 裁决 经3次调解仍不能达成协议,适用裁决程序。裁决应当召集事故各方当事人到场,在准确把握事故性质、违章责任、经济损失、赔偿责任划分等工作的基础上,依据有关法律、法规制作裁决书。裁决书当众宣读,事故当事人、处理机关、处理人签字、盖章则裁决成功。裁决书从送达事故当事人之日起生效执行。如果一方当事人不服裁决的,在接到裁决书15 d内可申请相关部门对裁决进行行政复议,或在30 d内向当地有管辖权的人民法院提起诉讼,逾期不执行裁决的,处理机关和事故当事人都有权申请人民法院强制执行。

3. 诉讼 经裁决的事故案而未执行,可能引起以下3种诉讼。

(1) 行政诉讼:当事人认为事故处理显失公平、公正,侵犯了其合法权益,则有权提起行政诉讼。行政诉讼中,被告是诉讼的举证人,负有举证责任这一原则是为了保护原告的合法权益而设置的,这也是区别于其他诉讼的特征之一。

(2) 民事诉讼:当事人对事故的裁决不服时,在法定期限内可向人民法院提起民事诉讼,依法要求人民法院公正裁决。人民法院可根据事故责任和有关法律、法规做出维护和改变事故处理机关裁决的裁决。

(3) 刑事诉讼:重大、特大交通事故,造成人员伤亡,财产损失数额巨大及其他危害社会的恶劣情节,符合刑法交通肇事罪界定的,应由人民检察院、公安机关提起公诉,由受害人或受害单位提起刑事诉讼。对事故造成的经济损失,提起刑事诉讼附带民事诉讼(即事故责任人负刑事责任的同时,承担民事赔偿责任)。

综上所述,道路交通事故处理是行政执法的重要内容,其政策性、法制性极强。因此,要求处理人员具备较高的法律知识和专业素质。对上升到刑事案件的交通事故,决不能当一般事故处理,使触犯刑律的犯罪分子逍遥法外,而应及时提起公诉或由受害人提起诉讼,移交人民法院审理,对交通肇事罪案的当事人依法刑事处理。

二、铁路交通事故

我国铁道部自2007年9月1日起施行《铁路交通事故应急救援规则》,对铁路交通事故的善后处理做了以下10条规定。

1) 事故善后处理工作组应当依法进行事故的善后处理,组织妥善做好现场遇险滞留人员的食宿、转移和旅客改签、退票等服务工作,以及伤亡人员亲属的通知、接待及抚恤丧葬、经济补偿等处置工作。负责收取伤亡人员医疗档案资料,核定救治费用。

2) 对事故造成的伤亡人员,现场指挥部应当在积极组织施救的同时,负责协调落实伤亡人员的救治、丧葬等临时费用,待事故责任认定后,由事故责任方承担。

3) 事故造成人员死亡的,应当由急救、医疗卫生部门或者法医出具死亡证明,尸体由其家属或者铁路运输企业存放于殡葬服务单位,或者存放于有条件的急救、医疗卫生部门。尸体检验完成后,由事故善后处理工作组通知死者家属在10 d内办理丧葬事宜。对未知名尸体,由法医检验后填写"未知名尸体信息登记表"。经核查无法确认死者身份的,经事故善后处理工作组负责人批准,刊登认尸启事,刊登后10 d无人认领的,由县级或者相当于县级以上的公安机关批准处理尸体。

4) 事故造成境外来华人员死亡的,事故善后处理工作组应当通知死者亲属或者所属国家驻华使(领)馆,尸体处置事宜按照我国有关规定办理。

5) 事故现场遗留的财物,由善后处理工作组或者公安部门进行清点、登记并妥善保管。

6) 对事故造成的人员伤亡、财产损失及事故应急救援费用等应当进行统计。借用有关单

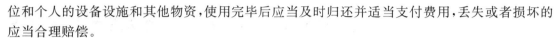

位和个人的设备设施和其他物资,使用完毕后应当及时归还并适当支付费用,丢失或者损坏的应当合理赔偿。

7) 对事故造成的人员伤亡和财产损失,按照国家有关法律、法规和《铁路交通事故应急救援和调查处理条例》有关规定给予赔偿。事故当事人对损害赔偿有争议时,可以协商解决,或者请求组织事故调查组的机构进行调解,也可以直接提起民事诉讼。

8) 属于肇事方责任给铁路运输企业造成损失的,应当按照事故认定书由肇事方赔偿。

9) 因设备质量或者施工质量造成事故损失的,铁路运输企业有权依据事故认定书向有关责任方追偿损失。

10) 事故应急救援工作结束后,现场指挥部应当对事故应急救援工作进行总结,于 5 d 内形成书面报告,并附事故应急救援有关证据材料,按事故等级报铁道部事故应急救援领导小组或者安全监管办备案。由铁道部事故应急救援领导小组或者安全监管办组织进行全面总结分析,对事故应急救援的组织工作进行评价认定,总结经验教训,制定整改措施,修改、完善应急预案及有关制度办法。

（刘　岩）

主要参考文献

[1] 王一镗,刘中民. 灾难医学[M]. 镇江:江苏大学出版社,2009.
[2] 中华人民共和国国务院. 中华人民共和国道路交通安全法实施条例[Z]. 2004-4-30.
[3] 中华人民共和国国务院. 铁路交通事故应急救援和调查处理条例[Z]. 2008-6-27.
[4] 白玉,魏毅. 重大道路交通事故严重程度影响因素分析[J]. 交通与运输,2022,38(3):22-26.
[5] 张鸿琪. 灾难医学[M]. 北京:中国协和医科大学出版社,1993.
[6] 郑安文,苑红伟. 道路交通安全概论[M]. 北京:机械工业出版社,2010.
[7] 孟宏伟. 道路交通管理[M]. 群众出版社,2000.
[8] 曹广文. 军队灾难救援手册[M]. 上海:第二军医大学出版社,2015.
[9] 蒋亚非. 道路交通事故的责任认定及其赔偿责任[J]. 常熟理工学院学报,2007,1(1):37-39.
[10] 缪金祥. 从南方雪灾谈交通应急预案[J]. 交通企业管理,2008,(9):6-7.

第十七章 空难和矿难

空难是指飞行器在飞行过程中发生故障、遭遇自然灾害或其他意外事故所造成的灾难,是不可抗拒或人为因素造成的飞机失事,并由此带来灾难性的人员伤亡和财产损失。尽管目前飞机事故发生率有逐年下降趋势,但由于飞机已经成为一种主要的交通方式,而与公路、铁路事故相比,空难在社会心理上的影响和经济上的损失是巨大的。空难医学遵循的基本规律取决于空难的特点,空难医学的目标是最大限度地减少灾难的后果和影响。空难医学不仅包括营救和善后,还包括医学调查、人为因素研究、事故预防及组织计划等。

海难是指船舶在海上遭遇自然灾害或其他意外事故所造成的灾难。海难可给人的生命财产造成巨大损失。造成海难的事故种类有很多,大致有船舶搁浅、触礁、碰撞、火灾、爆炸、船舶失踪,以及船舶设备损坏导致无法自修以致船舶失控等。由于经济贸易全球化的不断发展,各国远洋商队不断增多,伴随着各种不同原因造成的海难事故也不断增加。海难带给人们的生命财产损失十分惊人。

矿难是指在采矿过程中发生的事故,通常造成伤亡的危险性极大,世界上每年至少有数千人死于矿难。常见的矿难有瓦斯爆炸、煤尘爆炸、瓦斯突出、透水事故、矿井失火、顶板塌方等。我国情况不容乐观,仅 2020 年全国发生煤矿事故 122 起,死亡 225 人,教训十分沉重。特别是一些技术和设备简陋的中小矿井,问题更加严重。

第一节 典型灾难实例

一、空难

洛克比空难发生于 1988 年 12 月 21 日,美国泛美航空公司的一架波音 747 客机在苏格兰小镇洛克比上空爆炸坠毁,造成机上 259 人和地面 11 人丧生,其中包括 189 名美国人。空难发生后,美、英两国情报机构组成的调查组立即对空难展开调查,并最终于 1990 年秋天认定这次空难系利比亚航空公司驻马耳他办事处经理费希迈和利比亚特工阿卜杜勒·迈格拉希所为。次年 11 月 14 日,美、英两国发表联合声明,要求利比亚交出凶手。利比亚虽然拘留了费希迈和迈格拉希,但拒绝把他们交给美、英两国。为了迫使利比亚交出嫌疑人,联合国安理会曾多次通过决议,对利比亚实施包括空中封锁、武器禁运和外交制裁等一系列制裁。1996 年,美国又通过《达马托法》,对在利比亚石油、天然气领域年投资 4 000 万美元以上或违反联合国对利比亚制裁规定的外国公司实行制裁。

1977 年 3 月 27 日,非洲西北大西洋中西班牙加纳利群岛的特那里夫岛上的洛斯洛德斯机场跑道上,两架波音 747 客机相撞,旅客和机组人员死亡 583 人,幸免于难的仅 61 人。这是民航史上最大的空难事件。这一天,阴雨和雾气笼罩着整个加纳利群岛,洛斯洛德斯机场也在浓雾之中。这个机场只有一条跑道,长度为 3 400 m。跑道的方向是由东北向西南延伸,机场的海拔高度为 600 m,处在岛上最高的皮科得太山的东麓。由于机场地势高,被浓雾笼罩是常有的事。大西洋潮湿的海风吹来时,往往在山峰周围形成云雾圈。有时,湿润的空气突然刮来,与山峰周围的冷空气相遇,浓雾来得快,散得也快。这种变化无常的天气,对航空港来说,实在是一个很不利的自然因素。可是,它使岛上的植物生长茂盛。湿润、温和的自然条件,造就了岛上美丽的自然风光。荷兰航空公司的一架波音747客机正停在跑道上,等候地面塔台发出准予起飞的命令。飞机上载有247名旅客,机长是一位已经有飞行1500 h的优秀驾驶员,得到准予起飞的命令后,他娴熟地操作驾驶杆,扫视了各种仪表,一切正常。此时机场上的雾气越来越浓,能见度也越来越低,随着飞机不断加速,周围的浓雾好像要把飞机吞没一样。突然,在浓雾中驾驶员隐约看到跑道前方有另一架巨型客机的轮廓,而且两机正以60 m/s的速度相互接近。机长向驾驶员发出急促而又果断的命令,驾驶员迅速地将驾驶杆拉向身边,企图使飞机立即腾空而起,越过那架正在跑道上迎面而来的飞机。终因还未达到足以使飞机升空并可以超越障碍物的速度,飞机的机头刚刚上仰,机身底部猛烈撞在那架来不及躲避的飞机上。一场可怕的空难事件顷刻间发生了。这架被撞的也是波音747客机,它属于泛美航空公司,机上有旅客300多人。

1986年1月28日,美国"挑战者"号航天飞机升空后爆炸,机上7名宇航员全部遇难。据调查这一事故的总统委员会报告,爆炸是一个"O"形封环失效所致。此封环位于右侧固体火箭推进器的两个底层部件之间。失效的封环使炽热的气体点燃了外部燃料罐中的燃料。

二、海难

1912年4月14日,一个风平浪静的夜晚,泰坦尼克号以22.3节的速度在一片漆黑冰冷的洋面上航行。由于接到附近很多船只发来的冰情通报,史密斯船长命令瞭望员仔细观察。这一年因为是暖冬,冰山比往年向南漂得更远。因为出发前准备不足,泰坦尼克号的船员忘记带上望远镜,以至于瞭望员不得不用肉眼进行观测。23点40分,瞭望员发现远处有"两张桌子大小"的一块黑影,以很快的速度变大。他迅速敲响驾驶台的警钟,并报告发现冰山,值班大副下令减速,左满舵,停船倒车。事后证明这是一个错误的决定。最好的选择应当是减速的同时用坚固的船头去撞击冰山。冰冷刺骨的海水迅速从破损的船舱涌入船内。许多乘客虽然逃离了船身,但因为未能搭上救生船,而在沉船时一起被吸入海底,或者是泡在冰冷的海水中失温而死。不少乘客的尸体未能寻回,落入水中的人们很快就失去了知觉。等待他们的是迅速的体温丧失、神经麻痹和死亡。一些人完全是凭借坚强的意志,半身泡在冰冷刺骨的海水中,手紧紧扒住翻覆的2号救生艇。卡纳德公司的客船卡帕西亚号最先赶到了出事现场。卡帕西亚号的船员在北大西洋黎明的微光下发现了第一艘救生艇。救援工作一直持续到早上。泰坦尼克号上2 208名船员和旅客中,只有705人生还。泰坦尼克号沉没的消息震惊了整个西方世界。

泰坦尼克号海难为世人所熟知,而全世界最大的海难却发生在我国。"江亚轮"原为1939年日本神户制钢播磨造船厂为"东亚海运株式会社"建造的客货轮"兴亚丸",与"宁波丸"(后来的江静轮)等为姐妹船,船长102.4 m,宽15.3 m,型深4.7 m,排水量3 365.7吨,马力2 500匹,航速18节,原设计可载客1 186人。1948年12月的上海十六铺码头,异乎寻常的繁乱、嘈杂。战争的谣言如蝗虫般四处蔓延,上海滩人心惶惶。众多宁波籍的上海人纷纷抢购船票,怀揣金银细软,涌向十六铺码头。按照当时的交通部航政局规定,"江亚轮"额定的最大载容量为2 250人。但是1948年12月3日那天,这条船的出口报告单上却填了乘客2 607人,船长及船员179人。其实,真实数字远远不止,因为这个数字没有包括那些通过各种渠道蒙混上船的无票乘客1 000余人,也没有包括水手、茶房的三亲四戚。如果将这些人全都算上,那天船上的总人数高达 4000 以上,超过最大载客数 1 倍还多。16:30,严重超载的"江亚轮"驶离上海港,驶出吴淞口后,客轮出现了较明显的摇晃,当驶近横沙西南的里铜沙,也就是东经 31°15′、北纬 121°47′的长江口时,"江亚轮"在毫无征兆的情况下发生了爆炸!由于爆炸发生在船体后部,船尾迅速下沉,船舱也很快进水。四、五等舱的旅客首先遭受灭顶之灾。而此时该船正在进行针对逃票的查票工作,查票人员将船舱紧紧锁死。由于失事地点恰为一浅滩,因此烟囱、桅杆及悬挂的救生艇仍露出水面,然而在慌乱中加之天黑,竟无人去解开救生艇的缆绳。结果导致特大海难的发生。

三、矿难

在世界最干旱的沙漠——阿塔卡玛沙漠中央,10 月的寒风料峭,却难挡人性的热情。2010 年 10 月 13 日,全世界聚焦在智利的圣何塞铜矿,见证了一场旷世救援:被困 69 d 的 33 名矿工逐一从 700 m 深的地下升至地面,与亲人团聚。他们经历了 69 d 冷静自救并坚强存活。8 月 5 日,智利北部阿塔卡玛沙漠圣何塞铜矿发生严重塌方事故,正在矿井地下 700 m 深处作业的矿工被困其中,下落不明、生死未卜。被困的 33 名矿工中,年纪最小的仅 19 岁,最长的已 63 岁。8 月 22 日,在经过 17 天的生命搜寻后,圣何塞铜矿传来令人振奋的消息,深入地下的探测仪发现生命迹象。被困矿工在听到附近传来的探测器钻头声响后,立即拼命用榔头敲击避难所岩壁,吸引探测器的注意。矿工们还将一张"我们 33 人都在避难所内,全部安好"的字条通过探测仪送回地面。一时间智利全国和全球关注被困矿工的民众为之欣喜。紧接着 23 日,被困矿工首次得到了通过输送管道送来的补给。而之前的十几天里,矿工们只能依靠避难所存储的食品过活,每人每 48 h 可以吃 2 汤勺鱼罐头、半片饼干和半杯牛奶。矿井内部湿度约为 89%,温度高达 30℃,恶劣的地下生活条件令矿工抵抗力下降,甚至患上疾病。矿工们普遍表现出脱水症状和皮肤感染,有些人还出现了腹泻等病症。为保证矿工健康,救援人员不断向井下输送衣服、药品、折叠床,经过营养学家计算的含 2 400 cal 的食物,还在矿工的食物中增加了维生素 D,减小并保护矿工长期在黑暗中可能出现的损伤。同时,为了稳定被困矿工的情绪,救援队帮助矿工们与家人互致信件,进行电话交流与视频通话,还通过穴道用被称为"白兰鸽"的一种容器不断向井下输送扑克牌、书籍、最新款的苹果电子产品、电影放映机和 DVD 影片等精神食粮。在患难与共的环境中,33 名矿工互相鼓励,严格按照医护人员的建议定时测试身体状况,冷静自救。在开始无法得到地面支援的阶段,有经验的矿工想办法利用避难所能找到的一切资源,用汽车蓄电池来照明,从岩层中挖掘水源,艰难却坚强地维持了生命。经过 33 d 夜以继日的挖掘,620 m 的救生隧道终于打通。10 月 12 日晚间,随着搭载第一名下井救援人员的救生舱被放入救生隧道,营救被困矿工最后阶段的救援工作正式开始。

我国矿难的发生常见诸报端。2020 年 9 月 27 日,重庆能投渝新能源有限公司松藻煤矿发生重大火灾事故,造成 16 人死亡、42 人受伤。事故直接原因是磨损严重的运煤胶带与起火点回程托辊滑动摩擦产生高温和火星,点燃回程托辊破口内积存粉煤,产生的有毒有害高温烟气快速蔓延至采煤工作面,造成重大人员伤亡。2020 年 11 月 29 日,湖南衡阳源江山煤矿长期超深越界发生重大透水事故,造成 13 人死亡。2020 年 12 月 4 日,重庆市胜杰再生资源回收有限公司在重庆永川吊水洞煤业有限公司煤矿井下回收设备作业时,违规使用氧气/液化石油气切割水泵吸水管,掉落的高温熔渣引燃了水仓吸水井内沉积的油垢,导致重大火灾事故发生,造成 23 人死亡、1 人重伤。

日本侵华期间,辽宁省本溪湖煤矿市发生了世界历史上最严重的矿难。1942 年 4 月 26

日,处在日本统治下的满洲国辽宁本溪湖煤矿发生瓦斯爆炸,日本矿主为了保存矿产资源停止向矿井下送风,导致 1549 人死亡,占当日入坑工作矿工的 34%。其后在其址上建立了肉丘坟。本溪湖煤矿爆炸之所以成为世界史上最大的一次矿难事故,瓦斯爆炸是一个原因,但根本原因是爆炸后,日本人为保护井下设备和矿产资源,停止向井下送风,才造成那么多人死亡。事隔数十年,当年参与事故调查的唯一一名中国工程技术人员,张洪昆老人向记者披露了当年矿难的真相。当年矿难发生后,作为本溪煤矿保安科的工作人员,张洪昆第一时间进入了爆炸现场,全面参与了事故调查。据老人回忆,事发当天是周日,矿上管事的日本人多在家休息,2 000多名矿工天还没亮就下井,开始了每天 12 h 的劳动。11:30 左右,地面变电所出现故障,全矿受此影响停电,14:00 恢复供电后,首先给各井口扇风机送电,10 min 后开始向井下开采区送电。就在这时,井口传来一声巨响,紧接着,茨沟、仕人沟等 5 个斜井口冒出滚滚浓烟,当时正在井上的张洪昆由于会说日语,第一时间进入了爆炸现场。在矿口修理轨道的工人被冲击波抛到了 100 m 外,沿井下走去,全是尸体。日本人为避免发生火灾,保住矿产资源,在瓦斯爆炸后,采取了停止送风的措施,井内充满了有毒气体,断绝了矿工们逃生的出路。苏联学者雅·希菲茨在其编著的《煤矿安全技术》一书中这样写道:1942 年在中国东北本溪煤矿发生的瓦斯煤尘爆炸中,大多数矿工死于一氧化碳中毒。事后,矿上清理出 1549 具尸体,本溪湖煤矿爆炸成为世界煤矿史上最大的一次事故。

第二节　灾难特点及伤情特征

一、空难

(一) 空难特点

1. 突发性,难以预测　一般空难都发生在瞬间,往往令人防不胜防。例如 1977 年 3 月 27 日,泛美航空公司与荷兰航空公司的两架波音 747 班机,在西班牙加纳利岛的特内里费机场相撞,事故造成两架波音 747 航班上的乘客和机组人员共 582 人全部死亡。

这场空难发生在机场内,一直都在监视下,但却因下雨和雷电风暴而发生事故。事故发展按秒计算,瞬息万变,由此可见空难事故的突发性和难以预测性。

2. 爆发性,大量伤亡　灾难的特点就是伤亡。大型宽体喷气式客机虽然安全性能有所提高,航线条件和作业环境都比较完善,飞机事故率趋于下降,但由于载客量显著增加,一旦发生空难就会有大量伤亡。1985 年 12 月,一架客机载着 248 名执行任务后返回的美国士兵,飞机在甘德停留加油,起飞后失事,全部乘客和 8 名机组成员全部遇难。这是美国空军史上最大的灾难,也是加拿大航空史上最大的惨案。

3. 灾难性,死亡率极高　从各种交通事故的年平均死亡人数看,航空运输事故死亡人数最少,但每次事故死亡率却以飞机事故最高。以 1989 年为例,世界各地主要飞机失事共 48起,其中一半以上为 100% 死亡。由此可见航空运输事故率极低,但发生事故几乎全部遇难。

4. 空难发生在起飞着陆阶段最多,失事地点以飞机场及附近最多　仔细分析不同飞行阶段发生的空难事故,我国和美国民航的飞机事故统计均表明着陆是最容易发生空难的危险阶段,飞行过程最危险的 2 个阶段是起飞和着陆。因此,飞机失事地点一般均在机场周围。因此,若机场有一整套可行的减灾措施便可减少空难的死亡人数。

5. 火灾型空难较非火灾型空难严重　飞机可能在飞行中着火,在撞击时着火,也可能在坠毁后着火。如果火势蔓延,乘客没有足够的时间离机,就会发生窒息、烧伤、烧焦,从而造成大量伤亡,使本来坠机后幸存的人员遇难。所以火灾型空难比非火灾型空难更为严重。

6. 空难原因复杂,人为因素多见　美国航空安全报告系统指出,通常飞机事故原因中,人为因素占70%,这70%与飞机驾驶员有关,其余30%的原因中最重要的是飞机本身,但并不代表和人为因素无关。发动机安装部位的强度不够、发动机设计错误引起的损坏等等均可能引起飞机事故,这与厂家在飞机设计和制造过程中的漏洞有关。尽管飞机的原因很重要,但人为因素更重要,因为他们是飞机安全飞行的最后保障。飞行员的素质与飞行安全程度成正比。

7. 社会影响较大　尽管空难的发生率较小,但空难死亡率极高,其突发性和无可逃避性对人们的心理造成巨大影响。航空事故的后果,一是对人的生命和财产造成巨大的损失;二是事故发生后造成较大的社会心理影响。遇难者家属形成长久的心理阴影,航空航天企业的形象和声誉会受到负面影响,社会公众会形成一种恐惧感,从而害怕乘坐飞机。比如,"9·11"恐怖袭击事件将对人们造成长久的心理影响,釜山空难、伊春空难及马航370空难也会长久地印在人们的脑海中。

(二) 空难伤情特征

空难事故引起的损伤主要是由于减速、舱内起火、碰撞、被飞来的物体击中和窒息所致。各种创伤的程度都可由轻到致命。

1. 创伤性损伤　创伤性损伤常是严重的、多发的和复合的,经常遍及全身。发生创伤性损伤后,容易造成尸体难以辨认。

(1) 头部损伤:占所有损伤的72%,是最常见的损伤也是最致命的损伤。

(2) 脊柱损伤:脊柱损伤经常发生,脊柱伤占骨折的绝大部分。

(3) 内脏损伤:空难死亡人员中,约13%有心血管重大损伤,以主动脉撕裂最为常见。肝、脾破裂也较常见。

(4) 四肢损伤:很少致命,但会影响在紧急状态的撤离,使生命安全难以得到保障。

2. 烧伤　飞机着火后,乘客和机组人员如果未及时脱离,就会被烧伤或烧焦而死亡。烧伤情况程度不一,有的全身、有的半身、有的皮肤和毛发烧成焦炭,舌突出;有的还剩下少许衣服碎片,有的尸体皮肤变硬、坏死,形成痂皮,呈收缩状;有的尸体四肢屈曲固定,呈拳头姿势;有的皮肤裂开似裂创。全部尸体都合并有创伤性损伤。可见烧伤是最常见的空难伤情。

3. 吸入性烧灼伤　飞机内壁材料在失火后可产生大量氮氧化物,包括一氧化氮、二氧化氮和三氧化氮等,在呼吸道内与水产生硝酸根,从而使气管、支气管的上皮坏死,形成无功能的假膜脱落造成气管阻塞。如果侵及肺泡,则使之坏死、质变,从而造成窒息、死亡。吸入氮氧化物的幸存者即使脱离,如无适当处置,12 h内即会发病,24 h内可导致窒息。

空难伤情的造成因素错综复杂。空难医学应针对各种不同的空难伤情特征制定不同的应急方案,最大限度地减小伤亡。

二、海难

(一) 海难特点

(1) 海上危险环境威胁遇险人员生存环境:尤其是落水人员的生存受到气温、水温和海洋生物的威胁。过低的海水温度会使落水者丧失意识。

（2）海难救援组织指挥复杂：海难发生的地理位置和规模不同，救援力量组成也不同。尽管大多数海事国家都有协定，但由于投入的救援力量组成可能涉及不同国家、部门，救援的指挥复杂、协调不佳，可能导致海难救援的延误和遇险人员生命及财产的损失。

（3）救援工作受海情气象条件影响大：天气情况直接影响到海上的能见度和对落水者的搜救。海上能见度较好的情况下，肉眼可以发现 2 海里（3.7 km）外的救生筏和 1 海里（1.85 km）外的落水者。而遭遇恶劣天气或夜间，即使是具有照明设施的救援船也只能搜救 200 m 左右海域。

（4）海上医疗救治后送困难大：救援船上的医疗设备、力量相对较弱，许多伤员要安排后送。由于受救援力量和海难位置的限制，当距离港口较远时，救治后送比较困难。

（5）海难救援对援救器材依赖大：海难救援的各个环节都需要各种先进的器材，如通信、运送、搜救、医疗等。

（二）海难伤情特征

在海上，大批伤亡事故由碰撞、爆炸、船舶翻沉等原因造成。据统计，近年来国际海员疾病资料中，职业性事故发生率占首位。据报道，各国海员疾病中事故占 18.5%，而 20 世纪 70 年代事故发生率为 30%。海上的伤亡性事故发生率是陆地的 6 倍左右，渔民事故发生率高于海员。经研究认为，商船事故发生率比客轮高 2 倍，几乎与渔船一样；货船事故比油船多。此外，船越小，事故发生率越高。

20 多年前，海上重大事故十分多见，近年来由于加强了预防措施，事故已有所减少。海上事故发生后，1%～4% 的海员立即死亡，90% 的受伤者可望痊愈，7% 的伤者留有终身残疾。引起海员死亡的原因主要有淹溺（占 56%），其次是骨折，尤其是颅骨骨折（占 17%），两者占死亡事故的 73%，其他原因的事故占 27%。国际统计资料表明，海员的致命性事故死亡率是码头工人的 5～10 倍。值得注意的是，海员中自杀人数多于码头工人，某些难以解释的海上失踪者实际上可能是自杀。饮酒影响海员的精神状态也是自杀的一个原因。

国际海事组织（International Maritime Organization，IMO）分析了英国从 1968—1979 年间油船事故中 1 404 人死亡的原因，从中可以看出，油船上死亡的这些人中，有 843 人死于火灾和爆炸。

船舶一旦在海上失事，损失将十分严重。然而，还有比平时更为严重的损失，那就是海战。海战发生后，舰船员伤亡率的高低与战斗的激烈程度、武器种类、性能、舰船受损程度、沉没速度和海上救护工作水平密切相关。

除了海上重大事故外，远洋船的一般性事故发生率也较高，某些海运国家的事故死亡率最高可达海员疾病总数的 50%。大多数损伤性事故发生在 25 岁左右的年轻人中。据研究，海员发生职业性事故的平均年龄是 30.5 岁，对照组码头工人是 32.5 岁，大多数事故发生在海员航海生涯的开始阶段。

经过 10 多年众多航海医学家的研究，在各类事故中，海员受伤部位最多的是上肢（约占 45%），双手更多见，下肢次之（约占 31%），头部伤较少，躯干伤最少（约占 11%）。海上事故中，约有 1/4 的损伤是开放性创伤。海战时舰员的伤类、伤部、伤情与一般海员不同。在未来战争中，舰员被炸伤、烧伤的比例将会更大。

三、矿难

(一) 矿难特点

1. 矿难大多为突发事故,难于应对　矿工在矿区作业时遇到瓦斯爆炸、煤尘爆炸、瓦斯突出、透水事故、矿井失火、顶板塌方等时,有可能突发爆炸、火灾等矿难。大多数矿区缺乏煤矿安全文化建设意识和健全的矿难救护体制,又没有各种矿难事故紧急处理预案,矿工尤其缺乏应对矿难事故的心理素质与脱险技能。因而,突发矿难事故时矿区人员惊慌失措,不能有效组织全矿区资源应对事故,将损失降低到最小。

2. 人员分布呈动态分布,搜寻难　矿工在矿区作业时人员分布广泛,而且互相之间有一定的距离间隔。一旦发生事故,搜寻与运送至地面比较困难。

3. 矿难救援受多种因素影响　矿工生存能力有限,如遭遇矿难,心理素质弱者常难以坚持到获救。在矿难发生时,需矿工具有强烈的求生意识与求生技能才有希望获救。

4. 矿难救援涉及系统、部门多,组织协调困难　矿难救援涉及水利、电力、消防、公安,甚至军队等机构,众多部门的调配协调是一项复杂而细致的工作,难度系数较大。

(二) 矿难伤情特征

我国是全世界煤产量最高的国家,近几年,采煤业爆炸、透水、塌方等事故时有发生,造成重大伤亡。矿难发生后,如何及时抢救幸存者,如何最大限度地降低受伤人员的伤残率和死亡率,是政府也是医务界面临的一个严峻课题。

1. 烧伤　发生矿难后,矿工只要未及时脱离,都有可能被烧伤或因烧焦而身亡。多数人情况严重,但程度不一。煤矿瓦斯爆炸产生的瞬间温度可达 $1\,850 \sim 2\,650\,^\circ\text{C}$,压力可达初压的 9 倍,爆源附近气体以超过每秒数百米的速度向外冲击,使人员伤亡,巷道和器材设施毁坏。

2. 窒息、中毒　爆炸后氧浓度降低,生成大量二氧化碳和一氧化碳,有窒息和中毒危险。

3. 溺水身亡　矿井水灾的水源有大气降水(雨、雪)、地表水、含水层水、断层水和旧巷或采空区积水等。大气降水可能从地表低洼地通过塌陷区裂隙或井口灌入井巷,造成灾害。地表水是指河、湖、塘、沟及水库的积水。含水层水如沙砾层含水、石灰岩溶洞水,两者可能通过裂隙、断层、旧巷等通道进入井巷。断层破碎带常大量积水,特别是断层与含水层或地表水连通时,补给丰富,威胁更大。旧巷或采空区积水往往静水压大,来势猛,且常含有害气体,易造成人身事故。矿山水灾的主要原因:水文地质情况不明;缺乏附近老窑、旧巷的积水资料;未及时采取有效的探、防水措施;排水系统不完善及排水设备能力过小或设备故障等。

矿山突然涌水会造成严重灾害。例如,1935 年山东鲁大公司北大井在巷道掘进到与朱龙河连通的周瓦庄断层附近时,河水突然灌入井巷,涌水量达 $578 \sim 648\ \text{m}^3/\text{min}$,78 h 后全矿淹没。

4. 爆炸身亡　瓦斯与空气混合,在高温下急剧氧化,并产生冲击波的现象是煤矿生产中的严重灾害。1675 年英国莫斯廷(Mostyn)矿发生大规模瓦斯爆炸,其后各主要采煤国家都曾多次发生重大的瓦斯或瓦斯与煤尘爆炸事故。随着煤矿生产技术的发展和防治瓦斯措施的改进,这类事故已逐渐减少。

预防措施主要有:①用矿井通风和控制瓦斯涌出等方法,防止瓦斯浓度超过规定。②控制火源,杜绝非生产需要的火源,如吸烟、火柴、明火照明等。对生产中不可避免的高温热源,采用专门措施严加控制,如只准使用特制的矿用安全炸药和电气设备,加强井下火区的管理,禁止井下拆开矿灯等。③定期或自动连续检查工作地点的甲烷浓度和通风状况。

第三节　救援措施

一、空难

空难的救援措施是从血的教训中积累完善而成的。法国民航组织受国际民航组织委托，曾率先进行系统研究，并在国际民航国家组织推广经验。

(一) 机场应急救护计划

由于一半以上的空难发生在机场及其附近，所以每个机场无论大小都必须有应急救护预案，如计划切实，准备充分，救援和消防人员有素，人员和设备能迅速到达失事地点，则可挽救更多生命，使救灾工作卓有成效。例如，美国艾奥瓦州苏城的减灾委员会对救灾有充分的准备。1989 年 6 月 24 日 15:17，机场得到一份急电，从丹佛飞往芝加哥途中的联合航空公司 232 航班的一台发动机和所有液压系统失灵。该航班上有 286 名乘客和 11 名机组人员，45 min 内将会在机场着陆或摔机。获悉此消息后，机场立即展开大批伤员急救预案，两个协作医院做好人员、物资和床位准备，标出了危重病、紧急患者和一般患者区域，赢得了 35 min 的时间。虽然下午接近 4 点时，232 航班飞机右翼碰到跑道，致使飞机解体并在附近的玉米地里爆炸起火，但因抢救及时，193 名伤员中 184 名治愈出院，只有 9 人死亡。

(二) 现场救援

现场救护的原则：先抢后救，先救后治伤，先重伤后轻伤。医护人员以救为主，边送边救，有的伤情严重、不能立即运送者要就地急救，待伤情稳定后才能后送。

当空中管制部门发现在机场内及其附近地区发生了飞机事故，已知或估计飞机带着发生严重事故危险的故障进场时，应立即向援救和消防站发出警报，同时也向所有参加应急救护计划的单位发出警报，并通报出事地点、飞机类型、机上人数等重要信息。

飞机坠地或撞击后起火，消防人员应用大量水合泡沫灭火剂喷洒飞机机身表面，以降低机身外部温度。同时使用高压水龙头喷湿舱内所有物品。

救援人员应戴空气呼吸器和穿防弹衣进入飞机失事区域边灭火边救人，如机舱门未打开，抢救人员应迅速打开客舱的紧急出口和驾驶舱，以最快速度搬运伤员，但必须小心谨慎，以免加重伤势，首要任务是把他们搬出火灾危险区。

有时由于高温和烟雾，消防人员即使穿着防弹衣、戴着空气呼吸器也难以进入舱内，这种情况下，旅客中神志大致清醒的人可用紧急滑梯离机，必要时刻冒险从飞机上向下跳。消防人员应尽最大能力找到旅客，并拖出机舱。

(三) 机场外救援

飞机失事地点如超过 10 km 的范围，救援工作必须依靠当地急救组织和医疗机构，必要时动用飞机或直升机进行搜索。如有幸存者，应迅速送往收容所，对伤情做进一步检查和处置，然后送往有关医院。

二、海难

海难事故频发造成巨大的生命和财产损失，海难应急救援对挽救失事船舶人员生命至关

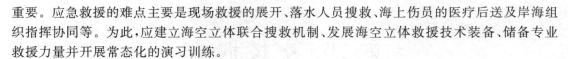
重要。应急救援的难点主要是现场救援的展开、落水人员搜救、海上伤员的医疗后送及岸海组织指挥协同等。为此,应建立海空立体联合搜救机制、发展海空立体救援技术装备、储备专业救援力量并开展常态化的演习训练。

(一) 海难人员的自救互救

遇难伤员的自救和互救是海难援救工作中的一个重要环节。据统计海难发生时,除少数伤员能进行自救外,大部分伤员需由其他船员对他们进行包扎、止血、固定和急救注射。伤员的急救是舰船平时的训练课目之一,其实施是在船长或其他有关领导的组织下,以船医为骨干,在情况许可时临时抽调其他船员参加,组织伤员抢救组。其基本任务是:对伤员及时实施准确的抢救;护理好伤员,并注意保暖和防中暑;做好伤员的后送准备。

(二) 海上落水人员的救护

援救船和救难艇、筏上的人员实施海上落水人员的救护,应根据海域、水文、气象和船舶遇难的情况灵活运用基本原则进行救捞,以提高救护工作效率。其基本原则是:先发现先救,后发现后救;先救单人,后救集体;先救无救生器材者,后救有救生器材者;先近后远,主次兼顾;先救伤员,后救健康者,最后捞死亡者。对海上落水人员的援救,很多国家都建立了立体搜救系统,即空中有飞机、水面有船舶并配有潜水员,同时出动实施援救,创造了很多成功援救的实例。

(三) 遇难船上人员的救援

遇难船舶遭受严重、复杂破损时往往伴有大量伤员,因此,援救工作还包括恢复船舶生命力的损害管制和对伤员的医疗救护两个方面。对遇难船本身来说,前者主要由离船损害管制组(队)施行,后者主要由离船救护组(队)来完成。

从遇难船上将人员转移到援救船上的方法很多,具体采用哪种方法应根据当时海上的环境条件、遇难船的受损情况、援救船的操纵性能和现场可用的设备而定。在一般情况下,援救船应顺流漂向遇难船,并定位于遇难船的上风侧。如果当时海上风浪不大,遇难船尚无下沉、爆炸的危险,援救船与遇难船可临时并靠,遇难船上的人员可迅速通过舷梯、临时组成的软梯或扶梯等转移到援救船上。

2001 年末,上海高尔海上救助机场首次引进 2 架美国西科斯基飞机公司最新生产的海助专用救护直升机,机上配有救援绞车、红外线前视探测系统、强探照灯、4 通道自悬停等,皆系海上救援专用设备。

2012 年北京首航直升机公司下辖的 2 架直升机落户上海高东机场,进行空中紧急医疗救援工作。2019 年交通运输部救助打捞局引进 2 架空客 H175 直升机,用于渤海和黄海等重要近海区域执行搜救任务。同时,我国海上应急医疗队救援能力近年来加速提升,并于 2016 年 5 月通过世界卫生组织(WHO)专家组认证评估,成为全球第一支首批通过 WHO 认证的国际应急医疗队之一。

三、矿难

发生矿区火灾或爆炸时,最重要的是及时采取灭火措施,先发现火情的人员要及时报告,矿区领导要及时下令撤离人员和采取灭火措施,并第一时间向上级有关部门报告,群力群策,科学施救。

(一) 及时报告,迅速组织救援

最先发现火灾的人应采取一切手段灭火,力争把火灾消灭在萌芽状态,同时,尽快向矿调度室报告。

(二) 灾区人员撤离与自救

井下遇险人员应由在场负责人或有经验的老矿工带领,有组织、有秩序地选择避灾路线,迎着新鲜风流撤离危险区。位于风侧的人员应戴上自救器或湿毛巾捂住口鼻,尽量通过捷径,绕道新鲜风流方向撤离。险区人员在无法撤离时,应迅速进入预先筑好的或临时构筑的避难室,等待营救。

(三) 井下灭火

针对火灾生成的三要素采取灭火措施。

1) 消除可燃物:将已经加热或燃烧的煤炭及其他可燃烧排除、清理并运出井外,这是灭火最彻底的方法。挖出火源前要备足水量和制定排风路线。挖除时要随时检查温度和瓦斯浓度,并以水降温灭火。挖除的热煤等物要及时外运,用不燃性材料如砂子、石头、黄泥等充填遗留的空间,挖除范围至煤矿不超过 40℃ 的地方。

2) 消除水源和降低燃烧物温度,常用水、灌浆、泡沫等降低燃烧物温度进行灭火。

3) 隔绝窒息灭火:一般用于没有被困矿工的地段灭火。在矿井火灾发展到不能直接扑灭,或人员无法到达火源地时,应迅速采取隔绝灭火措施,即断绝火源供风,使火缺氧熄灭。通常的手段是通向火灾的巷道中建筑密闭墙,有时在隔绝密闭后,再采取其他灭火措施,以加速火焰熄灭。

(四) 利用煤矿救灾机器人救援

在矿难救援中,救援人员只有非常短的时间(约 48 h)用于寻找幸存者,否则发现幸存者的概率几乎为零。而且,煤矿事故的救灾方式只是根据事故的类型确定救灾的方案,一般救护人员无法进入危险区域,只能通过提升绞车、移动式风车等设备清除垃圾,向井下通风,然后再搜救遇险矿工。这种方式危险性大,伤亡人数多,救灾周期长,而且往往效率低。在这种紧急而危险的环境下,救灾机器人可以为救援人员提供帮助。目前,煤矿救灾机器人已在中国、日本、美国、英国等国开始装备使用,主要有蛇形机器人、苍蝇机器人等。

第四节　遇难者处理

一、空难

空难永远是潜在性的,一次空难的死亡人数最高纪录已超过 500 人,世界范围内每年空难死亡人数逾千人。大型客机在安全性和效率方面仍在不断提高,载客量继续增加,既提高效率,又推动安全措施发展,但同时也增加了一次性空难的人数。同时经济全球化和"地球村"的形成推动了航空运输的发展。空难的社会轰动性巨大,500 人的地震死亡人不足为奇,而 500 人的空难引起的震惊则是世界性的。更主要的是处理起来极为复杂。减灾计划如果未包括预先制定的系统性组织方法,救援者面对遇难者凌乱的尸体便会束手无策。

处理遇难者的核心问题是正确识别尸体。达到正确识别要靠系统化的组织方法,系统化识别流程的执行靠识别机构。这些都是减灾的重要内容,也是灾难医学发展和减灾计划需完善的内容。

(一) 识别中心及其职责

从航空运输的发展趋势看,设立专门的或事先组织好的兼职识别机构是必要的。美国在1985年甘德飞机死亡的248名军人遗体识别中,发展了识别中心的组织构成、职能、系统关系、工作程序和现场实施的全面经验,适用于识别中心的所有工作人员,很值得借鉴。

识别中心由总指挥和候补总指挥、公共事务官、安全官、资料管理小组、行政和后勤小组、现场小组、摄像小组、遗体处理小组、手印小组、放射学小组、法医牙科小组、法医病理学小组和勤务小组构成。

识别中心的工作程序是先组建中心,接着到达空难现场后设置警戒线,控制道路,保证遇难者及其财物在原地不动,探测现场,组长制定一份彻底、细致和全面寻找失踪尸体、尸体碎片和个人财物的方案,全组人员立即行动。现场小组用不褪色铅笔或墨水编号的标签拴在每具尸体上;识别小组到达中心后,迅速准备场地和仪器,等候尸体运来;尸体处理组在停尸所等候接待尸体,为每具尸体填写一份管理记录单,包括接送时间、日期、指定的冷藏地点,以及送往各识别小组的日期、时间及运送人姓名,然后将尸体按顺序送往各识别中心进行识别。

(二) 识别工作流程

(1) 收集失踪人员的有关资料:确定失踪人员名单,着手调查死前资料,获取死后资料。

(2) 比较死前死后资料:除比较人类学测量数据、特殊标志和病史外,下列各项指标也有助于识别,包括X线检查、指纹和脚印及牙科检查。

(3) 质量控制:分析识别资料的可行方法,包括纪认法、综合比较法、排除法及选奇法。

(三) 移交遗体(包括财物移交)

在识别工作结束后,应提供科学可靠的识别和鉴定结果,以这个结果为依据,开始遗体的移交工作。遇难人员所属的财物也一并进行移交。

二、海难

长期以来,大多数海运国家对海员遗体的处置方式大概可分为海葬或冷藏防腐后运回陆地上再做处理两种方式。一般来说,如果航行船舶离海岸较近,船舶具备冷藏和防腐条件,遗体需做病理尸检,或家属提出特殊要求,海员死亡涉及法律问题(如死亡鉴定、人身保险赔偿等),船长应尽可能将遗体运回。这种情况下遗体应做必要的清洗,用白布或塑料袋包扎固定好,再放入冰库或冷藏室,也可将遗体浸泡在冰块中,经一段时间航行后,再将遗体转送至下一个港口做最后处置。

由于各个国家的风俗习惯不同,故对海员遗体的处置也会有不同的方法。海洋客货船远航前,一般都有对遗体处置的预案。海军出航前,对海员遗体的处置预案也是后勤保障的一项重要内容。因此,对海员遗体的处置可根据不同的情况确定使用不同的方法。

依据情况,对不明原因的死亡做进一步的调查。同时协助有关单位,根据保险的类型,要对环境作用(如事故、特殊气候、高强度体力负荷和精神紧张)、器官疾病、内源性精神病、急性或慢性酒精中毒、药物作用等影响因素做出评价。还要注意海员意识状态的失衡情况,在海上的各种自杀事件中,如果没有确切的组织学、解剖学和化学毒理学检查证据,则不能获得人身保险赔偿。

三、矿难

可参考前述空难的识别中心工作程序。

第五节 善 后 处 理

一、空难

对于处理大规模空难死亡事故来说,顺利地完成上述搜寻、抢救、后送和尸体识别的紧迫工作之后,余下的事物便是仔细分析事故原因,评价各项现场工作,对安全工作提出建议。精心调查和详细分析资料,总结新的经验和教训。因此,事故调查实际上就是空难事故善后处理的重要内容。

1. 飞机事故的医学调查 飞机事故的医学调查非常重要,认真分析空难事故的实例,在医学的范畴寻找相应情况的对策,普及给广大乘客,使其如不幸遇到事故时能采取正确的自我医学防护与互救措施,最大限度地避免伤亡。

2. 回顾营救过程 即使是事先经过周密计划的"空难演习",有些不足也只有在演习评定中才能发现,而且个别不足还会在以后的演习中重复出现,何况空难的发生是突发性的,营救过程中有些不足也是难免的,重要的是认真总结。

3. 研究减灾措施 包括座舱内壁材料选择,应急离机设备、座椅结构和固定带设计,防烟防火头罩设置,有效的灭火措施及机组人员的训练和防护等。

二、海难

对海难实施救援后,与医学有关的海难善后处理包括以下内容。

1)积极组织伤员的医疗后送:伤员随飞机或舰艇返航时,除组织力量积极救治外,还应将人员伤亡情况及救援过程尽快向岸勤救援指挥中心报告,由岸勤救援指挥中心协调陆上卫勤力量(包括医务人员、医院床位和急救医疗设备等)准备接收病员,布置后送工具在机场、码头等候。传染病患者用专车后送,如疫情严重,需在港外停泊或到指定码头停靠。

2)组织现场人员进行卫生整顿:如果遇难舰艇经援救后仍能漂泊或被拖带回港,要组织全船进行大扫除和卫生整顿,对海员遗体进行卫生处理,能运回的要包扎、固定并经冷藏和防腐后随船或用其他后送工具运回。不能运回的遗体,经领导批准后,方可准予海葬,遇难船如发生疫情,要对全船或部分舱室进行消毒。

3)协助有关部门对海员伤亡事故进行法医学检查与评价。

4)对其他遇难人员(包括船员和乘客)进行体检,对需要矫正和疗养者,做出计划,妥善安排。

5)对救援所需要的实验仪器和耗材进行详细统计,上报,申请补充齐全,对医务人员的配备根据情况做出相应的调整。

6)撰写救援总结。总结要实事求是,内容包括本次救援的基本情况,成绩与不足,经验与教训,存在的问题和今后工作的建议。总结送上级主管单位,抄送救援协同单位。

三、矿难

对于处理大规模矿难事故来说,顺利地完成上述搜寻、抢救、后送和尸体识别的紧迫工作之后,余下的事物便是仔细分析事故原因,评价各项现场工作,对安全工作提出建议。灾难的善后工作不仅止于息事宁人,灾难医学的发展还有赖于再现事故现场,精心加工资料,获取新的经验。因此,事故调查实际上就是矿难事故善后处理的重要内容。

(1)矿井发生事故的医学调查:矿井事故发生后,积极组织相应的医学事故调查,对减少下次事故伤亡起着关键作用。

(2)回顾营救过程:营救过程中有些不足也是难免的,重要的是认真总结。

(3)减灾措施研究:如避难所的设置、避难所中食物和氧气的配给等。

通过智利矿难我们不难发现,地下矿山发生事故之后,首先面对威胁的是现场作业人员,他们是矿山安全事故的直接受害者,也是面对安全事故时开展积极自救的首要承担者。所以,现场作业人员的专业技能和安全素质在应对矿山安全事故时显得尤为重要。首先,要提高现场作业人员的安全意识,加强对矿山特种作业人员和各类矿山作业人员的安全技能标准和业务培训。其次,加强对矿山事故应急预案的制定和演练,加强现场作业人员的识灾、避灾、逃生的能力训练,加强对专业矿山的安全教育培训机构的建设和管理。最后,开展矿山安全文化体系的研究,积极建立矿山安全文化,通过多种途径和手段,努力形成一个"讲安全,要安全"的环境氛围。

(胡　明　张宏伟)

主要参考文献

[1] 石国领.王家岭矿"3·28"事故科学决策与科学施救[J].劳动保护,2018(7):3.

[2] 卢毅可.海难救援背景下海空协同搜救方案研究[D].大连海事大学,2019.

[3] 任慧娟,赵想,陈鹤扬,等.浅析应急医疗队海上救援能力的提升[J].上海预防医学,2019,31(11):4.

[4] 齐帅,李宝林,程岩.煤矿救援机器人研究应用现状和需解决的问题[J].矿山机械,2012,40(06):7-10.

[5] 安文."为生命庆幸!为矿难扼腕!"[J].安全与健康,2020,(01):30.

[6] 杨兴坤.航空事故紧急救援与预防策略[J].交通企业管理,2013(10):3.

[7] 陈来鸿.海上搜救工作面临的问题及对策措施探讨[J].中国水运,2019(8):2.

[8] 聂辉华,李靖,方明月.中国煤矿安全治理:被忽视的成功经验[J].经济社会体制比较,2020(4):10.

[9] 曹广文.灾难医学[M].第二军医大学出版社,2011.

第十八章　海　　难

随着经济的发展,人类对海洋的依赖度不断增加,表现在海上交通运输、海洋资源开发、生态环境保护等各个领域。我国在《"十四五"海洋经济发展规划》中指出,要协调推进海洋资源保护与开发,维护和拓展国家海洋权益,畅通陆海连接,增强海上实力,走"依海富国,以海强国,人海和谐,合作共赢"的发展道路,加快建设中国特色海洋强国。我国新时期海洋战略是推动新时代中国特色社会主义事业快速发展的战略需要,也是顺应海洋世纪发展潮流的必然选择;对维护国家安全、促进经济和环境可持续发展具有重大的战略意义。

随着海洋科学和航海事业的飞速发展,伴随海洋开发的深入,我国民间及军队的海上活动日益频繁、活动半径不断扩大,数量众多的军舰、执法船、渔船、货轮等海上运输平台,执行着维护海洋权益、运输进出口贸易、管理海域使用、保护海洋环境、开发海洋资源、展开科学研究和公益服务等任务。海洋权益维护和海洋的国土安全是一项战略任务。

人类海上活动迅速增加,突发性海难层出不穷,由于环境艰苦,伤情多样,造成的危害极其巨大。海难发生的主要原因有台风、浓雾、低温、冰山碰撞触礁和搁浅、海上火灾与爆炸、化学渗漏、海上战争等。海难可短时间内出现大批伤员,救援时间紧急,伤员一旦落水被海水浸泡,会诱发海水浸泡继发性脏器损伤和海水浸泡性体温过低症等。因此,应当建立和完善海洋灾害医学救援体系,为日益繁重的海洋任务提供先进、高效、可靠的海上医疗保障。海洋医学救援就是海洋医学救援任务单位或者组织对海上发生的自然或者人为灾害所致的大批量伤员实施的紧急救援活动。迄今陆上灾害救援保障工作已有一定的经验,海上灾害救援保障工作还在探索阶段。为在海上突发灾害发生时,通过救援达到减少伤亡、降低损失、防止扩散和消除影响等目的,要尽早采取有效措施,提高快速反应能力和救援能力。

第一节　海难类型及原因

随着世界贸易自由化、经济一体化和信息全球化进程的加快,世界航运业得到了很大的发展。国际航运业承担着世界贸易约 90% 的运输,因此船舶安全至关重要。由于海上航船的密度迅速增大及受各种灾害的影响,各种海难事故也在相应增多。

据报道,全世界每年约有 10 万人在海难中丧生,商船年海损数量数以百艘,对国家和人民生命财产造成了巨大损失。此外,近年来海上勘探、采油采气、维权护航、旅游观光等活动日益增多,海上灾害事故也随之增加。过去 10 年,中国沿海地区、中南半岛、印度尼西亚和菲律宾、东地中海和黑海、日本及朝鲜半岛共损失了 437 艘船舶。海难事故对海洋环境、海洋生物乃至人类的生存链均造成了直接、严重的危害。

发生海难事故的因素有很多,可以分为人为因素和自然因素两大类。自然因素较为常见的有狂风巨浪或台风、海啸、冰山等;人为灾害有战争、碰撞、触礁、火灾与爆炸等。事实上,很多自然因素海难与人类行为有关。海难事故原因分为以下几种。

一、风暴潮袭击

风暴潮袭击又称为风暴海啸、气象海啸,是由于剧烈的大气扰动,形成高温、高湿、能量巨大的空气漩涡,导致海水异常升降,产生于靠近赤道两侧的热带洋面上。从全球看,太平洋、大西洋、印度洋上均有台风生成。据有关人员推算,一个强台风的总能量,相当于 2 万颗原子弹的威力。风暴潮加风浪,溯江河洪水而上,致滨海区域潮水暴涨,甚者海潮冲毁海堤、海塘,吞噬码头、城镇和村庄,造成财产损失、人畜伤亡,酿成巨大灾难。

二、天气恶劣、意外触礁、碰撞等

恶劣的天气(如浓雾、低温及冰山等)是造成海上突发事件的原因。低温能使卷到水线以上的海水很快结冰,冰层在上层建筑物上逐渐积聚造成船体不稳,以致倾覆和沉没。巨大的冰山和礁石等也是海上极危险的因素,撞击舰船导致沉没较为常见,造成船体沉没,船毁人亡。

近些年,货轮和客轮的损失数目逐年增加,其中因碰撞、触礁和搁浅而沉没或全损的占一半左右。分析显示,在过去 10 年中,货轮损失占总损失的 40%,即 348 艘。2015 年重庆东方轮船公司的东方之星,在长江中游湖北监利水域沉没,夺去 442 条生命,这是由于突发强对流天气带来的强风暴雨袭击导致的重大灾难性事件。据相关数据,2020 年船只损失的主要原因是船体沉没。造成这一现象的因素包括天气恶劣、能见度差、视距不良从而导致触礁、洪水和水侵入及机械故障,其中浓雾和夜用灯火管制航行等是视距不良的直接原因。

三、火灾与爆炸

船舶在航行或驻扎锚地时发生火灾和爆炸,其后果都不堪设想,主要造成人员的炸伤、烧伤或弃船落水。沉船(沉没)、失事、搁浅和火灾爆炸是过去 10 年船舶失事的三大原因。1948 年我国的"江亚"轮爆炸沉没致使约 2 000 名乘客遇难。第二次世界大战结束至 2000 年,全世界发生潜艇非战斗沉没事件 92 起,其中核潜艇沉没 18 起,致使 900 多名艇员遇难。导致核潜艇沉没的主要因素有火灾、爆炸、碰撞及操作失误等。2000 年俄罗斯战略核潜艇被困巴伦支海底,艇上 130 名海军人员全部遇难,事故的原因是发射鱼雷前液氧添加过程中氧气泄漏遇火星发生的小规模爆炸。

四、化学渗漏

化学渗漏严重威胁人类的生命安全,特别是来自容器中的不同化学物质相混合形成的有毒混合物更为危险。2015 年装载化学制品的丹麦轮船与货船在休斯敦航道相撞,导致部分易燃化学液体泄漏,造成环境污染和人员受伤。

五、机械原因

船体设备装置使用不当,未能遵循正确的程序及由于配载不当降低了船舶稳性而发生海难等。2014 年载有 470 人的"世越(SEWOL)号"客轮在韩国西南海域发生浸水事故而下沉,172 人获救,281 人确认遇难。韩国游轮"世越号"上配备有大量先进的逃生设备,但事发时几乎没有发挥作用。44 个救生艇仅打开 2 个,4 个逃生船能容纳千人,却全部未打开。沉没原因可能是由于客轮突然转变航向,造成固定在船内的货物发生移动,倒向一侧,船体失去重心后迅速倾斜沉没。

六、海上战争或武装冲突

海上武装冲突的损失比普通海难更为惨重。据不完全统计,美国海军在第一次世界大战中共损失了1069艘军舰和31000人;在第二次世界大战中,共损失了3282艘军舰和5100人。英国海军在第二次世界大战中有60600人丧生。日本海军有150万吨舰船,到1945年只剩下约20万吨可供使用;商船在两次大战中几乎全被毁灭。日本商船队损失了总吨位的82%;意大利商船的损失也接近82%;德国损失了总吨位的70%;同盟国差不多损失了5000余艘商船,总吨位达2100万吨。

第二节　海难救援的影响因素

海难事故多发生突然,如舰船碰撞、翻沉、爆炸,短时间出现大批伤员。伤员的类型复杂,根据事故原因不同受海上多种因素影响,落水人员生存能力有限,影响海难救援。

一、海难事故现场环境对救援工作影响大

海上应急救援的环境比陆地复杂,海区浅滩、暗礁、潮汐、洋流、海浪等既直接影响救援船舶的航行、航速,又对救援工作的安全性产生影响;低温、风暴、浓雾、雨、雷等恶劣天气所造成的环境能见度差和救援船舶难以靠近遇险船舶,使得海上搜救落水人员、伤员换乘及医疗救护技术操作等变得极为困难。复杂的海洋环境对应急救援工作技术装备的特殊性和先进性有较高要求。海水温度低,人体浸泡于冷水中所能耐受的时间涉及水温、浸水体表面积、体重、暴露时间、服装和人体组织的隔热性能及代谢产热量等多种因素。在无特殊防寒措施的情况下,水温越低,可耐受的时间越短,生存率越低,导致存活的时间就越短。

二、救援工作具有突发性、复杂性及独立保障能力弱

海上事故发生的时间、地点、现场环境及海上气象条件等方面表现为突发、复杂和灾情随时会发生变化等特点。救援工作在紧急情况下展开,没有充分的准备时间,缺乏对现场情况全面准确的评估,在后勤保障方面无法做到及时、快速、持续,直接影响医学救援工作的正常进行,特别是药品供应、通信联络、自身生存等方面。

三、事故类型多、伤情复杂、救援背景多样

在海洋环境下经常有气候带与季节温差的变化,船舶作为可移动的平台,从南北极到热带,犹如瞬间由冬入夏或由夏入冬,变化急剧,落水人员及救援人员都要经历复杂的生理和心理适应过程。长时期海上高温高湿高盐及瞬息万变的海洋气候,对海上作业人员的身心健康及组织海洋医学救援产生很大的影响。海上救援任务具有多样性特点,不同原因(海啸、飓风、海难、船体火灾、恐怖袭击或军事行动等)引起的伤情较为复杂,包括冰冻、饥饿、淹溺、低体温、骨折、颅脑损伤、烧伤、爆炸伤及化学毒物沾染等。

四、落水人员的搜救难度大

海上落水人员呈动态分布,搜寻落水人员难度大。落水人员在水中受风向、海流、海潮等

影响,24 h可漂浮数十海里。漂流方向有的呈"Z"字形,有的呈"S"形,有的无规律可循,具有较大的不确定性。落水人员很难被发现。在海上气象条件平稳、能见度好的情况下,靠肉眼观察也只能搜寻 600~700 m,夜间能见度差,搜寻更为困难。

海洋中部分生物对人类有伤害,如蜇伤、咬伤、划伤,引发中毒等症状。人们遭遇有毒生物攻击后,毒液进入人体,可引起机体一系列病理生理反应。海上航行中意外落水、潜水、水下施工作业、海洋勘探等极可能遭遇海洋生物损伤,中毒后进一步增加了搜救难度。

五、海上伤员医疗后送难度大

海上伤员医疗救治、换乘和后送受海洋环境影响大和制约多。海面风力 7 级以上、舰船摇摆达 20°时,多数舰员会出现晕船反应;抢救过程船体摇摆>15°时,救援人员的重心不稳,难以进行精细操作;同时患者也难以固定,容易发生操作失误和其他损伤。海上伤员换乘受海上诸多气象条件的影响,导致船体无法靠近,伤员无法换乘。在恶劣海况下,救护直升机无法降落,采用空中悬停吊换的难度更大,对装备的性能和人员的技术操作有着更高的要求。

六、海上救援组织指挥协同要求高

海难救援是一项艰巨、复杂的任务,尽管世界上大多数海事国家都有协定,规定了救援职责、救援方法、救援海域和通信频率,也建立了一些制度,但是,海难可发生在任何海域,救援行动涉及搜寻、打捞、医疗、换乘、后送等多个环节;救援力量涉及海上与陆上、军方与民间、国内与国外、海上与空中的协调;救援工作涉及多部门的协作,协同难度大。

第三节　海难的特点及伤情特征

一、平时海难的特点及伤情特征

(一)平时海难的特点

海难大多为突发事故,难于应对,舰船在海上航行时遇到大风浪、大雾等恶劣气象和不良海况,有可能突发翻船、碰撞、触礁、搁浅;也可因爆炸、火灾等原因导致舰船沉没。大部分民用船舶缺乏健全的海难救护体制,缺少海难事故紧急处置预案,船员和乘客缺乏应对海难事故的心理素质与脱险技能,突发海难事故时惊慌失措,不能有效组织全船资源应对事故。海难发生时瞬间出现大批伤员,事故中及事故后造成伤员心理创伤和生理功能障碍。如遇到燃烧、爆炸及不良海况,受伤落水人员的生存受到更严峻的考验。海难时气象条件往往很恶劣,医疗救护力量不足,平时配备的医护人员很难应对大批伤员的救治。

(二)平时海上灾害伤员伤情特征

平时的海难大多数与平时陆地创伤相同,但因受船上环境及事故原因不同,创伤情况主要为挤压伤、扭伤、挫伤、骨折、窒息、烧伤、复合伤和炸伤。船舶上伤员发生的数量取决于灾害的程度,船舶损伤越重,伤员越多。伤员的伤情分类取决于灾害的原因,爆炸则炸伤伤员多,火灾则烧伤伤员多,单纯船舶撞击则挫伤与骨折伤员多。伤员的伤情部位:因多为撞击伤和挤压伤,头面部伤和四肢伤多见,也可出现胸、腹部伤。伤员的伤势情况:一般情况以轻伤为主,船舶撞击则重伤多。落水人员生存能力有限,缺乏漂流救生器材,易致淹溺;在低温海水中浸泡易造成冻伤。如遇到装载化学物品的船舶发生碰撞,有毒、有害气体泄漏,会发生人员吸入毒气后的呼吸道灼伤和中毒情况。

二、海战时海难的特点及伤情特征

(一)海战时海难的特点

现代海战作战时间短,舰船面积小,战位人员分布密度大,舰船一旦被击中,在短期内会出现大批不同种类的伤员;海战灾难特点较为显著,海战伤员发生区域相对局限、舰船遭导弹攻击时,人员伤亡多发生在舰艇被击中的局部;海战伤员率并不呈上升趋势,舰船在被攻击瞬间阵亡人员数量多,伤员率则相对降低;海战伤员的伤情以炸伤、水下冲击伤、烧伤、毒气伤和海水浸泡伤为主,往往这些伤情同时存在,伤员出现复杂和严重的伤情。

(二)海战时海难的伤情特征

随着攻击武器的变化,发生海战时海难的伤情特点也有变化。第二次世界大战美国海军伤员中,弹片伤占39.09%,烧伤占21.73%。现代海战伤中第一位为冲击伤,泅渡和落水人员易产生水下冲击伤,其次是烧伤和破片伤。伤员负伤部位与致伤武器种类、作战姿势、所处环境、暴露机会及防护措施等密切相关。发生海战时受伤部位主要是头、颈部、胸和背部。第二次世界大战美国海军水面战斗舰艇9 134名伤员的伤部分布:头部14%、胸部9%、腹部3%、上肢17%、下肢25%及多处伤32%。根据我国海军数次主要海战伤统计数据:头、胸部伤分别为21.56%和13.14%,其他部位伤略小于美国海军统计数据。海战造成的伤员伤势情况:我军将伤势分为轻、中、重和危重伤4类。以往数次海战伤各伤势平均百分比:轻伤69.96%、中等伤14.50%、重伤以上15.54%。现代海战舰员阵亡率增高,伤势呈现"两极化"趋势,重伤员和轻伤员构成伤员的主体,中度伤伤员明显减少。海战伤合并海水浸泡是海战中的一类特殊战伤,主要包括舰艇部队人员战伤。由于海上作战地域狭窄、人员集中且环境特殊,动员舰艇多,舰艇毁伤率高,造成大批舰员落水。战时由于仍处于敌方火力攻击下,难以及时进行伤员搜救,使伤员受海水浸泡的可能性极大,打捞及后送困难。

在高技术条件下的现代海战中,水下高爆性武器是制约双方舰船作战能力重要手段。因此,伤员受到水下冲击伤严重,深水炸弹、水雷、鱼雷、水下核武器及制导的导弹、炸弹、炮弹在水中爆炸时产生的水下冲击波传播速度远较空气冲击波的传播速度快,大致相当于同样强度空气冲击波的3~4倍。同样质量TNT水下爆炸与地面爆炸相比,同距离的压力值可相差200倍左右,冲击波在不同介质中的传播特性可影响机体对冲击波的耐受性,并产生不同的伤情特点。

三、平时海难伤员救治技术

不论是突发海上自然灾害,还是突发事故灾害,专科救治技术对增强医学救援的时效性、降低死亡率和伤残率都十分关键,而专科救治技术往往都是在海难现场施救,对救援人员的医疗能力、组织协调能力及现场支持条件都有更高要求。创伤急救技术原则上适用于海难现场伤员的救治,但由于海上医疗资源有限及海上环境特殊,要求救援人员要一专多能,包括全面检查与科学分类、在机动与后送过程中连续性监护与治疗、早期清创与延期缝合、防治结合与整体治疗,以及尽早处理伤情、尽早后送。

平时海难对落水伤员根据具体受伤情况进行救治。搜救和救治的原则是先发现先救,后发现后救;先救无救生器材者,后救有救生器材者;先近后远,主次兼顾;先救伤员,后救健康者,最后捞死亡者。

落水人员也要做好自救互救,如果时间允许,落水前准备保暖衣物、救生圈、漂浮物、食品及饮水;注意水中阶段要掌握在水中的动作,求生意识顽强,不要饮海水,可以做 HUG 动作保持,等待救援。对于落水后发生淹溺的伤员进行下面的处理。

1. 保持呼吸道通畅　外伤中,多种致伤因素都可能使气道发生阻塞,如不能在短时间内解除阻塞实现通气,伤员可在数分钟内即因窒息、缺氧而死亡。因此,通气术是最紧急的自救互救技术之一。开放气道通气的方法有很多,施救者必须视当时具体情况决定适宜方式。通气术有手指掏出术、腹部冲击术、托下颌术、环甲膜穿刺或切开术、气管插管术、气管切开术等。鼻导管、面罩法和呼吸机给氧。

2. 伤者的处理　早期应用糖皮质激素(早期、突击剂量),可选用氢化可的松、甲泼尼龙、地塞米松;防治肺水肿,纠正酸碱平衡紊乱,维持体内电解质平衡,正确使用利尿剂;抗生素的应用,海洋中的细菌以海洋弧菌、肠杆菌、假单胞菌科细菌为主,海水淹溺后要尽早使用针对病原体的广谱抗生素,如头孢类、喹诺酮类,特别是针对海洋弧菌的左氧氟沙星、环丙沙星或庆大霉素;使用右旋糖酐-20 改善微循环,与 α 受体阻滞剂联合使用预防 DIC 发生。

3. 复温技术　对低温者可采用体衣复温,用 42℃热水浸泡、淋浴等;体中心复温采取吸入热空气或热氧气、体外循环、腹膜透析及静脉输注热液等。

四、海战伤员救治技术

海战伤救治是世界各国军事医学的核心内容,美国海军医学研究中心特别强调医学研究对保障与提高美国海军战斗力的关键作用。现代海战伤员伤类多、伤情复杂,及时救护难。复合伤、烧伤、炸伤多,危重伤员多,失血性休克、颅脑损伤、胸腹部脏器损伤等需要进行紧急救命术和抗休克治疗的伤员多,加之存在战时海难海况环境复杂,救治更为困难。

专科救治力量尽量前伸,海洋急救是抢救伤员的第一个重要步骤。抢救越早,后送越快,对救治就越有利。当发现伤员后,应立即检查有无大出血或明显骨折等,同时对伤员进行包扎和固定。包扎除常用的绷带、三角巾外,尚可利用衣服进行包扎。重伤员和特殊伤员以救命为主;对火器伤员强调Ⅱ期缝合;对颅脑伤伤员先救命,保证生命体征,通畅呼吸道、维持正常血压、心率、脉搏,在保证生命体征的前提下进行专科救治,及时后送。救治机构对伤情的判定不同,不同伤势所需医疗处置也不同,可采取"先重后轻"的原则,凡有休克、大出血、昏迷、窒息或内脏损伤的伤员,必须给予优先处置,特别是在最短时间内采取有效的救命措施,挽救伤员的生命。

战时伤员救治技术主要有海战伤急救技术、专科手术及处理技术、海水浸泡伤救治技术、海水淹溺复苏技术、潜水疾病救治和海上伤病的护理技术等。

1. 海战伤急救技术　主要包括止血、包扎、固定、通气、搬运;常规心肺脑复苏法;抗休克;紧急手术,包括各部位的止血、气管切开、气胸封闭与胸腔闭式引流术、胸腹探查、颅内高压者行开颅减压术和血肿清除等;抗感染,包括抗弧菌的广谱抗生素的应用;对核、化学武器染毒伤员进行全身洗消和早期处理等。

2. 海战伤专科处理　各部位手术、各专科处理方法与陆战伤处理完全相同。

3. 海水浸泡伤救治技术　海水浸泡伤的救治应在遵循单纯火器伤的治疗原则基础上兼

顾海战与海水浸泡伤特点,其治疗应包括全身治疗和患处局部的外科处理两部分。全身治疗主要有恢复正常体温,纠正水、电解质紊乱和酸中毒,抗感染包括抗弧菌等广谱抗生素的应用,全身支持治疗等。局部治疗迅速解除高渗海水对伤口的浸泡和对脏器的病理生理影响,去除各种原因造成的创口继发性损伤和伤口感染等危害,采用等渗液对伤口及体腔进行反复冲洗和应用局部抗生素等。

4. 海战伤护理技术 护理技术与陆战伤相同,不同的是因舰船摇摆,伤员体位改变易出现呼吸窒息,休克者因体位变化使脑等重要脏器缺血,生命体征难以观察等。救援人员要掌握好海上护理的各项护理操作,达到适应海上环境护理的能力。

第四节 海难现场环境对人员的影响

海洋环境由于其特殊性,我国的远洋客货轮与海军舰艇的作业和生活环境都存在着不同程度的问题。高温、高湿、严寒、强噪声、船体剧烈摇荡颠簸、舱室通风条件差、微小气候对人体的影响大,容易导致生物节律紊乱、持续的精神与体力负荷累积,如若再遇到海难,则会给伤员及救援人员带来更多生理和心理问题。

一、晕动症

海上作业人员在海上航行,由于受风、浪、涌的综合作用,会发生不规则的横摇、纵摇和垂直运动,海上作业人员对船只摇荡颠簸感到不适,晕船可对海上作业人员造成很大的心理压力。一般来说,不同人群出现的晕船症状基本相似,主要是感觉障碍,除表现出头晕、兴奋或淡漠、注意力减退、思维迟缓、睡眠障碍外,还可出现其他前庭自主神经反应。重度晕船者可表现为恐惧、情绪消沉以致丧失工作能力。有少数海上作业人员在长时间严重晕船的情况下,可能会突然失去自制力,不能很好地控制自己的行为。

二、环境噪声影响

船舶噪声的特点是稳态噪声和脉冲噪声可能同时存在,具有强度大、频谱宽的特点。船舶的噪音和海上的其他噪声,除损害听力外,还可导致海上作业人员出现生理、心理功能障碍,表现为头痛、头晕、容易疲劳和激动、注意力减弱、感觉和运动反应迟缓及活动准确性降低,从而使海上作业人员的工作能力及对航海环境的适应耐力下降。

三、体力负荷增大

海上作业人员较长时间处于低体力负荷状态下,必要的运动量减少将导致某些心理功能障碍,对机体的生理机制、心理机制都有破坏作用,表现为注意力减弱、反应速度下降、智力活动失误增多、容易激动、体力下降、耐力下降,感觉身体虚弱、精神不振、淡漠呆滞、情绪低落,形成一种反常的疲乏感。需要强调的是,海上作业人员体力负荷的大小是不能完全用"疲劳"程度来表述,在任何情况下,体力负荷的估算必须包括经常性和突发性、单个和多个负荷因素对海上作业人员的综合作用,除了潜艇的特殊情况外,实际上大部分船员的体力负荷比一般估算的结果要高。

四、精神压力增大

现代化船舶的特点是载重量大、自动化水平高及人员少。因此,海上作业人员的中枢神经系统、感觉分析功能和整个机体活动的负荷有时会显著增加,这也导致了海上作业人员的神经-精神紧张程度增加。海上作业人员的作业活动往往是在神经-精神高度紧张的状态下进行的。这种状态可受长期航行时种种因素的影响,包括在执行责任重大的复杂任务时、在干扰因素的作用下、在出现意外的强烈刺激或突发事件时、在时间紧及信息少的条件下必须做出决策且付诸行动时、在承担新的工作且信息繁多的情况下等。但是,如果海上作业人员感知到外来紧张因素的刺激需要努力去适应,甚至超出了适应能力,那么他们就会出现轻度的心理、生理功能障碍,以致精神崩溃等而出现各种不同程度的异常变化。

五、枯燥的环境影响

海上作业人员与社会、家庭长期分离,是远航的又一紧张心理因素。远航期间,工作形式固定呆板,缺乏丰富多彩的生活,外界信息闭塞,每天以固定的程序周而复始地工作、生活,同样的感觉、知觉贯穿于全部心理活动,而人们在陆地生活中已习惯的经常体验的感觉、知觉严重匮乏。由于这种感觉、知觉负荷不足心理状态的发展,有的海上作业人员可能会出现紧张、疲劳、焦虑、寂寞、抑郁、悲观、惊慌,情绪紧张过度与能力降低,表现出视听错觉、自我感觉差、应激主诉增多及情绪不稳,甚至导致有的海上作业人员在观察、操作行为中疏忽大意与失误,以及放松警惕性和应付复杂情况的能力下降。

六、生物节律改变

船舶海上航行从东半球航行到西半球,时差最大可超过 10 h。由于人体的"生物钟"(即心理过程和生理过程的昼夜节律)发生变化,给海上人员的工作造成困难,容易出现工作效率下降,差错事故明显增加等问题。实验表明,人体中枢神经系统高级部位的活动、血流动力学、体温调节、肌力和耐力、体力和智力、工作能力、消化器官及内分泌、生殖系统的活动及其他生命活动现象都有这种昼夜节律的变化。由于这种外部时间结构的改变,海上作业人员习惯的生物节律遭到破坏,需随时进行生理、心理功能昼夜节律的重建,以逐步形成新的昼夜动力定型。

海上作业人员在昼夜生物节律重建过程中,可表现出一种特殊的主观感觉,主要是疲劳、乏力、反应迟钝、夜间失眠、白天嗜睡及工作能力下降。海上人员的体温、皮温、脉率、呼吸和血压可出现和陆地人群不同的变化,感觉运动反应的潜伏期延长,完成相关测验的准确性下降。肌肉静力耐力降低,迷走神经常出现紧张性反应,机体的整体功能受到抑制,造成工作水平和能力下降。

七、有毒有害物质影响

船舶上有毒有害物质来自两方面:一是载运或携带的物品,如石油及石油制品、农药、含毒化学物品等;二是船舶本身的器械设备和材料等,如机器动力产生的有害物质,油漆、装饰纸、板等化学材料及海军舰船装备的有关武器等。如果对船舶环境中的有害物质缺乏认识或防护措施不当,就会对船员的身心健康带来不利影响。

第五节　海难救援基本任务与基本原则

海洋医学救援的基本任务是援救海难船员等海上伤员,使伤亡和损失降低到最低限度。从国家层面来说,应当建立健全海上灾害紧急救援相关的卫生应急管理体系、指挥决策体系、信息报告与反馈体系、实验室检测技术体系、风险评估和监测预警体系、物资储备和调运体系,重点增强突发海洋灾难事件的医学应急处置能力。

一、海难的救护特点与要求

海难事故发生突然,其救护的特点与要求为相关部门必须预先有准备,要做到思想落实、组织落实、人员落实及装备落实。海上环境对遇险人员生存的威胁大,救援任务紧急,要求援救工作越快越好,要做到反应快、行动快、救援快。海上环境复杂,要有现代化的救援、救生装备,进行快速营救。海上救援组织指挥复杂,要严密组织、密切协同。海上医疗救治后送困难,要投入足够的救援和救治力量,调配快速运送工具。

二、海难救援基本任务

牢固树立生命是最可贵的意识,把关爱生命、关爱健康作为救援工作的本质要求,从难从严、从实战出发,切实做好顶层设计,制定预案方案,做好技术和物资储备,确保一旦有事能立即从容应对。

海洋医学救援组织的基本任务是:当海上船舶发生批量伤员时,积极配合有关部门营救遇难船上人员,积极配合有关部门打捞落水人员,随时出动进行医疗处置;开展海上伤员救护、治疗与后送,降低伤亡和伤残率,最大限度地减少灾难造成的人员伤害。主要工作包括:做好应急救援的一切准备;随时准备出动;协同搜救海上遇难伤员;对伤员实施急救、早期救治和部分专科治疗;协同实施直升机和海上转运后送;维护船舶各类作业人员的健康;指导或支援遇难船舶的医学救援工作。

主动协同、整体救援,即要做好不同等级各职能部门之间、职能部门与相关医疗机构之间、不同地区之间的密切协同。有效调动各方面的资源,统一指挥,提高救援工作的综合统筹协调能力和整体救援的效能效率。

三、海难救援基本原则

海难救援战(创)伤救治基本原则应当把握以下基本原则。

(一)分级救治原则

1. 分级救治的概念　分级救治又称为阶梯治疗,是指在救治现场环境不稳定、条件简陋、救治能力有限时,采取多级救治机构对伤员进行分工救治的救治原则。根据海难区域条件和医学要求,将伤员的整个救治过程由纵深梯次配置的各级救治机构,按照各自的救治范围分工进行分级救治与接续后送,直至确定性治疗机构。海难医学救援分级救治阶梯通常分为3级:第1级为现场抢救;第2级为早期救治;第3级为专科治疗。海洋灾害医学救援的主要任务在前2级。

2. 分级救治的运用　第1级:现场抢救。由单舰船人员自救互救和抢救小组完成,主要任务是:搜寻和发现伤员,指导自救互救。首先,要确保伤员呼吸道通畅,对呼吸、心搏骤停的伤员进行现场心肺复苏,同时进行包扎、止血、初步固定并填写伤票。然后将伤员搬运出危险区,本作业平台分点集中,再后送至下一级海上救护所或岸基医疗机构。

第2级:早期救治。在任务海区舰船上加强配置医务人员,建立医疗救治中心、医疗站或海上医学救援平台,对单舰船一级送来的伤员进行早期处理。对上呼吸道阻塞的伤员做环甲膜切开或行气管造口术,对张力性气胸伤员做胸腔穿刺排气;补充与纠正包扎、固定等急救措施;将临时止血带换成制式止血带,并注明时间;给予伤员口服止痛片,注意保暖、防冻、防暑、防治休克,有条件时行静脉输液;口服或注射广谱抗生素以防治感染;对有生命危险的伤员施行紧急手术处理。对于有条件的救援平台做以下救治:对颅脑血肿和有脑疝形成征象的伤员,扩大出、入口的骨孔,排出积血减压;对各种原因引起的骨筋膜间室综合征,行深筋膜彻底切开术;对尿潴留伤员,做留置导尿或耻骨上膀胱穿刺术;对有再植可能的断肢,可用无菌敷料包裹,随伤员尽快后送,尽可能低温保存断肢,以备再植;对烧伤创面清洁处理后包扎,因化学物质泄漏发生磷烧伤时,要对创面进行充分清洗,去除磷颗粒,并用1‰碳酸氢钠溶液湿敷创面;对落水伤员实施复温处置。填写好简单病历或伤情卡,然后后送至医院船或岸基医疗机构。

第3级:专科治疗。由指定的设在医学救援任务海区的专业卫生船舶(医院船)或岸基医疗机构进行相对完善的部分专科治疗,继续全面抗休克和全身性抗感染;预防创伤后肾衰竭、急性呼吸窘迫综合征、多器官功能障碍综合征等并发症,对已发生的内脏并发症进行综合治疗,酌情开展辅助通气,心、肺、脑复苏等,直至伤员治愈。有些伤员治愈后留下残疾,尚需做进一步康复治疗。对于近岸海洋灾害,或具备充足的快速后送运输工具的情况下,可采用现场抢救、专科治疗的2级救治阶梯(即越过早期救治阶梯)。

3. 分级救治的要求 分级救治把医疗与后送相结合,在技术上由低级到高级分3步进行,每个伤员要经过救援医生的诊治。为确保救治质量,必须有共同遵守的统一要求。

(1)迅速及时:时间对于挽救生命、提高治愈率和减少残废率影响极大。大出血、窒息、中毒可因延缓数分钟而死亡,也可因提早数分钟而得救。对创伤伤员来说,应当在6h之内得到清创处理。海难伤员的救治最首要的是"迅速"。为此,首先做好现场抢救,迅速帮助伤员脱离受损险境,对危急伤员迅速采取果断措施,保住生命;其次,海上救援平台要尽可能靠近现场,缩短后送距离;再次,要使用快速后送工具;最后,要加强海上各级医学救援力量的管理,提高工作效率。

(2)密切衔接:为了保证分级救治质量,各级救治措施要前后衔接,既不中断,又不重复。上一级要为下一级救治做好准备,争取时间;下一级要在上一级救治的基础上,补充其未完成的措施,并进行新的救治措施,使救治措施前后紧密衔接。要对各种海难伤情特点和发生发展规律、救治理论原则有统一认识,保证工作步调一致。要按规定填写统一格式的医疗文书,使前后继承性救治有文字依据,便于下一级医疗机构了解前一级救治机构已经进行了哪些救治,并以此制订下一步治疗计划。

(3)后送与医疗结合:在后送过程中,进行必要的不间断伤情观察和医疗护理,确保伤员迅速安全地到达接收医疗机构。

4. 后送与途中监护 明确后送指征,掌握各类船舶平台、救护直升机等不同后送工具的选择与组织实施。经过现场救护后,要将现场伤员后送到后一级救治平台进一步救治,并在后送途中监护伤员情况,随时对伤员病情的突发情况给予医疗干预。对于需立即手术、重要部位或脏器有损伤、伤情危重、生命体征不稳定的伤员要紧急后送。

（二）时效救治原则

伤员时效救治原则是以伤员救治的时效性规律为指导，最大限度地把握"时间"因素在救治中的作用，以赢得最理想的救治效果的理论。战伤救治实效理论从广义上来说，不仅包括战伤，亦包括各种损伤、某些疾病的治疗，这些损伤和疾病的治疗效果亦与救治措施实施的时机相关。

1. 适时性 在战伤伤员救治实践中，遵循适时性原则是获得最佳救治效果的关键，但由于战伤本身的多样性，野战环境和致伤因素的复杂性，战伤伤员实效救治的时限往往难以确定，我军《战伤救治原则》规定"首次战（现）场急救，宜在负伤后 10 min 内实施；紧急救治宜在负伤后 3 h 内实施；早期治疗宜在负伤后 6 h 内实施；专科治疗宜在负伤后 12 h 内实施"。

伤员急救实践中，应依据伤员紧急程度迅速实施相应急救措施，确定采取措施的时间，例如，对于气道阻塞的伤员，经判断确定后，应立即实施通气术，即为"适时"。一般受伤部位不同，处置措施的时限也不同，例如，火器伤颅脑损伤经现场急救处理后应在伤后数小时，最迟不能超过 72 h 进行，早期确定性专科治疗应在伤后 3～4 d 实施。

"适时性"要求在伤员救治与后送过程中，千方百计争取时间，确保生命安全，尽早到达确定性机构；适时采取措施对伤员实施救治。所谓"千方百计争取时间"就是以时间最优化为前提，采取综合措施对伤员施救，包括急救技术、外科手术、快速后送工具、勤务措施（如减少后送阶梯、快速检伤分类）等。

2. 适应性 无论哪种致伤因素负伤，其结果都将引起机体创伤反应，包括生理、心理反应，并将导致各种病理生理变化，使机体处于应激状态。随着时间的推移，伤势会由轻变重、病理生理反应会由可逆状态转变为不可逆状态，各种并发症会接连不断，生命会受到威胁。此时，救治措施的干预将促进机体向着康复方向变化，救治措施的适宜性需在适宜的现场环境条件，满足处理伤员的伤势和治疗并发症的需要。

3. 救治效率 在伤势相似、伤员自身条件和所处环境等基本相同的情况下，伤员治疗效果的差异取决于救治措施干预的时机，由此取得的救治效率和效果，称之为"救治效率"。

（三）立体救援原则

1. 立体救援的概念 即利用先进的陆、海、空交通工具对伤员进行快速转运，在转运的同时实施医学救援。其目的是确保在最短的时间内、最大限度地为伤员和病员提供最好的医疗保障，具有救援时效强、专业性高、全天候、全方位的特性，以及响应快、救援快、机动灵活的优点。立体医疗救援的主要任务与一般医学救援的内容相同，其差异主要体现在"快速反应、立体救援"的应急医疗救援理念上。立体救援要求突破时空限制，建立海、陆、空三位一体的救治体系；在伤员救治中要采取非常规的医疗救援手段，确保医疗与伤员同在，立体救护，无缝隙衔接急救、转运、后送等环节。

2. 立体医学救援模式 立体救援模式即打破过去单纯阶梯后送秩序，支持后送与救治同时进行，战伤救护与心理支持同时进行的医学救援平台。监护、治疗与后送一体化的立体救援可以将医务人员在短暂的时间内送达确定性救治机构，并展开有效的医学救援。立体医学救援模式要求在最短时间内建立一条安全快捷的应急救治通道，利于伤员的生命抢救；对伤员应准确判断伤情，根据实际情况迅速调整救治措施，如抗休克、心肺复苏、加压止血等，先急后缓、有秩序地进行救治工作，确保灾害紧急救援的效率和质量。

3. 立体医学救援队救援装备的要求 立体医学救援不但对医疗救护的医护人员提出了

应具有高超的现场分析判断和急救处置能力的要求,而且对参与救援的装备也提出了实用、智能化、小型化、多功能一体化及能够满足实战的需要。参与立体医学救援的装备和平台需要具有机动灵活、部署展开快、救治能力强及受外部环境影响小等优点,以便在最短的时间内到达任务区展开紧急救治。海、空域的装备用于医学救援,将充分发挥直升机、两栖救护车及登陆船艇等速度快、机动性强、可超低空飞行或海上展开搜救等优点,并有效遵循医学救援"以人为本,救人第一"的救援理念。以直升机作为运载工具搭载救护人员及现代化的监护和急救设备,可以以最快的速度前往事发现场,对伤员进行及时有效的医疗救治,还可根据需要将伤员运往上级医疗机构进行后续救治。

(四)治送结合原则

由于战时伤员救治工作采取分级救治、逐级后送的组织形式,使伤员救治工作与伤员后送工作紧密联系在一起,成为海上医学救援工作的一个突出特点。在伤员救治的过程中,必须充分考虑到伤员后送的准备和伤员的后续治疗;在伤员后送过程中,必须对伤员进行不间断地治疗与监护,保证伤员安全到达确定性救治机构。必须把野战外科工作看作是一个连续救治与后送的整体过程,确定性治疗以前的救治都是通过性救治,把各项外科救治措施看作是环节救治措施,采取治送结合的方式救治伤员。

(五)整体治疗原则

海难致伤的因素是多方面的,所造成的机体损伤也是多方面的,所引起的战伤救治需求也是多方面的。海难医学救治工作必须充分考虑损伤的致伤特点、救治需求特点和救治环境特点,正确处理诊断与治疗的关系,伤员需求与救治措施的关系,救治工作与救治环境的关系,全面整体地把握海上环境伤员的救治工作。

整体治疗是把伤员看作一个有机整体,在采取治疗措施时,从伤员整体出发,全面、综合、协调地救治伤员,最大限度地维护伤员健康,通过系列治疗措施,不仅使伤员达到一般健康人的生理、心理、社会适应的完满状态,而且应当具备与执行海上作业任务相适应的身体素质、认知水平、作业能力、应急反应能力和环境适应能力。把治疗—康复—再生工作能力作为一个完整过程把握,在治疗过程中最大限度地保持和恢复伤员以后的工作能力。

在伤情诊断中,整体治疗强调全面检伤。从以往作战伤员死伤的原因分析来看,大部分死伤人员是由于漏诊和误诊引起的。在野外特别是海洋条件下,检诊设备不够完备,检诊手段不够先进,检诊时间有限,因此要求现场救护人员必须充分了解损伤的特点。了解损伤伤员的生理、精神和海洋环境特点;必须熟悉现场检诊程序,依靠最基本的检诊方法进行检伤,提高首次确诊率。在情况允许的条件下或在后方医院里必须对伤员进行全面、细致的检伤,避免漏诊和误诊的发生。

在治疗措施的运用上,整体治疗强调生理、心理和社会适应的全面治疗与护理,充分了解损伤伤员心理变化过程,十分重视和慎重处理伤员肢体断离、脏器摘除、面部手术和生殖器手术,充分重视伤残人员康复期的心理疏导、生活护理、社会支持和组织管理。完满实现伤员从负伤、残疾到生活再造的心理、社会适应过渡。整体治疗强调各种医疗与护理措施的综合运用。避免平时医院分科过细、专业单一而带来的学术与技术的片面性。综合运用外科、内科、传染科、精神科、中医科等专科知识和手段救治伤员,将局部处理和整体功能调整结合起来,把外科处理和内科治疗结合起来,把生理修复和心理康复结合起来,加强多科会诊、信息沟通、科室协调和与密切协调的工作,充分发挥各专业、各科室的整体救治效能。整体治疗强调正确处理救治需求与救治提供、群体救治与个体治疗、救治措施与救治时机和效果、应急措施与根本措施、近期效果与长远效果之间的关系,从提高整体治疗效果出发,积极稳妥、因时因地、灵活机动地组织实施好战伤的救治。

第六节　海难救援体系建设

海难发生后救灾需要实施统一组织指挥,协调驻地军队、公安、海事、航运、消防、医疗卫生和防疫部门,按照各自分工负责构建起高效的海难救援体系。在属地管理的救治模式下,不论是急时的组织救援,还是平时的准备工作都要按级负责、分级管理,明确各级的职责分工,依据灾害的轻重程度、波及范围及延续时间,建立不同的应急响应机制。

一、建立海上联合搜救统一指挥体系

由灾难发生地的省、市、县人民政府及其所组成的应急救援指挥机构,牵头卫生、交通、海事、海关、气象、公安等部门定期或不定期开联席会议,就应急救援的相关问题进行会商,达成共识,明确任务,形成各部门、各行业齐抓共管、步调一致、综合救援的合力。目前,国家已经建立海上搜救部门联席会议制度,部门联席会议办公室设在国家交通运输部海上搜救中心。

二、建立海上联合搜救机制

海上救援是多部门、多力量共同完成的工作,海上联合搜救机制是一项复杂的系统工程,高效运行、协同统一、规范科学的海上联合搜救机制才能最大限度地提高海上救援水平。军兵种联合、军地联合、军民联合、国际联合的海上救援模式,能够合理配置资源,整合不同的救援力量,发挥一体化救援的整体威力。

一旦发生海上事故,救援直升机和舰艇可立即到出事海域搜寻营救伤员。建立涵盖军队和国家海难医学救援力量的军民结合的救援体系十分必要。

三、重视海难紧急医学救援力量的建设和储备

海上紧急医学救援是海上事故救援的重要组成部分,其救治体系和能力建设事关遇险人员的生命安全。必须建立与海上突发事件应急救援相匹配的紧急医学救援力量,包括紧急医学救援基地、医学救援队伍、移动医院、救援物资储备、移动指挥系统及紧急信息网络平台等。

四、开展海难医学救援的常态化演习训练

遵循搜救的原则:先搜索寻找,后医疗救治。按照平战结合的模式开展海上应急救援训练和演习,要注重联合救援演练,不仅可以使得各专业力量掌握各自专业知识和技术,还可以熟悉救援组织与程序,从而提高应急救援的整体配合能力。结合战时行动特点,组织战救技术培训,着眼新式装备使用,组织人装结合训练,组织军地联合演练。

五、建立基于全社会资源的海难救援医学教育网络

针对不同层次人群建立海难救援医学教育模式,包括军队人员、医学专业人员、公职人员和民众等。不同的人员培训的内容有所不同,主要内容包括自救互救、救生三要素(救生设备、

救生知识和求生意志)、组织管理、专业技术及快速反应能力培训。对船员、兼职卫生员和海上乘员开展现场急救技能培训十分必要。

通过互联网建立专业的应急救援网络教育培训体系,使更多的人了解和掌握应急救援所需的知识与技能。

六、发展海空立体救援技术及装备

海空救援是海难医学救援的重要力量,立体搜索与营救模式将会极大地提高海上救援的效率。立体救援是在陆、海和空三维空间,整合优化陆、海、空救援,实现资源投送—综合搜救—伤员后送—精准治疗的无缝衔接。在最短时间内最大限度地实施海上救援。所需的技术装备主要包括直升机、水上飞机等多种机型和专业救援船舶等,以及用于海上搜寻、打捞、通信、潜水、医疗、换乘及远程医学等相关的技术装备。

救护团队由水上捞救组、机上救护组、机务组(搜寻组)组成。水上捞救组要求队员游泳技能好,身体强壮,主要负责海上捞救,接受机上救护组的领导。机上救护组由具有海上救护技术和航空医学知识的医生、护士组成,主要对打捞上机的落水人员进行救治。机务组(搜寻组)由飞机驾驶员负责寻找落水人员。寻找方法按照确定区域—制订方案—出发寻找步骤,可选用四角航线法、栅型搜索法,利用激光红外遥感设备。风大浪高的海面上更要仔细搜寻。太阳方位的影响:太阳与地平线成 $30°\sim40°$ 时顺着太阳照射的方向易发现目标,飞机高度以 $15\sim300$ m 为宜,能见度好坏关系极大。飞机高度白天 450 m,夜间 600 m,用照明弹时 900 m。捞救方法有悬索自救和救生员捞救。

研制新型海上救生装备,开发新一代落水人员和伤员搜索定位系统、充气式救生浮台、捞救系列装置、换乘工具、冻伤复温设备等,提高救援能力。

(一)医院船发挥不可替代作用

2008 年,我国首艘超万吨级大型专业医院船"和平方舟"号正式入列,并进行了多次海外人道主义救援行动,发挥了重要作用,成为海上立体救护体系架构中的核心部分。2020 年 12 月,我国自主研发建造的新型医疗船"南医 13 船"正式投入使用,其中重要的功能之一就是承担应急救援任务,明显提高了我国海上救援的能力。

(二)直升机在海上救援中的作用日趋重要

在一些沿海发达国家,直升机在海上救援中得到了大量应用。目前国内除军队建制直升机后送医疗队以外,参与直升机医学救援的机构主要有交通运输部救助飞行队、中国民用航空应急救援联盟、医疗机构与航空公司合作的直升机救护队等。目前对直升机救援的需求不断加大,直升机海上救援将会迎来一个快速发展阶段。

(三)无人机的作用越来越受到重视

目前美国、英国、新西兰、西班牙等国都在大力发展用于海上搜救的无人机。其主要优势是:快速便捷,比救生员到达求救位置的速度快;物资定投快;在广阔的水域搜救的最初阶段,无人机搜索可实现落水人员快速定位。

(四)大型水陆两栖飞机将成为海上救援重要装备

大型水陆两栖飞机具有事故响应速度快、机动性好、覆盖海域广、搜索效率高、海况适应能力强、安全性高、装载量大等优点。与依靠近岸直升机与远海船舶构成的救援体系相比,大型水陆两栖飞机的加入将大幅提高海上救援体系的救援能力和水平。

（五）海上远程医学技术装备将得到广泛应用

目前在灾难救援远程医学技术装备的建设方面已取得长足的进步。有资料表明,通过远程医学信息传递,可减少医疗后送工作量约28％。由于到达海上救援地点的救援力量有限,远程医学具有更加明显的实用价值。海上远程医学技术装备发展的趋势是高度智能化、信息化和便捷实用。

（六）灾害预警能力提升

大数据应用于灾害预警的优势:降低灾害预测成本,提高灾害预警正效率;发掘灾害预警客观规律,构建高效应急管理系统;提升灾害预警精细度,预警标识多元化。应急救援精准:救援物资器材发放精准;救援人员管理配备精准;灾难信息管理精准。

（七）互联网＋海难应急救援模式探索

互联网＋利于综合指挥调度,互联网、物联网大大推进海上救援指挥调度中心数据信息的汇总、分析和综合能力,成为"天-空-地-现场"一体化的自然灾害立体救助体系中重要的技术手段,使现场工作组及时掌握海难基本情况、判断灾情趋势;建立实时联络系统,把海上救援队的位置信息及采集和获取的文字、报表、图片、视频等重要信息,及时传输到后方指挥中心,从而实现现场工作和后方指挥调度的良性互动;互联网＋大数据＋灾难信息管理可有效地获取灾难事件的相关信息,大数据技术能提高灾难信息管理在复杂信息环境下的情景感知能力,提供及时有效的灾难事件信息。海量灾难信息的处理、集成和消化,包括地理信息系统(GIS)、社交信息、微博、新闻、图片等。大数据技术能够提供先进的数据分析、处理方式,并做出决策支持,为灾难应急处理及灾难恢复提供帮助;灾难信息实时共享,灾难发生时,互联网社交媒体成为外界了解灾难消息、开展救灾工作的重要途径,特别是在通信网络陷入拥堵时,移动互联网的微博、微信、智能手机 App 等都可被充分利用,成为民众自发维护救灾秩序的重要通道。

第七节　海难伤情种类及处置措施

一、海水淹溺

淹溺是海难发生后常见的急症,也是落水死亡的主要原因,全世界每年因海水淹溺而死亡的人数高达14万人,居意外死亡人数的第3位。

海水淹溺是指由于伤者坠入海水中,海水由呼吸道进入肺内引起肺水肿或因咽喉、气管、支气管反射性痉挛使气道阻塞,引起通气功能障碍,致使动脉血氧分压(PaO_2)降低或伴有动脉血二氧化碳分压($PaCO_2$)升高,并出现一系列临床症状。海水淹溺导致死亡的主要原因是海水进入肺内后导致的急性肺损伤,以及由此导致的急性呼吸窘迫综合征。

（一）海水淹溺的诊断

1. 海水淹溺诊断　患者落水并有淹溺。临床症状:近乎淹溺者可有头痛或视觉障碍、剧烈咳嗽、胸痛、呼吸困难及咳粉红色泡沫样痰。溺入海水者口渴,可有寒战、发热。溺水时间长者出现神志模糊或昏迷等神经系统症状。溺水者体征:一般有皮肤发绀,颜面肿胀,球结膜充血,颜面、口唇轻到重度发绀,口鼻充满泡沫或泥污。严重时可出现呼吸停止,四肢冰凉,脉搏常扪不到,心律失常,心音微弱或消失。有时胃内因积水而出现急性胃扩张,腹部膨隆。有时可发现头、颈部损伤。

2. 海水淹溺后急性肺损伤/急性呼吸窘迫综合征 急性肺损伤/急性呼吸窘迫综合征(acute lung injury/acute respiratory distress syndrome, ALI/ARDS)是指心源性以外的疾病过程中,造成弥散性肺间质及肺泡性肺水肿,导致的急性、进行性呼吸衰竭。以肺容量减少、肺顺应性降低、严重的通气/血流比例失调为病理生理特征,临床表现为进行性低氧血症和呼吸衰竭,影像学表现为非均一的渗出性病变。

ALI/ARDS诊断标准:①有发病的高危因素;②急性发病,呼吸频数和(或)呼吸窘迫;③低氧血症:ALI 时氧合指数 $PaO_2/FiO_2 \leqslant 300$ mmHg;ARDS 时 $PaO_2/FiO_2 < 200$ mmHg;④胸部 X 线检查两肺浸润性阴影;⑤肺毛细血管楔压(PCWP)$\leqslant 18$ mmHg 或无左心房压力增高的临床证据。海水淹溺后急性肺损伤/急性呼吸窘迫综合征(seawater drowning induced ALI/ARDS, SWD‐ALI/ARDS)也采用了上述标准。

(二)海水淹溺的救治

1. 现场急救 尽快将溺水者从水中救出,减少在海水中浸泡的时间,打捞时动作要尽量平稳,防止血压大幅度降低。建议将淹溺者倒立捞出水面,能增加回心血量,且同时有可能倒出部分呼吸道内的水,又可避免误吸的发生。捞出水面后可采用头向一侧倾斜的足高头低位。迅速清除口鼻腔中海水、污物、分泌物及其他异物,保持呼吸道通畅。吸入海水者,应尽快采取头低俯卧位,拍打其背部行体位引流。对于昏迷和呼吸停止者,应进行口对口人工呼吸和供氧,在转运过程中,不应停止心肺复苏。

2. 氧疗及时纠正低氧血症和酸中毒 吸氧可以改善海水淹溺者的低氧血症,使 $PaCO_2$ 达到 $60\sim80$ mmHg。首先使用鼻导管,当需要较高的吸氧浓度时,可采用高流量面罩吸氧或带储氧袋的面罩(提高 FiO_2,达70%以上)。

3. 复温 伤员在低温海水中时间过长会出现体温过低。对体温过低者应行复温治疗,将伤员移至温暖环境,用棉被、毛毯等保温,防止体热继续丧失,适合轻度体温过低者;用电热毯、湿热毛巾等对躯干、腹股沟、腋下等部位体表加温,适合中度体温过低者;对重度体温过低者,可通过腹膜透析、温林格液灌肠、体外循环等措施复温。

4. 对症治疗

(1)应用抗生素预防和早期治疗肺部感染:对于海水淹溺者,尽早使用针对病原体的广谱抗生素如头孢类、喹诺酮类,特别是针对海洋弧菌的左氧氟沙星、环丙沙星或庆大霉素等。

(2)早期应用糖皮质激素:海水淹溺者一旦被救捞上岸(船),不管是否发生海水淹溺肺水肿均可立即应用。可选用氢化可的松、甲基泼尼松龙、地塞米松,突击剂量,在用法上以大剂量短时间静脉给药为佳。

(3)积极治疗肺水肿:尽快减轻或消除肺水肿是救治海水淹溺的重要环节,严格限制进水量,控制补液量;应用利尿剂,在使用利尿剂时应密切观察血压及循环系统指标变化,警惕电解质紊乱、低血压或休克的发生。可考虑输入血浆白蛋白等胶体液,提高血浆胶体渗透压,利于肺间质水肿的消退。

(4)应用机械通气:由于海水淹溺主要表现为严重低氧血症,及时机械通气是重要的治疗手段之一,正确选择和调整通气机的模式和参数是改善预后、降低病死率的关键。

（5）应用高压氧治疗：可以使用中等压力、较长时间缓慢减压的方式，病情稳定后有条件情况下可以在高压氧舱内配合间歇正压通气或呼气末正压通气治疗。

（6）维持水、电解质及酸碱平衡：连续性血液滤过可以去除血液循环中的体液介质，保持水、电解质平衡，对于严重的水、电解质紊乱患者可以使用连续性血液滤过。

二、颅脑损伤

海难引起颅脑损伤的主要原因是碰撞和火器伤。颅脑损伤分为开放性颅脑损伤和闭合性颅脑损伤。开放性颅脑损伤包括火器性颅脑损伤（头皮伤、非贯穿伤、颅脑穿透伤）和非火器性颅脑损伤（头皮开放伤、锐器和钝器的颅脑开放伤）。闭合性开放伤有头皮损伤、颅骨损伤、脑损伤和颅内血肿等。

（一）颅脑损伤的诊断

1. 询问外伤史　如受伤部位、有无头痛呕吐、意识障碍时间等。

2. 体格检查　呼吸和脉搏频率减慢，血压逐渐升高，即"两慢一高"，为颅内压升高、脑疝的早期表现。

3. 意识水平　使用格拉斯哥昏迷评分评价昏迷患者的意识水平。

4. 头颅望诊　如颅底骨折征象、熊猫眼征、Battle征及脑脊液鼻漏/耳漏。

5. 脑神经检查　主要检查眼球运动、瞳孔大小和对光反射情况；眼底镜检查，是否存在视神经盘水肿；检查面神经，确定面瘫情况。

（二）颅脑损伤的救治

1. 急救处理　首先避免海水浸泡伤口。颅脑损伤：限制活动，卧床休息，头部抬高30°～45°；神经系统检查，禁食至意识清楚为止，给予清淡流食；等渗静脉输液；使用止痛药，如对乙酰氨基酚口服（若禁食则直肠给药），必要时可用可待因；使用止吐药物，但忌用吩噻嗪类止吐药，可用曲美苄胺。

2. 甘露醇的应用　应用甘露醇：需具有颅内压增高的表现，出现占位效应（局灶症状，如偏瘫）；CT检查之前突发病情恶化（包括瞳孔散大）；CT提示病变引起颅内压增高。

3. 预防性应用抗癫痫药　常规预防性应用抗癫痫药并不能防止远期的外伤后癫痫发作，但如果有外伤后癫痫发作的危险因素，建议24 h内开始应用抗癫痫药。

4. 外伤性蛛网膜下腔出血　创伤是蛛网膜下腔出血最常见的原因，尼莫地平可以改善预后，60 mg，口服或经鼻饲，每4 h 1次。

5. 钻孔探查颅脑　脑损伤患者出现意识改变、一侧瞳孔散大、对光反射消失和对侧偏瘫"三联征"症状，提示小脑幕切迹疝压迫上部脑干，多数病例是由于脑实质外的颅内血肿，因此在没有CT的情况下，可采用钻孔探查术。

三、气胸

气体进入密闭的胸膜腔内，造成积气状态，称为气胸。创伤性气胸又可分为闭合性气胸、开放性气胸和张力性气胸。闭合性气胸往往症状轻，危险性小，但张力性气胸和开放性气胸病情凶险，分析判断气胸的类型，对于海难现场的诊治非常重要。

（一）气胸的诊断

海难救治时，气胸诊断主要依靠病史、症状及体征。

1. 闭合性气胸 多见于胸部损伤,多无明显症状;大量气胸时,患者出现胸闷、气促和胸痛,气管向健侧移位,伤侧胸部叩诊呈鼓音,呼吸音减弱或消失。

2. 开放性气胸 胸壁缺损性创口在检查时可听到空气随呼吸进出的"嘶嘶"声。伤员常在伤后迅速出现严重呼吸困难、面色苍白、发绀和休克。伤侧叩诊为鼓音,呼吸音消失。依据胸部外伤史、症状和体征,易于诊断。特征性表现为胸壁有创口并随呼吸发出"嘶嘶"声。

3. 张力性气胸 常表现为严重进行性呼吸困难、发绀,甚至休克,伤侧胸部叩诊为鼓音,呼吸音消失。如无条件进行影像学检查,可行诊断性胸腔穿刺,有高压气体排出即可明确诊断。

(二)气胸的治疗

因条件所限,海难伤员发生气胸后仅限于保守治疗或胸腔穿刺抽气、胸腔闭式引流等对症治疗,需行手术者需尽快后送至有条件开展外科手术的医疗机构。

1. 一般治疗 各种类型气胸伤员均应卧床休息,限制活动、化痰、镇咳、止痛,有胸腔积液或怀疑有感染时,应用抗生素,严重呼吸困难者可予吸氧。

2. 闭合性气胸的处理 呼吸困难症状不重者,无需特殊处理。急性气胸呼吸困难明显者(肺压缩≥20%)应在患侧锁骨中线第2肋间行胸腔穿刺抽气减压,促使肺复张。有条件时,操作者应严格遵守无菌原则,消毒后用2%利多卡因局麻至胸膜,进针应沿第3肋骨上缘缓慢刺入,针尖刺入胸膜腔时有"落空感"注射器回抽有气体抽出,止血钳夹住与穿刺针相连的乳胶管后,再拔除注射器。如此反复抽气。

3. 开放性气胸的处理 紧急处理原则为迅速封闭伤口,变开放性气胸为闭合性气胸,以消除纵隔摆动对循环的影响。现场可以用多层纱布或任何可用材料封盖伤口,棉垫加压、胶布绷带固定,再按闭合性气胸处理。如无胸内损伤,无严重创口污染,清创后予以缝合。开放性气胸在现场紧急处置后,应及时后送至有条件的医疗单位进一步处置。

4. 张力性气胸的处理 可引起严重的病理生理改变,病情凶险,可迅速导致休克,甚至呼吸、心搏骤停。必须迅速处理,排气减压。紧急情况下,可用粗针头在伤侧锁骨中线第2肋间刺入胸腔内排气。

5. 特殊类型气胸的处理 气胸发生的同时,由于食管破裂、肋骨刺伤血管、肺破裂等原因导致胸腔内出血,称为血气胸。对血气胸除了处理气胸外,最好放置胸腔引流管以观察出血量和出血速度。出血较少时,可行适当输液、给予止血药等保守治疗。出血较快、量较大,胸腔引流管内出血量>100 mL/h,持续3 h,患者出现大汗、心率快、血压降低、烦躁,甚至休克,此时应积极行开胸探查。故患者血气胸诊断明确时,对症处理的同时需积极寻求后送,以免发生严重后果。

海水浸泡开放性气胸是指开放性气胸合并海水浸泡,因淹溺和低温,可引起诸如高渗血症和高渗脱水等严重的病理生理变化,死亡率高。救治措施包括吸出肺内和胃内的海水,封闭胸壁伤口,复温,快速建立静脉通道补充血容量,纠正休克及高渗血症,胸腔穿刺或胸腔闭式引流等。海水浸泡开放性气胸严重威胁伤者生命,救治成功率极低。

四、腹部损伤

腹部损伤可分为开放伤和闭合伤两大类:闭合伤系由挤压、碰撞和爆震等钝性暴力等原因引起;开放伤主要是火器伤引起,亦可见于利器所致。对腹部创伤主要观察有无内脏器官的损

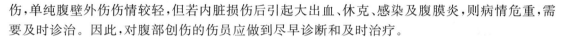

伤,单纯腹壁外伤伤情较轻,但若内脏损伤后引起大出血、休克、感染及腹膜炎,则病情危重,需要及时诊治。因此,对腹部创伤的伤员应做到尽早诊断和及时治疗。

腹部开放伤以穿透伤为主,因为腹部有伤口,诊断一般不难。从伤口的部位和伤道结合受伤当时的姿势,可以判断腹内有无脏器伤。若伤口有内脏脱出、流出肠内容物或较多的血液,则诊断可明确。

(一)海难时腹部开放伤诊断要点

腹部损伤的诊断主要依赖体格检查。只要肯定有内脏伤即使不能确定为脏器伤,亦应尽早进行剖腹探查。如无条件手术,应尽快安排转运后送。

(二)腹部开放伤的处置原则

应先注意检查有无立即威胁生命的情况存在,并迅速予以处理。

1. 检查呼吸道功能　清除呼吸道分泌物和异物,维持呼吸道通畅,如有开放性气胸、明显的外出血等立即威胁生命的情况时,应迅速予以处理。

2. 止痛和补充液体　未明确诊断前,禁用吗啡等止痛剂。当休克发生后,必须快速输血、输液,以尽快恢复血容量,使血压回升,输入的静脉最好先用上肢,因为在腹部伤中,可能有下腔静脉系统的血管损伤,用下肢输血有增加内出血的可能。

3. 腹部有伤口应立即予以包扎　对有内脏脱出者,一般不可随便回纳以免污染腹腔。可用急救包或大块敷料严加遮盖,然后用碗(或用宽皮带作为保护圈)盖住脱出的内脏,防止受压,外面再加以包扎。如果脱出的肠管有绞窄可能,可将伤口扩大,将内脏送回腹腔,因此时的主要矛盾是肠坏死而不是感染。

4. 其他　应用抗生素及破伤风抗毒素等。疑有内脏伤者,一律禁食,必要时可放置胃肠减压管抽吸胃内容物。

五、烧伤

船体碰撞、现代海战中敌我双方交火等会造成燃油起火、爆炸燃烧等造成人员烧伤。

(一)烧伤的诊断

目前国际上公认的烧伤深度分度方法为三度四分法,即Ⅰ度、浅Ⅱ度、深Ⅱ度和Ⅲ度。烧伤深度不同,临床表现也有差异。烧伤的诊断需要估算烧伤面积及烧伤深度。

烧伤面积是指皮肤烧伤区域占全身体表面积的百分数,目前国内采用下面几种方法估计烧伤面积。

手掌法:无论成人或小孩,手的面积占总体表面积的 2.5%,掌侧占 1.25%。如五指并拢,单掌面积约等于体表面积的 1%。

中国九分法:成人头部体表面积为 9%(发 3%,面 3%,颈 3%),双上肢为 18%(手 5%,前臂 6%,上臂 7%),躯干 27%(前面 13%,后面 13%,会阴 1%),双下肢+臀部 46%(大腿 21%,小腿 13%,足 7%,臀部 5%)。

烧伤深度的估计按照Ⅰ度、浅Ⅱ度、深Ⅱ度和Ⅲ度的临床表现进行判断。完整的烧伤诊断应包括总面积及不同深度烧伤面积,Ⅰ度烧伤不计算在内。

战时伤员往往呈现成批发生的特点,且早期多不能得到及时、妥善的处理,后送有时需要较长时间。有成批烧伤伤员时可暂时按照伤员有无休克进行初步分类,使危急且有休克症状的伤员得到优先救治,待转送到医疗机构后再按照如上分类方法进行细分,并进一步给予有效治疗。

(二)烧伤的治疗

对于船体上发生的烧伤早期急救尤为重要,正确的早期处理可以减轻烧伤损伤程度,降低并发症的发生率和死亡率,是烧伤患者后续治疗的基础。烧伤早期处理的好坏与烧伤患者治疗转归有着密切的关系。烧伤现场急救的原则是迅速脱离致伤源、立即冷疗、现场急救和后续转运至专科医院。

1. 迅速脱离致伤源 一旦发生烧伤,应迅速脱离致伤源。烧伤的严重程度与致伤因子强度及作用时间均关系密切,当烧伤发生后,迅速脱离致伤源、减少烧伤作用时间至关重要。

2. 冷疗 烧伤后立即用冷水或冰水湿敷或浸泡伤区,可以减轻烧伤深度。在舰船环境中,最容易取得的是自来水,将烧伤创面在自来水龙头下冲淋或浸入清洁冷水中(水温以伤员能耐受为准,一般为 15～20℃,夏天可在水中加冰块),或用清洁冷水浸湿的毛巾、纱垫等敷于创面。冷疗的时间无明确限制,一般以冷疗停止后疼痛显著减轻为度,多需 0.5～1 h 或更长。冷疗一般适用于中小面积烧伤,特别是四肢的烧伤,冷疗时机应在去除热源后立即开始,越早越好。需要说明的是,冷疗对中小面积浅Ⅱ度、深Ⅱ度烧伤是有益和行之有效的,而对于Ⅲ度创面和烧伤面积＞30％的大面积烧伤患者则无益甚至有害。在海洋环境下发生烧伤时禁用海水冲洗降温,因海水浸泡可导致更为复杂的病理生理反应,如加重创面感染、高渗性脱水、微循环障碍、代谢性酸中毒并加重休克。

3. 烧伤创面的保护 伤者脱离现场后,应注意对烧伤创面进行保护,防止再次污染。可用就近可得的医疗器材,如纱布敷料、三角巾、中单、清洁被单、衣服等进行简单包扎。将伤员转移至船上医务室后对烧伤创面进行简单处理时,初步估计烧伤面积和深度。对于肢体、躯干等易于包扎的部位,创面消毒后应尽可能包扎处理,不但可以保护创面,也便于患者的活动和患部的护理。烧伤后引起的水疱,消毒后将疱液引流出,疱皮保留。

4. 吸入性损伤的判断及救治 舰船舱室为密闭环境,发生爆震伤时往往容易并发吸入性损伤。伤员有颜面部的烧伤时不论创面深浅和面积大小都要引起高度重视。据国内统计资料,颜面烧伤合并吸入性损伤的发病率为 5％～10％,而吸入性损伤造成急性窒息死亡的死亡率高达 50％～60％。因此,一定要认真检查受伤者有无热液或热蒸气吸入的病史,检查口咽部黏膜有无弥漫性充血、水疱、肿胀和炭末颗粒,鼻毛是否烧焦,声音是否嘶哑或有刺激性咳嗽,必要时要行纤维喉镜或支气管镜检查。对有吸入性损伤的伤员,应给予吸氧、保持气道通畅、必要时行气管切开或环甲膜穿刺,有条件的情况下给予机械通气辅助呼吸。

5. 镇静止痛 烧伤后伴有不同程度的疼痛,适当的镇静止痛有助于缓解患者精神紧张,减轻烧伤带来的不良刺激。轻度烧伤患者可口服去痛片(索米痛片)或肌内注射哌替啶、吗啡等。大面积烧伤患者多采用静脉给药,如哌替啶与异丙嗪合用,但需要注意的是异丙嗪的使用会加快心率,影响休克期病情判断,扩张血管,加重休克。对于小儿、老年患者和伴有吸入性损伤及颅脑损伤的患者应慎用哌替啶及吗啡,因其有抑制呼吸的作用,可改用地西泮或异丙嗪等。

6. 及时补充体液 海难中发生成批烧伤伤员,条件有限的情况下可先采用口服补液,口服补液不宜大量喝白水,以免发生水中毒。可口服烧伤饮料(每瓶含氯化钠 0.3 g,碳酸氢钠 0.15 g,苯巴比妥 0.03 g,糖适量)。如无条件,亦可以口服含盐饮料或汤。具备静脉补液条件时,则应早期液体复苏,短时间内输入一定量液体后继续后送。一次输入量根据烧伤面积确定,输液以平衡液(或等渗盐水)为主,有条件的情况下可加用右旋糖酐及其他胶体,二者比例可按照 2∶1 或 1∶1。如果伴有脑外伤者应减速输注,伴有血红蛋白尿者应增加输液量,有明显休克症状者应加快输液速度,不依靠升压药物来提高血压,防止导致急性肾衰竭。

六、海洋生物伤

海洋生物伤包括海洋生物蜇、刺、咬伤、划伤及摄食有毒海洋生物中毒等情况。人体遭遇有毒生物攻击或食用有毒海洋生物后,毒液进入人体,可以引起机体一系列病理生理反应,如蛋白质变性、神经传导功能阻滞、溶血和各种血管活性物质释放等。落水人员可能会受到海洋生物的攻击,因此应关注海洋生物伤的处置。

(一)腔肠动物蜇伤救治方法

1. 海蜇(水母) 在海洋生物伤害中,最常见的是海蜇蜇伤。海蜇是无脊椎动物,大多由伞部和口腕部两部分组成。海蜇毒素的主要成分是蛋白毒素、激肽、多脂酶类、四氨络物、强麻醉剂、组织胺、5-羟色胺等。海蜇腹面触须上有许多刺丝,是致伤的利器。刺丝细胞内含毒素,当人类皮肤碰到海蜇触须,可刺伤皮肤,海蜇从刺丝束中迅速放出刺胞毒素。严重致伤者或有过敏体质者,出现红斑、风团、水疱、瘀斑,甚至表皮坏死等,伴有剧痛难忍,继而全身皮肤潮红、奇痒等,一般经过 10～20 d 可痊愈。中毒或重度蜇伤可引起全身中毒症状,伤后数分钟至数小时即可相继出现全身反应。发生神经系统表现,如不适、头痛、冷或热感、眩晕、运动失调、痉挛性或迟缓性麻痹、多发性神经炎、谵妄、晕厥、虚脱或休克,重者死亡;循环系统表现:变态反应、溶血、心律失常、心率减慢、低血压、充血性心力衰竭;运动系统表现:弥漫性肌痛、关节痛、背痛、肌肉痉挛、腹直肌强直等;消化系统表现:恶心、呕吐、腹泻、下咽困难、唾液分泌等;眼表现:结膜炎、球结膜水肿、角膜溃疡、畏光、流泪等;其他表现,如过敏性肺水肿,死亡率极高,难以救治,过敏性休克、急性肺心病及肾衰竭等是常见并发症。严重病例可因急性暴发性肺水肿、急性肾衰竭及多器官衰竭导致死亡,剧毒海蜇蜇伤后致死率可达 70%。

大多数腔肠类动物蜇伤轻微,不需要特殊治疗伤口即可自愈。治疗主要包括受伤部皮肤处理、止痛、抗休克和支持疗法。处置方法如下。

(1)局部处理:立即用海水或肥皂水冲洗蜇伤处,勿用淡水,因其易激发未发射出的刺死囊。不宜局部使用冰块,也不能用毛巾等擦拭除去触手,大的触手可用镊子等工具取出。尽快使用 5% 醋酸(或食醋)或 40%～70% 异丙醇浸泡或湿敷蜇伤部位,至少持续 30 min 或疼痛消失为止。还可使用 5%～10% 碳酸氢钠、1% 氨水、明矾水和木瓜蛋白酶等湿敷。口腔蜇伤后立即用任何饮料或清水反复漱口。眼蜇伤用大量淡水冲洗,不能用醋、醇或其他消毒剂。还有文献建议严重蜇伤者立即于蜇伤部位近心端用绷带压迫,阻止静脉和淋巴回流,减少毒素吸收。注意每绷紧 10 min 放松 90 min。如果手头有抗毒素和类固醇激素,应立即使用。

(2)全身治疗:对低血压患者应立即注射乳酸盐格林液,具有解毒和补液之功效。对支气管痉挛和呼吸困难者,静脉注射地西泮、给氧或人工呼吸以缓解症状。出现血红蛋白尿,提示毒素已作用于红细胞膜糖蛋白部位,可用呋塞米或甘露醇。少数急性进行性肾衰竭患者,需腹膜透析或血液透析,用 10% 葡萄糖酸钙或氢化可的松静脉滴注,或肾上腺、异丙嗪等肌内注射。及时应用可泰敏、马来酸氯苯那敏(扑尔敏)等抗组胺药。出现肺水肿时应立即注射氯胺酮加地西泮,人工加压给氧,吸出分泌物,给予大剂量东莨菪碱静脉注射。

2. 珊瑚类 珊瑚属珊瑚虫纲,由珊瑚朵中的个体珊瑚虫(即水螅体)构成。珊瑚类生物在我国海域分布甚广,其中石珊瑚类是常见的有毒珊瑚。石珊瑚蜇伤的最初反应是疼痛、红斑和瘙痒,依珊瑚种类和刺伤大小而异。前臂、肘和膝通常易受蜇伤,伤口周围在数分钟内出现红斑,1～2 h消失。未处理的伤口愈合较慢,需3～6周,并有感染倾向。极少数病例会发生蜂窝织炎、淋巴管炎、滑囊膜炎及局部溃疡和坏死等。

处置方法:应迅速将患者救出水面,先用海水冲洗伤口,再用乙醇冲洗,也可用高度白酒、稀释氨水和5%醋酸(或食醋)冲洗伤口。用镊子或锐器挑开伤口,轻轻去除腔肠动物的触手,在伤口处涂剃须膏后用剃刀刮除触手和小毛刺。

禁忌用淡水或冷水擦洗受伤皮肤,因可促使刺细胞释放毒素。不用碳酸氢钠、硼酸软膏、浓氨水和含薄荷的冷霜涂擦伤口。对严重中毒出现休克、呼吸困难者,应对症抢救和积极支持治疗,送医院途中应保持患者呼吸道通畅,根据需要给予吸氧、静脉输液、抗心律失常和升压药物。对有过敏反应者,可注射肾上腺素。

3. 海葵类 海葵俗称海菊花,与珊瑚同属珊瑚虫纲,两者的主要不同点在于珊瑚能向外分泌碳酸钙,而海葵不能。全世界约有1 000余种海葵,我国有广泛分布,其中有毒海葵已知约10余种,接触或误食会引起中毒,严重者可能致死。

与海葵接触后可出现局部症状,皮肤会出现针眼大的小红点,乃至绿豆至黄豆大的荨麻疹;20 min后形成丘疹疱;6～24 h基底部水肿,奇痒难忍;1～2 d内水疱溃破,有渗出,结黄痂,近20%患者伴有附近淋巴结胀痛;4～7 d痂皮脱落,遗留有浅褐色色素沉着。渗出型丘疹逐渐形成大水疱、糜烂、溃疡,病程持续约2周,恢复后留有浅瘢痕。有的蜇伤部位皮肤呈鞭痕状,有刺痛感,温觉异常,创口易出血。鼻、眼与海葵接触可引起黏膜红肿、炎症。全身症状包括早期流涎、口唇和舌尖麻木、神经过敏、疲倦,严重者有腹痛、心绞痛、全身肌肉疼痛、平衡失调及呼吸困难等。

处置方法:局部处理可用海水冲洗或浸泡损伤部位,勿用淡水冲洗。可局部敷用干燥粉剂、高渗性干粉,或用刀背、镊子等工具小心去除触手和刺丝囊。用5%醋酸、饱和明矾溶液或氯化铵溶液制止刺丝囊进一步发射刺丝,并兼有中和毒素的作用。用温热高渗盐水反复冲洗也有助于中和毒素。皮炎严重或伤口愈合缓慢者,需清创和抗生素治疗。全身治疗:摄食中毒者尽量洗胃,口服泻剂;刺痛严重者使用止痛剂;出现神经系统症状者,阿托品皮下注射,维生素B肌内注射。

(二)海蛇咬伤救治方法

世界上已知约有50种海蛇,均为剧毒蛇,毒性非常强烈,如剑尾海蛇。海蛇毒与陆地蛇毒类似,也是多种蛋白质的混合物,中毒的人和动物出现肌肉麻痹,多以呼吸肌麻痹导致窒息死亡。海蛇毒不含心脏毒素,对心脏没有直接作用,对凝血过程也无明显影响,其引起的肌肉损伤以出现血红蛋白尿为临床表现,肌红蛋白尿在海蛇咬伤者中最常见。

被海蛇咬伤者,伤口可见针尖样毒牙痕。多数人在最初只有皮肤被刺感,局部无疼痛、红肿,或者症状轻微,病情发展较缓慢,容易被忽视。其神经毒症状发展较缓慢,通常在被咬后0.5～1 h出现,但是一旦出现全身中毒症状,病情将十分危重。例如,运动功能障碍,感到四肢沉重、全身无力、呼吸浅表短促,随后出现轻度呼吸困难、全身肌肉疼痛、四肢麻木、张口困难、吞咽困难、嗜睡、眼睑下垂、复视;严重时有呼吸困难、发绀,甚至呼吸停止,窒息死亡。还有伤者在咬伤后3～6 h可出现肌红蛋白尿,出现呼吸肌麻痹,中毒者不能自主呼吸,甚至死于窒息,尿检时肌球蛋白定性呈阳性。被海蛇咬伤致死的病例中,25%是在咬伤8 h内死亡,50%则在

8～24 h内死亡,其余25%在2 d内死亡,个别病例死亡时间是在2 d以后。神经系统检查主要是检测肌力、肌张力、运动功能、深/浅反射、神志意识等情况;呼吸系统检查主要观察呼吸节律、频率的变化,特别要注意有无呼吸肌麻痹现象。海蛇咬伤肌肉毒症状明显,海蛇毒会直接损害横纹肌及骨骼肌,一般在被咬后2 h内出现全身肌痛、无力,3～6 h后出现肌红蛋白尿、少尿和高钾血症,导致急性肾衰竭;严重者心律失常和周围型呼吸衰竭,病愈后肌力恢复需数月。对咬伤患者进行实验室检查,会出现总胆红素及间接胆红素增高、白细胞计数增高及中性粒细胞中毒性颗粒,血尿及血红蛋白尿、肌红蛋白尿、肝肾功能损害、酸中毒及电解质紊乱等。

处置方法:被海蛇咬伤后切勿惊慌奔跑,以免加重蛇毒的蔓延和吸收,立即排出伤口内毒液,阻止毒液吸收入血及注射抗毒血清是最有效的急救措施。

1. 排出毒液及减少毒液吸收 立即用海水冲洗伤口,如果有条件可用1∶500高锰酸钾溶液冲洗,可吮吸局部或用吸引器在咬伤局部吸引数分钟。但不能用刀具局部划开伤口再吮吸或机械吸引,以免加快毒素被吸收入血液,加重中毒程度。高压阻流技术能有减少或阻止蛇毒蔓延全身,是简单易行的有效急救方法。如被海蛇咬伤四肢,咬伤后应立即用宽幅布条、纱布绷带等在伤口周围做环形包扎,保持合适压力,以不影响肢体深部动、静脉血流为宜。高压阻流方法要一直保持到入院治疗为止。

2. 抗毒治疗注射 抗蛇毒素或抗蛇毒血清是当前最有效的急救治疗方法,可以根据不同种类的海蛇致伤,通常应用胰蛋白酶溶于0.5%普鲁卡因,在蛇咬伤伤口周围局部注射;强氧化剂对蛇毒素蛋白质有直接破坏作用,使毒素分子失去毒性作用,通常用0.5%高锰酸钾注射液在蛇咬伤口周围局部注射,减轻中毒程度。

3. 中医药治疗 目前市面上有多种解蛇毒中成药,可供口服、注射和外用,如上海蛇药、南通蛇药、群生蛇药、云南蛇药等,对海蛇咬伤有一定疗效。中草药有七叶一枝花、半边莲、八角莲、田基黄、白花蛇舌草、徐长卿、两面针、蛇莓等,可以捣碎后敷在伤口上。

4. 激素的应用 进行激素治疗,以早期、短期、大剂量冲击疗法为原则,可选用氢化可的松,每天100～300 mg加入生理盐水或葡萄糖液100～500 mL中静脉滴注;地塞米松,每天10～30 mg,肌内注射、静脉注射或静脉滴注;泼尼松,每天30～60 mg,分3次口服,冲击治疗后再服。

5. 防治感染 海蛇口中含有大量革兰氏阴性菌、破伤风杆菌等需氧及厌氧菌。需注意防止感染。可选用对肝、肾毒性较小的青霉素、氨苄西林、哌拉西林等,合并使用甲硝唑等。为防止破伤风的发生,用破伤风抗毒素皮下或肌内注射。

6. 对症治疗 海蛇咬伤中毒的死亡原因主要是呼吸衰竭和肾衰竭。呼吸功能障碍时吸入含有5%二氧化碳的氧气,氧流量为1～2 L/min,同时肌内注射新斯的明0.5 mg,每天2～3次;自主呼吸停止时,及时做气管插管或气管切开,进行人工辅助呼吸。肾衰竭出现血红蛋白尿时,静脉滴注5%碳酸氢钠溶液200～400 mL/d,使尿液碱化,减轻尿液酸化过程中的凝集现象;出现少尿时,在补足血容量的情况下,应用利尿剂,可静脉滴注20%甘露醇100 mL,或呋塞米40 mg溶于葡萄糖溶液中注射;出现肾衰竭时,尽早采用血液透析,有条件时应使用人工肾。

7. 注意事项 治疗中忌用或慎用以下药物:中枢抑制药(如吗啡、氯丙嗪、地西泮等),以免加重呼吸中枢的抑制;横纹肌松弛剂(如氯化琥珀胆碱、右旋筒箭毒碱等),以免加重呼吸肌麻痹;抗凝药(如肝素、双香豆素、枸橼酸钠等),以免导致大量出血;有心肌损害时勿用肾上腺素,以免增加心脏负担。因海蛇常在海边浅水域活动,应提高警惕、加以预防;可能遭海蛇咬伤的场合要事先准备抗毒血清和蛇药。

（三）软体动物刺伤救治方法

软体动物门是动物界的第二大门,其中 100 多种有毒,大多数螺科属软体动物(如锥形蜗牛)和其他种类(如蓝环章鱼)对人类也有害。这些动物主要造成刺伤,虽然伤处范围局限,损伤较轻,但引起的中毒等全身症状却很重,甚至导致死亡。例如,锥形贝是腹足纲软体动物,它体内毒液器官可将毒液刺入人体皮肤,伤口处有刺痛和烧灼感,轻者伤口周围肿胀、颜色发紫;严重中毒者出现感觉异常、吞咽困难、语言不清、视物模糊、全身无力或麻痹,最后因呼吸衰竭死亡。以上症状可持续数分钟或数天,目前尚无特异性解毒药物和抗毒素。

处置方法:伤后首先将受伤部位浸在 43～46℃ 的热水中,使不耐热的毒素失活,减轻疼痛;将伤口清洗干净;严重者送医院进行积极对症、支持治疗,出现呼吸肌麻痹时应行气管插管和呼吸机辅助正压通气。

（四）棘皮动物刺伤救治方法

有毒的棘皮动物包括海胆、海星,全身长有细刺,刺的长短依生物种类而不同,有的含有毒素。其伤害主要是刺伤,伤口固定,容易识别。人被刺伤后会产生剧痛,其毒素的作用各不相同,有的可引起呼吸困难、肌肉麻痹、抽搐以致死亡;有的具有红细胞溶解作用。

处置方法:急救时首先应将刺入的针刺拔出,局部可用稀氨水涂搽止痛,以及应用抗生素和抗过敏药物治疗。冲洗伤口后将伤部浸泡在 43～46℃ 的碱性水中。剧烈疼痛者可用止痛药,伤口可用 5% 高锰酸钾溶液湿敷,并用普鲁卡因局部封闭。肌肉痉挛者可静脉推注 10% 葡萄糖酸钙溶液 10 mL。应用抗生素防治感染,对全身症状予以对症处理。

（五）海洋脊椎动物伤救治方法

1. 硬骨刺毒鱼类致伤 魟鱼、鲉鱼毒液的毒性较大,主要成分是核酸酶和磷酸二酯酶。人被刺毒鱼刺伤后伤口异常疼痛,并逐渐向四周放射,出现严重的创伤反应,如出血、肿胀、神经、肌肉损伤、局部感染。疼痛可在 60～90 min 内达到高峰,持续 8～12 h;伤口周围出现红斑、瘀斑、感觉异常,少数出现水疱、组织坏死;有的出现全身症状,如恶心、呕吐、出汗、口周发绀、头痛、呼吸困难、腹痛等。严重者可出现心律失常、低血压、呼吸和心搏骤停,以及神经系统、心血管系统和呼吸系统损伤。

处置方法:局部捆扎、清创排毒、止痛、抗毒及防止继发性感染。可在伤口近心端扎止血带,防止毒液扩散,并用拔火罐法吸出创口内毒液。有毒鱼的毒棘锯齿伤引起严重裂伤和软组织创伤,应立即用冷盐水或无菌生理盐水冲洗创面,对刺入创面小而内部损伤大或污染的创口应予以扩创及反复冲洗。检查伤口,创口内如果有毒棘的皮鞘碎片,应与毒液一起镊除并彻底清洗,坏死组织应一并清除,防止继续吸收中毒。清创后的伤口可在有轻度麻醉作用的硫酸镁溶液内浸泡 30～90 min,然后再次清创并施行缝合手术。

抗毒处理可用 3% 盐酸吐根(依米丁)1 mL 加 3～5 mL 生理盐水或蒸馏水稀释(必要时可用原液)在刺伤处或刺伤附近的近心端做皮下或肌肉注射,总量不超过 60 mg,以免过量导致药物中毒。为防创伤引起感染,应根据伤情及时使用抗生素和破伤风抗毒素。目前国内外尚无特效抗毒血清。

2. 软骨刺毒鱼类致伤 软骨刺毒鱼类包括鲨鱼和鳐鱼,是致伤残率最高的海洋生物伤,其伤多是直损伤,伤口大且不规则,出血多,易发生休克,甚至伤残和死亡。鲨鱼凶猛残暴,游动迅速、贪食,常袭击其他鱼群,攻击落水人员和游泳者;嗅觉特别灵敏,可在相当远处嗅到浓度极低的人汗、血腥气味而进行追击,其特有的压力感受器能够感受到周围压力场,通过任何细微的变化感知数千米远处发生的海难。鲨类、鳐鱼致伤主要是咬伤、擦伤和切割伤,锯齿状鳍棘可造成人体严重的撕裂伤,致肌肉、血管和神经损伤、局部感染等,其毒液的毒性效应还可引起严重中毒。

处置方法:鲨鱼、鳐鱼侵袭伤害多发生在较深海水域。治疗主要是止血、止痛、抗休克、对症处理并注射破伤风抗毒素和广谱抗生素。值得注意的是,人员落水后要迅速隐藏身上外露的反光物品,如手表、戒指及其他金属物等,以防由于反差较大而引起鲨鱼注意;受伤出血者要立即止血;发现附近有鲨鱼活动,应保持冷静,不要急于逃避,因急速逃避的动作会引起周围压力场的变化,导致被鲨鱼发觉;带有驱鲨剂者可施放驱鲨剂;若遇袭击,还可击打其鼻、眼等敏感部位迫使其离开。

七、海水浸泡性体温过低症

海难发生时,落水伤员浸泡在冰冷的海水中,体温流失速度相比在冷空气中要快 20～30 倍之多,容易发生体温过低症(hypothermia,亦称全身性冷伤)。随着社会的发展,潜水、航海、高寒地区作业及登山等活动相应增加,体温过低症发生率呈逐年上升趋势。人体失温时人体热量流失大于热量补给,从而造成人体中心温度降低,并产生一系列症状,如寒战、昏迷、心肺功能衰竭等,甚至最终造成死亡。

(一)海水浸泡性体温过低症概述

体温过低症是指各种原因引起的人体中心体温低于 35℃ 时的状态。2021 年,甘肃白银马拉松越野赛遇极端天气,多人由于装备不齐全,造成体温过低症而死伤;同年,中国地质调查局的 4 名队员在云南哀牢山进行野外作业时死亡,其原因也是失温。因此体温过低症的发生严重威胁生命安全。海水浸泡性体温过低症是指人体在低温海水环境中暴露,使中心体温下降至 35℃ 以下而引起的一系列机体病理生理改变,属意外体温过低中的一种。海水具有低温、高渗、高钾等特性,大多数坠海人员主要死亡原因为体温过低症。机体浸泡在不同水温下耐受时间不相同,水温越低,存活时间越短,病死率越高。低温海水中,落水者仅浸泡数小时,生命就会受到极大威胁;并且海水浸泡的时间越长,机体脏器功能恶化程度越严重。重度低温环境,机体的病理生理会发生很大改变,如酸中毒、脱水、低氧、凝血障碍、电解质紊乱、呼吸衰竭及心功能不全。其中低温、酸中毒和凝血障碍被称为创伤患者的"死亡三联征",三者互为因果,恶性循环。因此,海水浸泡性体温过低症的研究一直是国内外军事医学和急救医学的重要课题之一。

据统计,二战期间海上遇险人员中约 2/3 是由于体温过低症导致减员。分析表明,体温过低症也是现代英阿马岛海战中阿军贝尔格拉诺将军号军舰 323 人阵亡的主要原因之一。因此,随着海洋贸易通路安全及海洋权益维护任务的日益增多,以及高技术条件下的现代海面战争,不可避免使大量海面作业人员及作战人员主动或被动弃舰落海,导致海水浸泡性体温过低症日渐增多,严重影响海上作业人员及作战人员的生命安全。

(二)海水浸泡性体温过低症分级

长期以来,体温过低症主要根据中心体温降低程度进行诊断分级,然而由于各种原因导致伤情分级标准不统一。

一般按照机体核心温度可分为 3 度:①轻度体温过低症,指核心体温在 32～35℃ 之间,此时患者体温调节中枢基本正常,主要表现为意识清醒、明显寒战、呼吸急促、心率增快、皮肤苍白、心输出量增加、血压增加。②中度体温过低症,指核心体温在28～31.9℃之间,患者寒战消失、神志淡漠、记忆力下降、思维混乱、发音含糊、生理反射减弱、肌肉关节僵硬、心脏收缩功能抑制、心输出量下降、意识逐渐丧失,可能会出现心房颤动等心律失常。③重度体温过低症,指核心体温<28℃,患者处于半昏迷或昏迷状态,无寒战、脉搏消失、呼吸极度微弱、肺水肿、幻觉、反射消失、瞳孔扩大、心输出量降低、血压下降,此时患者极易发生心室颤动等心律失常,严重者可发生心搏骤停或死亡。

体温过低症也可以按照瑞士分级法分为4级:Ⅰ级,患者神志清醒、颤抖,对应核心体温为32～35℃;Ⅱ级,患者神志减弱、无颤抖,对应核心体温为28～32℃;Ⅲ级,患者无意识、无颤抖,出现一些严重的临床症状,对应核心体温为24～28℃;Ⅳ级,没有严重的临床症状,对应核心体温<24℃。瑞士分级法主要适用于院前体温过低症患者评估或者没有医疗条件及时测量患者核心体温的情况下,根据临床表现对体温过低症患者进行大致分级,然后迅速做出判断以进行后续分级救治,目前这种分级是国际上比较公认的标准。

(三)海水浸泡性体温过低症对机体各系统的影响

1. 对神经系统的影响　长时间重度低温会降低脑血流量,减弱脑血管的功能,对中枢神经系统产生抑制作用。轻度低温时,机体神经系统的主要表现是脑代谢降低。研究表明,当机体核心温度<37℃时,每降低1℃,脑代谢率降低6%～10%。常温环境下,中枢神经系统对缺血、缺氧的耐受时间为4～6 min,轻度低温一方面可降低大脑代谢率,另一方面可抑制氧自由基的释放及减轻自由基造成的脂质过氧化,保护大脑免受缺血的损伤,消除脑缺血导致的组织病理神经损伤。随着核心温度的降低,浸泡低温海水时间延长,患者会出现一些不可逆的症状,如意识错乱、神志淡漠、思维混乱,此时低温会造成颅脑损伤患者的病情进一步加重,其可能机制为重度低温引起脑损伤的脂质过氧化和细胞内的钙离子超载,引起大脑神经元骨架破坏,加速凋亡。当机体达到重度低温时,大脑代谢速率下降到基础值的20%,患者陷入昏迷或半昏迷,表现出行为异常、出现幻觉、全身腱反射和瞳孔对光反射消失等。

2. 对心血管系统的影响　长时间低温海水浸泡会降低体内生理反应各种酶的活性,减弱对外界的应激反应,如肾素、血管紧张素及内皮素的合成和释放减少,抑制心血管的功能。低温早期阶段,交感神经兴奋引起外周血管收缩,患者心率、血压和心肌耗氧量稍增加。中重度低温时,心肌收缩力和功能受到明显抑制,心率、心肌耗氧、心输出量、平均动脉压降低,同时抗利尿激素分泌减少和肾脏抗利尿激素受体数量降低,引起低温利尿,导致机体处于低血容量状态。心电传导系统对温度很敏感,低温降低心脏起搏细胞的去极化、延长潜伏期、减慢心肌脉冲的传导,最终导致不正常的复极化。轻中度低温下机体常见的心电图表现为PR间期延长、QT间期延长、QRS波增宽;重度低温时,常见的心律失常有心房颤动、室上性心动过速、室性心动过缓、左及右房室传导阻滞等,最常见的是心房颤动,心房颤动是机体室上性心动过速或心室颤动发生的前兆。当机体核心温度<33℃时,心电图上会出现特异性J波。大约80%低温症患者会出现J波,它是一种出现在QRS-ST波之间具有特征性的偏曲波形,并且随着温度降低J波变得更加明显。重度低温症患者发生心室颤动的原因仍不清楚,可能由于低钾、高钾、酸中毒等诱因刺激,这种并发症常是不可逆的,并且心脏组织对抗心律失常药和除颤反应性降低,此时电复律很难恢复正常的心功能。当机体温度<20℃时,不能触及脉搏,患者随时可发生心搏骤停或者死亡。

3. 对呼吸系统的影响　低温对呼吸系统的影响是多方面的。轻度海水浸泡时,患者表现呼吸急促、过度换气,当核心温度<33℃时,呼吸受到抑制,呼吸速率下降、频率降低、幅度变浅、每分通气量下降、纤毛运动减弱、呼吸道黏膜功能降低、分泌物增加及咳嗽反射减弱。轻度低温症患者可表现碱中毒,其原因为温度降低时,机体耗氧量下降,含碳气体产生减少及 CO_2 的溶解度增加,导致 $PaCO_2$ 降低,同时低温下膜通透性和温度敏感型跨膜蛋白的离子交换功能改变,导致 pH 增加,发生碱中毒;当低温进一步降低时,机体的心肺功能衰竭,会引起代谢性酸中毒。低温时机体可以通过降低代谢来减少氧需求,中重度低温时氧输送能力明显降低,机体表现明显缺氧,易引起乳酸中毒,因此低温下机体常出现混合型酸碱紊乱。低温下肺脏分泌的各种促炎因子和抑炎症因子也发生改变,轻度低温延迟促炎症因子(IL-6、IL-8、IL-10)的释放,降低中性粒细胞的数量和功能,削弱白细胞的趋化性和吞噬作用,从而增加患者肺炎发生率和死亡率。与中度低温相比,重度低温患者体内促炎症因子 IL-β1 的释放明显增加,导致全身炎症反应明显。重度体温过低症会导致呼吸明显抑制,表现为呼吸微弱、无效腔通气量增加和非心源性肺实质水肿,最终因呼吸衰竭而死亡。

4. 对消化系统的影响　轻度低温会引起胃肠功能受损和蠕动减弱,中重度低温可诱发胃溃疡和急性胰腺炎等。轻度低温海水浸泡会引起机体胃黏膜血流量减少、胃酸分泌增多、胃黏液分泌减少及胃黏膜损伤,严重者可发生胃肠道的点片状溃疡,甚至出血。主要机制为低温浸泡使得胃黏膜对 H^+ 和胃蛋白酶耐受性降低,胃黏膜细胞的代谢功能发生紊乱和凋亡,最终导致胃肠黏膜溃疡。重度低温环境下,肝功能也会降低,如碱性磷酸酶(ALP)、谷丙转氨酶(ALT)、谷草转氨酶(AST)均增加。丙二醛(MDA)主要反映脂质过氧化物的程度,谷胱甘肽(GSH)和超氧化物歧化物(SOD)是机体内重要的一对氧化和抗氧化物质,保护细胞免受损伤。长时间重度低温环境导致肝脏组织破坏,肝细胞受损,肝脏的氧化应激增强,肝脏的 GSH、SOD、LDH 降低,MDA 升高。重度低温导致机体严重缺血缺氧,此时血容量不足,由于血液优先供应心、脑、肺等重要脏器,加之肠系膜血管收缩,血流量下降,导致肠道黏膜缺血坏死,肠蠕动降低,肠道菌群移位,同时也会导致肠梗阻、胰腺炎、胆汁分泌减少及肝解毒功能降低等。

5. 对泌尿系统的影响　低温刺激后,血管收缩引起机体血容量相对增加,肾小球滤过增加,尿量暂时增多。研究发现,轻度低温利尿与肾血流动力学、溶质分泌及肾灌注压无关,主要原因为低温刺激压力感受器,引起平均动脉压增加,同时抑制抗利尿激素的释放。当机体核心温度继续下降,下丘脑的功能降低时,抗利尿激素进一步降低,促进排尿。重度低温时,肾血流急剧减少,肾小管缺血变性坏死导致急性肾衰竭,引起机体氮质血症和电解质紊乱。随着核心温度下降,肾脏分泌 H^+ 能力降低,机体可出现酸碱及电解质紊乱,如代谢性酸中毒等,低温下电解质的改变是不可预料的。轻度低温可导致低钾血症,中重度低温症时细胞死亡裂解和肾衰竭,可引起高钾血症,而血钠、血钙、血镁和氯化物的浓度无明显改变。轻度或短暂的低温会引起机体儿茶酚胺分泌增多,特别是肾上腺素和去甲肾上腺素分泌增加,它们通过收缩血管对血液循环和血管内皮细胞产生效应,但是持久的低温刺激会对机体产生恶性效应,高儿茶酚胺含量会损害血管内皮细胞,引起局部组织水肿、内皮细胞肿胀、凋亡和渐进性器官损害。重度低温症时,机体血压下降,肾灌注降低,内皮细胞受损,引起少尿,甚至无尿,最终导致肾衰竭,进而肾小管变性坏死,重吸收水、电解质、葡萄糖的能力降低。

6. 对血液系统的影响　低温海水浸泡导致机体严重脱水,血液黏稠度增加,核心温度每降低1℃,红细胞比容增加 2%。轻度低温可引起体内血流速度减慢,血小板的聚集黏附能力减弱。同时,低温是凝血障碍的一个重要独立促成因素,低温几乎降低所有的化学反应速率,包括凝血酶促反应活性受到抑制,当体温<34℃时,凝血系统中的凝血酶活性降低到其活性的

33%左右。低温引起凝血因子Ⅰ、Ⅱ和Ⅶ活性降低,造成凝血障碍。轻度低温症患者的凝血酶原时间(PT)和部分凝血酶时间(APTT)明显延长,出血时间延长,血栓素 A_2 和 B_2 及某些糖蛋白的产生也会减少,可导致血小板功能不全。低温抑制骨髓造血、脾脏及肝脏功能,这将导致血小板数量暂时减少。低温浸泡引起血小板功能不全、PT 和 APTT 时间延长等综合改变,可能会导致机体不可逆的凝血障碍,低纤维蛋白原血症预示着机体有弥散性血管内凝血(DIC)的倾向。轻度低温恢复时,凝血功能和血小板数量及功能会很快逆转,但是中重度低温时,机体出现的代谢紊乱是不可逆的,血小板计数和功能受到严重损伤,很难恢复正常。

(三)海水浸泡性体温过低症的救治

1. 伤员的现场救护 对体温过低症伤员进行救治前,救援人员和伤员必须选定一个安全、平坦区域进行救治,避免发生二次或继发性损伤。救治过程中,要将伤员放置为平卧位,尽量避免搬动伤员。

(1)伤员的捞救和搬运:海难时如出现大批量人员落水情况,救援人员在接到行动命令后统一协调搜救落水人员。当海水温度<20℃,浸泡时间>5 h,落水者发生海水浸泡性体温过低症的概率将大大增加。对低温伤员打捞,需采取水上担架或吊网的方式进行,避免拉拽、背拖,减少恶性心律失常的发生。搜救时应做好处置围营救期虚脱的准备。围营救期虚脱是落水人员在即将被营救前、营救中或者营救后发生的突然昏迷或者休克现象。营救前虚脱可能为落水者一旦得知要被营救,交感神经兴奋性下降和低温时维持冠状动脉血供的儿茶酚胺分泌减少,冠状动脉循环血量下降所致。导致刚营救出水面的低温伤员发生虚脱的因素很多,主要是躯体离开水面后帮助静脉回流的外周静水压骤降,血液因重力作用而潴留在外周血管,静脉回心血量瞬间减少而引起;营救后的虚脱多发生于复温时,低温时极度收缩的外周血管复温时舒张致相对性血容量不足而发生。研究表明,搬运时尽量让伤员平躺,若直立,发生虚脱的概率也将增大。

(2)伤员的简单处置:

1)把伤员转移出低温的地带,防止其继续流失热量至关重要。不要把伤员安置在寒冷的甲板或地面上,应将其面部向上放在毯子上或者其他温暖的地方,尽可能找到东西把伤员遮盖住,防止低温和冷风继续侵袭伤员。

2)脱掉伤员身上的湿衣物,尽快换上干燥的服装,并用干燥的物品覆盖住伤员的头部,这样可以防止热量的继续损失。注意在剥脱潮湿衣物时不要过度翻动伤员,在必要时可以用剪刀剪开衣服。

3)随时监测伤员的呼吸情况。低体温症发展到严重时,伤员可能表现出神志不清、呼吸及脉搏停止的情况。如果伤员的呼吸停止或者已经降低到非常危险的地步,应马上进行人工呼吸。

(3)伤情评估:简易合理的伤情评估标准有利于对低温伤员进行快速准确的战伤分类,并分别采取针对性的措施以提高救治效率与成功率。最能反映核心体温的是靠近心脏大动脉的血温,院前一般通过测量肛温来代替,肛温通常情况下较大动脉血温低 1.5℃左右。救援现场很难第一时间准确测量中心体温(普通体温计测量范围为 35～42℃),院前急救不能过分追求测量体温而耽误救治。

如果医疗条件完备且伤员较少时,可考虑对核心体温<24℃的极重度伤员尽最大努力救治。目前报道的成功救治的体温过低症伤员核心温度最低为 13.7℃,治疗性诱导低温的病例

最低下降到9℃。极重度伤员的生命体征微弱,施救者很难通过脉搏、呼吸来判断伤员是否死亡。极度低温伤员即使瞳孔固定放大也有可能并未真正死亡,因此意外性体温过低症院前救治指南建议行心脏超声辨识心搏以判断伤员是否死亡,这个过程需要配备专业的医护人员对现场救援工作进行指导,在条件允许的情况下不能轻易放弃不伴有明显其他致命伤的低温伤员的救治,应持续心肺复苏至辅助仪器确认其死亡。

(4)伤情简易处置与后送:将伤员搬运至温暖环境后,需采取一切措施避免热量的进一步丢失,首先注意伤员的保温,及时建立静脉通路给予42℃生理盐水维持。海军的医疗保障基本包括舰船救护所、码头救护所、后方中心医院三级救护。对于轻度伤员在舰船救护所上可给予被动复温或者主动体表复温的方法;中度的低温伤员需后送至有主动体内复温条件的舰船或码头救护所;重度伤员原则上需及时后送至具有较好复温设备和重症监护能力的中心以上医院,后送途中做好保温、初步复温及监护。海水浸泡性体温过低症最常见且易忽略的伴发伤情为海水淹溺型肺损伤,伤情评估时应加强甄别并及时后送至中心医院。

2. 急性期的治疗

(1)复温:复温是体温过低症急性期最重要的治疗措施,直接影响伤员预后,按照救援人员是否给予辅助措施分为被动复温和主动复温,按照机体最先复温部位主动复温又分为体表复温、体腔复温及血液循环复温等。

1)被动复温:被动复温是将伤员移到温暖环境中(室温28℃),用较厚的大衣或棉毯多层包裹,利用伤员自身代谢和寒战产生热量恢复正常体温。包裹部位包括除口、鼻外的所有体表,最大限度减少热量继续丢失。本方法复温速度较慢,适用于中心体温在32~35℃的轻度体温过低症伤员,复温速率为0.5~1.2℃/h。被动复温可加快氧耗量,增加无氧呼吸,产生乳酸血症,复温2~4h后效果欠佳或者病情恶化,应及时给予主动复温。

2)体表复温:体表复温法适用于中心体温30~32℃的伤员,有温水浴法、电热毯法、热敷法、热光照射法、复温袋法等。温水浴复温最常用、最简便,复温速度在0.1~3.4℃/h,最快可达5℃/h,为避免伤员皮肤剧痛不适应,复温初始水温控制在35℃左右,10 min内逐渐升至40~44℃。体表复温时可发生后降效应,中心体温继续下降,持续数分钟后,降至最低点然后复升,特别在低温持续时间在7h以上者更易发生,后降效应发生时极易产生心室颤动,复温时可将四肢放于水外减少外周血管扩张的数量,防止后降效应时心脏血容量急剧下降带来的不良反应。电热毯复温适合于严重昏迷患者、休克患者、暂时不能搬动患者在环境狭小的现场急救。热光照射与复温袋复温需注意防止机体脱水。不论哪种体表复温,皮肤温度应控制在45℃以下,以免烫伤,40℃以下还可防止复温性休克。

有研究团队的实验数据表明,与被动复温相比,热水浴复温组实验动物核心温度上升迅速,接着出现短暂的后降效应,之后核心温度和活力恢复到正常,其效果明显优于被动复温组。因此,热水浴复温组可能通过减弱氧化应激和炎症反应降低急性重度海水浸泡性体温过低症的肺脏损伤,主要表现为降低MDA的含量,增加抗氧化酶SOD和GSH-PX的活力,减少炎症因子IL-1β、IL-6、TNF-a的水平。说明对于体温过低症伤员进行危急救治时热水浴复温有一定效果的,但是最佳的热水浴温度和时长仍需进一步探索。

3)体腔复温:体腔复温是将加温的气体或者液体在人体某个生理腔隙流动作为热源进行复温,多联合使用,包括呼吸道加温法,胃、结肠或膀胱灌洗,胸腔或腹腔灌注,腹膜透析等,除呼吸道加温法外体腔灌注的平均复温速度为3~4℃/h。复温速率最快且后降效应小的方法为胸腔灌注,但是由于操作难度大,可能的并发症多,一般只对极重度体温过低症伤员使用。对中度体温过低症伤员可采用更为温和的腹腔灌注法,操作相对简单,复温效果较好,有条件者也可利用腹膜透析仪进行复温,还可以改善伤员酸中毒、高钾血症等情况,条件明显欠缺时可以采用更为简单的灌胃、灌肠或者膀胱冲洗的方法。呼吸道加温法对心肺有优先复温的作用,但其复温速度较慢(约 1℃/h),通常与其他方式联合使用。

4) 血管介入式复温法:是纠正伤员低体温状态的首选救治手段。经过多年的研究,复温方式经历了由表及里、由内而外及内外兼顾的历程,一定程度上克服了复温性休克和体温后降等复温过程中带给机体的损伤。

血管介入式复温法是目前研究的新方法,血管介入复温仪于 B 超引导下对重度体温过低症实验犬进行血管内复温。研究小组在预实验结果基础上提出了"低温-再复温损伤"的医学假说,并探索了采用不同复温方法及复温速度对实验对象救治效果的影响。血管介入式复温法优点是复温过程升温的速率可控,复温效率高,容易操作,对于提高海难发生后海水浸泡性体温过低症及其他因素导致的体温过低症的救治研究具有重要的意义。

5) 体外血液循环复温法:体外血液循环复温是指建立较大的血液循环通路,将人体的静脉血或者动脉血引流至体外复温后回输体内的一种复温方法。该方法的优点有复温速度快,复温顺序由内而外消除了后降效应,一些血液循环复温设备可同时改善氧合并纠正内环境紊乱。该方法所需设备复杂,需要全身肝素化处理,在后送途中及事故现场难以应用;普通静脉通路输注加温液体也属血液复温,但输入 3～4 L 42℃液体只能使成年伤员体温升高 1℃,故该方法只能作为整体治疗的辅助手段。单纯体外血液循环复温常建立的通路包括静脉-静脉循环、动脉-静脉循环与静脉-动脉循环,血液在体外加温至 42℃回输不做其他处理,复温速度为 4～6℃/h。重度伤员通常伴有高钾血症、代谢性酸中毒,如无低氧血症且心脏功能良好者可选择血液透析进行复温,复温速度为 2～4℃/h。重度低温伴明显低氧血症或伴淹溺型肺损伤而心功能尚可的伤员首选体外膜肺氧合(extracorporeal membrane oxygenation, ECMO),复温速度通常与单纯体外循环复温无异;如遇伤员发生心搏骤停则应选择心肺转流术(cardiopulmonary bypass, CPB)进行复温,其复温速度最快,可达 9℃/h。ECMO 或 CPB 无法实施时,突发心搏骤停只能在用其他方法复温同时行人工心肺复苏,紧急情况下可行胸腔灌注复温,如果该方法有效,一般可以在 2 h 内恢复自主血液循环,甚至可以开胸直接用温水对心肺进行冲洗复温。

(2) 心肺功能的维持:体温过低症伤员若发生心室颤动,在 30℃以下只能以心脏按压维持心脏搏动,电除颤及药物除颤的成功概率均很小。体温恢复至 30℃以上前不应给予肾上腺素,而且因为低温下药物的敏感性降低,过多用药反而会增加药物的积蓄,复温后并发症的处理更加棘手,在体温恢复至 35℃以前也不建议将血管活性药物的剂量加倍,但是血管活性药物的应用尚有争议。低温抑制呼吸中枢并使呼吸肌麻痹,呼吸变得微弱,而此时代谢率也极低,需氧量不高,氧合曲线左移,不利于氧气的分离,即使在低温下行机械通气并不能真正改善患者的组织缺氧状态,因此不建议立即行机械通气。研究表明,缺氧发生在低温之后比发生在之前有更好的预后,在有条件的情况下给予 ECMO 复温即可,当伤员的体温恢复正常后根据血气分析情况选择是否给予机械通气治疗。如果伤员复温到 32℃以上给予除颤或者血管活性药物仍不能够恢复自主心律,可以停止救治措施,此时即使抢救恢复自主循环后仍易发生多器官功能衰竭,救治成功率极低。

(3) 机体血液内环境紊乱和凝血功能失调的纠正:重度低温伤员的高血钾与低氧、细胞死亡及错误用药关系密切,并影响预后,被救治成功的老年、中年、幼年低温伤员血钾最高浓度分别为 6.4 mmol/L、7.9 mmol/L 和 11.8 mmol/L;有人将血钾 10～12 mmol/L 定义为停止心肺复苏的标准。其他血清学指标(如 pH、乳酸水平)都是对预后有明显影响的因素。对重度体温过低症伤员应视情况给予持续床旁血液透析,改善伤员的高钾血症及代谢性酸中毒情况,同时也可以作为辅助复温的一种方法。监测和改善伤员的凝血功能也是非常重要的一项救治内容,低温、代谢性酸中毒、凝血功能障碍称为低温"死亡三联征",足见其重要性。低温时凝血因子活性下降,部分凝血酶原时间延长,血小板计数降低,在心外科诱导性低体温时患者的凝血状态已成为临床医生非常关心的问题。上述指标在体温过低症伤员复温中可缓慢恢复,若复温 2h 后不改善可认为有出血倾向,应依具体情况给予肝素化、输注血小板、输注新鲜血浆等措施。

3. 亚急性期的治疗

(1) 亚急性期并发症:对重度体温过低症伤员并发症的预防和处理是亚急性期治疗的重要内容,大部分并发症发生在复温 24h 以后,一旦出现有超半数的死亡率。并发症多发生在呼吸系统、泌尿系统,心血管并发症以各种严重的心律失常为主,总体预后最差。体温过低症的并发症出现的病种较多也更复杂,这与低温对人体各系统都具致伤作用有关,这对临床医护人员提出了较高的要求,亚急性期须将伤员各个系统的功能状态全面掌握,尽量早期发现并及时处理相关并发症。

(2) 药物的应用:低温抑制人体免疫,加大细菌感染率,重症伤员复温成功后可发生肺部、尿路感染甚至脓毒血症等,因此给予经验性抗感染治疗很有必要。理论上体温过低症复温损伤类似缺血再灌注损伤,肠道屏障功能破坏,菌群移位在恢复期的二次损伤中可能扮演重要角色,故抗生素应选用抗革兰氏阴性杆菌为主的广谱抗生素。糖皮质激素虽可提高机体的应激能力,控制低温再复温炎症反应,减少相关并发症,但有引起暴发性感染的可能,不作为常规使用,仅在感染完全控制的情况下短程使用;体温过低症有时可引起肾上腺皮质功能减低,可根据机体糖皮质激素缺乏水平补足每天需要量。低温时人体血糖调节功能紊乱,胰岛素敏感性下降,复温后应根据血糖浓度及时给予胰岛素治疗或者补充葡萄糖,维持血糖正常水平。

众所周知,中医中药目前在疾病的预防和治疗方面有很多作用。其中附子等一些天然药物具有明显的产热驱寒效应。研究发现,附子中的非生物碱小分子化合物有明显的产热效应,提高体温过低症大鼠中心体温和脾 NK 细胞活性,增加血清皮质酮水平,促进非寒战产热。而由附子、红参提取物加工而成的参附注射液是著名的抗休克急救药物,具有扩张冠状动脉、强心、增加心输出量、改善微循环、促进机体代谢及激活垂体-肾上腺皮质功能等作用,有很好的产热驱寒、抗寒和抗缺氧效果。笔者课题组的研究也探索了中药在低温-复温过程中的保护作用,发现参附注射液在低温大鼠的复温过程中可减少炎症反应,降低氧化物的不良作用,提高复温效率,可以在急救现场适当使用参附注射液。

(3) 营养、免疫功能的调节:体温过低症伤员长时间在海水中浸泡,在体温下降的过程中寒战越剧烈,体内能量物质消耗越大,被动复温也是一个耗能过程,复温成功后需及时补充能量物质。冷水浸泡对人体是一个应激过程,通常情况下都有胃肠道出血等情况发生,低温本身也可以减少胃肠蠕动(严重者可出现麻痹性肠梗阻),复温后尚需时间恢复,所以在亚急性期内不宜迅速给予正常饮食,轻度患者可以给予高能量的胃肠道半流质或者流质饮食,重度患者甚至可以考虑给予胃肠外营养,营养补充总能量应略大于基础需要量,促进伤员的体质恢复。体温过低对人体的免疫系统是一次打击,建议在短期内禁止院外活动,注意保温,减少呼吸道感染的机会,可给予提高免疫力的中药调理,加快机体抵抗力的恢复。

（四）海水浸泡性体温过低症的自救互救措施

1. 保持镇静　人在海水中是否保持安静状态对区域性散热有很大差别。虽然活动可增加身体产热，但由于在水中的热传导较空气中快，致使活动引起散热的增高，往往会大于因活动而致产热增加的若干倍。故一般不主张通过加强活动强度的方法来提高在低水温中的耐受。因此，落水者在海水中应利用救生背心或抓住沉船或其他漂浮物，尽可能安静地漂浮；只有在没有任何可抓住的赖以安静漂浮的物体，或必须马上离开即将沉没的飞机或船舶，以及离海岸线或救援船距离较近时才考虑游泳。否则，应尽量避免用力挣扎，保持漂浮不动等待救援。

2. 减少身体浸泡部位　入水后尽量避免头部浸入水中，因头部浸在水中可使体温散失速度加快约82%。保护好双手以利于使用救生装备。落水者在水中采用的体位对减少体热散失也有一定作用。若采取蜷缩或将双手胸前交叉、双腿向腹部屈曲的姿势可减少热损耗。如几个人在一起可挽起胳膊、身体挤靠在一起也可保持体温。

3. 重视服装保温的作用　服装在防低体温方面有重要作用。虽然水中服装隔热值很小，但穿着的衣物与海水之间可形成隔热层，能够明显减少机体在海水中散热的速度，可延长海面生存时间。即使是日常的不防水的服装，也能使深部体温少下降50%～75%。水温接近冰点时，服装就更有价值，可保持皮温比周围水温高4～5℃以上。因此，落水人员不得剥除衣物及保持静态在水中较长时间。

4. 水上遇险生存训练　缺乏训练或心理素质差均可减少遇险者在海水中的生存时间。因此，模拟海上遇险生存训练和艰苦环境训练很有必要，而且还应经常反复训练。

（乔媛媛　史成和）

主要参考文献

［1］奂剑波.温水浴复温对长时程海水浸泡体温过低症 SD 大鼠肺损伤及血清酶学影响的研究［D］.上海：中国人民解放军海军军医大学，2019.

［2］陈丽娜，奂剑波，史成和，等.海水浸泡性体温过低症的病理生理学研究进展［J］.转化医学杂志，2016，5（6）：381－384.

［3］钱阳明.海洋医学救援技术指南［M］.北京：科学出版社，2017.

［4］曹广文.大力加强我国公共卫生突发事件主动监测系统的研究［J］.第二军医大学学报，2004，25：233－235.

［5］程浩，奂剑波，陈丽娜，等.长时程海水浸泡性体温过低症大鼠的病理学和血液学观察［J］.中华航海医学与高气压医学杂志，2018，25（5）：281－288.

第十九章　雪灾、干旱、饥荒及其他极端恶劣气候相关灾难

第一节　雪　灾

雪灾(snow damage)也称为白灾,是长时间大量降雪造成大范围积雪成灾的自然现象。雪灾主要发生在稳定积雪地区和不稳定积雪山区,偶尔出现在瞬时积雪地区。在我国,它是牧区常发生的一种气象灾害,但随着气候的变化,近年来南方也出现了大面积的冰雪灾害。我国牧区的雪灾主要是指依靠天然草场放牧的畜牧业地区由于冬半年降雪量过多和积雪过厚,雪层维持时间过长,影响正常放牧活动的现象,主要发生在内蒙古草原、西北和青藏高原的部分地区。

根据我国雪灾的形成条件、分布范围和表现形式,可将雪灾分为4种类型:雪崩、风吹雪灾害(风雪流)、牧区雪灾,以及冻雨和冰雪形成的冰雪灾害。

一、典型灾难实例

2008年初,冰雪袭击了人类赖以生存的大部分地区,烈度和广度历年罕见。寒潮在北半球强势推进,气温之低、雪量之大、持续时间之长,创下多个近年之最:挪威中部一些地区温度降至－42℃,为20多年来最低;英国经历了近30年来最长的寒冷期,天然气需求量达到历史最高水平;美国东北部部分地区降雪量创下该地区单次风暴降雪的40年最高纪录;我国华东、华中、华南、西南等地区遭受了多年罕见的低温雨雪天气,严重影响了当地群众的生产生活和春运工作。以湖南为例,持续的雨雪冰冻让湖南遭遇了一场百年不遇的灾害,交通堵塞、旅客滞留、停水停电,整个湖南被彻底"冰冻"。1月下旬,湖南的冰雪灾象已经形成,并且伴随第二、第三次普降雨雪,全省冰冻灾害呈持续加剧的态势。进入2月上旬,全省第4次大面积降雪虽然减弱,但局部降雪增强,如郴州因降雪强度大、冰冻时间长,成为冰雪重灾区,灾情受到社会各界高度关注。直到2月中旬,全省天气逐渐晴朗,气温上升,这场连续的降雪冰冻灾害才逐渐结束。这次灾害带来的影响巨大,据新闻报道,截至2008年3月11日,湖南因灾损失达680亿元。首先,全省几乎各行业都遭受了重大经济损失。其次,降雪冰冻导致陆、空交通干线中断。1月12日开始出现道路结冰等现象后,湖南的道路管理部门不得不采取了随路况变化即时封路的应急措施。航空方面,长沙黄花机场因机场跑道、滑行道大面积结冰而关闭。这场冰雪灾害,对湖南电力设施的破坏最为显著,由于持续降温降雨雪,湖南电网故障频繁出现,最后发展成输电设施超标准覆冰,以致各地区相继停电,即使情况较好的地方也只能分区分片输送生产生活用电。湖南电网的瘫痪,造成省内有电送不出,省外有电输不进的艰难状况。

2010年1月,新疆阿勒泰、塔城等地连续4次遭受强冷空气袭击,出现60年一遇的寒潮暴雪灾害,降雪持续时间之长、降雪量之大、积雪之厚、气温之低,历史罕见,给群众生活、交通运输、农牧业生产带来巨大影响。1月25日从新疆维吾尔自治区畜牧厅了解到,截至1月21日,全疆因灾死伤牲畜10.1万余头(只),倒塌牲畜棚圈5285座,牧业直接经济损失1.32亿元。

冰雪灾害已导致9个地市、31个县市、52万牧业人口受灾。受灾人口占全区牧业人口的45%。占地区牧业人口的75%;受灾草场面积1.2亿亩,占灾区冬草场总面积的92%～93%;受灾牲畜719万头(只),占牧区牲畜总头数的70%以上。因雪灾影响,牧区道路反复封堵,部分牧道无法正常通行,道路崎岖,大型清雪机械无法展开,给正在进行的牲畜机械化转场、抗灾救援等工作带来了很大难度。

二、灾难特点及伤情特征

(一) 受灾范围全面

冰雪灾害具有明显的全面性特征,突出表现在受灾行政区域广、影响行业部门多和受灾人口数量大这3个方面。如2008年特大冰雪灾害涉及全国20个省(自治区、直辖市)和新疆生产建设兵团、151个地市、924个县(市、区),受灾面积约占全国总面积的50%。更值得一提的是,在这些区域里,几乎所有存在人居、生产、交通、农业、林木和电力设施的地方都有不同程度的受灾。

(二) 灾害是一个发展的过程

冰雪灾害有明显的发展性,主要表现在两方面:①灾害形成有一个发展过程,随着持续时间的延长,受灾的强度不断加大;②产生次生灾害,且不断叠加放大,发展成全面性的严重灾害,主要表现在供电、交通和通信中断后所产生的后果。

(三) 救灾行动阻力巨大

1. 破冰通路 冰雪灾害是一种天气原因造成的自然灾害,只要天气不发生转变,人们的救灾行为不会对灾害产生根本性的影响。人在自然面前的力量显得十分渺小,即使借助于现代大型机械设备,也无法从根本上改变灾情。人们可以出动坦克、破冰机等重型设备破除部分路面上的结冰,但面对上千千米的路面结冰,这些重型设备的作用也显得十分有限,更何况往往是白天破除,晚上又重新结冰,使人们感到无可奈何。

2. 电力修复 倒塌的供电线路一般都位于高山峻岭,修复这些线路所需要的材料、设备在良好天气状况下都很难运到山上,在冰雪天气状况下则更是如此,电力工人上塔除冰或者拆卸、加固被损坏的塔杆,工作既艰苦又极其危险。而且,冰雪灾害中倒塌的供电线路范围广,线路长,一处没有修复,整个线路就不能供电。

3. 农林恢复 农林牧业由于直接面对灾害且自身抗灾性较弱,生产基础设施和大面积作物容易受损,恢复工作存在极大的问题。

(四) 冰雪灾害一般会带来的损害

1. 冰雪带来的直接损害

(1) 人畜冻伤冻死、房屋倒塌:如2010年,新疆150万余人受灾,20人死亡。其中,阿勒泰地区死亡9人,伊犁州死亡11人。雪灾中紧急转移安置16万人,因灾伤病1300余人,倒塌房屋7000余间,损坏房屋3万多间,受损棚圈及蔬菜大棚1万多座,死伤大、小牲畜10万头,有300多万头牲畜觅食困难。

(2) 交通、水电、通信中断:如2008年,湖南全省500 kV、220 kV线路多次跳闸;500 kV线路停电14条,220 kV线路停运8条,500 kV变电站全停3座,电网呈瘫痪状态。

(3) 农林产品降产或绝收:2008年,湖南全省700万亩蔬菜遭冻害,成灾面积达到100万亩。

2. 冰雪带来的间接损失

1）给灾区人民带来心理损害。

2）灾区生态系统受损。如 2008 年南方特大冰雪灾害发生在我国南方森林稠密地区,导致森林生态系统遭受严重破坏,至少倒退 20 年,局部地区甚至要 30～50 年才能恢复。

3）次生灾害带来的损失。如大面积林木受损很难及时补栽成活,一旦汛期来临,又极易引发泥石流、水土流失等严重地质灾害。

3. 突发公共卫生事件风险随冰雪灾害缓解而增加　由于基层供水系统管网难以全面恢复,并且我国广大农村地区取水途径多样化,饮用生水概率大,伤寒、副伤寒、甲型肝炎、痢疾等肠道传染病暴发的风险极高。冰雪融化后,饮用水源可能受到融雪剂等化学物质污染,加上冬季枯水期河流的稀释效果差,局部地区地方性化学中毒发生的风险较大。此外,随着气温回升,人群的流动性和聚集性将大幅增加,呼吸道传染病的传播风险增大,流感、流脑、麻疹等呼吸道传染病可能呈点状暴发。

三、监测和早期预警

(一) 人工监测

人们通常用草场的积雪深度作为雪灾的重要指标。由于各地草场差异、牧草生长高度不等,因此形成雪灾的积雪深度不一样。内蒙古和新疆根据多年观察调查资料分析,对历年降雪量和雪灾形成的关系进行比较,得出雪灾的指标如下。

(1) 轻雪灾:冬春降雪量相当于常年同期降雪量的 120％以上。

(2) 中雪灾:冬春降雪量相当于常年同期降雪量的 140％以上。

(3) 重雪灾:冬春降雪量相当于常年同期降雪量的 160％以上。

雪灾的指标也可以用其他物理量来表示,如积雪深度、密度、温度等,不过上述指标的最大优点是资料易于获得,且使用简便。

(二) 卫星监测

2008 年,在冰雪灾害较大的情况下,中国资源卫星应用中心紧急启动灾害应急机制,连续获取受灾地区图像,提取积雪覆盖信息报送国家减灾中心,为抗灾救灾及灾后重建提供了决策依据。

(三) 灾情信息特报

灾情信息特报适用于特别恶劣的情况,如河南省安全监管局启动强降雪降温恶劣天气安全生产应对措施,建立暴雪灾害信息特报制度,要求各省辖市局在恶劣天气解除前每 4 h 报送一次灾情信息,迅速启动相关应对预案,严防造成次生、衍生灾害。

雪灾预警信号分 3 级,分别以黄色、橙色、红色表示。黄色为三级防御状态,二级是橙色,红色表示一级紧急状态和危险情况。

1. 雪灾黄色预警信号

(1) 含义:12 h 内可能出现对交通或牧业有影响的降雪。

(2) 防御指南:①相关部门做好防雪准备;②交通部门做好道路融雪准备;③农牧区要备好粮草。

2. 雪灾橙色预警信号

(1) 含义:6 h 内可能出现对交通或牧业有较大影响的降雪,或者已经出现对交通或牧业有较大影响的降雪并可能持续。

（2）防御指南：①相关部门做好道路清扫和积雪融化工作；②驾驶人员要小心驾驶,保证安全；③将野外牲畜赶到圈里喂养；④其他同雪灾黄色预警信号。

3. 雪灾红色预警信号

（1）含义：2 h内可能出现对交通或牧业有很大影响的降雪,或者已经出现对交通或牧业有很大影响的降雪并可能持续。

（2）防御指南：①必要时关闭交通道路；②相关应急处置部门随时准备启动应急方案；③做好对牧区的救灾救济工作。

我国的预警机制还处于萌芽阶段,还有很长的路要走,应根据灾情需要建立一个有针对性的预警机制,尽可能地避免人员伤亡和减少损失。

四、应急救援措施

包括：①竭尽全力保障高速公路的安全与畅通；②暴雪天气条件下的辖区高速公路统一指挥调度,强化管控措施的一致性和连贯性；③联合高速公路经营公司做好受阻车辆司乘人员的服务工作,特别要向高速公路主线上受阻人员提供食品、供暖燃油等必需品；④强化清障排险工作,尽量减少事故当事人在高速公路现场等待的时间；⑤集中组织媒体记者、宣传骨干深入一线采访；⑥实行新闻发言人制度,及时向公众发布权威统一的路况信息,做好车流的疏导工作。

五、预防控制措施

(一) 灾前预防

1. 个人防护　①懂灾识灾,有防灾意识；②保持身体健康,增强自身体质；③储备防寒防雪用品。

2. 畜牧养殖业　①引进抗灾能力强的新品种；②对现有的畜禽圈舍的抗雪灾能力进行风险评估；③储备饲料,防止牲畜出现饥荒。

3. 电力通信交通等公共基础设施　①工程规划设计中应首先考虑抗灾方案,如通信系统积极使用多路由和地下化的方案；②建立积极可行,有实际操作意义的防灾预案；③对现有基础设施的抗雪灾能力进行风险评估。

(二) 灾难过程中的预防控制

1. 个人防护　①及时增添防寒衣被,减少出门次数；②如有冻伤及时就医。

2. 畜牧养殖业　①提高对雪灾的警惕性和重视程度；②加强饲料管理,防止疫情发生；③一旦发生圈舍倒塌、禽畜伤亡等灾情,需及时向民政、畜牧等政府部门报告。

3. 电力通信交通等公共基础设施　①实时监控,出现问题抓住要点及时解决,避免由点及面,全面瘫痪；②全面配合,提倡多系统、多部门合作。

(三) 灾后预防

1. 个人防护　①多出门活动,加强自身锻炼,避免出现灾难适应证；②不饮用生水,防止肠道传染病暴发；③注意呼吸道保护,防止呼吸道传染病感染；④进行自我心理疏导,走出灾害对生活带来的影响。

2. 畜牧养殖业　①及时处理病死畜禽；②对饲养场和畜禽舍消毒；③加强免疫接种；④防

止畜禽采食霉变饲料中毒。

3. 电力通信交通等公共基础设施　①对公共设施进行评估，避免次生灾害的发生；②及时更换、补充、添加基础设施，避免对民众社会活动带来不良影响；③重点关注灾害中暴露出来的防灾、避灾"短板"，以有效地规避冰雪自然灾害所带来的危害。

第二节　干　旱

干旱是指土壤水分不足，不能满足牧草等农作物生长的需要，造成较大的减产或绝产的灾害。旱灾是普遍性的自然灾害，不仅农业受灾，严重的还影响到工业生产、城市供水和生态环境。

干旱是我国最常见的自然灾害，居所有气象灾害之首，干旱带来的经济损失约占全部气象灾害的一半。通常将农作物生长期内因缺水而影响正常生长称为受旱，受旱减产3成以上称为成灾。经常发生旱灾的地区称为易旱地区。在经济迅速发展的今天，水资源日渐短缺，干旱仍然困扰着我们，是制约和影响我国经济发展的一个重要因素。

旱灾的形成主要取决于气候。通常将年降水量＜250 mm的地区称为干旱地区。年降水量250～500 mm的地区称为半干旱地区。世界上干旱地区约占全球陆地面积的25%，大部分集中在非洲撒哈拉沙漠边缘、中东和西亚、北美西部、澳洲的大部和中国的西北部。这些地区常年降雨量稀少而且蒸发量大，农业主要依靠山区融雪或者上游地区来水。如果融雪量或来水量减少，就会造成干旱。世界上半干旱地区约占全球陆地面积的30%，包括非洲北部、欧洲南部、西南亚、北美中部及中国北方等地区。这些地区降雨较少，而且分布不均，因此极易造成季节性干旱或者常年干旱，甚至连续干旱。

我国大部位于亚洲季风气候区，降水量受海陆分布、地形等因素影响，在区域间、季节间和多年间分布很不均衡。旱灾发生的时期和程度有明显的地区分布特点。秦岭淮河以北地区春旱突出，有"十年九春旱"之说。黄淮海地区经常出现春夏连旱，甚至春夏秋连旱，是全国受旱面积最大的区域。长江中下游地区主要是伏旱和伏秋连旱，有的年份虽在梅雨季节，还会因梅雨期缩短或少雨而形成干旱。西北大部分地区、东北地区西部常年受旱。西南地区春夏旱对农业生产影响较大，四川东部则经常出现伏秋旱。华南地区旱灾也时有发生。

一、典型灾难实例

中华五千年文明史，有关干旱的记载可以追溯到殷墟的甲骨文时代，在出土的十几万件甲骨文中，有数千件是关于求雨占卜的，明显反映出干旱对当时人类生存的重要影响。西汉政治家、文学家晁错在《论贵粟疏》中有"尧、禹有九年之水，汤有七年之旱"的记载。《今本书纪年》记载："周厉王21—26年(公元前856—前851年)'大旱既久，庐舍俱焚'"，这是中国古代文献中最早关于干旱的明确记载。我国近300年来3次大旱灾分别发生在乾隆后期(1784—1786年)、光绪初年(1875—1878年)和民国时期(1927—1930年)。1784年旱情在河南、山东等地有不同程度显现，河南较重，"自春至夏未雨，冬又无雪，大旱"。1785年旱情扩大到整个黄淮流域，河南、山东、安徽、江苏多处出现"人相食"的记录(如河南郑州"大旱，赤地千里，民饥相食"；信阳"大旱荒，人相食"；山东济南"旱大饥，人相食")；溪河断流、湖泊千涸等自然证据也证明1785年发生了严重旱灾。1786年华北旱情开始有所缓解，但重灾区河南、山东仍有"人相食"

的情况;山东微山湖还处于干涸状态,江苏多处湖泊河流也处于干涸断流之中;同时旱情向华南沿海转移。至1787年,大部分地区旱情得到缓解,旱灾基本结束。1875年北方各省开始出现旱情,次年旱情加重,以山西、山东、河南北部最重,山西全省范围"大旱荒"。1877年旱灾最为严重,华北平原、内蒙古中西部、陕西、甘肃东部都成为重灾区,其中山西、陕西关中和河南北部为重中之重,山西"大旱,赤地千里,大饥,人相食,人死十六七",其他地区也多有"人相食"的记载。到1878年旱情仍在持续,但受旱范围有所缩小,山西、陕西等地的严重旱情仍在持续。至秋季灾区多处下起大雨,各地得以逐渐摆脱旱灾的阴影。1927年北方地区开始出现零星旱情,至次年连成一片,以陕西、山西、内蒙古中部、甘肃东部为中心。内蒙古多处"城市饥民重塞村野,横尸相望;数百里人烟断绝";陕西西安"井泉枯竭,泾渭汉水今夏间断流,树皮草根采掘已尽,赤野千里"。1929年旱情仍在继续,旱灾中心陕西、内蒙古各地"人们以草根树皮为食,死亡无数",甘肃东部"人相食";周边河南、山西等地也多有灾民饿死的记载。至1930年,旱灾全面缓解。另外,树木年轮显示本次旱灾是近150年以来最为严重的,旱灾发生的顶峰为1929年;黄河在1929年的枯水是近200年来最严重的,内蒙古中部的黄旗海等内陆湖曾经干涸,岱海在1929年出现最低水位,大量古树枯死,这些自然证据也都反映出当时的干旱程度。离我们最近的旱灾是2010年的西南大旱灾,云南有780万人、486万头大牲畜饮水困难;贵州88个县中有84个不同程度受灾,受灾总人口1728万人,其中557万人、267万头大牲畜饮水困难;广西13个市出现旱情,农作物受旱面积1126万亩,因旱导致218万人、111万头大牲畜饮水困难,需要送水度日的人口为31万人;四川13个市州55个县616万人受灾,其中131万人饮水困难;重庆全市34个区县出现旱情,农作物受旱270万亩,94万人、42万头大牲畜因旱出现临时饮水困难。

二、灾难特点及伤情特征

(一) 旱灾特点

由于特定的自然地理与气候条件,我国是世界上干旱最为频发和干旱灾害最为严重的国家之一,总结以往的旱灾,具有如下特点。

1. 灾情持续时间长 如2009年9月中旬,云南、贵州、广西等地气象干旱露头,10月下旬出现了大范围中等以上程度的气象干旱,持续6个多月。

2. 灾情范围广 如西南大旱灾因长期高温少雨,致使云南大部、贵州大部、川西高原南部、广西的北部和东南部出现重度以上气象干旱。

3. 灾情重 2010年1月,云南省达到重旱以上级别气象干旱的县数百分比一度达到85%;2010年3月,贵州省重旱县数百分比也达到了81%。干旱导致云南、贵州、广西、四川部分地区出现人畜饮水困难。

(二) 旱灾波及之处造成的各种损失

1. 旱灾导致粮食减产 如2009年,该年度全球小麦总产量趋减。2009—2010年全球小麦总产量只达到6.625亿吨,低于上年度的6.818亿吨,减产1940万吨。

2. 旱灾对电力行业的影响 电力工业的发展是保证国民经济持续快速发展的关键,电力生产过程与气象条件关系非常密切,高温是影响电力负荷的主要因子,持续性干旱则对水电发电量影响较大。自从2008年1月6日黄河防汛抗旱总指挥部发布黄河流域干旱蓝色预警后,为支援河南、山东两省抗旱,已4次加大小浪底水库下泄流量,逐渐由290 m^3/s 加大到600 m^3/s,

向下游补水 $3.11×10^8$ m³。截至 2 月 5 日 8:00,黄河干流龙羊峡、刘家峡、万家寨、三门峡、小浪底五大水库可调节水量仅为 $146×10^8$ m³,比 2007 年同期少 $34.2×10^8$ m³,其中小浪底水库可调节水量仅为 $17.8×10^8$ m³,比 2007 年同期少一半多,黄河水调形势异常严峻。水库库容减少不仅影响农业生产灌溉,同时影响水力发电部门的发电量。由此可见,旱灾严重制约着电力部门的生产工作。

3. 干旱对疾病暴发的影响　此影响并不是直接作用,而是通过影响传染病发生的各个环节(传染源、传播途径和易感人群),间接影响传染病在人群中的分布。如细菌性痢疾、病毒性肝炎、伤寒、副伤寒等消化系统传染病患病风险会随着干旱程度的增加而增加。

气温升高、干旱等气候变化可能改变局部区域的生态环境,影响疾病发生的种类、程度和范围,增加畜禽心血管病、中暑和一些传染性疾病的患病风险。

三、监测和早期预警

由于干旱涉及面广,跨气象、水文、农牧业、生态、社会等多个学科领域,而且干旱具有随机性、延缓性、并发其他灾害的连锁性及受人类影响,或者是自然和人为两类事件的重叠作用,使干旱从定义、分类到成因、规律、评价标准及应对措施等都具有相对的复杂性和模糊性。因此,在研究干旱问题上还有很多问题没有解决,尤其灾变的定量分析尚未形成完整、系统的理论,包括干旱的衡量指标等这类问题至今还没有一个被大家共同接受的评价标准。

旱情描述或评估一般分实时评估和延时评估两类。实时评估是指对农作物生长阶段受旱状况做出及时具体的评估,其目的在于提供旱情信息,以便及时采取抗旱措施,消除旱象,指导农业生产。延时评估是指对农作物在部分或整个生长期内的受旱过程进行的事后评估,通过评估,分析自然和社会的影响因素,掌握干旱及其灾害形成和演变的基本规律,为抗旱减灾提供信息和依据。

旱情描述或评估可以采用农业干旱模拟方法,就某几个生长阶段进行,也可在农作物生长期进行。可以依据农田湿润层水平衡方程和有关水文气象资料及土壤、农作物等有关特征值的试验数据,模拟逐年、逐月和逐日土壤含水量和农田缺水过程。

干旱指标(指数)是反映气候干旱程度的指标。干旱等级是将不同干旱指标转化为可以公度的用以衡量旱情严重程度的定量分级,是不可公度的干旱指标的归一化表征。它们都起效能不同的量度、对比和综合分析旱情的作用。

农业干旱事件的发生、发展和缓解是一个过程。干旱模拟可以较好地模拟这一过程,由其得到的农作物全生长期、不同生长阶段、不同季节和农业年度的降水和土壤水状况,以及农作物干旱缺水程度和缺水时间等一组干旱指标,可以较好地综合反映这一过程的基本特征。此外,干旱模拟还可在农作物缺水过程模拟的基础上,根据不同生长阶段缺水对农作物产量影响程度的不同,进行不同生长阶段缺水引起农作物减产量的模拟,以分析农作物受灾的严重程度。干旱模拟及其所建立的一组干旱指标是研究干旱的有效途径,但目前应用尚不广泛。

现行的干旱指标研究,多结合干旱特点和所掌握的资料条件来建立不同形式的干旱指标,例如,以降水距平、无雨日数和以降水与蒸发的比值等一类的气象干旱指标;以土壤含水量与农作物适宜含水量比较而做出的土壤墒情特征一类的农业干旱指标;以河川径流低于一定供水要求的历时和不足量等为特征的一类水文干旱指标;以及以人类社会经济活动产生的水资源供需不平衡等特征为一类的经济干旱指标。上述指标虽不能表述干旱形成的过程,但能在不同阶段和不同层次上表达干旱形成的基本特征。

（1）气象干旱指标：降水距平百分率、标准化降水指数和帕默尔干旱指数等指标。

（2）水文干旱指标：水库蓄水量距平百分率、河道来水量（指本区域内较大河流）的距平百分率、地下水埋深下降程度等指标。

（3）农业干旱指标：土壤相对湿度、农作物受旱面积百分比、成灾面积百分比、水田缺水率、水浇地失灌率等指标。

（4）牧区干旱指标：①冬旱（北方牧区黑灾），冬季无积雪持续日数；②春旱，牧草返青面积比；③夏秋旱，牧草相对生长量。

（5）城市干旱指标：城市干旱缺水程度等指标。

四、应急救援措施

（一）我国应对旱灾的措施

我国近年来发生多次严重干旱灾害。在党中央、国务院的领导下，国家防汛抗旱总指挥部超前部署、科学调度，有关部门密切配合、通力合作，旱区各级党委、政府组织动员广大干部群众全力抗旱减灾，确保了旱区城乡居民饮用水安全，保障了工农业生产用水需求，维护了生态安全，最大限度地减少了干旱影响和损失，抗旱工作成效显著。

1. 高度重视，靠前指挥　国家防汛抗旱总指挥部及旱区各级党委、政府认真贯彻落实中央领导的重要批示精神，把抗旱作为一项重要任务来抓，主要领导靠前指挥，强化组织领导，各级各部门切实将抗旱措施落到实处。

2. 超前部署，组织有序　各级防汛抗旱指挥部门密切监视旱情发展变化情况，对各阶段抗旱工作做出超前、超常规部署，保证抗旱工作有序进行。

3. 科学调度，保障供水　各级防汛抗旱指挥部门和水利部门加强抗旱水源的统一调度管理，为夺取抗旱减灾的胜利发挥至关重要的作用。国家防汛抗旱总指挥部、水利部组织实施了引黄济津、济淀应急调水，缓解天津市的供水紧张局面，增加了白洋淀生态用水；首次对三峡等长江上游大型水利水电工程实施枯水期水量统一调度，保障沿江及周边地区的用水需求；实施2009—2010年度枯水期珠江水量调度，保障了澳门、珠海等珠江三角洲地区的供水安全。

4. 加大投入，强化保障　旱区各地千方百计增加抗旱投入，保障各项抗旱工作的顺利进行。河南省结合春季抗旱，安排13.38亿元抗旱应急灌溉工程建设资金，新增灌溉面积1239万亩。内蒙古自治区财政投入1.2亿元专项资金支持抗旱。山西省财政安排了2000万元专项资金，购置125辆拉水车、1153台水泵装备县级抗旱服务队。旱区各地通过调整生产结构、劳务输出、旱灾保险、生态移民等综合措施，减小旱灾影响和损失。

5. 团结协作，抗旱减灾　国家防汛抗旱总指挥部有关成员单位按照职责分工，各司其职，密切配合，全力支持旱区抗旱减灾。

6. 加强法制，夯实基础　2009年2月《中华人民共和国抗旱条例》颁布实施后，国家防汛抗旱总指挥部、水利部指导各地做好宣传贯彻工作；全国七大流域机构全部成立了防汛抗旱指挥部，把抗旱职能纳入日常工作；山西、湖北等省完成了省级"抗旱条例"的起草并进入立法程序。

（二）美国应对旱灾的措施

1. 短期应急措施　美国一年之中的任何时候都可能发生干旱，且可能持续很长时间，波及较大范围。根据美国干旱政策委员会的报告（2000年），在美国国家自然科学基金资助的"美国政府应对干旱：20 世纪 70 年代的经验和教训(1984 年 6 月)"研究报告中指出：1953—1956 年联邦政府的干旱支出为 33 亿美元。西部州长政策办公室"管理稀缺资源"的研究报告中指出：1976—1977 年的干旱支出为 65 亿美元,1988—1989 年的干旱支出为 60 亿美元。这样,1952—1988 年联邦政府干旱支出年均至少为 5 亿美元。

2. 长期应对措施

(1) 建立干旱指数:美国气象学会在总结各种干旱定义的基础上将干旱分为 4 种类型:气象干旱、农业干旱、水文干旱和社会经济干旱。为比较不同地区的干旱和干旱事件,需要一些数字标准。干旱指数吸收了包括降水、降雪、水流和其他水供应指标的大量数据而获得了一个综合的描述。

(2) 干旱预测和评估:1998 年夏天美国国家干旱减灾中心与国家海洋大气局气候预测中心开始合作,开发一个干旱分类系统。干旱监测汇集了全美气候和水文专家们提供的大量信息,是机构间合作的范例。监测图上不同位置的干旱级别取决于很多的客观指标及主观分析。

(3) 干旱风险管理:1991 年,出版了供各州制定干旱计划参照的 10 步规划程序。

(4) 国家干旱信息综合系统:是以使用者为主的干旱信息系统,结合了数据、预报和其他信息,评估潜在的干旱指标和危险性,提供工具去预估和准备,以减轻干旱的影响。

(5) 工程抗旱:美国西部干旱区农业开发过程中,注重水资源的利用与开发。一方面大力开展水利建设,建库蓄水,跨流域调水,开发地下水,弥补地表水源不足,扩大灌溉面积;另一方面提高灌溉技术,发展节水农业,通过发展喷灌、滴灌、改良沟灌等措施,使灌溉效率提高。

(6) 生物抗旱:美国科学家已经培育出能够在极端干旱条件下存活并生长的转基因植物。

五、预防控制措施

自然界的干旱是否造成灾害受多种因素影响,对农业生产的危害程度则取决于人为措施。世界范围各国防止干旱及干旱引发疾病的主要措施:①兴修水利,发展农田灌溉事业。②改进耕作制度,改变农作物构成,选育耐旱品种,充分利用有限的降雨;植树造林,改善区域气候,减少蒸发,降低干旱的危害。③研究应用现代技术和节水措施,例如人工降雨、喷滴灌、地膜覆盖、保墒,以及暂时利用质量较差的水源,包括劣质地下水甚至海水等。④在搞好常规免疫的基础上,重点防控在暖季容易发生的传染病,如防控猪流行性乙型脑炎、猪链球菌病、猪丹毒、钩端螺旋体病、附红细胞体病、猪肺疫、猪沙门氏菌病等虫媒病的防虫灭虫工作。

第三节　饥　　荒

饥荒是指一个国家或地区在某个时期(如战争、自然灾害)内没有足够的粮食,因持续时间相当长的粮食短缺,导致局部或全局性人群逃难,或因饥饿导致的占人口比例较大的非正常死亡的现象。饥荒由自然灾害或人为因素引起,属于灾难。

一、典型灾难实例

随着人类社会的发展,粮食科学技术的进步,国际交流的增加,因食物缺乏而导致的饥荒看起来离我们越来越远,但是,饥荒灾难仍然高悬在人类的头上。

1983 年起,非洲发生 20 世纪以来最大的一次干旱和饥荒。非洲 55 个国家和地区有 34 个大旱,24 个发生大饥荒,1.5～1.85 亿人受到饥饿威胁。1983 年有 1 600 万人死于饥饿或与营养不良有关的疾病,1984 年死亡人数更高。联合国称这次大饥荒为"非洲近代史上最大的人类灾难"。

我国也经历过多次大灾荒。1628—1644 年,陕西、山西、河南、河北、山东、江苏等省因为严重旱灾饿殍遍野;1930 年,陕西、山西、甘肃、湖南、河南、四川、江苏、江西等省水、旱灾爆发,居民开始啃食树皮草根充饥,继而卖儿卖女,最后裂啖死尸,易食生人。中华人民共和国成立以来,仍有局部灾荒发生。1955—1956 年,广西全省因水、旱灾导致严重春荒,因灾外流灾民14 700 人,非正常死亡 2 200 人,其中因缺粮饿死 550 人。1959—1961 年,3 年自然灾害,全国受灾面积超过 8 亿亩,粮食累计减产 1 389 亿千克,损失无数。1975 年,驻马店、许昌、周口等地遭遇水灾,2 000 万亩农作物遭灾,受灾人数 1 100 万余。1981 年,陕西关中西部和陕南地区连降大雨、暴雨,受灾耕地 25 万余亩。1985—1986 年,贵州一省病虫害面积达 480 万亩以上,造成巨大的粮食减产。

联合国粮食及农业组织(FAO)2009 年 10 月 15 日公布的报告称,由于粮食危机和经济危机的共同影响,全世界的饥饿人口数量已突破 10 亿,创下历史新高。这份 FAO 和联合国世界粮食计划署合作完成的报告认为,全球金融危机引起的饥饿浪潮严重冲击了发展中国家的贫困人口,全世界亟待对粮食体系进行改革。

二、饥荒灾难特点及伤情特征

(一) 饥荒与灾难密切相关

饥荒是灾难的后果,许多自然灾害和人为灾害直接或间接地造成粮食减产或供求失衡,酿成饥荒。世界各国历史上因灾难出现饿殍遍野并不鲜见,因饥荒死亡的人数从数万至数百万,乃至上千万,对人类社会的发展产生了重要影响。

在自然灾害中,水灾、旱灾、风暴潮、雪灾等是造成饥荒的主要原因。我国历史记载,自公元元年开始计算,我国灾情频繁,其中因水灾、旱灾、风暴潮等引起的饥荒近千次,给人们的生命财产带来了巨大的损失。

在人为灾难中,战争是导致饥荒的主要因素。战争导致劳动力减少,粮田被毁,粮食被污染、损坏,交通运输工具被毁,粮食作物畸变等不良后果,使战区人民数年内持续营养不良或因饥饿致死,累及数代人的生活和健康。

尽管灾难能导致饥荒,但是饥荒并不是灾难的必然结果。自中华人民共和国成立以来,我国一直注重农业科学的发展,袁隆平院士的杂交水稻技术给人们带来了福音,转变了旧中国有灾难必有饥荒的规律。当然,国内、国际救灾组织的援助也是减少饥荒发生的重要原因之一。

(二) 饥荒和社会政治经济状况密切相关

据资料记载,饥荒多发生在国家的欠发达时期或欠发达的国家和地区,说明饥荒和社会政治经济状况密不可分。社会政治经济发展不稳定、科学技术不发达、不能应对灾害带来的影响,是饥荒发生的一个重要因素。

(三) 人口爆炸和耕地减少是饥荒发生的潜在因素

近年来,世界人口增长迅速,2022 年 11 月联合国宣布世界人口达到 80 亿,然而耕地面积在逐年减少,尽管粮食科学技术飞速发展,但是受许多条件制约而应用不广,在诸多因素的影响下,世界粮食生产和消费失衡。世界上只有 20 多个国家粮食生产能够自给,100 多个国家或

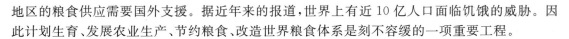

地区的粮食供应需要国外支援。据近年来的报道,世界上有近 10 亿人口面临饥饿的威胁。因此计划生育、发展农业生产、节约粮食、改造世界粮食体系是刻不容缓的一项重要工程。

(四) 饥荒带来的公共卫生问题

饥荒的发生对传染病的 3 个环节都产生重大影响,疾病暴露机会大幅增加,不洁饮食、饮水,生物体质下降,难民聚集、非常规流动形成的难民潮都将引发重大公共卫生事件。

三、监测和早期预警

饥荒引起的难民潮和生命损失会给社会带来巨大损失,因此建立一种早期预警、平时监测的防控措施和减灾预案必不可少。

1. 卫星监测　及时监测灾难的严重程度,对灾难的后续结果做出评估,随时调动物资,保障灾区人民的基本生活。

2. 人工监测　建立一支防控队伍,与当地卫生部门相结合,监测人群的营养不良程度和营养素摄入量,以及监测是否有传染病发生,保护人们的生命安全。

四、应急救援措施

1. 筹备物资,动用储备粮食　"兵马未动,粮草先行",在应对饥荒发生的时期同样如此,组织筹措食物是最重要的一环,有关部门在灾难和饥荒中不仅要严厉打击囤积居奇的不良商人,更要积极组织筹集及动用各种物资。赈灾的食物应含水量少、易储存,便于运输。在可以食用野生植物的地区,应对居民发放使用指南,避免误食有毒植物而发生食物中毒。

2. 及时调查受灾地区人群分布　通过人口调查和现场调查,理清人群分布,特别是需要优先照顾的人群的数量和地域分布。

3. 合理分配食物　根据现有物资、需要供给的时间和人数制定出合理的分配计划。

4. 合理加工食物　食物加工可利用食品加工厂或中心厨房以避免环境的影响,也可用家庭厨房。灾民不能适应外地或国际救援的食物时,也需要经过特许加工使灾民能够接受。

5. 争取外界救援和帮助　受灾轻的地区以自救为主,受灾重的地区应积极争取外界救援,包括国际救援。要根据本地受灾情况、受灾人数、需要援助的食物种类发布救援报告,向国内外求助。

五、预防控制措施

1. 保证粮食储备　中国人民在长期和饥荒做斗争的过程中,总结了出"积谷防饥"的经验教训,即提倡储备一定的粮食以备不时之需。我们不仅要建立起国家储粮体系,而且要藏粮于民。

2. 兴建水利等基础设施　我国的饥荒多由水灾、旱灾导致,而兴建水利设施能减少水灾、旱灾的发生,因此大规模兴建水利设施,建成引洪和蓄洪设施是防灾减灾的必要措施。我国修建了大、中、小型各类水库数万座,总蓄水量近 $5\,000 \times 10^8\,\mathrm{m}^3$,修建和改建加固堤防 20 余万千米,建成举世瞩目的三峡工程,应对灾害的水平有了明显提高。

3. 发展农业科技,防治农作物病虫害　增加粮食产出主要是 3 方面的结果:①改良农作物品种,如袁隆平院士的杂交水稻;②改善耕作方式,推广机械生产和种植;③防治病虫害。

4. 保护耕地　耕地面积日益缩小是今天粮食生产面临的重要问题,是造成某些国家和地区易发粮食短缺和饥荒的重要原因。我国人均耕地面积远远低于世界平均水平,并且逐年下降,再加上水土流失、土地沙漠化、大量耕地用于房地产建设等原因,保护耕地已经刻不容缓。

5. 控制人口增长 人口增长过快是饥荒发生的一大危险因素,过快的人口增长导致人均口粮减少,在粮食减收或灾难发生时,饥荒发生的可能性大大增加。

第四节　其他极端恶劣气候相关灾难

一、寒潮和热浪

寒潮是一种灾害性天气,也可称其为寒流。寒潮是北方的冷空气大规模地向南侵袭,造成大范围急剧降温和大风的天气过程,一般多发生在秋末、冬季、初春时节。我国气象部门规定:冷空气侵入造成的降温,一天内达到 10℃以上,而且最低气温在 5℃以下,则称此冷空气暴发过程为一次寒潮。可见,并不是每一次冷空气南下都称为寒潮。

热浪是指天气持续保持过度的炎热,也有可能伴随很高的湿度。常因地区相异,所以一个对较热气候地区来说是正常的温度,而对一个通常较冷的地区来说则可能就是热浪了。一些地区比较容易受到热浪的袭击,如夏干冬湿的地中海气候。热浪可以因为高温引起死亡,特别是老年人。寒潮和热浪的特点如下。

(一) 波及范围广

寒流和热浪一般都是由大范围天气活动引起。例如,2009 年 11 月寒潮来袭,全国大部分地区降温 8～12℃。华北、黄淮、江淮、江南等地出现 10℃以上降温,其中华北西南部、黄淮中西部、江淮中西部等地降温幅度达 15℃以上;西北东部、华北出现中到大雪,山西大部和河北西南部积雪深度普遍超过 10 cm,河北石家庄至山西阳泉一带积雪深度达到 30～50 cm。河北、河南、山西等省的部分地区最大雪深破历史纪录,其中石家庄积雪深度 55 cm,超历史极值 36 cm。

长江中下游地区,盛夏季节常在西太平洋副热带高压控制下,出现高温酷热天气。1978 年和 1988 年是中华人民共和国成立以来出现的 2 次最严重的大范围高温天气,给工农业生产和人民生活带来很大影响。1988 年,我国江南大部地区在副热带高压控制下,盛行下沉气流,热浪滚滚,7 月份高温天气几乎持续了 20 多天。闽、浙、赣、湘、鄂、豫、苏、沪、皖、川东、黔东、陕南、粤、桂等地的日最高气温普遍达 35～39℃,淮河及长江中下游不少地区的气温高达 39℃,有的地区甚至超过 41℃。

(二) 持续时间长

寒潮和热浪与其他灾难(如地震、海啸等)不同。寒潮和热浪从原地出发到达受它影响的地区是一个渐进的过程。入侵我国的寒潮主要有 3 条路径。

(1) 西路:从西伯利亚西部进入我国新疆,经河西走廊向东南推进。

(2) 中路:从西伯利亚中部和蒙古进入我国后,经河套地区和华中南下。

(3) 东路:从西伯利亚东部或蒙古东部进入我国东北地区,经华北地区南下。

(4) 东路加西路:东路冷空气从河套下游南下,西路冷空气从青海东南下,两股冷空气常在黄土高原东侧,黄河、长江之间汇合,汇合时造成大范围的雨雪天气,接着两股冷空气合并南下,出现大风和明显降温。

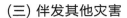

(三) 伴发其他灾害

(1) 寒潮伴发雪灾:寒潮来袭时除温度骤降外,伴随的风雪灾害可能会带来极大的损失。如 2010 年初寒潮之后的风雪共造成北京、天津、河北、山西、内蒙古、福建、江西、山东、湖北、湖南、四川、新疆 12 个省份和新疆生产建设兵团共 467 万人受灾,因灾死亡 6 人,紧急转移 1.3 万人,倒塌房屋 0.4 万间,损坏房屋 2.7 万间,直接经济损失 14 亿元。内蒙古、新疆、新疆生产建设兵团受灾较为严重。

(2) 热浪和干旱:热浪袭击时除气温升高外,持续性保持高温状态经常会伴发旱灾。高温酷热使处于乳熟期的早稻逼熟,降低千粒重而减产;棉花因蒸腾作用加大,水分供需失调,产生了萎蔫和落蕾、落铃现象。高温对蔬菜和其他农作物生长都不利。

(3) 社会成本增加:寒潮带来的雨雪和冰冻天气对交通运输危害不小。1987 年 11 月下旬的一次寒潮过程,使哈尔滨、沈阳、北京、乌鲁木齐等铁路局所管辖的不少车站道岔冻结,铁轨被雪埋,通信信号失灵,列车运行受阻。雨雪过后,道路结冰打滑,交通事故明显上升。寒潮袭来对人体健康危害很大,大风降温天气容易引发感冒、气管炎、肺心病、卒中、哮喘、心肌梗死、心绞痛、偏头痛等疾病,有时还会使患者的病情加重。

(四) 预防控制措施

包括:①加强气候预报的及时性和准确性;②减少温室气体排放,尊重世界气候大会的规定,从根本上维护全球天气系统;③改善人民生活居住条件和防护措施,避免直接袭击;④重视寒潮和热浪带来灾难的社会性,重视宣传教育,倡导健康的个人生活习惯,减少灾害对人体健康的影响。

二、冰雹

冰雹灾害是由强对流天气引起的一种剧烈的气象灾害,它出现的范围虽然较小,时间也比较短促,但来势猛、强度大,并常伴随着狂风、强降水、急剧降温等阵发性灾害性天气过程。我国是冰雹灾害频繁发生的国家,冰雹每年都给农业、建筑、通信、电力、交通及人民生命财产带来巨大损失。据有关资料统计,我国每年因冰雹所造成的经济损失达数亿元甚至数十亿元。因此,我们很有必要了解冰雹灾害时动荡格局及其所造成的损失情况,从而更好地防治冰雹灾害,减少经济损失。

冰雹来自对流特别旺盛的对流云(积雨云)中。云中的上升气流要比一般雷雨云强,小冰雹是在对流云内由雹胚上下数次和过冷水滴碰并而增长起来的,当云中的上升气流支托不住时就下降到地面。大冰雹是在具有一支很强的斜升气流、液态水的含量很充沛的雷暴云中产生的。每次降雹的范围都很小,一般宽度为数米到数千米,长度为 20~30 km,所以民间有"雹打一条线"的说法。冰雹主要发生在中纬度大陆地区,通常山区多于平原,内陆多于沿海。中国的降雹多发生在春、夏、秋 3 季,4~7 月约占发生总数的 70%。比较严重的雹灾区有甘肃南部、陇东地区、阴山山脉、太行山区和川滇两省的西部地区。

(一) 灾害特点

1) 破坏力与冰雹的直径相关密切。直径 1~2 cm 的小冰雹一般不会造成灾害,但在持续时间长、下降数量多的情况下就会致灾;直径 3~5 cm 的大冰雹,会带来灾难;直径>6 cm 的特大冰雹会造成特大灾害。

2) 局地性强,每次冰雹的影响范围一般宽数十米至数千米,长数百米至 10 余千米。

3）历时短，一次狂风暴雨或降雹时间一般只有 2～10 min，少数在 30 min 以上。

4）受地形影响显著，地形越复杂，冰雹越易发生。

5）变化大，在同一地区，有的年份连续发生多次，有的年份发生次数很少，甚至不发生。

6）区域广，从亚热带到温带的广大气候区内均可发生，但以温带地区发生次数居多。

7）冰雹常以突然袭击的方式给人们带来巨大损失，甚至带来生命危险。

(二) 预防控制措施

1. 开展冰雹气象预报　20 世纪 80 年代以来，随着天气雷达、卫星云图、计算机和通信传输等先进设备在气象业务中的大量使用，大大提高了对冰雹活动的跟踪监测能力。当地气象台(站)发现冰雹天气，立即向可能影响的气象台、站通报。各级气象部门将现代化的气象科学技术与长期积累的预报经验相结合，综合预报冰雹的发生、发展、强度、范围及危害，使预报准确率不断提高。为了尽可能提早将冰雹预警信息传送到各级政府领导和群众中去，各级气象部门通过各地电台、电视台、电话、微机服务终端和灾害性天气警报系统等媒体发布"警报""紧急警报"，使社会各界和广大人民群众提前采取防御措施，可避免和减轻灾害损失，取得明显的社会和经济效益。

我国劳动人民经过长期的勘察实践，积累了比较丰富的预测冰雹的经验，这些经验尽管预测时效不长，但比较好用，归纳几条以供参考。

(1) 感冷热：如果下雹季节的早晨凉，湿度大，中午太阳辐射强烈，造成空气对流旺盛，则易发展成积雨云而形成冰雹。故有"早晨凉飕飕，午后打破头""早晨露水重，后响冰雹猛"的说法。

(2) 辨风向：下雹前常出现大风且风向变化烈。农谚有"恶云见风长，冰雹随风落""风拧云转，雹子片"等说法。另外，如果连续刮南风以后，风向转为西北或北风，风力加大时，则冰雹往往伴随而来，因此有"不刮东风不下雨，不刮南风不降雹"之说。

(3) 观云态：各地有很多谚语是从云的颜色来说明下冰雹前兆的，例如"不怕云里黑乌乌，就怕云里黑夹红，最怕红黄云下长白虫""黑云尾、黄云头，冰雹打死羊和牛"，因为冰雹的颜色，先足顶白底黑，然后中部现红，形成白、黑、红乱绞的云丝，云边呈上黄色。从云状观察冰雹前兆的说法还有"午后黑云滚成团，风雨冰雹齐来""天黄闷热乌云翻，天河水吼防冰雹"等，说明当时空气对流极为旺盛，云块发展迅猛，好像浓烟股股直往上冲，云层上下前后翻滚，这种云极易降冰雹。

(4) 听雷声：雷声沉闷，连绵不断，群众称这种雷为"拉磨雷"。所以有"响雷没有事，闷雷下蛋子"的说法。这是因为冰雹云中横闪比竖闪频数高、范围广，闪电的各部分发出的雷声和回声混杂在一起，听起来有连续不断的感觉。

(5) 识闪电：般冰雹云中的闪电大多是云块与云块之间的闪电，即"横闪"，说明云中形成冰雹的过程进行得很激烈。故有"竖闪冒得来，横闪防雹灾"的说法。

(6) 看物象：各地看物象测冰雹的经验很多，如贵州有"鸿雁飞得低，冰雹来得急""柳叶翻，下雹天"，山西有"牛羊中午不卧梁，下午冰雹要提防""草心出白珠，下降雹稳"等谚语。

要注意以上经验一般不要只据某一条就做断定，而需综合分析和运用。

2. 人工防雹　我国是世界上人工防雹较早的国家之一。由于我国雹灾严重，所以防雹工作得到了政府的重视和支持。目前，已有许多省建立了长期试验点，并进行了严谨的试验，取得了不少有价值的科研成果。开展人工防雹，使其向人们期望的方向发展，以达到减轻灾害的目的。目前常用的方法有以下几种。

1)用火箭、高炮或飞机直接把碘化银、碘化铅、干冰等催化剂送到云里去。

2)在地面上把碘化银、碘化铅、干冰等催化剂在积雨云形成以前送到自由大气里,让这些物质在雹云里起雹胚作用,使雹胚增多,冰雹变小。

3)在地面上向雹云放火箭打高炮,或在飞机上对雹云放火箭、投炸弹,以破坏对雹云的水分输送。

4)用火箭、高炮向暖云部分撒凝结核,使云形成降水,以减少云中的水分;在冷云部分撒冰核,以抑制雹胚增长。

3. 农业防雹措施　常用方法:①在多雹地带,种植牧草和树木,增加森林面积,改善地貌环境,破坏雹云条件,达到减少雹灾目的;②增种抗雹和恢复能力强的农作物;③成熟的农作物要及时抢收;④多雹灾地区降雹季节,农民下地随身携带防雹工具,如竹篮、柳条筐等,以减少人身伤亡。

三、雷击

自然界每年都有几百万次闪电。雷电灾害是联合国"国际减少自然灾害十年"公布的最严重的10种自然灾害之一。雷电灾害所涉及的范围几乎遍布各行各业。现代电子技术的高速发展,带来的负效应之一就是抗雷击浪涌的能力降低。以大规模集成电路为核心组件的测量、监控、保护、通信、计算机网络等先进电子设备广泛运用于电力、航空、国防、通信、广电、金融、交通、石化、医疗及其他现代生活的各个领域,以大型互补金属氧化物半导体CMOS集成元件组成的这些电子设备普遍存在着对暂态过电压、过电流耐受能力较弱的缺点,暂态过电压不仅会造成电子设备产生误操作,也会造成更大的直接经济损失和广泛的社会影响。最新统计资料表明,雷电造成的损失已经上升到自然灾害的第3位。每年因雷击造成人员伤亡、财产损失不计其数。据不完全统计,我国每年因雷击及雷击负效应造成的人员伤亡达3000~4000人,财产损失在50亿~100亿元。

(一) 灾害类型

1. 直击雷　带电的云层对大地上的某一点发生猛烈的放电现象,称为直击雷。它的破坏力十分巨大,若不能迅速将其泄放入大地,将导致放电通道内的物体、建筑物、设施、人畜遭受严重的破坏或损害——发生火灾、建筑物损坏、电子电气系统摧毁,甚至危及人畜的生命安全。

2. 雷电波侵入　雷电不直接放电在建筑和设备本身,而是对布放在建筑物外部的线缆放电。线缆上的雷电波或过电压几乎以光速沿着电缆线路扩散,侵入并危及室内电子设备和自动化控制等各个系统。因此,往往在听到雷声之前,我们的电子设备、控制系统等可能已经损坏。

3. 感应过电压　雷击在设备设施或线路的附近发生,或闪电不直接对地放电,只在云层与云层之间发生放电现象。闪电释放电荷,并在电源和数据传输线路及金属管道金属支架上感应生成过电压。雷击放电于具有避雷设施的建筑物时,雷电波沿着建筑物顶部接闪器(避雷带、避雷线、避雷网或避雷针)、引下线泄放到大地的过程中,会在引下线周围形成强大的瞬变磁场,轻则造成电子设备受到干扰,数据丢失,产生误动作或暂时瘫痪;严重时可引起元器件击穿及电路板烧毁,使整个系统陷于瘫痪。

4. 系统内部操作过电压　因断路器的操作、电力重负荷以及感性负荷的投入和切除、系统短路故障等系统内部状态的变化而使系统参数发生改变,引起的电力系统内部电磁能量转化,从而产生内部过电压,即操作过电压。操作过电压的幅值虽小,但发生的概率却远远大于雷电感应过电压。实验证明,无论是感应过电压还是内部操作过电压,均为暂态过电压(或称瞬时过电压),最终以电气浪涌的方式危及电子设备,包括破坏印刷电路印制线、元件和绝缘过早老化而寿命缩短、破坏数据库或使软件误操作,使一些控制元件失控。

5. 地电位反击　如果雷电直接击中具有避雷装置的建筑物或设施,接地网的地电位会在数微秒之内被抬高数万或数十万伏。高度破坏性的雷电流将从各种装置的接地部分,流向供电系统或各种网络信号系统,或者击穿大地绝缘而流向另一设施的供电系统或各种网络信号系统,从而反击破坏或损害电子设备。同时,在未实行等电位连接的导线回路中,可能诱发高电位而产生火花放电的危险。

(二) 灾害特点

1. 时间短　大多数雷电灾害是放电瞬间产生的,而放电现象本身不超过 1 s,因此雷击十分短促,并没有先兆,被击物瞬间毁坏,造成不可预料的损失,并可使人丧命。

2. 雷击范围广　但受灾现象大多为局限的或孤立的。雷电灾害分布的范围比其他任何自然灾害都广,但就其造成的灾害来看,除雷电引发的森林大火外,绝大部分灾难是孤立和局限性的。

3. 雷击的频率高　据统计,每年地球上空会出现 31 亿多次闪电,平均每秒 100 次。

4. 三维空间入侵　从闪电直击和过电压波沿线传输变为空间闪电的脉冲电磁场,从三维空间入侵到任何角落,无孔不入地造成灾害。

5. 带有神秘色彩　雷电是一种非接触性危害源,带有极强的偶然性。其产生突然且威力巨大,富有神秘色彩。古代有雷击即"天罚"之说。

(三) 预防控制措施

1. 宣传教育

(1) 科普教育:加强雷电知识的科普教育,使人们认识到雷电是大自然中普通的物理现象,不是上天的惩罚或神奇怪物,使人们了解其发生机制及灾难特点,并采取适当措施防灾减灾。

(2) 个人防护措施:①雷雨天不在室外走动或大树下避雨,拿掉身上的金属,蹲下防雷击。关闭电视、收音机,拔掉天线。②打雷时远离电灯、电源,不靠近柱子和墙壁,以防引起感应电。③在高楼须快入室,在高山须快下来,在游泳须快上岸。④关好门窗、家电、电视机及电门。⑤在室外者感到头发竖立,皮肤刺痛,肌肉发抖,即有将被闪电击中的危险,应立即卧倒或原地不动,可避免雷击。

2. 加强雷电天气的预测和预报　略。

3. 安装防雷电设施　安装避雷针、避雷线、避雷带、避雷器是对高大建筑防雷电最好的防护,并应时常检修。

4. 人工防雷　包括:①撒播碘化银等催化剂,使云中的起电过程受抑制;②人工减弱云内电场;③人工诱发闪电。

(李小攀)

主要参考文献

[1] 朱增勇,聂凤英.美国的干旱危机处理[J].世界农业,2009,362(6):17-19.

［2］张平.国务院关于抗击低温雨雪冰冻灾害及灾后重建工作情况的报告［R］.中华人民共和国全国人民代表大会常务委员会公报,2008(4)：487－491.

［3］FANK C. Etuiopia，Somalia and Kenqa face devastating drought. Nature，2020,586(7831)：645.

［4］LOHVER A M，NORKKO A M，THRUSH S F，et al. Climate cascades affect coastal Antarctic seafloor ecosystem functioning［J］. Glob Chang Biol，2021,27(23)：6181－6191.

［5］ZHANG Q，SHI R，SINGH V P，et al. Droughts across China：drought factors，prediction impacts［J］. Sci Total Environ，2022,803：150018.

第二十章　核辐射事故

自 1895 年威廉·康拉德·伦琴在做示波管实验时发现 X 射线,1896 年贝克勒尔进行铀盐实验时发现放射性(radioactivity)现象,到 1938 年奥托·哈恩发现核裂变(nuclear fission),1945年世界上第一颗原子弹在新墨西哥沙漠被引爆,再到现在遍布世界各地的大型核电站,放射性元素及核能正被人们广泛应用于医疗、工业、军事等各个领域,并给人们带来了巨大的效益。然而,伴随而来的各种核辐射事故(nuclear radiation accident)也日益增多,并时刻威胁着普通民众的健康和安全。核辐射事故可分为 3 类:核事故、放射事故及核恐怖袭击。核事故是指大型核设施(核电站、核燃料提炼加工厂等)或核反应堆试验事故意外地向环境释放大量放射性物质,导致工作人员或公众受到放射损伤和放射性污染,引起生命及财产损失的事件。放射事故是指封闭型或开放型放射源丢失、被盗及辐射装置控制失灵或人员操作失误导致的工作人员或公众受到意外的放射损伤和放射性污染引起的事故。核恐怖袭击是指将核武器或装载有放射性物质的装置投放于公共场所,或破坏核设施、袭击核武器仓库等造成放射性物质在民众中广泛扩散的活动。放射性元素及核能已融入人们的日常生活,故加强对核辐射事故的了解和防护在当下显得尤为重要。

第一节　典型核辐射灾难实例

一、大型核设施事故

核电站是利用适当的装置将核能转换为电能的机构,据国际原子能机构"2020 年年度报告"统计,到 2020 年年底,全世界正在运行的核电站共有 442 座,总发电量为 2 553.2 亿千瓦时(TW·h),占全世界发电量的 10.2%。核能作为一种清洁、安全、高效的能源,为人类提供了充足的电力供应,但核电站内巨大的核反应堆也对人类健康及环境构成了潜在的威胁,一旦发生事故,后果将十分严重。

(一) 美国三哩岛核电站事故

1979 年 3 月 28 日,位于美国东部宾夕法尼亚州哈里斯堡东南约 15 km 处的三哩岛(three mile island,TMI)核电站,由于阀门故障和检修失误,2 号反应堆内的冷却剂外流,释放出放射性物质,大约 2 min 后应急堆芯冷却系统自动启动,开始向容器内补充高压清水,但操作员误以为反应堆蓄水过多,切断了注水装置,导致反应堆芯过热熔化,大量的放射性气溶胶自反应堆释出,污染了周围环境。据估算,这次事故向环境释放的放射性核素为: ^{131}I 1.0×10^{12} Bq、^{133}Xe 3.7×10^{17} Bq、^{135}Xe 5.0×10^{14} Bq、^{88}Kr 2.3×10^{15} Bq、^{90}Sr 和很少量的 ^{137}Cs。尽管放射性总量很大,但由于主要的工程安全设施都自动投入使用,且有安全壳的防护作用,三哩岛事故对环境未造成很大污染,人群受照剂量也很小。据统计,在检测的 152 个空气样品中,8 个有微量放射性碘。牛奶样品中的 ^{131}I 最高浓度为 $0.6 \sim 1.5$ Bq/L,土壤样品与河水样品未测出放射性碘。

261 名核电站职工受到＞1 mSv 的全身照射,最高受照剂量为 38 mSv;255 名外来支援者中 23 人受照剂量＞1 mSv,其中最高者为 10 mSv。核电站周围 80 km 范围内居民集体剂量负担为 16～35 人·Gy。个人平均剂量约 15μGy,外照射个人最大剂量约 0.85 mGy。虽然三哩岛核电站事故未造成人员伤亡,但其带来的经济负担沉重,仅清理现场就耗费了 10 亿美元。

(二) 苏联切尔诺贝利核电站事故

1986 年 4 月 26 日凌晨 1 点 23 分,位于乌克兰基辅市西北约 130 km 处的切尔诺贝利 (Chernobyl,CNB)核电站 4 号反应堆发生剧烈爆炸,在 48 s 的时间内,整个反应堆系统彻底瘫痪。事故起源于一个测试反应堆涡轮发电机能力的试验,该试验旨在寻找反应堆停止工作之后,应急柴油机开始工作之前,这段时间内如何让涡轮发电机生产更多电的方法。为了进行试验,6 种不同的安全系统被关闭,操作员降低了反应堆的输出功率,导致反应堆出现不稳定,继而燃料棒熔化、蒸汽压力骤增,最终引发了一场大蒸汽爆炸,由于该核电站反应堆仅有单一的保护层,故 8 吨多的核燃料碎块、高放射性的石墨块被直接抛入外界环境,热气团将堆芯中的放射性物质抛向 1.2 km 高空,而后随风向水平扩散。大量氧气由爆炸造成的屋顶洞口进入厂房,与反应堆内的燃料和石墨反应,引起第二次爆炸。石墨块散落之处一片火海,大火令放射性物质污染到更广泛的区域。消防队用水和化学剂灭火,但瞬间被蒸发,而后改用直升机空投碳化硼、白云石、沙子和铅块等共 5 000 多吨物质,终于将反应堆覆盖。切尔诺贝利事故放射性物质释放共持续 11 d,放射性活度达 12×10^{18} Bq,相当于日本广岛原子弹爆炸 100 倍的量,且核素成分比较复杂,包括 ^{133}Xe、^{131}I、^{85}Kr、^{90}Sr 和 ^{137}Cs 等,但主要造成环境污染和人员损害的为 ^{131}I 和 ^{137}Cs。由于释放持续时间长、放射性活度大,再加上气象条件复杂,污染形成了烟云弥散。苏联西部大部分区域和许多欧洲国家均有放射性物质沉降,白俄罗斯 16 500 km^2、乌克兰 4 600 km^2 和俄罗斯 8 100 km^2 的土地上, ^{137}Cs 的污染水平＞185 kBq/m^2。核电站周围 30 km 被划分为隔离区,农作物全部被掩埋;事故后 10 年内,100 km 范围内禁止生产牛奶;事故后 50 年内,10 km 范围内不能耕作、放牧。由于事故发生后,当局并未引起足够的重视,人员的撤离直到 2 d 后才开始,且撤离道路经过放射性烟云弥散区,许多人都受到了超剂量的电离辐射,约 10%的撤离人员受照剂量＞50 mSv,5%的人员＞100 mSv。参加应急处理的人员平均受照剂量约 100 mSv,最高达 500 mSv。切尔诺贝利核电站事故确诊 134 人罹患不同程度的急性放射病,其中 28 人因其致死,大多数为参加救援而没有任何防护措施的消防队员和医护人员。在灾后 2 年内,有 30 万～60 万人进入隔离区参加了清理工作,这些清理人员所受到的辐射也远超安全剂量。至今,仍有 220 万白俄罗斯人和超过 150 万俄罗斯人住在受污染的土地上。由于释放的放射性物质量巨大,此次事故被定性为 7 级核事故,成为有史以来最严重的核事故。因这次事故造成的死亡人数一直没有定论,据联合国和世界卫生组织在 2005 年 9 月公布的统计结果,直接因核辐射死亡的人数将近 50 人,在乌克兰、白俄罗斯和俄罗斯的核污染重灾区,事故造成约 4 000 人死亡,在上述地区的低污染区域,大约有 5 000 人死于各种相关癌症。而"绿色和平"组织的专家基于白俄罗斯国家科学院的一份研究报告称,全球共 20 亿人受切尔诺贝利事故的影响,27 万人因此患上癌症,其中 9.3 万人已死亡。切尔诺贝利事故已过去 35 年,造成的经济损失达 2 000 亿美元之巨,至今仍是政府的沉重负担。该事故造成的公众心理压力也是前所未有的,曾导致世界各地掀起反对核能的热潮。

(三) 日本福岛第一核电站事故

2011 年 3 月 11 日,日本本州东海岸附近海域发生里氏 9.0 级大地震,强烈的震动及随之而来的海啸使得位于震中附近的福岛第一核电站1～4号机组冷却系统供电中断,导致核反应堆内热量聚集,蒸汽压力骤升。工作人员为降低容器内的气压,选择把蒸汽排出核反应堆,但容器内的高温使得水蒸气与锆合金反应产生了氢气,与厂房里的氧气混合后随即发生了爆炸,造成核电站内大量的放射性物质发生外泄,严重污染了环境。由于福岛核事故所排放的^{131}I量为$1.3×10^{17}$Bq,超过了国际核安全和辐射事件7级事故所定义的10^{16}Bq的标准,4月12日,日本原子力安全保安院将本次事故由原来的5级升级为最高的7级。虽然福岛核电站采用的是沸水堆反应,且爆炸发生在停堆反应之后,但其反应堆和乏燃料池内的核燃料量几乎是切尔诺贝利的10倍,加上事故后控制措施不力,导致放射性物质持续释放。泄漏出的放射性物质有^{144}Ce、^{131}I、^{60}Co、^{99m}C、^{134}Cs、^{137}Cs、^{140}Ba及^{140}La等,在福岛第一核电站区域内的5处地点采集的土壤样本中检测出了放射性钚,分别为^{238}Po、^{239}Po和^{240}Po,它们都是核裂变的产物且能长期稳定地存在于外界环境中。这些放射性元素在福岛县周围的饮用水、蔬菜、牛奶及水产品中被检测到,日本政府采取相应措施限制这些污染农产品在市场上流通。事故发生后,日本政府紧急疏散了辐射半径20 km范围内的居民,撤离规模约14 000人,辐射半径20～30 km区域内居民被要求尽量留在室内,闭紧门窗,防止核辐射。事故造成的放射性污染物也随风向扩散到了邻近的其他国家,如中国、韩国及俄罗斯。到5月底,尚无人员因遭受核辐射直接死亡,但欧洲辐射风险委员会(ECRR)用自行设计的辐射风险研究模型推断,福岛核辐射泄漏事故将导致世界上12万人在未来50年患癌症。这次事故给日本的旅游业、农业、工业都造成了沉重的打击,日本因此造成的经济损失可能超过切尔诺贝利事故,可达2 350亿美元。

二、放射源丢失或散落事故

放射性核素最早被用于医学和钟表工业,随着人们的不断探索和深入研究,它的应用已扩展到人类生活的各个领域,包括治疗恶性肿瘤、工业探伤、制作各种测量仪器及标记化合物,随之而来的是,我们身边充满了各种放射源。当这些放射源或放射装置发生意外丢失、被无知人员当作贵重金属窃取或者被随意抛弃后,就会以失控的方式进入没有防护的公共区域,从而对人员及环境造成危害。此类事故在所有核辐射事故中发生率最高,世界各地均有报道,对社会造成了不同程度的影响。

(一) 国外典型事故

1. 1983年墨西哥^{60}Co事故　一台二手的放射性活度为37TBq的^{60}Co源远程治疗仪被非法购买和引进,在仓库存放6年后,负责维护的技术人员将其拆卸,把金属部分当作废铁卖给了废品收购站。而在拆卸下来的金属中,恰好包括装载^{60}Co的圆筒,含有大约6 000枚直径1 mm的^{60}Co金属片。这些金属片有一部分在去废品收购站的途中散落于运输卡车内,大部分和其他金属一起卖给了收购站。这辆被放射性污染的运输卡车由于机械故障,在一条街上停留了40 d,之后又在另一条街道停留了10 d。卖给废品收购站的^{60}Co金属片则被轧为钢材,加工成钢筋和金属桌腿销往墨西哥和美国。直到3个多月后,一辆运输^{60}Co污染钢筋的卡车经过美国Los Alamos国家实验室时,门口的辐射探测器发出警报,引起工作人员的注意,才使这一事故浮出水面。当局对墨西哥和美国西南部大约470 km^{2}地域进行航空辐射探测,回收了27片散落钴金属片。据统计,大约有3万条桌腿和6 600吨钢筋使用了这种受污染的钢材。对17 636套建筑物进行辐射探测时发现,814套建筑物使用的污染钢材辐射量超标,故被部分或者整体拆毁。该事故导致大约4 000人暴露于辐射下,并有80人受到的辐射剂量>250 mSv,

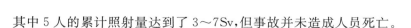

其中 5 人的累计照射量达到了 3～7Sv,但事故并未造成人员死亡。

2. 1987 年巴西^{137}Cs 事故 1985 年末,一家位于巴西戈亚尼亚的私人放疗机构由于搬迁遗留了一台放射性活度为 51TBq 的^{137}Cs 治疗仪在废弃的房屋中。1987 年 9 月 13 日,2 名当地人进入废墟,将治疗仪破坏拆解后当作废品卖给了废品收购站。在拆解过程中,装有放射性物质的外壳被破坏,以高度可溶性形式存在的铯-氯化物粉末随之扩散入周围环境,导致部分人员受到了外照射或内照射。而垃圾收购站主人意外发现该物质可以在晚上发出蓝光,被这个奇特的现象所吸引,废品站主人的亲戚朋友纷纷前来观看,并带走了一些细小的^{137}Cs 源片段。5d 后,一些人出现了胃肠道症状,但并未归咎于放射性元素照射,直到其中 1 人将病症和该发光物质联系在一起,并送检了部分残留物后,才引出了对该事故的一系列调查。事故共确认了 7 个主要的受污染地点,其中一些辐射率达到了 2 Sv/h·m²。空中辐射监测在 67 km² 范围内展开,在探测的 159 幢房屋中,42 幢进行了去污处理。最终产生的污染物达到 3500 m³,总放射性估计为 44.4 TBq。当局对大约 112 000 人进行了辐射监测,确认 249 人受到了外照射或内照射,其中一些人因为曾将粉末涂抹于皮肤或食入了沾染于手上的粉末而受到了超高剂量的辐射,4 名人员于收治后 1 个月死亡,估计全身受照剂量至少为 5Gy。

(二) 我国典型事故

1. 1963 年安徽三里庵^{60}Co 事故 1960 年,安徽农学院将一闲置的源强为 0.37TBq 的^{60}Co 储存铅罐置于该学院西面三里庵水塘的一块空地上。虽然此地常有游人出入,铅罐没有任何安全保障,但农学院以铅罐重达 400 千克且密封严实为由拒绝将其搬入校园。1963 年 1 月 11 日下午,5 名青少年到存放钴源的水塘里捕鱼时,其中一名青少年将铅罐打开,取走了钴源,并放入自己的上衣口袋。1h 后,该名青少年即出现恶心、呕吐,3h 后卧床不起。次日,该名少年右腹皮肤出现烧伤,家人将其送至当地卫生所就诊。直到 13 日晚,因为翻身不适,该青年才从衣袋中取出钴源,放在床头。而此时,该钴源已在其身上停留 52 h 之久。之后该青年的弟弟发现钴源后又将其装在自己的裤袋内达 2d,随后置于自己家中针线篮内。18 日,安徽农学院发现钴源丢失后随即报告公安部门,经过 2d 的侦查,终于找回了放射源。事故共造成 73 人受到不同程度的照射,包括拿走钴源的青少年及其家人(受照剂量为 2～80Gy),前来探病的亲戚朋友及卫生所医务人员和搜寻放射源的公安人员,6 人患有急性放射病,其中 2 名与放射源密切接触的青少年分别于照后 11d、12d 死亡,造成直接经济损失 40 余万元。

2. 1992 年山西忻州^{60}Co 事故 1973 年,山西忻州科委购进 6 枚^{60}Co 放射源进行培育良种,1981 年忻州科委搬迁,留下放射源原地封存。1991 年接管原址的环境监测站因扩建,开展倒源工作,由于负责人员的疏忽,6 枚放射源只转移了 5 枚。1992 年 11 月 19 日,一名在钴源附近施工的工人捡到了被挖出的^{60}Co 金属体,随后放入皮夹克右侧口袋带回了家中。2h 后,该名工人即出现恶心、呕吐症状,被送往忻州人民医院治疗,误诊为烈性传染病。11 月 23 日,陪护他的哥哥及妻子出现不适,症状与该名工人早期症状相同,由于其妻子已怀孕 4 个月,故回到家中休息,而其哥哥症状持续加重。11 月 26 日在其父亲的陪同下,兄弟两人一起转入山西医学院第一附属医院,仍按传染病进行治疗。当晚 19:00 左右,放射源从该名工人口袋中掉出,被扔进了垃圾桶。而此时,兄弟两人及父亲均已受到了超高剂量的辐射,不久便死于急性放射病。直到该名工人的妻子于 12 月底就诊于北京医科大学附属人民医院,被诊断为急性放射病,才使这一放射事故曝光。经过一番调查后,于 1993 年 2 月 2 日找到了扔弃于晋祠公路南屯村以南垃圾堆中的^{60}Co 放射源。大约有 142 人在此事故中受到不同程度的放射照射,其中工人妻子的受照剂量大约为 2.3 Gy。

三、辐射装置事故

此类事故多由于操作人员疏忽或设备故障引起,造成人员发生了超过预定剂量的照射而引起损害,已报道的事故有多起。

(一) 国外典型事故

1987 年 3 月,美国一家癌症治疗中心为放射治疗仪更新了 ^{60}Co 源,却忘记了更新电脑程序,而继续沿用原放射源的模式,导致 33 名前来进行脑部放疗的患者受到了超过预期 75% 的辐射量,20 名患者因此而死亡。

(二) 国内典型事故

1990 年 6 月 25 日,上海一家研究单位的操作人员早上上班后打开了辐射源,1 h 后,由于疏忽大意,工作人员未降下钴源,而直接进入尚在辐照状态的工作室中,停留 38 min 后才发现该情况,7 人因此受到了 2~12 Gy 的 γ 射线外照射,患上不同程度的急性放射病,其中 2 名受到 11~12 Gy 剂量照射的人员死亡。

四、核武器恐怖袭击

核能的开发和利用最先被应用在军事领域,人们利用它制造了威力巨大的核弹,而 1945 年美国向日本投放的 2 颗原子弹更是让全世界为之震惊。二战末期,为了迫使日本政府加快投降,美国一架军用 B-29 轰炸机在 1945 年 8 月 6 日将一颗当量为 1.25 万吨的代号为"小男孩"的铀弹投放于日本广岛市,导致城市中心 12 km^2 内建筑物全部破坏,爆炸后 6 个月的调查报告显示,78 150 人丧生,13 983 人失踪,37 425 人受伤。事隔 3 d 后,另一颗代号为"胖子"的钚弹在长崎市工业区上空被引爆,导致 40% 的建筑物被毁,伤亡约 8.6 万人。

当今世界虽没有大规模战争,但恐怖活动却日益猖獗,而恐怖分子的魔爪已经伸向了核领域。据统计,1999—2002 年世界范围内已发生 80 多起核与辐射恐怖事件,同时巴基斯坦的黑市上正进行着核武器的贩卖。放射性炸弹(radioactive bomb)又称为脏弹(dirty bomb),是将放射性物质包裹于普通爆炸物中,借助巨大的爆炸力将放射性颗粒抛散到空气中,造成放射性尘埃污染。脏弹与传统的核武器不同,不产生核反应,但由于其结构简单,容易制造,反而更容易被恐怖组织所利用,故具有的现实威胁更大。近年来,放射性物质走私日益猖獗,世界各地发生脏弹袭击的条件已经具备,美国、英国等都曾遭受脏弹袭击的威胁,虽然目前为止尚未成功引爆,但其在恐怖袭击中的重要性不容忽视。

第二节 核辐射灾难特点及伤情特征

一、核辐射灾难特点

(一) 各类核辐射事故的共同特点

1. 突发性及快速性 核辐射事故往往是突发事件,难以预料其发生的时间、地点。一旦发生,进展迅速,且在数分钟内就可向环境释放大量的放射性物质。由于事故原因各不相同,

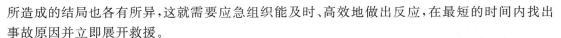

所造成的结局也各有所异,这就需要应急组织能及时、高效地做出反应,在最短的时间内找出事故原因并立即展开救援。

2. 照射种类的多样性　事故发生后,放射性物质进入大气形成放射性烟云和悬浮颗粒,使人体全身受到外照射或因吸入造成内照射;沉降于地面的颗粒可导致人员持续受到外照射或形成再悬浮颗粒被人体吸入;沉降于食物和水源的放射性物质被人体食入后造成内照射;沉积于人体体表和衣物上的放射性核素则造成局部皮肤外照射或通过伤口吸收造成内照射。

3. 社会心理影响大　重大的核辐射事故常引起公众恐慌,由于对射线知识的欠缺,人们往往认为受灾后发生的一切疾病均与辐射有关,不仅造成受害人长期的心理压抑与焦虑,同时也夸大了辐射的危害。公众不必要地自发撤离事发地点更是造成了社会秩序混乱,严重影响正常的生活与工作。美国三哩岛事故中,虽然人员受照剂量很小,但由于宣传教育工作不到位,对群众的心理治疗不够,导致数万人组成的反核势力向华盛顿抗议,约 14 万人逃离家园,对社会造成了沉重的经济负担及恶劣的政治影响。在日本福岛核电站事故发生后,由于对辐射知识的欠缺,中国部分地区出现了短暂的抢购碘盐风潮,造成了不必要的社会恐慌及社会秩序混乱。

4. 救灾投入力量大　重大核辐射事故发生后,由于所涉及的地域广泛、人数众多,常需投入大量的人力、物力开展救援。处理核反应堆和消除放射性污染需要专门的技术人员和设备,在大范围地域内检测辐射量需从地面和航空两方面展开,对受灾群众进行医学诊治及事后随访也需动用大量的医药资源。切尔诺贝利事故发生后,政府共动用了约 60 万人展开应急救援,其中军人 34 万人,医务人员 2.2 万人,工程技术人员 1 600 人及大学生 1 200 人。事后,苏联共 7 000 多个辐射实验室、防疫站及科研机构的专家参与了环境辐射监测。

5. 影响范围大,持续时间长　核电站爆炸事故可形成大量的放射性烟云,扩散到周围地区甚至其他国家,有些半衰期较长的核素可长期污染土壤、水源和食物,严重影响人员的健康,并造成巨大的经济损失。散落的放射源被融化后也可随建筑材料分散于多个地区的建筑物内,若未及时发现事故,可能造成大范围人群长时间受照,引发慢性放射病。

(二) 不同类型核辐射事故的特点

1. 大型核设施事故　由于大型核设施在选址、建造时都有严格的要求,各种机器、设备也都配有应急防故障装置,所以一般来说比较安全,事故发生率较低,但一旦发生,则可能造成严重的社会经济后果。厂区工作人员及现场救援人员除可能受大剂量电离辐射外,还可能受到火灾、厂房倒塌等威胁,造成烧伤及骨折等外伤。一般公众可通过多种途径受到内、外照射,但所受辐射剂量较小,不足以引起明显的早期效应。

2. 放射源丢失或散落　此类事故的发生大多是由放射源管理不当造成的,一旦放射源被窃取或丢失,则需较长的时间调查其去向,且此段时间内流动性较大,放射性核素可在不同的地区停留扩散,因此难以准确估计人员受照的时间及剂量。放射源往往在当事人身上停留较长时间才被发现,因此局部受照剂量远远大于全身剂量,可以局部症状为放射病的主要表现。此类事故中,放射性物质被食入的可能性也较大,常需使用普鲁士蓝等促排剂减少其在体内的停留。

3. 辐射装置事故　工业、农业辐射装置事故往往局限于操作该装置的工作人员,且常为短时间的大剂量照射,由于辐照室内设有其他金属部件及屏蔽设施,故全身剂量分布不均匀,以接触放射源部位的损害为主。医源性事故常表现为患者的特定部位受到一次或多次超过治疗剂量的放射性照射,故以受照部位的局部损伤为主,早期表现为充血、水肿或溃疡形成,晚期则发生纤维化和功能障碍。

4. 核武器恐怖袭击　为引起较大的社会恐慌,恐怖组织常在人口密集、重要设施处实施恐怖活动,不仅可造成大范围的人员伤亡,还可引起人们心理上的巨大压力,从而影响社会稳定。核恐怖活动因其实施方式不同而造成不同的后果,当其利用爆炸装置袭击大型核设施或向重要建筑物投放脏弹时,可造成人员短时间内受大剂量辐射并死于爆炸、房屋倒塌等其他致伤因素,其效果相当于大型核电站事故;当其向食物、水源中播撒放射性物质或将辐射装置安装于公共场所内,则不易被发现,可造成大范围人群长时间受内、外照射。

二、伤情特征

(一) 电离辐射

能直接或间接地引起物质发生电离的射线称为电离辐射(ionizing radiation)。当人体吸收电离辐射时,可造成组织细胞发生一系列功能及代谢变化,产生明显的辐射生物学效应(radiation biological effect)。常见的电离辐射有:α射线、β射线、γ射线和中子。这4种射线主要来源于原子核转变过程,统称为核辐射(nuclear radiation)。

1. α射线　放射性核素衰变过程中释放出来的高速氦核流,带2个单位正电荷,运动速度为$(1 \sim 2) \times 10^4$ km/s。α射线具有很强的电离能力,若进入人体可造成严重的内照射损伤,穿透能力较弱,难以穿透皮肤角质层,普通的一张白纸即可阻挡其通过,故作为外照射源其危害可不予考虑。

2. β射线　放射性核素衰变过程中释放出来的高速电子流,带1个单位负电荷,运动速度最快可接近光速。β射线电离能力较α射线弱,但若进入人体,也可造成比较严重的内照射损伤,其穿透能力比α射线强,在生物体中射程为数毫米,可造成皮肤外照射损伤。

3. γ射线　放射性核素衰变过程中释放出来的波长短于0.2 nm的电磁波,不带电,运动速度等于光速。γ射线电离能力较弱,穿透能力很强,可穿透整个人体组织,对细胞具有杀伤作用,是造成外照射损伤的主要射线。它常用于工业探伤及肿瘤治疗。

4. 中子　原子核裂变、核聚变及少数核衰变都能释放中子,中子不带电,质量稍大于质子,两者共同构成原子核。由于中子不带电,所以空气中射程很远,贯穿能力较强,与γ射线类似,用它轰击原子核可引出核反应。中子也是造成外照射损伤的主要粒子。

(二) 核武器袭击时的伤情特征

核武器爆炸瞬间释放巨大的能量,形成光辐射(light radiation)、冲击波(blast wave)、早期核辐射(initial nuclear radiation)和放射性沾染(radioactive contamination)4种杀伤因素。前3种因素作用于爆炸后数秒到数十秒内,为瞬时杀伤因素(instantaneous killing factor)。放射性沾染作用于爆炸后数天、数周甚至更长,以其放射性危害人员健康,也称剩余核辐射(residual nuclear radiation),为延迟杀伤因素。核武器爆炸造成的伤类复杂,4种杀伤因素可单独作用于人体,造成单一伤,也可同时或相继作用于人体,造成复合伤。按损伤的严重程度可分为轻度、中度、重度和极重度4级:轻度损伤者一般不丧失战斗力,无需住院治疗,仅需接受必要的医疗处理;中度损伤者一般丧失战斗力,住院治疗预后佳;重度损伤者迅速丧失战斗力,经积极救治大部分可治愈;极重度损伤者立即丧失战斗力,经大力救治可获得部分治愈。不同损伤部位和损伤种类也会影响人员战斗力水平,如眼睛烧伤后,全身伤情可不严重,但人员难以继续作战。

1. 光辐射引起的损伤　光辐射是核武器爆炸时产生的数千万摄氏度高温的火球辐射出

的光和热。光辐射主要造成烧伤,由光辐射直接引起体表皮肤黏膜烧伤的,称为直接烧伤或光辐射烧伤;由光辐射引起易燃物着火间接引起人体烧伤的,称为间接烧伤或火焰烧伤。光辐射烧伤常发生在朝向爆心一侧的暴露皮肤,又称侧面烧伤,其创面界限较清楚。光辐射持续时间短暂,故烧伤深度比较表浅,以Ⅱ度烧伤为主,休克、感染较轻,且创面较干燥,少有渗出,易愈合,但愈合后常形成较大的瘢痕疙瘩。接近爆心的人员可发生大面积Ⅲ度烧伤,但很少累及皮下深层组织。光辐射可引起眼烧伤,包括眼睑烧伤、角膜烧伤及视网膜烧伤,其中视网膜烧伤又称眼底烧伤,是光辐射所引起的特殊烧伤。当人员直视火球时,通过眼睛的聚焦作用,眼底部位的光冲量可达环境中的 $10^3 \sim 10^4$ 倍,视网膜上形成的火球影像造成了眼底的烧伤。夜晚瞳孔较大时,其发生率更高。光辐射的强光还可引起视网膜感光物质分解,造成暂时性视力障碍,称为闪光盲,不属于烧伤。主要临床表现为视力下降,但不降至零,眼发黑、眼花,严重时可有头晕、头痛、恶心、呕吐等自主神经紊乱症状,持续时间较短,无需治疗,爆炸后数秒到数小时即可自行恢复,不留任何后遗症。光辐射还可引起呼吸道烧伤,是由于吸入炽热的空气、烟尘及火焰造成的间接烧伤。

2. 冲击波引起的损伤　冲击波是核爆形成的高温高压火球猛烈向外扩张,挤压周围介质而形成的一种机械波。被火球迅速压缩的空气层形成密度极高的压缩区,压缩区内超过正常大气压的压力称为超压;压缩区迅速向外扩张,形成一球形的低于正常大气压的稀疏区,稀疏区内低于正常大气压的压力称为负压;高速气流运动产生的冲击压力称为动压。冲击波具有一般声波的特性,即压力越大,传播速度越快,最初速度可达每秒数千米,以后随传播距离加大,压力减小,速度减慢。冲击波引起冲击伤,是冲击波直接或间接作用于人体造成的损伤。超压和负压直接作用于人体时,主要造成空腔器官的损伤及不同密度组织连接部位的损伤,一般不造成体表损伤。动压直接作用于人体时,人体受冲力作用发生位移或被抛掷,在位移和降落过程中,与地面或其他物体发生碰撞而造成损伤,可造成实质性脏器破裂、颅脑损伤及骨折等。由冲击波造成各种物体及建筑物倒塌从而造成人员损伤的,称为间接冲击伤,创伤性质与平时常见创伤相同,常见的有挤压伤、软组织撕裂伤及骨折等。冲击波损伤的特点:①多处受伤,伤情复杂。伤员既可有直接冲击伤,又可有间接冲击伤,既可有体表损伤,也可有内脏损伤,全身各器官可单独或联合发生各种类型的损伤。②外轻内重,发展迅速。冲击伤中闭合性损伤较多见,尤其是超压为主的冲击伤,往往体表无损伤或轻微受损,而内脏器官损伤严重,由于体内代偿机制,早期不易发现真实伤情,后期代偿失调后,可迅速发生心肺功能障碍及休克,甚至造成人员死亡。

3. 早期核辐射引起的损伤　早期核辐射是核武器特有的杀伤因素,是核爆后最初十几秒内释放出来的中子流和 γ 射线,因其具有很强的贯穿能力,又称为贯穿辐射。早期核辐射传播速度快,穿透能力强,但能被适当的介质吸收和减弱,作用时间较短,一般为 15 s,作用范围不超过 4 km。开始时以直线传播,以后与其他介质发生碰撞而发生散射,从多个方向作用于物体。早期核辐射因含有中子,故可产生感生放射性,即原来没有放射性的稳定性核素俘获中子后变成具有放射性核素的现象。早期核辐射作用时间虽短,但累积辐射剂量可达数戈瑞、数十戈瑞甚至数百戈瑞,可引起不同程度的急性放射病,也可造成小剂量外照射损伤。早期核辐射还可造成辐射的远期效应,即急性放射病治愈患者或杀伤区域内屏蔽不完全者或杀伤边缘区者在数月至数十年后出现的症状。早期核辐射若与其他致伤因素同时或相继作用于人体,可造成放射性复合伤。

4. 放射性沾染引起的损伤　核武器爆炸时生成的放射性落下灰对地面、人员及其他物体的沾染称为放射性沾染。放射性落下灰是核爆瞬间气化的放射性核素在冷却后与烟云中的微尘及地面上升的尘土凝结而成的放射性微粒,在重力作用下向地面沉降造成沾染。核爆造成的放射性沾染可分为爆区沾染及云迹区沾染。爆区沾染是爆心周围的放射性沾染,一般为2~3 km;云迹区沾染是放射性核素沿烟云飘动方向扩散造成的沾染,其形状受核武器当量、爆炸方式、地形地貌、高空风向及风速等因素影响,在万吨级至10万吨级核武器地爆时,云迹区面积可达数百至数千平方千米。放射性落下灰含有核裂变碎片、感生放射性及未裂变的核装料3部分,主要致伤因素为β射线和γ射线。放射性沾染的衰变符合"6倍衰减规律",即在爆后1~5 000 h内,时间每增加6倍,剂量衰减为原来的1/10。放射性沾染的主要外照射来源为γ射线,当人员在沾染区停留,受到γ射线剂量超过1Gy时,可引起急性放射病,是落下灰的主要致伤因素。放射性落下灰通过污染食物、水源或被人体吸入时可造成内照射损伤,主要为β射线导致。当其直接接触人体皮肤,且累积剂量达5Gy时,可造成皮肤β射线损伤。若无防护人员在沾染区停留时间较长,还可发生3种方式的复合损伤。早期落下灰对人员的杀伤强度主要取决于人员所在区域的污染水平、人员进入污染区域的时刻和停留时间,以及人员的防护措施等。

5. 核武器杀伤作用的影响因素　核武器的杀伤范围主要与核武器当量有关。核武器的爆炸威力以TNT当量表示,即核爆释放的能量相当于多少吨TNT爆炸所产生的能量。核武器当量改变,3种瞬时杀伤因素的杀伤范围随之改变,当量越大,总的杀伤范围越大,但3种杀伤因素杀伤范围增大的比例不同,光辐射最大,冲击波次之,早期核辐射最少。例如,万吨以下的核爆,早期核辐射杀伤半径最大,冲击波次之,光辐射最小;2万吨以上的核爆,光辐射杀伤半径最大,冲击波次之,早期核辐射最少。此外,核武器的爆炸方式也会影响到杀伤范围。核爆按火球是否接触地面可分为地爆和空爆,在当量相同的条件下,空爆的总杀伤范围大于地爆,且空爆时烧伤和冲击伤比例较高,早期核辐射沾染范围广但污染轻。地爆时早期核辐射杀伤范围大于空爆,放射性沾染较局限而严重。核爆杀伤程度还与爆炸地的人口密度、防护措施、气象条件及地形、地貌密切相关。

(三) 平时核辐射事故的伤情特征

1. 急性放射病　急性放射病是人体的全身或大部分区域在短时间(数秒至数日)内一次或多次受到大剂量(>1 Gy)电离辐射引起的全身性疾病。引起急性放射病的射线主要是γ射线、X射线及中子等,照射方式以外照射多见,少数情况下内照射也可引起急性放射病。

急性放射病可见于战时核武器袭击,也可见于平时核辐射事故。病情轻重主要与机体受照剂量有关,照射剂量越大,病情越重,疾病进展越快,病程越短,预后越差。机体受照时的功能状态及是否合并其他损伤也会影响病情发展。不同剂量的照射可导致以不同器官病变为主的不同类型的急性放射病,当机体受到1~10 Gy剂量的全身照射时,主要表现为造血功能障碍为主的骨髓型急性放射病;当受照剂量为10~50 Gy时,机体表现为肠道病变为主的肠型急性放射病;当受照剂量增加到50~100 Gy时,机体主要表现为中枢神经功能紊乱的脑型急性放射病。判断急性放射病的主要损伤类型是决定诊疗计划的前提,应引起充分的注意。各型急性放射病又可按病情轻重分为轻度、中度、重度和极重度。急性放射病的病程呈明显的阶段性,尤以中、重度的骨髓型急性放射病为典型,可分为初期、假愈期、极期和恢复期。

(1) 分期

1) 初期:指受照后开始出现症状至假愈期开始前的时间,一般持续3~5 d。此期主要是机体产生应激反应,出现神经、内分泌功能紊乱,表现为头晕、乏力、食欲减退、恶心、呕吐、眼结膜充血等。外周血白细胞可一过性升高或轻度减少,至照后1～2 d外周血淋巴细胞数急剧下降。

2)假愈期:患者初期症状基本消失或明显减轻,除稍感疲乏外,可无任何不适,但病理变化仍在进行,外周血白细胞及血小板进行性下降,至假愈期末,中度以上患者可出现不同程度脱发。此期一般持续2周。假愈期长短是病情轻重的重要指标,假愈期越短,病情越重。

3)极期:是急性放射病各种临床表现最为突出的阶段。假愈期过后,患者全身状况再度变差,出现发热、脱发、白细胞下降、红细胞沉降率加快、明显出血及再度呕吐时表明病程已进入极期。此期,急性放射病的典型症状均可出现,严重者可死亡,死亡原因主要是造血系统衰竭造成的感染和出血。中、重度骨髓型急性放射病在极期末,造血功能已开始恢复,在适当的医疗护理下,患者可度过极期进入恢复期。

4)恢复期:中、重度骨髓型急性放射病患者经过适当的治疗后,一般在受照后5～7周进入恢复期,外周血白细胞和血小板逐渐回升,体温逐渐正常,出血停止,精神渐佳,毛发再生。性腺功能恢复较慢,一般需2～3年。

(2)分型

1)骨髓型急性放射病:以造血组织损伤破坏为主要病理表现。临床上主要症状和体征有:①全血细胞减少。受照剂量越大,造血损伤程度越严重;早期白细胞和血小板可有一过性升高,继之进行性下降,降至最低值后逐渐恢复;一般受照剂量<8 Gy者,造血功能可自行恢复。②出血。血小板数量下降和功能障碍、凝血机制障碍及血管壁损伤三者共同作用,导致患者出现全身多部位出血。感染和代谢紊乱也会加重出血。③感染。是急性放射病最严重的并发症,多见于极期,是造成死亡的主要原因。导致感染出现的原因很多,包括体表屏障破坏、吞噬细胞减少及功能障碍、细胞免疫抑制等,多发性出血及代谢紊乱也会加重感染。④代谢功能紊乱。表现为合成代谢抑制、分解代谢加强,导致机体内环境失调、营养障碍,加重了病情。

2)肠型急性放射病:是以频繁呕吐、严重腹泻及血水便等胃肠道症状为主要表现的极严重的急性放射病。肠黏膜细胞对辐射十分敏感,10 Gy以上的射线照射后1周左右即可产生严重损伤,主要病理表现为小肠黏膜上皮细胞广泛脱落坏死。肠型急性放射病患者呕吐发生较早,多在照后0.5 h内。呕吐次数频繁,呕吐物常含黄绿色胆汁和褐色血液。肠道受照后造成肠蠕动亢进,患者排便次数增加,呈稀便或水样便,若合并肠道出血,则排血便或血水便,其中含有坏死脱落的肠黏膜组织,血水便是肠型放射病的特征性症状,具有诊断价值。腹泻时常有腹痛、腹胀、里急后重等伴随症状。严重而频繁地呕吐、腹泻均造成机体丢失大量水分及电解质,造成严重的水电酸碱紊乱,诱发心肺肾等多器官功能衰竭。由于肠黏膜屏障受损、体液大量丢失,肠道内的病原体进入血液,造成内源性感染,照后数天即可发生菌血症或败血症,易诱发内毒素性休克。发生肠型放射病时,造血组织损伤较骨髓型急性放射病更为严重,已不能自行恢复。由于肠型放射病病情进展快、病程短,造血障碍常来不及表现出来患者即已死亡。到目前为止,尚无成功救治肠型放射病的病例出现。

3)脑型急性放射病:较肠型急性放射病的病情更严重、发展更迅速,临床分期不明显,患者往往在受照后2～3 d内死亡。受照后数分钟患者即可出现共济失调症状,可持续至全身衰竭。照后1 h内患者可出现眼球震颤,开始时以水平震颤为主,稍后多转变为垂直震颤。1～2 h内,患者可出现全身肌张力增高和肢体震颤。抽搐是脑型放射病最为严重的临床表现,多发生于受照后2 h内,可表现为强直性抽搐、阵挛性抽搐、局限性阵挛性抽搐和强直阵挛性抽搐,其中强直阵挛性抽搐最多见且最严重。造血障碍和肠道损害较肠型放射病更为严重,大多照后立即出现呕吐,1 h内出现腹泻,很快出现面部潮红、定向力障碍。随着抽搐的发作,患者全身状况迅速恶化,短时间内即发生全身衰竭。

2. 慢性放射病 慢性放射病是指人体在一段较长的时间内连续或间断受到超过当量剂量限值的辐射照射,累积到一定剂量(我国规定此限值为 1.5 Sv)后引起的全身性疾病,通常以造血组织损害为主要临床表现。内、外照射都可引起慢性放射病。

慢性放射病起病慢,病程长,病情时好时坏,症状轻重与受照剂量相关。早期症状较轻,为可逆性功能改变,后期逐渐发展为器质性病变,呈进行性加重。慢性放射病的自觉症状主要为神经衰弱和自主神经紊乱,常见症状有:疲乏无力、头晕头痛、记忆力减退、睡眠障碍、易激动、好出汗、易感冒等,部分患者可出现食欲下降等消化系统症状。男性患者出现性欲下降,女性患者出现月经紊乱,部分患者还可出现与气候变化无关的骨关节疼痛。发病早期常无明显体征,后期可见皮肤粗糙、过度角化等放射性皮炎症状,部分患者可出现牙齿松动、脱发等早衰症状,有的患者还可有明显的出血体征。血液学检查可发现白细胞数量和形态发生改变,最常见的为白细胞计数减少,中性粒细胞比例下降。

3. 内照射损伤 内照射损伤是指放射性核素经多种途径进入人体后,沉积于体内某些组织器官引起的全身性损伤。内照射一直持续到放射性核素从人体内排出才终止,持续时间较长。平时或战时都可发生内照射损伤。

放射性核素可通过消化道、呼吸道、皮肤伤口及注射等方式进入人体,被人体吸收后,随血液循环分布到各组织器官,放射性核素在体内的分布可分为均匀分布型(如^{8}Li、^{24}Na、^{137}Cs 等)和选择性分布型(如^{226}Ra 主要沉积于骨骼,^{143}Pr 主要滞留于肝脏,^{238}U 主要分布于肾脏,^{131}I 主要沉积于甲状腺等)。经口进入的放射性核素 90% 由粪便排出,气态或挥发性核素主要经呼吸道排出,吸收入血的可溶性核素经肾随尿液排出。放射性核素从人体内排出的速率取决于核素的生物半排期和物理半衰期。生物半排期是指核素通过生物排除从体内排出一半所需的时间。

内照射损伤的严重程度与进入体内的放射性核素种类、体内沉积量、射线类型、组织吸收量及组织的辐射敏感性有关,对机体危害最大的射线为 α 射线和 β 射线。其一般特点:①选择性损伤。放射性核素进入人体后选择性地沉积于不同的组织器官,造成靶器官损害。②潜伏期较长,病程分期不明显。潜伏期长短与进入人体的核素量及其半衰期有关,量大半衰期长则潜伏期长。组织器官受照剂量是逐步累积的,因此病情发展较慢,临床症状出现迟缓,分期不如外照射急性放射病那么典型。③损伤恢复慢,易产生远后效应。有些放射性核素难以排出,可长期滞留体内造成持续损伤,因此机体恢复较慢,远后效应如肿瘤、白血病发病率较高。④有进入与排出途径的局部损伤。放射性核素在进入和排出人体过程中,可造成排出途径的局部损伤。不同的放射性核素可造成不同的临床表现及体征,在此不逐一阐述。

4. 皮肤放射性损伤 皮肤放射性损伤是指皮肤短时间内暴露或长期受到超过剂量当量限值的电离辐射后造成的局部损伤。造成皮肤放射性损伤的主要射线为 β 射线,其他如 X 射线、γ 射线也可引起。按受照剂量的大小,皮肤放射性损伤可分为急性损伤和慢性损伤 2 类。

(1) 急性皮肤放射性损伤:是局部皮肤一次或短时间内多次受到超过 5 Gy 剂量的照射引起的皮肤损伤。按病情轻重,可分为 3 度:Ⅰ度,为红斑脱毛反应,受照后 2 h~2 d 内出现假性红斑(组胺刺激毛细血管扩张),伴轻度瘙痒和灼热疼痛,1~2 d 后红斑消失,2 周后出现真性红斑(大血管栓塞、出血),界限清楚,颜色逐渐加深,瘙痒、刺痛、灼热感随之加重,毛发脱落,皮肤干燥,持续 2~4 周后逐渐恢复正常,色素沉着时间较长,可无瘢痕。Ⅱ度,为水疱反应,初期症状与Ⅰ度类似,但较重,2周后照射部位出现剧痛,伴烧灼感,皮肤颜色逐渐加深呈紫红色,数天后出现水疱,水肿明显,水疱破溃后糜烂,渗出物多,1~3个月后进入恢复期,水疱吸收,瘢痕形成,局部皮肤色素沉着,很少有恢复正常者。Ⅲ度,为溃疡坏死反应,受照初期即可出现疼痛、灼热、瘙痒、麻木等症状,皮肤水肿明显,2~4 d后皮肤出现红斑甚至蓝紫色斑,继而水疱形成,组织坏死脱落,形成难以愈合的溃疡,其特点为边缘整齐,溃疡较深,底部新生肉芽组织缺乏或生长缓慢。Ⅲ度放射性皮肤损伤常伴有明显的全身症状,且病程很长,常需数月至数年才开始形成瘢痕愈合,局部皮肤干燥萎缩,色素沉着与色素脱落交错存在。

(2)慢性皮肤放射性损伤:是局部长期受照射,累积剂量达 15Sv 后出现的慢性皮肤损伤,也可由急性皮肤损伤迁延而来。慢性皮肤放射性损伤可分为 4 种类型:①慢性放射性皮炎,此类型最常见,主要表现为皮肤营养障碍的症状,如皮肤萎缩、变薄,色素沉着或减退,指甲增厚变脆等。②硬结性水肿,是一种特殊的皮肤慢性放射性损伤,较少见,表现为局部明显肿胀,皮肤变薄发亮,呈红色,边缘不清,扪之坚硬似象皮肿。肿胀在脱离射线后可逐渐减轻,但恢复过程较长。③慢性放射性溃疡,是晚期变化,溃疡经久不愈,易并发感染,可深达骨髓。④放射性皮肤癌,是慢性皮肤损伤最严重的远期效应,潜伏期平均 20 年以上,癌前病变为增生的疣状物,病理类型多为鳞癌。

由于 β 射线在皮肤中穿透能力较弱,故造成的损伤常较表浅,主要累及表皮和真皮浅层,临床上以Ⅰ度损伤和Ⅱ度损伤多见。由落下灰造成的皮肤 β 射线损伤常造成多处暴露部位的损伤,损伤轻重与局部皮肤污染轻重相一致。

第三节　核辐射灾难救援措施

我国核事故应急工作方针为"常备不懈,积极兼容;统一指挥,大力协同;保护公众,保护环境",它既是指导核事故应急工作的总方针,也是总政策。根据卫生部(现国家卫健委)颁布的《核事故医学应急管理规定》,我国核事故救灾组织实行国家、地方、核设施运营单位三级管理体系,即国务院设立的国家核事故应急委员会、核设施运营单位所在省人民政府设立的地方核事故应急委员会及核设施运营单位设立的应急指挥部,分别负责全国、本省和本单位的核事故应急指挥工作。

一、医学应急准备

核事故医学应急准备是为核事故发生时能迅速采取有效的医学救援行动而进行的系统性准备工作,主要包括医学应急计划的制订及应急准备的实施。医学应急计划主要包括制订医学应急救援方案,规定必须的医疗卫生设施、设备、药品、器材、交通工具及通信工具,制定相应的管理制度和应急响应启动程序,建设医学应急组织。医学应急计划应做到详尽规范。根据医学应急计划,各级应急部门应按照规定进行应急指挥中心的建设、应急救援物资的购买及维护、应急救援人员的理论知识和技能水平的培训,并定期组织应急演习,保证各级应急队伍随时待命,不断提高医学应急救援水平。

二、明确事故原因

救难的前提是要找出事故发生的根源,从源头上减少事故造成的损伤。发生大型核设施事故时,应向相关工作人员及时了解事故发生的原因,并询问核设施的规模、设备等以估计可能造成的放射性损害,根据获得的信息制定相应的策略,使用各种途径和方法覆盖掉事故反应堆,终止原子核反应,减少放射性核素的释放。放射源丢失事故最重要的救灾措施为找回丢失的放射源,保持完整的放射源相对容易寻回,若放射源被分解或溶解,则大大增加了救灾的难度。控制放射源丢失事故最有效的办法是加强对放射源的管理,完善相关的规章制度。发生辐射装置事故时,应及时在有效防护的条件下进行设备调试,找出事故原因。在平时,应加强工作人员的防范意识,严格执行操作规程,使用机器时注意各项参数及显示信号;辐射装置设计时应配备防超剂量照射的连锁装置,以多路独立方式设置,并定期检查各项系统是否正常运行。核恐怖袭击时,应明确其破坏方式、损害程度及致伤类型,并加强各项监测,从而采取相应的救治措施。

三、人员的防护措施

发生核辐射事故后,对人员采取防护措施可减少辐射剂量,但也要付出相应的代价和风险,在做出是否采取防护措施及采取哪种防护措施的决定时,应权衡两者利益,使利大于弊。防护措施可分为紧急防护措施和长期防护措施,前者包括隐蔽、撤离、服用放射性碘、使用防护服等,后者包括临时避迁、永久搬迁、控制食物水源及消除残留放射污染等。当遭受核武器袭击时,应采取特殊的防护措施。

(一) 疏散和隐蔽

疏散是对集中度较高的人员、装备和物资进行分散配置的行动,可以降低核爆时人口密集处的损伤。预测到将有事故发生时,应对人员实施早期疏散,对象为不承担生产任务的人员;当事故发生后,应对人员实施紧急疏散,对象为不参与救灾抢险的人员。疏散的距离视核事故严重程度而定,一般人员为距离大城市 30 km 以上。疏散人口比例一般为 40%～60%。

隐蔽是指当核事故发生时,人员进入室内,关闭门窗等通风系统以减少早期受照量的行为。早期停留于室内是一种简单而有效的防护措施,可减少大约 50% 的外照射剂量,防护效果受建筑物类型和结构影响,以地下室防护效果最佳。关闭室内的通风系统还可将吸入的放射剂量降低到 10%,显著降低内照射损伤。

(二) 撤离和搬迁

撤离是核事故时最有效的防护措施,可减少来自各途径的照射,但它也是最易造成混乱的一项措施,组织不好易产生交通事故,增加不必要的伤亡。撤离的时机很重要,也很难把握,最好在放射性烟云到达以前或通过以后进行撤离,如果在烟云通过时撤离反而会增加受照剂量。因撤离的风险困难较大,只有在确需避免短时间内有可能导致确定性效应的累积剂量时才采用。

搬迁是为了避免公众长时间受沉降的放射性核素照射而采取的一种有组织有计划的行动。它与撤离的主要区别在于采取行动的时间不一致,撤离主要是在事故早期采取的行动,而搬迁是放射性物质沉降结束后进行的,时间上没有撤离紧迫,因此风险较小。搬迁持续的时间视污染状况而定,可为数月,也可为永久搬迁。

(三) 个人防护措施

核事故发生地的居民在隐蔽或撤离时,都应采取简易的个人防护措施,可显著降低辐射危害。如用手帕、毛巾等捂住口鼻可使吸入的放射性物质减少 90%,戴帽子、手套,穿雨衣、雨靴等都可显著减少皮肤外照射损伤。在疏散和撤离过程中,凡确定、估计或预计体内放射性污染量可能超过1个年摄入量限值(annual limits on intake,ALI)或怀疑体内放射性碘污染量较高的人员,政府应组织人员有序地发放稳定性碘片,以保护甲状腺。服用稳定性碘片的时间对防护效果至关重要,在摄入放射性碘前或摄入后立即给药效果最佳,最迟应在放射性碘进入体内6 h之内服用。但在放射性碘持续或多次进入体内的情况下,服药时间可不受上述限制。成人一次服用130 mg碘化钾为宜,每天1次或2次,连续服用不超过10次,总量不超过1.3 g。儿童和青少年用量为成人的一半,婴儿及孕妇应在严密的医学观察下服用,若有不适立即停药。对碘化钾过敏者及严重肾脏、心脏疾病及肺结核患者不宜服用。

进入事故发生地进行抢险救灾的人员也应事先做好防护工作,如随身携带辐射检测器、穿戴防护服、使用防护器械、不在污染区吃喝及抽烟等,若进入时间较长,可预先服用稳定性碘片,以减少放射性碘对甲状腺的损害。辐射量较大时,应严格限制救灾人员作业时间,可采取轮流作业的方式减少个人的辐射暴露。

(四) 人员洗消及地区除污

人员在污染区停留后,应经过洗消才能进入无污染区,以防污染扩散。洗消方法为用清水淋浴,并将受污染的衣物、鞋帽及随身物品等脱下集中存放或焚烧,不可随意丢弃,待日后检测无辐射时再回收使用。一个完整的去污洗消室应包括可站立患者洗消区、不可站立患者洗消区、生物样品取样室、观察室及去污洗消出入口等,并在放射损伤专科医生指导下完成洗消过程。皮肤去污应遵循先易后难、先重后轻的原则,去污过程中应使用一次性医疗用品,且用完后作为放射性废物存放和处理,洗涤皮肤的废水应按相关规定保留和处理。对有内污染患者的处理应遵循抢救生命为先,减少吸收和加速排出的原则。

对设备物资等的洗消可用清水或清洁剂冲洗;对道路及房屋等可用水冲洗、真空抽吸或喷涂薄膜聚合物等,若辐射量过大,可进行拆毁重建;对受污染的土壤可进行翻耕,将受污染的表层土壤移到深层;对受污染的水源及食物应进行控制,防止人员食入,待辐射量降至无害水平时方可解除限制。

(五) 核武器损伤的防护

1. 对瞬时杀伤因素的防护

(1) 个人防护:当听到空袭警报或发现核爆闪光时,应迅速进入邻近工事,注意避开门窗、孔眼及易燃易爆物体等。常用工事有堑壕、崖孔、掩蔽部、人防工事及永备工事。防护效果理想的工事在构筑上应有坚固的抗压防震强度,优良的消波密闭性和足够的防护层厚度。进入工事越快,防护效果越好。当邻近无工事时,应迅速利用地形地物隐蔽,如土丘、沟渠等,有时大型兵器如装甲车辆、舰艇舱室等也可作为隐蔽地点。当邻近既无工事又无可利用的地形时,应背向爆心立即卧倒,闭眼、掩耳,同时用衣物遮盖暴露部位,以防烧伤。当感到空气灼热时,应暂时屏住呼吸,防止呼吸道灼伤。

(2) 器材防护:最简单的是利用衣服或雨衣进行光辐射的防护,浅色、宽敞、致密、厚实的衣服防护效果佳。佩戴偏振光防护眼镜可预防视网膜烧伤。坦克帽、耳塞或棉花可减轻鼓膜损害。

2. 对放射性沾染的防护 战时对核辐射的防护措施基本与平时核辐射事故相同,主要包括缩短在沾染区通过和停留的时间,推迟进入沾染区的时间,去污洗消,使用防护器材及服用抗放射药物等,不同的是对辐射剂量的限制略宽,具体规定如下。

（1）一次全身照射：应控制在 0.5 Gy 以内，当受到 0.5 Gy 照射后的 30 d 内，或受到 0.5～1 Gy 照射后的 60 d 内，不得再次接受照射。

（2）多次全身照射：年累积剂量应控制在 1.5 Gy 以内，总累积剂量不得超过 2.5 Gy。

（3）军事任务的需要：必须超过上述规定的控制量时，由上级首长权衡决定，确定人员的照射剂量，并应采取相应的防护措施。

在此受照范围内的人员，一般不影响作战能力，但可能产生一些轻微的放射反应，无需处理，短期内可自行恢复，且不会遗留明显的后遗症，在战时特殊环境下是可以接受的。

四、医学应急救治

核辐射事故可造成急性放射病、急性皮肤照射损伤、内照射损伤甚至光辐射、冲击波损伤等不同伤情，伤员早期若能得到及时和正确的医疗救治和处理，可大大减轻伤害，降低伤亡率。核事故发生后，在辐射事故应急委员会的指挥下，各级医疗救治机构应迅速做出反应，积极展开并做好迎接辐射伤员的各项准备。我国对辐射损伤伤员采取三级医疗救治体系，对损伤程度不同的伤员采取分级救治措施。

（一）救治体系及各级任务

1. 一级医疗救治　又称现场救护，主要由事故发生单位的卫生医疗机构实施，必要时可请求支援。其主要任务为发现伤员，对伤员进行现场紧急检伤分类，抢救需紧急处理的伤员。在实施现场救护时，应遵循迅速有效、边发现边抢救、先重后轻、对危重伤员先抢救后除污、保护抢救者和被抢救者的原则。

一级医疗救治单位应配备接受过放射损伤救治培训的专业医护人员，并设有自己的医疗和防护设施，有隔离和快速清除放射性污染的设备，以及快速采样和生物学检测的实验室设备。配备的急救药品应满足 3 个患者 10 d 的用量或 10 个患者 3 d 的用量。辐射监测仪应随时保持可用状态，并放置于易于获得的固定位置。

在出现事故先兆情况下，应急救援人员应做到随时待命，一旦事故发生，立即做好个人防护，如穿戴防护衣具、佩戴辐射计量仪，酌情服用稳定性碘剂和其他抗放射药物。根据地面照射量率和规定的应急照射水平，确定在污染区的安全停留时间。为保护救援者和被救者，处于高辐射水平区域的伤员应转移到安全区域后再进行紧急处理。实施救援时，应先对伤员进行初步的检伤分类，需急救者应立即组织抢救，着重注意灭火、抗休克、防窒息，有手术指征的患者则应尽快进行外科处理，待其生命体征稳定后，及时洗消。可延迟处理者经简单的自救互救和初步洗消后，应尽快离开现场，进入急救分类站接受医疗检查和处理。

所有伤员在进入急救分类站前都应检测体表放射性剂量，超标的伤员应进行去污处理直到低于控制水平方可。医护人员应根据具体情况，决定是否给予稳定性碘及其他抗放射药物。向患者询问病史时，特别注意事故时患者所处的位置和防护条件，注意其有无听力减退、声嘶、皮肤红斑、水肿、头痛、腹痛、腹泻及呕吐等症状，并记录发生的时间及严重程度，对发生皮肤红斑者还应记录发生部位和累及范围，并尽量拍摄彩色照片。医务人员应留取患者的尿样、鼻拭物及血样等生物标本进行放射性测定，以估计伤员的体内外受照剂量。在条件许可的情况下，受照人员应每隔 12～24 h 查一次外周血白细胞计数及分类，网织红细胞和淋巴细胞绝对数，观察血常规的动态变化。对怀疑有冲击伤的患者，还应进行 X 线检查及血红蛋白、谷丙转氨酶、谷草转氨酶测定。临床症状明显的患者可给予对症处理，但应避免使用影响淋巴细胞的药物，

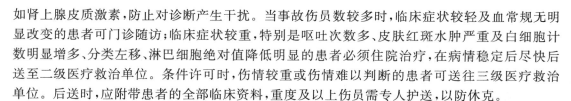

如肾上腺皮质激素,防止对诊断产生干扰。当事故伤员数较多时,临床症状较轻及血常规无明显改变的患者可门诊随访;临床症状较重,特别是呕吐次数多、皮肤红斑水肿严重及白细胞计数明显增多、分类左移、淋巴细胞绝对值降低明显的患者必须住院治疗,在病情稳定后尽快后送至二级医疗救治单位。条件许可时,伤情较重或伤情难以判断的患者可送往三级医疗救治单位。后送时,应附带患者的全部临床资料,重度及以上伤员需专人护送,以防休克。

2. 二级医疗救治 又称地区救治,由二级医疗救治单位(核设施所在省、市、自治区事先确定的医疗单位)实施,必要时可请求三级医疗单位协助。

二级医疗救治的主要任务是对中度以下放射病和放射复合伤伤员、有明显体表和体内放射性污染人员,以及重度以上的各种非放射伤伤员进行确定性诊断与治疗;对中度以上放射损伤伤员和放射复合伤伤员进行二级分类诊断,并及时将重度以上放射损伤和放射复合伤伤员以及难以确诊和处理的伤员后送到三级医疗救治单位。

3. 三级医疗救治 又称专科救治,由三级医疗救治单位(国家级放射损伤救治中心)实施。我国成立了卫生部核事故医学应急中心来承担三级医疗救治工作。

三级医疗救治的主要任务是:对一、二级医疗救治单位难以诊断和处理的重度以上放射伤、放射复合伤,以及有严重体表和体内放射性污染的人员进行确定性诊断和全面处理,对重度以上放射伤和放射复合伤伤员进行三级分类诊断。

(二) 辐射防护剂

辐射防护剂是一类在受照射前或受照后早期应用的,具有减少自由基、降低氧分压,且可保护辐射敏感分子(DNA、酶等)、减轻放射损伤、促进机体恢复的药物。

1. 盐酸胱胺 是辐射损伤预防药,仅受照前服用有效。适用于短时间内进入辐射危险区域进行抢险救灾的人员或预计将接受超剂量辐射的人员使用。本品应在受照前 1 h 服用,为短效药,作用时间仅持续 2.5 h,成人每次口服 1 g。有胃肠疾病者禁用,肝、肾功能或心肺功能不全者慎用。

2. "500" 既是一种长效辐射预防药,也是照后早期治疗药物。本品为乳白色混悬油针剂,使用前需摇匀。对中重度骨髓型急性放射病的防治效果好。作为预防药时,在受照前 6 d 内肌内注射 10 mg 效果好。治疗时,应在受照后 1 d 内尽快使用。照前照后联合使用或与其他抗放药物配合使用可提高防治效果。患妇科疾病、再生障碍性贫血、肝病及未成年人忌用。

3. "523" 作用与"500"类似,是一种口服制剂。作为预防药时,应在受照前 2 d 和照前即刻一次口服 30 mg;作为治疗药时,应在受照后 1 d 内尽快口服 30 mg;还可照前、照后联合应用。儿童及再生障碍性贫血者禁用,女性生殖系统肿瘤、乳腺癌及肝病患者慎用。

4. "408" 本品为口服中药片剂,用于急性放射病的早期治疗,对中重度骨髓型急性放射病效果好。在受照后早期使用,每次口服 300 mg,每 2～3 d 1 次,用药次数以 3～5 次为宜。该药不良反应轻,无特殊禁忌证。

5. 氨磷汀 俗名 WR-2721,是美国研制的辐射防护药,目前主要用于肿瘤患者在接受高剂量放、化疗时保护正常组织。

(三) 急性放射病的治疗

1. 骨髓型急性放射病 以造血组织损伤为主,采取分度、分期综合治疗。

(1) 轻度患者:症状轻,仅表现为轻度的外周血血细胞减少,无需住院治疗,可进行数月的医学随访。有不适症状者可给予对症治疗及心理治疗。

（2）中、重度患者：应在专科医院接受专业治疗，治疗措施按临床分期进行。

1）初期：对患者进行彻底的卫生清洁护理；尽早使用辐射防护药物；镇静、止吐、止泻等对症处理；有皮肤潮红者给予抗过敏药物；改善微循环；刺激造血；加强营养，维持体液平衡；重度患者在照后即给予口服抗生素。

2）假愈期：此期患者自觉症状减轻，食欲增加，应把握好这段时间加强营养支持治疗，增强抵抗力；清除潜在感染灶；加强卫生护理，预防感染，可预防性服用复方新诺明等抗生素；预防出血；加强血液学监测，尽早判断极期的到来。

3）极期：患者绝对卧床，加强护理；根据细菌培养及药敏结果使用抗生素治疗感染，先用窄谱抗生素，后用广谱抗生素，重症感染者可联合用药，必要时可输注粒细胞悬液；积极防治出血，可输注血小板悬液或全血；改善造血功能，促进造血恢复；对症支持治疗，维持水和电解质平衡。

4）恢复期：继续改善造血，防治贫血；及时调整抗生素用量，防止病情反复；调整胃肠功能，加强营养支持。

（3）极重度患者：由于该类患者病情重，发展快，并发症多，故应在重度患者治疗基础上加强综合治疗的力度。加强早期镇静止吐及改善微循环治疗，以静脉营养为主；估计造血功能无法自行恢复时，及早行骨髓造血干细胞移植；强化抗感染治疗；加大抗出血药物的用量；尽早输注各类血制品；加强局部感染灶的防治和卫生护理。

2. 肠型急性放射病及脑型急性放射病　肠型急性放射病及脑型急性放射病两类患者由于病情危重，发展极快，迄今为止尚无使患者长期存活的有效治疗措施，对患者的救治仅停留在缓解症状、减轻痛苦的阶段。对估计肠道损伤可以恢复的肠型急性放射病患者，早期应加强肠道损伤对症处理，使患者熬过肠型死亡期，然后尽早实施骨髓造血干细胞移植，促进造血功能的恢复。为延长脑型患者的生存期，可尽早对其进行镇静止吐、抗抽搐及抗休克治疗。

（四）内照射损伤的治疗

内照射损伤的救治主要通过减少吸收、促进排泄及综合对症治疗来实现。对摄入放射性核素超过 2 个 ALI 的患者应进行医学观察及相应的治疗，超过 20 个 ALI 者属于严重内照射，应进行长期、严密的医学观察和积极治疗，并注意远期效应。

1. 减少吸收　该措施必须在放射性物质进入人体 3 d 内进行。为减少胃肠道的吸收可采用催吐、洗胃、服用吸附剂（活性炭、磷酸钙、普鲁士蓝等）和缓泻剂（番泻叶）等方法促使放射性物质排出。为减少呼吸道的吸收，应先用棉签拭去鼻孔内污物，剪去鼻毛，再向鼻咽部喷血管收缩剂，并服用氯化铵等祛痰剂。为减少伤口的吸收，应对伤口皮肤进行彻底清洗，沾染严重者还应行清创手术。

2. 促进排泄　对吸收入血的放射性核素应加速其排出，以减少在组织器官中的沉积。主要有以下几种方法。

（1）同位素稀释法：用进入体内的放射性核素的稳定性同位素来稀释体内的放射性核素，通过竞争参与体内代谢，减少放射性同位素在体内的沉积。最常见的方法为服用稳定性碘片。

（2）离子竞争法：用与进入体内的放射性核素化学性质相近的其他稳定性元素与该放射性核素竞争性参与体内代谢，促进后者排出。常用的药物有普鲁士蓝。

（3）螯合剂法：通过服用螯合剂将重金属离子结合成溶解度大、离散度小、扩散力强的螯合物，促进其排出。常用药物有依地酸钙钠、二巯基丙烷磺酸钠等。

（4）代谢调节法：如服用大剂量氯化铵造成代谢性酸中毒,使骨质脱钙,促进钙的排出,同时促进亲骨性核素的排出。

(五) 其他放射损伤的治疗

1. 慢性放射病 对慢性放射病的治疗首先要确诊患者症状为射线引起的,因此需有明确的射线接触史,在此基础上根据临床表现和实验室检查进一步确诊。治疗时首先要脱离射线环境,然后根据患者症状进行对症治疗,包括使用镇静安眠药、止血药、内分泌调节激素等。此类患者应定期到医院接受全面检查,并进行适当的康复治疗。

2. 皮肤放射损伤 对急性皮肤放射损伤应根据损伤轻重进行相应治疗。Ⅰ度：一般无需特殊治疗,应避免受照局部的各种刺激；Ⅱ度：保持水疱表面清洁无菌,防止感染；Ⅲ度：避免溃疡面感染,极期过后应及时进行清创植皮。慢性皮肤放射治疗应首先脱离射线,有局部症状者可进行对症处理,对经久不愈的溃疡或增生应尽早手术治疗。

第四节 遇难者处理及善后处理

一、遇难者处理

核反应堆爆炸及核武器袭击均可导致短时间内大量人员死亡,尸体可暴露于街道,也可压于倒塌的建筑物下,若不对这些尸体进行快速合理的处理,不仅造成遇难者亲属的心理阴影,更会造成严重的环境污染,危害幸存者的健康。

尸体的清理是一项严峻而艰巨的任务,暴露于街道的尸体尚易移出,而压于建筑物之下的尸体则需要搜寻及挖掘才能被清理,必要时需要动用重型起重机等专业设备。由于早期事故地点尚有放射性残留,故参与尸体清理的人员需做好个人防护工作。尸体清理出后,应用辐射探测仪探测,体内残留有放射性物质的尸体应作为放射源看待,集中起来进行专业除辐射处理,防止污染扩散。对每一具挖出的尸体都应喷洒消毒水,并擦拭其面部,对裸露的尸体应用布单或毯子包裹,以示对死者的尊重。经过简单的清洗消毒程序后,应有序地组织群众进行尸体辨认。对尸体的处理应根据实际情况,并结合当地的风俗习惯,采用火葬、土葬等不同处理方式。经亲属辨认能确认死者身份的,由亲属运回尸体安葬；有身份证件但无亲属认领的,由当地民政部门统一火化或埋葬；无身份证件也无亲属认领的尸体,由公安部门对遗体编号、记录、拍照、提取 DNA,建立遇难人员身份识别 DNA 数据库,遗体及时火化或土葬。

对救援过程中牺牲的人员应追授表彰,并发放一定的慰问品,以抚慰其亲属,并鼓励人们进一步消除事故后果,完成善后工作。

放射源丢失事故及核辐射装置事故一般仅造成个别人员死亡,但对死亡人员应明确死亡原因,以找寻肇事源或发现肇事装置,防止更多的人受到射线照射。除体内含明显放射性物质的尸体需进行特殊处理外,其他尸体均按照常规尸体进行火化处理。社会有关部门还可动员死者家属捐献遗体用于科学研究,以增加人类对辐射损伤及防治的认识。

二、善后处理

发生大规模核事故后,急救阶段的措施往往不能达到完全消除放射性物质的效果,残留的放射性物质可能在今后十余年或数十年内继续危害人们健康,故善后处理是一项长期而艰巨的任务。

首先要进一步控制污染源。苏联切尔诺贝利事故在最初阶段空投了 5 000 多吨物资,2 个月后,再次空投 14 000 吨固体物资、1 400 吨聚合液体及 2 500 吨磷酸三钠入核反应堆,虽然投入了巨大的物资覆盖核反应堆,残留的放射性物质仍有可能再次释放危害公众安全,所以政府决定于 1986 年 7 月开始在破坏的反应堆外建造一个混凝土石棺,将其全部包围起来,此石棺的预期寿命为 20～30 年,但监测结果显示,石棺的密封程度逐日下降,估计只能使用 7～10 年,专家正考虑在石棺外面再建造第二个石棺,要求预期寿命为数百年。对受污染的建筑物、车辆、仪器设备等应进行进一步的去污处理,若放射性物质暂时无法消除,可集中放置,待放射性自行衰变完毕后再回收使用。同时加强监测受污染的水源、食物,确认无放射性危害时才能投入使用。

核辐射除造成人员的早期辐射效应外,还可造成明显的晚期效应,包括受照者个体本身表现出来的躯体效应和受照者子代表现出的遗传效应。故对事故中受超剂量辐射的人员应加强医学观察,建立长期的随访体系。

对有症状的患者应进行诊断性检查,并依据检查结果开始治疗并随访。对受辐射影响但目前无症状患者的随访目的在于通过统计学方法对受检者是否出现某种效应或疾病的概率进行分析,从而评价辐射的危险度。日本原子弹爆炸后,日美两国研究机构投入了大量的精力开展了核爆幸存者的医学随访研究。1950 年日本人口普查时,选定了 93 000 名核爆幸存者和 27 000 名未受照射的健康人员进行了终身研究,比较核爆幸存者与健康对照的寿命、死亡原因有无区别。从 1958 年起,从终身研究群体中,选出约 20 000 名开展成人健康研究,对每一个受检者定期进行检查,包括心电图、X 线、超声、血液学检查等,按不同受照剂量分组,比较各组间疾病发病率有无差异。此外还对出生于 1949 年 5 月至 1958 年 11 月的核爆幸存者的第一代子女(大约 54 000 人)进行了随访,研究核辐射的远期遗传效应。对 2 800 名出生前受照的核爆幸存者的随访结果显示,小头围和严重智力迟缓的发生率随宫内照射剂量的增加而增加。

在进一步消除污染及开展随访研究的同时,还应对公众进行心理疏导,普及核辐射的基本知识,强调辐射的可防可控性,消除群众对核辐射的恐惧心理,使其对核辐射的特点、作用、危害和防护等有正确的认识。

(林剑生　柳东红　常文军)

主要参考文献

[1] 陈惠芳,袁龙,付熙明,等.国家核辐射突发事件卫生应急队伍组建与管理探讨[J].中国辐射卫生,2021,30(02):201-204.

[2] BARQUINERO JF, FATTIBENE P, CHUMAK V, et al. Lessons from past radiation accidents: critical review of methods addressed to individual dose assessment of potentially exposed people and integration with medical assessment[J]. Environ Int, 2021,146:106175.

[3] BASELET B, SONVEAUX P, BAATOUT S, et al. Pathological effects of ionizing radiation: endothelial activation and dysfunction. Cell Mol Life Sci, 2019,76(4):699-728.

[4] GALE RP. Medical and policy considerations for nuclear and radiation accidents, incidents and terrorism [J]. Curr Opin Hematol,2017,24(6):496-501.

[5] MARTIN CJ, MARENGO M, VASSILEVA J, et al. Guidance on prevention of unintended and

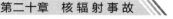

accidental radiation exposures in nuclear medicine. J Radiol Prot，2019，39(3):665-695.

[6] OE M，TAKEBAYASHI Y，SATO H，et al. Mental health consequences of the three mile island，chernobyl，and fukushima nuclear disasters: a scoping review[J]. Int J Environ Res Public Health，2021,18(14):7478.

[7] OHBA T，TANIGAWA K，LIUTSKO L. Evacuation after a nuclear accident: critical reviews of past nuclear accidents and proposal for future planning[J]. Environ Int，2021,148:106379.

[8] ORY C，LEBOULLEUX S，SALVATORE D，et al. Consequences of atmospheric contamination by radioiodine: the Chernobyl and Fukushima accidents[J]. Endocrine，2021,71(2):298-309.

[9] STABIN MG. Radiological and nuclear terrorism: their science，effects，prevention，and recovery. Health Phys，2022,122(4):513-514.

[10] TAPIO S，LITTLE MP，KAISER JC，et al. Ionizing radiation-induced circulatory and metabolic diseases. Environ Int，2021,146:106235.

[11] YASHIMA S，CHIDA K. Awareness of medical radiologic technologists of ionizing radiation and radiation protection[J]. Int J Environ Res Public Health，2022,20(1):497.

第二十一章　化学武器恐怖袭击

近年来,不断加剧的国际恐怖主义成为国际和平与发展的一大公害。由于有毒、有害的危险化学品广泛应用于工农业等各个领域,其获得、运输和使用不易引起警觉,易被恐怖分子利用。化学武器恐怖袭击事件是指直接或间接利用化学战剂(chemical warfare agent,CWA)或称化学毒剂,针对社会公众,造成大规模人员伤亡、国家财产损失和产生重大政治影响的恐怖活动。另外,随着化学工业的迅猛发展,化学事故的规模和频率也在逐年上升。如印度博帕尔毒气泄漏那样的突发城市化学事故,已在全球突发灾害中占相当比重。灾难性化学事故是指有毒有害化学物品在生产、使用、储存和运输等过程中突然发生泄漏、燃烧或爆炸,造成众多人员的急性中毒及较大的社会危害,需要组织社会性救援的化学事故。化学武器恐怖袭击和灾难性化学事故所产生的灾难性特点、人员伤亡和财产损失及社会影响等后果是相似的,在现场应急处置方面也基本相似,二者统称为突发化学事件。突发化学事件已经成为影响全球安全的现实威胁。

第一节　典型灾难实例

1915年4月22日,在欧洲战场的比利时伊泊尔地区,德军用1600只大号吹放钢瓶和4130只小号吹放钢瓶施放了180吨氯气,使毫无防护的英、法联军伤亡惨重,造成15000人中毒,其中5000人死亡,5000人被俘,损失火炮60门。这是化学武器第一次大规模使用于战场,从此揭开了人类战争史上化学战的序幕。据统计,在第一次世界大战期间,各交战国使用的毒剂达45种之多,毒剂量为12.5万吨,约有130万人受害。一战中在欧洲战场上广泛使用的毒气战,虽然并未改变整个战争形势,但其产生的巨大杀伤力及对敌方士气造成的恐慌,无疑使各国军方对这类新式武器产生了浓厚兴趣。

第二次世界大战全面爆发前,意大利侵略阿比西尼亚时首次让空军使用芥子气和光气,仅在1936年的1～4月,中毒伤亡人数即达到1.5万人,占作战伤亡人数的1/3。第二次世界大战期间,交战双方在欧洲战场都加强了化学战的准备,化学武器贮备达到了很高水平。各大国除加速生产和贮备原有毒剂及其弹药外,还加强了新毒剂的研制。其中,取得实质性进展的是神经性毒剂。德国法西斯曾使用新型神经性毒剂杀害数百万战俘。在亚洲战场,1937—1945年,日本帝国主义在侵华战争中,先后在我国13个省81个地区使用毒剂2000多次,使中国军民中毒伤亡8万多人。据战后清查,仅分散在东北三省尚未使用的日军各种毒剂弹就有270余万发,还有大量毒剂钢瓶。2003年8月4日,黑龙江省齐齐哈尔市某工地挖出5个破旧金属桶,桶内液体泄漏引发中毒事件,殃及50余人,多人严重中毒,1人死亡。调查证实这些金属桶为侵华日军投降时遗弃的芥子气毒气桶。

第二次世界大战结束后,苏、美两国争先接收德国生产化学武器的设施和专家,积极研制和储存各种新型毒剂。20世纪50年代,苏、美等国已经研制出毒性更大的V类毒剂[含有$P-SCH_2CH_2N(R)_2$键的化合物]和失能剂。1950—1953年,美军在朝鲜战争中,曾多次使用化学武器。1951年5月6日,美军出动B-29飞机4次轰炸平壤西南70 km的南浦市,先后对三和、后浦里、龙井里、筑洞里、涌水里等地投下了大批光气炸弹和少量含磷毒剂弹,造成1 379人中毒,其中480人死亡。1962—1970年,美国在越南战争中大量使用化学武器。据不完全统计,在越南南方44个省使用了西埃斯7 000吨,植物杀伤剂12万吨,用毒700多次,染毒面积占越南南方总面积的30%以上。

20世纪80年代初开始的两伊战争,伊拉克多次在进攻失利、失去主动权的紧急时刻使用化学武器,对扭转被动局面起到了重要作用。90年代初的海湾战争更是严重笼罩了化学战的阴影。在作战计划、兵力部署和作战保障方面,多国部队必须考虑化学条件的影响,耗巨资研制、生产和购买防护器材,战争准备的难度加大。化学威慑也给后勤保障带来了极大的难度,各类物资都必须采取防化学措施。虽然海湾战争最终没有使用化学武器,但是化学战效应贯穿了整个战争。

近年来,世界各地连续发生多起恐怖袭击事件,根据以色列国际恐怖主义研究所的统计,1970—1998年,共发生化学恐怖袭击35起,呈现逐年上升趋势。由于化学毒剂费用低、易生产,成为恐怖分子常用的武器。1995年3月20日上午8时,东京地下铁道内发生了乘客和车站工作人员中毒事件。先后共有11人死亡,4 700余人被送往医院急救治疗。事后有人反映说,曾看见有人戴着口罩、拿着雨伞,将装有液体的尼龙袋遗弃在车厢内。尼龙袋中的液体流出,随后就发生了中毒事件。日本警方很快查明,这次事件是日本邪教组织奥姆真理教利用神经性毒剂沙林发动的恐怖袭击。

1997年4月,《关于禁止发展、生产、储存和使用化学武器及销毁此种武器的公约》(简称《禁止化学武器公约》)正式生效,提供了化学武器的消除和控制扩散的政治基础。据禁止化学武器组织通报,截至2010年7月8日,全球已宣布的储备化学武器销毁量超过60%。目前有3个化学武器拥有国——阿尔巴尼亚、印度和韩国已完成销毁全部化学武器。两个化学武器拥有量最大的缔约国——俄罗斯和美国已分别销毁储备化学武器的48%和75%。而伊拉克(2009年加入公约)和利比亚(2004年加入公约)尚未开始其化学武器的销毁。

在和平建设时期,随着化学工业的迅猛发展,化学事故的规模和频率也在逐年上升。1984年12月3日,位于印度博帕尔市的联合碳化物(印度)有限公司的化学品储存钢罐发生爆炸,40吨异氰酸甲酯很快泄漏,造成3 500人死亡,5万人失明,32万人中毒。迄今博帕尔毒气泄漏事件陆续致使超过55万人死于与化学中毒有关的肺癌、肾衰竭、肝病等疾病,20多万博帕尔居民永久残废,当地居民的患癌率及儿童夭折率也远比印度其他城市高。博帕尔毒气泄漏已成为人类历史上最严重的工业灾难之一,给人类的生命安全和自然界生态平衡带来了极大威胁。

1993年8月5日13:26,深圳市清水河化学危险品仓库发生特大爆炸事故,爆炸引起大火,1 h后,着火区又发生第二次强烈爆炸,造成更大范围的破坏和火灾。大火燃烧约16 h,于8月6日5:00被基本扑灭。此次特大爆炸火灾事故的直接原因是化学危险品存放严重违章,仓库内混存氧化剂与还原剂。据深圳市初步统计,在这次事故中共有15人死亡,截至8月12日仍有101人住院治疗,其中重伤员25人。事故造成的直接经济损失超过2亿元。

2010年4月20日深夜,美国路易斯安那州威尼斯东南约82 km处海面上的"深水地平线"钻井平台发生爆炸,钻井平台底部油井自4月24日起漏油不止,在事故后共漏了490万桶的原油,总量达2亿580万加仑。漏油蒸发的毒气、油渍、焦油球及受污染的海产品等会对人体造成直接和长远的危害,严重威胁着油污清理人员、志愿者、渔民及墨西哥湾沿岸居民的健康。油类进入海洋后,对自然环境、水产养殖、浅水岸线、码头工业等都会造成不同程度的危害。石油污染造成的生态负担非常严重,在原油泄漏后的 40 多天内,墨西哥湾沿岸发现 491 只鸟、227 只乌龟及 27 只包括海豚在内的哺乳动物等死亡。泄漏原油还可能对环境和海洋食物链带来"看不见的"及"未知的"影响。

美国蒙特利国际研究所防扩散研究中心专家 Jonathan B. Tucker 认为化学恐怖主义可以分为 3 类场景:①生产并输送军用级毒剂,如沙林或芥子气;②故意施放有毒工业气体,如氯气、光气等;③破坏化工厂和化学品运输系统,对居民施放有毒物质。目前看来,《禁止化学武器公约》的履行是一个十分复杂艰巨的过程,它并没有完全消除化学武器和化学恐怖对我国的现实威胁,如美、俄宣称在公约规定的期限前无法完成化学武器的销毁;一些拥有化学武器的国家仍未签署公约;中东地区秘密研制或任意扩散化学武器的活动时有发生。目前我国处于经济高速发展时期,东南沿海一带散布着 6 000 多所化工企业,有毒有害工业原料的泄漏事件时有发生,给人民生活和自然环境带来极大威胁,并很有可能成为恐怖分子攻击的目标。20 世纪以来,恐怖袭击事件频发,根据 2019 年全球恐怖主义指数(global terrorism index, GTI)统计,2018 年全球恐怖袭击造成的经济损失为 330 亿美元,死亡人数为 15 952 人。在全球恐怖主义数据库(global terrorism database, GTD)中,以化学武器为主要武器的恐怖袭击事件有 286 起。化学武器袭击事件和灾难性化学事故对人们的生活、社会发展和国家声誉有极大影响,防范化学武器、化学恐怖袭击和化学灾害事故仍然任重道远。

第二节　灾难特点及伤情特征

一、化学武器恐怖袭击事件特点

化学武器恐怖袭击事件是由化学毒剂引起的,化学毒剂特有的毒性及理化性质决定了化学恐怖事件有别于其他灾难性事故,其主要特点如下。

1. 发生突然,防救困难　化学武器恐怖袭击事件的发生往往出人意料。一般居民由于缺乏对化学事故防护的常识和思想准备,要做到迅速、正确地采取自我防护并进行逃生是很困难的。而救援部门在组织和技术上准备不足,救援工作不能顺利展开,造成许多原本可以避免的损失和人员伤亡。

2. 扩散迅速,受害范围广　化学武器恐怖袭击事件发生后,有毒有害化学品通过扩散可严重污染空气、地面道路和水源,造成大量人员中毒伤亡和重大国家财产损失。有毒气体可随风向迅速往下风向扩散,在数分钟或数十分钟内扩散至数百米或数千米远,危害范围可达数十平方米至数千平方米,引起无防护人员中毒。有毒液体污染地面、道路和工厂设施,除引起污染区人员和救援人员直接中毒外,还可因染毒伤员的受污染衣物或车辆在染毒区外行驶而扩散,造成间接中毒。

3. 污染环境,不易洗消　有毒气体在高低、疏密不一的居民区、围墙内容易滞留。有毒液体和一些水溶性好的有毒气体能长期污染环境。如污染发生在江河湖海水源或水网地区,有毒的油状液体常可漂浮水面,随潮汐和波浪污染助航设施和两岸的码头建筑,还可以沉入江底成为长期的污染源。

4. 社会涉及面广,政治影响大　城市一旦发生化学武器恐怖袭击事件,会对城市的综合功能运转产生重大影响,交通要道被迫管制,居民必须疏散撤离,企业生产将停止、打乱或待重建,需要动员各种社会力量进行救援。这类事件涉及社会的方方面面,在国际上也会引起巨大影响。

二、化学武器概述

化学武器(chemical weapon)是一种借助毒剂的毒害作用来打击敌方战斗力的武器,具有杀伤途径多、规模大、威力强、持续时间长等特点,素有"无声杀手"之称,其基本组成要素是化学毒剂。

(一) 化学武器的种类

1. 爆炸型化学武器　依据毒剂弹中炸药爆炸的能量,利用爆炸分散法将毒剂分散为战斗状态,如装填有沙林、梭曼、VX、氢氰酸、芥子气、西埃斯、亚当剂等毒剂的炮弹、航弹、火箭弹、导弹、地雷等。

2. 热分散型化学武器　利用毒剂弹中燃烧剂燃烧产生的热量,通过加热蒸发法将毒剂加热生成毒烟,分散成固体颗粒,形成气溶胶。如装填有毕兹、西埃斯、苯氯乙酮的毒烟罐、毒烟手榴弹、毒烟发生器和毒烟炮弹等。

3. 布洒型化学武器　利用压力将毒剂从容器中喷出,在空气阻力撞击下利用布洒法分散为战斗状态。如利用航空布洒器、汽车布毒器、手提式布毒器布洒芥子气、梭曼、VX 等。

另外,很多国家都在积极研制二元化学武器。其特点是将 2 种或 2 种以上无毒或低毒性的前体化学物质分开装在弹体内,在发射过程中,这些物质迅速混合发生反应生成毒剂。二元化学武器的突出优点是避免了毒剂弹药在生产、运输和储存期间发生泄漏及中毒危险,且销毁时简单方便。如美国重点发展装备的 155 mm 687 型二元沙林炮弹,它由 5 部分组成:前尖后平的弹壳、第一弹筒、第二弹筒、引信和起爆药。两弹筒均由易碎的聚乙烯塑料制成。一筒内装二氟甲膦酰(代号 DF),另一筒装异丙醇(代号为 DPA)和一些催化剂。引信和起爆药用来分散未来合成的毒剂。二氟甲膦酰和异丙醇在常温下均为液体,可稳定储存。炮弹发射时,在惯性作用下,装有 2 种化合物的弹筒间的塑料隔膜破裂,在弹体飞行过程中 2 种化合物迅速反应,生成甲氟膦酸异丙酯(即沙林毒剂)。当这种生成的毒剂随弹体到达目标时,引信起动引起爆炸,将弹壳炸开,毒剂扩散出去。目前,美国、德国、英国、法国及俄罗斯等国都有自己的二元化学武器发展计划。

(二) 化学武器的战斗状态

化学毒剂施放后发挥杀伤作用时的状态称为战斗状态,有蒸气态、雾态、烟态、微粉态和液滴态 5 种。烟和雾统称为气溶胶(初生云),粒子直径为 $0.1 \sim 10\ \mu m$。毒剂的不同状态决定其中毒途径和必须采取的防护措施。蒸气态、雾态和烟态毒剂主要通过呼吸道引起中毒。微粉态毒剂粒子比较大,易沉降到地面,并能飞扬造成空气染毒。液滴态毒剂主要污染地面和物体,通过皮肤接触引起中毒。但毒剂施放后的战斗状态往往不是单一的,而是 2 种或多种状态同时存在,其中常以某一战斗状态为主。

(三) 化学武器的致伤特点

1. 毒性作用强　化学武器主要靠化学毒剂的毒性发挥战斗作用。化学毒剂多属剧毒或超毒性毒物,其杀伤力远远大于常规武器。据第一次世界大战资料统计,化学毒剂的杀伤效果为高爆炸药的 2～3 倍。随着近代化学武器的发展,毒剂的毒性比第一次世界大战所用毒剂的毒性提高了数十乃至数百倍,因此化学武器恐怖袭击事件可在短时间内造成大批同类中毒伤员。

2. 中毒途径多　常规武器主要靠弹丸或弹片直接杀伤人员。化学武器则可能通过毒剂的吸入、接触、误食等多种途径,直接或间接地引起人员中毒。

3. 持续时间长　常规武器只是在爆炸瞬间或弹片(丸)飞行时引起伤害。化学武器的杀伤作用不会在毒剂施放后立即停止。其持续时间取决于毒剂的特性、袭击方式和规模,以及气象、地形等条件。

4. 杀伤范围广　化学袭击后的毒剂蒸气或气溶胶随风传播和扩散,使得毒剂的效力远远超过释放点,其杀伤范围较常规武器大许多倍。染毒空气能渗入要塞、堑壕、坑道、建筑物,甚至装甲车辆、飞机和舰舱内,从而发挥其杀伤作用。化学武器的这种扩散能力,使其不需高度精确的施放手段。

5. 外环境制约因素多

(1) 气象条件:对化学武器的使用效果影响很大。不利的气象条件,如无风、风速过小(<1 m/s)、风向不利或不定时,使用气态毒剂就受到很大限制;风速过大(如>6 m/s)毒剂云团很快吹散,不易造成战斗浓度,甚至无法使用。炎热季节,毒剂蒸发快,有效时间随之缩短;严寒季节,凝固点较高的毒剂(如芥子气凝固点 14.4℃)则冻结失效。雨、雪可以起到冲刷、水解或暂时覆盖毒剂的作用。

(2) 空气垂直稳定度:对气溶胶的毒剂浓度影响很大。对流时,染毒空气迅速向高空扩散,不易造成战斗浓度,有效杀伤时间和范围会明显缩小;逆温时,空气上下无流动,染毒空气沿地面移动,并不断流向散兵坑、沟壑、山谷等低洼处,此种情况下,毒剂浓度高、有效时间长、纵深远;等温是介于逆温和对流之间的居中条件。

(3) 地形、地物和地面植被:对毒剂的使用也有一定影响。山峦或高大建筑会阻碍染毒空气的传播,并改变传播方向和速度。在复杂山区、洼地、丛林地带,毒剂滞留时间长、浓度高、杀伤范围则相对缩小、如毒剂云团传播方向与山谷走向大致相同,危害纵深可以很远。在平坦开阔地或海面,毒剂云随风运动,不受阻碍,并向周围扩散,形成较大的杀伤范围,但有效时间缩短。

(4) 城市居民区:因街道形状、宽窄、方向不一,建筑物高低、大小不等,风向、风速受影响的程度会有不同,毒剂云团传播和扩散就比较复杂。如街道方向与风向一致或交角不大于 30°,风速 4~8 m/s,染毒空气沿街道顺利传播;风向与街道交角 30°~60°,染毒空气则部分受阻;风向与街道交角 60°~90°时,气流可越过低小房屋穿过街道;若是高层楼房,则有被挡回的可能。死胡同、小巷、拐角较多的街道、庭院及其背风处染毒空气易滞留。

在居民区染毒空气的流动还会受空气垂直稳定度的影响。如白昼晴天,染毒空气能沿向阳面的墙壁"上楼";夜间,染毒空气贴近街面运动,并可进入地下建筑和工事内,楼上则相对较安全。

6. 可防护性强　化学袭击的效果还取决于化学防护的有效性。化学武器只能对毫无准备、缺乏训练和防护设备差的人员造成很大的危害。但对训练有素、有着良好的防护准备的人员,化学武器的杀伤和牵制作用将大为减弱。

三、化学毒剂的分类和作用特点

化学武器的基本要素是化学战剂,简称毒剂。化学毒剂是指在战争中以强烈毒性作用杀伤人、畜或毁坏植物的有害物质。化学毒剂一般应具备下列特点:①毒性强,作用快,毒效持

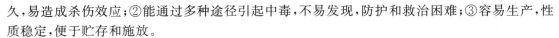

久,易造成杀伤效应;②能通过多种途径引起中毒,不易发现,防护和救治困难;③容易生产,性质稳定,便于贮存和施放。

根据化学毒剂的性质、作用原理及战术目的,可按不同方法进行分类。如按战术用途分类可分为致死性毒剂、致伤性毒剂、失能性毒剂、骚扰性毒剂和植物杀伤剂;按作用快慢可分为速效性毒剂和非速效性毒剂。以下主要介绍持久性分类和临床(或毒理作用)分类及其作用特点。

(一) 按持久性分类

1. 暂时性毒剂(non-persistent agent)　施放后呈蒸气或气溶胶,造成空气染毒,人员接触中毒,有效杀伤时间短(时间<60 min)。使用的毒剂多为沸点低、易挥发的液态毒剂,如氢氰酸、光气、沙林等;常温时为固体、施放后呈烟状的毒剂,如失能剂 BZ、刺激剂 CS、苯氯乙酮等亦可用作暂时性毒剂。

2. 持久性毒剂(persistent agent)　施放后呈液滴状或微粉状,地面染毒,人员接触中毒,有效杀伤时间长(>60 min)。使用的毒剂多为沸点高,不易挥发的液体毒剂,如芥子气、VX 和以微粉状施放的固体毒剂。微粉状毒剂施放后沉落于地面,人员或车辆通过或风速较大时再度飞扬,故可造成较长时期的地面和空气染毒。

3. 半持久性毒剂(semi-persistent agent)　有效杀伤时间介于前两者之间,能保持数十分钟至数小时,如梭曼、塔崩、双光气等。

毒剂的持久性是相对的。它与毒性的理化性质、施放方法、战斗状态、目标区的地形和气象条件等因素有关。通常作为暂时性毒剂使用的 CS,若以微粉状态布洒于地面可长期发挥毒性作用;通常作为持久性毒剂使用的芥子气如施放呈雾状,则为暂时性毒剂。

(二) 按临床或毒理作用分类

1. 神经性毒剂　神经性毒剂(nerve agent)都是有机磷酸酯类化合物,也称含磷毒剂,是在研究有机磷杀虫剂的基础上发展起来的,是现今毒性最强的一类化学毒剂。根据毒剂分子所含有的化学键的不同可分为 G 类毒剂和 V 类毒剂,最具代表性的 4 个神经性毒剂是塔崩(GA)、沙林(GB)、梭曼(GD)和维埃克斯(VX)。

G 类毒剂纯品为无色水样液体,V 类毒剂为无色、无味、油状液体。G 类毒剂中沙林的挥发度最大,梭曼次之,多以蒸气态或气溶胶态使用。V 类毒剂挥发度很小,可造成环境长时间染毒,是典型的持久性毒剂。4 种毒剂凝固点均较低,冬季施放不会影响使用效果。除沙林可与水任意互溶外,其余 3 种的比重均大于1,水溶性差。

G 或 V 类毒剂在水中均可缓慢水解,水解产物无毒。水解速度依次为 GA>GB>GD>VX。加热或加碱可加速毒剂水解。G 类毒剂与碱作用生成无毒产物,反应迅速(足量 NaOH,一般 3~5 min 反应即可完成)。因此,可用 NaOH 和氨水等对 G 类毒剂进行消毒。VX 能被二氯胺、次氯酸盐、二氯异三聚氰钠等破坏,生成无毒产物。

神经性毒剂可经呼吸道、皮肤、黏膜等多种途径染毒,误食染毒水或食物也可造成消化道吸收中毒。神经性毒剂的作用是通过抑制神经系统内乙酰胆碱酯酶(AchE)的活性,引起乙酰胆碱在体内蓄积,导致中枢和外周胆碱能神经功能严重紊乱,从而产生一系列中毒症状和体征。

神经性毒剂中毒的典型症状包括毒蕈碱样(M 样)症状、烟碱样(N 样)症状和中枢神经系统症状。根据出现的症状和体征及全血 AchE 活力,神经性毒剂中毒程度分轻、中、重 3 度。

（1）轻度中毒：主要表现为毒蕈碱样症状，并伴有轻度中枢症状。中毒体征主要为瞳孔缩小、流涎、流涕、多汗、胸闷、恶心、无力、头晕等。全血 AchE 活性下降为正常值的 50%～70%。

（2）中度中毒：上述症状加重的同时，表现为较明显的烟碱样症状。中毒体征主要为呕吐、腹痛、呼吸困难、全身性肌颤、腱反射亢进、步态不稳、头痛等。全血 AchE 活性下降为正常值的 30%～50%。

（3）重度中毒：上述症状进一步加重，中枢症状更为突出。表现为针尖样瞳孔、呼吸极度困难、严重缺氧发绀、全身广泛性肌颤、大小便失禁、惊厥、昏迷，严重者死于呼吸循环衰竭。全血 AchE 活性下降为正常值 30% 以下。

2. 糜烂性毒剂　糜烂性毒剂（blister agent）又称起疱剂（blister agent，vesicant），能直接损伤染毒局部组织，引起皮肤、黏膜炎症、坏死，也能造成全身吸收中毒。主要代表有芥子气和路易氏剂。芥子气的分子式为 $S(CH_2CH_2Cl)_2$，路易氏剂的分子式为 $ClCH{=}CHAsCl_2$。芥子气既可单独使用，也可以与沙林、梭曼、路易氏剂混合使用，目前仍然是外军装备的主要毒剂之一。

糜烂性毒剂多为沸点较高、比重大、难溶于水、易溶于有机溶剂、穿透性强、作用持久并有特殊气味的油状液体。芥子气有浓烈大蒜味，路易氏剂为天竺葵叶汁味。

自然条件下芥子气难溶于水，但溶于水中的芥子气可以水解生成无毒产物。加热加碱能使水解加速，因此可采用加碱煮沸法对芥子气染毒物品进行消毒。路易氏剂也能水解，但水解产物对皮肤仍有糜烂作用。芥子气可被漂白粉、次氯酸、稀硝酸、过氧化氢等氧化，生成无糜烂作用的芥子亚砜，但与强氧化剂（如高锰酸钾）作用生成芥子砜，仍有糜烂作用。路易氏剂很易起氧化反应，生成无毒产物，因此路易氏剂染毒皮肤可用一般氧化剂或碘酒消毒。

糜烂性毒剂施放后呈液滴态、雾态或蒸气态，加入胶剂则成胶状毒剂，可通过皮肤、呼吸道、眼及消化道等多种途径中毒，主要引起局部损伤，并可经上述途径吸收引起全身中毒。芥子气中毒机制迄今尚未完全阐明。目前认为，芥子气在体内主要与核酸、酶、蛋白质等生物大分子结合，特别对 DNA 的烃化作用是引起机体广泛损伤的生物学基础，它与抗癌化疗药物烃化剂（或烷化剂）具有类似的药理学与毒理学性质。路易氏剂具有细胞毒、毛细血管毒和神经毒 3 方面的作用。中毒机制与三价砷化合物相似，能与体内含巯基的酶结合，强烈抑制酶活性。根据中毒机制可应用二巯基类化合物作为路易氏剂的特效抗毒剂。

芥子气中毒的临床表现如下所述。

（1）皮肤损伤：蒸气态皮肤染毒一般只出现红斑。液滴态芥子气皮肤损伤的典型临床经过可分为潜伏期、红斑期、水疱期、溃疡期和愈合期 5 期。

（2）眼损伤：出现结膜炎、角膜炎，甚至全眼炎。角膜坏死穿孔则永久性失明。

（3）呼吸道损伤：初期接触时无明显刺激，临床表现类似重感冒或支气管炎症状，并常伴有全身吸收中毒表现。严重呼吸道中毒者早期死于严重全身吸收中毒或窒息，晚期死于肺部继发性感染（肺炎、肺坏疽、肺脓肿等）或心肺功能障碍。

（4）消化道损伤：主要因误食染毒水或食物而引起。初期症状与一般急性胃炎、胃肠炎相似，出现流涎、上腹部剧痛、恶心、呕吐、厌食、腹泻及柏油样便，可引起出血性胃炎、胃溃疡，甚至胃穿孔。严重者全身虚弱、淡漠、心动过速、呼吸急促、痉挛、昏迷等全身症状，可因全身吸收中毒和严重休克而死亡。

（5）全身吸收中毒：神经系统症状突出，早期出现恶心、呕吐、头痛、头晕、烦躁不安，继而情绪低落、抑郁寡言、神情淡漠、反应迟钝、无力和嗜睡等。严重中毒者可能出现休克、阵发性惊厥、谵妄和神志不清，最后全身肌肉松弛、麻痹，甚至死亡。造血系统变化凶险，白细胞计数及中性粒细胞计数在中毒后 $1\sim2\,d$ 内升高,以后可骤然下降至数百甚至到零。中性粒细胞可出现中毒颗粒,核分叶过多及核丝断裂;淋巴细胞产生空泡及异形等。中毒早期淋巴细胞即显著降低。中毒数天后血小板开始下降。红细胞最初因血液浓缩而暂时升高,后因生成障碍而降低。消化系统损伤严重,早期即可见恶心、呕吐、食欲缺乏及便秘等消化道症状,严重者可有稀便、腹泻并可带血或呈柏油样便,引起严重脱水、电解质紊乱。此外,中毒严重者可见心律失常,血压下降,出现急性中毒性肾炎,糖代谢障碍,蛋白质及脂肪分解增加,严重消瘦、虚弱。

路易氏剂损伤与芥子气损伤有相似之处,其特点在于:有天竺葵叶汁味;对皮肤、黏膜的刺激作用强烈;水肿、出血显著;潜伏期短,病情发展迅猛,中毒后数小时即可产生急性循环衰竭和肺水肿;全身吸收作用比芥子气严重;伤员染毒衣物、呕吐物、尿及水疱液中可检出砷。

3. 全身中毒性毒剂　全身中毒性毒剂(systemic agent)又称为氰类毒剂或血液毒剂,是具有血液毒性作用的速效性毒剂。主要代表有氢氰酸、氯化氰。氰类化合物平时广泛用于化纤、电镀、合成橡胶、有机玻璃、制药等工业,可以大规模生产。

氢氰酸和氯化氰都是无色液体,沸点低,挥发度高,易溶于水和有机溶剂。氢氰酸有苦杏仁味,氯化氰有胡椒味。

纯氢氰酸性质稳定,在有少许水或碱,特别有氨存在时易聚合,形成无毒的三聚体和四聚体,并释放大量热能和气体,致使贮存容器或弹药爆炸。为了确保贮存和运输安全,将氯化氰和氢氰酸混合,即在氢氰酸中加入 $8\%\sim15\%$ 氯化氰或在氯化氰中加入 $5\%\sim10\%$ 氢氰酸,可防止聚合反应。常温下,氢氰酸在水中缓慢水解,加热可加速氢氰酸水解并使之挥发,故在煮沸消毒时,应注意安全防护。氯化氰与强碱作用生成无毒的氯化物和氰酸盐,与氨作用生成氰化铵和氯化铵,可用碱性溶液或氨水消除氯化氰。氢氰酸可与硫和醛、酮化合物反应,生成无毒产物,故葡萄糖、α-酮戊二酸等有一定的抗毒作用。

氢氰酸和氯化氰战斗状态为蒸气态,主要通过呼吸道吸入中毒。氰离子对细胞线粒体内呼吸链的细胞色素氧化酶具有很高的亲和力,与之结合后使其失去活性,从而阻断细胞呼吸和氧化磷酸化过程,破坏细胞呼吸功能,导致组织缺氧,影响全身各个系统的功能。氰化物中毒时,血气变化明显,氧利用率降低,静脉氧饱和度显著增高,动静脉血氧分压差缩小,静脉血呈鲜红色。中毒早期因呼吸加强,换气过度,呈现呼吸性碱中毒,后期出现代谢性酸中毒。

氢氰酸中毒的临床表现与其进入体内的剂量和途径及个体对毒剂的耐受性而异,临床上可分为轻、中、重度和闪电型 4 种。

(1) 闪电型:吸入高浓度氢氰酸蒸气时,中毒者突然倒地、呼吸困难、强烈惊厥、眼球突出、瞳孔散大、意识丧失、反射消失、肌肉麻痹、数分钟内呼吸心跳停止,最终死亡。

(2) 重度中毒:中毒症状和体征发展迅速,典型临床表现可分为刺激、呼吸困难期、惊厥期、麻痹期 4 期,但各期往往不易区分。

(3) 中度中毒:可闻及苦杏仁味、舌尖麻木、口内有金属味、眼刺痛、流泪、流涎、胸部压迫感、呼吸深快、心悸、恶心、头痛、眩晕、听力减退、视物模糊。有明显的组织缺氧表现,皮肤、黏膜呈鲜红色。

(4) 轻度中毒:仅出现中枢和呼吸道刺激症状,如头痛、头晕、乏力、不适、口内有金属味、眼轻度刺痛、流泪、鼻和胸部有发热感、胸闷和呼吸紧迫感。离开染毒区后,中毒症状很快减轻或者消失。

氯化氰对眼和呼吸道有强烈刺激作用,很快引起眼刺痛、流泪、咳嗽、胸闷和全身中毒症状,其中毒临床表现与氢氰酸中毒类似。头晕、呼吸困难、惊厥、意识丧失、大小便失禁、呼吸衰竭,数分钟左右死亡。若不发生急性死亡,则可出现肺水肿和肺炎,如持续性咳嗽、大量泡沫样痰、肺部有水泡音(湿啰音)、严重呼吸困难和明显发绀等。

4. 窒息性毒剂 窒息性毒剂(choking agent),又称为肺刺激剂(lung irritant)或肺损伤性毒剂(lung injurant agent)。主要损伤呼吸道,引起急性中毒性肺水肿,导致缺氧和窒息。

窒息性毒剂是一类损伤呼吸道,引起中毒性肺水肿,导致机体急性缺氧、窒息的致死性毒剂。主要代表有氯气、氯化苦、光气(phosgene)和双光气(diphosgene)。光气(双光气)是重要的化工原料,平时常因防护不当或意外泄漏发生中毒,是双用途毒剂之一。

光气是典型的暂时性毒剂,双光气是半持久性毒剂,均有烂苹果或烂干草味。光气在常温下很稳定,双光气在300~350℃分解生成2分子的光气。光气(双光气)蒸气比重较空气大,难溶于水,易溶于有机溶剂。

光气和双光气的化学性质基本相似。光气很易水解,不会造成水源长期染毒。双光气在冷水中水解慢,加热煮沸可使双光气在数分钟内完全水解。光气、双光气与碱作用失去毒性。因此,可用氢氧化钠、氢氧化钙和碳酸钠等碱性溶液进行消毒或防毒。光气、双光气遇氨生成无毒的脲和氯化铵,故氨水可用于消毒。光气、双光气和乌托洛品作用生成无毒的复合物。因此,可用其溶液浸湿口罩预防光气、双光气中毒。

窒息性毒剂在使用时主要形成气雾态使空气染毒,通过呼吸道吸入使人中毒。光气、双光气吸入中毒后的主要病变是中毒性肺水肿。肺水肿是肺毛细血管渗透性增强的结果。目前一般认为肺毛细血管壁通透性增强与光气的酰化作用有密切关系。肺泡表面活性物质受损也是重要因素之一。

光气(双光气)中毒根据临床表现可分轻度、中度、重度及闪电型4型。轻度中毒症状很轻,仅表现为头痛、恶心、疲劳和支气管炎症状,1周内即可恢复。闪电型中毒极为少见,多发生在吸入毒剂浓度极高时,在中毒后数分钟内可因反射性呼吸、心跳停止而死亡。中、重度中毒病情发展迅速而严重。典型的临床表现可分为4期。

(1)刺激期:暴露于光气后很快出现眼痛、流泪、咳嗽、胸闷、头痛、头晕、乏力、恶心、呕吐等。

(2)潜伏期:刺激症状消失或减轻,自觉症状好转,但病理过程仍在发展。潜伏期一般为2~13 h。潜伏期越短,中毒越重。

(3)肺水肿期:气喘、呼吸困难、频繁咳嗽、咯出大量粉红色泡沫样痰、脉快、恶心、呕吐及上腹部疼痛等。一般在中毒后24~48 h达到高峰,死亡率最高。

(4)恢复期:中毒较轻或经治疗后肺水肿液可于发病后2~4 d内吸收,全身情况好转。一般在中毒后5~7 d基本痊愈,2~3周可恢复健康。但数周内仍有头晕、咽干、食欲缺乏、呼吸循环功能不稳定等。

5. 失能性毒剂 失能性毒剂(incapacitating agent)是一类使人暂时丧失战斗能力的化学物质,中毒后主要引起精神活动异常和躯体功能障碍,一般不会造成永久性伤害或死亡。在执法、反恐、城市作战中使用化学失能剂,能使作用对象进入昏睡、紊乱、安定等状态。

按其毒理效应不同,失能剂可分为精神性失能剂和躯体性失能剂。精神性失能剂又可分为中枢神经抑制剂和中枢神经兴奋剂,前者包括抗胆碱能化合物毕兹(BZ)和四氢大麻醇类化合物,后者包括麦角酰二乙胺(LSD)、蟾蜍色胺、西洛赛宾、麦司卡林等。躯体性失能剂主要引起机体运动失调、瘫痪,以及呕吐、失明、致聋、体温失调、低血压等。这类化合物有苯咪胺、箭毒、震颤素等。精神性或躯体性失能并不能截然分开,有些化合物既有精神作用又有躯体作用。目前作为化学毒剂装备的失能剂只有BZ。

BZ是一种无特殊气味的白色或微黄色的结晶粉末。沸点较高（＞300℃），熔点165～166℃，不溶于水，可溶于氯仿、苯等有机溶剂，微溶于乙醇。挥发度很小。性质稳定，在200℃下加热2h，仅少部分分解。BZ常温下很难水解，可使水源长期染毒。加热加碱可加速水解。

BZ用爆炸或热分散法施放后呈白色烟雾，主要经呼吸道吸入中毒。应用合适的液体配方可经皮肤吸收中毒。BZ和阿托品、东莨菪碱的毒理作用极为相似，属抗胆碱能类药物。它能阻断乙酰胆碱与毒蕈碱样胆碱能受体结合，造成中枢神经系统功能障碍。

BZ中毒的临床表现与剂量和个体差异有关，大体可分为4期：①潜伏期，中毒后0.5～1h，以周围阿托品样症状为主，如口干、心跳加快、皮肤潮红、瞳孔散大、视物模糊、晕眩、排尿困难等。②发展期，中毒后1～4h，中枢症状逐渐出现，如四肢乏力、运动障碍及思维、感觉混乱，注意力、理解力、判断力明显减退，工作能力明显下降。③高潮期，中毒后4～12h，伤员完全处于谵妄状态，对周围环境不能有效地反应，不能执行命令和完成任何任务。④恢复期，中毒12h后症状逐渐减轻，2～4d可恢复正常。

6. 刺激剂　刺激剂(irritant agent)对眼和上呼吸道有强烈的刺激作用，接触后引起眼痛、流泪、喷嚏和胸痛等。战时用来骚扰对方军事行动，平时作为警察装备维持治安，也称控暴剂。主要代表有苯氯乙酮(CN)、亚当氏剂(DM)、西埃斯(CS)和西阿尔(CR)。其中CN和CR属于催泪剂，DM是喷嚏剂，而CS则催泪剂和喷嚏剂双重作用。

刺激剂均为高沸点的固体化合物，性质稳定。使用时可直接喷洒粉末，也可用热分散法造成有毒烟雾。刺激剂的主要毒理作用是直接刺激黏膜和皮肤，引起局部的非特异性炎症。

刺激剂中毒的共同特点：①低浓度即可引起眼和上呼吸道的强烈刺激。催泪剂可导致眼灼痛、流泪、怕光和睑痉挛。喷嚏剂可引起剧烈和难以控制的喷嚏、咳嗽、流涕和流涎，并有恶心、呕吐和全身不适。②引起刺激作用迅速，脱离接触后症状很快减轻和消失，一般不造成严重损伤和死亡。

此外，美军侵越战争中曾大量使用了植物杀伤剂(anti-plant agent)毁坏农作物和森林。植物杀伤剂原本是除草和调节植物生长的农药，大量使用能使植物叶子枯萎、脱落甚至植株枯死，达到暴露对方目标、限制游击队行动的目的。人员吸入、误食或皮肤大量接触，也会引起中毒。越南由于大面积土地遭受过植物杀伤剂喷洒，环境污染严重，导致妇女流产、畸胎大量增加，而操作过植物杀伤剂的美国军人，其女性家属中也有一些也出现了畸胎、流产等现象。

近年来化学生产技术的进步对化学武器威胁产生很大影响，一些新兴化学技术有可能改变化学威胁的性质。如制药行业通过"组合化学"筛选和发现有应用前景的药物，通过对化合物毒性特征进行数据挖掘，可找到一些可能成为化学战剂的化合物。化学和生物生产方法的结合也是化学生产中的一个趋势。合成生物学可能被滥用于生产出作为化学武器的生物毒素或其他化合物。

第三节　化学武器恐怖袭击的防护和救援

一、化学武器防护

化学武器有较大的杀伤力，对缺乏训练和防护的人员能造成很大伤亡，因此平时做好医学防护各项准备工作十分重要。化学武器防护是指对化学武器袭击采取的一系列综合防护措施，

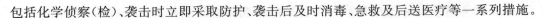

包括化学侦察(检)、袭击时立即采取防护、袭击后及时消毒、急救及后送医疗等一系列措施。

(一) 化学侦察(检)

化学武器恐怖袭击事件发生后,判定事故区是否遭受化学毒物污染、确定毒物种类、粗略判定染毒浓度和密度、检测并报告毒物云团的传播和滞留情况等是化学侦察的主要任务。

1. 初步判断

(1)化学袭击的方式和企图:杀伤性化学袭击常使用速杀伤性毒剂15~60 s,化学急袭如沙林、氢氰酸或光气等;迟滞性化学袭击多使用持久性毒剂3~15 min袭击,如VX、芥子气等;扰乱性袭击,对指挥所、交通枢纽、战役和战略后方则可能使用持久性毒剂。

(2)化学袭击时的气象条件:逆温或等温(夜间、拂晓、傍晚、阴天)时,风速2~4 m/s,风向稳定,适合施放各种毒剂,特别是沙林和其他暂时性毒剂。风速>6 m/s,风向不稳定、对流(如晴天、白天)、空气湿度大(雾天),一般只适于使用持久性毒剂。雨天、大风大雪,不适于使用毒剂。

(3)化学袭击的征候:毒剂弹爆炸时炸声沉闷、无明显震感;爆炸后出现异常颜色的烟云(烟幕弹或刺激剂是白色烟团,工业芥子气为灰黑色烟团);航空布洒时飞机低空慢速飞行,尾部有灰白色带状烟雾或细雨状液滴;弹坑浅、弹坑周围有油状液滴时多为持久性毒剂;弹片较大、弹片可见特殊标志;毒剂有特殊气味;毒剂液滴落在地面、物体或植物上可见有色斑痕,以后叶子枯萎卷缩,花瓣颜色发生变化;雪地上有有色斑点;水面可见有色油膜等。

(4)人员中毒症状特点:遭敌化学袭击后突然发生同类众多中毒人员,根据症状特点初步判断毒剂的种类。

2. 侦检

(1)物理检验法:根据毒剂的沸点、熔点、比重、溶解度等物理性质的不同鉴别毒剂。

(2)生物检验法:小动物对毒剂均较敏感,接触后很快出现中毒症状。发现大范围小动物中毒和(或)死亡是该地区有毒的征象。

(3)化学侦检法:该方法灵敏、专一。根据毒剂与化学试剂反应后生成不同的颜色、沉淀、荧光等判断有无毒剂存在、鉴别毒剂种类及判断染毒程度。根据这一原理制成的侦检器材形式多样,如侦检纸、侦毒器、检毒盒、检毒箱、毒剂报警器、化验车等。侦检纸遇到毒剂液滴就会变色,可根据颜色变化判明毒剂种类。毒物监测中心可对各种样品进行系统分析。

(二) 防护装备

1. 个人防护　个人防护是指用个人防护器材保护人员不受毒剂、生物战剂和放射性气溶胶对人体的直接伤害,所用的防护器材包括防毒面具(gas mask)、防毒衣、防毒斗篷、防毒靴套、个人消毒急救盒等。

(1)头面部防护:防毒面具是用来保护呼吸器官、眼睛及面部免受毒剂、放射性微粒和气溶胶直接伤害的一种防护器材,依其结构和防毒原理分过滤式和隔绝式2种。过滤式防毒面具是广泛使用的一类防毒器材,由面罩、滤毒罐(过滤元件)、面具袋3部分组成,能保障人员在毒剂浓度不高于0.5%、含氧量不低于18%的环境中进行工作。人员戴面具后可因呼吸阻力、有害空间、面罩对头面部的压力给生理功能带来许多不良影响。因此正确选配面具,养成戴面具后深长缓慢均匀呼吸的习惯,锻炼长期戴面具从事作业的能力十分重要。在空气中氧含量<18%或毒气含量>2%(体积比)时,必须使用隔绝式防毒面具。这类面具依靠自身携带的氧气或压缩空气供呼吸,对有毒物质没有选择性。

（2）皮肤防护：皮肤防护主要是用皮肤防护器材保护皮肤免受毒剂的直接伤害。皮肤防护器材由防毒斗篷、防毒靴套、防毒手套和防毒服等组成，常与防毒面具配套使用。防护服可分为透气式、半透气式、隔绝式和选择性透气式。

（3）简易个人防护器材：化学武器恐怖袭击发生时，没有配备防护装备的人员可就地取材，制作简易呼吸道防护器材。如浸渍口罩，可用多层织物浸以2%苏打水或肥皂水等碱性溶液制成。为防液滴态毒剂对人员的直接伤害，无制式器材时可采用雨衣、毯子、大衣、被子、雨鞋、包装布等多种物品保护身体或下肢。

2. 集体防护　集体防护是以工事、战斗车辆、舰船舱室等密闭空间为基础，利用安装的防化设施（气密隔绝、滤毒通风、工事洗消、空气监测与报警等）保护多数人员免受化学武器（包括核化生武器）杀伤的一种防护方式。集体防护能使担任坚守防御、长期作战部队避免长时间佩戴面具时的疲劳，得到休息、睡眠、进食、饮水的条件，从而保持部队战斗力不致削弱。集体防护也是后方、指挥机构和城市群众进行防护和防空的必要手段。

（三）毒剂洗消

人员、物品、水或食物染毒时必须进行消毒，以防止和减轻人员中毒，恢复物品的使用价值。消毒的方法可分为自然消毒和人工消毒。自然消毒主要靠各种自然因素（风吹、日晒、雨淋等）消除毒剂，对氢氰酸、光气等气态暂时性毒剂染毒时，一般不需要专门组织消毒工作。但当液滴态持久性毒剂染毒时则需组织人工消毒。根据消毒原理分为机械、物理和化学消毒法3种。机械法是指用机械手段去除染毒层或用沙土、稻草等隔绝毒剂的方法。物理法是用吸附、溶解、冲洗、通风、加热等方法将毒剂从被污染物体表面去除。例如，用活性炭吸附空气中和水中毒剂；用水冲洗染毒物体表面；用热空气（蒸气）对服装、棉毛织品进行消毒等。化学法是利用消毒剂与毒剂起化学反应，如水解作用、与碱作用、氧化作用、氯化作用等，破坏毒剂原有结构，使之成为无毒或低毒物质；如用氨水、氢氧化钠等碱性消毒剂消除G类神经毒和路易氏剂；用漂白粉浆（液）、氯胺、过氧化氢、高锰酸钾等溶液消除糜烂性毒剂。

洗消装备有便携式消毒手套、消毒包、消毒盒、背囊洗消器和大型洗消车、喷洒车、淋浴车等供人员、服装、技术装备、地面、道路、建筑物等消毒使用。

1. 染毒人员的消毒（人员洗消）　人员染毒后应立即采取自救互救方式消毒，尤其是对神经性毒剂和糜烂性毒剂。人员皮肤染毒后应迅速用纱布、棉花等吸去可见的消毒剂液滴，再用皮肤消毒剂（表20-1）或其他代用品如肥皂、有机溶剂等擦拭染毒部位，然后尽快用清水冲洗。

表 20-1　常用的皮肤消毒剂

消毒剂名称	消除毒剂
2%碳酸钠水溶液	G类毒剂
10%氨水	G类毒剂、路易氏剂、光气、双光气
10%二氯异三聚氰酸钠水溶液	V类毒剂、糜烂性毒剂
10%二氯胺邻苯二甲酸二甲酯溶液	V类毒剂、糜烂性毒剂
18%～25%一氯胺醇水混合溶液或5%二氯胺酒精溶液	糜烂性毒剂
5%碘酒	路易氏剂
5%二巯丙醇软膏	路易氏剂

消毒时防止消毒剂进入眼、鼻、口和伤口内。眼接触毒剂后应立即用水、2%碳酸氢钠或0.01%高锰酸钾水溶液反复冲洗。条件许可时尽快用热水、肥皂清洗全身并更换衣物,以彻底消除皮肤表面残留的毒剂、消毒剂和生成物。全身洗消应在专门设置的人员洗消站(场)内进行,也可利用浴室或河流进行洗消。

2. 服装及装备器材的消毒 服装洗消可用2%碳酸氢钠溶液或碱性溶液煮沸0.5~1 h,然后清水漂洗晾干;也可以用热空气法、蒸气氨等处理1~2 h。

对外科器械和其他金属器材、玻璃器皿等,可先用有机溶液纱布擦洗,再在2%碳酸钠溶液中煮沸5~10 min。橡胶制品用5%氯胺水或漂白粉浸泡1~2 d。涂漆木制品先用纱布吸去可见液滴,然后用水冲洗,或于染毒处用漂白粉浆涂擦。对染毒的敷料、绷带可用2%碳酸钠溶液煮沸30~60 min,然后洗净晒干,用作辅助材料不要用于伤口。担架染毒可用皮肤消毒剂涂擦,必要时将其拆卸,分别按布类、金属、木制品消毒处理。

3. 水的消毒 对滚动水源或江河大流一般不做专门消毒。对不流动的池塘、水井等水源进行消毒时,先检定毒剂种类和染毒程度以便确定消毒方法。在吸取染毒水时,应尽量取中层水,避免搅动底层水。

G类毒或芥子气染毒水,敞开煮沸20~30 min。路易氏剂染毒水,先加氢氧化钠或碳酸钠,使水呈碱性(pH为9~10),再在每升水中加明矾或三氯化铁0.4 g,煮沸1~2 h,过滤或静置后取上清液饮用。氰类毒剂染毒水,每升加醋酸3~4 mL或浓盐酸3~4滴,或食醋几勺,煮沸10 min。煮沸应在露天、下风无人处进行。煮沸时间从沸腾算起。BZ染毒水消毒较难,要先进行加压蒸馏,再经颗粒活性炭或离子交换树脂层吸附。经以上方法处理的水,须进行毒剂检查证明无害后方可饮用。

4. 食物消毒 粮食、肉类、蔬菜被蒸气态毒剂污染,经通风或温水洗涤至毒剂气味消失后,煮熟并经检验无毒后可食用。严重染毒的食物如数量不大,可掩埋或销毁。大量食物如被液滴态毒剂染毒,先剥除包装,除去染毒层(4~6 cm),其余部分经通风日晒,检验证实无害后,方可食用。

二、化学武器损伤的救援

化学袭击后短时间内会发生大批中毒伤员,伤情复杂、严重,症状发展迅速,救治不当或不及时,常能危及生命。因此,做好各项准备,迅速抢救,早期正确诊断和合理救治非常重要。

(一) 预防原则

1) 及时使用防护器材,包括防毒面具、皮肤防护器材等。化学毒剂种类未明时,采取Ⅰ级防护措施。

2) 服用预防药物,主要指神经性毒剂和全身中毒性毒剂。进入毒区前可组织口服"防磷片"和"抗氰胶囊"。服用预防药物必须结合个人防护器材的使用。

3) 遵守染毒区行动规则,如禁止饮水、进食;不得随地坐、卧;无命令不得解除个人防护等。

4) 离开毒区后及时进行洗消。

(二) 染毒区伤员的抢救

在统一指挥下组织抢救分队开展染毒区伤员的抢救工作。抢救分队宜在染毒区附近展开,以便迅速对中毒伤员进行急救。为了抢救及时和不遗漏伤员,应划分区域进行。抢救时先重伤员,后轻伤员;先严重染毒区,后轻染毒区。如伤员数量大、分布面积广,应组织自救互救。

抢救的内容有：戴防毒面具；防止继续中毒；尽快使用抗毒剂；对染毒皮肤和服装进行局部消毒；对危及生命的病症进行紧急处理；用急救包包扎伤口；将伤员撤离染毒区。

(三) 伤员分类和后送

染毒伤员送洗消组，其他伤员分紧急救护、留治或后送。复合伤伤员送手术组。轻度中毒伤员或可疑中毒者送轻伤留治组。窒息性毒剂中毒肺水肿前期伤员、重度和中度神经性毒剂和全身中毒性毒剂中毒伤员紧急处理后后送。

(四) 伤员救治

1. 早期诊断　早期正确的诊断是进行有针对性的抢救治疗和组织医疗后送的基础。

(1) 中毒史：无防护条件下出现大批相同中毒症状的伤员。

(2) 症状特点：根据各种毒剂的临床特点进行诊断，是早期诊断的主要依据。

(3) 实验室检查：根据各种毒剂损伤特点，进行必要的实验室检查以辅助诊断。如神经性毒剂中毒时 AchE 活性下降。

(4) 毒剂侦检：从伤员染毒的皮肤、服装、呕吐物、水及食物等采样进行分析。

2. 救治原则

(1) 防止继续中毒：包括使用个人防护器材，尽快撤离污染区并及时洗消。

(2) 及时使用抗毒剂：主要指神经性毒剂和全身中毒性毒剂中毒时立即注射抗毒剂。

(3) 维持呼吸和循环功能：对暂时不明原因中毒或发生休克和呼吸困难时要注意维持呼吸、循环功能。

(4) 对症治疗：保持伤员安静、防暑、保暖，加强护理，防止继发性感染和间接中毒。

3. 各类化学毒剂中毒的急救和治疗方法

(1) 神经性毒剂中毒的急救和治疗

1) 现场急救：①注射神经性毒剂中毒急救针。确认为神经性毒剂中毒时，通过自救、互救或医护人员救护，立即肌内注射急救针 1 支，严重中毒者注射 2～3 支，症状控制不住或复发可重复注射 1～2 次，每次 1 支，间隔 1～2 h，至中毒者出现"阿托品化"指征（口干、皮肤干燥、心率 90～100 次/分）。无急救针时，酌情注射阿托品 5～10 mg，重复注射剂量为 2～5 mg。②防止继续中毒。给中毒者戴防毒面具或更换失效的面具，眼染毒时用净水充分冲洗，皮肤染毒时用个人消毒粉剂手套或其他消毒剂消毒染毒部位。失去战斗力者尽快撤离染毒区。③维持呼吸、循环功能。当中毒者出现呼吸停止时，立即进行人工呼吸。在染毒区内用带有滤毒罐的呼吸器进行人工呼吸，如无带滤毒罐人工呼吸器，在戴防毒面具条件下可用压胸法进行人工呼吸。离开染毒区后，无人工呼吸器时，在对中毒者面部消毒后用口对口或口对鼻进行人工呼吸。心跳停止时，立即进行胸外心脏按压，按心肺复苏常规处理。

2) 治疗：①抗毒治疗。根据中毒病情给予神经性毒剂中毒的急救药（解磷注射液），或分别给予抗胆碱药和胆碱酯酶重活化剂。中毒者经急救后仍有毒蕈碱样症状时，应继续给予阿托品，直到出现"阿托品化"指征。严重中毒者应维持轻度"阿托品化"24～48 h。应防止药物过量出现不良反应或阿托品中毒。中毒者经急救后仍有或重复出现肌颤、呼吸肌麻痹等烟碱样症状和全血胆碱酯酶活性在正常值的 50% 以下时（梭曼中毒除外），应继续给予足量重活化剂。中毒 48 h 后，用重活化剂无明显疗效时，应停止使用重活化剂。②维持呼吸、循环功能。开放气道，拉出后坠的舌头，清除呼吸道分泌物，保持呼吸道通畅。有呼吸困难、发绀时，给予吸氧。呼吸停止时，立即给予人工呼吸，必要时可施行气管插管或气管切开。心跳停止时行胸外心脏按压,并按心肺复苏常规处理。③综合治疗。保持患者安静和控制惊厥。眼局部染病引起的症状如严重缩瞳、眼痛和头痛,局部用1%阿托品眼药水或2%后马托品眼膏治疗。维持水、电解质和酸碱平衡。防治感染,加强护理。

(2)糜烂性毒剂中毒的急救和治疗

1)芥子气中毒的急救:主要对染毒部位进行消毒。皮肤消毒时,应先以纱布、手帕等沾去可见液滴,然后选择合适的消毒剂消毒。消毒时机越早越好;消毒手法轻柔,避免来回大力擦拭;消毒步骤要从干净到污染,先外圈后内圈。伤口消毒尽早用无菌纱布沾去可见毒液,再用大量已稀释消毒液或生理盐水冲洗。如眼溅入液滴,立即以大量清水冲洗,有条件时以0.5%氯胺或2%碳酸氢钠冲洗。以0.5%氯胺、2%碳酸氢钠或清水漱口和灌洗鼻、咽部。误食染毒水或食物时,立即引吐及洗胃,洗胃液可用0.15%氯胺、2%碳酸氢钠、1∶2000高锰酸钾或清水,反复灌洗十余次。晚期禁止洗胃,防止胃穿孔。

2)芥子气中毒的治疗:目前无特殊抗毒药物,以对症综合治疗为主。皮肤损伤的治疗与一般处理热烧伤或接触性皮炎相似,按损伤阶段进行相应的治疗。眼损伤尽早使用抗生素眼药水或眼膏,如0.25%氯霉素,或15%磺胺醋酰钠眼药水与0.5%可的松眼药水交替滴眼。晚间可用抗生素眼膏。全身吸收中毒的治疗以抗休克、抗感染、抗毒和对症治疗为主。

3)路易氏剂中毒急救和眼、皮肤局部染毒的治疗措施:与芥子气中毒基本相同,路易氏剂有特效抗毒剂二巯基类药物,治疗中要掌握此类药物的用法。皮肤染毒在急救消毒后立即涂擦5%二巯丙醇油膏,5~10 min后洗去或擦净。眼染毒在急救洗消后立即用3%二巯丙醇眼膏涂入眼内,轻揉0.5 min,再用净水冲洗半分钟。误食染毒水或食物经急救洗胃后,可口服5%二巯丙磺酸钠20 mL。全身吸收中毒应及早应用二巯基类特效解毒药。常用的二巯基类药物有二巯丙醇、二巯丙磺酸钠和二巯丁二酸钠3种。

(3)全身中毒性毒剂中毒的急救和治疗

1)现场急救:①发生化学事故时,立即戴上防毒面具。②出现中毒症状,立刻吸入亚硝酸异戊酯1~2支,如症状未缓解间隔2~5 min再吸入1~2支,总量5支。有条件时立即肌注85号抗氰针[4-二甲基氨基苯酚(4-DMAP)]1支。③呼吸停止时施行人工呼吸,心跳停止时立即进行胸外心脏按压。

2)治疗:①抗毒治疗。抗毒治疗药物有变性血红蛋白形成剂、供硫剂、钴类化合物等。氢氰酸中毒时常用抗毒药的给药方法如下:尽快静脉注射3%亚硝酸钠溶液10 mL,儿童按体表面积6~8 mL/m² 或按体重0.33 mL/kg或10 mg/kg,注射速度为2.5~5 mL/min;接着用同一针头静脉注射25%硫代硫酸钠25~50 mL,注射速度2.5~5 mL/min,同时吸氧以提高治疗效果。为了防止亚硝酸钠引起血压下降,可预先皮下注射麻黄碱。若给亚硝酸钠后收缩压降至10.7 kPa,应暂停给药,头放低位,活动四肢。②综合治疗。维持呼吸、循环功能,维持液体、电解质、酸碱平衡,防治吸入性肺炎。氯化氰中毒时,除上述治疗外,还应对症消除眼和上呼吸道刺激症状和防止肺水肿发生(详见窒息剂毒剂和刺激剂中毒的治疗)。

(4)窒息性毒剂中毒的急救和治疗

1)光气与双光气中毒的现场急救:现场给中毒者佩戴面具或口罩,迅速脱离毒区。伤员脱离毒区后,迅速用水、碳酸氢钠或硼酸水洗眼、鼻和漱口。

2)治疗:光气中毒无特效疗法。目前仍采用综合对症支持疗法。综合治疗的原则是:"二防、二纠、一维持、一控制"(防治肺水肿、防治休克、纠正缺氧、纠正酸中毒、维持电解质平衡、控制感染)。

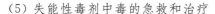

（5）失能性毒剂中毒的急救和治疗

毕兹中毒的现场急救：立即戴上防毒面具，迅速脱离染毒区。皮肤染毒时用肥皂和水充分清洗。伤员处于昏迷状态时，要注意维持呼吸道的通畅。取俯卧位，头转向一侧，以免呕吐物被吸入气管内。对躁动不安的伤员加强监护，尽快后送治疗。

毕兹中毒的治疗：①抗毒治疗。具有中枢作用的可逆性乙酰胆碱酯酶抑制剂氨基甲酸酯类药物（毒扁豆碱、解毕灵、催醒安、复苏平等）对毕兹及其类似物中毒都有很好的疗效。根据病情轻重首次肌内注射毒扁豆碱 2～4 mg 或解毕灵 10～20 mg，给药后 40 min（毒扁豆碱）或 1 h（解毕灵）症状如无明显改善，又无明显不良反应时，可重复上述剂量。待症状明显改善后，如意识清楚、回答切题、心率减慢接近正常水平时，可改为维持量。毒扁豆碱第 1～2 h 肌内注射 1～2 mg；解毕灵每 3～4 h 肌注或口服 10～15 mg。直至中毒症状基本消失。整个疗程可能需数小时至数天。②对症治疗。在无抗毒药时可采用强迫利尿促使华兹的排除，即在充分输液基础上静脉注射呋塞米 20～40 mg，使一日尿量达 2 000～3 000 mL。尿潴留时可留置导尿管，定期排放。有明显躁动、谵妄时，追加抗毒药剂量即可安静。如有极度狂躁或抽搐时，可用氯丙嗪 25 mg 或安定 10～20 mg 肌内注射，但忌用巴比妥类药物，因易引起呼吸抑制。体温持续＞40℃，可用冰袋、冰浴等方法降温。维持电解质和酸碱平衡，必要时静脉滴注 20% 甘露醇 250 mL 防治脑水肿。

（6）刺激剂中毒的急救和治疗

1）刺激剂中毒的急救：立即佩戴防毒面具或简易防护器材。有上呼吸道刺激症状时，吸入抗烟剂（氯仿 40 mL、酒精 40 mL、乙醚 20 mL、氨水 5～10 滴，分装成 100 支安瓿，每支 1 mL），每次吸入 1～2 支，5～10 min 后可再吸入，但不宜过多使用。如有微粒落入眼内，立即用清水或 2% 碳酸氢钠溶液充分冲洗。皮肤上沾有刺激剂时，先用干布或棉花轻轻擦去，再用肥皂水、清水、6% 碳酸氢钠溶液或 3% 碳酸钠溶液冲洗。误服刺激剂染毒食物或水时，可催吐、洗胃、口服活性炭粉吸附刺激剂，而后导泻。疼痛不能忍受时，可皮下注射吗啡。离开染毒区后，脱下面具，用大量净水、2% 碳酸氢钠或 3% 硼酸溶液洗眼、鼻、漱口。

2）治疗：引起结膜炎及角膜炎时，按眼科治疗原则处理，眼剧痛时滴入 1% 乙基吗啡止痛。呼吸道症状持续较长时间时，吸抗烟剂。出现肺水肿时，按窒息性毒剂中毒处理，给予止咳、祛痰、抗感染、解痉等措施。皮肤炎症用可的松冷霜涂抹患处，皮肤痛痒可口服苯海拉明 20～50 mg，每天 3～4 次。水疱破裂时，注意预防感染。较深的Ⅱ度化学性烧伤，按一般烧伤处理。经口中毒，消化道症状明显时，给予颠茄片或阿托品。亚当氏剂含砷，中毒出现全身吸收中毒症状时，用抗砷治疗，注射二硫基类药物，具体用法可参见路易氏剂中毒治疗。

第四节　化学武器恐怖袭击的应急救援处置程序

处理化学武器恐怖袭击及重大化学突发事件时，要成立专门的现场指挥机构，依照法定程序对事发地实施控制，在有关专业人员的指导下进行现场处置。

一、防护

1）及时使用个人防护器材，包括防毒面具、皮肤防护器材等。化学毒剂种类未明时，采取Ⅰ级防护措施。

2) 服用预防药物。

3) 遵守染毒区行动规则，如禁止饮水、进食；不得随地坐、卧；无命令不得解除个人防护等。

4) 及时进行洗消。

二、侦察

1) 根据化学袭击的方式和企图、气象条件、袭击症候及人员中毒症状做出初步判断。

2) 利用便携或车载仪器检测毒物种类、浓度、扩散范围，同时取样后送。

3) 测定风向、风速等气象数据。

4) 确认建筑物、设施险情及各种危险源。

5) 确认消防设施运行情况。

6) 确认现场及周边污染情况。

7) 搜寻遇害人员。

三、警戒

1) 根据侦检情况确定警戒区域。

2) 将警戒区域划分为污染区、半污染区和清洁区，设立警戒标志，视情况在警戒区外设立隔离带。

3) 合理设置出入口，严格控制各区进出人员、车辆，并进行安全检查，逐一登记。

四、展开

1) 启用单位喷淋、泡沫、蒸气等固定、半固定灭火设施。

2) 选定水源，铺设水带，有序展开。

3) 设置水幕或屏封水枪，稀释、降解毒气浓度，或设置蒸气幕。

4) 使用雾状射流形成水幕墙，防止毒气向重要目标或危险源扩散。

5) 操作人员做好防护在高处、上风向进行操作。

五、救生

1) 组织救生小组，携带救生器材迅速进入危险区域。

2) 采取正确的救助方式，将遇险人员移至安全区域。

3) 对救出的人员进行登记、标识和现场急救。

4) 对伤员进行分类后送。

六、医疗救护

1) 将中毒者尽快撤离现场，进行呼吸道及全身防护，防止继续中毒。

2) 根据毒剂种类，尽快使用特效抗毒剂。

3) 对染毒皮肤和服装进行局部消毒。

4) 对危及生命的病症进行紧急处理。

5) 对症治疗及后送。

七、洗消

1）在危险区和安全区交界处设立洗消站,根据毒物的种类选择适当的洗消方法和相应的洗消剂。

2）对所有可疑染毒人员(包括染毒伤员、现场医务人员、消防抢险人员、群众互救人员)及其服装进行消毒。

3）对染毒地面、道路、卫生器材和车辆洗消。

4）对水和食物消毒,根据染毒样品检验结果,确定能否饮用。

5）合理处理洗消污水,防止造成次生危害。

八、清理

1）用喷雾、蒸气、惰性气体清扫现场,确保不留残气(液)。

2）清点人员、车辆及器材。

3）撤除警戒,做好移交,安全撤离。

九、特别警示

1）进入现场必须正确选择行车路线、停车位置、指挥及抢险人员集结地。

2）严密监视液相流淌、气相扩散情况,防止灾情扩大。

3）注意风向变换,适时调整部署。

4）慎重发布灾情和相关新闻。

（朱小琼　曹广文）

主要参考文献

［1］朱明学,董兆君.化学武器伤害及其防护［M］//程天民.军事预防医学概论.北京:人民军医出版社,1999.

［2］张亚如,夏炎.化学武器知多少——化学毒剂的基本介绍及其去污技术的发展［J］.大学化学,2021,36(02):57-65.

［3］张南.全球储备化学武器销毁量超过60%［J］.国外防化科技动态,2010,8(1):24.

［4］张黎明,赵杰.突发化学事件应急医学救援［M］//肖振忠.突发灾害应急医学救援.上海:上海科学技术出版社,2007.

［5］陆一鸣,周伟君.危险化学品事故的特点及防治策略［M］//王一镗,刘中民.灾难医学.镇江:江苏大学出版社,2009.

［6］郁成雨,肖凯,高福.化学武器损伤的医学防护［M］//闵锐,李雨.外军核、生物、化学武器及激光损伤医学防护指南.上海:第二军医大学出版社,2008.

［7］赵钦.化学武器的未来［J］.国外防化科技动态,2010,4(1):13-24.

［8］盛子健,胡啸峰.基于贝叶斯网络的化学恐怖袭击后果评估方法研究［J］.中国人民公安大学学报(自然科学版),2021,27(01):83-89.

［9］DAVIS D, MARCOZZI D. Nerve agent attack［M］//Ciottone GR. Disaster medicine. USA:Mosby Elsevier publisher,2006.

第二十二章　生物武器恐怖袭击

第一节　典型灾难实例

生物武器是一种利用生物战剂和施放装置杀害人、牲畜,破坏环境,使对方丧失战斗力的武器。在战争史上,军队因传染病造成大量减员、导致战争失败的实例不胜枚举。

1763 年英国殖民者侵略美洲时,即曾用沾染有天花患者分泌物的毛毯和手帕等物品谋害北美印第安首领,这也许是人类最为原始的生物战手段。

第一次世界大战期间,德军曾以炭疽与马鼻疽病菌袭击协约国的军队和马匹。由于此举遭到各国人民的强烈反对,战后于 1925 年 6 月 17 日在日内瓦签订了关于禁止使用毒气和细菌武器的议定书。议定书中明确规定各缔约国"应接受这项禁令,并同意将这项禁令扩大到不得使用细菌方法作战"(我国政府于 1952 年 7 月 13 日正式声明承认这一议定书,并表示"在相互遵守该议定书的原则下,予以严格执行")。但帝国主义及国际黑恶势力却总是反其道而行之。

1931 年"九一八事变"后,日本侵略者即在中国东北着手进行这方面的工作,1935 年已开始秘密研制细菌武器,设在哈尔滨平房车站附近的关东军"731 部队"和设在长春孟家屯地区的关东军"100 部队",就是专门研究和制造细菌武器的罪恶机构。其中"731 部队"规模最大,当时即拥有细菌学专家和技术人员约 3 000 人,每月仅鼠疫杆菌的生产量即达 $100\sim300$ kg,炭疽杆菌 $500\sim600$ kg,伤寒菌 $800\sim900$ kg,痢疾与副伤寒杆菌各 300 kg;每 $3\sim4$ 个月可繁殖跳蚤 45 kg;同时还灭绝人性地以我国爱国志士进行人体试验。1940 年日军开始以细菌武器侵害我国平民,10 月 28 日由"731 部队"总头目石井四郎亲率一支部队到浙江宁波上空由飞机散布鼠疫病菌等,这次除携带 5 kg 染有鼠疫病菌的跳蚤外,还有 50 kg 霍乱弧菌和 70 kg 伤寒杆菌。1941 年 11 月 4 日由太田大佐率领 100 名所属人员到湖南常德县上空,以细菌炸弹投掷了染有鼠疫病菌的跳蚤。1943 年 7 月石井四郎在荣字 1644 部队协助下,再次率领一队人马到当时日军正在撤退的华中地区,在行将放弃的区域内,散布了 130 kg 副伤寒杆菌和炭疽杆菌,同时也投放染菌跳蚤进行地面传染,使中国部队进入传染区后受到这些病菌的袭击。上述事实,只是"二战"结束后日本战犯所供认的一部分材料。

1941 年开始,美国即有计划地着手相关研究的部署,1943 年在陆军部下面设立了"生物作战委员会"。第二次世界大战结束后,更积极网罗德、日法西斯细菌战罪犯,增加拨款,不断扩充和增设新的研究机构。1952 年上半年,侵朝美军在中国东北和朝鲜北部的广大地区开始野蛮地使用细菌武器。从 1952 年 1 月至 1953 年 7 月,在中朝境内散布细菌的事件达 2943 起,严重破坏了国际公约。尽管美国政府百般抵赖,但国际科学委员会的调查报告却提出了无可争辩的铁证。

除德、日法西斯及美国外,世界上还有一些国家多年来也一直在从事生物武器的研制,这已是人所共知的秘密。随着 1972 年 4 月有关"毒气与生物武器制约协定"的出台,原研制国中绝大多数已停止了相关活动,但仍有个别国家直至 1992 年以后仍在以改头换面的方式秘密进行着肉毒梭菌、炭疽杆菌和梭状芽孢杆菌等的生产,而且还生产蓖麻蛋白毒素和抗植物战剂。

特别值得重视的是,20世纪80年代以来,与生物武器相关的生物工程技术取得了重大进展,而这些技术也使得武器发展进入生物工程阶段,特别是有些国家企图运用基因工程技术手段,对现有生物战剂进行有目的的修饰和改造,以制造出自然界所没有的新的生物战剂并将其武器化,而针对某个特定民族或种族群体进行研制的所谓种族基因武器,其潜在威胁更大。另外,一些国家的邪教组织和黑恶势力,也将生物武器视为进行恐怖活动的法宝而积极寻求获得它们的途径。例如,日本的奥姆真理教1995年3月在东京地铁投放沙林毒气前,即已涉猎过肉毒梭菌、炭疽杆菌、霍乱弧菌、Q热立克次氏体等病原微生物的培养及实验,而且于1993年曾派出一个所谓"医学代表团"前往扎伊尔"参观访问",其真实意图是探听有关埃博拉病毒(Ebola Virus)作为生物战剂的可行性及能否自该国带回该病毒。另据西方媒体报道,以沙特富商本·拉登为首的国际恐怖组织,也可能拥有进行生物恐怖、化学恐怖甚至核恐怖的能力。

2001年,进入新世纪的第一年,发生了震惊世界的美国"9·11"恐怖袭击事件。当多数美国人还在惊魂未定之际,又自10月5日开始陆续发生了邮递"白色粉末"引发的一系列所谓"炭疽事件"或"炭疽恐怖",波及佛罗里达、纽约及新泽西等地,在短时间内5人死亡,23人受到感染,造成数十亿美元的损失,从而使美国再次陷入一场新的恐慌中,"生物恐怖"(biological terrorism)一词也就随之产生。

回顾历史,帝国主义利用如炭疽杆菌在内的病原微生物作为战剂,在交战对方的军队、居民及牲畜中制造人工瘟疫,即所谓的"生物战"(biological warfare),远非自今日始,但却从无"生物恐怖"一词见诸新闻媒体或官方正式文件。2001年10月14日美国卫生与公众服务部部长在接受福克斯新闻台记者采访时,针对美国发生的炭疽邮递事件,首次将其称为"生物恐怖",从而成为美国社会继"9·11"纽约世贸大厦与华盛顿五角大楼遭受恐怖袭击后的又一热点话题,也引起世界各地人们的普遍关注。

第二节　灾难特点及伤情特征

最早用来作为生物战剂的微生物大都是细菌,正因如此,生物战旧称细菌战,生物武器旧称细菌武器。随着科技的发展,生物战剂早已超出了细菌的范畴,除细菌外,还包括病毒、立克次体、衣原体和真菌等。因此,凡在战争中用来伤害人、畜或破坏农作物(包括对人类有益的其他作物)的致病微生物及其所产生的毒素均称为生物战剂。装有生物战剂的各种释放装置称为生物武器。这是一种大规模杀伤性武器,施放装置有气溶胶发生器、布洒器及炮弹、航弹、集束炸弹等各种生物弹药和装置。应用生物武器完成军事目的的行动称为生物战。

一、生物武器引起的灾难致死性强、面积效应大、传染途径多、危害时间长

单位重量的武器所能造成的有效杀伤范围称为面积效应(areal effect)。在一定条件下,生物战剂使人致病的剂量远比化学毒剂小。例如,人A型肉毒杆菌毒素对人的呼吸道半数致死剂量(LD_{50})为0.1 mg/min·m^3,吸入1个Q热立克次体就会被感染,2～3 g的土拉弗氏杆菌战剂即可造成浓度为1000倍人的感染剂量,只要十几个土拉弗氏杆菌进入人体就能致病。此外,国外有科学家称:"只需20 g超级热病毒基因武器就足以使全球60亿人全部死于非命。"可见生物武器有很强的致死性,面积效应也非常广泛。而且敌人选用的生物战剂都是传染性强、对外界抵抗力强的病原微生物,例如炭疽、鼠疫杆菌、霍乱弧菌、天花等,这些病原微生物在一

定条件下,能在人与人之间或者牲畜与人之间互相传播,造成疾病的大流行。

二、生物武器的种类繁多

生物武器的种类繁多,包括各种致病微生物、微生物分泌的毒素及携带致病性微生物的毒害昆虫等。以后随着生物科技的发展,通过遗传工程将会研制出抵抗力更强、致病力更高的新一代生物战剂——基因武器,如传染性核酸。

(一)按伤害程度分类

生物战专家们按照生物战剂对人所造成的伤害程度及疾病有无传染性将生物战剂分为致死剂、失能剂、传染性战剂和非传染性战剂4个属种。

1. 致死性战剂　使受害者染上严重疾病,死亡率>10%的战剂,如鼠疫杆菌、炭疽杆菌、黄热病毒等。

2. 失能性战剂　使受害者在患病后会暂时失去战力,死亡率<10%的战剂,如布鲁氏杆菌、委内瑞拉马脑炎病毒等。

3. 传染性战剂　是能造成人群中迅速传染开来的战剂,如天花病毒、鼠疫杆菌等。

4. 非传染性战剂　是只能使直接接触者致病,但在人群中不会传染的生物战剂,如肉毒杆菌毒素等。这些战剂是有生命的物质,一旦进入有机体,即能大量繁殖,其代谢产物能破坏有机体的正常功能,导致发病甚至死亡。

(二)按微生物分类

可用作生物战剂的致病微生物有160多种,但是理想的生物战剂应具有高度传染性、容易繁殖、军事使用时有一定的耐力和稳定性、在没有确定的时间和空间传播时不易死亡。符合上述条件,并根据美国和苏联在军队条令中的有关规定,可能作为生物战剂的病原体包括以下种类。

1. 细菌类　为单细胞微生物,是地球上起源最早的细胞生命形态,大小常以微米(μm)来表示,根据细菌的外形,可分为球菌、杆菌和弧菌3种,如鼠疫杆菌、炭疽杆菌、霍乱弧菌和金黄色葡萄球菌等,日本、美国都曾使用细菌对敌国进行攻击。

2. 病毒类　不具有细胞结构,但有遗传、复制等生物特征,主要由核酸和蛋白质组成,是目前已知的最小生物,只能在活细胞内生长繁殖,基本结构主要包括两部分:病毒的核心与壳体。核心由核酸组成,是病毒遗传信息的储存处,也是病毒复制的中心;壳体由蛋白质组成,以壳粒形态构成的蛋白质外壳具有保护核酸及协助病毒感染的作用。病毒又分为动物病毒、植物病毒和细菌病毒3种,对人类有致病性的病毒属于动物病毒,主要包括伊波拉出血热病毒、东方马脑炎病毒、日本脑炎病毒、天花病毒与黄热病毒等,早期用作生物战剂的病毒是虫媒病毒,利用昆虫作为媒介,将有害病毒传播给敌方。

3. 立克次体　由美国的病理学家立克次首先描述,故名,是大小介于细菌和病毒之间的一种微生物,和病毒一样只能在活细胞中生长,一般不耐热,但耐冷,容易被化学药品杀死。自然界中对人类有致病性的立克次体有10余种,拥有生物战潜力的包括普瓦斯基立克次体、恙虫热立克次体和贝氏立克次体,这些微生物可引起流行性斑疹伤寒、恙虫热和Q热。流行性斑疹伤寒以人的体虱为媒介,在人群间传播,这是一种致死性战剂,据历史记载,在战争与灾荒发生的年代,曾发生过多次斑疹伤寒大流行的事件,给人类带来严重灾难,夺走无数生命。

4. 衣原体　属于革兰氏阴性菌,广泛寄生于人、哺乳动物及禽类,并在宿主细胞内形成包涵体,只有少数会致病,会感染人类的衣原体有沙眼衣原体、鹦鹉热衣原体及肺炎衣原体。目前只有鹦鹉热衣原体可作为生物战剂,在发病时会有发热、流鼻涕等症状,很像流行性感冒。

5. 真菌类　真菌构造比细菌复杂,有明显的细胞核,其中有少数为单细胞结构,多数是多细胞结构,有菌丝,能形成孢子,透过无性孢子或有性孢子进行繁殖。真菌在有机物存活,并有一定温度、湿度就可繁殖。可作为生物战剂的主要包括球孢子菌和组织胞菌 2 种。真菌引起的人类疾病多为慢性病,这类战剂多数是用来进行农业生物战,据报道美国在 1951—1969 年间就曾进行过多次真菌生物战剂试验。

6. 毒素类　毒素类在很多方面既可成为化学战剂,也可成为生物战剂,因此专家们常把毒素这种战剂称为生物化学战剂。某些细菌或真菌在生长繁殖过程中,能合成对人畜有害的有毒蛋白质称为毒素。肉毒杆菌毒素和葡萄球菌肠毒素及其他植物毒素均可作为生物战剂,微量的毒素侵入有机体后就可引起生理功能的破坏,致使人畜中毒或死亡,由细菌所产生的蛋白质毒素毒性特别强且能大规模生产,常被作为潜在的战剂进行研究。某些国家的资料显示,肉毒杆菌毒素可作为致死性战剂使用,而另外一些毒素又可作为非致死失能性战剂。自然条件下的肉毒杆菌毒素经由口食就可引起中毒,生活中需特别注意,某些经过培养的毒素不但可以透过食入,甚至还可透过呼吸而引起中毒。A 型肉毒杆菌毒素通常是经食物传播,口服致死剂量约为 $2\,\mu g$,而由呼吸道吸入的致死剂量只需要 $0.3\,\mu g$;葡萄球菌肠毒素是一种由金黄色葡萄球菌产生的恐怖的生物武器蛋白质毒素,是引起食物中毒的常见毒素,避免这种毒素中毒不但是防御生物战所需要的,也是日常卫生防疫的内容。

上述 6 大类生物战剂除毒素是无生命的蛋白质外,其他都是活的微生物,其中鼠疫杆菌、霍乱弧菌、肠伤寒杆菌等已为敌人所使用。黄热病病毒、委内瑞拉马脑炎病毒、Q 热立克次体、炭疽杆菌、土拉弗氏杆菌、布氏杆菌、葡萄球菌肠毒素等已为美军列为标准化生物战剂。

三、生物战剂可经呼吸道、消化道、皮肤黏膜或伤口侵入机体

(1) 呼吸道:绝大多数生物战剂都能通过气溶胶方式进入人体,到达肺泡进入血液造成全身感染。病原体能否进入肺泡与其颗粒大小有关,据试验,直径 $>5\,\mu m$ 的颗粒多被拦阻在上呼吸道且逐渐被排出去,故其感染作用不大;直径 $<1\,\mu m$ 的颗粒吸入后则易随气流排出;直径 $1\sim5\,\mu m$ 的颗粒最易到达肺泡,再由肺泡侵入血液而造成感染。利用这种机制,生物武器将生物战剂分散成直径 $1\sim5\,\mu m$ 的气溶胶粒子,使很多自然条件下不能吸入的病原体也能经由吸入而感染。

(2) 消化道:人或动物通过食用或饮用被生物战剂污染的食品或水而感染发病。

(3) 皮肤黏膜或伤口:被敌人的生物武器击伤或接触了敌投微生物污染的物品,经破损皮肤黏膜或伤口感染,如炭疽。此外,被敌人投放的带有病原体的昆虫叮咬也可造成感染,如鼠疫。

除此之外,生物战剂气溶胶还可以随空气的流动而进入一切不密闭的或没有空气过滤设备的建筑物和军队设施内。如在上风向布洒生物战剂气溶胶,即可以袭击隐蔽在下风向的人员。

四、生物战剂所致疾病潜伏期短、起病急、全身症状严重

生物战剂一般都是烈性病原体,因此潜伏期短、起病急是共同特征。毒素中毒导致的疾病潜伏期最短,如镰刀菌 T-2 毒素中毒只需数分钟至数小时,肉毒杆菌毒素中毒需 12~36 h;通过气溶胶途径感染的生物战剂潜伏期也短,如炭疽 1~3 d,霍乱 1~2 d,鼠疫 2~3 d,类鼻疽 4~

5 d,土拉病 3～7 d,军团菌病 2～10 d,Q 热 3～30 d,流行性斑疹伤寒 10～14 d,鹦鹉热 7～15 d,委内瑞拉马脑炎 2～5 d,森林脑炎 3～21 d,登革热 3～15 d,伊波拉出血热 4～14 d。

烈性病原体所致疾病潜伏期短暂,起病急,并随之表现出全身症状,有的可能先出现局部症状,但很快表现出全身症状,且症状都很严重。全身症状主要表现为高热 39～40℃,甚至40℃以上,以及全身乏力、肌肉酸痛等。呼吸系统症状主要表现为咳嗽、流鼻涕或鼻塞、咽喉痛、胸痛、胸闷、呼吸困难,甚至呼吸衰竭等。消化系统症状主要表现为食欲缺乏、恶心、呕吐及严重腹泻等。神经系统主要是一系列神经中毒症状,包括头痛、头晕、昏睡、意识迟钝、震颤、麻痹、异常反射等。其他还会有皮疹、出血、肝大、脾大、淋巴结肿大及血常规异常等全身或局部症状。

五、生物武器的使用不易被侦查

核化武器因其特有的闪光冲击波或者气味,人们能立即做出判断,进而采取相应的措施。生物武器与核化武器不同,使用非常隐蔽,可以借助地理优势、自然环境等进行非常隐蔽的偷袭,且无色无味、看不见、摸不着,所以很难被侦查发现,因而造成的灾难是非常严重的。

六、生物武器施放方法及伤害多种多样

生物战剂可以以气溶胶的形式借助喷洒设施或者投掷的方式进行施放,除此之外还可以施放携带生物战剂的昆虫、小动物或者其他杂物,日本和美国就曾利用感染鼠疫杆菌的跳蚤和鼠类等作为生物战的手段,亦可通过污染水源、食物或公共场所施行。生物战剂可以是单点施放,也可以是多点施放,由于施放的方法五花八门,因此可造成的伤害更是多种多样,给灾难的预防和处理都带来极大的困难。

七、生物武器导致的灾难病死率较高

灾难后发病患者数量激增,人群情绪波动较大,机体免疫力普遍低下,医疗设备满足不了社会需求,种种原因导致病死率的攀升。

第三节 灾 前 准 备

突发生物恐怖袭击事件的应急救援过程需要集流行病学、急救医学、传染病学、微生物学、卫勤学和社会心理学等为一体,是非常危险而且复杂的。因此,需要建立起一支时刻都充分准备着的专业的救灾体系,以应对突发的恐怖袭击事件。

一、生物恐怖袭击事件管理系统的建设

1. 建立平战结合的指挥控制系统　主要包括应急指挥中心、卫生防疫指挥中心、医疗救治中心及多重社会支持保障机构。

2. 建立应急信息系统　主要对上述 4 个部门进行衔接,起到流通信息、组织协调的作用。建立 3 个"一体化":地理信息系统(GIS)与卫生防疫系统的一体化;各级卫生机构工作系统和应急指挥中心等多种信息处理平台的一体化;GIS 系统案情分析和决策支持的一体化。建立 3个"集成化":GIS 与实时采集信息的集成;GIS 与卫生防疫数据库信息的集成;GIS 与应急指

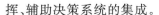

挥、辅助决策系统的集成。

3. 完成卫生防疫控制系统建设　由市、区(县)疾病预防控制中心(CDC)和社会卫生服务中心组成,完成突发事件疾病预防控制队伍的建设。

4. 完成医疗救治系统建设　由市、区定点医院、综合性医疗机构、医疗急救机构及其他应对突发事件的医疗机构组成。由于生物恐怖袭击事件大多是具有传染病性质的,所以该系统主要是由各机构的传染病防治救治部门组成。

5. 建立实时环境监控系统　加强对政府重要部门、人群集结场所及其他社会敏感场所的监控,提高预警能力,防范各种生物恐怖。

二、生物恐怖袭击事件应急反应的常规储备

1. 应急物资的储备　主要包括常规医疗设备、急救器材、常用药品、血源、救护车辆、防护用品、洗消设备、生活用品及通信设备等。这些物品的常规储备量应依据我国每年发生生物武器袭击事件的频率、严重程度和我国现阶段发生突发事件可能造成的危险度来定。物资储备系统建立完成后,由于大部分物资都是有保质期的,所以应定期进行查看、更换,对相应的设备也需定期保养等。

2. 应急人力的储备　生物恐怖袭击事件的救灾过程必须有专业的救援队伍进行指导,因此除了在事发当时组建临时应急救灾队伍,平时还应培训一批专业人才,在事发时指导临时组建人员正确高效地开展救灾工作。这部分人群应是由救灾过程中所需的专家或者是经验丰富的人员组成。针对这部分人群政府要定期组织救灾模拟演练,提高其应急反应能力。

第四节　救援措施

我国在应对生物恐怖袭击的有关文件中指出,生物恐怖袭击处置对策和应急处理原则为"在国家反生物恐怖指挥协调机构的统一指挥下,分级负责、快速反应、及时判断;分类处置、系统防护、综合控制;就地就近、减少扩散、积极救治;宣传教育、维护秩序、消除恐慌;严厉打击恐怖犯罪活动,最大限度地减少和消除生物恐怖袭击的危害和影响,维护国家安全、社会稳定和民众生命健康"。根据这一原则,具体到实际的现场处理时应做出如下反应。

一、启动救灾程序

指挥部接到举报或报告后,初步核实情况,启动紧急处置预案。一旦判断为突发生物攻击事件,各级各部视事件的具体情况,组织相关专业人员,建立高效的应急组织指挥系统进行统一协调指挥,根据编制的预案有条不紊地组织人力、物力和财力进行应对。我国突发生物攻击事件的应急处置体系主要由军队各级疾病预防控制机构、医疗救治机构、药材保障机构和部队卫生机构构成。疾病预防控制机构负责事件的监测、预警、调查、判断、现场处置和总体评估;医疗救治机构负责救治遇害者;药材保障机构负责药品、器材及卫生装备的供给;部队卫生机构负责事发现场的先期处置、伤员紧急救治和群众性卫生防疫工作。

二、控制现场

紧急预案启动,人员逐步到位,应急救灾部队在接到命令后,应紧急收拢,带好便携型装备

和个人必需用品快速进入指定的救治点开展救援工作。

1) 对事发地实施控制,包括戒严和交通管制等措施。

2) 现场人群实施暂时约束,救援队快速进入现场,指导病员救治、现场封锁、洗消和防护,同时要尽可能登记所有可能的暴露人员。

3) 尽快开展人员救治工作,野战医疗队开赴现场,选择合适场所放置野战医疗设施,快速迎接伤员进行分类救治。

4) 未确认污染已经消除前,事发地禁止使用。

三、进行现场采样及初步筛查

(一) 现场标本采样及后送

对每一件可疑物品,包括粉末、不明液体、动物尸体、可疑容器及碎片等,在采取严格的安全防泄漏措施下由专人护送,移交现场指定团队进行检验。

(二) 初步筛查

标本用快速检验方法进行现场初步筛查,同时将备份送至指定实验室或中心实验室进行检验。

1. 现场检测 生物战剂的现场检测要求能够在最短的时间内确定生物战剂的种类和特征。快速准确的侦检方法对于指导后续的救灾工作,如人员防护、现场洗消及控制感染蔓延等具有非常重要的意义。

在受生物武器袭击的灾难现场,经侦查获取可疑生物战剂后,利用现场检验装备如车载实验室和移动检验车,应用抗原抗体技术、涂片镜检技术和环介导等温扩增技术等实时、准确、快速地检出生物战剂的种类,快速了解此类生物战剂所致疾病的特征,进而指导救灾程序。在一系列检测方法中,以胶体金免疫层析技术及涂片镜检法的使用最为广泛。

胶体金免疫技术是以 NC 膜为载体,利用微孔膜的毛细管作用,滴加在膜条一端的液体慢慢向另一端渗移,犹如层析一般,在移动过程中被分析物与固定于载体膜上某一区域的抗体或抗原结合而被固相化,无关物则越过该区域而被分离,然后通过胶体金的呈色条带来判断试验结果。该方法操作简便、快捷且操作人员无需技术培训,无需特殊仪器设备,试剂稳定、便于保存。目前救灾随行的金标检测试纸主要可检测炭疽杆菌、鼠疫耶尔森菌、布氏菌、土拉杆菌、肉毒毒素等 8 种生物战剂。

环介导等温扩增技术是近年来开发的一种新型的快速核酸扩增技术。它是通过病毒序列保守区的 3 套特异性引物(外引物、内环引物、环引物),利用具有链置换活性的 Bst DNA 聚合酶,在恒温条件 65℃左右恒温扩增 60 min,即可完成核酸扩增反应。反应结果可通过肉眼观察扩增副产物焦磷酸镁沉淀的浊度来进行结果判断。该技术不需要 PCR 仪,反应时间短,肉眼观察即可判断结果。目前已经可以检测多种感染人类及动植物的细菌、真菌、寄生虫、病毒等,是将来运用于生物武器恐怖袭击理想的快速侦检技术。

2. 实验室检测 在确定遭受生物武器恐怖袭击后,运用现场检测技术对采集的未知标本进行全面快速准确的鉴定,但是大多数情况下,恐怖分子所使用的生物武器是复杂的,会给检测带来很多影响因素,进而给现场诊断带来困难,因此在进行现场快速侦检的同时,要快速送到指定实验室进行检测。包括一般鉴定方法和分子生物学检测。一般鉴定方法主要是对样品进行适当纯化后,重复现场检测步骤,并进行必要的分类培养。生物学检测主要包括电化学发

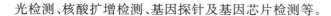

光检测、核酸扩增检测、基因探针及基因芯片检测等。

四、划定并控制污染区

(一) 划定污染区

根据恐怖袭击特点及当时现场的气候、气象条件、人群活动情况、场所与建筑的具体情况，以及送检标本的检验结果，进行综合分析后判断是否划定污染区。

1. 气溶胶施放　可能的施放途径主要有地面点源施放和空中线源施放2种。

(1) 地面点源施放：主要是向目标区投掷或发射装有生物战剂的小航弹、炮弹、炸弹、火箭弹或气溶胶发生器等，通过爆炸产生含有生物战剂的气溶胶以达到袭击杀伤人群的目的。根据各种武器的攻击范围，炸弹、炮弹一般在爆炸点周围150~200 m；火箭弹一般在爆炸点周围500 m左右；导弹的攻击范围更大，一般以爆炸点为中心的周围1000 m。再加上下风向的扩大效应，下风向扩大效应(km)＝风速(km/hr)×气溶胶持续时间(h)。气溶胶持续时间，在晴朗的白天一般为2 h，阴天或晚上为8 h。点源施放污染危害范围可根据侦察结果，在地图上找到弹着点，以弹着点为中心，生物武器攻击范围为半径画一圆a，从弹着点中心沿下风向画一直线A，做2条与圆相切与直线平行的短线B和C，再做2条与圆相切与短线呈20°的线条D和E，以下风向危害范围为半径做一同心圆F，得到圆圈F与线条D、E的交点G和H，直线A反向延伸与圆a交于点I，最后做一经过点G、H和I的椭圆，椭圆内部为估算得到的污染区范围。

(2) 空中线源施放：主要是从距离目标区一定距离的上风向用飞机喷撒出一条与风向垂直的含生物武器的气溶胶带，靠风力将生物战剂投掷目标位置。这种施放方式导致的污染区范围非常大，可能在飞机喷撒线下风向的数至数十平方千米。污染范围估算方法为，在地图上根据相关部门提供的布撒线始、末两点做一直线A，以直线中点为圆心，直线全长为直径做一圆B，经过圆心向地面做一垂线C，与圆B相切做2条与C平行的短线D、E再做2条与短线呈20°与圆相切的线条F、G，在地面做1条与A平行的直线H，直线A、F、G与H围成一梯形，梯形以C为轴旋转360°，得到的柱状范围即为估算的污染区。

2. 水源及食物受污染　水库等大水体以可能受危害的流域为污染区；水厂蓄水池以可能受污染的水池及管网为重点，根据病原体种类及浓度具体确定，污染严重时应包括整个供水区域；水井以受污水井及受水井污染的区域为划定区。

3. 媒介生物作为施放工具　以媒介生物的最大活动范围为划定区，如蚊虫1 km，跳蚤10 m，鼠类约500 m。

4. 信件等其他投递方式　划定区应包括物件发现地、停留场所及运输工具。

(二) 控制污染区

首先封锁污染区，严格控制污染区内人群活动，然后污染区可采取自然净化、局域或全局消毒相结合的方式进行处理，必要时进行蚊虫、鼠类，甚至是牲畜的扑杀。处理时按照先重点后一般、先室内后室外、先驻地后野外、先人员后装备、先近后远的顺序进行。

污染区封锁和处理的目的均在于减少和控制受生物武器袭击的遇难者，使生物战剂导致的疾病不外传。如果污染区不是机要部门、交通要道或人群聚居处，则不一定要进行全面洗消，可封锁留待自净。

1. 污染区的封锁　划定污染区范围后，应立即进行全面封锁。对于污染区应在周边拉起警戒线，插上生物危害的标志，并在必要位置设立岗哨警戒，禁止人员进出。封锁时间的长短取决于生物战剂危害在污染区的持续时间,不同生物战剂和不同施放环境其持续时间也不同,需要根据具体情况具体分析。

2. 污染区的检疫 检疫是指对污染区出来的尚未发病的人员和动物所采取的措施,包括医学观察、留验和集体检疫。检疫的目的是防止直接或间接受到生物战剂污染,如防止目前仍处于潜伏期的人或动物将疾病传播给其他人员,并确定进入污染区开展救灾工作的人员已有过预防接种史,如没有则指导他们做好相关防护措施。检疫站设于污染区封锁后建立的用于疏散人员和进行物资运送的路口处。

根据生物袭击事发现场情况,检疫形式可有 2 种:一种是完全检疫,即对所有受生物战剂环境影响而尚未发病的人和动物限制活动,进行医学观察、留验或集体检疫。一般对乙类和丙类传染病接触者进行医学观察,即每天视诊、问诊、体温记录,患者可正常工作。对乙类传染病SARS、人感染高致病性禽流感和肺炭疽接触者应立即隔离留验,即将患者隔离于指定场所后进行医学观察,这类疾病大规模流行时需进行集体检疫,即进行集体留验和医学观察。另一种是不完全检疫,救灾过程中遇到可利用人员严重不足或环境艰苦的情况时,可不完全限制受污染人群的活动,对个人进行医学观察和相互监督。上述 2 种检疫的持续时间均是根据生物战剂所致疾病的最长潜伏期来定。

检疫过程中患者一旦出现疾病的疑似症状应送指定隔离救治点进行救治。

五、疫区的划定和控制

1. 疫区划定 灾难发生后,应密切观察灾区有无疫情发生。判断发生的疾病为国内传染病法规管理的种类时,应按照相关法规和技术标准执行。为烈性传染病或传染性强的疾病时,如天花、鼠疫等,疫区需划得大一些,应包括患者停留的场所,患者住宅所在的街区及水源,有时甚至包括整个行政区或整个城市。不传染而不需要隔离的疾病,将患者所在地区或门户作为疫区(点)。毒素袭击时不需划定疫区,及时救治即可。疫区的划定范围要适当。范围过大,不便于处理,还会给社会生产及民众生活造成不必要的影响;范围过小,则不利于疾病的控制。如果污染区内疾病大量流行,则疫区划在污染区内,处理时同污染区。一般疫区以患者生活、活动和工作场所作为划定范围。

2. 疫区控制 除天花、鼠疫、霍乱等疾病,以及传染病法规定的情况,一般不封锁疫区。疫区封锁由事发地指挥部门及地方指挥联合提出,总指挥部批准实施。疫区封锁期间,除医务人员和疾病预防控制人员外,其余人员不得进入疫区,疫区物资不得外运。疫区进出口设立检疫站,对必须出入的人员和物品进行严格检疫和消毒。疫区内对尚未发病者采取医学观察,出现疾病疑似症状时,应立即隔离治疗,对蚊虫、鼠等可能的媒介应全力扑杀以控制疾病蔓延。

六、污染区和疫区的洗消

污染区和疫区的洗消主要针对袭击使用的生物战剂,运用物理或化学方法进行杀灭或清除,使生物战剂失活不再具有危害性。

由于全面洗消人力、物力与时间消耗太大,所以一般生物战剂洗消时,使受污染人员可以继续执行任务,军队战斗力和后勤保障可以持续,人们的正常生活、工作及公共活动可以继续即认为完成洗消作业。

(一) 洗消的时机和洗消范围的确定

在遭受恐怖分子的袭击后,掌握正确的洗消时机非常重要,无用的洗消浪费人力、物力,洗

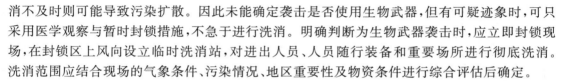

消不及时则可能导致污染扩散。因此未能确定袭击是否使用生物武器,但有可疑迹象时,可只采用医学观察与暂时封锁措施,不急于进行洗消。明确判断为生物武器袭击时,应立即封锁现场,在封锁区上风向设立临时洗消站,对进出人员、人员随行装备和重要场所进行彻底洗消。洗消范围应结合现场的气象条件、污染情况、地区重要性及物资条件进行综合评估后确定。

1. 气象条件　遭受袭击时,如果风速很大、正下暴雨或者受袭地点有强烈日光暴晒,满足其中一条即可省去洗消。

2. 污染情况　生物武器袭击的中心点及其周围污染最严重,必须进行全面彻底洗消;污染区内人员及接触过传染病患者而未做有效防护的人员应重点洗消。

3. 地区的重要性　污染区范围内的交通要道、人群聚集地及具有重要军事或经济价值的地区应进行立刻、全面、彻底洗消。对无人员出入、无军事、经济价值的地区可先行封锁,标记生物危害并武装警戒,留待自净或过后再洗消。

4. 物资条件　在物资不够充裕的情况下,应优先洗消重要场所和人员。

(二) 洗消时的注意事项

1. 快速、彻底　在确定洗消范围后,立即组织人员进行迅速、彻底洗消,不能有遗漏,否则可能会造成污染的反复。

2. 有效　不能快速判断生物战剂种类时,应选用可杀灭细菌芽孢的高效消毒剂,并根据说明选择有效浓度,正确使用杀毒剂,确保杀灭生物战剂的同时对人体不会产生不可逆的伤害。

3. 专业和普通群体相结合　由于发生生物武器袭击时洗消作业的工作量非常大,光靠受培训的专业人士肯定无法完成,因此应在现场对人群进行简单扼要的培训,以协助做好洗消工作。

4. 洗消次序　按照先重点、后全面,先人员、后装备,先中心、后周围的洗消次序。

5. 防护与洗消并重　洗消时不能忽略了安全防护。集体洗消作业时要制定相应的守则,使洗消工作有序安全地进行。负责洗消作业的人员尤其要做好个人防护,必须携带呼吸道防护器材,穿着防护服、防护鞋套和戴手套,事后还需进行全面卫生处理。

七、人员处理

生物武器袭击对攻击区域内的人员造成非常严重的影响,根据人员不同的感染状况、疾病状况和传播作用,采用不同的处置程序进行分流处理,从而保证整个医疗和预防秩序的有序进行。

八、保证药品和生物制品的供应

医药部门和其他有关部门应当及时供应预防和治疗传染病的药品和器械,生物制品生产单位应当及时供应预防和治疗传染病的生物制品。预防和治疗传染病的药品、生物制品和器械应当有适量的储备。铁道、交通、民航部门必须优先运送卫生行政部门指定的处理疫情的人员、防治药品、生物制品及器械。

第五节　遇难者处理

生物武器恐怖袭击发生后,根据人员对危害因素的接触情况和发病情况,分为暴露者、伤员和普通人 3 种(图 21 - 1)。暴露者是处在污染环境中或与感染患者有过接触的人员,虽然目前还没有发病,但有可能成为患者或者隐性感染者;伤员是接触了污染环境或发病患者后快速出现了该疾病临床症状的人员;普通人是处在污染区之外的广大人群,但有可能被从疫区出来的未发现的感染者所感染,是潜在的感染者和发病者。

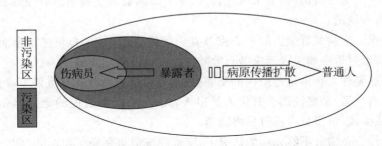

图 21 - 1 生物武器袭击污染区的空间分布、人员分类及相互之间的转换关系

一、暴露者的处理

(一) 暴露人员的卫生处理

生物战剂暴露人员的卫生处理是指用物理方法或化学消毒剂清除和杀灭人体及装备表面的生物战剂。卫生处理可分为局部与全面:局部卫生处理在个人不离开战斗岗位的情况下进行,主要使用消毒剂消毒暴露部位皮肤及个人手中装备,在环境较艰苦时,可用清水冲洗或用毛巾擦拭来减少污染;全面卫生处理是在污染区外的洗消场所进行的集体洗消。

1. 局部洗消 如果暴露人员只是局部接触污染,且生物战剂为非烈性传染性病原体,则只需对局部暴露部位进行洗消处理即可,如用 0.5% 的聚维酮碘消毒剂擦洗 3~5 min,也可用 75% 乙醇或异丙醇-醋酸氯己定洗消液擦洗 5 min,必要时也可用 0.2% 的过氧乙酸溶液浸泡 3 min,然后用水冲。

2. 全身洗消 如果暴露于生物战剂气溶胶攻击下,或生物战剂是烈性传染性病原体,则暴露者在撤出污染区后最好进行全身洗消。全身洗消包括人体洗消、服装、装备和携行物品的洗消处理,应按如下顺序进行。

1) 先对人员着装和随身携带装备的表面进行喷雾洗消。

2) 随后用皮肤消毒剂擦拭或搓洗暴露部位的皮肤,主要是手臂和面部的皮肤。

3) 最后卸下随身装备,脱衣进入淋浴间进行全身洗消。淋浴时用肥皂水全身搓擦 10~15 min,可将污染体表的病原体去除 99% 以上,条件允许的情况下用洗消剂冲洗效果更好。如果条件非常恶劣,洗消剂及肥皂均没有供应的情况下,则可用 38~40℃ 的温水冲洗 15 min,这样也可去除 90% 以上的生物战剂。

4) 换上洁净的衣服,原有服装及装备必须经消毒处理后才能再穿和使用。

(二) 暴露人员的分类管理

根据生物武器类型,伤员分别实行严密隔离、呼吸道隔离、接触隔离、昆虫隔离、血液或体液隔离、感染暴发时隔离等措施,人员的分类管理是救治患者、控制污染蔓延的前提条件,要求护理人员熟练掌握执行各种措施的标准,以免造成不必要的损失及群众恐慌。

(三) 开展心理咨询

生物恐怖相关事件后暴露人员和参加救援人员会产生恐惧心理,出现的反应可能包括:恐惧、愤怒、惊慌、不切实际的想法、害怕传染、偏执、与社会疏远及道德败坏等,心理学称之为心理应激。伴随心理应激的发生,即可表现为情绪、情感的应激反应,亦可表现为生理功能紊乱或行为方式变化,所以对待暴露人员,尤其是处于隔离期间的暴露人员,需要心理医生、精神病学专家和社会工作者等提供必要的心理疏导,使之积极应对危害,避免不良应激,同时需要政府通过社会宣传和新闻媒体等尽可能创造有利于稳定的氛围。当自我无法摆脱焦虑和恐惧,并出现一系列应激反应,甚至生理紊乱时,可以求助心理医生或精神病学专家,给予正确的疏导,必要时可考虑给予抗精神焦虑药物,如罗拉、阿普唑仑。

二、伤员的处理

生物武器所使用的生物战剂,往往没有特效迅速的分子诊断方法,且生物战剂所致的疾病短期内可能没有特异性的临床症状,造成对伤员的诊断困难,所以只能根据现有疾病信息和技术手段将出现可疑症状者分为可疑患者和确诊患者。

1. 伤员的转移 许多生物战剂并不容易造成人与人之间的传播,因此患者转移程序并不复杂。依据中毒者的病情,选择适当的运送范围,适当的运输工具,进行必要的现场抢救措施,然后送到相应的应急救灾指定部门。但是当出现具有明显传播倾向的生物战剂(如鼠疫、天花、水痘、麻疹等)袭击时,患者的转移应该尽量减少,以避免疾病传播流行。如果必须移动,则需要采用移动运输隔离保护设备(如传染病员运送隔离担架)。转移过程中,随时注意伤员的呼吸、脉搏、血压、神志情况及有无惊厥等。

2. 患者的处所安置 小规模生物袭击事件时,常规的医院配置根据标准处置程序开展救治工作就能达到治疗和控制的效果。但是当袭击造成出现大量患者时,如公共场所集体受袭、城市居民广泛传播等,需要相关部门制定临时的应急方案。该方案要有利于后续的诊断、治疗和社会稳定。场所的确定需要当地疾病控制部门和政府部门来确定,要考虑充分的通风,利于供给的输入和废物的处理,利于人员情绪稳定和各项救治工作的展开。人员的安置不仅是控制疫情的关键,更是社会关系稳定的要素。

3. 标准化的医疗服务 生物战剂医疗程序需要严格的规范,减少医疗机构内可能造成的院内感染传播。对于所有入住患者,在未做出明确诊断前,无论诊断情况和疾病状态如何,都应该按既定的标准程序开展救治工作。医务人员的操作程序有以下几点。

1) 不管是否戴手套,在接触患者血液、粪便或体液后皆要洗手,在洗手之前禁止接触下一个患者。

2) 处理患者血液、粪便、体液标本时,可戴干净未灭菌的手套,接触患者皮肤或黏膜时应戴新的经消毒灭菌的手套。如果在检测或者治疗过程中手与污染材料或标本接触,即使是同一患者也应根据需要更换手套。

3) 医护人员必要时需要对眼睛、口、鼻子和面部进行防护,防止空气传播及溅射污染。

4) 穿着防护服和隔离衣。对防护服、隔离衣要求穿戴后不仅要起到防护作用,而且要尽可能不影响医疗操作,使用完毕后应进行消毒或焚烧处理。

4. 伤员入院后的护理处置流程 根据伤员的受伤情形及伤害类型,是物理伤害还是由生物战剂导致的伤害,以及是否具有传染性等,给予正确的护理救治,具体情况见下图(图 21-2)。

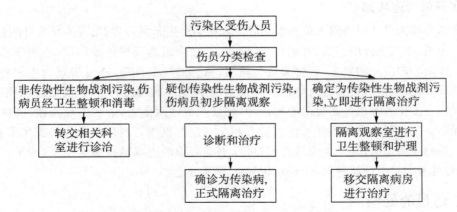

图 21－2　伤员入院后的护理处置流程图

5. 患者的隔离救治　在给予伤员救治时必须根据生物战剂所致疾病可能的传播方式进行相应的隔离,以防止患者将疾病传染给他人,尤其是易感者,隔离期限是生物战剂引起疾病的传染期。有的传染病在恢复期仍具有传染性,因此隔离期限不能以临床症状消失为基准。一般将隔离分为 4 个等级。

(1)严密隔离:为防止具有高度传染性或高致死性的感染通过空气或接触传播,患者需在单间内进行严密隔离。只有穿隔离衣,戴防护口罩、眼罩、手套的医护人员才能进入病房接触患者,病房内需配有特殊的通风系统,如有可能最好使用负压病房。鼠疫、天花、麻疹等传染病患者必须使用该级别的隔离。

(2)接触隔离:对主要通过接触传播而传染性和致死性稍差的传染病使用这一级别的隔离,如有条件患者进行单间隔离,但同一生物战剂所致同一疾病的患者可以同住一间病房。进入病房应穿隔离衣,戴防护口罩、眼罩、手套。皮肤炭疽等传染病患者应采用接触隔离。

(3)呼吸道隔离:在短距离内可经飞沫传播的传染性疾病也要进行单间隔离,但同一生物战剂所致同一疾病的患者可以同住一间病房。接触患者时须戴防护口罩。

(4)肠道隔离:生物战剂所致疾病可经体液接触传播时,应进行肠道隔离。接触患者的医护人员需穿戴隔离衣,接触污染物时,还需戴手套。如霍乱患者应进行肠道隔离。

6. 伤员及污染物的洗消　对从污染区出来的人员要在病情允许、生命体征稳定的情况下进行洗消,伤员洗消的方法同暴露人员。同时伤员所在环境及接触过的物品也应根据需求进行定期的洗消;对于伤员接触或使用的物品,非一次性使用的物品重复使用时必须浸泡消毒并高压蒸汽灭菌,如敷料、被服等,应统一定点焚毁;对于不能采用焚毁处理的一次性物品或其他物品则经统一消毒后进行深埋处理;病房需定期紫外线照射消毒,如可以应定时开窗通风。

三、普通人群的管理

普通人群是位于生物武器恐怖袭击污染区之外的人群,可能是袭击事件的遇难者中人数最多的人群,远远超过受生物战剂污染的人群,比例大约为 10∶1。因此为避免这部分人因受惊吓而后造成不必要的损失,应从以下方面进行管理。

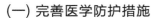

(一) 完善医学防护措施

1）应急救治机构应严格控制传染源和传播途径。

2）加强对易感人群的保护措施,如加强营养,均衡饮食,多锻炼增强体质。

3）注意个人卫生,勤洗手,减少外出次数,必要时外出可戴口罩。

4）必要时给予疫苗接种及药物预防,如免疫增强剂等。

5）对于人群集中的场所,如学校、工厂等,可使用便携式检测仪定时定点监测,以安定人心,减少不必要的恐慌。

(二) 加强卫生宣传教育

对人群普及防治知识,让民众了解疾病的发病特点、传播途径等,提高市民的自我保护能力。利用现代传媒技术,多方位主动与民众交流,让民众实时了解疾病状况,并给予正确的个人防护指导,缓解社会恐慌及人群心理压力,促进防护措施的落实与完善,维持社会稳定。

(三) 心理健康辅导

突发恐怖袭击事件的威胁性、紧迫性、震撼性及导致后果的不确定性,是造成人群心理应激的根本原因。主要表现为恐惧、焦虑、抑郁、盲从、迷信,此时应给予必要的心理干预,具体措施如下。

1）提供社会情感,及时给予安慰、同情、支持和开导,可极大地缓解人群心理压力。

2）提供准确的信息,对事件或事物的不确定态度是导致焦虑和恐惧的重要因素,信息的透明对于减轻焦虑或恐慌症状具有实际意义。同时信息的透明化处理,更有利于消除人群的疑虑和对事件的错误认知,对于减轻心理压力起到不可替代的作用。

第六节　善后处理

生物恐怖袭击往往给社会公众造成严重健康损害,危害范围广泛且延续时间长,对民众心理产生广泛的影响,因此突发事件的善后工作过程中,除了伤员的跟进救治外,还需要考虑事件设计的所有方面,采取全面的措施进行综合处理。主要包括群体防护、环境综合整治、卫生监督、卫生宣教、信息交流及公众心理疏导等。

一、群体防护

做好已感染人群的救治工作,同时要保护普通民众的健康安全,采取措施做好民众的群体防护,防止已受控制的感染再次暴发,从而引起再一次的人群恐慌。对于隔离区的患者是否可解除隔离,需要专业的医疗救治组根据疾病特征做出准确判断,确定其已不具有传染性后方可解除隔离。

二、环境综合整治

对处于封锁状态的隔离区,如水源、事发地等,进行全面彻底的消毒后方可解除封锁。对室内空气、场地、物品装备、水源等进行消毒,对可传播疾病的媒介昆虫(如蚊子、苍蝇、蚤类、蜱等)进行消杀,消除一切可能的传播媒介,要有条不紊地组织和实施相关工作,不能有所遗漏,否则不能彻底消灭疫源地,导致传染的反复。

三、卫生监督

应急救援过程中制定的各项措施需要实时监督评估,确保措施落实到位。对于疫区的封锁和隔离解除与否,应组织有关单位和人员进行检测监督,如水质卫生检查、食品卫生检查、对尸体的卫生处理监督、空气微生物检测、物品消毒状况监督等,符合标准后才可以实施解除,以保证人群的生活环境不再受生物战剂的危害。

四、卫生宣教及信息交流

要利用各种媒体广泛宣传生物攻击事件相关的防护知识,普及相关健康知识,增加民众对生物恐怖袭击事件的认识和了解,消除民众的不信任及各种不安心理,舒缓恐慌情绪。

五、心理疏导

与其他灾难一样,生物恐怖袭击事件之后会出现急、慢性心理损伤患者。对于生物恐怖袭击,这部分工作也是灾后工作中的主要部分。绝大多数人在灾后不会发展成为长期精神损伤后遗症,但不可避免地存在一小部分高危人群,如灾难重伤者、紧急救援人员等一级反应者,其精神障碍可能在灾后持续存在,甚至转化为慢性后遗症,表现为焦虑、恐慌、强迫等神经症或者神经衰弱等。针对这些灾后可能出现的遇难人群,心理咨询工作者扮演着极其重要的角色,心理疏导和心理治疗是主要的救治方法。

(一) 心理疏导和治疗的原则

1. 良好的医患关系 有效地咨询和治疗必须建立在良好的医患关系基础上。工作人员对患者要保持尊重、同情、关心和支持的态度,使患者对心理咨询工作者产生信任,相信其权威。

2. 严格的保密性 心理咨询和治疗过程中,患者往往会向工作人员袒露其内心世界,可能涉及患者隐私,因此为维护这项工作的声望,也为了确实帮助患者解决问题,应为患者严格守密。

3. 坚持和针对性 心理咨询工作者要根据求助对象的特异性和具体情况,选择不同方法耐心地给予治疗。

4. 整体和综合性 人的身心健康是相互的,所以在实施治疗时应身心兼顾,给予全面的治疗。

(二) 心理疏导的要点及过程

心理疏导是通过交谈和讨论,对求助者进行劝告、建议、教育和支持的过程,在交谈过程中,要用宽容和接纳的态度,耐心倾听,鼓励求助者宣泄情绪,给予积极有力的支持,解释适当,应对审慎,帮助他们应对恐怖袭击事件所造成的心理压力,使他们找到自主应对的方法;引导求助者关注个人兴趣的同时,使他们逐渐进入规律的生活状态,完全消除恐怖袭击造成的心理应激。

(三) 心理治疗的常用方法

临床心理治疗的方法按照理论大体分为精神分析法、行为治疗、患者中心疗法、认知疗法和家庭教育等。心理治疗需在专业心理治疗专家的监督和引导下进行。下面主要介绍几种可以帮助自我心理调适的方法。

1. 放松训练　该方法也称为"肌肉渐进放松技术"。由5个步骤组成:集中注意—肌肉紧张—紧张保持—解除紧张—肌肉松弛,这样可以充分体验紧张后的放松。

2. 想象技术　这种方法属于行为疗法。以让自己感觉放松舒适的姿势坐好,想象自己在一个舒适、惬意、轻松的环境。比如,想象自己在大海边,静静地仰卧在沙滩上,感受温暖的阳光,静静地聆听海涛有节奏地拍打着海岸,用这种方法来放松身心。

3. 自我暗示　自我暗示是通过自我鼓励,结合榜样学习,收集相关资料,调整认知来增强信心,进而克服因恐惧而造成的各种应激情绪。

4. 助人法　帮助别人可以给自己带来赞许和肯定,体验满足的感觉,激起愉快的情绪,使自己有良好的心境来调整机体的潜能,有利于摆脱恐惧和应激状态。

（刘　妹）

主要参考文献

［1］马慧,张昕,任哲,等.生物武器防护洗消及损伤救治研究进展[J].中国消毒学杂志,2020,37(04):307－310.

［2］毛秀秀,陈婷,王磊.美国重要病毒性生物恐怖剂疫苗研发情况分析[J].军事医学,2021,45(03):223－228.

［3］刘二平,赵宴辉,韩洋洋,等.美国海军舰队的生化毒剂探测技术及设备[J].船电技术,2021,41(09):44－46.

［4］孙琳,杨春华.《禁止生物武器公约》的历史沿革与现实意义[J].解放军预防医学杂志,2019,37(03):184－186.

［5］杨霄.生物武器军备控制与新形势下的国际生物安全[J].世界知识,2020,No.1776(13):73.

［6］张雪,魏秋华.生物战剂污染现场防控处置研究进展[J].中国消毒学杂志,2022,39(08):625－628.

［7］陈家曾,俞如旺.生物武器及其发展态势[J].生物学教学,2020,45(06):5－7.

［8］晓金.生物武器全解析[J].生命与灾害,2017,217(09):8－9.

［9］崔敏辉,周惠玲,唐东升等.应对生物恐怖袭击和生物战的生物安全材料[J].应用化学,2021,38(05):467－481.

［10］程天民.现代军事医学进展[J].中华卫生应急电子杂志,2015,1(03):177－179.

第二十三章　野外生存

　　遇险人员在野外如何维持生命、保持健康、及时获得营救已逐渐成为野外求生中极为重要的环节。那么什么是野外生存？生存应遵循哪些原则？受哪些因素影响呢？

　　第二次世界大战期间，许多大西洋商务船队遭受袭击，很多海员葬身海底，人们从生还者身上发现一个共同的特征，他们并不一定是体能最好的人，但却都是求生意志最顽强的人。于是在德国人库尔特·哈恩等的提议下创办了"阿德伯威海上学校"，训练年轻海员在海上的生存能力和船触礁后的生存技巧，这就是最早的野外生存训练机构。战争结束后，海上学校的独特创意和训练方式逐步被推广开来。到现在为止，野外生存训练已经成为美、英、德等国军队训练的基本科目。

　　野外生存是指遇险人员在恶劣环境中利用和创造一切条件，应付迫切需要改善自身状况、维持生命自力脱险或等待营救的活动过程。野外生存是一种行为，也是一种能力，更是一种精神，是遇险人员保存自己、完成作战任务的技能之一。野外生存按生存环境不同可划分为陆地生存和海上生存，陆地生存又包括热带丛林生存、寒区生存、沙漠生存和高原生存。无论是哪种生存，都必须学会基本的生存技能和技巧。成功的生存与营救，对挽救遇险者生命，维持部队战斗力，鼓舞士气，增强信心，有着重要的意义。尤其在战时遇险人员安全回到部队，可使其他人员振奋精神，增强信心，为提高部队的战斗力提供宝贵的精神财富。

一、野外生存的意识

　　作为一名合格的士兵，适应各种野外状况，并很好地生活下去，是一项基本功。无论发生什么事情，在生存实战和生存练习中，最关键的就是生存态度。当紧急的事情发生时，士兵要在行动和心理上同步表现出对生存的高度重视，这样才可以积极调动自身思维与习惯，实行下一步的策略。在生存实战到来之前，每一名士兵都要进行大量生存演习，这样有助于加深对生存态度的认识，对突发事件建立心中的预警，让它们成为习惯。一旦发生意外情况，会自发产生相应的对策。若是态度有所偏颇，那么野外的残酷，会让我们失去最后一点生存的意志。

　　例如，当在海上执行任务，遇到可怕的暴风雨时，弃船而走是唯一的选择，接下来要面对的是数小时甚至数天的海上漂流，直到同伴或友军前来营救。在这数小时到数天的时间中，任何事情都有可能发生，如海里的危险生物——鲨鱼等会威胁生命、不可饮用海水、身体严重缺水，抑或不懂得如何在海上保存体力，会让人精疲力竭，等不到他人的救援，最终丧失了生命。这些问题残酷又现实，必须一一面对，且是以正面心态来面对。

　　良好的体能和严格的纪律在山区等地势状况复杂的地域生存显得尤为重要，因为在这些地域很容易发生一些由于疏忽而导致的意外事故。面对这样残酷的意外情况，除了自身做好心理准备以外，身边携带适合的工具也非常重要。有时虽然已经建立克服野外生存的强大信心，但是身边缺少工具，哪怕是一把很小的刀子，也会让情况变得更糟，甚至无法解决。救生装备在野外生存中具有至关重要的作用，对救生装备的熟悉程度能够决定生存率，这些装备必须随身携带，或放在准备好的盒子里，或放在背包或是口袋中，总之，它们一定要在自己的视线中。当发生意外时，身边的这些工具还会对增强信心有一定帮助。

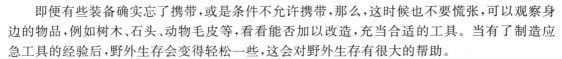

即便有些装备确实忘了携带，或是条件不允许携带，那么，这时候也不要慌张，可以观察身边的物品，例如树木、石头、动物毛皮等，看看能否加以改造，充当合适的工具。当有了制造应急工具的经验后，野外生存会变得轻松一些，这会对野外生存有很大的帮助。

最后还要记住本章最开始提醒的一点：在生存实战和生存练习中，生存态度排在第一位。没有基础的生存态度，野外生存将会让人痛不欲生。

二、野外生存前的身体训练

野外生存需要具备充沛的体能，为了达到适于野外求生的全面体能水平，应当注意以下要素：耐力、力量、灵活性、速度、敏捷性、平衡性、协调性及反应时间。在这些要素当中，耐力和灵活性最为重要。

耐力是指能够长时间地进行体育活动，这是体能要素中最为重要的。一个人的体质越好，耐力也就越强。通常有 2 种不同类型的耐力：心血管耐力和肌肉耐力。

为了增强心血管功能，可以通过制订一个计划来进行一系列的体能训练以增强心脏的负荷能力。游泳就是一项极佳的体能训练运动，它能够锻炼全身的肌肉。特别是仰泳和蝶泳，对背部和肩部肌肉有很大的锻炼，而背部和肩部肌肉一般很难通过其他运动得到锻炼。此外，骑自行车和跑步也是提高全面体质和耐力的好方法，特别是对于大腿肌肉。作为野外生存前身体适应训练的一部分，携带必备的个人装备进行训练十分有用。

肌肉耐力是指重复运动同一块肌肉而不疲劳。不同的活动需要不同的技能，因此需要锻炼不同的肌肉和关节。例如，步行和登山需要大腿和小腿肌肉的力量。如果随身携带装有装备武器或个人物品的背包，肩部肌肉就必须十分强壮。划船则需要手臂、肩部和胸部等处的肌肉力量。

增强全身肌肉力量的方法有很多，如利用各种专业健身器材，制订一套常规既定动作，反复加以练习。进行俯卧撑、引体向上和仰卧起坐等徒手训练也是行之有效的方法。

心理素质基于相信自己能够处理身边的一切状况。具备良好的心理素质有助于克服心理焦虑，并相信自己的体能可以克服所有的困难。事先为某些紧急情况做好准备是十分重要的。必要的训练能够使人在生理和心理上更为从容地应对困难，而且将提高对自身能力和局限的认识并增强自信心。必要的训练还能够让人在糟糕的状况下不易陷入恐慌。

三、野外生存的基本技能

1. 寻找水源

（1）水的重要性：人体 $60\%\sim70\%$ 是由水构成的，大脑含水量约 85%，这就意味着人体平均含有 $50\sim60$ L 的水。因此，水对于生存来说显然非常重要。每天我们都需要补充一定量的水，因为从食物中，我们不能获得足够的水分。很多身体功能失调都是由于缺水，或者由于饮用水含有微生物或受到化学污染引起的。在温和的气候条件下，为了维持身体的各项功能，平均每个人每天需要摄入 2 L 水。在高温或者从事高强度劳动情况下，平均每个人每天需要摄入 3 L 水。补水的方式有很多种，但是最理想的就是寻找干净、新鲜、流动的水。收集水是其中的第一个步骤，可能需要人工制造的或者天然的容器，同时往往还需要对水进行过滤和净化，较理想的情况是从干净的水源里取水。

（2）寻找水源：身处广阔的热带雨林中，寻找那些流速相对较快、岸边生长有茂盛植物的江河溪流。一般情况下，静止的水塘中更容易滋生和繁殖细菌和病毒，而流动较快的水中不太容易有这类细菌和病毒存在。

检测水质的一个方法就是观察是否有大量动物前来饮水。但是这种方法并不十分可靠,因为很多野生动物已经对水中某些致病性细菌和病毒产生了一定的抗体,但这些细菌和病毒在人体中可能会导致严重的疾病。观察当地居民的饮水情况也是同样的道理。在很多情况下,当地人一辈子都在饮用这种水,外来者喝了却会生病。当发现一个看似很好的干净水源时,尽量往其上游走进行检查,看是否有动物尸体或残骸或者其他的污染物,以确定水源是否干净。饮用不干净的水可能引起的常见疾病包括霍乱、甲型肝炎和贾第鞭毛虫病等。

如果发现有动物饮水的地方,水流速度相当快,水是清凉的,在其上游也没有发现动物尸体,就可以推断,这水是相对干净的。但是即便如此,在饮用之前也要进行净化,因为等到发现细菌和病毒时,往往为时已晚。即使水里没有细菌和病毒,水源也可能受到化学物质的污染。降低饮用化学污染水概率的唯一有效途径就是沿着河道一直往上游走进行检查,或者仔细检查水中及水边植物的生长情况。

如果在野外环境中,身上没有携带足够的水来补充身体的水分缺失,那么就要注意周围的环境是否有潜在水源的存在,如露珠、植物中取水等。

(3)淡水的储存和水质的辨别:首先,通过观察,如果水是有颜色的,基本上都不能饮用。红色的水可能是被铁锈所污染,或者水中有藻类;黄色的水可能是水中有腐物或被金属元素污染,也可能是水中净水剂过量;黑色的水就是有非常严重的有害污染了。如果水体呈浑浊状态,很可能是水里掺杂了泥土或有其他微生物。清洁的饮用水看起来透明纯净,有时呈淡蓝色。

其次,伸手测水温。地下水的温度一般保持在十几度左右,不会发生大的变化。如果出现异常,很可能是受到了邻近工厂或生活用水的污染。

再次,可以凑近水体,闻闻水有没有异味。如果湖泊或水库的水有淡淡的蔬菜腐烂味道,有可能是水中的浮游生物过盛;如果有金属的味道,有可能是被输水管道的锈所污染;如果有腐烂恶心的味道,很可能是被下水道的水污染了。对人体无害的清洁饮水一般是闻不出气味的。

最后,如果水喝起来有甜味,有可能是水里含有过多有机物;如果有咸味,可能是受了氯化钠污染;如果有苦味,可能是被硫酸盐或铁盐污染;如果有辣味,可能已经被农药污染。

(4)收集淡水:雨水是最好的淡水来源,应使用一切可以做容器的装置收集雨水。露珠可以提供少量的水分。我们可以在脚踝处捆绑一些衣物,或者干脆捆一些草束。在太阳升起之前,蹚过有露水覆盖的草丛、草地,当绑在脚踝的衣物或者草束吸取了一定的露水后,将衣物和草束解开拿下,把露水拧到容器中盛放。如此反复,在太阳升起、露水蒸发之前,便可以积聚足够的水。在海上遇险时,不仅可以使用防水布收集雨水,也可以将海绵或者布类放在救生筏边缘收集露水。

还可以利用海洋生物的体液获取水分。体型较大的鱼的眼球含有相当多的水分,鱼的脊骨不仅含有可饮的髓液,而且还含有大量的蛋白质。也可以将捉到的鲜鱼切成块,放在干净的布中拧出体液,放入容器内。当然也可以直接饮用海龟血。

在北极水域中,可取用多年积淀的海冰融化的水。这种冰的特点是圆角、易碎、外观呈浅蓝色,几乎不含盐分。新冰是灰乳白色的,冰块比较坚硬,并且还会含有一定的盐分。冰山上的冰可以融化成淡水,但是想要靠近冰山寻取冰块比较危险,所以只能在万不得已的情况下,才选取冰山上的冰块作为水源。

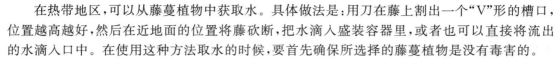

在热带地区,可以从藤蔓植物中获取水。具体做法是:用刀在藤上割出一个"V"形的槽口,位置越高越好,然后在近地面的位置将藤砍断,把水滴入盛装容器里,或者也可以直接将流出的水滴入口中。在使用这种方法取水的时候,要首先确保所选择的藤蔓植物是没有毒害的。

未成熟的绿色椰子的椰汁可以提供水分,这是一种很好的止渴方法。不过,成熟的椰子的椰汁却含有一种油,会让人腹泻,所以在饮用时一定要适量。

从大蕉树或香蕉树根部收集水。植物的根部也是很好的水源,可以将植物的根部挖出,用刀切割成小段,并将其压碎,然后用容器盛装流出的水。

可以从有些茎干柔软多汁的植物中获得水。具体做法是:切下一段植物,碾榨茎干的肉质部分,这时流出的汁液要用容器盛装好。

在野外,可以使用简易制作的蒸馏器收集水。因为蒸馏器能够凝结从地表和植物蒸发的水汽,所以蒸馏器几乎可以在任何野外环境中使用。根据不同的取水对象,需要制作相应的蒸馏器。从植物上收集水所使用的蒸馏器为植物袋蒸馏器和蒸发袋蒸馏器,从地表收集水所使用的是地下蒸馏器,在海上可以制作太阳蒸馏器或者直接使用人工翻转渗透海水淡化器。

(5)水的净化和过滤:一般情况下,使用干净的容器收集的雨水,或通过植物采集的水都是可以直接饮用的。但是,如果是来自湖泊、溪流、池塘、沼泽或者泉眼的水,尤其是从人类居住地附近和热带地区的水源采取的水,一定要先进行净化才能饮用。在有条件的情况下,要对通过地表取得的水进行净化,将其煮沸,或者是用碘和氯进行杀菌消毒。

为了将一些味道难闻、不清澈的污水处理干净,可以使用水过滤装置。将污水倒入过滤装置的容器当中,放置12 h以上。然后,将已经保留至少12 h的污水过滤器进行过滤,将污水中的污渍去掉。这只是对水进行了初步净化,如果想饮用,还要进一步净化水,其实就是将初步净化过的污水中残留的一些细小杂质和异味处理掉。可以利用一些有过滤性的材料自制过滤器来处理水中残留的细小杂质。具有过滤作用的材料很多,如沙子、碎石、木炭、竹子内部的薄膜,甚至是一块布都可以。只需在容器的镂空层铺上一定厚度的过滤材料,然后将水通过过滤层就可以将水中的细小杂质过滤掉。处理水中余留的一些异味,需要使用能够吸收气体的材质。木炭具有很强的吸附性,不仅能吸附水中的异味分子,还能吸收水中可能存在的农用或工业用化学制品。水放置在容器中45 min左右便可以放心饮用。

(6)禁止饮用海水和尿:国际海事组织明确表示,在海上求生时,禁止饮用海水和尿。海水中含有较高的盐分,人的肾脏无法承受,会使肾功能丧失。国外有人做过调查:饮用海水者要比未饮海水者死亡高出12倍。而尿液中含有过多的有毒物质,还会导致恶心、呕吐,使身体内的水分减少,更加口渴,甚至发狂而死亡。

2. 寻找食物 在野外生存条件下,人将不得不从事大量的劳动来维持生活,因此需要寻找大量营养丰富的食物来补充身体的能量。每天所需的食物量根据年龄、性别和所消耗的热量的不同而不同。在中等劳动强度下,女性平均每天所需的食物热量是6 280 kJ,男性的平均量是7 500 kJ。但是在野外生存条件下,由于所从事劳动强度大(如搭建窝棚),或者极度严寒,需保持体温,此时需要的能量可能达到16 700～21 000 kJ。富含碳水化合物的食物,如水果、蔬菜和谷物通常能够提供大量身体所需的能量。除此之外,身体还需要定期补充维生素,每天的食物中必须包含一定量的纤维素、蛋白质和钙。

食物是除了水以外最重要的必需品。如果在野外生存时陷入困境,一定要想方设法从野外获取食物,时时留意周围潜在的食物。不用担心在野外会缺少食物,因为在自然世界里,食物取之不尽,但前提是知道怎样寻找并且得到食物。

（1）动物类食物：比起捕捉体型较大的动物，体型小且力量弱的动物更容易捕捉。体型小的动物一般数量很多，捕捉时需要花费的精力也会小一些。不用特别背记哪些动物可以食用、哪些动物有毒，因为肉质有毒的动物很稀少。另外，要清楚各种动物的生活习性。例如，可以用陷阱来捕捉的动物有哪些；有固定巢穴的动物有哪些；拥有特定觅食范围的动物有哪些；会定期更换领地的动物有哪些。像驯鹿、麋鹿这种体型较大的动物，其活动范围十分大，捕获的难度也就随之加大。同时要清楚自己要捕捉的动物平时主要以什么食物为生，这样就能挑选到准确的诱饵。基本上大部分爬行动物、水生动物、飞禽、走兽都能当作人类的食物。如果条件恶劣，一些动物、昆虫可以直接生吃。但只要具备烹煮的条件，还是要将食物煮熟再吃，这样能预防很多疾病。

昆虫是生物大家族中数量最多也最容易获取的。多数昆虫的蛋白质含量在 $65\%\sim80\%$，而人们平时经常吃的牛肉的蛋白质含量只约 20%。所以，我们在野外一般将昆虫作为食物的主要来源。要避免接触那会叮咬人、颜色浅的成体昆虫、毛毛虫，还有具有刺激性气味的昆虫。另外，不要接触身体上有大量细菌的虱子、苍蝇和蚊子一类的昆虫。蜘蛛有危险，也不要接触。找寻昆虫最好的地方就是已经腐朽在地的木头，例如蚂蚁、白蚁、甲壳虫及金龟甲的幼虫——蛴螬。在地面上或是土堆里的昆虫巢穴也要多留意。田野这一类青草繁密的地方，很适合寻找昆虫，因为这些地方昆虫很容易被发现。一些石头、木板或是可以附着的地方，也是昆虫繁衍生息的选择，要认真搜寻。有些昆虫，例如甲壳虫、蚂蚱都携带寄生虫，在吃之前，必须进行烹制。昆虫的翅膀和带有毛刺的腿不能食用，需去掉。大部分软壳昆虫不必烹煮，可以直接吃。昆虫的味道不尽相同，蛴螬尝不出什么味道，一些蚂蚁的身体里有蜂蜜，所以尝起来是甜味的。把搜集到的昆虫弄成一大团，与其他能够食用的植物混合在一起煮，味道会更好些。

蠕虫含有大量的蛋白质，一般生活在腐朽、湿润的土壤中。从土中拔出草，就可能看到附着在草根上土块中的蠕虫，如果下过雨，这些蠕虫有可能会爬到地面上来。抓住它们之后，需要将它们泡在可饮用的干净的水中，时间为 15 min 左右。在这个过程中，蠕虫会排便并洗净自己的身体，然后可以直接生吃它们。

捉盐水龙虾、螃蟹或是小虾作为食物，可以到距离岸边 10 m 左右的海水中寻觅它们的踪迹。在夜间，小虾对亮光很敏感，会游到有光的地方，只要张开网，很容易抓到它们。另外，在网或鱼钩上放上一些诱饵，就能捕捉到龙虾和螃蟹。螃蟹喜欢在海浪边猎食，可以在那里放上诱饵，也能捉到它们。根据龙虾和螃蟹的习性，捕捉它们的最佳时间是夜里。所有的软体动物、甲壳类动物及鱼类都必须烹煮后食用。淡水中一般有很多有毒生物、人类或动物产生的污染物，甚至是工农业污染物。

可食用的软体动物包括章鱼和贝类，如蜗牛、蛤、贻贝、牡蛎、藤壶、玉黍螺、石鳖及海胆等。很多蜗牛或淡水玉黍螺都生活在针叶林地带的淡水水域中。蜗牛的形状不一，可能是圆头的，也可能是尖头的。如果是在大海边，则要仔细查看潮汐过后的潮湿沙土，或是小水坑。很多贝类都会黏附在深海的珊瑚礁或是海边的石头上。在水较浅的地方，或能看到岩石上有蜗牛和帽贝。石鳖是体型大一些的蜗牛，它的附着地点是岩石水面以上的部分。

贻贝的聚集地点是在有很多细碎石头的池塘里、巨型石头的底端，以及圆木上。注意，夏天时，有些生活在热带地区的贻贝是含毒的，不能食用。生活在 3 个昼夜内发生过红潮水域的贝类和鱼类，同样不能食用。在吃软体动物之前，需将它们放入锅中烹煮，或者直接放到火上烧烤。如果将这些软体动物和可食用的绿色植物一起烹煮，其味道会很好。有一种软体动物不能食用,那就是水域很深,依然漂浮在水体表面上的软体动物。

从鱼类中获取蛋白质和脂肪等营养,一直很受推崇,尤其适合野外生存这种情况。想要成功捕到它们,需要对鱼的基本习性有所了解。例如,风暴侵袭之前,鱼一般会拼命进食。在风暴结束后,水面就会涨高,且水质浑浊不堪,鱼这个时候进食很少。当黑夜来临,鱼会向着有亮光的地方游去。当遭遇很强的水流冲击时,鱼会选择有水涡的地方休息,如岩石边上。鱼还喜欢生活在水塘中,这里水草密集,还会有些木头、岩石类的物体,适合鱼掩藏自己。淡水鱼一般没有毒性。但是,鲶鱼的鱼须和背鳍上会有比较尖的突起,在吃鲶鱼时,容易被扎伤,且很容易感染病菌。几乎所有的淡水鱼都必须烹制,这样才能杀灭鱼中的寄生虫。由于海洋的水是咸的,所以海水鱼里一般没有寄生虫,可以生吃。但靠近淡水水域或暗礁附近的海水鱼需煮熟后才能吃。我们能见到的鱼一般都可以当作食物,但一些鱼的器官含有毒素,还有一些鱼因为吃了有毒的食物,自身也具备了毒性。雪卡毒素就是一个典型的例子。生活在热带和亚热带的海水鱼由于吃了含有雪卡毒素的藻类,致使毒素在体内越积越多,并且遍布在鱼身的大小组织中。想要靠人工的处理办法,如干燥、烟熏、浸泡或者烹煮来消灭雪卡毒素,根本不可能。含有雪卡毒素最常见的海水鱼包括黄合鲳、梭鱼、鲷鱼、鳞纯鱼、鲭鱼和石斑鱼等。很多在温带水域生活的鱼体内都有雪卡毒素。但产生毒鱼的概率很小,且不受鱼的种类和鱼生活地点的限制。有些海水鱼有毒,不能食用,如密斑刺纯鲀、角鱼、棘鱼、棘鳞蛇鲭和河鲀等。

在淡水水域,最常见的两栖动物就是青蛙。青蛙喜欢待在比较稳定、安全的水边。当它们意识到身边有危险时,会立刻跳入水中,并且把自己的身体埋进泥土里。青蛙的皮肤十分光滑、有湿度。有一些青蛙有毒,如色彩鲜亮或是背上有"X"标记的青蛙,以及树蛙。务必要分清蟾蜍和青蛙。蟾蜍的皮肤表面有大小不一的疙瘩,且很干燥,它们喜欢生活在比较干燥的陆地上,而不是水边。一些蟾蜍在进行防御时,其皮肤会分泌出含毒素的物质。所以,一定不要靠近或接触蟾蜍,更不要把它们当作食物。蝾螈也不能吃。这是因为只有25%的蝾螈无毒,所以去赌自己捉到的蝾螈没毒,是一件非常冒险的事情。蝾螈的生活地点在水边,且皮肤湿润、光滑,它的4只脚上分别有4个脚趾。

爬行动物同样含有很高的蛋白质,在吃爬行动物之前,需对它们进行反复清洗,然后放入锅中彻底煮熟。所有爬行动物的皮肤上都有大量的沙门氏菌,并且是这种细菌的主要携带者。典型的例子就是海龟和蛇。人类最易感染它们身上的沙门氏菌。当我们自身免疫比较差或营养不良时,沙门氏菌很容易乘虚而入,危害人的生命。烹煮爬行动物时要使其熟透,并且在接触过爬行动物后要仔细清洗自己的双手,这样才能很好地消灭沙门氏菌。

蜥蜴在世界上的分布区域很广,它们的皮肤是鳞状的,且很干燥,蜥蜴的4只脚分别有5个脚趾。世界上有毒的蜥蜴有2种,一种是希拉毒蜥,另一种是墨西哥珠毒蜥蜴。一般来讲,蜥蜴尾端的肉味道最好,且处理起来比较容易。巨蜥和绿鬣蜥的嘴中和牙齿上都附着着沙门氏菌,所以在捕猎它们时,一定要特别注意和小心。把海龟当食物也不错。蛇鳄龟的肉吃起来口感很丰富,味道有7种之多。蛇鳄龟的肉一般集中在前后肩的四周,在其脖颈处也有些肉。闭壳龟很常见,却不能充当食物,因为这种龟以吃毒蘑菇为生,它们的身体中有很多毒素,且烹制不能去除毒素。玳瑁海龟一般是在大西洋中,其胸腺含有毒素,所以不要捕食这种海龟。毒蛇、美洲鳄鱼、鳄鱼及大型海龟都带有攻击性,所以不要去碰它们。

大部分的鸟都可以吃,虽然味道参差不齐。但有一种鸟有毒,不能吃,那就是生活在新几内亚的黑头林鹏鹀。了解动物习性是捕获它们的一个前提。我们也需要对鸟的习性有一定认识。一些鸟,如鸽子,会在夜间回巢休息,所以在夜里只要找到鸟窝,就能轻松抓到它们。还有一些鸟，在筑巢期会紧紧守住自己的窝，有危险也不飞走。当我们清楚这些鸟的筑巢时间与地点，抓到它们就会很容易。

哺乳动物含有丰富蛋白质，且在美洲人的眼中是非常美味的食物。但捕获哺乳动物不那么简单，需要特别小心。一般想要抓到哺乳动物，需要设置陷阱或网。这些人为的痕迹一旦被敌人发现，则会增加自己的危险。并且，人无法与很多大型哺乳动物对抗，所有的哺乳动物都有牙齿，它们在反抗时，会撕咬对方。即使是体型小、看起来弱的松鼠，造成的伤害也是不可小觑的。一旦被咬伤，就要承担伤口感染的风险。当要捕捉似乎力量弱小的哺乳动物幼崽时，若是被其母亲发现，会对捕捉者发起凶猛地攻击。只要动物面临生命危险，都会与敌人进行鱼死网破的抗争，这是普遍的道理。不是所有哺乳动物都能被当成食物，如海豹和北极熊肝脏内的维生素 A 有毒。鸭嘴兽是一种半水生半陆生的哺乳动物，生活在澳大利亚和塔斯马尼亚的鸭嘴兽，其后腿上的爪子有毒。另外，如果吃负鼠这一类带有大量细菌的哺乳动物，患病可能性会大大增加。

（2）植物类食物：可食野生植物包括可食的野果、野菜、藻类、地衣、蘑菇、蕨类等。对可食野生植物的识别是野外知识的主要内容。我国地域广大，适合各种植物生长，其中能食用的就有 2 000 种左右。我国常见的可食野果有：山葡萄、笃斯、黑瞎子果、茅莓、沙棘、火把果、桃金娘、胡颓子、乌饭树、余甘子等，特别是野栗子、椰子、木瓜容易识别，是应急求生的上好食物。常见的野菜有苦菜、蒲公英、鱼腥草、马齿苋、刺儿草、荠菜、野苋菜、扫帚菜、菱、莲、芦苇、青苔等。野菜可生食、炒食、煮食或通过煮浸食用。

但是，一般人需要在专家指导下经过一定时间的训练才能掌握这些知识。这里介绍一种最简单的鉴别野生植物有毒无毒的方法，供紧急情况下使用：将采集到的植物割开一个小口子，放进一小撮盐，然后仔细观察是否改变原来的颜色，通常变色的植物不能食用。

3. 寻找避身所　避身所在紧急关头可以让我们幸免于难，得益于它们，我们可以不必遭受阳光暴晒，不用经受风吹雨淋，可以避免被昆虫叮咬，甚至被敌人追踪。可以说，避身所在给我们带来安全感的同时，也帮我们坚定了求生的意志和信心。

最理想的情况就是找到一个天然的避身所，并根据需要对其进行适当改造。若没有天然的避身所，那么自己动手建造时切勿将其建得太大，过大的避身所非但会造成资源浪费，更不利于在寒冷的天气里确保身体的温暖。

当身处困境，急需找到一个避身所时，要首先明确自己到底需要一个什么样的地点。通常情况下，避身所需要具备以下 2 个条件：①手边有现成的建造避身所的材料。②这个地点足够宽敞、平坦，以确保能平躺下来。另外，还要考虑与之相关的更多因素：是否足够隐蔽，能躲过敌人的搜索；是否有伪装起来的脱险路线；是否能够向外界发出信号；周围是否有对人体有害的爬虫、毒草等；周围是否有可能来袭的猛兽、可能滚落的石块或可能掉落的树干等；如果靠近水域，是否避开了最高水位线以下的区域；如果在山区，是否避开了山石崩塌的区域；如果在山脚，是否避开了山洪暴发的区域。

不同类型的避身所需要不同类型的材料，利用雨披可以建造雨披单坡避身所，或者建造利用悬挂树枝的雨披帐篷和用 A 型支架支撑的雨披帐篷；利用降落伞可以建造三杆圆锥形降落伞帐篷、单柱降落伞帐篷和无支柱降落伞帐篷。

大自然馈赠给我们很多天然的避身所，例如灌木丛、小型的凹陷处、洞穴、岩石裂缝、山脚巨石、枝丫较矮的大树、枝叶浓密的倒下的大树等。在有效利用这些避身所时，有些问题不能忽视，例如：一定要避开地势较低的区域，如深沟、山谷、河床等，因为这些地方晚上会有寒风来

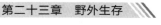

袭,且容易滋生蚊虫;一定要查看附近是否有毒蛇、蝎子、毒虫、食人蚁等对人体有害的小动物等。

4. 生火　火能够满足人类多种生存所需,不但可以给人提供温暖,也可以用来保存食物和加工食物。在很多时候,火还可以用来净化水源、消毒、发出求救信号、消除野生动物的威胁,以及用火加工各种利于我们生存的工具和武器。所以说,在野外的求生环境下,使用火的技巧和能力甚至在一定程度上决定了人的生存命运。

当然使用火也存在些一些问题,比如暴露自己的行踪。敌人会根据火产生的光亮、烟雾和气味进行跟踪。在干燥的季节,火还会导致森林火灾或者烧毁重要的装备,甚至烧伤自己。有些人在天冷或封闭的场所用火,会导致一氧化碳中毒。因此在使用火的过程中,要在实际所需和火的各种负面影响之间做出权衡。

生火地点直接影响着火的三要素,生火之前一定要选择适合的生火地点,并做好充分的生火准备。一般来讲,需要考虑以下因素:了解你所处地区的气候、天气特征和地形地貌;可以用于生火的工具;时间;必要性,生火是必须的,还是仅仅是一种辅助;安全。确定好这些要素之后,要找到一个干燥、避风的区域,这个区域和你避身所的距离要恰当,太近或太远都不合适。这个区域要确保热量能够集中在生火点,有足够的干燥易燃的引火燃料。如果是在茂盛的森林或者低矮的灌木丛,则要将生火地点及其周围的植被清除干净,只有这样才能防止森林火灾的发生。如果条件和时间都允许,最好能够搭建一个火墙,用以帮助火产生的热量聚集到你需要的地方,还能避免火势乱窜,保证燃火安全。

最常见的生火材料是火绒,这种干燥的材料燃点很低,甚至一个火星就足以使其燃烧。当然,火绒必须保证绝对干燥。如果生火装置比较单一,那么最适合的火绒就是烧焦的布料。它能够使火星持续较长时间,可以在这段时间内将火绒放到易燃的地方产生火苗。

引火物大多是木质材料,可以将已经燃烧的火势迅速蔓延,扩大燃烧面积。干燥的小树枝是引火物的最佳选择,一些干燥、松软的木柴也可以,有些含有松脂的木柴也容易燃烧。这些引火物都能够迅速燃烧起来,但是软木柴并不是上好选择,因其容易飞溅火花,而且燃烧迅速,很快就燃尽,需要的燃料量很大,消耗太多。

点火前,要保证你已经完全准备好了火绒、引火材料、薪材等,并能保证材料可以维持火堆持续燃烧,然后从迎风的一面开始点火。点火的方法分为 2 类:现代方法和原始方法。现代方法包括火柴、凸透镜、金属火柴等。原始点火法是人类的祖先在生产、生活条件不发达的情况下使用的方法,需要花费较长的时间。原始方法最常采用的是直接产生火星的方法,大多数情况下是使用打火石和打火镰。可以用一块碳钢(不锈钢很难产生火星)反复敲击打火石或其他坚硬的石头,这个过程十分漫长,待到火星溅到火绒上之后,缓缓吹气保持火星旺盛,直至燃成火苗。火犁是利用摩擦作用来产生火苗。一般是在一块软木上凿出一个槽,然后用一个钝头的硬木棒在槽里用力划动,这种划动会产生很多碎屑。继续用力划动,最后因摩擦生热而使木屑燃烧。弓弦钻钻木取火法是摩擦取火常用的方法。它与其他摩擦取火法的原理一样,但更易于操作,即使是在潮湿的环境下也能使用。

5. 判定方向　军人在没有地形图和指北针等制式器材的情况下,要掌握一些利用自然特征判定方向的方法。

利用太阳判定方位非常简单。可以用一根标杆(直杆),使其与地面垂直,把一块石子放在标杆影子的顶点 A 处;约 10 min 后,当标杆影子的顶点移动到 B 处时,再放一块石子。将 A、B 两点连成一条直线,这条直线的指向就是东西方向,与 AB 连线垂直的方向则是南北方向。若在北半球,则向太阳的一端是南方,反之则是北方。

利用指针式手表对太阳的方法判定方向。方法是:手表水平放置将时针指示的(24h制)时间数减半后的位置朝向太阳,表盘上12时刻度所指示的方向就是北方。假如时间是16时,则手表8时的刻度指向太阳,12时刻度所指的就是北方。

夜间天气晴朗的情况下,可以利用北极星判定方向。寻找北极星首先要找到大熊星座(即北斗星)。该星座由7颗星组成,就像一把勺子一样。当找到北斗星后,沿着勺边A、B两颗星的连线,向勺口方向延伸约为A、B两星间隔的5倍处一颗较明亮的星就是北极星。北极星指示的方向就是北方。还可以利用与北斗星相对的仙后星座寻找北极星。仙后星座由5颗与北斗星亮度差不多的星组成,形状像"W"。在"W"字缺口中间的前方,约为整个缺口宽度的2倍处,即可找到北极星。

利用地物特征判定方位是一种补助方法。使用时,应根据不同情况灵活运用。独立树通常南面枝叶茂盛,树皮光滑。树桩上的年轮线通常是南面稀、北面密。农村的房屋门窗和庙宇的正门通常朝南开。建筑物、土堆、田埂、高地的积雪通常是南面融化得快,北面融化得慢。大岩石、土堆、大树南面草木茂密,而北面则易生青苔。

在野外迷失方向时,切勿惊慌失措,而要立即停下来,总冷静地回忆一下所走过的道路,想办法用一切可利用的标志重新制定方向,然后再寻找道路。最可靠的方法是"迷途知返",退回原出发地。

在山地迷失方向后,应先登高望远,判断应该向什么方向走。通常应朝地势低的方向走,这样容易碰到水源,顺河而行最为保险,这一点在森林中尤为重要。因为道路、居民点常常是滨水邻河而筑的。

如果遇到岔路口,道路多而令人无法选择时,首先明确要去的方向,然后选择正确的道路。若几条道路的方向大致相同,无法判定,则应先走中间那条路,这样可以左右逢源,即便走错了路,也不会偏差太远。

6. 发出求救信号　如果没有战斗,尽可能在附近最高的地方寻找一个平坦开阔的空地,然后想方设法发出最醒目的信号。但是如果在战斗中,必须提高警惕,以免发出的信号将敌人吸引过来。选择的空地要保证能够让飞机看见,附近还必须要有一个可以躲藏的地方。为了不让敌人发现信号,最好选择在你和敌人之间有小山之类的阻挡物的地方发射信号。在发射信号前要彻底侦察周围的环境,如果周围有敌人的部队,就另择一处。

最安全快速的发信号方法大概是无线电。使用无线电既能够使信息最快地传递到战友那里,也能使你很快就能收到他们的回复。

其他发信号的方法包括视觉信号、音频信号等。视觉信号包括火、烟及其他类似信号,在黑暗的地方,火常用来发出视觉信号。生3堆火,让它们形成一个三角形,是国际通用的求救信号。或将火堆排成一条直线,彼此相隔25m,火堆燃烧后形成的热炭堆同样能让装有红外线或热敏探测仪的飞机侦察到。

把树烧着是另外一种吸引救援人员注意的方法。含有树脂的树木容易被点燃,即便它们是绿色的、潮湿的。在树还没有全部被烧完之前,可以砍掉一些小树扔到火堆里,这样可以产生更多的烟,使信号更容易被发现。但燃烧的树一定要远离其他的树木,以免引发森林火灾,威胁到自己的安全。

如果在白天受困,可以做一个烟发生器,以引起救援人员的注意。国际通用的受困信号是三柱烟。为了让信号能更好被识别,需要想办法使烟的颜色和周围的背景颜色区别开来。背

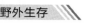

景色浅,就要使用黑烟,反之亦然。如果想要白色的烟雾,可往火里添加一些绿色的树叶、苔藓或者直接浇适量的水。如果想得到黑色的烟雾,可以往火上加一些橡胶、在石油中浸泡过的碎布等。风和日丽的日子里,用烟做信号最佳,但在大风、雨、雪、冰雹等恶劣天气中,烟会被驱散,便很难被发现了。

烟雾手榴弹的使用方法和火大同小异,务必保持手榴弹干燥,使用烟雾手榴弹时要避开周围的植物,以免引燃,发生火灾。国际公认的求救颜色是红色,一旦向空中释放出了这种颜色的烟雾,那么得到救援的概率会大大增加。

飞行员的救生衣中一般都有 M185 信号装置,包括 1 支信号枪,枪上用尼龙绳绑着 1 粒燃烧弹。它发出的声音和手枪射击发出的声音有些相似,燃烧弹射程 150 m,直径大约是 3 cm。

微型火箭筒是信号枪的更新装备,只是信号枪依靠弹力,而它则靠喷气获得动力。其射程最大是 300 m。在顺利发射之前,要把燃烧弹推进套管里并固定牢固,而非拧进去。

曳光弹和信号枪一样,飞行员若是没有识别到就会误以为是敌人的火力,因此,要在释放完求救信号之后立刻将自己隐藏起来。使用它时,切记不要向飞机的前方发射。

在阳光充足、天气晴朗的白天,镜子也是不可忽略的一种信号装置。晚上可以使用手电筒或者频闪灯向飞机发出求救信号。

除了视觉信号,可以向搜救者发出音频信号,常用来发出音频信号的装置有无线电设备、哨子和枪等。无线电信号设备是军队飞行员救生背心里的一部分,不但可以传送信令,还可以传送声音。近距离发信号可以使用哨子。有记录的案例显示,哨声可传达 1.6 km,专门制作的哨子声音比从人口中吹出的声音传播更远。在一些特殊情况下,可用火器释放信号。常用的求救信号是有明显时间间隔的 3 声枪响。

7. 常见野外伤病急救

(1)淹溺急救:淹溺是指人被淹没在水中或其他液体里,因为液体充塞呼吸道和肺泡或反射性引起喉痉挛而导致缺氧和窒息,使人处于临床死亡状态。溺水时可能会有大量的泥沙、杂质、水等经过口、鼻灌入肺内,进而引起呼吸道阻塞、缺氧和昏迷,甚至导致死亡。淹溺的症状为严重缺氧、高碳酸血症和代谢性酸中毒。对于那种从水中救出来后出现暂时窒息且还有大动脉搏动的情况,医学上称为近乎淹溺。

按照吸进体内的水的性质不同,淹溺可分为海水淹溺和淡水淹溺。按照吸进体内的水的多少不同,淹溺可分为干性淹溺和湿性淹溺。干性淹溺出现的概率为 10%,湿性淹溺出现的概率为 90%。前者的症状是因喉痉挛而窒息,呼吸道或肺泡内没有或仅有很少水吸入,后者是喉部肌肉松弛,吸入大量水,水充塞呼吸道和肺泡,导致窒息。

一般情况下,淹溺者会呼吸停止、大动脉搏动消失、神志不清,处于临床死亡状态。具体的症状是:头痛、剧烈咳嗽、视觉障碍、胸痛、呼吸困难、咳粉红色泡沫样痰、面部肿胀、球结膜充血、皮肤发绀、口鼻充满泡沫或泥污、抽搐、昏睡、昏迷、肌张力增加、呼吸急促或停止、心律失常、心音微弱或消失、腹部膨胀和四肢厥冷等。淹溺到海水中的人还会感到口渴,稍后还会有寒战、发热等症状。由于溺水时间不同、吸入体内的水量不同和水的性质不同等,淹溺者的临床表现差异较大。

发现溺水者后要抓紧时间对其进行抢救,有序地褪去溺水者的衣服、鞋帽等。救护者可以迅速游到溺水者所在的水域,看准溺水者的位置,用自己的左手握住溺水者的右臂或抱住溺水者的腰部,然后努力朝岸边游去。但是,注意千万别让溺水者缠住你的身体,以免危及自己的性命。如果溺水者不习水性,救护者可以在救助之前准备好救生圈、救生衣或者浮力较强的泡沫板、木板等。救助溺水者时,要使其头向后仰,口朝上张,争取让其口、鼻都露出水面,呼吸到空气。将溺水者救上岸后可将其舌头拉出口外,然后把口、鼻腔中的泥沙秽物清理出来,使其呼吸道能够通畅,呼吸不受阻碍。如果溺水者还有心跳,能够微弱呼吸,救助者可以让溺水者俯卧、低头,把腹部垫高,轻压其背部,把其肺部和胃内的积水挤压出来。如果溺水者已经没有呼吸和心跳,救助者要马上对其进行人工呼吸和胸外心脏按压,常用的方法有吸氧、口对口人工呼吸和气管插管等。等急救稍有进展,应马上把溺水者送往医院进行进一步的专业治疗。

(2)骨关节伤急救:在野外生存时,人很容易受伤,骨折、脱臼和扭伤都较易发生。骨折可分为2种类型:开放性骨折和闭合性骨折。开放性骨折时断骨可能会刺破皮肤,会有明显的伤口,这种情况容易引起病菌感染,使治疗变得更加困难。在夹板固定前要把断骨复位、断肢摆直,这会引起剧烈疼痛,如果伤员已经昏迷,可以直接完成。闭合性骨折是指断骨没有刺穿皮肤或裸露在外。触动受伤部位时疼痛会尤为剧烈,是受到从外部来的强烈冲击所引起的骨、关节及肌腱的伤害,非专业人员不容易判断究竟是哪部分受到破坏。严重骨折也会因休克而引起脑出血及呕吐。无论任何状况,都要严格遵守下列注意事项:①不可随意搬动伤员。因为患处一定有内出血或淋巴液的渗出现象,如果搬动的话会使患处肿起,从而迟延治愈的时间;②把患部抬高;③进一步冷敷患处也很重要。以上3点是处理初期伤员的三原则。万一非移动不可,也要先将患处固定,不让它晃动。这时可利用木板及绷带(具有弹性)来包扎,其实从外表上看就知道有变化,例如,手脚已朝着不自然的方向弯曲或一侧手臂或腿过长或过短等不协调情况,非专业人员绝不可以随意修复,因为这样做很可能会让病情恶化。如果折断的骨骼刺破皮肤而露出外面时(复杂骨折),可能会因细菌感染而并发骨髓炎,因此需用清洁的布包扎患部以避免和外界接触,再立刻送医急救。如果有希望获得医疗帮助,可以简单固定伤肢,留待以后专家治疗。否则,应积极主动地寻求减缓病情的方法,免除伤员发生极痛苦的肌肉痉挛。比照正常的另一肢体,将断骨牵引复位,再加以固定包扎,这时需要夹板,可以利用各种材料,如登山杖、树枝、折叠的报纸等,固定整条断肢。为了增加稳定性,在没有夹板的情况下可将伤肢与另一侧肢体一起绑扎。在双肢之间空隙部位填充衬垫,使得伤肢保持合适的位置。在新肢上下及邻近关节之间用柔软结实的材料绑牢扎紧。所有绳结应位于同一边,平结会便于检查伤口。按时检查双肢的血液循环是否通畅。至于悬吊材料,三角形绷带十分理想,布料、腰带等在紧急时也可使用。不能用绑绳直接捆扎伤口,或者让绳结压住伤肢。

(3)海水疮:皮肤伤口长时间接触海水会引起海水疮。在有衣物紧贴的腰部、脚踝及腕部的皮肤部位也会长海水疮。疮口结痂化脓时,不要企图揭开痂、挤出脓水。如果条件允许,可以用淡水冲洗一下疮口,然后自然晾干。如果身边携带消毒剂,可以在疮口上抹一些。

(4)晕动症:晕船虽然不至于使海上遇险者直接死亡,但它能对机体造成不利的影响。恶心、呕吐会使体液大量丧失,加重脱水引起的全身症状,使工作能力降低。有的人因严重晕船无法与营救飞机合作或难以登上飞机。对于晕动症的预防,一是服用化学药物,如阿托品;二是简易防护措施,如头后倒平卧,靠近船的重心坐,通风,转移注意力等,如果有剧烈呕吐、脱水和低血压症状,应静脉补液和补充电解质。

(4)日光灼伤:在海上求生时,日光灼伤是比较严重的一种问题。为了避免日光灼伤,可以将头和皮肤遮挡住,尽量待在阴影里。如果有,可以涂抹一些防晒霜或护唇膏。

(5)海蜇蜇伤:海蜇又称为水母,伞盖下长有触角,触角上有毒刺,当人的皮肤被刺伤后,毒液进入人体容易引起过敏反应。被海蜇蜇伤后,依据不同人的体质或海蜇的种类,病情较轻者会感到触电般的刺痛感,被刺皮肤周围会出现红斑,感觉瘙痒。过敏体质的人可能会立刻长水疱或严重的瘀斑,伴随剧痛及瘙痒,皮肤红肿。对毒素非常敏感的人病情会比较严重,毒素会蔓延至全身,出现头痛、眩晕、痉挛麻痹、血压升高、关节疼痛、恶心、腹泻、吞咽困难、肾衰竭等症状,严重者甚至会休克或死亡。

发现身体局部被海蜇蜇伤后,千万不要抓挠伤口处,要及时上岸或上船接受帮助,取海水或备用的碱性溶液(如碳酸氢钠溶液、明矾水等)轻轻冲洗伤口。不要用淡水冲洗,淡水可能会刺激滋生新的残留毒素。也可以用含沙的海水搓揉伤口处,或用肥皂水冲洗。然后擦去留在皮肤上的海蜇触手或毒液,将伤口浸泡于温水中,不要用冰按压伤口,也不要用毛巾擦洗伤口。之后把醋酸或炉甘石洗液涂抹在伤口上,持续擦拭直至痛感消失。治疗人员要戴好手套,防止自己被蜇伤。如果伤者出现呼吸困难等紧急情况,应让其采取坐姿,两腿下垂,保持口、鼻等呼吸道的畅通,然后寻找专业救护。口腔被蜇伤者要持续漱口,眼部被蜇伤者要用淡水清洗。为防止病情加重,被海蜇蜇伤后最好立即前往医院进行专业治疗。专业人员治疗时应对伤口进行切片,通过化验找出伤者被哪种海蜇蜇伤,以便对症下药。

(范君言　曹广文)

主要参考文献

[1]牛贵君,朱银华.低温环境适应性训练[J].军事体育学报,2014,33(01):45-46.

[2]朱银华.野外生存训练工具需求[J].军事体育学报,2017,36(2):2:77-78.

[3]李涛,李浩.高校学生野外生存生活训练的实践研究[J].当代体育科技,2018,8(09):38-39.

[4]张向阳,杜思铭,王佳,等.湿热环境下极限训练热射病的防治研究[J].空军航空医学,2022,39(04):139-142.

[5]陈立,侯兵.野外生存实战化训练面临的问题及对策[J].军事体育学报,2017,36(1):39-41.

[6]高卫东.青少年开展野外生存训练的探究[J].体育科学进展,2022,10(3):378-381.

[7]梁羲.野外生存:吃的技巧[J].人与自然,2017(2):100-105.

第二十四章　南海军事救生本草

　　南海在我国具有重要的战略地位和意义。作为中国周边最大的边缘海,南海占据着极其重要的地理位置,是我国南部的重要安全屏障。同时,南海及其周边海域还兼具巨大的航运价值和军事价值。南海作为中国海基核力量,是中国航空母舰编队进行驻屯、集结、隐蔽、训练和作战的重要场所,很多军事活动都需要在南海开展,其中野外战事占重要部分。野外作战意味着更多未知的危险,在这样特殊环境下作战的部队需要掌握周边自然环境和气候的基本情况,评估野外生存可能遇到的风险及可供利用的自然资源。部队官兵通过掌握自然资源利用的知识和技能,解决野外作战过程中可能出现的水源、食物及药物匮乏等问题,并降低误食、误用有毒食物的风险,从而提高部队野外生存和野外作战的能力。

　　本章主要围绕南海的气候环境、植被特点,南海野外作战人员工作中可能的危险和相关治疗草本,南海作业中可能遇到的有毒草本3个方面进行了综合叙述,帮助在南海进行野外军事作业的相关人员掌握相应的知识和技能,了解南海的环境特点和植被资源,做到趋利避害,充分利用植物草本资源,为野外作战工作提供重要保障。

第一节　南海的地理、气候及植被特点

一、南海的地理特点

　　南海在中国南方,位于太平洋西部海域,中国三大边缘海之一。该海域自然海域面积约350万平方千米,为中国近海中最大、最深的海区。南海南北纵跨约2 000 km,东西横越约1 000 km,北起广东省南澳岛,与中国台湾岛南端鹅銮鼻一线,南至加里曼丹岛、苏门答腊岛,西依中国、中南半岛、马来半岛,东抵菲律宾,通过海峡或水道东与太平洋相连,西与印度洋相通,是一个东北—西南走向的半封闭海。南海海区面积达350多万平方千米,南沙、西沙、中沙、东沙群岛是南海诸岛的主要组成部分,诸岛气候暖热湿润,除部分珊瑚岛外,植物都非常繁茂。

二、南海的气候特点

(一) 气候概况

　　南海属于热带海洋性季风气候,加上南海周边很多海洋区域及岛屿气候的影响,造就了其独特的生态环境。南海位于北纬23°37′以南的低纬度地区,北抵北回归线,南跨赤道进入南半球,南北跨纬度26°47′。绝大部分处在热带气候区,其热带海洋性季风气候显著,是东亚大气运动动力、热量和水汽的重要发源地,具有极丰富的光、热、水资源。在热带海洋性季风气候影响下,南海气候呈现全年高温、南北有别、雨量充沛、各月不同、季风交替、台风频繁、云量较大、海雾较少的特点。因纬度跨越较大,南海气候不仅有别于北面毗邻的广东、广西、云南、台湾等省区的南部热带地区和海南岛的热带气候,而且三大群岛相互之间的气温与雨量等因素也存

在着空间和时间上的差异。

在中部和南部海区,终年高温高湿,长夏无冬,季节变化很小。在西南中沙群岛,年平均温度在26℃左右。月平均最低温度西沙为22.8℃(1月),南沙为25℃(1月)。月平均最高温度出现的时间,西沙是5、6月,南沙是4、5月。气温年较差只有6～8℃,而海上年较差更小。而在北部沿海和岛屿有较大季节变化,气温年较差在10℃以上,夏季温度高,雨量多,冬季前期相对干而冷,后期常有低温阴雨天气。南海季节划分大致是10月中旬至次年3月中旬为东北季风时期,这时冷空气入侵频繁,东北季风强而稳定。5月中旬至9月中旬为西南季风时期,多吹西南风,温度高,湿度大;北部沿海多雷暴和暴雨,台风影响频繁。春季过渡时期大约发生在3月中旬到5月中旬,秋季过渡时期一般为9月中旬到10月中旬。这两个时期风向多变。习惯上常把5～10月称为雨季,11月到次年4月称为干季。

(二)基本气象要素

1.气压 南海气压的季节变化与大陆高压的位置、强度和影响本海区低压的数量和强度有关。自南向北气压的季节变化逐渐增大。冬季亚洲高压是于1月出现的冷性高压,此时南海海区气压分布,呈西北高东南低型,因此形成了冬季南海的东北季风。夏季气压分布与冬季相反,海区气压分布呈西北低东南高,故形成了夏季南海的西南季风。南海的气压日变化有规律性,一天中以地方时10时和22时气压最高,4时和16时气压最低。

2.风 南海低空主要的气流为冬季的东北季风气流、夏季的西南季风气流及东北信风气流。风向和平均风速在不同气流、不同地区会有所不同。南海海区大风主要产生于冷空气活动和台风等天气系统。南海大风频率以东北部海区冬季月份为最大,向南逐步减小。当然还有类似飑之类的风象。南海的风主要受季节、天气、地区的影响,会呈现不同的状态。

3.海雾、霾 海雾是影响南海能见度的主要天气现象。南海海雾常伴有雨,出现时漫天迷蒙,也可能形成雾堤,严重影响能见度。海雾和沿岸雾都有很强的地理分布。雾的持续时间不同地区也迥异。南海的霾主要出现在冬、春季,以北部沿海和暹罗湾最多。

4.降水、雷暴

(1)降水:南海海区降水充沛,根据沿岸和岛屿记录,年平均降水量在1 200～3 300 mm,年降水天数一般超过125 d,雨季平均月降水天数约为20 d,24 h降水强度可超过500 mm。降水的多少主要受地区位置和该地区季风状况的影响。

(2)雷暴:南海海区的雷暴有较大的季节和地区变化,一般夏季多于冬季,沿岸多于开阔海面。东北季风时期雷暴活动较少,西南季风时期雷暴增多,特别是热带辐合带经常出没的地区雷暴较常出现。

5.温度和相对湿度 南海大部分海区处于热带,加之海洋影响,全年高温、高湿。

(1)气温:海区北部为副热带地区,温度有明显的季节变化。从北向南温度年振幅迅速减小,海区南部几乎没有季节变化。

(2)相对湿度:南海大部分地区全年相对湿度较高,其中北部海区湿度随季节变化稍大,呈现夏低冬高,这种季节变化随着纬度向南移而逐渐减小。南海相对湿度日变化大,呈早高午低。

(三)天气系统

1.冷空气 一般每年9月中、下旬开始有冷空气侵袭南海,次年5月下旬结束。据统计,每月平均有6次冷空气侵袭南海。其中以11月至次年2月最为频繁,占全年侵袭总数的

58％,这期间冷空气也较强。冷空气侵袭南海时,一般在冷锋过后不仅产生大风和降温,有时锋前、锋际会出现雾,锋后有降水。

2. 台风 南海是全球台风活动的主要区域之一,具有频数多、强度大、活动时间长的特点。根据资料统计显示,在南海生成或由西北太平洋生成后移入南海的台风,每年平均有 16.4 次。一年最多可达 24 次,最少为 8 次。南海每月都有可能生成台风,其中 6～11 月为活跃期,8～9 月为盛期。南海热带气旋活动的范围相对集中于北纬 15～21°海区。该海区内的热带气旋约占南海总数的 2/3,其中又以北纬 18～20°最多。其强度以台风为主,其次是热带风暴,较少为热带低压,所占的百分率分别为 38％、34％和 28％。

3. 西太平洋高压 西太平洋高压是太平洋副热带稳定少变的大型暖性天气系统,它的强度随着高度的增加而增强。其西部脊的方向、位置、进退和强度变化对南海的天气和气候有很大影响。西太平洋高压有着明显的季节变化。脊线位置冬季最南,夏季最北,从冬到夏脊线由南往北运动,从夏到冬由北往南运动。西太平洋高压还有短周期变化,即高压脊在西移时有短暂的东退,在北进中有短暂的南退现象。

4. 热带辐合带 热带辐合带为一稠密的绵延数千米的云带,或为许多个东西向排列的强弱大小不等的云团,在带内,由于气流辐合,常有低云、强雷暴、阵雨、龙卷风等恶劣天气,而且好坏天气交错出现。在带内常诱导生成南海低压,并可能发展成南海台风。据分析,80％以上的南海台风发源于此。

三、南海的植被特点

南海的植被非常丰富,以海洋中的藻类和岛屿陆地上的陆生植物为主,具有独特的应用价值。对于野外作战部队来说,要认识和了解这些植被,并且充分利用,才能在遇到创伤危险时做到及时处理。当然,植被中也有很多会对野外行动的人员造成伤害,因此相关人员应对这部分植物有识别能力,才能规避伤害。南海的植物主要由海洋浮游藻类、底栖和潮间带海藻及岛屿陆生植物三大部分组成。

(一)海洋浮游藻类

藻类被誉为海底"森林"和"草原",南海的浮游藻类植物以单细胞藻类为主,其中,金藻门的硅藻和甲藻门的甲藻是主要的单细胞藻类浮游植物,其个体数量巨大,主要通过细胞横裂或纵裂进行繁殖。单细胞藻类含有丰富的碳水化合物、蛋白质、脂肪、维生素和矿物质等成分,是人类及各种动物的生存和创造海洋生产力的重要资源。南海各个区域藻类的分布各具特色。

西南中沙群岛海域的海洋浮游植物主要是各种藻类。据统计,西沙群岛海区浮游藻类共有 219 种,分 3 门 57 属。其中硅藻类最多,其次是甲藻类。主要的属种有角藻属、角刺藻属、根管藻属、星杆藻属和半管藻属。南海中部海区已发现浮游植物 245 种和 31 个变种,主要生态类群是硅藻、甲藻、金藻及蓝藻等,其中硅藻占绝对优势;中沙群岛海区有浮游植物 87 种,其中浮游硅藻类 68 种,甲藻类 13 种,蓝藻类有 5 种,黄藻类 1 种,均属热带、亚热带种群,少量属温带种群;南海南部海区浮游植物主要分布在次表层水中,计有 55 属 155 种,其主要生态类群也是硅藻、甲藻,次为蓝藻、金藻、绿藻等,其中硅藻占浮游植物总数量的 99.6％。硅藻类群中又以角刺藻属和菱形藻属为优势属种。其中,南沙群岛海区属于热带生物区系范畴,以硅藻和甲藻为主要生态类群。

(二)底栖和潮间带海藻

海洋底栖和潮间带藻类即通常所说的海藻,西南中沙群岛海区约有近千种,为我国四大海

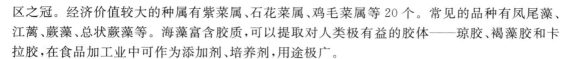

区之冠。经济价值较大的种属有紫菜属、石花菜属、鸡毛菜属等 20 个。常见的品种有凤尾藻、江蓠、蕨藻、总状蕨藻等。海藻富含胶质，可以提取对人类极有益的胶体——琼胶、褐藻胶和卡拉胶，在食品加工业中可作为添加剂、培养剂，用途极广。

（三）岛屿陆生植物

西南中沙群岛成陆时间不长，岛屿野生植物种类不多，有的岛洲甚至还没有野生植物。根据海岛资源综合调查资料显示，西沙群岛维管植物共有 296 种（含变种），隶属于 80 科，211 个属，其中资源植物有 283 种，占总种数的 95.6%，野生植物达 249 种，而以食用和药用的种类较多。常见的热带科植物有：紫茉莉科、豆科、露兜科、夹竹桃科、林戟科、藤黄科、菊科、莎草科、禾本科等，植被覆盖率为 43.72%。森林类型为珊瑚岛热带常绿林，热带海岸常绿乔木有海岸桐、白避霜花、橙花破布木；热带海洋型常绿灌木有草海桐、银毛树、水芫花、滨樗、许树、海巴戟天、露兜树、刺果苏木等；滨海沙生植被有苍蕾草、盐地鼠尾草、沟叶结缕草群落和粟米草科、厚藤、海刀豆群落；珊瑚岛沼湖植物有海马齿群落、羽状穗砖子苗、长叶雀稗群落等。

此外，还有人工栽培的椰子、槟榔、木麻黄、木棉、陆地棉、木瓜、杧果、柑橘、荔枝、番荔枝、番石榴、海棠树、花梨木、南洋杉、罗汉松、铁树、蒲葵、香蕉、剑麻等植物，共计 47 种，33 属。

第二节　南海地区救生本草在部队野外生存中的应用

野外生存意味着部队官兵将离开常住地到陌生的地方进行训练或军事作业。南海地区热带雨林气候潮湿，昆虫和蛇的种类较多，由于部分蛇有毒性，昆虫又是许多疾病的传播媒介，官兵易发生蚊虫叮咬或毒蛇咬伤的情况。此外，由于野外道路崎岖、草木锋利、地面湿滑，经常会导致人员跌倒、割伤或划伤等。缺水和食物匮乏也是部队在野外生存中难免面临的问题。南海地区自然资源极其丰富，然而部分植物在自然生长与进化过程中形成了较强的毒性，若不慎接触或食用将会严重损害健康，甚至危及生命。因此，在此环境下作战或训练的官兵需要对南海地区的环境和植被情况进行充分且深入的了解，识别南海地区野外生存可能面临的危险，并能充分利用野生植物来解决作战过程中可能导致的食品、淡水资源匮乏的问题，减少被毒蛇咬伤和蚊虫叮咬的问题，减少误食误触有毒植物所带来的伤害，同时因地制宜地采用野生植物制作生存工具或治疗疾病和创伤，保障身体功能，从而显著提高部队官兵在野外生存和野外作战的能力。

一、治疗毒蛇咬伤的本草

南海地区全年温度高、降雨量丰富，因气候垂直变化的影响，林木种类繁多，丛林中各类阔叶树、藤类植物的浓枝密叶，终年遮云蔽日。气候炎热潮湿，天气变化无常，雨多雾大，蛇类众多。蛇类大多喜欢栖息在温度适宜、离水不远、隐蔽条件好、阴暗潮湿、食物丰富及人迹罕见的幽静地方，如草丛山地、林区水边、沟角洞穴及远离村庄的偏僻农舍或废弃砖窑、防空洞、院落废墟等。部分蛇有较强的毒性，被毒蛇咬伤后可引起局部皮肤肿胀、毒素入血、肝损伤等危害，需尽快进行治疗，以减少蛇毒对身体的损伤。

1. 鸭跖草

来源：为鸭跖草科一年生草本植物鸭跖草的全草。

别名:三夹子菜、竹节菜、蓝花菜、鸭抓草。

分布情况:分布于我国东北、华北、华南、西南,以及朝鲜、日本、俄罗斯、越南。

识别要点:茎匍匐生根,多分枝,长可达1m,下部无毛,上部被短毛。叶披针形至卵状披针形,总苞片佛焰苞状,与叶对生,折叠状,展开后为心形,边缘常有硬毛,聚伞花序,果期弯曲,萼片膜质,长约5mm,内面2枚常靠近或合生;花瓣深蓝色;内面2枚具爪。蒴果椭圆形,2室,2片裂,有种子4颗。种子棕黄色,一端平截、腹面平,有不规则窝孔。

功效和主治:清热解毒,利尿。用于防治感冒、治耳疔和鼻疔等,对金黄色葡萄球菌、铜绿假单胞菌、痢疾杆菌、大肠埃希菌有一定抑制作用。

使用方法:采集嫩枝叶炒食或水煮后凉拌即可食用;与半边莲等配伍煎汤内服或捣烂外敷可治疗毒蛇咬伤;用本品60～90g,水煎服,约半数发热患者可在24h内退热,大部分48h内退热。

2. 七叶一枝花

来源:为百合科植物华重楼和七叶一枝花的根状茎。

别名:蚤休、重台根、草河车、重台草等。

分布情况:分布于不丹、越南、锡金、尼泊尔,以及我国贵州、云南、西藏、四川和台湾等地。生长于海拔1800～3200m的林下。

识别要点:植株高35～100cm,无毛;根状茎粗厚,外面棕褐色,密生多数环节和许多须根。茎通常带紫红色,基部有灰白色干膜质的鞘1～3枚。叶7～10枚,呈矩圆形、椭圆形或倒卵状披针形,先端短尖或渐尖,基部圆形或宽楔形;叶柄明显,带紫红色;外轮花被片绿色,狭卵状披针形;内轮花被片狭条形,通常比外轮长;雄蕊8～12枚,花药短,与花丝近等长或稍长;子房近球形,具稜,顶端具一盘状花柱基,花柱粗短。蒴果紫色,3～6瓣裂开。种子多数,具鲜红色多浆汁的外种皮。

功效和主治:有清热解毒、消肿止痛、凉肝定惊之功效。用于疔疮肿痛、咽喉肿痛、蛇虫咬伤、跌扑伤痛及惊风抽搐。

使用方法:治疔肿用鲜七叶一枝花根状茎、鱼腥草各30g捣烂外敷患处;治各种毒蛇咬伤用七叶一枝花鲜品捣烂外敷局部,或干品研细末调酒外敷局部;治毒蛇咬伤致使血液中毒,用七叶一枝花、王瓜根、徐长卿、蒲公英各15g,枳壳、栀子(炒)、半边莲、八角莲各9g,大黄、连翘各12g,野菊花、紫花地丁各18g,水煎服。

3. 紫花地丁

来源:属侧膜胎座目,堇菜科多年生宿根草本。

别名:野堇菜、光瓣堇菜、犁口菜(侗药名)。

分布情况:我国大部分地区均有分布。生于田间、荒地、山坡草丛、林缘或灌丛中。在庭园较湿润处常形成小群落。

识别要点:无地上茎,高4～14cm,叶片下部呈三角状卵形或狭卵形,上部者较长,呈长圆形、狭卵状披针形或长圆状卵形,花中等大,紫堇色或淡紫色,稀呈白色,喉部色较淡并带有紫色条纹;蒴果长圆形,长5～12mm,种子卵球形,长1.8mm,淡黄色。

功效和主治:清热解毒,凉血消肿,清热利湿。主治疔疮、痈肿、瘰疬、黄疸、痢疾、腹泻、目赤、喉痹及毒蛇咬伤。

使用方法:内服煎汤,鲜品30～60g;外用则适量捣烂外敷。

4. 半边莲

来源:为桔梗科植物半边莲的干燥全草。

别名:急解索、细米草、水仙花草、瓜仁草。

分布情况:分布于我国长江中下游及以南各省区;印度以东的亚洲其他各国也有分布。

识别要点:茎细弱,匍匐,节上生根,分枝直立。叶互生,无柄或近无柄,椭圆状披针形至条形。花通常1朵,生分枝的上部叶腋;花梗细,小苞片无毛;花萼筒倒长锥状;花冠粉红色或白色。蒴果倒锥状,种子椭圆状,稍扁压,近肉色。

功效和主治:清热解毒,利尿消肿。用于痈肿疔疮、蛇虫咬伤、水肿、湿热黄疸、湿疹及湿疮。

使用方法:用鲜品捣烂外敷,可用于乳痈肿痛。与白花蛇舌草、虎杖、茜草等同用,可用于毒蛇咬伤、蜂蝎螫伤等症。与金钱草、大黄、枳实等同用,可用于水湿停蓄、腹水。内用煎服,干品10～15 g,鲜品30～60 g。外用适量。

5. 白花蛇舌草

来源:为茜草科耳草属植物白花蛇舌草的全草。

别名:蛇舌草、蛇舌癀、蛇针草、蛇总管、二叶葎、白花十字草、尖刀草、甲猛草、龙舌草、蛇脷草、鹤舌草。

分布情况:在我国分布于福建、广东、香港、广西、海南、安徽、云南等地;国外分布于热带亚洲,西至尼泊尔,日本亦产。生长于海拔800 m的地区,多生长于山地岩石上,多见于水田、田埂和湿润的旷地。

识别要点:为一年生披散草本,高15～50 cm。根细长,分枝,白花。茎略带方形或扁圆柱形,光滑无毛,从基部发出多分枝。花期春季。种子棕黄色,细小,且3个棱角。

功效和主治:清热解毒,利湿通淋。用于肺热喘咳、咽喉肿痛、肠痈、疔肿疮疡、毒蛇咬伤、热淋涩痛、水肿、痢疾、肠炎、湿热黄疸及癌肿。

使用方法:治痢疾、尿道炎使用白花蛇舌草50 g,水煎服;治疮肿热痛则使用鲜蛇舌癀洗净,捣烂敷之,干即更换;治毒蛇咬伤则使用鲜白花蛇舌草50～100 g,捣烂绞汁或水煎服,渣敷伤口。

6. 穿心莲

来源:为爵床科穿心莲的全草。

别名:一见喜、万病仙草、榄核莲、苦胆草、日行千里。

分布情况:我国福建、广东、海南、广西、云南常见栽培,江苏、陕西亦有引种。

识别要点:一年生草本。茎4棱,下部多分枝,节膨大。叶卵状矩圆形至矩圆状披针形,顶端略钝。花序轴上叶较小,总状花序顶生和腋生,集成大型圆锥花序;苞片和小苞片微小;花萼裂片三角状披针形,有腺毛和微毛;花冠白色而小,下唇带紫色斑纹,外有腺毛和短柔毛,2唇形,上唇微2裂,下唇3深裂,花冠筒与唇瓣等长;雄蕊2,花药2室,一室基部和花丝一侧有柔毛。蒴果扁,中有一沟,疏生腺毛;种子12粒,四方形,有皱纹。

功效和主治:清热解毒,凉血消肿。用于感冒发热、咽喉肿痛、口舌生疮、顿咳劳嗽、泄泻痢疾、热淋涩痛、痈肿疮疡及蛇虫咬伤。

使用方法:治疗毒蛇咬伤取新鲜穿心莲25 g,伽蓝菜75 g,捣烂冲米酒1次顿服;或取干品切碎,加米酒浸泡1～2周,过滤备用。对一般的炎症感染,可用穿心莲干草10～15 g煎服,每天1剂。对皮肤化脓性感染创面,可用穿心莲叶研末,制成1:4水溶液,浸纱布外敷创口。

二、治疗蚊虫叮咬的本草

受气候和自然环境条件影响,在热带及亚热带丛林地区执行任务的官兵常受到昆虫叮咬。蚊虫作为多种传染性疾病的传播媒介,被其叮咬轻者会出现红肿瘙痒,重者局部发炎红肿而产生水疱,甚至会出现继发性感染,如引发由病毒细菌导致的疟疾、黄热病、登革热和病毒性出血热、病毒性脑炎、丝虫病、流行性乙型脑炎等。因此,利用简单的方法驱避并减少蚊虫叮咬无疑是需要的。在长期的生存竞争中,自然界的许多植物已逐步进化出其独特的驱虫抗病特效,官兵应该掌握一些方法,在潜伏、侦察及作战隐蔽时就地采集植物以驱避蚊虫或治疗蚊虫叮咬,这对于减少蚊虫伤害和预防虫源性疾病具有重大意义。

1. 紫苏

来源:为唇形科紫苏属植物紫苏的带叶嫩枝。

别名:桂荏、白苏、赤苏、红苏、黑苏、白紫苏、青苏、苏麻、水升麻等。

分布情况:我国华北、华中、华南、西南及台湾地区均有野生种和栽培种。长江以南各省有野生,见于村边或路旁。

识别要点:茎高 0.3～2 m,绿色或紫色,钝四棱形,具四槽,密被长柔毛。叶阔卵形或圆形,长 7～13 cm,宽 4.5～10 cm,先端短尖或突尖,基部圆形或阔楔形,边缘在基部以上有粗锯齿,膜质或草质,两面绿色或紫色,或仅下面紫色,上面被疏柔毛,下面被贴生柔毛;侧脉 7～8 对,位于下部者稍靠近,斜上升,与中脉在上面微突起下面明显突起,色稍淡;叶柄长 3～5 cm,背腹扁平,密被长柔毛;轮伞花序 2 花,花萼钟形,下部被长柔毛,夹有黄色腺点,内面喉部有疏柔毛环,花冠白色至紫红色,雄蕊 4,花药 2 室,雌蕊 1,子房 4 裂,果萼长约 10 mm。花柱先端相等 2 浅裂。小坚果近球形,灰褐色。

功效和主治:解表散寒,行气和胃。现代药理学证明,紫苏叶具有止血、抑菌、抗肿瘤、止痒作用。入药部分以茎叶及籽实为主,叶为发汗、镇咳、芳香性健胃利尿剂,有镇痛、镇静、解毒作用,治感冒,因鱼蟹中毒之腹痛呕吐者有卓效。将新鲜紫苏叶捣烂敷上可止痛痒;子能镇咳、祛痰、平喘、发散精神之沉闷;叶可供食用,和肉类煮熟可增加后者的香味。

使用方法:适量煎汤服用。

2. 三叉苦

来源:为芸香科植物三叉苦的根和叶。

别名:三丫苦、三桠苦。

分布情况:分布于我国江西、福建、台湾、广东、海南、广西、贵州和云南等地。常生于海拔500～1 800 m 的疏林、灌木丛中。

识别要点:其根呈圆柱形,表面灰棕色或绿灰色,有细纵皱纹;质硬而脆,易折断。叶三出复叶,对生;小叶片多皱缩,完整者展平后呈长圆状披外形,先端渐尖,全缘或不规则披状,基部扁偏斜,狭小延长成短的小叶柄,上表面褐绿色,下表面色较浅,两面光滑无毛,有透明腺点。

功效和主治:清热解毒、祛风除湿。主治咽喉肿痛、风湿骨痛、疟疾、黄疸、湿疹、皮炎、跌打损伤及虫蛇咬伤等症。

使用方法:根 15～50 g,叶 15～25 g。外用适量,鲜叶捣烂或煎汤洗患处,也可阴干研粉调制软膏搽患处。

3. 艾叶

来源:为菊科植物艾的干燥叶。

别名:艾蒿、家艾。

分布情况:分布广,在我国除极干旱与高寒地区外,几乎遍及全国。

识别要点:茎具明显棱条,上部分枝,被白色短棉毛。单叶,互生,茎中部叶卵状三角形或椭圆形,有柄,羽状深裂,两侧裂片椭圆形至椭圆状披针形,中间裂片边缘均具锯齿,上面暗绿色,密布小腺点,稀被白色柔毛,下面灰绿色,密被白色绒毛;头状花序排列成复总状,总苞卵形,密被灰白色丝状茸毛,筒状小花带红色,外层雌性花,内层两性花。瘦果长圆形、无冠毛。

功效和主治:温经止血,散寒止痛。外用祛湿止痒。全草可用作杀虫的农药或薰烟用作房间消毒、杀虫药。

使用方法:煎服,3～9g,或入丸、散,或捣汁。外用适量,供灸治或熏洗用。把新鲜艾叶、青蒿、野菊花等捣烂涂皮肤上,可以防蚊。

4. 薄荷

来源:为唇形科、薄荷属植物干燥全草。

别名:野薄荷、夜息香。

分布情况:薄荷广泛分布于北半球的温带地区,我国各地均有分布。

识别要点:全株青,气芳香。叶对生,花小淡紫色,唇形,花后结暗紫棕色的小粒果。

功效和主治:疏散风热,清利头目,利咽透疹,疏肝行气。主治流行性感冒、头痛、目赤、身热、咽喉及牙床肿痛等症。外用可治神经痛、皮肤瘙痒、皮疹和湿疹等。

使用方法:取3～6g煎服,宜后下。平常以薄荷代茶,清心明目。蚊叮虫咬后,以其叶熬水或捣烂外敷,有清凉、消炎、止痒等效果。

5. 金银花

来源:为忍冬科忍冬属植物忍冬的干燥花蕾或带初开的花。

别名:金银藤、银藤、二色花藤、二宝藤、右转藤、子风藤、鸳鸯藤、二花。

分布情况:主要集中在山东、陕西、河南、河北、湖北、江西、广东等地。金银花多野生于较湿润的地带,如溪河两岸、湿润山坡灌丛、疏林中。

识别要点:小枝细长,中空,藤为褐色至赤褐色。卵形叶子对生,枝叶均密生柔毛和腺毛。夏季开花,苞片叶状,唇形花有淡香,外面有柔毛和腺毛,雄蕊和花柱均伸出花冠,花成对生于叶腋,花色初为白色,渐变为黄色,黄白相映,球形浆果,熟时黑色。

功效和主治:清热解毒,消炎退肿。主治外感风热或温病发热、中暑、热毒血痢、痈肿疔疮、虫叮虫咬、喉痹及多种感染性疾病。

使用方法:内服取10～20g煎汤服用;外用适量捣烂外敷。

6. 飞机草

来源:为菊科植物飞机草的全草。

别名:香泽兰、民国草。

分布情况:分布于广东、海南、广西及云南等地。

识别要点:根茎粗壮,横走。茎直立,高1～3m,苍白色,有细条纹;分枝粗壮,常对生,叶对生,卵形、三角形或卵状三角形,花序下部的叶小,常全缘。头状花序多数或少数在茎顶或枝端排成复伞房状或伞房花序,总苞圆柱形,总苞片3～4层,覆瓦状排列,外层苞片卵形,麦秆黄色。花白色或粉红色。瘦果黑褐色,5棱。

功效和主治:有散瘀消肿、解毒、止血之功效。常用于跌打肿痛、疮疡肿毒、稻田性皮炎、外伤出血及旱蚂蟥咬后流血不止。

使用方法：外用适量，鲜品捣烂外敷或揉碎涂擦于患处。

三、可食用或可获取淡水的本草

通常，战争、军事演习和军事作业等所处的野外条件十分恶劣，由于南海地区地势复杂、运输困难，后勤保障难以及时保证；且温度较高，气候湿热，部队官兵难免会面临食品短缺和淡水资源匮乏，导致饥饿或缺水，致使机体营养缺乏，易产生疲劳、战斗力和免疫力下降。因此，掌握可食用的本草知识，因地制宜采用野生可食植物来临时充饥，或充当蔬菜以改善生活；掌握收集雨水、露水及从鱼类体内获得淡水的方法尤为重要，有助于在野外生存时提供充足的营养和水分保证，以保障身体功能和军队战斗力。

1. 仙人掌

来源：为仙人掌科多种仙人掌植物的茎和成熟果实。

别名：仙巴掌、霸王树、火焰、火掌、牛舌头。

分布情况：我国于明末引种，南方沿海地区常见栽培，在广东、广西南部和海南沿海地区逸为野生。

识别要点：丛生肉质灌木，高 1.5～3 m。上部分枝宽倒卵形、倒卵状椭圆形或近圆形，绿色至蓝绿色，无毛；刺黄色，有淡褐色横纹，坚硬；倒刺直立。叶钻形，绿色。花辐状；花托倒卵形，基部渐狭，绿色；萼状花被黄色，具绿色中肋。浆果倒卵球形，顶端凹陷，表面平滑无毛，紫红色，倒刺刚毛和钻形刺。种子多数扁圆形，边缘稍不规则，无毛，淡黄褐色。

用途：仙人掌浆果酸甜可食。仙人掌果实清香甜美、鲜嫩多汁，一般以鲜食为主；仙人掌味淡、性寒，具有行气活血、清热解毒、消肿止痛、健脾止泻、安神利尿的功效，可内服外用治疗多种疾病。仙人掌主要治疗疔疮肿毒，具有抑菌消炎的作用，可以治疗胃痛、痞块腹痛、急性痢疾、肠痔泄泻及哮喘等症，捣烂外敷可治疗虫蛇咬伤。此外，仙人掌由于含有黏稠的物质，捣烂放入浑浊水中可作为净化剂使用。

2. 番木瓜

来源：为十字花目番木瓜科番木瓜的果实。

别名：石瓜、万寿果、蓬生果、乳瓜、番蒜、番瓜、木瓜、木冬瓜、木土瓜、万寿匏、奶匏。

分布情况：生于村边、宅旁。我国福建、台湾、广东、海南、广西、云南等地有栽培。

识别要点：高可达 10 m，具乳汁；叶大，聚生于茎顶端，近盾形，叶柄中空，花单性或两性，浆果肉质，成熟时橙黄色或黄色，长圆球形，倒卵状长圆球形，梨形或近圆球形，果肉柔软多汁，味香甜；种子多数，卵球形，花果期全年。

用途：番木瓜果实成熟可作水果，未成熟的果实可作蔬菜煮熟食或腌食，可加工成蜜饯、果汁、果酱、果脯及罐头等。种子可榨油。果和叶均可药用。

3. 椰子

来源：为棕榈科椰子属植物椰子，果实成熟时采集，随时取肉汁及果壳使用。

分布情况：椰子原产于亚洲东南部、印度尼西亚至太平洋群岛，我国广东南部诸岛及雷州半岛、海南、台湾及云南南部热带地区均有栽培。

识别要点：植株高大，乔木状，高 15～30 m，茎粗壮，有环状叶痕，基部增粗，常有簇生小根。叶柄粗壮，花序腋生，果卵球状或近球形，果腔含有胚乳（即"果肉"或种仁）、胚和汁液（椰子水），花果期主要在秋季。

用途：椰子汁可以饮用，内含糖、蛋白质、脂肪、维生素 C 及多种矿物质，是营养极为丰富的

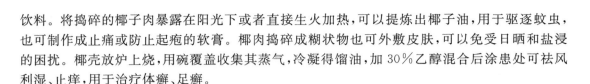

饮料。将捣碎的椰子肉暴露在阳光下或者直接生火加热,可以提炼出椰子油,用于驱逐蚊虫,也可制作成止痛或防止起疱的软膏。椰肉捣碎成糊状物也可外敷皮肤,可以免受日晒和盐浸的困扰。椰壳放炉上烧,用碗覆盖收集其蒸气,冷凝得馏油,加 30％乙醇混合后涂患处可祛风利湿、止痒,用于治疗体癣、足癣。

4. 龙珠果

来源:为西番莲科植物龙珠果的全株或果实。

别名:龙吞珠、龙须果、风雨花、神仙果、番瓜子、山木鳖、大种毛葫芦、龙珠草、蒲葫芦、假苦瓜、香花果、天仙果、野仙桃、肉果。

分布情况:分布于我国福建、台湾、广东、海南、广西、云南等地,生于海拔 60～150 m 的荒山草坡或灌丛中。

识别要点:草质藤本,长数米,有臭味。茎具条纹并被平展柔毛。叶膜质,宽卵形至长圆状卵形。叶脉羽状,花白色或淡紫色,具白斑;苞片 3 枚。浆果卵圆球形。

用途:成熟果实洗净后可直接食用。鲜叶洗净后晒干可泡水饮用。鲜叶捣敷可治疗疮痈肿毒。

5. 马齿苋

来源:为马齿苋科一年生草本植物。

别名:马齿草、马苋、马齿菜、马齿龙芽。

分布情况:分布于我国各地。

识别要点:茎平卧,伏地铺散,枝淡绿色或带暗红色。叶互生,叶片扁平,肥厚,似马齿状,上面暗绿色,下面淡绿色或带暗红色;叶柄粗短。花无梗,午时盛开;苞片叶状;萼片绿色,盔形;花瓣黄色,倒卵形,雄蕊花药黄色;子房无毛。蒴果卵球形;种子细小,偏斜球形,黑褐色,有光泽。

用途:马齿苋生食、烹食均可,全株可入药,治疗热毒血痢、痈肿疔疮、湿疹、丹毒、蛇虫咬伤、便血、痔血及崩漏带下。

6. 巢蕨

来源:为铁角蕨科、铁角蕨属中型附生草本植物。

别名:鸟巢蕨、山苏花、七星剑、雀巢蕨、尖刀如意散、老鹰七。

分布情况:分布于我国台湾、海南、广西、广东、贵州、云南、西双版纳及西藏。附生于雨林中树干上或岩石上,海拔 100～1900 m。该种在栽培状态下,其根状茎有时不盘集成鸟巢状。

识别要点:植株高可达 1.2 m。根状茎木质粗短直立,鳞片蓬松,线形,先端纤维状并卷曲,边缘有几条卷曲的长纤毛,膜质,叶簇生;浅禾秆色,木质,上面有阔纵沟,表面平滑而不皱缩,叶片阔披针形,叶边全缘并有软骨质的狭边,叶厚纸质或薄革质,孢子囊群线形,囊群盖线形,宿存。

用途:鸟巢蕨不仅含有丰富的蛋白质、维生素 C、钙和其他营养成分,可食用,还能做药用。巢蕨全草具有强壮筋骨、活血化瘀、消热解毒、利尿消肿、通络止痛之功效。临床多用于治疗跌打损伤、骨折及淤血等。此外,巢蕨多附生于热带高大乔木上或岩石上,外形呈杯状,植株常存有雨水,在没有泉水或者雨水时,可以尝试在其中找寻淡水。

7. 鱼腥草

来源:为三白草科植物蕺菜的干燥地上部分。

别名:狗心草、折耳根、狗点耳。

分布情况:产于我国江苏、浙江、江西、安徽、四川、云南、贵州、广东、广西等地。

识别要点:茎呈扁圆柱形,扭曲,表面棕黄色,具纵棱数条;节明显,下部节上有残存须根;质脆,易折断。上表面暗黄绿色至暗棕色,下表面灰绿色或灰棕色。叶柄细长,基部与托叶合生成鞘状。搓碎有鱼腥气味。

用途:鱼腥草是南方地区的常用佐料,其叶亦可食用,鲜鱼腥草泡水当茶饮可治疗扁桃体炎及咽炎。

8. 野山药

来源:为多年生缠绕草质藤本。

别名:穿龙薯蓣、山常山。

分布情况:主产于我国辽宁、吉林、黑龙江、河北、内蒙古、山西、陕西等地。生于山坡林边、灌木林下及沟边。

识别要点:根茎横走,栓皮呈片状脱落,断面黄色。茎左旋,无毛。叶互生,掌状心形,变化较大,长 8~15 cm,宽 7~13 cm,边缘有不等大的三角状浅裂、中裂或深裂,至顶生裂片较小,全缘。花单性异株,穗状花序腋生,蒴果倒卵状椭圆形,有 3 宽翅。

用途:地下块状根经过水煮后可以食用,营养丰富,味道鲜美。

9. 木薯

来源:为大戟科木薯属植物

别名:树葛。

分布情况:主要分布于我国广西、广东及海南等地,其中以广东和广西的栽培面积最大。

识别要点:直立灌木,高 1.5~3 m;块根圆柱状。叶纸质,轮廓近圆形,掌状深裂几达基部,倒披针形至狭椭圆形,顶端渐尖,全缘,叶柄稍盾状着生,具不明显细棱;托叶三角状披针形。蒴果椭圆状,表面粗糙;种子长约 1 cm,多少具三棱,种皮硬壳质,具斑纹,光滑。

用途:木薯的根、茎、叶都含有毒物质,如果食用生的或未煮熟的木薯或喝其汤,可引起中毒,其毒素可导致神经麻痹,甚至引起永久性瘫痪。对成熟后的木薯进行去皮处理,反复浸洗薯肉,煮时将锅盖敞开,使氢氰酸挥发;弃去汤汁,将熟薯用水浸泡,再行蒸熟方能食用。或可将木薯晒干后捣碎成木薯粉,采用煎烙的方式用木薯粉制作成馍状或饼状食品。

四、可用于治疗创伤或疾病的本草

海南岛地处热带,属热带季风海洋性气候,降雨量多,有丰富的热带雨林资源。然而,远离大陆岛屿的湿热气候及南海地区特有的生物使得该地区存在一些潜在危险,官兵极易因机体对气候的适应性不足等情况引发各种疾病,如腹泻、皮肤过敏等;或在野外进行军事作业过程中,因意外或疲劳等对身体造成创伤,从而严重损害身体健康和军队战斗力。因此无论是训练还是作战中,官兵都应该针对可能发生的身体伤害或疾病做充分的准备,了解并熟悉可用于治疗创伤或腹泻、中暑、皮肤瘙痒等疾病的野生植物,从而为野外生存提供基础的医疗保障。

1. 胡荽

来源:为伞形科植物芫荽的带根全草。

别名:香菜、香荽、胡菜、蒝荽、园荽、芫荽、莚荽菜、莚葛草、满天星。

分布情况:原产地是欧洲地中海地区,据传是我国西汉时张骞从西域带回,现我国东北、河北、山东、安徽、江苏、浙江、江西、湖南、广东、广西、陕西、四川、贵州、云南、西藏、湖北、河南等地均有栽培。

识别要点:叶片 1 或 2 回,羽状全裂,羽片广卵形或扇形半裂,长 1~2 cm,宽 1~1.5 cm,边缘有钝锯齿、缺刻或深裂,上部的茎生叶 3 回至多回羽状分裂,末回裂片狭线形,长 5～10 mm,宽 0.5～1 mm,顶端钝,全缘。伞形花序顶生或与叶对生,花序梗长 2～8 cm。伞辐 3～7,长 1～2.5 cm。小总苞片 2～5,线形,全缘。小伞形花序有孕花 3～9 朵,花白色或带淡紫色。

功效和主治:发表透疹,消食开胃,止痛解毒。用于风寒感冒、麻疹、痘疹透发不畅、食积、脘腹胀痛、呕恶、头痛、牙痛、脱肛、丹毒、疮肿初起及蛇伤。

使用方法:内服捣汁。外用适量,捣烂外敷或绞汁敷。

2. 栀子

来源:为茜草科植物栀子的果实。

别名:黄果子、山黄枝、黄栀、山栀子、水栀子、越桃、木丹、山黄栀。

分布情况:分布于我国山东、江苏、安徽、浙江、江西、福建、台湾、湖北、湖南、广东、香港、广西、海南、四川、贵州、云南、河北、河南、陕西和甘肃等地。

识别要点:栀子为灌木,高 0.3～3 m;嫩枝常被短毛,枝圆柱形,灰色。

功效和主治:消肿止痛。外治扭挫伤痛。

使用方法:生栀子粉用水或醋调成糊状,湿敷,对外伤性肿痛有消肿止痛作用。涂敷疖肿亦有疗效。

3. 红球姜

来源:为姜科姜属多年生草本植物。

分布情况:分布于我国广东、广西、云南、海南等省区;亚洲热带地区广布。生于林下阴湿处。

识别要点:根茎块状,株高可达 2 m。叶片披针形至长圆状披针形,无柄或短柄;总花梗长可达 30 cm,花序球状,顶端钝,苞片覆瓦状排列,紧密,近圆形,初时淡绿色,后变红色,边缘膜质;花萼膜质,花冠管纤细,裂片披针形,淡黄色,唇瓣淡黄色,侧裂片倒卵形;蒴果椭圆形,种子黑色。

功效和主治:祛淤消肿,解毒止痛。用于脘腹胀痛、消化不良、泄泻、跌打肿痛及解毒,嫩茎叶可当蔬菜。

使用方法:沸水浸烫后冷水浸泡、漂洗,可凉拌、炒食、煮食、蘸酱、蒸食。

4. 鸡矢藤

来源:为茜草科植物鸡矢藤的全草。

别名:斑鸠饭、女青、主屎藤、鸡屎藤等。

分布情况:广泛分布于秦岭南坡以南各省及台湾地区,产于长江流域及其以南各地。

识别要点:鸡屎藤蔓生草本,基部木质,高 2～3 m,秃净或稍被微毛。叶对生,有柄;叶片近膜质,卵形、椭圆形、矩圆形至披针形,先端短尖或渐尖,基部浑圆或楔尖,两面均秃净或近秃净;叶间托叶三角形,圆锥花序腋生及顶生;花白紫色,无柄;萼狭钟状;花冠钟状,上端 5 裂,镊合状排列,内面红紫色,被粉状柔毛;雄蕊 5,花丝极短,着生于花冠筒内;子房下位,2 室,花柱丝状,2 枚,基部愈合。浆果球形,成熟时光亮,草黄色。花期秋季。生于溪边、河边、路边、林旁及灌木林中,常攀缘于其他植物或岩石上。

功效和主治:祛风利湿,消食化积,止咳,止痛。用于风湿筋骨痛、跌打损伤、外伤性疼痛、腹泻、痢疾、消化不良、肺痨咯血、肝胆和胃肠绞痛、黄疸型肝炎、支气管炎、农药中毒;外用于皮炎、湿疹及疮疡肿毒。

使用方法:嫩茎叶可以蒸食,其茎汁味甜还可吸食。鸡屎藤果之汁液可治毒虫蜇伤,敷于患处。也可为冻疮药。内服 15～30 g 水煎,外用则取适量捣烂敷于患处。

5. 四季青

来源:为冬青科冬青属植物冬青的干燥叶。

别名:红冬青、油叶树、树顶子。

分布情况:主要分布于我国秦岭南坡、长江流域及其以南广大地区。

识别要点:四季青呈椭圆形或披针形,长 6～12 cm,先端急尖或渐尖,基部楔形,边缘具疏浅锯齿,革质,上表面棕褐色或灰绿色,有光泽,下表面色较浅。

功效和主治:清热解毒,消肿祛淤。用于烧烫伤、下肢溃疡、湿疹、热毒疮疡等。

使用方法:治疗烧烫伤及下肢溃疡可用干叶研细粉,麻油调敷;治疗湿疹可用干粉撒布;用于热毒疮疡可用鲜叶洗净,加食盐少许一同捣烂外敷。

6. 广藿香

来源:为唇形科草本植物广藿香或其地上部分。

别名:大叶薄荷、山茴香、水麻叶。

分布情况:主产于我国广东、台湾等地。多年生芳香草本或半灌木。

识别要点:茎直立,高 0.3～1 m,四棱形,分枝,被绒毛。叶圆形或宽卵圆形,先端钝或急尖,基部楔状渐狭,边缘具不规则的齿裂,草质,上面深绿色,被绒毛,老时渐稀疏,下面淡绿色,被绒毛,侧脉约 5 对,与中肋在上面稍凹陷或近平坦,下面突起;叶柄被绒毛。轮伞花序 10 至多花,穗状花序顶生及腋生,密被长绒毛,具总梗,密被绒毛;苞片及小苞片线状披针形,比花萼稍短或与其近等长,密被绒毛。花萼筒状,外被长绒毛,内被较短的绒毛,齿钻状披针形,长约为萼筒的 1/3。花冠紫色,裂片外面均被长毛。雄蕊外伸,具髯毛。花柱先端近相等 2 浅裂。花盘环状。

功效和主治:芳香化浊,和中止呕,发表解暑。用于湿浊中阻、脘痞呕吐、暑湿表证、湿温初起、发热倦怠、胸闷不舒、寒湿闭暑、腹痛吐泻及鼻渊头痛。

使用方法:煎服。

五、可用于制作野外生存工具的本草

在野外,获取水资源或食物资源并不简单,需要一些工具进行帮助,在野外露宿时也需要借助天然植物进行帐篷的搭建,而在日照资源极为丰富的南海地区,官兵们更需要借助天然植物进行防暑降温。因此,官兵们迫切需要了解野外生存时能够用作工具的野生植物,有利于食物和水资源的获取、避免危险和防身等,保障野外生存的顺利进行。

1. 野芭蕉

来源:为芭蕉科植物树头芭蕉的全株。

别名:大树头芭蕉、树头芭蕉、桂吞、轨吞。

分布情况:分布于我国南岭以南各地。常绿阔叶林中,山谷潮湿肥沃地,山谷湿地。

识别要点:植株高 6～12 m,无蜡粉。假茎胸径 15～25 cm,淡黄色,带紫褐色斑块。叶片长圆形,基部心形,叶脉于基部弯成心形;叶柄细而长,有张开的窄翼。花序下垂,序轴无毛;苞片外面紫黑色,被白粉,内面浅土黄色,每苞片内有花 2 列;花被片淡黄色,离生花被片倒卵状长圆形,先端具小尖头,合生花被片长为离生花被片的 2 倍或以上,先端 3 齿裂,中裂片两侧具小裂片。浆果呈圆柱形,果身直,成熟时呈灰深绿色,密被白色短毛,果内几乎全是种子。

用途:雨林中的野芭蕉树以花穗刚破茎而出的淡黄色圆锥形花色为佳,挂果以后的紫红色心形花朵品质稍次,茎心幼嫩部分及花经水煮后食用,同时其茎心藏有大量水分,可以榨汁取水。野芭蕉叶子巨大,在野营中有多种用途,如包裹食物烧烤、避雨、铺地等。生长地多分布旱蚂蟥。

2. 木棉

来源:为木棉科木棉属木棉植物的花。

别名:红棉、英雄树、攀枝花、斑芝棉、斑芝树、攀枝。

分布情况:在我国分布于云南、四川、贵州、广西、江西、广东、福建、台湾等亚热带省区。生于海拔 1 400～1 700 m 以下的干热河谷及稀树草原,也可生长在沟谷季雨林内。

识别要点:落叶大乔木,高可达 25 m,树皮灰白色,幼树的树干通常有圆锥状的粗刺;分枝平展。掌状复叶,长圆形至长圆状披针形,顶端渐尖,基部阔或渐狭,全缘,两面均无毛,羽状侧脉 15～17 对,二面微凸起;托叶小。花单生枝顶叶腋,通常红色,有时橙红色,萼杯状,外面无毛,内面密被淡黄色短绢毛,萼齿 3～5 个,半圆形,花瓣肉质,倒卵状长圆形,二面被星状柔毛,但内面较疏;雄蕊管短,花丝较粗,基部粗,向上渐细,内轮部分花丝上部分 2 叉,中间 10 枚雄蕊较短,不分叉,外轮雄蕊多数,集成 5 束,每束花丝 10 枚以上,较长;花柱长于雄蕊。蒴果长圆形,密被灰白色长柔毛和星状柔毛;种子多数,倒卵形,光滑。

用途:花可供蔬食,入药可清热除湿,能治疗痢疾、肠炎、胃痛;根皮祛风湿、理跌打;树皮为滋补药,亦用于治痢疾和月经过多。果内棉毛可作为枕、褥、救生圈等的填充材料。种子油可制作润滑油和肥皂。木材轻软,可用作蒸笼、箱板、火柴梗、造纸等。同时,木棉花可做茶饮,具有清热解毒之功效。

3. 竹

来源:竹是禾本科的一个分支竹亚科的总称,其刚破土的嫩茎称为竹笋。

别名:竹子。

分布情况:分布于热带、亚热带至暖温带地区。海南地区主要分布麻竹、楠竹、野生野长的刺竹,竹笋为高级食用笋。

识别要点:竹叶呈狭披针形,长 7.5～16 cm,宽 1～2 cm,先端渐尖,基部钝形;叶柄长约 5 mm,边缘之一侧较平滑,另一侧具小锯齿而粗糙;平行脉,次脉 6～8 对,小横脉甚显著;叶面深绿色,无毛,背面色较淡,基部具微毛;质薄而较脆。竹笋长 5～8 cm,成年竹通体碧绿节数一般在 10～15 节之间。

用途:鲜竹笋可做汤,也可烧菜,与肉同炒,味道鲜美。在生存环境下,生长在潮湿地区的竹子内部通常储备有清凉可口的水,非常洁净不必煮沸,而且具有淡淡的竹香味。竹子作为一良好的建筑材料,砍下几棵不仅可以搭建临时住所,而且其具有良好的漂浮性,可以扎制竹筏方便渡河或在海上漂浮。竹子具有良好的硬度和韧性,在没有武器的生存环境中,可以削尖后充当杀敌或猎取野生动物的武器,或作为钓鱼竿随时使用。

4. 荷叶

来源:为睡莲科植物莲的叶。

别名:莲叶。

分布情况:一般分布在中亚、西亚、北美。印度、中国、日本等亚热带和温带地区均有分布。

识别要点:叶多折成半圆形或扇形,展开后类圆盾形,直径 20～50 cm,全缘或稍成波状。上表面深绿色或黄绿色,较粗糙;下表面淡灰棕色,较光滑,有粗脉 21～22 条,自中心向四周射出,中心有突起的叶柄残基。质脆,易破碎。微有清香气,味微苦。

用途:莲叶大且具有韧性,气味清香,可采集若干枚荷叶铺垫宿营的简易床铺;可用荷叶包裹食物进行蒸煮或烤食;将荷叶放在头顶有助于隐蔽潜伏和防暑降温。荷叶有解暑祛湿、升发清阳、凉血止血之效,用于治疗暑热烦渴、暑湿泄泻、脾虚泄泻、血热吐衄、便血崩漏等。

第三节　南海地区有毒野生植物的识别

热带、亚热带和热带季风气候交织在一起,形成了南海地区和南海诸岛的特殊气候条件,年平均气温高,雨量充足,气候湿热,形成了非常丰富的动植物分布,各具特色。许多野生植物随着时间的推移,已经演变成具有很强的毒性或刺激性,如果不及时识别,会导致意外的身体伤害。因此,部队必须掌握如何识别有毒植物的知识,以便在执行任务时避免接触或食用可能导致伤害的有害植物。

一、含苷类有毒植物

1. 夹竹桃

分布范围:夹竹桃科植物主要有 2 种:一种为夹竹桃科灌木,又名红花夹竹桃,花为红色或白色,分布于我国各地,作为观赏植物;另一种为夹竹桃科乔木,又名黄色夹竹桃,分布于云南、广西、广东、福建、台湾等地,又名台湾柳。

形态描述:常绿灌木,开桃红色或白色花,分布广泛,其叶、花及树皮均有毒。

中毒反应:恶心、呕吐、腹痛、腹泻、心律失常、心跳缓慢、不规则,严重者出现心室颤动、晕厥、抽搐、昏迷及心动过速、异位心律,最终可死于循环衰竭。该植物全株有毒,有毒成分为夹竹桃苷类。夹竹桃的强心苷作用与洋地黄相似。

2. 洋地黄(紫花毛地黄)

分布范围:原产于欧洲中部与南部山区。现我国浙江、上海、江苏及山东等地已有大量栽培。

形态描述:2 年生或多年生草本,全体密被短毛。根出叶卵形至卵状披针形,边缘具钝齿,有长柄。第 2～3 年春于叶簇中央抽出花茎,高达 1～1.5 m,茎生叶长卵形,边缘有细齿,有短柄或近无柄。总状花序顶生,花冠钟形,下垂,偏向一侧,紫红色,内面有深紫色斑点。蒴果圆锥形,种子细小。

中毒反应:食欲缺乏、恶心、呕吐(呕吐物为草绿色)、厌食、流涎、腹痛、腹泻,偶见出血性胃炎及胸骨下疼痛、尿少。心脏方面各种类型的心律失常并存或先后出现,严重的心律失常可直接危及生命。患者可表现为激动不安、精神错乱、失语、幻觉、木僵、记忆力减退、定向力丧失、抑郁性妄想(甚至谵妄),最后发生惊厥、虚脱、昏迷等。另外,还可有视物模糊、畏光、眼前闪光、有暗点、视力减退、复视、色觉紊乱,常见黄视和绿视。

3. 毒毛旋花

分布范围:分布于我国云南、广西、广东等地。

形态描述:枝被黄色粗硬毛。花冠黄色,副花冠有紫色斑点,有乳白色汁液。

中毒反应:全株剧毒。少量进入人体即能引起中毒或死亡。

4. 毒箭木(见血封喉)

分布范围:分布于我国广东(雷州半岛)、海南、广西、云南南部,多生于海拔 1 500 m 以下的雨林中。

形态描述:乔木,高 25～40 m,胸径 30～40 cm;叶卵状椭圆形,果实肉质呈紫红色,具乳白色树液,其液汁有毒。树皮灰色,春季开花。

中毒反应:一经接触人畜伤口,即可使中毒者发生心脏停搏(心律失常导致)、血管痉挛、血液凝固,以致窒息死亡。

二、含生物碱类有毒植物

1. 曼陀罗

分布范围:常生长于住宅旁、路边或草地上。广布于世界各大洲;我国各省区都有分布。

形态描述:草本或半灌木状,高 0.5～1.5 m 茎粗壮,圆柱状,淡绿色或带紫色,下部木质化;叶广卵形,顶端渐尖,基部不对称楔形,边缘有不规则波状浅裂,裂片顶端急尖;花单生于枝杈间或叶腋,直立,有短梗;花萼筒状,长 4～5 cm,筒部有 5 棱角;蒴果直立生,卵状,长 3～4.5 cm,直径 2～4 cm。

中毒反应:全草有毒,种子毒性最大,嫩叶次之,干叶的毒性比鲜叶小。曼陀罗中毒一般在食后半小时,最快 20 min 出现症状,最迟不超过 3 h,症状多在 24 h 内消失或基本消失,严重者在 24 h 后发生晕睡、痉挛、发绀,最后昏迷、死亡。

2. 毒芹

分布范围:分布于我国黑龙江、吉林、辽宁、内蒙古、河北、陕西、甘肃、四川、新疆等省区。俄罗斯的远东地区、蒙古、朝鲜、日本亦有分布。生于海拔 400～2 900 m 的杂木林下、湿地或水沟边。

形态描述:高可达 1 m。主根短缩,支根多数,根状茎有节,茎单生,直立,叶鞘膜质,抱茎;叶片轮廓呈三角形或三角状披针形,裂片线状披针形或窄披针形,表面绿色,背面淡绿色,边缘疏生钝或锐锯齿,两面无毛或脉上有糙毛,叶片的分裂形状如同基生叶;复伞形花序顶生或腋生,花序无毛;总苞片通常无;伞辐近等长,小总苞片多数,小伞形花序有花,萼齿明显,卵状三角形;花瓣白色,花药近卵圆形,分生果近卵圆形,胚乳腹面微凹。

中毒反应:食后不久即感口腔、咽喉部烧灼刺痛,随即出现胸闷、头痛、恶心、呕吐(吐出物有鼠尿样特殊臭味)、乏力、嗜睡;继而四肢无力、步履困难、四肢麻痹(先下肢再延及上肢)、眼睑下垂、瞳孔散大、失声,常因呼吸肌麻痹发生窒息而死。致死期最短者数分钟,长者可达 25 h。水毒芹的中毒表现与印防己毒素中毒相似,中枢性兴奋及阵挛性惊厥为其显著特征。

3. 钩吻

分布范围:分布于我国江西、福建、台湾、湖南、广东、海南、广西、贵州、云南等省区。生于海拔 500～2 000 m 山地路旁灌木丛中或潮湿肥沃的丘陵山坡疏林下。

形态描述:小枝圆柱形,幼时具纵棱;叶片膜质,卵形、卵状长圆形或卵状披针形,除苞片边缘和花梗幼时被毛外,全株均无毛。叶片膜质,卵形、卵状长圆形或卵状披针形,种子扁压状椭圆形或肾形,边缘具有不规则齿裂状膜质翅。

中毒反应:呼吸麻痹,轻者呼吸困难,重者死于呼吸停止。

4. 夺命草

分布范围:可在丘陵、疏林或灌木林向阳的地方生长,广布于我国广东、广西、福建、浙江、江西、湖南、贵州、四川云南、海南、台湾等地,东南亚地区也有发现。

形态描述:常绿木质藤本,长 3～12 m。小枝圆柱形,除苞片边缘和花梗幼时被毛外,全株均无毛。叶片膜质,卵形、卵状长圆形或卵状披针形,顶端渐尖,基部阔楔形至近圆形;侧脉每边5～7条,上面扁平,下面凸起;花密集,组成顶生和腋生的三歧聚伞花序,每分枝基部有苞片2枚。蒴果卵形或椭圆形,未开裂时明显具有2条纵槽,成熟时通常黑色,干后室间开裂为2个2裂果瓣,基部有宿存的花萼,果皮薄革质,内有种子20～40颗;种子扁压状椭圆形或肾形,边缘具有不规则齿裂状膜质翅。

中毒反应:中毒轻者主要表现为头晕、头痛、恶心、呕吐,重者则会出现呼吸困难,甚至呼吸衰竭。

三、含毒蛋白类有毒植物

1. 相思豆

分布范围:分布于我国台湾、广东、广西、云南。生于山地疏林中,广布于热带地区。

形态描述:藤本,茎细弱,多分枝。羽状复叶;小叶8～13对,膜质,对生,近长圆形。总状花序腋生,长3～8cm;花序轴粗短;花小,密集成头状;花萼钟状,萼齿4浅裂,被白色糙毛;花冠紫色,旗瓣柄三角形,翼瓣与龙骨瓣较窄狭。荚果长圆形,果瓣革质,成熟时开裂,有种子2～6粒;种子椭圆形,平滑具光泽,上部约2/3为鲜红色,下部1/3为黑色。

中毒反应:食欲缺乏、恶心、呕吐、腹痛、腹泻、呼吸困难、皮肤发绀,淋巴结肿大、脾大、少尿、血尿、循环衰竭,最后死于窒息。

2. 巴豆树

分布范围:分布于我国四川、湖南、湖北、云南、贵州、广西、广东、福建、台湾、浙江、江苏等地。

形态描述:常绿乔木,高6～10m。幼枝绿色,被稀疏星状柔毛或几无毛;2年生枝灰绿色,有不明显黄色细纵裂纹。叶互生,叶脉为三出脉;叶柄长2～6cm;叶片卵形或长圆状卵形,长5～13cm,宽2.5～6cm,先端渐尖,基部圆形或阔楔形,近叶柄处有2腺体,叶缘有疏浅锯齿,两面均有稀疏星状毛,主脉3出;托叶早落。

中毒反应:口服后口腔黏膜发生红肿或水疱,口腔、咽喉、食管有烧灼感,流涎,上腹剧痛,恶心、呕吐、剧烈腹泻(大便呈米泔样),严重者有呕血或便血。尿少或无尿、蛋白尿、红细胞尿、白细胞尿及管型尿,可引起急性肾衰竭。严重患者晚期可出现四肢厥冷、呼吸困难、发绀、肌肉痉挛、头痛、头晕、脱水、体温下降、昏迷及休克,可因呼吸循环衰竭而死亡。直接接触皮肤、黏膜可致局部急性皮炎、发疱、烧灼痛;入眼可引起角膜炎及结膜腐蚀性溃疡。

四、含酚类有毒植物

1. 漆树

分布范围:在我国除黑龙江、吉林、内蒙古和新疆外,其余省区均有栽培。在印度、朝鲜和日本也有分布。

形态描述:落叶乔木,高达20m。树皮灰白色,粗糙,有不规则纵裂,小枝粗壮,被棕黄色柔毛,后变无毛,具圆形或心形的大叶痕和突起的皮孔;顶芽大而显著,被棕黄色绒毛。

中毒反应:皮肤接触树脂可出现皮肤红肿、痛痒、水疱等。内服中毒引起呕吐、疲倦、腹泻、口腔炎、溃疡,并可出现水肿,以颜面、手背、小腿处最为严重。个别患者皮肤起水疱、瘀斑、溃烂等症状。严重者瞳孔散大、惊厥、中毒性肾病,尿中出现蛋白、管型及红细胞等。

2. 楝属

分布范围:广布于亚洲、非洲、欧洲和美洲4洲。

形态描述：落叶或常绿乔木或灌木；叶具短柄，有锯齿或分裂，稀全缘；花单性同株或异株；雄花排成纤弱的葇荑花序；花被4～7裂；雄蕊4～6；雌花少数而不明显，单生或数朵排成穗状花序，包藏于覆瓦状鳞片的腋内；花被6裂；子房3～5室，每室有胚珠2颗；果为具一种子的坚果，为木质、鳞片状总苞所包围；鳞片刺状或连接成若干个同心的环带。

中毒反应：消化障碍、下垂部位皮下水肿和体腔积液。

五、其他有毒植物

1. 杜鹃花

分布范围：分布于我国江苏、安徽、浙江、江西、福建、台湾、湖北、湖南、广东、广西、四川、贵州和云南。

形态描述：杜鹃花一般春季开花，每簇花2～6朵，花冠漏斗形，有红、淡红、杏红、雪青、白色等，花色繁茂艳丽。

中毒反应：出现恶心、呕吐、心慌、气急、头晕、眼花，继而胸闷、呼吸困难、四肢麻木、口唇及指端发绀、血压下降、心音弱、心率慢、窦性心动过缓及室性期前收缩。

（李　萍　陈一凡　沈佳莹　牛喆昀）

主要参考文献

［1］史成和,肖小河.南海军事救生本草［M］.北京:人民军医出版社,2015.

［2］凌一揆,颜正华.中药学［M］.5版.上海:上海科学技术出版社,2011.

图书在版编目(CIP)数据

灾难医学/曹广文主编.—上海：复旦大学出版社，2023.7
ISBN 978-7-309-16458-9

Ⅰ.①灾… Ⅱ.①曹… Ⅲ.①灾害学-医学 Ⅳ.①R129

中国版本图书馆 CIP 数据核字(2022)第 194548 号

灾难医学
曹广文　主编
责任编辑/肖　芬

复旦大学出版社有限公司出版发行
上海市国权路 579 号　邮编：200433
网址：fupnet@ fudanpress. com　http://www. fudanpress. com
门市零售：86-21-65102580　团体订购：86-21-65104505
出版部电话：86-21-65642845
常熟市华顺印刷有限公司

开本 787×1092　1/16　印张 29.5　字数 755 千
2023 年 7 月第 1 版
2023 年 7 月第 1 版第 1 次印刷

ISBN 978-7-309-16458-9/R·1980
定价：150.00 元